LIVRO-TEXTO DE OBSTETRÍCIA

ABORDAGEM INTEGRADA AO ESTUDANTE DE MEDICINA

LIVRO-TEXTO DE OBSTETRÍCIA
ABORDAGEM INTEGRADA AO ESTUDANTE DE MEDICINA

EDITORES
Eduardo Felix Martins Santana
Maurício Mendes Barbosa

COORDENADORAS
Beatriz Hachul de Campos
Letícia Cavalcante Dimov

EINSTEIN
Hospital Israelita

manole
editora

Produção editorial: Rosana Arruda da Silva
Projeto gráfico: Departamento de Arte da Editora Manole
Editoração eletrônica: Estúdio Castellani
Ilustrações: Gabriela Suzuki Cianflone, Raphaela Coelho e Ana Luísa de Oliveira Silva, com autorização
Capa: Ricardo Yoshiaki Nitta Rodrigues
Imagem de capa: www.freepik.com

CIP-BRASIL. CATALOGAÇÃO NA PUBLICAÇÃO
SINDICATO NACIONAL DOS EDITORES DE LIVROS, RJ

L762

Livro-texto de obstetrícia : abordagem integrada ao estudante de medicina / editores Eduardo Felix Martins Santana, Maurício Mendes Barbosa. - 1. ed. - Barueri [SP] : Manole, 2025.
704 p. ; 24 cm.

Inclui bibliografia
ISBN 9788520466698

1. Obstetrícia. I. Santana, Eduardo Felix Martins. II. Barbosa, Maurício Mendes.

25-99461.1 CDD: 618.2
CDU: 618.2

Gabriela Faray Ferreira Lopes - Bibliotecária - CRB-7/6643

Editora Manole Ltda.

Alameda Rio Negro, 967, cj. 717
06454-000 – Barueri – SP – Brasil
Tel.: (11) 4196-6000
www.manole.com.br
https://atendimento.manole.com.br

Impresso no Brasil
Printed in Brazil

Agradecimentos

A realização deste livro representa o encerramento de um projeto acadêmico e a celebração de um percurso coletivo, marcado por dedicação, generosidade e compromisso com a obstetrícia.

Às nossas pacientes, especialmente às gestantes que confiam em nosso trabalho, nosso primeiro e mais sincero agradecimento. São suas histórias, dúvidas e esperanças que diariamente renovam nosso propósito. É por elas – e com elas – que aprendemos sobre cuidado, escuta e respeito.

À Faculdade Israelita de Ciências da Saúde Albert Einstein (FICSAE) nosso reconhecimento profundo. Fazer parte desse ambiente pulsante de ensino e troca é um privilégio que nos impulsiona a seguir pesquisando, ensinando e sonhando. Cada aula, cada conversa em sala, cada desafio proposto pelos alunos nos move adiante.

Aos colegas do Ensino e Pesquisa do Hospital Israelita Albert Einstein, nosso respeito e admiração. Esta obra carrega a marca do rigor e da excelência que vocês nos inspiram a buscar. Obrigado aos profissionais que gentilmente colaboraram, contribuindo com saberes que vão muito além do conteúdo técnico – saberes que se ancoram na prática humanizada, ética e responsável.

Nossos alunos merecem aqui uma menção especial. São protagonistas silenciosos de cada linha escrita. A curiosidade que demonstram, a energia com que enfrentam as complexidades da obstetrícia, e o compromisso com a saúde materna e neonatal nos enchem de esperança sobre o futuro da medicina.

Às ilustradoras que trouxeram cor e forma aos conceitos mais complexos, nosso agradecimento afetuoso. Ver este livro tomar forma com a força das imagens de vocês é motivo de grande orgulho.

Letícia e Beatriz, vocês emprestaram sensibilidade, talento e precisão a este projeto. O nascimento deste livro teve em seu núcleo a presença fundamental de vocês.

Aos familiares e amigos, que foram abrigo nos dias longos e suporte nas noites exaustivas, nosso carinho. Vocês fizeram parte de cada etapa com escuta, paciência e palavras de incentivo – ainda que, por vezes, silenciosas.

E a você, leitor, que hoje folheia este material: este livro é também seu. Que ele possa ser farol, ferramenta e reflexão em sua jornada profissional. Que encontre aqui não apenas conhecimento, mas acolhimento e inspiração.

Mais do que um compilado de capítulos, esta obra é um testemunho do que nos une: a Obstetrícia como campo de cuidado, ciência e humanidade.

Com estima e gratidão,

Eduardo Felix Martins Santana
Maurício Mendes Barbosa

Gostaríamos de expressar nossa profunda gratidão ao Dr. Sérgio Podgaec, vice-presidente do Hospital Israelita Albert Einstein (HIAE), e à Dra. Ana Paula Beck, diretora clínica do HIAE, pelo apoio incondicional e pela confiança depositada em nosso projeto.

Agradecemos à Dra. Elda Stafuzza, ao Dr. Durval Aníbal e ao Dr. Júlio Monte, coordenadores do curso de Medicina da Faculdade Israelita de Ciências da Saúde Albert Einstein (FICSAE), por estimularem, desde o início da nossa formação, o pensamento crítico e por encorajarem nossos projetos mais ousados.

Ao Prof. Dr. Eduardo Felix Martins Santana e ao Prof. Dr. Maurício Mendes Barbosa, nosso sincero reconhecimento por despertarem em nós o interesse pela Obstetrícia e por nos mostrarem a sensibilidade dentro da Medicina; obrigada pela paixão pelo ensino que vocês transmitem a todos os alunos.

Nosso agradecimento também ao Dr. Carlos Augusto Cardim e à Profa. Ângela Paes, que nos ensinaram a importância de compreender e valorizar a Medicina baseada em evidências.

Aos nossos pais e familiares, somos imensamente gratos pelo apoio constante, tanto nos momentos de conquista quanto nos de dificuldade.

Aos colegas, alunos e médicos autores deste livro, nosso muito obrigado por compartilharem da mesma visão, abraçarem esta iniciativa e contribuírem ativamente para que ela se concretizasse.

Recebam todos os nossos mais sinceros agradecimentos.

Até a próxima!

Beatriz Hachul de Campos
Letícia Cavalcante Dimov

Editores

Eduardo Felix Martins Santana

Professor Associado de Obstetrícia da Disciplina de Saúde da Mulher da Faculdade de Medicina e do Curso de Pós-Graduação do Hospital Israelita Albert Einstein (HIAE). Responsável pela Disciplina de Obstetrícia do curso de Graduação em Medicina do Hospital Israelita Albert Einstein. Médico Fetal contratado do Departamento Materno-infantil do HIAE. Instrutor de Obstetrícia do Centro de Simulação Realística (CSR) do Instituto de Ensino e Pesquisa do HIAE. Membro da Comissão Nacional Especializada de Perinatalogia da Federação Brasileira das Associações de Ginecologia e Obstetrícia (Febrasgo). Delegado do Conselho Regional de Medicina do Estado de São Paulo (Cremesp). Tem experiência na área de Obstetrícia e Medicina Fetal, atuando nas seguintes linhas de pesquisa: Cirurgia Fetal; Cardiologia e Hemodinâmica Fetal; Gestação Múltipla; Gravidez Ectópica; e Obstetrícia de Alta Complexidade.

Maurício Mendes Barbosa

Professor e Coordenador da Disciplina de Saúde da Mulher 1 da Faculdade Israelita de Ciências da Saúde Albert Einstein (FICSAE). Mestre, Doutor e Pós-doutor pelo Departamento de Obstetrícia da Escola Paulista de Medicina da Universidade Federal de São Paulo (EPM/Unifesp). Coordenador do Serviço de Medicina Fetal do Hospital e Maternidade Santa Maria – Grupo Santa Joana.

Coordenadoras

Beatriz Hachul de Campos
Médica pela Faculdade Israelita de Ciências da Saúde Albert Einstein (FICSAE). Residente de Ginecologia e Obstetrícia da Universidade de São Paulo (USP).

Letícia Cavalcante Dimov
Médica pela Faculdade Israelita de Ciências da Saúde Albert Einstein (FICSAE).

Autores

Adolfo Wenjaw Liao
Médico pela Faculdade de Medicina da Universidade de São Paulo (FMUSP). Residência Médica em Obstetrícia e Ginecologia pelo Hospital das Clínicas da Universidade de São Paulo (HCFMUSP). Especialização em Medicina Fetal no King's College Hospital, em Londres. Diretor Médico da Pró-Afeto Medicina Materno-fetal.

Amanda Indig Pinheiro
Médica pela Faculdade Israelita de Ciências da Saúde Albert Einstein (FICSAE).

Ana Carolina Florentino Lobato
Médica pela Faculdade Israelita de Ciências da Saúde Albert Einstein (FICSAE).

Ana Carolina Rabachini Caetano
Médica pela Escola Paulista de Medicina da Universidade Federal de São Paulo (EPM/Unifesp). Residência em Ginecologia e Obstetrícia e em Medicina Fetal pela EPM/Unifesp. Mestrado e Doutorado em Ciências pela EPM/Unifesp. Docente de Ginecologia e Obstetrícia da Universidade Nove de Julho. Professora Adjunta do Departamento de Obstetrícia da EPM/Unifesp.

Ana Carolina Zuccolo Pontes
Médica pela Faculdade Israelita de Ciências da Saúde Albert Einstein (FICSAE).

Ana Clara Burgos
Graduanda em Medicina pela Faculdade Israelita de Ciências da Saúde Albert Einstein (FICSAE).

Ana Paula Avritscher Beck
Médica pela Faculdade de Medicina do ABC (FMABC). Residência Médica na Escola Paulista de Medicina da Universidade Federal de São Paulo (EPM/Unifesp). Mestre em Obstetrícia pela Unifesp. Especialista em Medicina Fetal e Obstetrícia de Alto Risco.

Andrea De Marcos
Médica pela Faculdade de Ciências Médicas de Santos (FCMS). Residência Médica em Ginecologia e Obstetrícia no Hospital Guilherme Álvaro, em Santos. Especialização em Medicina Fetal pela Clínica Fetus. Médica do Setor de Medicina Fetal do Hospital Israelita Albert Einstein.

Antonio Phelipe Junior
Médico pela Faculdade Israelita de Ciências da Saúde Albert Einstein (FICSAE).

Beatriz de Oliveira Farias
Médica pela Faculdade Israelita de Ciências da Saúde Albert Einstein (FICSAE). Residente de Dermatologia na Irmandade da Santa Casa de Misericórdia de São Paulo.

Beatriz Hachul de Campos
Médica pela Faculdade Israelita de Ciências da Saúde Albert Einstein (FICSAE). Residente de Ginecologia e Obstetrícia da Universidade de São Paulo (USP).

Beatriz Scatolini Carrascoza
Médica pela Faculdade Israelita de Ciências da Saúde Albert Einstein (FICSAE).

Bruna Achar Soderberg Campos
Médica pela Universidade da Cidade de São Paulo (Unicid). Residência Médica em Ginecologia e Obstetrícia no Hospital Maternidade Leonor Mendes de Barros. Especialização em Medicina Fetal pela Conceptus. Médica da Prática Médica da Sociedade Beneficente Israelita Brasileira Albert Einstein (SBIBAE).

Bruna Marques Tofaneto
Médica pela Faculdade Israelita de Ciências da Saúde Albert Einstein (FICSAE).

Bruno Rodrigues Toneto
Médico pela Faculdade de Medicina do ABC (FMABC). Residência Médica em Ginecologia e Obstetrícia e em Medicina Fetal pela Universidade Federal de São Paulo (Unifesp). Pós-graduação em Ecocardiografia Fetal pela CETRUS.

Camila Bussamra Aulicino Lopes
Médica pela Faculdade de Medicina do ABC (FMABC). Residência Médica em Ginecologia e Obstetrícia pela Faculdade de Medicina do ABC (FMABC). Título de Especialista em Ginecologia e Obstetrícia pela Federação Brasileira das Associações de Ginecologia e Obstetrícia (TEGO/Febrasgo). Especialização em Medicina Fetal pelo Hospital das Clínicas da Faculdade de Medicina da Universidade de São Paulo (HCFMUSP). Colaboradora voluntária do Ambulatório de Gemelar da Medicina Fetal do HCFMUSP. Médica do Grupo Santa Joana, Grupo Fleury Medicina Diagnóstica e Hospital Israelita Albert Einstein (Projeto Engravida).

Camila Frizzo
Médica pela Faculdade Israelita de Ciências da Saúde Albert Einstein (FICSAE).

Catarina Maria Ferreira Alves Mattos Sarmento Vallada Oliveira
Médica pela Faculdade Israelita de Ciências da Saúde Albert Einstein (FICSAE).

Catarina Waligora de Carvalho Lages
Graduanda em Medicina pela Faculdade Israelita de Ciências da Saúde Albert Einstein (FICSAE).

Christiane Simoni
Graduação em Medicina pela Universidade Federal de São Paulo (Unifesp). Residência Médica em Ginecologia e Obstetrícia e em Medicina Fetal pela Unifesp. Mestrado e Doutorado pela Unifesp. Médica da Equipe de Medicina Fetal do Hospital Israelita Albert Einstein (HIAE). Professora Assistente da Pós-graduação em Medicina Fetal do HIAE.

Cíntia Ribeiro Silva
Médica pela Escola Paulista de Medicina da Universidade Federal de São Paulo (EPM/Unifesp). Residência Médica em

Ginecologia e Obstetrícia e Especialização em Medicina Fetal, ambos pela EPM/Unifesp. MBA Executivo em Liderança e Gestão Pública em Saúde pelo Instituto Israelita de Ensino e Pesquisa Albert Einstein.

Clara Sanches Bueno

Médica pela Faculdade Israelita de Ciências da Saúde Albert Einstein (FICSAE).

Cristina Mara Beghelli Fonseca

Médica pela Pontifícia Universidade Católica de Campinas (PUC-Campinas). Residência Médica em Ginecologia e Obstetrícia pela PUC-Campinas. Especialização em Oncologia Pélvica pela Universidade Estadual de Campinas (Unicamp). Instrutora médica de Ginecologia e Obstetrícia da Faculdade Israelita de Ciências da Saúde Albert Einstein.

Eduardo Felix Martins Santana

Professor Associado de Obstetrícia da Disciplina de Saúde da Mulher da Faculdade de Medicina e do Curso de Pós-Graduação do Hospital Israelita Albert Einstein (HIAE). Responsável pela Disciplina de Obstetrícia do curso de Graduação em Medicina do Hospital Israelita Albert Einstein. Médico Fetal contratado do Departamento Materno-infantil do HIAE. Instrutor de Obstetrícia do Centro de Simulação Realística (CSR) do Instituto de Ensino e Pesquisa do HIAE. Membro da Comissão Nacional Especializada de Perinatalogia da Federação Brasileira das Associações de Ginecologia e Obstetrícia (Febrasgo). Delegado do Conselho Regional de Medicina do Estado de São Paulo (Cremesp). Tem experiência na área de Obstetrícia e Medicina Fetal, atuando nas seguintes linhas de pesquisa: Cirurgia Fetal; Cardiologia e Hemodinâmica Fetal; Gestação Múltipla; Gravidez Ectópica; e Obstetrícia de Alta Complexidade.

Évelyn Traina

Médica ginecologista-obstetra pela Escola Paulista de Medicina da Universidade Federal de São Paulo (EPM/Unifesp). Mestre e Doutora em Obstetrícia. Professora Adjunta da Escola Paulista de Medicina (Unifesp). Linha de pesquisa em gestação de alto risco, com ênfase em perda gestacional, diabetes e infecções na gestação.

Felipe Augusto Morales da Silva

Médico pela Faculdade de Medicina da Universidade de Santo Amaro (Unisa). Residência Médica em Ginecologia e Obstetrícia pela Faculdade de Medicina do ABC (FMABC). Residência Médica em Medicina Fetal pelo Hospital das Clínicas da Universidade de São Paulo (HCFMUSP). Título de especialista em Obstetrícia, Ginecologia e Medicina Fetal pela Federação Brasileira das Associações de Ginecologia e Obstetrícia (Febrasgo). Médico do setor Materno-infantil e de Medicina Fetal do Hospital Israelita Albert Einstein.

Felipe Favorette Campanharo

Médico formado pela Escola de Medicina da Santa Casa de Misericórdia de Vitória. Residência em Clínica Médica e em Ginecologia e Obstetrícia na Escola Paulista de Medicina da Universidade Federal de São Paulo (EPM/Unifesp). Mestre e Doutor pelo Departamento de Obstetrícia da mesma instituição, onde atua como Médico Assistente. Coordenador da Saúde da Mulher na Universidade Santo Amaro (Unisa). Instrutor da Estratégia Zero Morte Materna por Hemorragia, da Organização Pan-Americana da Saúde (Opas), e instrutor do programa de Emergências Obstétricas da Associação de Ginecologia e Obstetrícia do Estado de São Paulo (Sogesp).

Fernanda Sawaguchi Faig Leite
Médica pela Faculdade de Medicina de Taubaté. Residência Médica em Ginecologia e Obstetrícia pela Universidade de Taubaté. Especialização em Medicina Fetal e Obstetrícia de Alto Risco pelo Hospital Israelita Albert Einstein (HIAE). Mestrado em Gestão em Saúde pela Fundação Getulio Vargas (FGV). Médica assistente do Departamento Materno-infantil da Maternidade do HIAE. Coordenadora da Comissão de Residência Médica de Ginecologia e Obstetrícia do Hospital e Maternidade Amador Aguiar (HMAA).

Fernanda Salomão Amaral
Médica pela Faculdade Israelita de Ciências da Saúde Albert Einstein (FICSAE).

Fernando Kenzo Anzai
Médico pela Faculdade Israelita de Ciências da Saúde Albert Einstein (FICSAE). Residente de Ginecologia e Obstetrícia do Instituto de Assistência Médica ao Servidor Público Estadual de São Paulo (IAMSPE).

Fernando Moreira de Andrade
Médico e Mestre pela Universidade Federal de São Paulo (Unifesp). Doutorado pela Faculdade de Saúde Pública da Universidade de São Paulo (FSP-USP). Residência Médica em Ginecologia e Obstetrícia na Beneficência Portuguesa. Especialização em Medicina Fetal pela Unifesp. Especialista em Medicina Fetal do Hospital Albert Einstein e da Santa Casa de Misericórdia de São Paulo, locais onde exerce o ensino médico, respectivamente, de Pós-graduação e Graduação. MBA em Gestão Executiva de Saúde pelo Instituto Israelita de Ensino e Pesquisa Albert Einstein.

Gustavo Yano Callado
Graduando em Medicina pela Faculdade Israelita de Ciências da Saúde Albert Einstein (FICSAE).

Hérbene José Figuinha Milani
Médico pela Universidade Estadual Paulista (Unesp). Residência Médica em Ginecologia e Obstetrícia na Unesp. Especialização em Medicina Fetal pela Universidade Federal de São Paulo (Unifesp). Mestrado e Doutorado pela Unifesp. Médico Fetal do Hospital Israelita Albert Einstein (HIAE).

Isabella Lui de Miranda
Médica pela Faculdade Israelita de Ciências da Saúde Albert Einstein (FICSAE).

Isadora Chen Rabello da Motta
Graduanda em Medicina pela Faculdade Israelita de Ciências da Saúde Albert Einstein (FICSAE).

Joh Hama
Graduando da Faculdade Israelita de Ciências da Saúde Albert Einstein (FICSAE).

José Pedro Parise Filho
Médico pela Faculdade de Ciências Médicas de Santos (FCMS). Residência médica em Ginecologia e Obstetrícia pelo Hospital Israelita Albert Einstein (HIAE). Especialização em Reprodução Assistida pelo Hospital das Clínicas da Faculdade de Medicina da Universidade de São Paulo (HCFMUSP). Mestrado em Ciências pelo HIAE. Médico Assistente do Centro de Reprodução Humana do HCFMUSP e Instrutor Médico de Ginecologia e Obstetrícia da Faculdade Israelita de Ciências da Saúde Albert Einstein (FICSAE).

Júlia Pereira Junho e Silva
Médica pela Faculdade Israelita de Ciências da Saúde Albert Einstein (FICSAE).

Juliana Salem Mihich
Médica pela Faculdade Israelita de Ciências da Saúde Albert Einstein (FICSAE).

Juliane Agarinakamura Serrano

Médica pela Faculdade de Ciências Médicas da Santa Casa de São Paulo. Residência Médica em Ginecologia e Obstetrícia pela Irmandade da Santa Casa de Misericórdia de São Paulo. Especialização em Gestação de Alto Risco e Medicina Fetal pelo Hospital Israelita Albert Einstein (HIAE). Pós-graduação em Ecocardiografia Fetal pelo Cetrus. Preceptora Médica dos residentes e Médica Assistente do Setor de Ginecologia e Obstetrícia do HIAE.

Julio Elito Junior

Professor Associado Livre-Docente do Departamento de Obstetrícia da Universidade Federal de São Paulo (Unifesp). Chefe da Disciplina de Obstetrícia Patológica da Unifesp. Chefe dos Setores de Gravidez Ectópica e Gravidez Múltipla da Unifesp.

Karolayne Heckler Strauch

Graduanda em Medicina pela Faculdade Israelita de Ciências da Saúde Albert Einstein (FICSAE).

Laura Palmieri

Médica pela Faculdade Israelita de Ciências da Saúde Albert Einstein (FICSAE). Residente de Clínica Médica da Universidade Estadual de Campinas (Unicamp).

Letícia Cavalcante Dimov

Médica pela Faculdade Israelita de Ciências da Saúde Albert Einstein (FICSAE).

Letícia Miho Hamada

Médica pela Faculdade Israelita de Ciências da Saúde Albert Einstein (FICSAE).

Ligia de Castro Rodrigues

Médica pela Faculdade de Medicina de Marília (Famema). Residência médica em Obstetrícia e Ginecologia pela Faculdade de Medicina da Universidade de São Paulo (FMUSP). Preceptora em Obstetrícia da Faculdade Israelita de Ciências da Saúde Albert Einstein (FICSAE) e Médica Assistente da Divisão de Obstetrícia do Hospital Universitário da USP.

Lucia Li

Graduanda em Medicina pela Faculdade Israelita de Ciências da Saúde Albert Einstein (FICSAE).

Luciana Francine Bocchi De Stefani

Médica pela Faculdade de Medicina de Jundiaí (FMJ). Residência Médica em Ginecologia e Obstetrícia pela Irmandade da Santa Casa de Misericórdia de São Paulo e em Medicina Fetal no Hospital das Clínicas da Faculdade de Medicina da USP (HCFMUSP). Especialização em Medicina Fetal no King's College Hospital e Diploma em Medicina Fetal pela The Fetal Medicine Foundation, ambos em Londres, na Inglaterra. Membro da equipe de Medicina Fetal do Hospital Israelita Albert Einstein (HIAE), do Hospital Sepaco, da Clínica Célula Mater e da Amar Medicina Fetal. Colaboradora do Aprimoramento em Medicina Fetal e Gestação de Alto Risco do HIAE.

Luísa Carlin dos Anjos

Médica pela Faculdade Israelita de Ciências da Saúde Albert Einstein (FICSAE).

Marcelo Santucci França

Médico pela Escola Paulista de Medicina da Universidade Federal de São Paulo (EPM/Unifesp). Residência Médica em Ginecologia e Obstetrícia na EPM/Unifesp. Especialização em Medicina Fetal pela Federação Brasileira das Associações de Ginecologia e Obstetrícia e Associação Médica Brasileira

(Febrasgo/AMB). Mestrado e Doutorado em Ciências (Obstetrícia) pela EPM/Unifesp. Médico responsável pelo Setor de Predição e Prevenção do Parto Pré-termo do Departamento de Obstetrícia da EPM/Unifesp. Professor convidado da Pós-graduação do Departamento de Obstetrícia da EPM/Unifesp e da Associação de Ginecologia e Obstetrícia do Estado de São Paulo (Sogesp). Assessor Médico Pleno de Medicina Fetal do Fleury Medicina & Saúde.

Maria Claudia Nogueira Affonso

Médica pela Faculdade de Medicina de Taubaté da Universidade de Taubaté (FMT-Unitau). Residência Médica em Ginecologia e Obstetrícia na Universidade Estadual Paulista (Unesp). Especialista em Medicina Fetal pela Faculdade de Medicina da Universidade de São Paulo (FMUSP). Mestre em Obstetrícia e Ginecologia pela FMUSP. Médica da equipe de Medicina Fetal do Hospital Israelita Albert Einstein (HIAE).

Mariana Dall'Osto Duarte

Médica pela Faculdade Israelita de Ciências da Saúde Albert Einstein (FICSAE). Residente de Ginecologia e Obstetrícia do Hospital Israelita Albert Einstein (HIAE).

Mariana de Sousa Prado Geraldo

Médica pela Faculdade de Medicina do ABC (FMABC). Residência em Ginecologia e Obstetrícia pela FMABC. Especialização em Medicina Fetal pelo Hospital das Clínicas da Universidade de São Paulo (HCFMUSP). Médica do corpo clínico de Medicina Fetal do Grupo A+ e do Hospital e Maternidade Sepaco.

Marina Driemeier Cardoso

Médica pela Faculdade Israelita de Ciências da Saúde Albert Einstein (FICSAE).

Maurício Mendes Barbosa

Professor e Coordenador da Disciplina de Saúde da Mulher 1 da Faculdade Israelita de Ciências da Saúde Albert Einstein (FICSAE). Mestre, Doutor e Pós-doutor pelo Departamento de Obstetrícia da Escola Paulista de Medicina da Universidade Federal de São Paulo (EPM/Unifesp). Coordenador do Serviço de Medicina Fetal do Hospital e Maternidade Santa Maria – Grupo Santa Joana.

Melina Lichti Martins

Médica pela Universidade Nove de Julho. Residência médica em Ginecologia e Obstetrícia pela Santa Casa de Misericórdia de São Paulo. Especialização em Medicina Fetal e Gestação de Alto Risco pela Santa Casa de Misericórdia de São Paulo. Instrutora Médica de Ginecologia e Obstetrícia em Simulação Realística da Faculdade Israelita de Ciências da Saúde Albert Einstein (FICSAE).

Murilo Furtado Mendonça Casati

Médico pela Faculdade de Medicina do ABC (FMABC). Residência Médica em Ginecologia e Obstetrícia pela FMABC e Especialização em Medicina Fetal pelo Hospital das Clínicas da Faculdade de Medicina da Universidade de São Paulo (HCFMUSP). Título de Especialista em Ginecologia e Obstetrícia e Medicina Fetal pela Federação Brasileira das Associações de Ginecologia e Obstetrícia (Febrasgo). Instrutor do Curso de Emergências Obstétricas da Sociedade de Obstetrícia e Ginecologia do Estado de São Paulo (Sogesp).

Nahmam Jarouche

Graduanda em Medicina pela Faculdade Israelita de Ciências da Saúde Albert Einstein (FICSAE).

Natalia Fujimoto Delboni
Médica pela Faculdade Israelita de Ciências da Saúde Albert Einstein (FICSAE).

Natália Pilati Matta
Médica pela Faculdade Israelita de Ciências da Saúde Albert Einstein (FICSAE). Residente de Ginecologia e Obstetrícia da Universidade de São Paulo (USP).

Nicole Simões Marini
Médica pela Faculdade Israelita de Ciências da Saúde Albert Einstein (FICSAE).

Patricia Deffune Celeghini
Médica pela Faculdade Israelita de Ciências da Saúde Albert Einstein (FICSAE).

Paulo Martin Nowak
Médico pela Universidade Federal de São Paulo (Unifesp). Residência Médica em Ginecologia e Obstetrícia e em Medicina Fetal pela Unifesp. Especialização em Medicina Fetal e Mestre em Medicina Fetal pela Unifesp.

Rachel Carmona
Médica pela Faculdade Israelita de Ciências da Saúde Albert Einstein (FICSAE).

Rafaela Nunes Garcia
Médica pela Faculdade Israelita de Ciências da Saúde Albert Einstein (FICSAE).

Raphael Amendula de Carvalho
Médico pela Faculdade Israelita de Ciências da Saúde Albert Einstein (FICSAE).

Raquel Domingues da Silva Ferreira
Médica pela Universidade de Santo Amaro (Unisa). Residência Médica em Ginecologia e Obstetrícia pela Irmandade da Santa Casa de Misericórdia de São Paulo (ISCMSP) e Título de Especialista pela Federação Brasileira das Associações de Ginecologia e Obstetrícia (Febrasgo). Especialização em Medicina Fetal e Gravidez de Alto Risco e Mestra na área de Ciências da Saúde pela ISCMSP. Atuou como plantonista e pré-natalista no Departamento Materno-infantil do Hospital Israelita Albert Einstein (HIAE). Instrutora de Obstetrícia do Centro de Simulação Realística do Instituto de Ensino e Pesquisa do HIAE e Sócia-fundadora da Afetos Clínica Médica.

Raquel Pissiguelli
Nutricionista graduada pela Faculdade de Saúde Pública da Universidade de São Paulo (FSP/USP). Médica pela Faculdade Israelita de Ciências da Saúde Albert Einstein (FICSAE).

Rayssa Del Picchia Tuma
Graduanda em Medicina pela Faculdade Israelita de Ciências da Saúde Albert Einstein (FICSAE).

Rebeca Augusto Silvestre
Graduanda da Faculdade Israelita de Ciências da Saúde Albert Einstein (FICSAE).

Rita de Cássia Sanchez e Oliveira
Ginecologista, Obstetra e Especialista em Medicina Fetal. Doutorado pela Faculdade de Medicina da Universidade de São Paulo (FMUSP). MBA em Economia e Gestão em Saúde pela Universidade Federal de São Paulo (Unifesp). Especialista em Melhoria em Saúde pelo Institute for Healthcare Improvement. Foi Coordenadora da Maternidade Einstein de 2013 a 2017. Professora da Faculdade Israelita de Ciências da Saúde Albert Einstein desde 2015. Coordenadora Médica do Setor de Medicina Fetal do Departamento Materno-infantil do Hospital Israelita Albert

Einstein e Coordenadora da Pós-Graduação *Latu Sensu* em Medicina Fetal do Einstein.

Rômulo Gonçalves Leão

Graduando da Faculdade Israelita de Ciências da Saúde Albert Einstein (FICSAE).

Romulo Negrini

Coordenador Médico de Obstetrícia do Hospital Israelita Albert Einstein (HIAE). Professor Doutor de Obstetrícia da Faculdade de Ciências Médicas da Santa Casa de São Paulo.

Rosiane Mattar

Médica pela Escola Paulista de Medicina da Universidade Federal de São Paulo (EPM/Unifesp). Residência Médica em Ginecologia e Obstetrícia na EPM/Unifesp. Especialização em Ginecologia e Obstetrícia. Professora Titular do Departamento de Obstetrícia da EPM/Unifesp.

Sabrina Menes Ares

Médica pela Faculdade Israelita de Ciências da Saúde Albert Einstein (FICSAE).

Sofia Jardim Leandro Junqueira Franco

Médica pela Faculdade Israelita de Ciências da Saúde Albert Einstein (FICSAE). Residente de Ginecologia e Obstetrícia da Universidade de São Paulo (USP).

Sophia Bastos

Médica pela Faculdade Israelita de Ciências da Saúde Albert Einstein (FICSAE).

Soraia Alves Manoel Ambrosio

Médica pela Escola Paulista de Medicina da Universidade Federal de São Paulo (EPM/Unifesp). Residência Médica de Ginecologia e Obstetrícia pela EPM/Unifesp. Terapeuta Sexual e Educadora em Sexualidade pelo Centro Universitário Salesiano de São Paulo. Aprimoramento em Medicina Fetal pela Faculdade Israelita de Ciência Médicas Albert Einstein (FICSAE). Médica Referência Técnica de Obstetrícia do Hospital Municipal Moyses Deutsch. Preceptora do 10º semestre de Medicina em Obstetrícia da FICSAE.

Sue Yazaki Sun

Médica pela Escola Paulista de Medicina da Universidade Federal de São Paulo (EPM/Unifesp). Profa. Adjunta Livre-Docente do Departamento de Obstetrícia da EPM/Unifesp. Pós-doutorado na Harvard Medical School. Coordenadora do Centro de Referência em Doença Trofoblástica Gestacional do Hospital São Paulo. Presidente da Comissão Nacional Especializada em Doença Trofoblástica Gestacional da Federação Brasileira das Associações de Ginecologia e Obstetrícia (Febrasgo).

Victória Maria Lavrador Lapinha

Graduanda em Medicina pela Faculdade Israelita de Ciências da Saúde Albert Einstein (FICSAE).

Vinícius Panão Ferreira

Graduando em Medicina pela Faculdade Israelita de Ciências da Saúde Albert Einstein (FICSAE).

Sumário

Introdução

A Obstetrícia ocupa um papel central na promoção da saúde materna e fetal, sendo uma área da Medicina que exige não apenas profundo conhecimento técnico e científico, mas também um olhar atento às múltiplas dimensões do cuidado humano. O acompanhamento da gestação, do parto e do puerpério envolve decisões complexas, sensibilidade ética e compromisso com a segurança e o bem-estar da mulher, do feto e do recém-nascido.

Na Faculdade Israelita de Ciências da Saúde Albert Einstein (FICSAE), acreditamos que a excelência na formação médica está diretamente ligada à integração entre ensino, prática clínica e valores humanísticos. Este livro é fruto desse compromisso. Desenvolvido por docentes, alunos e colaboradores da instituição, ele reflete nosso empenho em oferecer uma formação sólida, atualizada e alinhada com os desafios contemporâneos da Obstetrícia.

A saúde da mulher durante a gestação representa não apenas um foco de cuidado clínico, mas também um campo privilegiado para o desenvolvimento de políticas públicas, ações de prevenção e respeito à autonomia feminina. Nesse sentido, formar médicos conscientes, críticos e comprometidos com a qualidade do atendimento é parte fundamental de nossa missão educacional.

Esta obra foi cuidadosamente estruturada para apoiar o processo de aprendizagem de estudantes e profissionais em formação. Cada capítulo apresenta não apenas o conteúdo técnico essencial, mas também casos clínicos comentados, fluxogramas de conduta, questões de residência e mensagens-chave que visam ampliar a compreensão e fomentar a tomada de decisão fundamentada. Trata-se de um material didático que busca aliar rigor acadêmico à aplicabilidade prática.

Esperamos que este livro contribua significativamente para a construção do conhecimento, fortalecendo o preparo daqueles que atuam na assistência obstétrica. Que ele sirva como uma referência confiável no processo de formação e atualização profissional, apoiando o compromisso contínuo com a qualidade, a ética e a valorização da saúde da mulher em todas as suas etapas.

Os Editores

Prefácio

Na incansável busca por compreender a complexidade da Obstetrícia, com espírito investigativo e colaborativo, temos o resultado deste livro que agora seguramos em mãos. Nele, ressoam as vozes dos alunos e seus mestres, com cada capítulo trazendo sabedoria e inovação, por meio de seu formato contemporâneo e empreendedor, amplia nosso conhecimento sobre Obstetrícia e métodos modernos de ensino.

Desde que soubemos do projeto do *Livro-texto de Obstetrícia: abordagem integrada ao estudante de medicina*, no qual os alunos da graduação de Medicina da Faculdade Israelita de Ciências da Saúde Albert Einstein (FICSAE) escreveriam os capítulos sob a supervisão de seus docentes, percebi que seria um sucesso. Este livro, concebido por eles e para eles. Demonstra toda a paixão e motivação dos alunos e o engajamento de seus orientadores. Parabenizo a todos os envolvidos, alunos e editores por se permitirem sonhar e alcançar seus objetivos.

A Obstetrícia é uma especialidade médica vital para a saúde da mulher e do recém-nascido, impactando o bem-estar familiar e social. Sempre em evolução, ela considera o binômio mãe e feto, frequentemente envolvendo duas ou mais vidas, o que gera grandes desafios e complexidades.

O principal objetivo deste livro é despertar o interesse por essa especialidade, que tem avançado em diversas áreas, como a qualificação do pré-natal com exames mais precoces, avanços no monitoramento pré e intraparto, implementação de protocolos para hemorragias que reduziram a morbimortalidade materna, e uso da inteligência artificial para acompanhamento remoto, entre outros avanços.

Esta publicação percorre com esmero a especialidade, começando por seus fundamentos, como o estudo da pelve. Avança meticulosamente pelo processo do parto, em que são discutidos temas cruciais como distocias, indução do parto e intervenções operatórias, culminando com a análise das principais patologias maternas e fetais que podem surpreender os profissionais ao longo da gestação. Cada capítulo é enriquecido com casos clínicos minuciosamente discutidos, permitindo que o leitor experimente uma imersão prática no assunto.

Recebi com imensa felicidade, honra e orgulho a incumbência de redigir algumas palavras sobre esta obra. Espero sinceramente que desfrute da leitura e aproveite ao máximo o conhecimento proporcionado.

Boa leitura!

Ana Paula Avritscher Beck

SEÇÃO I

Obstetrícia básica

1

Anamnese em obstetrícia

Isabella Lui de Miranda
Camila Bussamra Aulicino Lopes

INTRODUÇÃO

O termo anamnese tem origem nas expressões gregas *aná* (trazer de novo) e *mnēsis* (memória).[1] Assim, um dos principais objetivos da anamnese é resgatar informações relevantes da história da paciente, contribuindo para um cuidado profissional mais completo e individualizado. Embora alguns dados, como os de identificação, sejam essenciais em toda a história clínica, outros devem ser aprofundados conforme a queixa ou o desejo da paciente. Na obstetrícia, especialidade médica que acompanha a paciente desde a preconcepção até o pós-parto, alguns aspectos merecem atenção especial, como idade materna, presença de comorbidades, história obstétrica pessoal e familiar, além das expectativas e desejos em relação à gestação e ao parto.

CASO CLÍNICO OBSTÉTRICO ILUSTRATIVO

Para ilustrar como uma anamnese pode ser registrada, um modelo de caso clínico servirá de base para este capítulo. Tal caso ganhará corpo e conteúdo conforme as informações necessárias para uma boa história clínica forem apresentadas e discutidas no decorrer do texto.

CASO CLÍNICO – PARTE 1

Identificação: J.F.B., 21 anos, feminino, parda, natural do Piauí e procedente de São Paulo há 3 anos, garçonete (Ensino Médio incompleto), casada com um homem, católica, boa informante.

Identificação

A história clínica obstétrica se inicia pela identificação da paciente, etapa fundamental para que o profissional tenha uma visão ampla e contextualizada. Nesse momento, são registrados dados como nome completo ou nome social, idade, sexo biológico, origem étnica (raça e cor), profissão, grau de escolaridade, naturalidade (local de nascimento), procedência, religião, estado civil e orientação sexual. Em algumas situações, também é importante registrar a confiabilidade das informações obtidas, especialmente em casos envolvendo adolescentes, pacientes com baixo nível de escolaridade ou com deficiência intelectual, o que ajuda a avaliar a precisão dos dados fornecidos pela paciente ou por acompanhante.[2]

Nome completo

Ao coletar o nome completo, registramos adequadamente a paciente, além de evitar erros advindos de nomes semelhantes. Ademais, chamá-la pelo nome no decorrer da entrevista clínica auxilia na criação de vínculo e é uma demonstração de atenção e respeito. Por outro lado, para manter a privacidade da paciente em contextos acadêmicos, realizamos apenas o registro de suas iniciais.

Nome social

O nome social é um direito conquistado por todas as pessoas que lutam pela troca de um nome que representa um gênero com o qual não se identificam.[3] Caso a paciente tenha um nome social, além de ser registrado em prontuário, este deve ser o nome utilizado durante toda a conversa, uma vez que é a forma pela qual ela se reconhece e quer ser reconhecida.

Idade

Do ponto de vista biológico, a gestação possui um melhor desempenho dos 20 aos 29 anos de idade, período de maior fertilidade da mulher.[4] A partir dos 30 anos, ocorre um declínio significativo da fertilidade e, especialmente após os 40, há um maior risco de malformações fetais, complicações obstétricas e mortalidade perinatal.[5-7] Entre os principais fatores que contribuíram para o aumento da idade materna na atualidade estão as oportunidades de carreira profissional e estudos de longo prazo, mais opções de métodos contraceptivos e a tendência a casamentos mais tardios, configurando uma nova era de liberdade no planejamento reprodutivo.[8]

Algumas das condições que podem acometer gestantes com idade materna avançada são: gravidez ectópica, abortamento espontâneo, anormalidades cromossômicas fetais, anomalias congênitas, placenta prévia, descolamento prematuro da placenta, diabetes gestacional, pré-eclâmpsia e parto cesáreo.[9] Apesar dos riscos citados, estudos têm observado que algumas mulheres com mais de 45 anos de idade apresentam bons resultados na gravidez, sendo capazes de lidar bem com o estresse físico e emocional advindos desse período.[10]

No outro extremo, temos a adolescência, definida pela Organização Mundial da Saúde (OMS) como a fase entre os 10 e 19 anos de idade. Sua incidência mundial vem decrescendo em decorrência da melhora dos métodos contraceptivos e da facilidade de acesso, além do apoio à educação. No Brasil, o número de mães na adolescência com idades entre 10 e 19 anos diminuiu 31%, em média, comparando-se o ano de 2010 com o ano de 2020.[11] No entanto, mesmo com a queda, o número continua alto e prejudica o desenvolvimento de crianças e adolescentes. O que pode ser comprovado pelo aumento da incidência de algumas complicações maternas, como anemia, parto pré-termo, pré-eclâmpsia,[12] maior risco de transmissão de infecções sexualmente transmissíveis (IST),[13] além de consequências neonatais como baixo peso ao nascer e maiores índices de mortalidade neonatal.[4]

Sexo biológico e orientação sexual

Enquanto o sexo biológico diz respeito aos órgãos sexuais desenvolvidos durante a embriogênese e presentes ao nascimento, a orientação sexual está relacionada ao desejo afetivo e/ou sexual que uma pessoa sente por outra.[14] Essas informações são especialmente relevantes na abordagem de pacientes com interesse reprodutivo, incluindo casais compostos por indivíduos com o mesmo sexo biológico, como uma mulher transgênero e um homem cisgênero. Com o avanço das tecnologias de reprodução assistida (TRA), como a fertilização *in vitro* (FIV) e a injeção intracitoplasmática de espermatozoides (ICSI) – ambas disponíveis no Sistema Único de Saúde (SUS) –, tornou-se possível atender casais diversos ou com algum grau de infertilidade.[15]

Etnia, raça e cor

É fundamental questionar a paciente quanto às suas origens étnicas para considerar as doenças prevalentes em determinados grupos. Quando comparadas com outras etnias, mulheres afrodescendentes e mestiças têm maior incidência de vício pélvico, que é a dificuldade de passagem do feto pela bacia da gestante, além de risco aumentado para descolamento prematuro de placenta e fator de risco anteparto para doença neonatal de início precoce para estreptococo do grupo B (sepse de origem pulmonar neonatal).[16]

Profissão

A exposição profissional merece atenção. Gestantes que trabalham na área da saúde, por exemplo, podem ser mais expostas a infecções pelo risco de contato com produtos biológicos como sangue e outros fluidos orgânicos. Nos casos em que a gestante tiver história de abortamento, ela pode ser orientada a reduzir esforços físicos extenuantes do trabalho. O afastamento deve ser considerado em casos de exposição contínua a agentes como álcool, chumbo, fósforo e nicotina, que podem comprometer o desenvolvimento fetal.[16]

Grau de escolaridade

O nível de conhecimento prévio da paciente auxilia o profissional a escolher os termos mais acessíveis e apropriados para uma comunicação efetiva. Entender a escolaridade também permite prever se a paciente conseguirá realizar tratamentos ou orientações médicas de forma adequada, como tomar os suplementos habitualmente prescritos durante o pré-natal (p. ex., ácido fólico, sulfato ferroso, cálcio).[17]

Naturalidade e procedência

A paciente deve ser questionada sobre sua naturalidade (local de nascimento) e procedência, que podem ou não coincidir. Essas informações são importantes para a identificação de possíveis exposições a doenças endêmicas que representam riscos relevantes durante a gestação. Entre elas, destaca-se a malária – com alta prevalência na Região Amazônica –, associada a complicações como abortamento, prematuridade e restrição de crescimento fetal.[18] Também merecem atenção as arboviroses, como febre amarela, Zika e Chikungunya, mais frequentes nas regiões Norte e Nordeste do Brasil, sendo a infecção pelo vírus Zika especialmente relacionada a uma síndrome congênita caracterizada por graves malformações neurológicas.

Estado civil

A legislação brasileira reconhece apenas cinco tipos de estado civil: solteiro(a), casado(a), separado(a), divorciado(a) e viúvo(a). No contexto médico, esse questionamento auxilia na identificação de parcerias ou relações estáveis que possam representar uma rede de apoio para a gestante. No entanto, é importante considerar que as técnicas de reprodução assistida trouxeram maior liberdade reprodutiva e contribuíram para a quebra de barreiras sociais, ampliando o número de mulheres que optam por maternidade solo, especialmente entre aquelas com maior nível de escolaridade e mais tempo dedicado à carreira profissional.[19,20]

Religião

Os profissionais de saúde devem se atentar à existência de preferências e restrições religiosas em relação ao cuidado de seus pacientes. Nesse contexto, um caso emblemático é o das testemunhas de Jeová, que se posicionam contra a transfusão de uma série de hemocomponentes.[21] Importante ressaltar que o pluralismo religioso é constitucionalmente protegido no Brasil,[22] de modo que a preservação dessa autonomia deve ser almejada em todas as áreas, inclusive na saúde. Contudo, diante de uma situação emergencial que exija transfusão sanguínea, como em casos de hemorragia pós-parto grave, é fundamental orientar a paciente e seus acompanhantes sobre os riscos associados à recusa da transfusão, incluindo a possibilidade de óbito, além de esclarecer todas as informações pertinentes. Nessa circunstância, é imprescindível que as orientações sejam devidamente registradas no prontuário e que seja colhido o Termo de Consentimento Livre e Esclarecido (TCLE), devidamente assinado.

CASO CLÍNICO – PARTE 2

Identificação: J.F.B, 21 anos, feminino, parda, natural do Piauí e procedente de São Paulo há 3 anos, garçonete (Ensino Médio incompleto), casada com um homem, católica, boa informante.

Q.D.: atraso menstrual há 15 dias.

H.P.M.A.: paciente relata uso irregular de preservativo masculino. Notou atraso menstrual de 15 dias em relação a seus ciclos, procurando auxílio médico sobre provável gravidez.

I.S.D.A.: cefaleia tensional, demais sistemas e aparelhos sem alterações.

Queixa e duração (Q.D.)

Após a identificação, é importante entender o motivo que levou a paciente a procurar auxílio médico, o que inclui queixa e duração. Alguns exemplos são: membros inferiores edemaciados há uma semana, acompanhamento de consulta de pré-natal de rotina, encaminhamento para avaliação especializada de uma gestação de alto risco, ou até mesmo orientação sobre uma futura gravidez.

História pregressa da moléstia atual (H.P.M.A.)

Possibilita um aprofundamento sobre o motivo ou a queixa que fez com que a paciente procurasse atendimento médico. Pode-se perguntar sobre o início dos sintomas e sua evolução, assim como o aparecimento de novas alterações no período, esclarecendo os detalhes pertinentes. Após a escuta ativa, é importante anotar a história coletada de forma cronológica para melhor entendimento, assim como retomar dados que não foram bem detalhados, mas são relevantes para uma história mais clara e completa.

Interrogatório sobre diversos aparelhos (I.S.D.A.)

Para facilitar a investigação dos diversos aparelhos ou sistemas, recomenda-se uma consulta no sentido craniocaudal (Quadro 1). Dessa forma, podemos auxiliar a paciente a relembrar alguma intercorrência relevante possivelmente esquecida. Assim, a revisão por sistemas no caso da obstetrícia deve ser ao mesmo tempo concisa e completa, com foco especial nas modificações gravídicas.

QUADRO 1 Revisão por sistemas em obstetrícia

Cabeça e pescoço
Mamas
Abdome
Sistema genitourinário
Membros inferiores
Pele e anexos

Fonte: adaptado de Montenegro e Rezende, 2022.[16]

CASO CLÍNICO – PARTE 3

Identificação: J.F.B, 21 anos, feminino, parda, natural do Piauí e procedente de São Paulo há 3 anos, garçonete (Ensino Médio incompleto), casada com um homem, católica, boa informante.

Q.D.: atraso menstrual há 15 dias.

H.P.M.A.: paciente relata uso irregular de preservativo masculino. Notou atraso menstrual de 15 dias em relação a seus ciclos, procurando auxílio médico sobre provável gravidez.

I.S.D.A.: cefaleia tensional, demais sistemas e aparelhos sem alterações.

Antecedentes pessoais: apendicectomia há 10 anos, nega outras internações e cirurgias, não faz uso contínuo de medicações, alergia à dipirona.

Antecedentes familiares: mãe e pai apresentam hipertensão arterial sistêmica.

Hábitos e vícios: ex-tabagista 5 anos/maço, nega etilismo, pratica exercícios físicos 2 vezes na semana, não possui alimentação equilibrada.

Imunizações: carteira de vacinação atualizada.

Antecedentes pessoais

Doenças maternas

É relevante o questionamento sobre afecções como hipertensão arterial sistêmica (HAS), diabetes *mellitus* (DM), obesidade, tireoidopatias, fenilcetonúria, doença renal crônica, cardiopatias, asma, epilepsia, síndrome antifosfolípide, assim como doenças autoimunes como lúpus eritematoso sistêmico (LES).[4] A partir desses dados, é possível realizar acompanhamento e tratamento adequados a fim de evitar desfechos desfavoráveis, se necessário encaminhando para o pré-natal de alto risco.

Medicamentos de uso contínuo

Alguns medicamentos são conhecidos por apresentar efeitos teratogênicos e por isso não são indicados durante o período gestacional, por exemplo, o uso de metotrexato (malformações congênitas), varfarina (embriopatia fetal), captopril (hipoperfusão de rim fetal), ácido valproico (depressor do sistema nervoso central), entre outros.[4] Desse modo, os remédios de uso diário devem ser avaliados e, em alguns casos, substituídos por drogas com maior nível de segurança.

Alergias alimentares e medicamentosas

São alergias que merecem atenção principalmente se houver necessidade de prescrever novas dietas ou remédios, a fim de evitar farmacodermias ou até mesmo efeitos anafiláticos.

Internações, procedimentos e cirurgias prévias

Devem ser registradas cirurgias prévias, em especial abdominais ou ginecológicas como cesáreas, miomectomias, fístulas genitais ou perineoplastias.[16]

Antecedentes familiares

É de grande valia investigar a existência de malformações e possíveis doenças genéticas na família. Deve-se dar atenção especial aos casos em que o comemorativo aparece com frequência, principalmente em familiares com grau de parentesco próximo aos genitores. Importante também o questionamento de antecedentes obstétricos familiares que possam impactar a gestação atual, como no caso da pré-eclâmpsia que possui componentes genéticos.[23]

Hábitos e vícios

Vícios

É importante questionar sobre tabagismo atual e pregresso, assim como quantificar o número de cigarros diários e o tempo de exposição, uma vez que dependendo da carga tabágica, implicações como placenta prévia, trabalho de parto prematuro e baixo peso fetal ao nascimento podem ocorrer. De modo semelhante, o uso de álcool e drogas ilícitas também pode trazer prejuízos tanto à mãe quanto ao feto.[24]

Atividades físicas

As gestantes saudáveis devem ser encorajadas e incentivadas a realizar atividades físicas de intensidade leve a moderada por 3 a 5 dias na semana por pelo menos 30 minutos. A grande maioria das atividades podem ser consideradas, exceto aquelas com risco de queda ou trauma, como escalada, hipismo e luta. Inúmeros benefícios podem surgir da prática de atividade física, como prevenção do diabetes gestacional e melhora do edema, principalmente em modalidades aquáticas como hidroginástica e natação. Ressaltamos, no entanto, que existem casos de contraindicação absoluta à prática de atividades físicas, como: insuficiência istmocervical, sangramento vaginal persistente, placenta prévia, trabalho de parto prematuro, ruptura de membranas, hipertensão arterial não controlada e pré-eclâmpsia.[25]

Alimentação

A dieta interfere na disponibilidade de vitaminas e nutrientes tanto para a saúde materna quanto para o desenvolvimento fetal. Como a dieta da população brasileira costuma ser pobre em cálcio, a suplementação com 1.000 mg de carbonato de cálcio entre a 16ª e a 36ª semana de gestação para prevenção de pré-eclâmpsia é recomendada para todas as gestantes que fazem pré-natal na rede pública. Sulfato ferroso (40 mg de ferro elementar) deve ser usado diariamente, do início da gestação até o final do puerpério, para prevenção de anemia; além do ácido fólico (0,4 mg) do período preconcepcional até o final da gestação para prevenção de malformações do tubo neural.[17]

Índice de massa corporal

Sobre o ganho de peso materno, pacientes com índice de massa corporal (IMC) adequado (eutrofia) no início da gestação podem ter um ganho de peso total de 8 até 12 kg. Em pacientes com sobrepeso (IMC > 25 kg/m^2), o ganho deve ser de 7 a 9 kg e naquelas com obesidade (IMC > 30 kg/m^2), recomenda-se um ganho total de 5 a 7,2 kg.[26]

Imunizações

É de extrema importância verificar a carteira de vacinação da gestante, que pode ser apresentada tanto fisicamente como, em alguns casos, no próprio sistema eletrônico do SUS (Tabela 1). Com base nas imunizações prévias, é possível completar ou iniciar esquemas vacinais que podem evitar infecções e suas repercussões tanto para a saúde materna quanto para a fetal. Os anticorpos produzidos pela gestante após a vacinação podem ser transferidos para o feto por meio da placenta, assim como pelo leite materno, após o nascimento.[27]

É importante ressaltar que algumas vacinas de vírus e bactérias vivos, também conhecidos como atenuados, não devem ser aplicadas durante a gestação pelo risco de desenvolvimento da doença. É o caso das seguintes vacinas: tríplice viral (protege contra sarampo, caxumba e rubéola), varicela (catapora), dengue e febre amarela (aplicada apenas em situações de risco).[28]

TABELA 1 Vacinas recomendadas durante a gestação

Vacina	Benefício	Recomendação	Esquema
Hepatite B	Protege a gestante e o bebê contra hepatite B	Toda gestante com sorologia negativa para o vírus da hepatite B (suscetível)	3 doses, 0-1-6 meses: ▪ 1ª dose: 1ª consulta ▪ 2ª dose: 30 dias após a 1ª dose ▪ 3ª dose: 6 meses após a 1ª dose
Dupla adulto (dT)	A dTpa é recomendada em todas as gestações, pois além de proteger a gestante e evitar que ela transmita a *Bordetella pertussis* ao recém-nascido, permite a transferência de anticorpos, protegendo-o nos primeiros meses de vida até que possa ser imunizado	Depende do passado vacinal da gestante: ▪ 3 ou mais doses: 1 dose de dTpa como reforço após a 20ª semana de gestação ▪ 2 doses: completar esquema com 1 dose de dTpa ▪ 1 dose: completar esquema com 1 dose de dT e uma dose de dTpa após a 20ª semana de gestação	3 doses: ▪ 1ª dose: 20 semanas (dT) ▪ 2ª dose: 28 semanas (dTpa) ▪ 3ª dose: 36 semanas (dT) Intervalo mínimo entre doses: 30 dias Intervalo máximo entre doses: 60 dias
Tríplice bacteriana acelular do tipo adulto (dTpa)	Protege a gestante e evita a transmissão de coqueluche ao recém-nascido	A gestante deverá receber sempre 1 dose de dTpa a cada gravidez, a partir da 20ª semana de gestação	Dose única
Influenza inativada (gripe)	A gestante é grupo de risco para complicações da infecção pelo vírus influenza; a vacina é recomendada durante a sazonalidade do vírus, mesmo no 1º trimestre da gestação	Todas as gestantes, em qualquer trimestre, durante período sazonal da epidemia	Dose única
Covid-19	Protege a gestante contra o vírus causador da Covid-19	Todas as gestantes e puérperas até 42 dias após o parto	3 doses Dose de reforço deve ser aplicada após 6 meses da última dose

Fonte: Sociedade Brasileira de Imunizações (SBIm). Calendário de vacinação da gestante: recomendações SBIm 2024/2025. São Paulo: SBIm; 2024. Disponível em: https://sbim.org.br/images/calendarios/calend-sbim-gestante.pdf. Acesso em jun 2025.

Em 2024, a Agência Nacional de Vigilância Sanitária (Anvisa) autorizou o registro da vacina contra o vírus sincicial respiratório (VSR), principal causa de bronquiolite e infecções respiratórias potencialmente graves em bebês e crianças pequenas. Essa vacina deve ser aplicada em grávidas no 2º ou 3º trimestre gestacional para a proteção do recém-nascido.[29]

CASO CLÍNICO – PARTE 4

Identificação: J.F.B, 21 anos, feminino, parda, natural do Piauí e procedente de São Paulo há 3 anos, garçonete (Ensino Médio incompleto), casada com um homem, católica, boa informante.

Q.D.: atraso menstrual há 15 dias.

H.P.M.A.: paciente relata uso irregular de preservativo masculino. Notou atraso menstrual de 15 dias em relação a seus ciclos, procurando auxílio médico sobre provável gravidez.

I.S.D.A.: cefaleia tensional, demais sistemas e aparelhos sem alterações

Antecedentes pessoais: apendicectomia há 10 anos, nega outras internações e cirurgias, não faz uso contínuo de medicações, alergia à dipirona.

Antecedentes familiares: mãe e pai apresentam hipertensão arterial sistêmica.

Hábitos e vícios: ex-tabagista 5 anos/maço, nega etilismo, pratica exercícios físicos 2 vezes na semana, não possui alimentação equilibrada.

Imunizações: carteira de vacinação atualizada, sem esquemas vacinais incompletos.

Antecedentes menstruais: menarca aos 14 anos, ciclos regulares com intervalo de 28 dias, duração de 5 dias e fluxo moderado.

Antecedentes ginecológicos/sexuais: sexarca aos 15 anos de idade, nega cirurgias ginecológicas. Realizou tratamento adequado de sífilis primária há 2 anos.

Métodos contraceptivos: uso irregular de preservativo masculino há 6 meses. Já fez uso de contraceptivo oral combinado e injeção trimestral.

Antecedentes menstruais

Pode-se indagar sobre o início da puberdade, data da menarca e características dos últimos ciclos menstruais, como periodicidade e duração. Esses dados nortearão o conhecimento sobre o desenvolvimento dos órgãos genitais, assim como sobre a fertilidade da paciente.

Antecedentes ginecológicos

Podem ser questionados tratamentos ginecológicos clínicos e cirúrgicos, data do último exame colpocitológico e outros antecedentes, utilizando o início do pré-natal como oportunidade logística para realizar o rastreio de câncer de colo do útero. Alguns procedimentos ginecológicos, como conização ou cauterização do colo uterino para investigação e retirada de lesões precursoras do papilomavírus humano (HPV), podem aumentar desfechos desfavoráveis na gestação, como aumento do risco de trabalho de parto prematuro.[30] Outro caso é o das pacientes submetidas à miomectomia, com potencial de deixar cicatrizes uterinas com potencial de aumentar o risco de rotura uterina e placenta prévia.[31]

Antecedentes sexuais

Com relação ao passado sexual, é relevante dar atenção à idade da primeira relação sexual (sexarca) e às IST, uma vez que podem resultar em quadros de infertilidade e consequências deletérias tanto para a mãe quanto para o feto. Como exemplos, o tratamento inadequado de clamídia e gonorreia pode levar a doença inflamatória pélvica (DIP), com potencial para cursar com infertilidade, enquanto a sífilis congênita sem tratamento pode desencadear diversas consequências como abortamento, natimortalidade e malformações fetais.[4]

Métodos contraceptivos

Em caso de desejo reprodutivo, devemos avaliar os métodos contraceptivos prévios e vigentes, assim como se há necessidade de alguma intervenção. É o caso dos métodos contraceptivos reversíveis de longa duração (LARC), como o dispositivo intrauterino (DIU) hormonal, o DIU não hormonal e o implante contraceptivo (Implanon®) que precisam ser removidos.

As consultas de pré-natal são uma ótima oportunidade para conversar sobre os desejos da paciente em relação aos métodos contraceptivos para o período do puerpério. Esse planejamento é fundamental, uma vez que durante a amamentação, caso a paciente opte por um método hormonal, apenas os fármacos contendo progesterona devem ser indicados em razão do risco de trombose venosa profunda e alteração da lactogênese.[32]

Ademais, caso a paciente opte pela laqueadura tubária, necessitará, na rede pública, comparecer ao planejamento familiar para que tenha acesso ao procedimento. A realização da cirurgia esterilizadora feminina é regulamentada pela Lei n. 9.263/1996 (alterada pela Lei n. 14.443/2022) e pode ser realizada em mulheres com capacidade civil plena e maiores de 21 anos de idade ou com pelo menos dois filhos vivos, ou caso haja risco à vida ou à saúde da mulher ou do futuro concepto. Há necessidade de Termo de Consentimento Livre e Esclarecido (TCLE) com prazo mínimo de 60 dias entre a manifestação da vontade (assinatura do TCLE) e o procedimento, não necessitando da assinatura do cônjuge.[33]

CASO CLÍNICO – PARTE 5

Identificação: J.F.B, 21 anos, feminino, parda, natural do Piauí e procedente de São Paulo há 3 anos, garçonete (Ensino Médio incompleto), casada com um homem, católica, boa informante.

Q.D.: atraso menstrual há 15 dias.

H.P.M.A.: paciente relata uso irregular de preservativo masculino. Notou atraso menstrual de 15 dias em relação a seus ciclos, procurando auxílio médico sobre provável gravidez.

I.S.D.A.: cefaleia tensional, demais sistemas e aparelhos sem alterações.

Antecedentes pessoais: apendicectomia há 10 anos, nega outras internações e cirurgias, não faz uso contínuo de medicações, alergia à dipirona.

Antecedentes familiares: mãe e pai apresentam hipertensão arterial sistêmica.

Hábitos e vícios: ex-tabagista 5 anos/maço, nega etilismo, pratica exercícios físicos 2 vezes na semana, não possui alimentação equilibrada.

Imunizações: carteira de vacinação atualizada, sem esquemas vacinais incompletos.

Antecedentes menstruais: menarca aos 14 anos, ciclos regulares com intervalo de 28 dias, duração de 5 dias e fluxo moderado.

Antecedentes ginecológicos/sexuais: sexarca aos 15 anos de idade, nega cirurgias ginecológicas. Realizou tratamento adequado de sífilis primária há 2 anos.

Métodos contraceptivos: uso irregular de preservativo masculino há 6 meses. Já fez uso de contraceptivo oral combinado e injeção trimestral.

Antecedentes obstétricos: G2PN1A1

Gestação	Ano	IG	Peso do RN	Parto	Intercorrências
1ª	2021	14 semanas	113 g	Curetagem	Abortamento espontâneo
2ª	2022	39 semanas e 4 dias	3.800 g	Vaginal operatório	Uso de fórceps

IG: idade gestacional; RN: recém-nascido.

Antecedentes obstétricos

Após as perguntas essenciais que auxiliam o profissional a ter uma visão ampla de sua paciente, a próxima etapa é conhecer seu passado obstétrico. A história deve contemplar o número de gestações prévias, incluindo número de partos, abortamento, gestações ectópicas ou gestações molares, de modo que o número de gestações incluídas corresponda à soma de todos os eventos gestacionais. É importante também questionar sobre intercorrências durante as gestações pregressas.

De modo simplificado, podemos dizer que primigesta é a paciente que concebe pela primeira vez e nuligesta, a que nunca concebeu. Caso tenha ocorrido mais de uma gravidez, podemos colocar o algarismo romano seguido do sufixo "gesta" para classificá-la (p. ex., secundi, terci ou quartigesta). Em caso de múltiplas gestações, podemos simplesmente dizer multigesta ou multigrávida.

Em relação à paridade (número de partos depois da 20ª semana), denominamos primípara a mulher que está na iminência de parir ou pariu uma única vez e nulípara a paciente que nunca teve gravidez que evoluiu além de 20 semanas. Os partos subsequentes podem ser classificados de maneira semelhante às gestações, de acordo com o algarismo romano seguido do sufixo "para" (p. ex., secundi, terci ou quartípara). Para as mulheres que pariram poucas vezes, até 3, podemos dizer paucípara. A via de parto deve ser registrada, de modo que a via alta também é conhecida como parto cesáreo ou abdominal e a via baixa, como parto vaginal ou simplesmente normal.

No caso dos abortamentos, tanto os espontâneos quanto os provocados podem ser registrados, assim como suas respectivas datas. De acordo com a idade gestacional, podemos avaliar se o abortamento foi precoce ou tardio, e se houve necessidade de intervenção como aspiração manual intrauterina (AMIU) ou curetagem intrauterina. Em caso de gestação ectópica e mola hidatiforme, é necessário entender quais tratamentos foram instituídos. Por fim, todas as gestações que não evoluem para além das 20 semanas e possuem produto da concepção

TABELA 2 Antecedentes obstétricos

Nome	Gestações	Partos normais	Partos cesáreos	Abortamentos	Nomenclatura
M.G.L	2	1	0	1	G2P1A1

com menos de 500 g são agrupadas como abortamentos.[34]

É importante ressaltar que os sufixos que antecedem "grávida", "gesta" e "para" referem-se às gravidezes e aos partos, e não aos conceptos; dessa forma, uma mulher após seu primeiro parto, no caso gemelar, será classificada como primigesta (I gesta) e primípara (I para). Por definição, toda paciente nuligesta é também nulípara e uma paciente que tenha apresentado uma gestação ectópica e um abortamento tardio, por exemplo, será considerada secundigesta nulípara.

Assim, para concluir, o número de gestações deve ser igual à soma da paridade com o número de abortos, as gestações ectópicas e as gestações molares, conforme exemplo G4PN2A1ECT1 (quartigesta com 2 partos normais, 1 abortamento e 1 gestação ectópica).

Informações gerais obstétricas

Anotar o ano dos partos, a idade gestacional (IG) no momento do parto, o tipo de parto (vaginal, vaginal operatório, ou cesáreo), o peso do recém-nascido (RN) e as intercorrências obstétricas é de grande validade clínica.

Paridade e intervalo interpartal

É importante lembrar que os riscos em relação à mãe e ao feto são maiores entre as múltiparas, mulheres que pariram mais de quatro vezes. Elas apresentam com maior frequência diabetes gestacional, macrossomia fetal, ameaça de trabalho de parto prematuro, lacerações de 3° grau, hemorragia pós-parto, anemia e outras complicações obstétricas.[35,36]

Intervalos partais curtos (< 6 meses) estão associados a maior risco de rotura uterina,[37] parto pré-termo e baixo peso ao nascer,[38] enquanto intervalos maiores (> 35 meses) estão associados a maior risco de pré-eclâmpsia e necessidade de transfusão sanguínea materna.[39]

Comemorativos da gravidez atual

É importante conhecer a data da última menstruação (DUM), tanto em casos de suspeita quanto quando se tem certeza de gravidez vigente, uma vez que, por meio dela, pode-se calcular a idade gestacional (IG) – comumente descrita em semanas e dias –, e a data provável do parto (DPP). Para calcular a DPP a partir da DUM podemos utilizar a regra de Naegele, conforme a Tabela 4.

Na prática, o cálculo da IG pode ser realizado pela DUM, mas preferencialmente se deve utilizar a ultrassonografia (USG) obstétrica realizada no primeiro trimestre. Nos casos de utilização de TRA, a IG será calculada pela idade do embrião e pela data da transferência. Para a datação, a primeira USG deve ser realizada via transvaginal, preferencialmente entre 8 semanas e 12 semanas e 4 dias. Para melhor acurácia deve ser feita

TABELA 3 Informações gerais obstétricas

Gestação	Ano	IG	Peso do RN	Parto	Intercorrências
1ª	2021	14 semanas	113 g	Curetagem	Abortamento espontâneo
2ª	2022	39 semanas e 4 dias	3.800 g	Vaginal operatório	Uso de fórceps

IG: idade gestacional; RN: recém-nascido.

TABELA 4 Datações da gravidez

DPP a partir da regra de Naegele	IG a partir da DUM
▪ Adicionar 7 ao dia da DUM e adicionar 9 ao mês da DUM (válido para janeiro, fevereiro e março) ▪ Adicionar 7 ao dia da DUM, subtrair 3 do mês da DUM (para os meses de abril a dezembro) e adicionar 1 ao ano	Contar os dias completos a partir da DUM até a data atual e dividir por 7
Exemplo 1: DUM – 02/03/2023 + 7 dias + 9 meses DPP: 09/12/2023 Exemplo 2: DUM – 27/06/2023 + 7 dias – 3 meses + 1 ano 34/03/2024 DPP: 03/04/2024	Exemplo: DUM – 02/03/2023 Hoje: 22/06/2023 Março (29 dias) + Abril (30 dias) Maio (31 dias) Junho (23 dias) 113 dias 113/7 = 16 semanas e 1 dia

IG: idade gestacional; DPP: data provável do parto; DUM: data da última menstruação.
Fonte: adaptada de Cunningham e Williams , 2019.[5]

pela medida do comprimento cabeça-nádega (CCN). Recentemente, foi demonstrado que em todas as IG a USG se mostrou superior à DUM para predizer o parto, mesmo quando a diferença entre os métodos é menor do que 7 dias. A frequência cardíaca fetal começa a ser observada quando o CCN está entre 2 e 4 mm, sendo obrigatório estar presente em todos os fetos quando o CCN for maior que 7 mm.[40] Caso a USG seja realizada muito precocemente, a medida do diâmetro médio do saco gestacional pode guiar a IG enquanto o embrião não for visualizado. Além da datação, a USG inicial é importante para analisar o número de fetos na gestação múltipla e sua corionicidade.

Orientações sobre o pré-natal

As consultas de pré-natal são divididas em: primeira consulta e acompanhamento. A primeira consulta é o momento inicial para conhecer a gestante e começar a estabelecer um vínculo de confiança. No pré-natal deve-se entender a saúde da mãe e do feto por meio de anamnese, exame físico e análise dos exames complementares. O profissional pode orientar como localizar o médico fora do horário comercial e sobre quando procurar serviços de emergência. Também devem ser discutidas as responsabilidades da gestante e suas expectativas e desejos sobre o parto para um melhor alinhamento entre profissional e paciente.

Pré-natal de baixo e alto risco

Tradicionalmente, as gestantes de baixo risco que utilizam a rede pública de saúde realizam o pré-natal nas Unidades Básicas de Saúde (UBS), enquanto as de alto risco são acompanhadas também em serviços terciários, como hospitais. A divisão entre baixo e alto risco depende tanto da história clínica da paciente como das condições da gestação atual. A Tabela 5 apresenta as condições para encaminhamento da gestante ao pré-natal de alto risco segundo o *Manual de Gestação de Alto Risco* do Ministério da Saúde, de 2022.[41]

Informações e riscos psicossociais

O American College of Obstetricians and Gynecologists (ACOG) recomenda a investigação rotineira de violência doméstica para gestantes.[42] No Brasil, segundo o Fórum Brasileiro de Segurança Pública de 2022, 245.713 mulheres sofreram violência doméstica e 2.563 sofreram feminicídio.[43]

Devemos observar com cautela alguns sinais, como início tardio do pré-natal, hematomas, lesões não usuais, além de cancelamento de consulta em cima da hora com justificativas breves. A investigação da saúde mental da gestante e de sua rede de suporte, assim como o nível de estresse, é de suma importância para mitigar riscos.

TABELA 5 Condições para encaminhamento da gestante ao pré-natal de alto risco

Características individuais e condições sociodemográficas
▪ Idade < 15 anos e > 40 anos ▪ Obesidade com IMC > 40 kg/m² ▪ Baixo peso no início da gestação (IMC < 18 kg/m²) ▪ Transtornos alimentares (bulimia, anorexia) ▪ Dependência ou uso abusivo de tabaco, álcool ou outras drogas
História reprodutiva anterior
▪ Abortamento espontâneo de repetição (3 ou mais em sequência) ▪ Parto pré-termo em qualquer gestação anterior (especialmente < 34 semanas) ▪ Restrição de crescimento fetal em gestações anteriores ▪ Óbito fetal de causa não identificada ▪ História característica de insuficiência istmocervical ▪ Isoimunização Rh ▪ Acretismo placentário ▪ Pré-eclâmpsia precoce (< 34 semanas), eclâmpsia ou síndrome HELLP
Condições clínicas prévias à gestação
▪ Hipertensão arterial crônica ▪ Diabetes *mellitus* prévio à gestação ▪ Tireoidopatias (hipertireoidismo ou hipotireoidismo clínico) ▪ Cirurgia bariátrica ▪ Transtornos mentais ▪ Antecedentes de tromboembolismo ▪ Cardiopatias maternas ▪ Doenças hematológicas (doença falciforme, púrpura trombocitopênica autoimune – PTI, trombótica – PTT, talassemias, coagulopatias) ▪ Nefropatias ▪ Neuropatias ▪ Hepatopatias ▪ Doenças autoimunes ▪ Ginecopatias (malformações uterinas, útero bicorno, miomas grandes) ▪ Câncer diagnosticado ▪ Transplantes ▪ Portadoras do vírus HIV

continua

TABELA 5 Condições para encaminhamento da gestante ao pré-natal de alto risco (*continuação*)

Intercorrências clínicas/obstétricas na gestação atual
▪ Síndromes hipertensivas (hipertensão gestacional e pré-eclâmpsia) ▪ Diabetes *mellitus* gestacional com necessidade de uso de insulina ▪ Infecção urinária alta ▪ Cálculo renal com obstrução ▪ Restrição de crescimento fetal ▪ Feto acima do percentil 90 ou suspeita de macrossomia ▪ Oligoâmnio/polidrâmnio ▪ Suspeita atual de insuficiência istmocervical ▪ Suspeita de acretismo placentário ▪ Placenta prévia ▪ Hepatopatias (p. ex., colestase gestacional ou elevação de transaminases) ▪ Anemia grave ou anemia refratária ao tratamento ▪ Suspeita de malformação fetal ou arritmia fetal ▪ Isoimunização Rh ▪ Doenças infecciosas na gestação: sífilis (terciária ou com achados ecográficos sugestivos de sífilis congênita ou resistente ao tratamento com penicilina benzatina), toxoplasmose aguda, rubéola, citomegalovírus, herpes simples, tuberculose, hanseníase, hepatites, condiloma acuminado (no canal vaginal/colo ou lesões extensas localizadas em região genital/perianal) ▪ Suspeita ou diagnóstico de câncer ▪ Transtorno mental

Fonte: adaptada de Brasil, 2022.[41]

Orientações sobre a amamentação

A orientação sobre o aleitamento materno exclusivo nos primeiros 6 meses e a indicação de amamentação até os 2 anos de idade e seus benefícios para o desenvolvimento do RN devem ocorrer durante o pré-natal. Assim, pode-se questionar como foi a amamentação dos últimos filhos e avaliar se houve alguma dificuldade que poderia ser trabalhada, explicando técnicas de mamada, orientações sobre a possibilidade de mastalgias, presença de fissuras, ingurgitamentos e infecções.

Orientações sobre o plano de parto

O plano de parto é considerado um documento de caráter legal que pode ser elaborado pela gestante durante o pré-natal. Sua finalidade é que os desejos e expectativas da grávida recebam a devida atenção e ao mesmo tempo estejam alinhados com as possibilidades médicas, melhorando o canal de comunicação entre paciente, família e equipe multiprofissional.[44]

Orientações sobre o puerpério

O puerpério é a fase que se estende do pós-parto até as 6 semanas subsequentes. No pós-parto imediato, é importante avaliar o estado geral da paciente, das mamas, se o útero está contraído, suturas (vaginal ou ferida operatória) e possíveis infecções associadas, aspecto da loquiação e presença de corrimentos patológicos. Nessa fase, há possibilidade de desenvolvimento de sintomas depressivos, muitas vezes decorrentes das alterações hormonais típicas do período. Podem ocorrer de forma mais leve como *baby blues* ou até de forma mais grave da depressão pós-parto. Assim, devemos observar sinais de alarme e perguntar ativamente sobre os sintomas.[4]

DEFINIÇÕES IMPORTANTES DO CAPÍTULO

- **Anamnese**: momento da avaliação médica em que são retomadas características pregressas e atuais da paciente, assim como as prováveis relações com sua queixa, para que o profissional da saúde reúna o maior número de informações pertinentes a fim de proporcionar o melhor cuidado profissional possível.
- **Avaliação preconcepcional**: consulta médica que orienta sobre o futuro reprodutivo, cuidando de aspectos físicos, metabólicos e nutricionais que permitam uma gestação no momento desejável com menos riscos e mais saúde.
- **Pré-natal**: assistência por meio de consultas obstétricas que acompanham a gestação desde o início da concepção até o pós-parto.
- **Pré-natal de alto risco**: pré-natal com condições materno-fetais que exigem maior cuidado e individualização para evitar desfechos desfavoráveis, como morte materna e óbito fetal.
- **Datação da gestação**: cálculo da idade gestacional que pode ser feito pela data da última menstruação ou, preferencialmente, pela ultrassonografia de 8 semanas a 12 semanas e 4 dias. Nos casos de utilização de tecnologias de reprodução assistida, baseia-se na idade do embrião e na data da transferência.
- **Plano de parto**: documento de caráter legal elaborado pela gestante durante o pré-natal com a finalidade de expressar seus desejos e expectativas em relação ao parto, servindo como um guia.
- **Puerpério**: período que se estende do pós-parto imediato até as 6 semanas subsequentes.

QUESTÕES

1. (Unicamp 2022) Uma paciente dá entrada no pronto atendimento em início de trabalho de parto, e na revisão da datação da gestação você encontra as seguintes informações no cartão de pré-natal e na admissão: pela data da última menstruação, a IG seria de 36 semanas; pelo exame físico da primeira consulta do cartão de pré-natal, a IG seria de 41 semanas; pela ecografia feita com 10 semanas, a IG seria de 38 semanas; pela medida da altura uterina na admissão ao PA, a IG seria de 34 semanas; pela ecografia feita na admissão ao PA, a IG seria de 35 semanas. Com essas informações você define que a paciente se encontra hoje com qual IG?

A. 35 semanas.
B. 36 semanas.
C. 38 semanas.
D. 41 semanas.

Resposta correta: alternativa D.
Justificativa: a datação da gestação pode ser estimada de diversas formas, seja pelo exame físico, pela DUM ou pela USG. A USG permite uma datação mais precisa, principalmente quando realizada entre 8 semanas e 12 semanas e 4 dias de gestação.

2. (Unifesp 2022) Mulher, 28 anos de idade, apresenta teste de gravidez positivo em amostra de urina e IG de 6 semanas baseada na DUM. Relata ciclos menstruais com intervalo variável, de 28 a 35 dias. Queixa-se de dor abdominal em cólica no baixo ventre, nega sangramento vaginal. Exame físico: abdome flácido, sem sinais de irritação peritoneal. Realiza USG endovaginal que não evidencia saco gestacional na cavidade uterina, endométrio com espessura de 11 mm e presença de imagem anexial anecoica, com halo vascular periférico, medindo 26 × 20 mm. Diante dos achados, qual é o provável diagnóstico?

A. Gestação incipiente.
B. Aborto incompleto.
C. Gestação ectópica tubária.
D. Gestação de localização desconhecida.

Resposta correta: alternativa A.
Justificativa: a gestação inicial ou incipiente pode gerar confusão por não haver visualização de todos os componentes necessários para uma gestação viável e evolutiva. O que afasta a hipótese de abortamento é que, geralmente, a paciente apresentaria queixa de dor abdominal e sangramento intenso. Na gestação ectópica tubária, seria visualizada na imagem ultrassonográfica uma massa anexial heterogênea com embrião ou até rotura tubária com a visualização de sangue na cavidade peritoneal.

3. (PSU-MG 2022) Com relação aos esquemas de imunização em mulheres, assinale a alternativa **ERRADA**:

A. A imunização para HPV quadrivalente, segundo o Programa Nacional, são duas doses com intervalo de 6 meses entre elas, para meninas de 9 a 14 anos.
B. A vacina contra febre amarela contém vírus atenuado, por isso é contraindicada na gravidez.
C. As gestantes com esquema vacinal completo para dTpa (tríplice bacteriana acelular do adulto) não necessitam de dose de reforço a cada gestação.
D. Na imunização de gestantes e puérperas contra a Covid-19, não se deve usar imunizantes que tenham como vetor o adenovírus.

Resposta correta: alternativa C.
Justificativa: a cada gestação, há necessidade de dose de reforço de dTpa, mesmo quando o esquema vacinal está completo para dTpa.

4. (Enare 2022) A assistência pré-natal é considerada uma área da medicina preventiva e envolve avaliação clínica e procedimentos complementares direcionados ao binômio materno-fetal. Dentre as seguintes alternativas, assinale aquela que **NÃO** representa uma adequada orientação durante esse período.

A. As atividades físicas são consideradas desfavoráveis à boa evolução da gestação pela grande probabilidade de traumas e diminuição do fluxo placentário.
B. O papel do parceiro também deve ser avaliado quanto à relação com a mulher e sua gestação, bem como o de outros membros da família.
C. Vacinas que contêm vírus ou bactérias vivas, a princípio, devem ser contraindicadas na gestação.
D. O uso de ácido fólico tem forte efeito protetor contra defeitos abertos do tubo neural, bem como defeitos septais cardíacos e fendas faciais.
E. Tolerância zero em relação ao uso de bebidas alcoólicas é a recomendação mais adequada para mulheres grávidas.

Resposta correta: alternativa A.
Justificativa: o ACOG enfatiza que a atividade física regular em todas as fases da vida, incluindo a gravidez, traz benefícios à saúde e recomenda que todas as gestantes saudáveis se exercitem com intensidade moderada na maioria dos dias da semana por pelo menos 30 minutos, com atividades como caminhada, natação, hidroginástica e musculação.

5. (Unicamp 2021) Qual das seguintes medidas apresenta a melhor acurácia na estimativa da idade gestacional?

A. Diâmetro médio do saco gestacional.
B. Comprimento cabeça-nádega do concepto.
C. Comprimento do fêmur do concepto.
D. Diâmetro biparietal.

Resposta correta: alternativa B.
Justificativa: para a datação, a primeira USG deve ser realizada via transvaginal preferencialmente entre 8 semanas e 12 semanas e 4 dias para melhor acurácia, devendo ser feita pela medida do CCN, que consegue estimar a idade gestacional com grande precisão.

REFERÊNCIAS

1. Dicio. Dicionário online de Português. Anamneses. Disponível em: https://www.dicio.com.br/anamneses/. Acesso em 27 mai. 2025.
2. Martins MA, Quintino CR, Tibério IFLC, Atta JA, Ivanovic LF. Semiologia clínica. Santana de Parnaíba: Manole; 2021.
3. Porto Alegre. Tribunal Regional Federal da 4ª Região. Nome social: um direito de todas as pessoas. [Internet]. Porto Alegre: TRF4R. Disponível em: https://www.trf4.jus.br/trf4/controlador.php?acao=pagina_visualizar&id_pagina=2207#:~:text=O%20nome%20social%20. Acesso em 27 mai. 2025.
4. Zugaib M. Zugaib obstetrícia. 5. ed. Santana de Parnaíba: Manole; 2023.
5. Cunningham FG, Williams JW. Williams obstetricia. 25. ed. México: Mcgraw-Hill Education; 2019.
6. Pethő B, Váncsa S, Váradi A, Agócs G, Mátrai A, Zászkaliczky-Iker F, et al. Very young and advanced maternal age strongly elevates the occurrence of non-chromosomal congenital anomalies: a systematic review and meta-analysis of population-based studies. Am J Obstet Gynecol. [Internet]. 2024. Disponível em: https://www.ajog.org/article/S0002-9378(24)00592-1/fulltext. Acesso em 27 mai. 2025.
7. You SJ, Kang D, Sung JH, Park H, Cho J, Choi SJ, et al. The influence of advanced maternal age on congenital malformations, short- and long-term outcomes in offspring of nulligravida: a Korean national cohort study over 15 years. Obstet Gynecol Sci. 2024;67(4):380-92.
8. Fortuna IP, Martins LA de CP, Fiorilo LC, Vicentini MM, Andrade PLA, Marques RALC, et al. Adiamento da gravidez: relação com fatores socioeconômicos e culturais. Braz J Dev. [Internet]. 2022;8(3):22094-109. Disponível em: https://ojs.brazilianjournals.com.br/ojs/index.php/BRJD/article/view/45821/pdf. Acesso em 27 mai. 2025.
9. Correa-de-Araujo R, Yoon SS. Clinical outcomes in high-risk pregnancies due to advanced maternal age. J Womens Health. [Internet]. 2020;30(2):160-7. Disponível em: https://www.ncbi.nlm.nih.gov/pmc/articles/PMC8020515/. Acesso em 27 mai. 2025.
10. Martins A, Silva B, Oliveira C. Advanced maternal age: a scoping review about the psychological impact on mothers, infants, and their relationship. Int J Environ Res Public Health [Internet]. 2023;20(3):1234-45. Disponível em: https://www.researchgate.net/publication/378354942_Advanced_Maternal_Age_A_Scoping_Review_about_the_Psychological_Impact_on_Mothers_Infants_and_Their_Relationship. Acesso em 27 mai. 2025.
11. Brasil. Coordenação Geral de Informações e Análises Epidemiológicas. Sistema de Informação de Nascidos Vivos. Brasília: Governo Federal; 2022.
12. Assaf S, Harris K, Conroy K, Lemay CA. Teen pregnancy outcomes in the United States: trends and disparities. Am J Obstet Gynecol. 2022;226(2):S849.e1-S849.e9.
13. Fuchs E, Dwiggins M, Lokken E, Unger JA, Eckert LO. Influence of sexually transmitted infections in pregnant adolescents on preterm birth and chorioamnionitis. Infect Dis Obstet Gynecol. 2020;2020:1-6.
14. Hospital Albert Einstein. Orientação sexual e identidade de gênero: entenda! [Internet]. vidasaudavel.einstein.br. Disponível em: https://vidasaudavel.einstein.br/orientacao-sexual-e-identidade-de-genero-entenda/. Acesso em 27 mai. 2025.
15. Brasil. Ministério da Saúde [Internet]. bvsms.saude.gov.br. Disponível em: https://bvsms.saude.gov.br/bvs/saudelegis/gm/2012/prt3149_28_12_2012.html
16. Montenegro CAB, Rezende Filho J. Obstetrícia. 14. ed. Rio de Janeiro: Guanabara Koogan; 2022.
17. Brasil. Ministério da Saúde. Em estratégia contra a pré-eclâmpsia, suplementação de cálcio passa a ser universal para gestantes [Internet]. 2025. Disponível em: https://www.gov.br/saude/pt-br/assuntos/noticias/2025/fevereiro/em-estrategia-contra-a-pre-eclampsia-suplementacao-de-calcio-passa-a-ser-universal-para-gestantes. Acesso em 23 abr. 2025.
18. Federação Brasileira das Associações de Ginecologia e Obstetrícia. Malária: tratamento e manejo na gestação [Internet]. São Paulo: Febrasgo, 2023. Disponível em: https://www.febrasgo.org.br/fluxopdf/assets/pdf/Malaria.pdf. Acesso em 23 abr. 2025.

19. Cherlin AJ. Rising nonmarital first childbearing among college-educated women: evidence from three national studies. Proc Natl Acad Sci USA. 2021;118(37): e2109016118.
20. Tate DP. Independently planned parenthood: sexual identity and evaluations of single-parenthood-by-choice. J Fam Psychol. 2023;37(8):1266-71.
21. Bastos MV, Laura A, Gomes A, Neiva CA, Nahass G, Stahlberg LL, et al. Testemunhas de Jeová e hemotransfusão: desafios e implicações éticas na atualidade. Res Soc Develop. 2025;14(2): e6514248252-e6514248252.
22. São Paulo. Procuradoria Geral do Estado. Da religião e suas implicações no Estado Laico. Revista da PGE-SP, n. 2. [Internet]. Disponível em: https://www.pge.sp.gov.br/centrodeestudos/revistaspge/revista2/artigo5.htm. Acesso em 27 mai. 2025.
23. Federação Brasileira das Associações de Ginecologia e Obstetrícia. Síndromes hipertensivas da gravidez [Internet]. Disponível em: https://www.febrasgo.org.br/pt/noticias/item/1886-sindromes-hipertensivas-da-gravidez. Acesso em 27 mai. 2025.
24. Ananth CV, Savitz DA, Luther ER. Maternal cigarette smoking as a risk factor for placental abruption, placenta previa, and uterine bleeding in pregnancy. Am J Epidemiol. 1996;144(9):881-9.
25. Surita FG, Nascimento SL, Silva JLP. Exercício físico e gestação. Rev Bras Ginecol e Obste. [Internet]. 2014;36(12):531-4. Disponível em: https://www.scielo.br/j/rbgo/a/nmtqMGv4QZk QTVCJ3tTYjnc/?lang=pt&format=pdf. Acesso em 27 mai. 2025.
26. Federação Brasileira das Associações de Ginecologia e Obstetrícia. Diretrizes para o manejo do ganho de peso na gestação. Rev Bras Ginecol e Obste [Internet]. 2023;45(2):98-105. Disponível em: https://www.febrasgo.org.br/pt/noticias/item/1234-diretrizes-para-o-manejo-do-ganho-de-peso-na-gestacao. Acesso em 23 abr. 2025.
27. Brasil. Ministério da Saúde. Saiba quais vacinas devem ser administradas durante a gestação. [Internet]. Serviços e Informações do Brasil. Disponível em: https://www.gov.br/pt-br/noticias/saude-e-vigilancia-sanitaria/2022/11/saiba-quais-vacinas-devem-ser-administradas-durante-a-gestacao. Acesso em 27 mai. 2025.
28. Lajos GJ, Fialho SC, Kfouri RA, Robial R, Roteli-Martins CM. Vacinação nas gestantes e puérperas. Femina. 2022;6.
29. Brasil. Conselho Federal de Enfermagem. Anvisa aprova vacina que previne bronquiolite em bebês [Internet]. Brasília: Cofen; 2024. Disponível em: https://www.cofen.gov.br/anvisa-aprova-vacina-que-previne-bronquiolite-em-bebes/#:~:text=A%20Ag. Acesso em 27 mai. 2025.
30. Loopik DL, van Drongelen J, Bekkers RLM, Voorham QJM, Melchers WJG, Massuger LFAG et al. Cervical intraepithelial neoplasia and the risk of spontaneous preterm birth: a Dutch population-based cohort study with 45,259 pregnancy outcomes. PLoS Med. 2021;18(6):e1003665.
31. Komatsu H, Taniguchi F, Harada T. Impact of myomectomy on the obstetric complications: a large cohort study in Japan. Int J Gynaecol Obstet. 2023; 162(3):977-82.
32. Federação Brasileira das Associações de Ginecologia e Obstetrícia. Pontos-chave. [Internet]. Disponível em: https://www.febrasgo.org.br/images/pec/FPS20240002_Portugues.pdf. Acesso em 27 mai. 2025.
33. Associação de Obstetrícia e Ginecologia do Estado de São Paulo. Laqueadura: novas informações. [Internet]. Disponível em: https://www.sogesp.com.br/noticias/laqueadura-novas-informacoes/. Acesso em 27 mai. 2025.
34. Brasil. Ministério da Saúde. Atenção humanizada ao abortamento [Internet]. Brasília: Ministério da Saúde; 2005. (Série Direitos Sexuais e Direitos Reprodutivos – Caderno n. 4) Disponível em: https://bvsms.saude.gov.br/bvs/publicacoes/atencao_humanizada_abortamento.pdf. Acesso em 27 mai. 2025.
35. Bai J, Wong FW, Bauman A, Mohsin M. Parity and pregnancy outcomes. Am J Obstet Gynecol. 2002; 186(2):274-8.
36. Agrawal S, Agarwal A, Das V. Impact of grand multiparity on obstetric outcome in low resource setting. J Obstet Gynaecol Res. 2011;37(8):1015-9.
37. Stamilio DM, De Franco E, Paré E, Odibo AO, Peipert JF, Allsworth JE, et al. Short interpregnancy interval: risk of uterine rupture and complications of vaginal birth after cesarean delivery. Obstet Gynecol. 2007;110(5):1075-82.
38. Ahrens KA, Nelson H, Stidd RL, Moskosky S, Hutcheon JA. Short interpregnancy intervals and adverse perinatal outcomes in high-resource settings: an updated systematic review. Paediatr Perinat Epidemiol. 2019;33:O25.
39. Conde-Agudelo A, Belizán JM. Maternal morbidity and mortality associated with interpregnancy interval: cross sectional study. BMJ. 2000;321(7271):1255-9.
40. Taipale P. Predicting delivery date by ultrasound and last menstrual period in early gestation. Obstet Gynecol. 2001;97(2):189-94.

41. Brasil. Ministério da Saúde. Manual de gestação de alto risco. Brasília: Ministério da Saúde; 2022. [Internet]. Disponível em https://bvsms.saude.gov.br/bvs/publicacoes/manual_gestacao_alto_risco.pdf. Acesso em 27 mai. 2025.
42. Surita FG, Sánchez ODR. Routine enquiry for domestic violence during antenatal care: an opportunity to improve women's health. Rev Bras Ginecol Obstet. 2022;44(3):211-3.
43. Fórum Brasileiro de Segurança Pública. 17º Anuário Brasileiro de Segurança Pública. São Paulo: Fórum Brasileiro de Segurança Pública; 2023.
44. Santos FSR, Souza PA, Lansky S, Oliveira BJ, Matozinhos FP, Abreu ALN, et al. Os significados e sentidos do plano de parto para as mulheres que participaram da expozsição Sentidos do Nascer. Cad Saúde Pública [Internet]. 2019;35(6). Disponível em: https://doi.org/10.1590/0102-311X00143718. Acesso em 27 mai. 2025.

2

Exame físico obstétrico

Lucia Li
Marcelo Santucci França

CASO CLÍNICO

D.L.L., 23 anos, primigesta, feto único, IG 25 semanas, vem à consulta de rotina.

Exame físico geral: BEG, corada, eupneica, vigil e orientada. PA 130 × 88 mmHg. Peso: 80 kg. Altura: 1,58 m.

Exame obstétrico: abdome gravídico, AU 25 cm; boa movimentação fetal; feto longitudinal, dorso à esquerda, apresentação cefálica fletida; BCF 144 bpm.

INTRODUÇÃO

Exame físico é um passo imprescindível no acompanhamento pré-natal da gestante. Durante a gravidez ocorrem modificações fisiológicas que se refletem em sinais e sintomas, que acontecem de forma sistêmica e no aparelho reprodutor.[1] A partir do exame físico, avaliam-se diferentes aspectos da gestante e do feto e, assim, é possível distinguir um quadro fisiológico de um patológico, complementar o raciocínio diagnóstico da anamnese, fazer um planejamento terapêutico e, por fim, avaliar o prognóstico.

Em obstetrícia, o exame físico é feito em sentido craniocaudal para facilitar o raciocínio clínico. Neste capítulo, os exames e procedimentos serão divididos em três partes: primeira avaliação de pré-natal, rotina de avaliação no pré-natal e exame físico pós-natal.

PRIMEIRA AVALIAÇÃO DE PRÉ-NATAL

Na primeira avaliação é importante fazer um exame físico completo, englobando peso, altura, índice de massa corporal (IMC), pulso, pressão arterial, presença de edema, alterações na pele, mucosa ocular, avaliação da cavidade oral, palpação da tireoide, ausculta cardíaca, ausculta pulmonar, palpação abdominal, identificação de varizes nos membros inferiores e avaliação do aparelho locomotor.[1]

ROTINA DE AVALIAÇÃO NO PRÉ-NATAL

Avaliação global da paciente

O exame físico se inicia com a avaliação global da paciente, por meio do seu estado geral, grau de hidratação, grau de palidez, verificação de presença de cianose e/ou icterícia, temperatura corporal e padrão respiratório. Esses aspectos ajudam o profissional a avaliar o estado atual da paciente e seu prognóstico.

Primeiramente, o estado geral da paciente é identificado por uma avaliação subjetiva em relação ao nível de consciência, fala, confusão mental, mobilidade, entre outros. Nessa avaliação, a paciente pode ser classificada em bom estado geral (BEG), regular estado geral (REG) ou mau estado geral (MEG).

A avaliação do grau de hidratação é feita a partir da visualização da umidade da mucosa oral, do globo ocular e do turgor da pele. A desidratação é medida em graus e pode variar de 1 a 4 cruzes, sendo 4 cruzes o mais desidratado possível.

Temperatura corporal representa a temperatura ao tocar na paciente, no entanto a medida da temperatura oral é mais indicada na gestante e puérpera, em razão da intensa modificação das mamas para o período de amamentação. Medidas acima de 37,8 °C estão associadas a febre. A paciente pode estar febril ou afebril ao toque.

Inspeção da paciente

Inspeção estática

Para grau de palidez, observa-se a coloração avermelhada da mucosa palpebral da conjuntiva, da mucosa oral, do leito ungueal e das palmas das mãos. A paciente pode estar corada (mais avermelhada) ou descorada (classificada em 1 a 4 cruzes).

Na presença de cianose, observa-se uma coloração mais azulada no lábio, leito ungueal e extremidades (mãos e pés) como indicativa de redução da oxigenação do sangue ou redução da perfusão sanguínea. A paciente pode estar cianótica ou acianótica.

Para avaliar a presença de icterícia, observa-se a coloração das palmas das mãos, esclera e freio da língua. A paciente pode estar ictérica ou anictérica. A presença da icterícia se apresentará por um tom amarelado nessas regiões. Caso a paciente se encontre ictérica, classifica-se em cruzes (1 a 4 cruzes) também.

Inspeção dinâmica

O padrão respiratório é verificado observando-se se há dificuldades para respirar ou esforço respiratório aumentado. A paciente pode estar eupneica, dispneica (com dificuldades para respirar) ou taquipneica (muitas inspirações). Em gestantes, é muito comum observar dispneia, porém isso reflete pouco na frequência respiratória.[2]

A deambulação gravídica deve ser observada, pois, na gestação, ajustes biomecânicos ocorrem na marcha da mulher como reflexo das mudanças anatômicas e fisiológicas associadas às modificações no centro de gravidade materno, impostas pelo crescimento fetal. O deslocamento progressivo do centro de gravidade, decorrente do aumento uterino, instiga uma postura compensatória caracterizada por uma inclinação leve para trás durante a locomoção. Acentuação da lordose lombar e relaxamento das articulações pélvicas, influenciados pela ação hormonal da relaxina, contribuem para uma adaptação mais ampla da base de suporte e passos mais curtos.[2] Simultaneamente, verifica-se alargamento da base de sustentação, uma estratégia biomecânica adotada para aprimorar a estabilidade postural diante do deslocamento do centro de gravidade.[1] O afastamento dos pés, acompanhado por uma sutil modificação na angulação dos membros inferiores, representa outra resposta adaptativa destinada a otimizar a distribuição do peso corporal.[1] Essas alterações visam mitigar as demandas mecânicas impostas pelo incremento ponderal e pela redistribuição das cargas. Embora essa remodelação biomecânica seja considerada fisiológica e geralmente transitória, compreender essas adaptações é crucial para avaliar o impacto na funcionalidade e bem-estar físico das gestantes que, muitas vezes, por questões estéticas ou desconhecimento, são negligenciadas pela grávida e acarretam dores e disfunções dos órgãos pélvicos (pubeíte) e da coluna (lombalgia e coccidinia).

Inspeção obstétrica

Durante a gestação, a produção hormonal placentária induz diversas alterações notáveis na pele e em seus anexos. A pele se torna propensa ao surgimento de varizes, eritema palmar, telangiectasias, hipertricose e aumento da secreção sebácea e da sudorese, como resultado da influência da progesterona. O desenvolvimento de estrias é uma resposta à distensão, principalmente no abdome (geralmente após 36 semanas), nas mamas e no quadril. Adicionalmente, observa-se uma hiperpigmentação da pele conhecida como cloasma, ou melasma específico da gestação, associada aos elevados níveis de progesterona. Locais frequentemente afetados incluem face (região malar), fronte, projeção cutânea da linha alba, aréola mamária, axila, região inguinal e vulva, assim como, com menor frequência, regiões de dobra da pele.[2]

Outro achado clínico relevante durante a gravidez é a lanugem, representada pelo sinal de Halban. Esse sinal se destaca pela presença de novos folículos pilosos na inserção dos cabelos da gestante, atribuído ao aumento da nutrição desses folículos decorrente da gestação. Tanto o sinal de Halban quanto o cloasma gravídico apresentam-se como expressões tangíveis, proporcionando indicativos visíveis de uma gestação em curso, e são notáveis por meio de uma simples inspeção obstétrica.[1]

As mamas começam a aumentar de tamanho a partir da sexta semana gestacional. Os mamilos apresentam-se com cor acastanhada e os limites da aréola não precisos dão origem à aréola secundária (sinal de Hunter). Tubérculos de Montgomery aparecem como elevações visíveis nas mamas, decorrentes da hipertrofia das glândulas sebáceas.[2] Há também um aumento da trama vascular na região superficial nas mamas a partir da 16ª semana (rede de Haller). À expressão mamária, pode-se observar a saída de colostro após a segunda metade da gestação.[2]

A anatomia e a fisiologia da vulva e dos genitais internos passam por adaptações significativas em resposta às alterações hormonais e às demandas do crescimento fetal. A vulva, que engloba as estruturas externas, pode apresentar um aumento na vascularização, resultando em potencial escurecimento da coloração. Além disso, as glândulas de Bartholin e as glândulas sebáceas podem aumentar em tamanho. Internamente, o colo do útero sofre mudanças notáveis, amolecendo e adquirindo uma coloração azul-arroxeada, fenômeno conhecido como sinal de Jacquemier-Chadwick.[2] O aumento do fluxo sanguíneo, a hipertrofia das glândulas mucosas e o aumento do volume de tecido conjuntivo são respostas típicas à gravidez.[1] Essas modificações, embora fundamentais para a preparação do corpo para o parto, podem, em alguns casos, contribuir para sintomas como sensibilidade e desconforto, como aumento da secreção vaginal fisiológica, que por vezes pode ser confundido com corrimento vaginal patológico.

Alterações fisiológicas nos membros inferiores são notáveis, sendo as varizes e o edema manifestações comuns desse período. O aumento da produção de hormônios como a progesterona pode levar ao relaxamento das paredes vasculares, enquanto o aumento do volume sanguíneo e a pressão exercida pelo útero crescente sobre as veias principais podem comprometer o retorno venoso.[2] Esse cenário propicia o desenvolvimento de varizes, dilatações das veias superficiais que muitas vezes se tornam visíveis na pele. Além disso, a pressão adicional nos vasos sanguíneos pode contribuir para o edema, resultando na retenção de líquidos nos tecidos, principalmente nas extremidades inferiores. Embora essas modificações sejam frequentemente consideradas normais durante a gravidez, o desconforto associado a varizes e edema pode ser significativo. A implementação de medidas como a elevação dos membros inferiores, o uso de meias de compressão e a promoção de atividades físicas adequadas é estratégia comum para aliviar esses sintomas e garantir o bem-estar da gestante. Consultas regulares com profissionais de saúde são essenciais para monitorar essas condições e fornecer orientações específicas para cada caso.

O entendimento de todas essas adaptações é crucial tanto para o profissional de saúde na avaliação da gestante quanto para a própria mulher, promovendo uma compreensão abrangente das mudanças anatômicas durante esse período específico da vida reprodutiva.

Pressão arterial

Ocorre um aumento da frequência cardíaca materna a partir da 4ª semana de gestação e do volume sanguíneo a partir da 6ª semana, além de uma diminuição da resistência vascular e da pressão sanguínea.[3] Essas alterações podem refletir na pressão arterial materna em 5 a 10% das gravidezes.[4]

A persistência da elevação da pressão (pressão arterial sistólica – PAS ≥ 140 mmHg e/ou pressão arterial diastólica – PAD ≥ 90 mmHg) durante a gravidez caracteriza hipertensão e pode representar risco materno-fetal.

A medida da pressão arterial deve ser realizada com esfigmomanômetro de braço. O procedimento deve ser explicado à gestante antes de ser realizado; e em seguida ela deve ser deixada em repouso por pelo menos 5 minutos em ambiente calmo. É importante se certificar de que ela não está com a bexiga cheia, não praticou atividade física nos últimos 60 minutos e, nos últimos 30 minutos, não fumou, não ingeriu bebidas alcoólicas, café ou alimentos. Possíveis dúvidas devem ser esclarecidas antes ou depois da medição.[5]

Para a medição da pressão, a gestante deve estar sentada com as pernas descruzadas, costas encostadas na cadeira e pés apoiados no chão. O braço deve ser apoiado na altura do coração (ao nível do ponto médio do esterno ou do 4º espaço intercostal) e o cotovelo, ligeiramente fletido com a palma da mão voltada para cima.[5]

Altura, peso e índice de massa corporal

Altura e peso são fatores que podem influenciar no prognóstico da gravidez. Em relação à altura, mulheres mais baixas tendem a ter mais risco de abortamento que mulheres mais altas.[5]

Em relação ao peso, as mulheres com peso abaixo do esperado estão mais propensas a ter anemia materna, parto prematuro e recém-nascido (RN) de baixo peso. No caso de obesidade materna, pode haver complicações como diabetes, pré-eclâmpsia, fenômenos tromboembólicos e malformações fetais durante a gestação.[2]

A fim de prevenir as complicações na gravidez, o Institute of Medicine dos Estados Unidos (IOM, 2009) recomenda ganhos de peso específicos para cada faixa de peso (Tabela 1).

Para pacientes com IMC < 18,5 kg/m^2, que é considerado baixo peso materno, é recomendado ganho de peso de 12,5 a 18 kg em gravidez de feto único. Para gravidez de gêmeos não há dados suficientes para recomendação.[7]

Para pacientes com IMC de 18,5 a 24,9 kg/m^2, que é considerado adequado, é recomendado ganho de peso de 11,5 a 16 kg em gravidez de feto único, e de 16,8 a 24,5 kg para gravidez de gêmeos.[6] Para pacientes com IMC de 25 a 29,9 kg/m^2, que é considerado sobrepeso, é recomendado ganho de peso de 7 a 11,5 kg em gravidez de feto único, e de 14,1 a 22,7 kg para gravidez de gêmeos.[6] Para pacientes com IMC ≥ 30 kg/m^2, que é considerado obesidade, é recomendado ganho de peso de 5 a 9 kg em gravidez de feto único e de 11,4 a 19,1 kg para gravidez de gêmeos.[7]

Ausculta cardíaca

Durante a gestação, como há aumento do volume sistólico, não é incomum haver alterações no ritmo cardíaco. Frequentemente, na ausculta podem ser detectadas extrassístoles ventriculares e taquicardias paroxísticas supraventriculares.[2] Como a anemia é um evento frequente na gestação, pode ser auscultado um sopro holossistólico de ejeção na borda esternal.

Altura uterina

A medida da altura uterina é um dos principais indicadores para acompanhar o crescimento fetal e detectar precocemente as alterações que o envolvem, como alterações da ingestão materna, restrição de crescimento ligado a pré-eclâmpsia ou alterações do crescimento fetal ligadas a síndromes fetais. A partir da 20ª semana, a medida da altura uterina começa a corresponder ao número de semanas de gestação (p. ex., 26 cm = 26 semanas de gestação). A não correspondência da altura uterina com a idade gestacional deve ser investigada. Essa correspondência é observada até aproximadamente 33 a 34 semanas de gestação.

TABELA 1 Ganho de peso recomendado de acordo com o índice de massa corporal (IMC) materno pré-gestacional

Estado nutricional antes da gestação	IMC (kg/m^2)	Ganho de peso durante a gestação (kg)	
		Feto único	Feto gemelar
Baixo peso	< 18,5	12,5-18,0	Sem dados suficientes
Peso adequado	18,5-24,9	11,5-16, 0	16,8-24,5
Sobrepeso	25,0-29,9	7,0-11,5	14,1-22,7
Obesidade	≥ 30,0	5,0-9,0	11,4-19,1

Fonte: adaptada de Institute of Medicine (US) and National Research Council (US) Committee to Reexamine IOM Pregnancy Weight Guidelines. Weight Gain During Pregnancy: Reexamining the Guidelines. Rasmussen KM, Yaktine AL, editors. Washington (DC): National Academies Press (US); 2009.

QUADRO 1 **Como medir a altura uterina**

A paciente deve estar em decúbito dorsal, com o abdome descoberto. O profissional deve delimitar primeiramente a borda superior da sínfise púbica e o fundo uterino. Depois com uma mão, coloca-se a extremidade de 0 cm da fita métrica na borda superior da sínfise púbica e, com a outra mão, desliza-se a fita entre os dedos indicador e médio até alcançar o fundo do útero com a margem cubital da mesma mão.

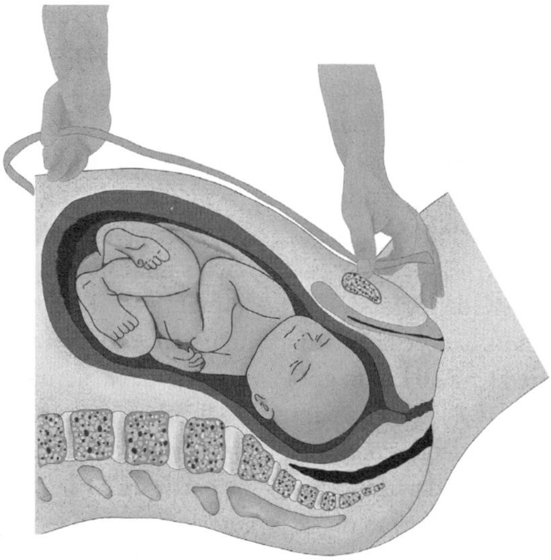

FIGURA 1 **Medida da altura uterina.**

Fonte: autoria própria.

Palpação do abdome

A manobra de Leopold-Zweifel tem como propósito identificar o crescimento fetal, a situação e a apresentação fetal. A técnica é recomendada a partir do segundo trimestre e deve ser feita com a gestante em decúbito dorsal e com o abdome descoberto (Figura 4). Os passos da manobra são:[8]

1. Situação: na palpação delimita-se o fundo uterino com a borda cubital das duas mãos voltada para a parte fetal que o ocupa. Pode ser longitudinal, transversal ou córmica/oblíqua (Figura 2).
2. Posição: na palpação dos flancos, desliza-se as mãos do fundo uterino até o polo inferior do útero, procurando sentir o dorso e os membros do feto. A área mais endurecida deve corresponder ao dorso fetal, que pode estar à direita ou à esquerda.
3. Apresentação: na pesquisa da mobilidade cefálica, explora-se a mobilidade do polo em relação ao estreito superior da bacia materna. A apresentação pode ser cefálica ou pélvica (Figura 3). A percepção da apresentação é de caráter individual e se baseia na experiência do examinador, sendo que o polo cefálico é mais

endurecido que o polo pélvico e, mesmo entre obstetras experientes, há grande taxa de erro (cerca de 30%) na descrição da apresentação fetal.[9]

4. Insinuação: na palpação da escava, o examinador identificará das costas até a cabeça do feto para determinar a situação fetal, colocando as mãos sobre as fossas ilíacas e deslizando-as em direção à escava pélvica, à procura do polo fetal. Serve para avaliar o grau de insinuação da apresentação.

Percussão do abdome

É muito importante lembrar da percussão abdominal. Apesar de normalmente ser restrita à primeira metade da gravidez, ela pode fornecer informações como ascite, derrames abdominais ou presença de ar.[3]

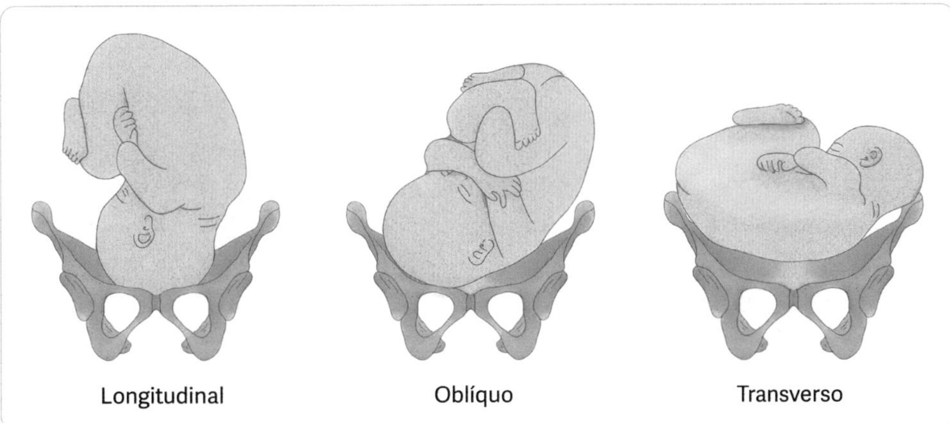

FIGURA 2 Situação fetal.
Fonte: autoria própria.

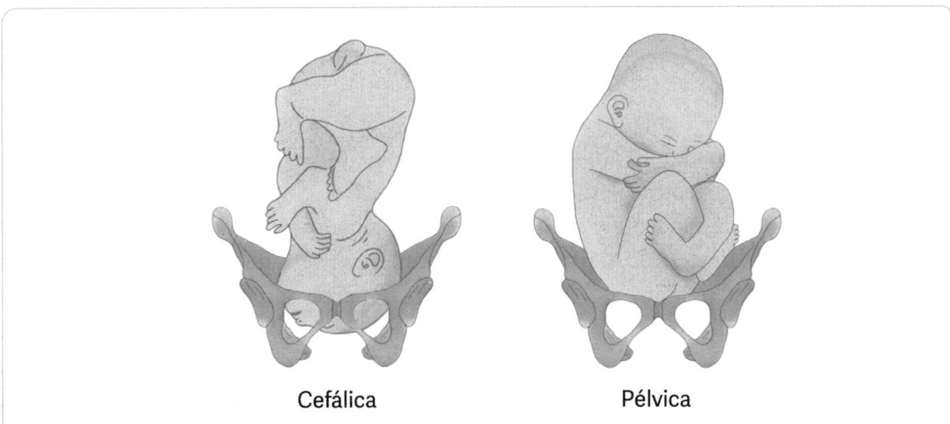

FIGURA 3 Apresentação fetal.
Fonte: autoria própria.

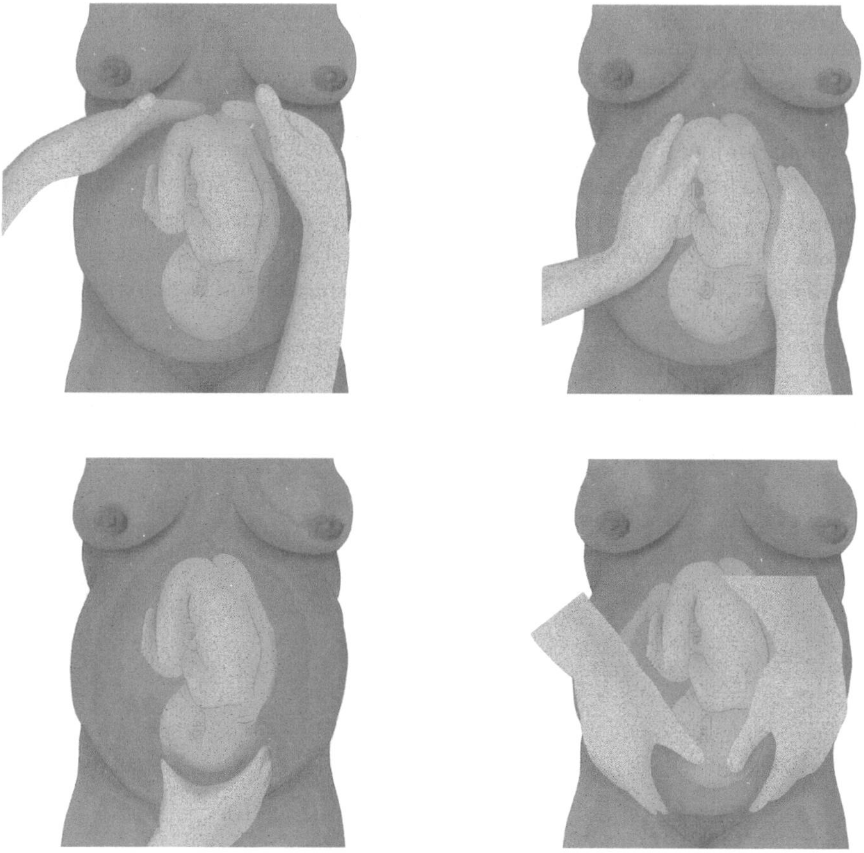

FIGURA 4 **Manobra de Leopold em quatro tempos.**
Fonte: autoria própria.

Esses achados podem ser encontrados por meio da simples percussão do abdome ou por meio de manobras como semicírculo de Skoda, manobra de piparote e macicez móvel. Dependendo do achado, o prognóstico da gravidez pode mudar.

Ausculta dos batimentos cardíacos fetais

É possível verificar o ritmo, a frequência e a normalidade dos batimentos cardíacos fetais (BCF) a partir de 10 a 12 semanas de gestação, porém, na prática, essa identificação é mais comumente realizada a partir de 16 semanas, pois a não identificação dos batimentos gera na gestante uma desconfortável percepção de que o feto não tem os batimentos, e não apenas de que não foram encontrados em razão do pequeno tamanho do coração fetal e das diferentes posições em que pode se encontrar no início da gestação. Com a posição do dorso obtida com a manobra de Leopold-Zweifel, pode-se usar um sonar Doppler e auscultar o batimento cardíaco fetal, que oscila normalmente de 110 a 160 bpm. Até a 20ª semana gestacional, o foco de ausculta é próximo ao púbis e a partir da 20ª semana gestacional, a ausculta é na linha mediana ou paramedianas direita e esquerda do abdome, a depender da lateralidade do dorso fetal. Na posição cefálica a ausculta será a meia distância entre a cicatriz umbilical e a sínfise púbica.[10]

Exame especular

Antes do exame especular, deve-se observar se há lesões, sinais de infecção, distopias e insuficiência istmocervical.

Ao introduzir o espéculo, pode-se analisar a mucosa e o conteúdo vaginal, assim é possível a constatação de algum sangramento, e evitar toque vaginal em alguns casos ou até mesmo visualizar a perda de líquido amniótico em caso de queixa pela paciente.

O líquido amniótico eliminado pode fornecer algumas informações importantes, como sua coloração:

A. Líquido claro, de tonalidade esbranquiçada: em geral está associado a boa vitalidade fetal.
B. Líquido amarelado: em idades gestacionais acima de 40 semanas, apresenta associação com o pós-datismo. Em idades gestacionais mais precoces, associado a odor (fisiometria) e quando há tempo prolongado de bolsa rota, está correlacionado a corioamnionite.
C. Líquido esverdeado: está diretamente associado à liberação de mecônio.
D. Líquido avermelhado: está associado a sangramento intra-aminiótico, que pode ocorrer na inserção velamentosa do cordão ou em descolamentos retroplacentários relevantes.

Alguns aspectos do líquido também podem fornecer informações, como a ausência de grumos, que está associada a gestações abaixo de 37 semanas. A textura espessa do líquido esverdeado (mecônio) está associada a maior gravidade no padrão respiratório do RN no puerpério.

Toque vaginal

O toque vaginal que pode ser feito em qualquer estágio da gestação, se necessário. Normalmente é feito quando a paciente traz alguma queixa com suspeita de uma doença ou inflamação. Deve-se evitar a realização de toque nos quadros de placenta prévia, em razão dos riscos de infeção, sangramento e rotura prematura das membranas ovulares.

Entre as utilidades do toque vaginal está a pelvimetria interna. Ela é importante para o prognóstico do parto e avalia a configuração endopélvica. Durante o toque, analisam-se o estreito superior por meio do arco anterior e o estreito médio pela palpação da espinha isquiática. A partir dessas medidas, pode-se inferir o espaço pelo qual o feto terá que passar. A *conjugata diagonalis* – distância da borda inferior da sínfise púbica até o promontório – é a única medida que pode ser obtida por meio do toque retal. Com essa medida, podemos calcular a distância da porção posterior da púbis até o promontório, que representa o verdadeiro espaço à disposição para passagem do feto (*conjugata vera* obstétrica). A *conjugata vera* obstétrica é calculada com a subtração de 1,5 cm do valor da *conjugata diagonalis* (relação de Smellie).[2] Em gestações iniciais, o toque vaginal combinado à leve pressão abdominal suprapúbica pode auxiliar na estimativa da idade gestacional. O útero normal de uma primigesta tem, em centímetros, aproximadamente o número de semanas gestacionais, ou seja,

8 cm de comprimento longitudinal representam uma estimativa de 8 semanas gestacionais. O útero de uma multípara tem cerca de 1 cm a mais.

A palpação dos anexos também pode auxiliar no diagnóstico de gestação ectópica tubária, pois, de forma geral, a inflamação provocada pelo aumento da tuba e seu diâmetro aumentado podem ser perceptíveis ao toque vaginal combinado, tanto pelo incomum desconforto provocado quanto pela massa anexial perceptível acima de 3 cm. Esse exame é conhecido como toque vaginal bidigital ou bimanual. Deve-se ressaltar que sob suspeita de ectópica tubária essa manobra deve ser especialmente delicada, pois há risco de efetivar a rotura tubária com manobras mais intempestivas e grosseiras.

A partir da 35ª semana da gestação, pode-se avaliar a dilatação do colo uterino com dois dedos introduzidos no interior da cérvix, medindo a distância da abertura do dedo indicador até o dedo médio. Essa medida será a dilatação do colo uterino (Figura 5).

EXAME FÍSICO PÓS-NATAL

Involução uterina

Após a dequitação, o útero inicia o processo de involução. O fundo uterino normalmente atinge a cicatriz umbilical em 24 horas após o parto e chega às suas dimensões pré-gravídicas em cerca de 6 a 8 semanas de puerpério, localizando-se abaixo da sínfise púbica.[2]

Mamas

É muito importante verificar as mamas no período de puerpério, pois situações como a mãe com mamilos invertidos ou o bebê com pega inadequada podem causar

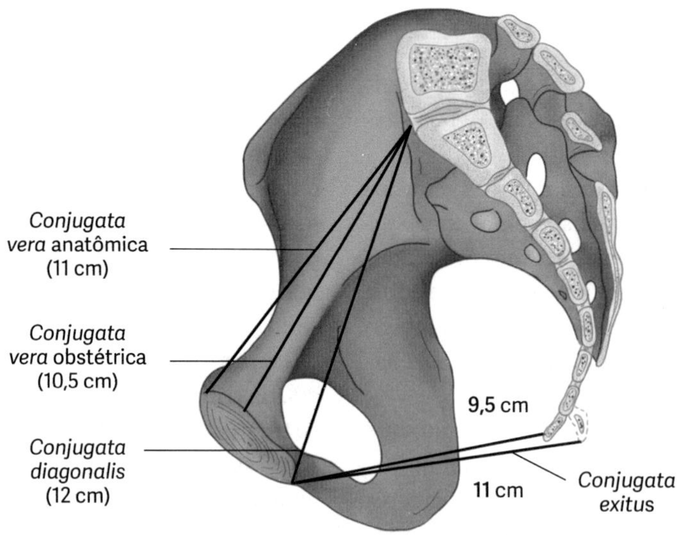

FIGURA 5 Mensurações da pelvimetria interna.
Fonte: Rezende Filho J, Montenegro CAB. Obstetrícia Fundamental. 15ª ed. Rio de Janeiro: Guanabara Koogan; 2024.

ingurgitamentos mamários (congestão vascular e/ou linfática) ou mastite. Essas queixas podem cursar com dor, cefaleia, febre, náuseas, vômitos e mal-estar pelo processo inflamatório como consequência de trauma mamilar mal conduzido ou ducto mamário obstruído.[3] Nos primeiros 2 a 5 dias, à expressão das mamas surge o colostro (precursor do leite materno), uma secreção alcalina e amarelada.[2] Com o passar dos dias, o leite se apresentará mais espesso e esbranquiçado. No período em que o volume de leite materno não está completamente determinado, a mastite pode causar interrupção definitiva do aleitamento e, em casos mais graves de mastite não tratada, pode gerar abscessos mamários, com necessidade de drenagem cirúrgica.

QUESTÕES

1. (SCMSP 2023) Tendo como referência a figura, que mostra a avaliação da bacia pela pelvimetria interna, assinale a alternativa que apresenta o estreito e o diâmetro da bacia que estão sendo avaliados na situação ilustrada.

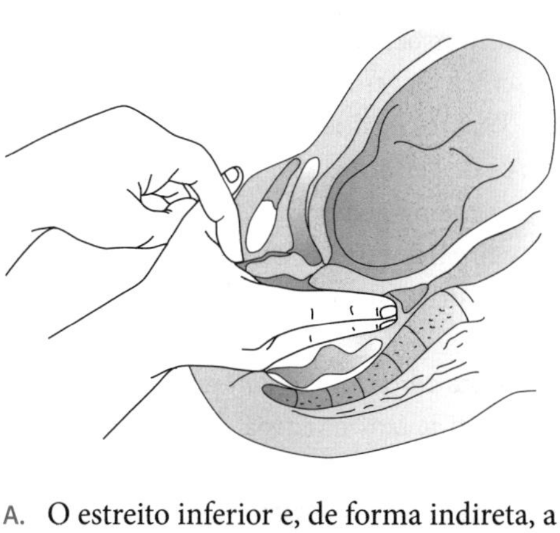

A. O estreito inferior e, de forma indireta, a *conjugata diagonalis* ou oblíqua.
B. O estreito superior e, de forma indireta, a *conjugata vera* obstétrica.
C. O estreito médio e, de forma direta, a *conjugata vera* obstétrica.
D. O estreito médio e o diâmetro sacro médio do púbis.
E. O estreito inferior e, de forma indireta, a *conjugata vera* obstétrica.

Resposta correta: alternativa B.
Justificativa: a figura mostra a medição da *conjugata diagonalis* (borda inferior da sínfise púbica até o promontório). A partir da *conjugata diagonalis* subtrai-se 1,5 cm para inferir a *conjugata vera* obstétrica.

2. (EMCM 2022) O controle de ganho de peso pela gestante no pré-natal é fundamental para o controle do nível pressórico, glicêmico e bom desfecho no parto. Uma gestante que tem o peso adequado ao iniciar o pré-natal deve ganhar quanto até o final da gestação, segundo a OMS?

A. De 11,5 a 16 kg.
B. De 5 a 9 kg.
C. De 3 a 7 kg.
D. De 7 a 10 kg.

Resposta correta: alternativa A.
Justificativa: para pacientes com IMC de 18,5 a 24,9 kg/m^2, que é considerado adequado, é recomendado um ganho de peso de 11,5 a 16 kg em gravidez de um único feto.

3. (UFPB 2022) Gestante chega ao pronto atendimento com queixa de dor pélvica, não sabe informar a data de sua última menstruação (DUM) e informa presença de momentos fetais; ao exame físico, apresenta colostro e o fundo uterino localiza-se entre a cicatriz umbilical e a borda superior da sínfise púbica; logo, essa paciente tem uma idade gestacional de, no mínimo:

A. 12 semanas.
B. 16 semanas.
C. 20 semanas.
D. 24 semanas.
E. 28 semanas.

Resposta correta: alternativa B.
Justificativa: de 10 a 12 semanas, o útero começa a ser palpado acima da sínfise púbica; na 16ª semana, o útero encontra-se entre a sínfise púbica e a cicatriz umbilical; na 20ª semana, palpa-se no nível da cicatriz umbilical. A partir da 20ª semana até 32ª semana, a medida da altura do fundo uterino se correlaciona diretamente com a idade gestacional.

4. (HIAE 2019) Considere a imagem abaixo. Ela representa o feto em:

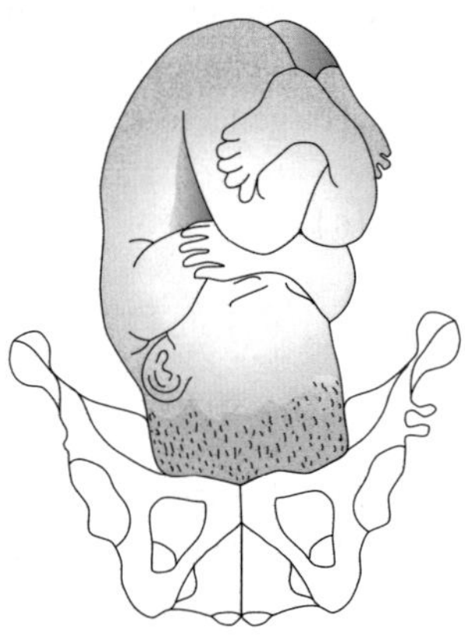

A. Apresentação cefálica defletida de primeiro grau, situação oblíqua, occípito-esquerda-anterior (OEA).
B. Apresentação bregmática, situação longitudinal, sacro-esquerda-posterior (SEP).
C. Situação longitudinal, apresentação cefálica defletida, occipito-sacral (OS).
D. Apresentação longitudinal, situação fletida, occipito-direita-anterior (ODA).
E. Situação longitudinal, apresentação cefálica fletida, occipito-direita-posterior (ODP).

Resposta correta: alternativa E.
Justificativa: a figura mostra um feto em situação longitudinal, com dorso à direita e apresentação cefálica fletida. Com relação à variedade de posição, o ponto de referência é o occipício, que está à direita e posterior (ODP) em relação à bacia da mãe.

5. (HIAE 2015) Paciente de 38 anos, primigesta, veio à consulta pré-natal de 32 semanas com queixa de cefaleia e inchaço generalizado. No exame físico observou-se altura uterina de 30 cm, batimentos cardíacos fetais de 150 bpm, pressão arterial de 140 × 95 mmHg e edema em face, mãos e pés. Houve ganho de peso de 3 kg em 2 semanas. Em seu cartão de pré-natal, as medidas de pressão estiveram sempre em torno de 110 × 80 mmHg. Podemos afirmar que:

A. O ganho de peso está adequado ao período gestacional.
B. Trata-se de um caso de hipertensão crônica associada à doença hipertensiva específica da gestação.
C. Trata-se de doença hipertensiva específica da gestação.
D. O edema generalizado é comum no terceiro trimestre da gestação devido à pressão ortostática.

Resposta correta: alternativa C.
Justificativa: pressão arterial sistólica ≥ 140 mmHg e/ou pressão arterial diastólica ≥ 90 mmHg durante a gravidez caracterizam hipertensão.

REFERÊNCIAS

1. Filho JR. Obstetrícia fundamental. 15. ed. Rio de Janeiro: Grupo GEN; 2024.
2. Zugaib M, Francisco RPV. Zugaib obstetrícia. 4. ed. Barueri: Manole; 2020.
3. Fernandes CE. Tratado de obstetrícia. Rio de Janeiro: Grupo GEN; 2018.
4. Friel LA. Hipertensão na gestação. In: Manuais MSD – edição para profissionais [Internet]. 2023. Disponível em: https://www.msdmanuals.com/pt/profissional/ginecologia-e-obstetr%C3%ADcia/gesta%C3%A7%C3%A3o-complicada-por-doen%C3%A7as/hipertens%C3%A3o-na-gesta%C3%A7%C3%A3o. Acesso em jun. 2025.
5. Lima CLH, Melo RH. Controle da pressão arterial na gestante [Internet]. Paraíba: EBSERH; 2019. Disponível em: https://www.gov.br/ebserh/pt-br/hospitais-universitarios/regiao-nordeste/hulw-ufpb/acesso-a-informacao/gestao-documental/pop-procedimento-operacional-padrao/2019-1/pnar-pre-natal-de-alto-risco/pop-pnar-018-controle-de-pressao-arterial-da-gestante.pdf/view. Acesso em jun. 2025.
6. Marbaniang SP, Lhungdim H, Chaurasia H. Effect of maternal height on the risk of caesarean section in singleton births: evidence from a large-scale survey in India. BMJ Open. 2022;12(1):e054285.
7. Poston L. Gestational weight gain. UpToDate [Internet]. 2022. Disponível em: https://www.uptodate.com/contents/gestational-weight-gain. Acesso em jun. 2025.
8. Lima CLH, Birkheuer ID. Palpação obstétrica [Internet]. Paraíba: EBSERH; 2019. Disponível em: https://www.gov.br/ebserh/pt-br/hospitais-universitarios/regiao-nordeste/hulw-ufpb/acesso-a-informacao/gestao-documental/pop-procedimento-operacional-padrao/2019-1/pnar-pre-natal-de-alto-risco/pop-pnar-013-palpacao-obstetrica.pdf/view. Acesso em jun. 2025.
9. Díez-Goñi N, Guillén S, Rodríguez-Díez MC, Pineda L, Alcázar JL. Use of the learning curve-cumulative summation test for Leopold maneuvers assessment in a simulator: a pilot study. Simul Healthc. 2015;10(5):277-82.
10. Rosa DRCS. Ausculta de BCF (batimentos cardíacos fetais) [Internet]. Dourados: EBSERH; 2020. Disponível em: https://www.gov.br/ebserh/pt-br/hospitais-universitarios/regiao-centro-oeste/hu-ufgd/acesso-a-informacao/pops-protocolos-e-processos/gerencia-de-atencao-a-saude-gas/setor-de-atencao-a-saude-da-mulher/pop-de-uasmp-007-ausculta-de-batimentos-cardiacos-fetais-2020-2022.pdf. Acesso em jun. 2025.

3

Modificações gerais e locais do organismo materno

Nahmam Jarouche
Eduardo Felix Martins Santana

INTRODUÇÃO

Para proporcionar o desenvolvimento adequado do embrião, o organismo da gestante passa por algumas modificações anatômicas e funcionais que serão abordadas neste capítulo. Para fins didáticos, separamos as alterações em dois grupos: modificações locais e sistêmicas.

MODIFICAÇÕES LOCAIS

Também chamadas de modificações genitais (limitadas ao sistema genitor feminino), estão mais próximas do feto, com exceção das mamas.

Mamas

Compreender as modificações que ocorrem na mama gravídica é fundamental uma vez que esse é o único órgão que, após o fim do período puerperal, não retorna às suas características pré-gravídicas. É importante ressaltar que esse órgão, que terá papel fundamental na nutrição do recém-nascido (RN), só completa seu desenvolvimento funcional e estrutural após a lactação.

No início da gestação, as mamas se apresentam mais doloridas e sensíveis, sintomas que, com o decorrer da gravidez, tendem a melhorar. A partir da 6ª semana de gestação, é possível notar as seguintes mudanças: aumento do volume das mamas, causado pela hiperplasia glandular e diferenciação celular; hipersensibilidade e hiperpigmentação dos mamilos; aumento da capacidade erétil da papila, tornando o mamilo mais proeminente; intensificação da pigmentação areolar com aparecimento da aréola secundária – chamada sinal de Hunter – e hipertrofia das glândulas sebáceas ao redor do mamilo, conhecidas como tubérculos de Montgomery.[1]

Além disso, a vascularização aumentada e dilatação das veias superficiais da mama tornam a rede venosa sob a pele mais visível, sinal conhecido como rede de Haller.[2]

Após a primeira metade da gestação, as mamas podem secretar colostro durante a expressão mamária.[2]

Em função do aumento do tecido mamário e hiperdistensão da pele, estrias gravídicas podem ser observadas também nas mamas (Figura 1).[3]

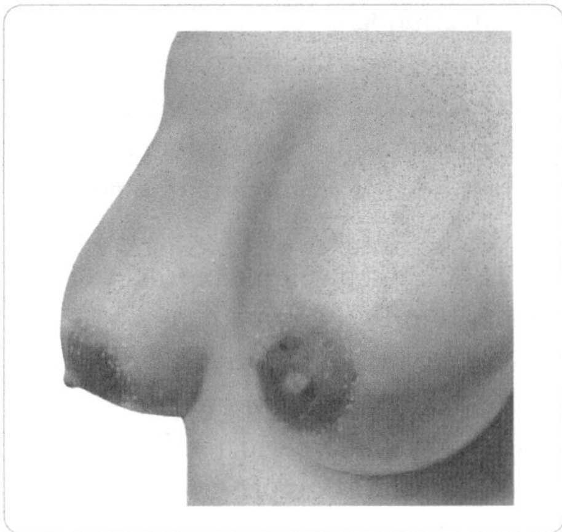

FIGURA 1 Mudanças locais na mama.
Fonte: autoria própria.

Ovários e tubas uterinas

Após a instauração da gravidez, ocorre o aumento da rede venosa ovariana, tanto em número quanto no calibre dos vasos. O pedículo vascular ovariano, por exemplo, aumenta quase três vezes o seu diâmetro, e é responsável por um terço do suprimento sanguíneo do útero durante a gestação.[2]

Nesse período, não há maturação de novos folículos. O corpo lúteo se transforma em corpo lúteo gravídico a partir da ação do hCG produzido pelas células trofoblásticas e é responsável por fornecer progesterona em níveis adequados que permitam a preparação do endométrio para a nidação do blastocisto. A partir de 12 semanas, o trofoblasto já é capaz de produzir progesterona em níveis suficientes para a manutenção da gravidez de forma autônoma e o corpo lúteo gravídico regride progressivamente.[2]

As tubas uterinas pré-gravídicas são perpendiculares ao eixo longitudinal uterino. Por conta do crescimento uterino, são esticadas e passam a ocupar uma posição vertical, paralela ao corpo do útero. Semelhantemente ao que ocorre com os ovários, a vascularização local se intensifica, promovendo, inclusive, alteração na cor das tubas.[2]

Útero

O útero é o local onde ocorre a nidificação do ovo e o desenvolvimento do feto. Para o sucesso da gravidez, esse órgão deve passar por processos que alteram desde sua coloração, até sua forma e consistência.

Com o aumento da demanda vascular e vasodilatação venosa, o útero adquire uma coloração violácea. Sua consistência se torna amolecida, em função da retenção hídrica no espaço extravascular, e se modifica ao longo da gestação por influência da contração uterina e aumento do tônus vascular.

O tamanho, a forma e a posição do útero se alteram de maneira irregular ao longo da gravidez. Até a 12ª semana, é um órgão intrapélvico assimétrico – consequência da implantação do embrião – sinal de Piskacek. A partir de 12 semanas, deixa de ser um órgão exclusivamente intrapélvico e passa a ser um órgão abdominal, adquirindo a forma esférica. Da 12ª até a 20ª semana, o útero passa a ocupar os fórnices laterais da vagina – sinal de Nobile-Budin.[2]

Até 12 semanas, o útero está em anteversoflexão, causando a polaciúria comum do começo da gravidez. Com o crescimento uterino, o órgão passa a se posicionar em dextroversão, por causa do colo sigmoide à esquerda, reduzindo os sintomas da polaciúria. Entretanto, a dextrorrotação uterina pode levar a estase urinária por compressão do ureter ipsilateral e ao prolongamento da histerectomia a esquerda nas cesáreas.

O miométrio é composto por fibras musculares, colágenas (de 40 a 50% da composição do miométrio) e matriz extracelular.

Ao longo da gravidez, as fibras musculares sofrem hiperplasia (restrita às primeiras semanas da gravidez), hipertrofia (aumento em 10 vezes do diâmetro das fibras) e alongamento (responsável pelo estiramento da cavidade pelo feto após a segunda metade da gestação). A disposição das fibras musculares do miométrio em sistemas espirais, que se originam em torno das tubas uterinas, forma ângulos mais agudos na parte superior e mais obtusos ao se aproximar da cérvice uterina. Essa configuração justifica a presença do marca-passo das contrações uterinas nas implantações tubárias (sobretudo à direita), bem como o chamado tríplice gradiente descendente, que corresponde ao sentido da propagação, intensidade e duração das contrações uterinas. Por fim, o complexo arranjo muscular uterino permite que o órgão se distenda e cresça em todas as dimensões e involua após o parto.[2]

O istmo (região inferior do corpo uterino) também sofre hipertrofia, hiperplasia e hipervascularização, contribuindo para a alteração da forma e posição do útero. A anteversoflexão do útero pode ser notada ao toque vaginal (sinal de Hegar).

A partir de 16 semanas, o istmo se incorpora ao corpo uterino e passa a ser denominado segmento inferior. Essa incorporação contribui para a alteração da forma do útero de esférica para cilíndrica após a 20ª semana.

O colo do útero, bem como o órgão todo, tem sua vascularização aumentada e adquire coloração violácea e consistência amolecida, alteração conhecida como sinal de Goodell. Essa hipervascularização torna-o mais sensível à manipulação, sendo comum o sangramento durante a coleta de exames ou amnioscopia.

A endocérvice espessada aumenta a produção de muco, denominado rolha de Schroeder. Esse muco é espesso, viscoso e rico em imunoglobulinas e citocinas, criando uma barreira mecânica e imunológica contra a ascensão de microrganismos.

Evidentemente, peso e volume uterinos também se modificam durante a gestação. O útero pré-gravídico pesa aproximadamente 60 g e seu volume normal é de, em média, 10 mL. No termo da gestação, seu peso pode variar de 700 a 1.200 g, com capacidade total de 5 L (podendo chegar a 20 L). Após o puerpério, tende a retornar às suas características pré-gravídicas de posição, consistência e forma, entretanto, a cada gestação, esse órgão mantém um tamanho ligeiramente maior.

A fim de manter a irrigação adequada desse órgão após todas as modificações gravídicas, ocorre um processo de hipervascularização do útero, que passa a receber cerca de 12% do débito cardíaco, enquanto no início da gestação recebia de 3 a 6%. As principais artérias responsáveis pela irrigação do útero são as artérias uterinas (ramo das artérias ilíacas internas e hipogástricas) e ovarianas (ramo direto da aorta).[4]

Na área istmouterina, os ramos das artérias uterinas se posicionam de forma transversal em relação ao útero e acompanham a direção das fibras musculares locais. Por esse motivo, a histerectomia segmentar transversa ajuda a diminuir o sangramento durante o procedimento.

Além da irrigação, as drenagens venosa e linfática também sofrem aumento considerável no calibre dos vasos e no número de anastomoses, garantindo maior fluxo.

A nutrição e a oxigenação do feto ocorrem pelos compartimentos uteroplacentário e fetoplacentário. A elevação dos níveis séricos de progesterona e estrógeno culmina em vasodilatação, aumentando o fluxo sanguíneo no primeiro compartimento. O segundo compartimento, por meio das ondas de invasão trofoblástica, é capaz de aumentar o número de vasos fetoplacentários e transformar as artérias espiraladas em artérias uteroplacentárias. Dessa forma, é possível observar o aumento do fluxo sanguíneo e redução da resistência das artérias uterinas.

A inervação do útero é atribuída ao sistema nervoso autônomo, por meio de fibras aferentes (sensitivas) – que se reúnem em plexos ou gânglios – e eferentes (motoras ou secretoras). O plexo de Frankenhauser, ou plexo uterovaginal, é o plexo de maior importância, responsável pela atividade contrátil involuntária da musculatura uterina, tubária e vaginal (Figura 2).

Vulva e vagina

No início da gestação, a hipervascularização local e edema da mucosa vaginal tornam sua coloração arroxeada, fenômeno conhecido como sinal de Kluge. Com o aumento do diâmetro das artérias vaginais, o pulso vaginal pode ser sentido nos fórnices laterais, denominado sinal de Osiander.

As fibras musculares passam por um processo de hipertrofia e o tecido conjuntivo se torna mais frouxo e elástico, garantindo a distensão necessária para a hora do parto.

Altos níveis de progesterona promovem descamação celular e proliferação bacteriana, reduzindo o pH vaginal, que confere proteção contra infecções bacterianas locais, porém, aumenta o risco de infecções fúngicas.

A vulva da gestante passa por alterações vasculares e pigmentares semelhantes às da vagina. O aparecimento de manchas hipercrômicas em raiz de coxa e região dos grandes lábios é comum. Pode ser observado ainda o sinal de Jacquemier-Chadwick, coloração arroxeada decorrente da hipervascularização local. O surgimento de varizes vulvares é mais comum em multíparas e pode dificultar os processos de perineotomia e episiotomia.[2]

MODIFICAÇÕES SISTÊMICAS

Sistema circulatório

As adaptações hematológicas do organismo materno são a primeira adaptação circulatória observada no organismo gravídico. O volume sanguíneo pode aumentar de 45 a 50% durante a gestação e o volume de células vermelhas sofre aumentos de até 33%, criando um estado de hemodiluição. O volume plasmático aumenta mais do que o volume de células vermelhas, desencadeando o fenômeno chamado "anemia fisiológica da gravidez" ou "anemia dilucional"; assim, na gestação, é consenso usar valores de hemoglobina menores que 11 g/dL para definir anemia na gestação.[5]

Outra modificação ocorre no eixo renina-angiotensiona-aldosterona, com o aumento da taxa de filtração glomerular e vasodilatação, proveniente do acúmulo de

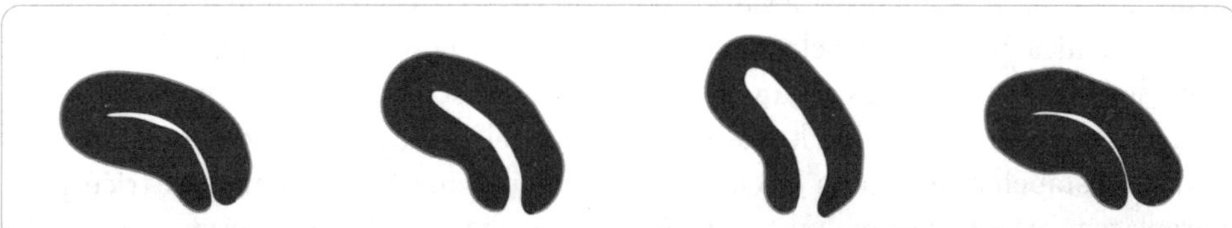

FIGURA 2 Acentuação da anteroversão e dextroversão uterina ao longo da gestação.
Fonte: autoria própria.

sódio e água pelo organismo gravídico. Além disso, o aumento da síntese de eritropoetina nos rins, promove a elevação do número de eritrócitos.[6]

A leucocitose (aumento dos leucócitos) também é um achado esperado na gravidez, podendo chegar a 12.000/mm³ durante a gestação e a 25.000/mm³ no puerpério imediato, entretanto, a função dos neutrófilos encontra-se, em geral, deprimida. Provas inflamatórias como VHS e PCR também costumam estar aumentadas.[7]

A hemodiluição também promove redução dos níveis plaquetários. Por isso, a plaquetopenia na gestação se estabelece com uma contagem igual ou inferior a 100.000/mm³. Entretanto, o aumento dos fatores de coagulação (com exceção dos fatores XI e XIII), elevação considerável do fibrinogênio e d-dímero e diminuição da proteína S (atuante na anticoagulação fisiológica) proporcionam o "estado pró-trombótico" da gravidez, capaz de prevenir hemorragia excessiva durante a dequitação da placenta.[2]

Sistema cardiovascular e hemodinâmica

Além das mudanças hematológicas já citadas, o organismo gravídico passa por outras mudanças hemodinâmicas para suprir a maior demanda nos órgãos genitais e proteger o feto. O aumento da volemia sistêmica e da frequência cardíaca, que pode chegar a 115 bpm, promovem a elevação do débito cardíaco. Além disso, a vasodilatação sistêmica, promovida pelo aumento de prostaciclinas endoteliais e aumento da produção endotelial de óxido nítrico, associada ao estabelecimento da circulação uteroplacentária - que forma uma zona de baixa resistência - propicia a diminuição da resistência vascular.[8]

Com a combinação desses dois fatores (elevação do débito cardíaco e redução da resistência vascular periférica), temos a diminuição da pressão arterial durante a gestação, que chega ao menor valor durante o 2º trimestre e aumenta gradativamente próximo ao parto.

Por fim, a redução do retorno venoso, pela compressão da veia cava inferior pelo útero gravídico, é responsável por sintomas comuns em gestações saudáveis, como hipotensão postural. Além disso, a compressão que o útero gravídico promove sobre as veias pélvicas cursa com o aumento da pressão venosa nos membros inferiores, aumentando a chance de hipotensão, edema, varizes e doença hemorroidária na gestante.[9]

Além das modificações hemodinâmicas, as mudanças que acontecem no organismo gravídico promovem alteração no funcionamento do coração. O aumento progressivo do útero promove a compressão do diafragma, elevando-o até 4 cm de sua posição normal. Anatomicamente, o coração sofre uma rotação que varia de 15 a 20º para a esquerda. Essa mudança causa alterações no eletrocardiograma, que não estão associadas a patologias, como alteração das ondas Q e T e alteração do segmento ST.[2]

Com o crescimento do volume intravascular, ocorre o aumento da pré-carga nos ventrículos, promovendo aumento dos átrios e ventrículos. O estiramento das fibras do coração pode contribuir para alterações do ritmo cardíaco, como extrassístoles e taquicardia supraventricular.

Na ausculta, além da frequência cardíaca basal elevada, é possível auscultar sopros sistólicos nos focos pulmonar e tricúspide. Essas alterações costumam aparecer ao final do 1º trimestre e desaparecem, em geral, dentro de uma semana após o parto.[10]

Sistema endócrino

Ao abordar as alterações no sistema endócrino durante a gravidez, é importante lembrar que, além dos órgãos produtores de hormônios já estabelecidos (hipófise, tireoide, paratireoides, adrenais e ovários) o organismo apresentará um novo órgão endócrino: a placenta.

A placenta será responsável pelo equilíbrio nos eixos hipotálamo-hipófise-adrenal, hipotálamo-hipófise-ovário e hipotálamo-hipófise-tireoide. Além disso, ao produzir variantes idênticas aos hormônios hipotalâmicos, também responde pelo aumento de GnRh (hormônio liberador da gonadotrofina), CRH (hormônio liberador da corticotrofina), TRH (hormônio estimulador da tireotrofina) e GHRH (hormônio liberador do GH) na circulação periférica.[11]

O estrógeno, por sua vez, promove a hipertrofia e hiperplasia celular da adeno-hipófise, podendo-se observar um aumento de até 10 vezes nos níveis de prolactina – hormônio que vai preparar as glândulas mamárias para a produção do leite materno. A expansão volumétrica da glândula pode ocasionar hemorragia local intensa no pós-parto e isquemia, causando falência hipofisária, fenômeno caracterizado como síndrome de Sheehan, que será abordada em outro capítulo.[12]

A adeno-hipófise ainda será responsável pela produção de GH no 1º trimestre. Após esse período, a placenta se encarrega de manter o funcionamento desse eixo hormonal, a partir da produção de uma variante molecular idêntica ao hormônio produzido pela hipófise.

A fração beta do hCG produzido no 1º trimestre é semelhante a fração beta do TSH gerado pela adeno-hipófise e é capaz de causar redução da produção e secreção do TSH pela hipófise, a partir da retroalimentação retrógrada do eixo.

Os hormônios vasopressina e ocitocina, produzidos pela neuro-hipófise, se apresentam estáveis durante a gravidez, com aumento na fase ativa do parto e período de expulsão.[2]

Durante a gravidez, ocorre uma sobrecarga funcional da tireoide, que é explicada por três fatores: (1) redução dos níveis séricos de iodo pelo aumento da filtração glomerular e consumo periférico; (2) aumento da produção e glicosilação da globulina transportadora de hormônios tireoidianos – estimulada pelo estrógeno produzido pela placenta; (3) estimulação direta dos receptores de TSH pelo hCG. Esses fatores culminam na redução da produção e secreção do TSH pela hipófise e aumento fisiológico das formas ligadas de T3 e T4.[13]

As paratireoides são as responsáveis pelo metabolismo do cálcio. Durante a gravidez, observa-se uma redução do cálcio total, entretanto, não há alteração dos níveis de cálcio iônico, assim, a suplementação de cálcio não é mandatória em todas as gestações, devendo ser considerada em situações específicas, como gravidez na adolescência, gemelaridade, intervalo curto entre partos e doenças intestinais disabsortivas. Além disso, há aumento da vitamina D no organismo gravídico, bem como elevação do calcitriol (vitamina D3 ativada), que promove maior absorção de cálcio pelo sistema digestório.

Nas adrenais, o aumento do estímulo do órgão pelos hormônios produzidos pela placenta (CRH e ACTH) promovem elevação do cortisol sérico e da aldosterona. Além disso, altos níveis de progesterona promovem refratariedade da resposta tecidual ao cortisol, alterando o *feedback* negativo do eixo. Dessa forma, podemos dizer que hipercortisolismo e hiperaldosteronismo são características de uma gravidez normal.[2]

A função endócrina dos ovários está relacionada à manutenção da gravidez a partir da produção de progesterona pelo corpo lúteo até 12 semanas de gestação – período em que o trofoblasto é capaz de manter a progesterona em níveis adequados – e da relaxina, que promove relaxamento das fibras musculares uterinas. Durante a gravidez, a produção de andrógenos (androstenediona e testosterona) pelos ovários também está aumentada, entretanto, a placenta é capaz de converter esses hormônios em estradiol, protegendo o feto.[2]

Metabolismo

Resumidamente, a primeira metade da gravidez se caracteriza por anabolismo materno, enquanto a segunda metade, caracteriza-se por catabolismo materno e anabolismo fetal.

Na fase anabólica da gestação (primeira metade da gravidez), estrógeno e progesterona atuam na redução da glicemia em jejum e da glicemia basal materna, a fim de promover ao armazenamento de gordura e glicogênese hepática, priorizando o aporte de glicose para o feto. Na fase catabólica (segunda metade da gestação), iniciam-se os processos de lipólise, neoglicogênese e resistência periférica à insulina – secundária à produção de hormônios diabetogênicos, como GH, CRH, progesterona e, principalmente, lactogênio placentário. A partir de 26 semanas, portanto, pode-se observar o quadro de diabetes *mellitus* gestacional em gestantes que não apresentam aumento da produção de insulina.[14]

A insulina está diretamente ligada ao transporte de aminoácidos, facilitando o armazenamento para reservas maternas e fetais e reduzindo a concentração plasmática desses componentes.

Observa-se um aumento da albumina total e uma redução da sua concentração no plasma. Além disso, outras proteínas como o fibrinogênio e gamaglobulina também apresentam níveis aumentados.[15]

Pele e anexos

Na pele, o fenômeno da angiogênese – propiciado pela produção placentária de estrógenos –, associado à vasodilatação periférica, promove eventos vasculares, como eritema palmar, telangiectasias, aumento da pilificação, da secreção sebácea e da sudorese.

Além disso, o aparecimento de manchas hipercrômicas – possivelmente decorrente da ação da progesterona que estimula os melanócitos – denominadas cloasmas ou melasmas é frequente, podendo ser observadas na face, nas mamas (aréola primária e secundária) e no abdome (linha alba que passa a se chamar linha nigra). Essas manchas tendem a desaparecer após a gestação, mas a hiperpigmentação pode se acentuar com a exposição solar.[16]

O hipercortisolismo da gestação propicia o aparecimento de estrias no abdome, mamas e quadril, sendo história familiar e ganho de peso excessivo na gravidez os principais fatores de risco.[17]

Sistema musculoesquelético

Durante a gestação, é possível observar que as articulações sacroilíacas e da sínfise púbica apresentam elasticidade aumentada e os ligamentos têm maior complacência na movimentação. Essas alterações preparam o organismo gravídico para o momento do parto e expulsão do feto ao permitirem crescimento do diâmetro estreito da pelve.[18]

Com o ganho de 11 a 16 kg, em média, durante a gestação, o centro de gravidade na gestante também é alterado. Na coluna vertebral, podem ser observados processos de hiperlordose e hipercifose para compensar o aumento do útero e das mamas e a mudança no centro de gravidade. O afastamento dos pés para ampliação da base de sustentação promove a chamada marcha anserina característica da gestação.[19]

Sistema digestório

No 1º trimestre da gravidez, náusea e vômitos apresentam grande prevalência e, associados aos níveis elevados de hCG circulante, tendem a desaparecer ao longo da gestação, a partir da 16ª semana.

A membrana mucosa que reveste a orofaringe responde às alterações hormonais da gravidez, sendo a gengiva a principal afetada graças a hipervascularização e hipertrofia local. São manifestações clínicas frequentes da gestação: maior propensão a sangramento, redução do pH salivar (associado ao aparecimento de cáries) e o embotamento das papilas interdentais da gengiva (podendo ocasionar gengivite).

Sialorreia ou ptialismo também são sintomas comuns do 1º trimestre e tendem a desaparecer no 2º trimestre, embora possam persistir até o final da gravidez.[20]

A ação da progesterona no organismo materno promove redução do peristaltismo e relaxamento do esfíncter esofagiano, propiciando refluxo gastroesofágico, sendo a pirose retroesternal uma queixa comum nesse cenário. A redução do peristaltismo cursa também com obstipação e hipotonia da

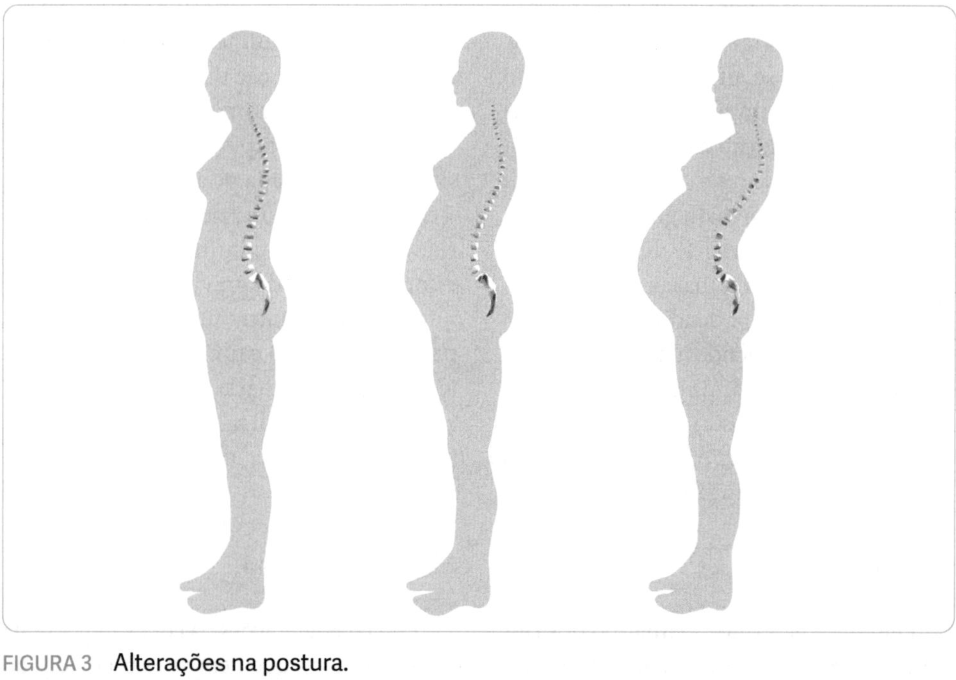

FIGURA 3 Alterações na postura.
Fonte: autoria própria.

vesícula biliar, sendo a gestação uma situação de risco para a formação de cálculos biliares.[21]

Mudanças no apetite são frequentemente relatadas, podendo ser observado o fenômeno da picamalácia, caracterizado pelo desejo de comer coisas que não fazem parte da alimentação habitual, como terra, sabão e giz.[22]

O útero em volume aumentado promove alterações anatômicas relevantes no abdome, como desvio do estômago e do apêndice para a direita e intestino para a esquerda. A mudança de local do apêndice, por exemplo, pode dificultar e retardar o diagnóstico de apendicite na gravidez.[23]

Sistema respiratório

O sistema respiratório passa por modificações significativas durante a gravidez. A elevação do diafragma e o aumento da caixa torácica são mudanças anatômicas relevantes que podem ser observadas no início da gestação, bem como a ampliação dos ângulos costofrênicos. Embora a capacidade vital não se altere, há aumento do volume corrente para suprir as demandas de oxigênio, com redução da reserva expiratória e manutenção da reserva inspiratória. Em razão da elevação do diafragma, a capacidade pulmonar total torna-se diminuída.

Dispneia é um sintoma comumente relatado nesse período, podendo começar no 1º ou 2º trimestre, tendendo a maior gravidade ao longo da gestação. Uma das explicações da dispneia da gravidez passa pela hiperventilação induzida pela progesterona, que promove a redução da pressão parcial de CO_2 ($PaCO_2$).[24]

Sistema urinário

Durante a gestação, o tamanho dos rins cresce de 1 a 1,5 cm. Embora não haja alterações histológicas ou no número de néfrons, o aumento da volemia e a redução da resistência vascular periférica promovem elevação do fluxo plasmático glomerular de até 80% até a 12ª semana e tende a decair no 3º trimestre. Consequentemente, o *clearance* de creatinina pode estar aumentado, o que pode ser percebido no 1º mês de gravidez, e as concentrações plasmáticas de ureia e creatinina reduzidas.[25]

A redução da responsividade vascular a vasopressores, como angiotensina 2, norepinefrina e ADH (hormônio antidiurético) é bem estabelecida na literatura. Como consequência da redução do ADH, o aumento da diurese e da sede durante a gestação são comuns. Além disso, o aparecimento, em valores reduzidos, de glicose e proteína na urina podem ser considerados fisiológicos.

Outra característica da gestação é a hidronefrose, ou dilatação do rim, que pode ser explicada pela: (1) hipotonia muscular da bexiga e do útero causada pela ação da progesterona; (2) dextrorrotação e compressão uterina sobre os ureteres e a bexiga que culmina em aumento do volume residual vesical e redução da capacidade vesical. Somados a esses fatores, o refluxo vesicoureteral – ou incompetência da válvula vesicoureteral causada pela flacidez da bexiga – explica os sintomas de polaciúria, noctúria, urgência e incontinência urinária de esforço comuns da gravidez.[26]

A estase urinária ureteral promovida pela progesterona é um fator predisponente de infecção urinária, tendo a bacteriúria assintomática indicação de tratamento a fim de reduzir a incidência de pielonefrite na gestação.[27]

Sistema nervoso

Discretas alterações na concentração e na memória são frequentemente observadas no período gravídico. A sonolência, explicada pela mudança do padrão de sono, associada aos altos níveis de progesterona (hormônio depressor do sistema nervoso central) e à alcalose respiratória – proveniente do padrão de hiperventilação discutido anteriormente – é outro sintoma muito comum.

Alterações vasculares e hormonais podem estar relacionadas a hiperêmese gravídica, enxaquecas e episódios de hipomania e depressão.[2]

Visão, olfato e audição

Alterações na córnea causam modificação da acuidade visual. A redução da pressão intraocular causada pelo aumento da velocidade de absorção do humor aquoso também pode estar presente, embora alterações retinianas no exame de fundo de olho devam ser investigadas.

Em decorrência de hipervascularização e edema da mucosa nasal, hiposmia, epistaxe e rinite podem estar presentes nesse período.

A acuidade auditiva pode apresentar discreto comprometimento durante a gestação com regressão após o parto.[2]

DEFINIÇÕES IMPORTANTES DO CAPÍTULO

Modificações do sistema circulatório:

- ↑FC e ↑DC.
- Redução da pressão arterial e consequente diminuição da resistência periférica.
- Edema e varizes em membros inferiores, vulva e hemorroidas estão associados ao aumento da pressão venosa nos membros inferiores.

Modificações no sangue:

- Aumento da volemia em 50%.
- Redução da atividade fibrinolítica, aumentando a tendência pró-coagulante a fim de evitar hemorragia durante o parto.

Modificações do sistema endócrino:

- Aumento da resistência insulínica periférica, principalmente pela produção de lactogênio placentário.

Modificações no sistema urinário:

- Aumento da taxa de filtração glomerular.
- Predisposição a infecções urinárias na gestação pela dextrorrotação do útero e estase urinária propiciada pela progesterona.

Modificações no sistema digestório:

- Ação da progesterona promove: lentificação do esvaziamento gástrico, que propicia a sensação de empachamento; além de diminuição do peristaltismo, causando obstipação.
- A hipotonia da vesícula biliar predispõe a formação de cálculos biliares.

Modificações nas mamas:

- Hiperplasia e hipertrofia das glândulas, canais e ductos lactíferos.
- Aumento da vascularização (rede de Haller), aparecimento da aréola secundária (sinal de Hunter) e hipertrofia de glándulas sebáceas (tubérculos de Montgomery).

Modificações na pele:

- Hiperpigmentação da pele do rosto (cloasma) e da linha alba, que se torna linha nigra, e aparecimento de estrias gravídicas.

Modificações uterinas:

- Forma globosa até a 20ª semana e cilíndrico após, mantendo consistência amolecida.
- Aumento de volume não regular ao longo da gestação, podendo chegar até 5 L.
- Coloração violácea decorrente do aumento da vascularização.
- Acentuação da anteroversão e dextroversão ao longo da gestação.

QUESTÕES

1. (HNMD 2021) Sobre as alterações fisiológicas que ocorrem na gravidez, assinale a opção CORRETA:

A. As alterações cardiovasculares mais relevantes são aumento da frequência cardíaca, do volume sistólico, do débito cardíaco, da resistência vascular periférica e diminuição da pressão arterial média.
B. Ocorre diminuição na produção de hemácias e aumento do volume plasmático, configurando a anemia dilucional fisiológica da gravidez.
C. Pode ocorrer hidronefrose fisiológica por fatores hormonais e mecânicos, sendo mais comum à esquerda.
D. As principais modificações respiratórias são aumento da frequência respiratória, hiperventilação fisiológica, diminuição do volume corrente e dispneia.
E. A contagem de leucócitos de 14.000/mm^3 é normal na gravidez, podendo atingir 30.000/mm^3 no parto e puerpério.

Resposta correta: alternativa E.
Justificativa:

A. Incorreta. Embora as alterações cardiovasculares mais importantes incluam o aumento da frequência cardíaca e do volume sistólico (que resultam no aumento do débito cardíaco), temos a diminuição da pressão arterial média e da resistência vascular periférica.
B. Incorreta. A anemia dilucional fisiológica da gravidez ocorre pelo aumento mais pronunciado do volume plasmático em comparação com a massa eritrocitária, embora haja incremento aproximado de 20 a 30% no número de hemácias.
C. Incorreta. Devido a fatores hormonais e mecânicos, o sistema coletor da gestante sofre dilatação, porém as dilatações ureteral e pielocalicial ocorrem principalmente à direita em virtude de dextrorrotação do útero na gestação.
D. Incorreta. Durante a gravidez, há o aumento do volume corrente e a diminuição da capacidade residual funcional. A frequência ventilatória não se altera, entretanto, a presença de dispneia leve pode ocorrer por efeito da progesterona no SNC.
E. Correta. A leucocitose relativa durante a gravidez é frequente, com contagem de leucócitos aceitável até 15.000/mm^3. Após o parto, podemos encontrar valores de até 30.000/mm^3.

2. (IAMSPE 2021) Uma mulher de 24 anos de idade foi ao pronto-socorro no dia 7 de outubro de 2020, referindo última menstruação em 29 de julho de 2020 e queixando-se de polaciúria intensa. Com base nesse caso hipotético, assinale a alternativa que apresenta o sinal que, ao exame de toque vaginal, pode ser encontrado:

A. Sinal de Hegar.
B. Sinal de Pinard.
C. Sinal de McRoberts.
D. Sinal de Haller.
E. Sinal de Mauriceau.

Resposta correta: alternativa A.
Justificativa:

A. Correta. Sinal de Hegar: alteração da consistência uterina que aparece em torno de oito semanas. O útero, na gravidez, adquire consistência elástico-pastosa, principalmente no istmo, sentida no toque vaginal.
B. Incorreta. Globo de segurança de Pinard: aparece no puerpério imediato, quando

sentimos o útero na altura da cicatriz umbilical e firmemente contraído.

C. Incorreta. Manobra de McRoberts: realizada durante a distocia de ombros, em que é feita abdução e hiperflexão das coxas sobre o abdome materno.

D. Incorreta. Rede de Haller: o aumento da circulação venosa nas mamas aparece em torno de 16 semanas.

E. Incorreta. Manobra de Mauriceau: realizada durante parto pélvico quando ocorre a extração do corpo e a cabeça ainda encontra-se no útero (cabeça derradeira). A manobra é realizada introduzindo-se os dedos indicador e médio da mão dominante do assistente sobre malares fetais, e a mão contralateral (dedos indicador, médio e anelar) no occipício, forçando a flexão da cabeça, enquanto ela é empurrada contra a pube materna.

3. (SCMBH 2021) As adaptações anatômicas, fisiológicas e bioquímicas durante a gestação são profundas. Sobre essas mudanças, é CORRETO afirmar:

A. A hipervolemia na gravidez se acentua no 3º trimestre, sendo adicionados mais eritrócitos do que plasma.

B. Durante a gravidez normal, reduzem-se a pressão arterial média e a resistência vascular e aumentam a volemia e a taxa de metabolismo basal.

C. Apesar das alterações renais, os parâmetros dos exames de urina e teste de função renal ficam próximos dos da não grávida.

D. A produção dos hormônios da tireoide sofre um pequeno aumento, principalmente no 3º trimestre.

Resposta correta: alternativa B.
Justificativa:

A. Incorreta. Ocorre uma hipervolemia significativa na gestação, cerca de 40 a 50% maior do que na não gestante e que se acentua no 3º trimestre. No entanto, o aumento de eritrócitos é consideravelmente menor do que o de plasma, resultando na anemia dilucional.

B. Correta. Durante a gravidez normal, o útero gravídico contribui para a redução da pressão arterial média da gestante. Já a volemia e a taxa de metabolismo basal aumentam para, entre outras coisas, compensar as demandas do feto em crescimento.

C. Incorreta. A taxa de filtração glomerular e o fluxo plasmático renal aumentam cerca de 50%. A creatinina sérica é reduzida durante a gestação normal até metade do valor comparado à mulher não grávida, sendo que as excreções de proteínas, aminoácidos e glicose aumentam por alteração na capacidade de reabsorção.

D. Incorreta. O hCG, por ser parecido com o TSH, acaba estimulando a tireoide no 1º trimestre. Nesse período, as concentrações de T3 e T4 totais e livres aumentam discretamente, geralmente dentro da faixa de normalidade, acompanhadas de uma leve queda dos níveis de TSH. Mais adiante, com a queda do hCG, os níveis de T3 e T4 livres caem e os níveis de TSH retornam ao valor normal.

4. (HSL-SP 2021) Paciente de 22 anos procura atendimento por suspeita de gravidez. Tem ciclos menstruais regulares e não usa método contraceptivo. Refere relação sexual desprotegida e atraso menstrual de 3 dias. Se essa paciente estiver grávida no tempo previsto pela última menstruação, o sinal que deve ser encontrado, dentre os a seguir, é:

A. Aumento da sensibilidade mamária.

B. Presença de linha nigra.

C. Ausculta de batimentos fetais com sonar.

D. Útero preenchendo o fundo de saco posterior.

E. Coloração violácea da vulva.

Resposta correta: alternativa A.
Justificativa:

A. Correta. A congestão mamária é um sinal de presunção de gravidez. As mamas podem se apresentar congestas e doloridas com cinco semanas de gestação.
B. Incorreta. A linha nigra normalmente aparece entre a 12ª e a 14ª semana de gestação. É uma mancha causada pelo aumento de estrogênio e do hormônio estimulador de melanócitos (alfa-MSH), resultando em excesso de pigmentação da pele e formando uma linha vertical divisória no meio da barriga.
C. Incorreta. A ausculta de batimentos cardíacos do feto com o sonar Doppler é feita a partir de 10 a 12 semanas.
D. Incorreta. A palpação do útero gravídico preenchendo o fundo de saco posterior, ou sinal de Nobile-Budin, é um sinal de probabilidade de gravidez esperado após oito semanas de gestação, mas principalmente no final do 1º trimestre.
E. Incorreta. A coloração violácea do vestíbulo vulvar e meato uretral são denominados sinal de Jacquemier ou Chadwick. Eles são sinais de probabilidade de gravidez mais comuns a partir de 6 a 8 semanas de gestação.

5. (SCMSP 2021) O organismo materno, a fim de gestar de maneira fisiológica, vive inúmeras modificações adaptativas. Essas alterações ocorrem tanto nos órgãos reprodutores quanto de forma sistêmica. A respeito das modificações gravídicas, assinale a alternativa correta.

A. No 3º trimestre, há o decréscimo de 15% da frequência cardíaca, associado ao aumento de 45 a 50% do volume sanguíneo.
B. Há o aumento da frequência respiratória, contudo o volume corrente e a ventilação por minuto em repouso se mantêm nos valores pré-gravídicos.
C. O metabolismo lipídico materno apresenta uma fase anabólica no 1º e no 2º trimestre e uma fase catabólica no 3º trimestre.
D. A taxa de filtração glomerular aumenta, porém, devido à ação progestagênica, há o aumento na creatinina plasmática.
E. O consumo de glicose pelo feto é contínuo e a ingestão materna, intermitente. Para manter a fonte de energia fetal contínua, o transporte de glicose através da placenta ocorre por osmose.

Resposta correta: alternativa C.
Justificativa:

A. Incorreta. Apesar de haver um aumento do volume sanguíneo em torno de 50%, há aumento e não queda da frequência cardíaca.
B. Incorreta. A frequência respiratória se mantém durante a gestação, mas ocorre um aumento do volume corrente em decorrência do maior tempo de inspiração e expiração.
C. Correta. Na primeira metade da gestação, há maior armazenamento de gordura (anabolismo) induzido pelos hormônios sexuais placentários. Na segunda metade da gravidez, ocorre uma troca para uma fase catabólica, com lipólise, neoglicogênese e resistência periférica à insulina, decorrente principalmente do hormônio lactogênio placentário.
D. Incorreta. Existe um aumento na taxa de filtração glomerular em até 50%. Como resultado, há uma redução da creatinina sérica.
E. Incorreta. O transporte de glicose pela placenta é por difusão facilitada.

REFERÊNCIAS

1. Alipour S. Physical breast examination in pregnancy and lactation. Adv Exp Med Biol. 2020;1252:9-16.
2. Zugaib M, Francisco RPV. Obstetrícia. 5. ed. Barueri: Manole; 2023.
3. McMichael A, Shear N, Kamangar F, Vidimos A. *Striae Distensae* [Internet]. Treasure Island (FL): StatPearls Publishing; 2025. Disponível em: https://www.ncbi.nlm.nih.gov/books/NBK436005/NCBI. Acesso em: 14 jul 2025.
4. Belfort MA, Gabbe SG. Maternal cardiovascular adaptations to pregnancy and uteroplacental blood flow. In: Gabbe SG. Obstetrics: normal and problem pregnancies. 8. ed. Philadelphia: Elsevier; 2024. p. 213-28.
5. Friel LA. Anemia na gestação. In: Manual MSD Manual – versão para profissionais [Internet]. Rio de Janeiro: Elsevier; 2023.
6. Westhoff CM, Shapiro JI. Renal physiology of pregnancy: adaptations in renal hemodynamics, RAAS activation, and erythropoietin production. Am J Kidney Dis. 2025;85(2):223-34.
7. Sanci M, Töz E, Ince O, Özcan A, Polater K, Inan AH, et al. Physiological leukocytosis during pregnancy and puerperium: reference intervals and neutrophil function alterations. J Obstet Gynaecol Res. 2024;50(1):45-52.
8. Figueiredo Neto JA, Barreto ES, Simões e Silva AC. Fisiologia da circulação uteroplacentária. In: Simões e Silva AC, Barreto ES, organizadores. Fisiologia da gestação. São Paulo: Atheneu; 2016. p. 45-60.
9. Valente AM, Economy K. Maternal adaptations to pregnancy: cardiovascular and hemodynamic changes. Up to Date [Internet]. 2025. Disponível em: https://www.uptodate.com/contents/maternal-adaptations-to-pregnancy-cardiovascular-and-hemodynamic-changes?search=Preganancy%20hemodynamics&source=search_result&selectedTitle=1~150&usage_type=default&display_rank=1
10. Silversides C. Supraventricular arrhythmias during pregnancy [Internet]. UpToDate; 2022. Disponível em: https://www.uptodate.com/contents/supraventricular-arrhythmias-during-pregnancy. Acesso em: 13 jul 2025.
11. Napso T, Yong HEJ, Lopez-Tello J, Sferruzzi-Perri AN. The role of placental hormones in mediating maternal adaptations to support pregnancy and lactation. Front Physiol. 2018;9:1091.
12. Karaca Z, Tanriverdi F, Unluhizarci K, Kelestimur F. Physiological changes in the pituitary gland during pregnancy leading to hyperprolactinemia and risk of Sheehan's syndrome [Internet]. Treasure Island (FL): StatPearls Publishing; 2025. Disponível em: https://www.ncbi.nlm.nih.gov/books/NBK551724/iosrjournals.orgiosrjournals.org+5ncbi.nlm.nih.gov+5oatext.com+5. Disponível em: 14 jul 2025.
13. Ross DS. Overview of thyroid disease and pregnancy [Internet]. Up to Date; 2025 Disponível em: https://www.uptodate.com/contents/overview-of-thyroid-disease-and-pregnancy?search=maternal%20hormons%20in%20pregnancy%20thyroid&source= search_result&selectedTitle=1~150&usage_type=default&display_rank=1. Acesso em jun 2025.
14. Santos J, Oliveira M, Silva L, et al. Hormonal and metabolic adaptations in pregnancy: Implications for gestational diabetes mellitus. J Clin Endocrinol Metab. 2023;108(5):1234-45.
15. Bauer KA. Maternal adaptations to pregnancy: hematologic changes [Internet]. Up to Date; 2024. Disponível em: https://www.uptodate.com/contents/maternal-adaptations-to-pregnancy-hematologic-changes.
16. Wang J, Fabi S, Robinson D, et al. Pigmentation control in pregnancy-induced melasma: Clinical assessment of a non-hydroquinone, non-retinol pigment-correcting serum. J Drugs Dermatol. 2022.1;21(10):1075-80.
17. Pomeranz MK. Maternal adaptations to pregnancy: skin and related structures [Internet]. Up to Date; 2025. Disponível em: https://www.uptodate.com/contents/maternal-adaptations-to-pregnancy-skin-and-related-structures. Acesso em jun 2025.
18. Oliphant SS, Nygaard IE, Zong W, Canavan TP, Moalli PA. Maternal adaptations in preparation for parturition predict uncomplicated spontaneous delivery outcome. Am J Obstet Gynecol. 2014;211(6):630.e1-7.
19. Bermas BL. Maternal adaptations to pregnancy: musculoskeletal changes and pain [Internet]. Up to Date; 2024. Disponível em: https://www.uptodate.com/contents/maternal-adaptations-to-pregnancy-musculoskeletal-changes-and-pain?search=Maternal%20adaptations%20to%20pregnancy&source=search_result&selectedTitle=5~113&usage_type=default&display_rank=5#H2. Acesso em jun 2025.
20. Morton A, He JW. Ptyalism gravidarum. Obstet Med. 2024:1753495X241290668. doi:10.1177/1753495X241290668.
21. Al-Shboul OA, Al-Balas QA, Alzoubi KH. Progesterone inhibitory role on gastrointestinal motility. J Gastroenterol Hepatol. 2023;38(4):671-8.
22. Hamdan M, Zidan S, Talahmeh K, Manasrah R, Rawashdeh A, Badrasawi M. Prevalence of pica and its contributing factors among Palestinian pregnant

women [Internet]. Pal Med Pharm J. 2024. Disponível em: https://journals.najah.edu/journal/pmpj/issue/pmpj-v10-i3/article/2405/in-press/. Acesso em jun 2025.

23. Bianco A. Maternal adaptations to pregnancy: gastrointestinal tract [Internet]. Up to Date; 2025. Disponível em: https://www.uptodate.com/contents/maternal-adaptations-to-pregnancy-gastrointestinal-tract. Acesso em jun 2025.
24. Weinberger SE. Maternal adaptations to pregnancy: dyspnea and other physiologic respiratory changes [Internet]. Up to Date; 2025. Disponível em: https://www.uptodate.com/contents/maternal-adaptations-to-pregnancy-dyspnea-and-other-physiologic-respiratory-changes. Acesso em jun 2025.
25. Agampodi TC, Jayatilleke AU, Jayasinghe S, Warnasekara JN, Hettiarachchi AU, Jayasinghe IU, et al. Serum creatinine and estimated glomerular filtration rate (eGFR) in early pregnancy and changes during the pregnancy. PLOS Glob Public Health. 2023 Jan 26;3(1):e0000443.
26. Bayraktar M, Yılmazer M, Yılmazer S, et al. Hydronephrosis of pregnancy and urinary stasis. Nurs Times. 2023 Sep 25;119(9):12-14.
27. Thadhani RI, Maynard SE. Maternal adaptations to pregnancy: renal and urinary tract physiology [Internet]. Up to Date; 2024. Disponível em: https://www.uptodate.com/contents/maternal-adaptations-to-pregnancy-kidney-and-urinary-tract-physiology. Acesso em jun 2025.

4

Endocrinopatias no ciclo gravídico-puerperal

Murilo Furtado Mendonça Casati
Patricia Deffune Celeghini

INTRODUÇÃO

A gravidez exerce grande influência nos eixos endócrinos e suas funções, desencadeando adaptações que ocorrem desde o princípio do binômio feto-placenta. Tendo em vista que são diversas as modificações endocrinológicas no ciclo gravídico-puerperal, podemos destacar como principais: cessação transitória da maturação de novos folículos ovarianos, aumento do tamanho hipofisário em cerca de 135%,[1] níveis aumentados de prolactina por estimulação estrogênica,[2] elevação dos hormônios tireoidianos em 40% para suprir as demandas fetais[3] e produção do hormônio lactogênio placentário aumentando a resistência materna à insulina.[4]

Neste capítulo, discorremos a presença, neste ciclo, de tireoidopatias, obesidade, disfunções suprarrenais e hipofisárias, além das relacionadas à produção de prolactina. Outros distúrbios endocrino-metabólicos, como diabetes, terão capítulos exclusivos e serão abordados separadamente.

TIREOIDOPATIAS

Entre as alterações hormonais mais relevantes, destacam-se as repercussões no eixo hipotálamo-hipófise-tireoide (Figura 1). Inicialmente, a gonadotrofina coriônica humana (hCG) atua com ação homóloga ao hormônio estimulante da tireoide (TSH),[5] estimulando a tireoide materna e elevando, naturalmente, os níveis séricos de tiroxina T4 livre (T4L) maternos. A função tireoidiana elevada está associada também a um aumento fisiológico das dimensões da tireoide na gestação – cerca de 10% em regiões com suficiência de iodo e 40% em regiões com deficiência.[6]

Já no primeiro trimestre, os hormônios tireoidianos desempenham papel importante no desenvolvimento do sistema nervoso central (a partir da 9ª semana de gestação), no desenvolvimento neuromotor e na formação dos principais órgãos fetais. Dessa forma, os altos níveis de hCG nesta fase levam ao aumento dos níveis de tiroxina e a uma consequente diminuição dos níveis de TSH por mecanismo de *feedback* negativo (Figura 2).

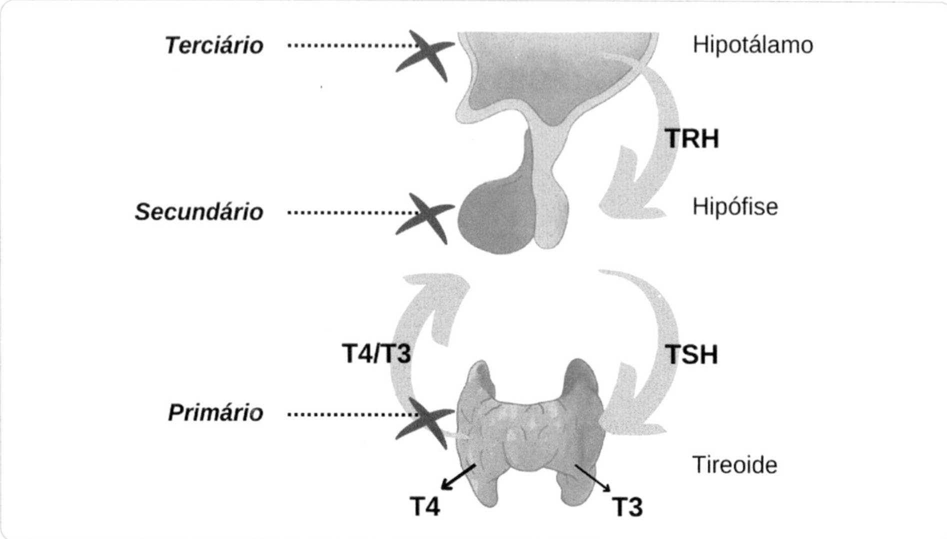

FIGURA 1 Eixo hipotálamo-hipófise-tireoide.

T3: tri-iodotironina: T4: tetraiodotironina; TRH: hormônio liberador de tireotrofina; TSH: hormônio estimulante da tireoide.
Fonte: autoria própria.

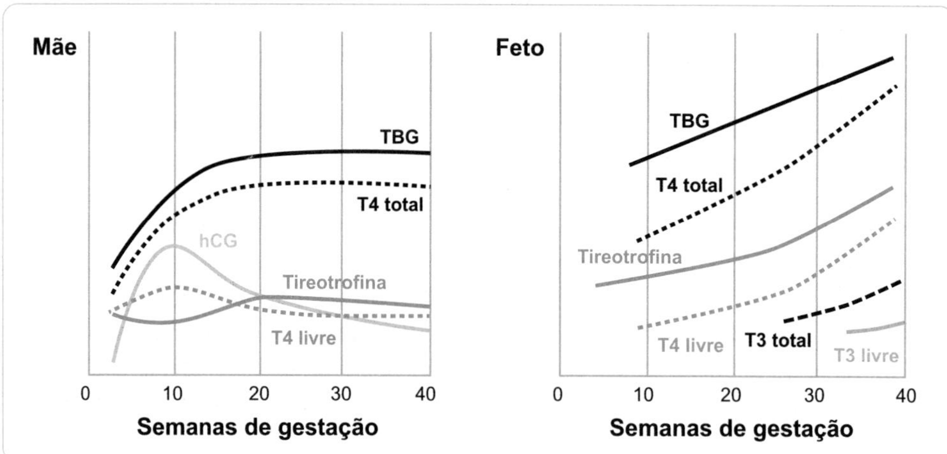

FIGURA 2 Variações hormonais ao longo da gestação.

Fonte: adaptada de Burrow GN, Fisher DA, Larsen PR. Maternal and fetal thyroid function. The New England Journal of Medicine. 1994;331(17), 1072-1078.

A hCG alcança seu máximo por volta da 9ª semana da gestação, atingindo um platô por volta da 20ª semana. Paralelamente, há aumento da produção hepática de globulina ligadora de tiroxina (TGB) como resultado dos níveis de estrógenos elevados, aumentando, por sua vez, os níveis totais das tiroxinas T3 e T4.

A tireoide fetal atinge sua maturidade por volta da 11ª semana da gestação, secretando seus próprios hormônios a partir da 16ª semana. Até essa fase, é de grande relevância a transferência adequada dos hormônios tireoidianos maternos para o desenvolvimento neurológico fetal.[7] No entanto, nas pacientes com hipotireoidismo prévio (clínico ou subclínico), em função da disfunção primária da tireoide, estudos identificaram a incapacidade desse mecanismo fisiológico de produção dos hormônios tireoidianos liderado pela hCG.

Desde 1995, a suplementação de iodo no sal de cozinha é obrigatória em todo território nacional brasileiro, uma vez que sua deficiência impacta na função tireoidiana e é considerada importante causa de retardo mental no mundo. Essa suplementação apresenta o melhor custo-benefício na melhoria da saúde materno-fetal. De acordo com a Organização Mundial da Saúde (OMS), a dosagem de iodo urinário entre 149 a 249 mcg/L é condizente com a ingestão adequada.

Hipertireoidismo e tireotoxicose na gravidez

Epidemiologia

A incidência de hipertireoidismo ou tireotoxicose na gravidez varia entre 0,1 e 0,4%,[8] sendo marcada pela elevação dos hormônios tireoidianos circulantes (T3 e T4) e pelo declínio dos níveis de TSH.

A principal causa de tireotoxicose na gestação é a doença de Graves, ocorrendo principalmente em mulheres entre 20 e 40 anos, com uma prevalência de 0,5%.[9] Outras causas, como nódulos tireoidianos hiperfuncionantes, tireoidite subaguda, *Struma ovarii* e metástases funcionais de câncer de tireoide, são menos comuns, com incidência menor que 0,001%.[10] Em regiões com deficiência de iodo, a prevalência do hipotireoidismo pode ser maior em razão do desenvolvimento de nódulos tireoidianos.[11]

Quadro clínico

Em gestantes portadoras da doença de Graves, os sintomas de hipertireoidismo podem piorar na fase inicial da gestação pelo mecanismo fisiológico de estimulação da hCG, já explicado anteriormente.

Os principais sintomas são: incapacidade de ganhar peso apesar de dieta adequada, tireomegalia, dispneia, intolerância ao calor e tremores. Ao exame físico, podemos encontrar hipertensão arterial, exoftalmia, tireomegalia, taquicardia[12] suprafisiológica, mixedema pré-tibial, entre outros.

Diagnóstico

Em razão das alterações fisiológicas tireoidianas na gravidez, os resultados da função tireoidiana podem ser difíceis de avaliar e é comum haver divergências na literatura.

O TSH, no primeiro trimestre de gestação, encontra-se baixo por conta das altas concentrações de hCG, sendo o limite inferior da normalidade 0,1 mUI/L, de acordo com a Federação Brasileira das Associações de Ginecologia e Obstetrícia (Febrasgo). A partir do segundo trimestre, as concentrações do TSH aumentam discretamente e o limite de normalidade pode ser considerado o mesmo de mulheres não gestantes.[13]

Podemos classificar os quadros clínicos em: hipertireoidismo clínico franco, com redução de TSH e níveis de tiroxinas elevados, sobretudo T4 livre; ou hipertireoidismo subclínico, com redução do TSH e tiroxinas normais.

O nível de TRAB (anticorpo antirreceptor de TSH) sérico ao longo da gestação pode predizer o risco de hipertireoidismo neonatal, sendo valores acima de 5 UI/L ou três vezes o limite superior da normalidade materno um indicativo de que a tireoide fetal pode estar sendo hiperestimulada. Nesses casos, podemos observar taquicardia fetal, restrição de crescimento intrauterino, bócio fetal, insuficiência cardíaca e hidropsia fetal.[14]

Conduta

O manejo de mulheres com tireotoxicose gestacional transitória (TGT) depende dos sintomas, sendo a maioria das mulheres assintomáticas. O tratamento habitual envolve controle dos vômitos, correção de distúrbios hidroeletrolíticos e, a depender dos sinais vitais, pode ser necessário o uso de pequenas doses de betabloqueadores por um curto período. Drogas antitireoidianas não são indicadas para essa finalidade por não mostrarem superioridade em resultados obstétricos em relação aos casos de TGT conduzidos apenas com as medidas mencionadas.[15,16]

Em relação à doença de Graves e outras causas de hipertireoidismo, as tioamidas (metimazol, propiltiouracila e carbimazol) são as drogas mais utilizadas no tratamento, com capacidade de inibir a síntese dos hormônios tireoidianos em sua via final (Figura 3).

Entre os medicamentos disponíveis para o tratamento do hipertireoidismo na gravidez, quando é necessária a terapia até a

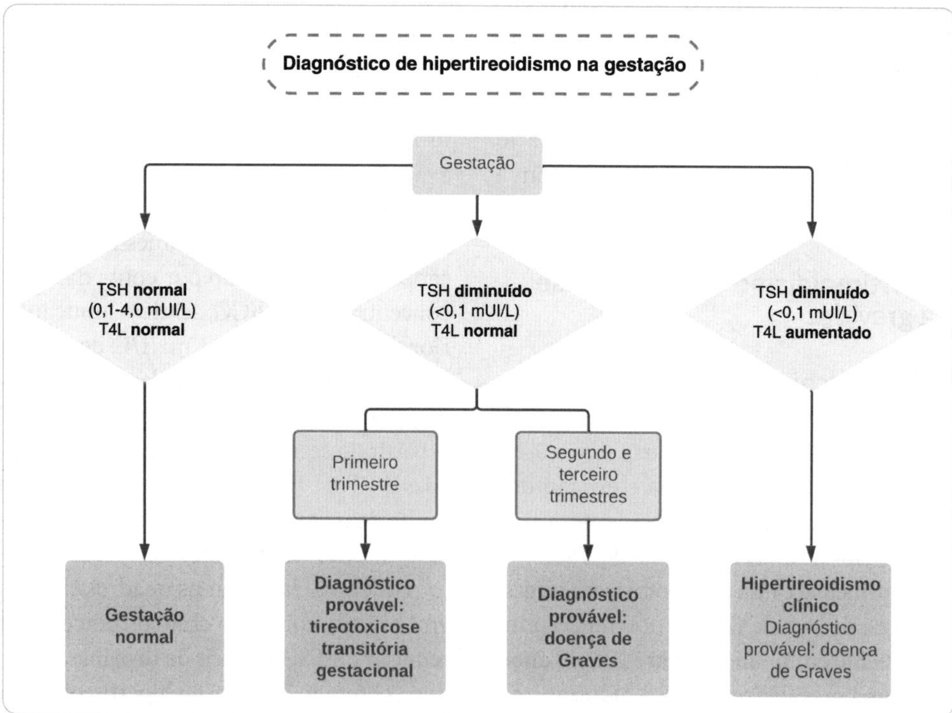

FIGURA 3 **Diagnóstico de hipertireoidismo na gestação.**

T4L: tetraiodotironina livre; TSH: hormônio estimulante da tireoide.

Fonte: adaptada de Rastreio, diagnóstico e manejo do hipertireoidismo na gestação. Posicionamento da Febrasgo e SBEM, 2022.

16ª semana gestacional, temos como escolha a propiltiouracila (menor risco de malformações congênitas associadas);[16] já para tratamentos necessários após a 16ª semana gestacional, priorizamos o metimazol (menor risco de hepatotoxicidade).

Vale ressaltar que há melhora da doença de Graves ao longo da gestação em decorrência do aumento do hormônio ligado à TBG e das mudanças imunológicas gestacionais, sendo necessário, portanto, acompanhar de perto essas gestantes em relação ao reajuste das doses das tioamidas. As doses recomendadas de acordo com o nível de T4L encontram-se na Tabela 1.[17]

No puerpério e lactação, a propiltiouracila e o metimazol podem ser detectados no leite materno em baixos níveis, mas não promovem risco ao recém-nascido (RN). Não há registros de impacto na função tireoidiana, nem no desenvolvimento intelectual e físico dos filhos de gestantes que utilizaram metimazol.[18]

Prognóstico

O controle inadequado está intimamente relacionado a quadros de hipertensão na gravidez, prematuridade, perda gestacional, baixo peso ao nascer, restrição de crescimento intrauterino, crise tireotóxica e insuficiência cardíaca congestiva materna. Observou-se que fetos com exposição prolongada aos excessos de hormônios tireoidianos possuem maior probabilidade de desenvolver convulsões e doenças neurológicas na vida adulta.[19]

Hipotireoidismo clínico e subclínico

O hipotireoidismo primário é definido pela falência, por parte da glândula tireoide, na produção ou na liberação dos hormônios tri-iodotironina (T3) e tetraiodotironina (T4).[20] Esta forma é muito mais prevalente que o hipotireoidismo de causa central, que é definido pela falência da produção e/ou liberação de TSH pela hipófise ou até mesmo por disfunção hipotalâmica.

Epidemiologia

O hipotireoidismo é a disfunção endócrina mais frequente durante a gravidez, com prevalência de 2,5% (na forma clássica) e 2 a 5% (na forma subclínica).[21]

As principais etiologias de hipotireoidismo clínico e subclínico são: tireoidite autoimune (destacando-se a tireoidite de Hashimoto, com prevalência aproximada de 12 a 13% da população)[22] e deficiência de iodo. Outras causas possíveis são hipotireoidismo central, tumores pituitários, resistência aos hormônios tireoidianos, tireoidectomia ou radioiodoterapia prévia para tratamento de hipertireoidismo, doenças infiltrativas como amiloidose, entre outras.

TABELA 1 Doses de metimazol e propiltiouracila sugeridas para início de tratamento em gestantes de acordo com o nível de T4L

Nível de T4L (número de vezes em relação ao limite superior normal)	Metimazol (mg)	Propiltiouracila (mg)
Até 2 vezes	5-10	100-200
Entre 2 e 3 vezes	10-20	200-400
Acima de 3 vezes	20-30	400-600

T4L: tetraiodotironina livre.
Fonte: adaptada de Ross et al.[17]

Quadro clínico

No hipotireoidismo subclínico, a paciente quase sempre é assintomática. O hipotireoidismo clínico, por sua vez, pode cursar com fraqueza, intolerância ao frio, cansaço, dispneia aos esforços, disfunção cognitiva, constipação, cabelos e pele secos, dentre outras alterações. Na tireoidite de Hashimoto, frequentemente há bócio e mixedema associados.

Diagnóstico

A dosagem de TSH é considerada o teste padrão-ouro para diagnóstico de disfunções tireoidianas, sendo simples, de baixo custo, altamente disponível e sensível. O hipotireoidismo pode ser classificado como clássico/clínico ou subclínico.[23] A forma clássica é diagnosticada por níveis diminuídos de T4 livre associados a níveis elevados de TSH. Já sua forma subclínica é caracterizada por níveis elevados de TSH com níveis adequados de T4 livre. É importante lembrar que os valores de referência sofrem grande divergência na literatura e variam de acordo com a idade gestacional.

De acordo com o último posicionamento da Febrasgo (2022), o limite superior do TSH para gestantes é em torno de 4,0 mUI/L. Quando os níveis de TSH estiverem acima de 10 mUI/L, o diagnóstico de hipotireoidismo clássico está firmado e a paciente deve iniciar o tratamento imediatamente, independente dos níveis de T4 livre. Níveis entre 4,00 e 10,00 mUI/L necessitam da avaliação do T4 livre para se enquadrar em subclínico ou clínico.

O Grupo de Trabalho de Disfunções Tireoidianas na Gestação da Febrasgo recomenda, caso os valores de TSH estejam entre 2,5 e 4,0 mUI/L, dosar o anticorpo antitireoperoxidase (ATPO), presente na tireoidite de Hashimoto em cerca de 85 a 90% dos casos e que está associado a maior risco de complicações na gravidez quando comparado às gestantes com anticorpos negativos.[24] Caso não haja recursos para solicitar ATPO neste grupo específico, a recomendação é realizar acompanhamento com dosagem de TSH e tratar assim que TSH > 4,00 mUI/L, visto que essas pacientes apresentam maior risco de elevação desse hormônio.[24]

Dentre as possíveis repercussões materno-fetais do hipotireoidismo clássico,[25] destacamos: abortamento inicial espontâneo, pré-eclâmpsia, hipertensão gestacional, descolamento prematuro de placenta, baixo peso ao nascer, hemorragia pós-parto, comprometimento neuropsicológico e cognitivo da criança e prematuridade. Assim, é de extrema importância o diagnóstico precoce para a instituição de tratamento adequado durante a gravidez.

Considerando os possíveis desfechos negativos do hipotireoidismo, todas as mulheres com doença tireoidiana, em idade fértil e com planos de engravidar devem ter seus níveis de TSH avaliados precocemente. Não há consenso em relação à melhor forma de rastreio para as mulheres sem doença tireoidiana conhecida e existem estudos que mostram subdiagnóstico em gestantes quando levadas em consideração apenas pacientes com alto risco (Quadro 1) para realizar o rastreamento.[26] O ponto que carece de evidências para inclusão do TSH nos critérios de rastreio universal da OMS é a ausência de benefícios reportados do tratamento do hipotireoidismo subclínico na gravidez,[27] apesar dos sabidos benefícios em sua forma clínica.

Caso existam condições técnicas e financeiras, pelos motivos citados, é indicada a avaliação da função tireoidiana de

TABELA 2 Avaliação laboratorial do hipotireoidismo diagnosticado na gestação

TSH	T4	Definições	ATPO
> 10,0 mUI/L	Não solicitar (resultado não modificará a conduta)	**Hipotireoidismo clínico**	Não solicitar (resultado não modificará a conduta)
> 4,0 e ≤ 10,0 mUI/L	Dentro dos valores de referência informados pelo laboratório	**Hipotireoidismo subclínico**	Não solicitar (conduta independe do ATPO)
> 4,0 e ≤ 10,0 mUI/L	Abaixo do limite inferior da referência informada pelo laboratório	**Hipotireoidismo clínico**	Não solicitar (resultado não modificará a conduta)
> 2,5 e ≤ 4,0 mUI/L	Dentro dos valores de referência informados pelo laboratório	**Eutireoidismo**	Caso ATPO+ (acima do limite superior da referência informada pelo laboratório), considerar tratamento
≤ 2,5 mUI/L	Não solicitar (resultado não modificará a conduta)	**Eutireoidismo**	Não solicitar (resultado não modificará a conduta proposta para o 1º trimestre na maioria das pacientes)

ATPO: anticorpo anti-tireoperoxidase; T4: tiroxina livre; TSH: hormônio estimulante da tireoide.
Fonte: https://www.febrasgo.org.br/images/pec/posicionamentos-febrasgo/FPS-N10-Outubro-2022-portugues.pdf. Acesso jun 2025.

QUADRO 1 **Critérios de risco para disfunção tireoidiana**

- História de irradiação de cabeça/pescoço
- Cirurgia tireoidiana ou radioterapia prévias
- Diabetes *mellitus* tipo 1 ou outra doença autoimune
- Autoimunidade tireoidiana previamente conhecida ou presença de bócio
- História de hipo/hipertireoidismo
  - Sinais/sintomas de disfunção tireoidiana
  - Obesidade mórbida (IMC ≥ 40 kg/m^2)
  - História de perda fetal, parto prematuro ou infertilidade
  - Uso de amiodarona ou lítio, ou administração recente de contraste iodado
  - História familiar de doença tireoidiana autoimune ou disfunção tireoidiana
  - Residente em área com insuficiência moderada a grave de iodo
  - Idade > 30 anos
  - ≥ 2 gestações

Fonte: elaborado pelo autor.

maneira universal na gravidez, a fim de não subdiagnosticar e prevenir os sombrios desfechos materno-fetais associados.[28] Em um cenário de condições plenas, gestantes diagnosticadas com hipotireoidismo devem ser acompanhadas no pré-natal de alto risco.[29]

Conduta

O momento da introdução do hormônio tireoidiano pode reduzir as complicações na gravidez e na prematuridade.[30] A meta é atingir o eutireoidismo o mais rápido possível, sendo recomendado o seguinte esquema:[31]

- **TSH > 2,5 e ≤ 4** mUI/L com **ATPO positivo**: levotiroxina (LT4) 50 mcg/dia.
- **TSH > 4,0 e** ≤ 10 mUI/L:
  - T4L normal: 1 mcg/kg/dia.
  - T4L diminuída: 2 mcg/kg/dia.
- **TSH > 10 mUI/L** independente de T4L: **2 mcg/kg/dia.**

Para mulheres com hipotireoidismo que desejam engravidar, é recomendado otimizar a dose do tratamento na preconcepção, sendo a meta TSH < 2,5 mUI/L,[32] pois há uma demanda crescente de hormônios tireoidianos nessas pacientes a partir da 4ª semana de gestação.[33]

No pós-parto, em mulheres com hipotireoidismo pré-gestacional, a dose materna de levotiroxina deve retornar para a dose usada antes da gravidez e o TSH deve ser reavaliado após 6 semanas. Em caso de hipotireoidismo diagnosticado na gravidez e dose de levotiroxina < 50 mcg/dia, suspender e reavaliar após 6 semanas. Quando a dose utilizada for superior a 50 mcg/dia, a redução deve ocorrer em 25 a 50% e a paciente precisa ser encaminhada para acompanhamento especializado para posterior reavaliação de TSH em 6 semanas.[34]

OBESIDADE

A obesidade, considerada um grave problema de saúde pública, representa um grande risco para complicações obstétricas e sua prevalência está aumentando exponencialmente em países desenvolvidos e nos países em desenvolvimento. De acordo com a OMS,[35] enfrentamos neste século uma epidemia de obesidade.

A OMS caracteriza a obesidade como o acúmulo anormal de tecido adiposo que leva a prejuízos funcionais, sendo uma questão ainda negligenciada mundo afora. Cabe ressaltar que o tecido adiposo é um órgão endócrino ativo que pode causar desregulação metabólica, vascular, inflamatória, além de poder alterar o crescimento e a função placentária – esta última relacionada à pré-eclâmpsia.[36]

Destaca-se também a maior prevalência de amenorreia e infertilidade nessas mulheres, visto que 35 a 40% das mulheres com síndrome dos ovários policísticos são obesas.[37]

A taxa de malformações fetais é maior nos filhos de mulheres obesas do que nas gestantes com peso normal (maior prevalência de defeitos do tubo neural mesmo naquelas que suplementaram ácido fólico ou metilfolato adequadamente), além do maior risco de óbito fetal e macrossomia, independente da associação com diabetes.[38-41]

O ciclo da obesidade, dessa forma, pode ser facilmente perpetuado, levando em consideração que as obesas possuem maior probabilidade de terem filhos obesos por comprometerem a programação metabólica fetal.[42]

Epidemiologia

Dados do Instituto Brasileiro de Geografia e Estatística (IBGE) mostram que o

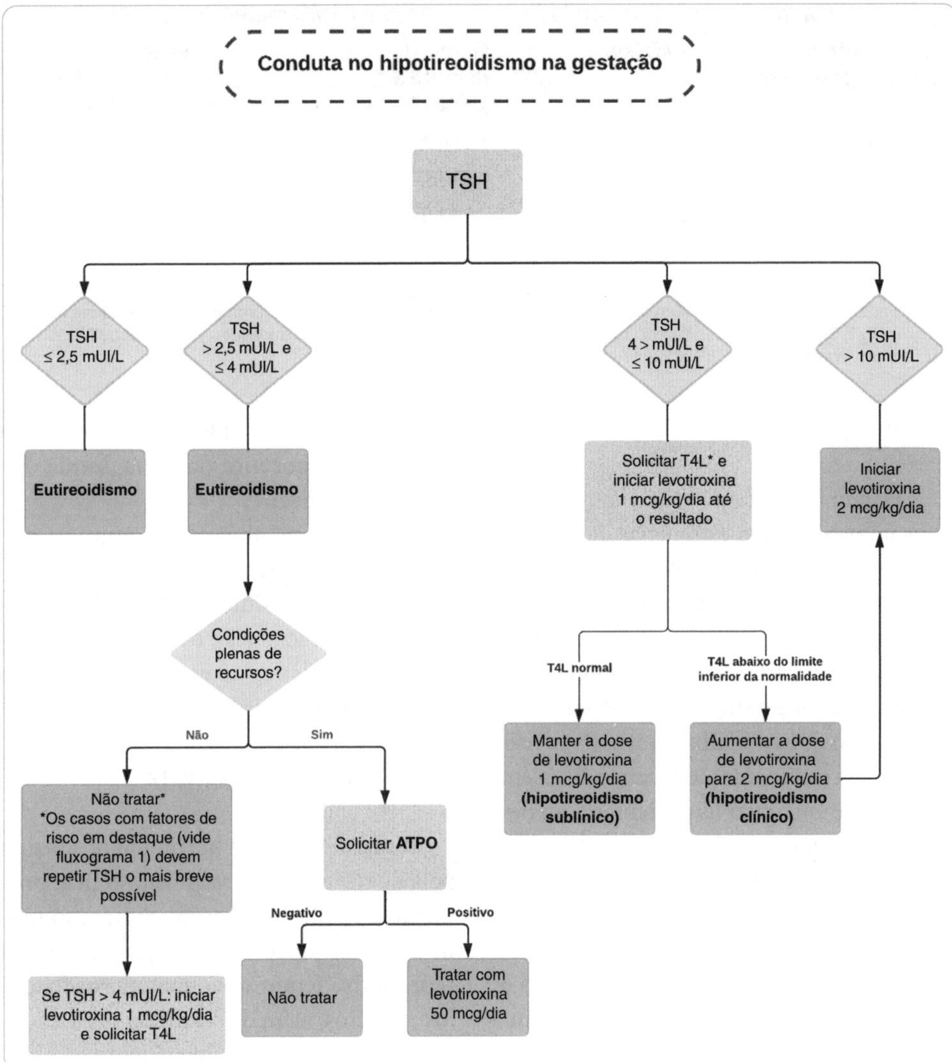

FIGURA 4 **Conduta no hipotireoidismo na gestação.**

ATPO: antitireoperoxidase; T4L: tetraiodotironina livre; TSH: hormônio estimulante da tireoide.
Fonte: autoria própria.

sobrepeso e a obesidade nas mulheres aumentaram 50% nos últimos 30 anos, sendo mais prevalentes em mulheres brasileiras de baixa renda do que nas classes sociais mais favorecidas.[43] Esse fenômeno é semelhante em outros países.

Diagnóstico

O ganho de peso esperado durante a gravidez varia de acordo com o estado nutricional antes da gestação e o índice de massa corporal (IMC), como apresentamos na Tabela 3.

TABELA 3 Ganho de peso recomendado de acordo com o IMC materno pré-gestacional

Estado nutricional antes da gestação	IMC (kg/m²)	Ganho de peso durante a gestação (kg)	Ganho de peso por semana no 2º e 3º trimestre (kg)
Baixo peso	< 18,5	12,5-18,0	0,5
Peso adequado	18,5-24,9	11,0-16,0	0,4
Sobrepeso	25,0-29,9	7,0-11,5	0,3
Obesidade	≥ 30,0	5,0-9,0	0,2

IMC: índice de massa corporal.
Fonte: adaptada de Institute of Medicine (US) and National Research Council (US) Committee to Reexamine IOM Pregnancy Weight Guidelines. Weight Gain During Pregnancy: Reexamining the Guidelines. Rasmussen KM, Yaktine AL, editors. Washington (DC): National Academies Press (US); 2009.

Conduta

Quando falamos em obesidade, o ponto mais importante são estratégias de prevenção, além do tratamento de suas possíveis complicações. Os profissionais de saúde, em equipe multidisciplinar, devem implementar estratégias de prevenção primária como mudança de estilo de vida, ressaltando os benefícios da atividade física rotineira e alimentação balanceada, além de educar e encorajar as pacientes com desejo gestacional a atingir o peso adequado antes mesmo de engravidar, ressaltando que a obesidade muitas vezes está associada à infertilidade.

O exercício físico está relacionado a melhores desfechos maternos (menor incidência de diabetes gestacional, por exemplo[44]) e deve ser praticado durante toda a gestação, desde que não haja contraindicações para tanto.

Quando a mudança de estilo de vida não traz resultado significativo, as terapias medicamentosas e cirúrgicas pré-gestacionais se tornam importantes aliados, além de um adequado acompanhamento psicológico dessas pacientes, sempre ressaltando os benefícios da perda de peso tanto para a mãe quanto para o feto. Entre as medicações atuais e em alta, destaca-se que ainda não há estudos que demonstram o perfil de segurança da semaglutida durante a gravidez.

Devemos ressaltar ainda o importante papel das organizações governamentais, indústrias de produtos alimentícios, organizações educacionais e outros na conscientização e mudança no estilo de vida como prevenção primária.

HIPERPROLACTINEMIA

A prolactina é um hormônio produzido pela adeno-hipófise responsável pela produção do leite e do desenvolvimento mamário, com importante papel na função reprodutiva feminina ao maturar os folículos e oócitos, além de colaborar para a ação fisiológica do corpo lúteo (Figura 5).

A secreção aumentada de prolactina promove a interrupção da pulsatilidade do hormônio liberador das gonadotrofinas (GnRH), prejudicando a esteroidogênese[45] ao reduzir a liberação de hormônio luteizante (LH) e hormônio folículo-estimulante (FSH). Essa cascata pode causar anovulação e, em alguns casos, levar à infertilidade.

A hiperprolactinemia pode ser secundária a tumores hipofisários, medicações neurolépticas, antidepressivos tricíclicos,

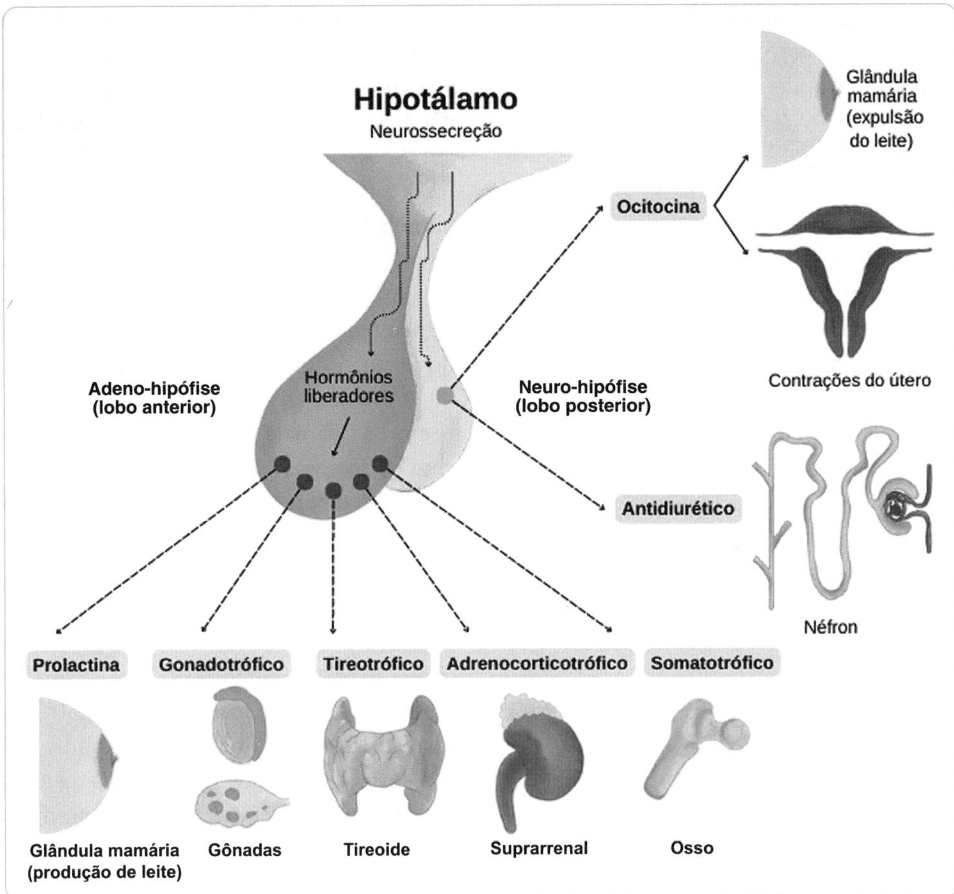

FIGURA 5 Liberação de hormônios pela adeno-hipófise.
Fonte: autoria própria.

inibidores seletivos da recaptação de serotonina, estresse e atividades extenuantes ou mesmo fisiológico em situações de amamentação, por exemplo. Pode, ainda, estar associada ao hipotireoidismo, já discutido neste capítulo.

Epidemiologia

Os prolactinomas (ou adenomas pituitários) normalmente são benignos e estudos epidemiológicos mostram um aumento de sua incidência (entre 3,9 a 7,4 casos a cada 100 mil por ano) e prevalência (76 a 116 casos a cada 100 mil).[46] Podemos classificá-los em microprolactinomas (< 10 mm) e macroprolactinomas (≥ 10 mm) para melhor avaliação clínica, prognóstico e tratamento adequado.

Quadro clínico

A galactorreia é uma das queixas mais expressivas associadas às hiperprolactinemias, além de infertilidade. Casos de macroprolactinomas podem cursar com sintomas neurológicos, como cefaleia, alterações visuais ou, em casos mais graves, efeitos de massa.

Diagnóstico

Em mulheres não gestantes os valores de referência estão bem estabelecidos para a dosagem sérica de prolactina: 15 a 30 ng/mL na fase folicular.[47] Na gestação, porém, isso pode ser um desafio. Durante a gravidez, em razão dos níveis aumentados de estradiol, os níveis de prolactina encontram-se fisiologicamente aumentados, sendo aceitáveis valores entre 35 e 600 ng/mL.[48] Após seis semanas do parto, os níveis séricos de estradiol diminuem e, por consequência, o nível sérico de prolactina volta ao normal (mesmo quando em aleitamento materno exclusivo).

Tratamento

Pacientes com hiperprolactinemia pré-gestacional podem ser tratadas quando houver sintomas neurológicos associados a grandes prolactinomas, hipogonadismo ou outros sintomas como galactorreia. Além disso, o tratamento é fortemente indicado quando os adenomas ultrapassam a sela túrcica e/ou invadem o quiasma óptico, promovendo distúrbios visuais.

Terapias com agonistas dopaminérgicos são a primeira escolha para a maioria das mulheres que desejam engravidar.[49] Outros tratamentos, como os cirúrgicos, são reservados para pacientes com casos refratários ao tratamento clínico. A primeira escolha de terapia medicamentosa é a cabergolina, seguida pela bromocriptina, por estar mais associada a efeitos colaterais como náusea, cefaleia e mal-estar.

Apesar dos agonistas dopaminérgicos serem tipicamente descontinuados uma vez que se confirma a gestação, estudos apontam que a administração de cabergolina ou bromocriptina durante o primeiro mês gestacional não trouxe danos ao feto, com taxas de abortamentos espontâneos e malformações similares à população geral;[50,51] o mesmo foi observado em estudos com acompanhamento de crianças acima de nove anos de idade cujas mães fizeram uso da terapêutica medicamentosa durante a gestação, não mostrando prejuízos funcionais e/ou orgânicos.[52]

A queda nos níveis de prolactina ocorre em 1 a 2 semanas após o início da terapia com os agonistas dopaminérgicos. Se o nível sérico de prolactina se normaliza e não há efeitos colaterais, podemos tentar o acompanhamento com a dose inicial.[53]

Em pacientes em tratamento medicamentoso pré-gestacional, a restauração da ovulação ocorre em 90% dos casos com hiperprolactinemia e anovulação dentro de duas semanas.[54] Para aquelas em anovulação e/ou infertilidade em vigência da terapia dopaminérgica, o citrato de clomifeno pode ser útil.[55]

Destacamos, a seguir, as poucas indicações de cirurgia transesfenoidal para redução do tamanho dos adenomas:[56]

1. Adenoma elevando o quiasma óptico e não diminuindo em resposta ao agente dopaminérgico.
2. **Macroadenoma (≥ 10 mm)** irresponsível aos agentes dopaminérgicos mesmo sem elevar o quiasma óptico.
3. Se há **danos visuais** independentemente do tamanho do adenoma.

ALTERAÇÕES DA SUPRARRENAL

Síndrome de Cushing

A gravidez está associada a um estado fisiológico de hipercortisolismo derivado da interação entre o eixo hipotálamo-hipófise, útero e placenta. No primeiro trimestre gestacional, há aumento da globulina ligadora de corticosteroides (CBG)[57] por conta da ação estrogênica elevada e do hormônio liberador de corticotropina (CRH), que também é produzido pela placenta. Os níveis plasmáticos de cortisol, por consequência, podem aumentar em 2 a 3 vezes durante o decorrer da gestação.[58]

Dentre as principais alterações da suprarrenal, destacamos a síndrome de Cushing de causa exógena, que resulta da exposição a altas doses de glicocorticoides por tempo prolongado, ou endógena, pela hiperprodução de glicocorticoides pelo córtex da suprarrenal.[59] A síndrome de Cushing pode ser dependente do hormônio adrenocorticotrófico (ACTH), causada principalmente por tumores hipofisários produtores deste hormônio ou independente dele, associada a tumores suprarrenais ou hiperplasia suprarrenal bilateral.

Epidemiologia

A ocorrência de síndrome de Cushing é rara durante a gravidez, com menos de 150 casos reportados na literatura, o que pode refletir sua dificuldade diagnóstica nesse período.

Quadro clínico

A apresentação clínica da síndrome de Cushing é similar na gestação e na população em geral:[60] excesso de gordura corporal, principalmente na parte superior das costas; fadiga; elevação dos níveis pressóricos; possível correlação com osteoporose; cálculos renais; diabetes *mellitus*; transtornos mentais; fraturas; infecções; e, nos casos mais graves, pode ser causa de óbito.[61]

Diagnóstico

Os adenomas suprarrenais são a causa endógena mais comum de síndrome de Cushing na gravidez (50 a 60% dos casos), seguidos de adenomas hipofisários.[62]

O diagnóstico da síndrome de Cushing envolve afastar causas exógenas, como o uso de glicocorticoides, e documentar o hipercortisolismo endógeno por meio de dosagens salivares, urinárias ou séricas de cortisol em horários específicos ou após o uso de dexametasona.

Uma vez confirmada a síndrome, deve-se dosar o ACTH para classificá-la em dependente ou independente e, a partir daí, avaliar radiologicamente com ressonância magnética (RM) de suprarrenal e hipófise (ou tomografia computadorizada TC – de tórax e abdome, em casos selecionados), além da avaliação hormonal de testosterona, 17-OH-progesterona, estradiol, androstenediona, entre outros.

Tratamento

Adequação do estímulo exógeno, mudança de estilo de vida e tratamento clínico da hipertensão podem ser suficientes nos casos mais leves. Naqueles mais graves, a resolução da gestação deve ser avaliada. Caso a etiologia endógena seja um adenoma de suprarrenal (que costuma ser o mais prevalente), a exérese exclusiva da glândula afetada é o tratamento de escolha[63] (podendo ser ampliada caso seja um tumor maligno).

Pseudo-hermafroditismo feminino

Padrão de herança autossômica recessiva que leva a um erro na síntese da enzima 21-hidroxilase em 95% dos casos.[64] Nessa entidade, os fetos geneticamente femininos sofrem estímulo acentuado de androgênios,

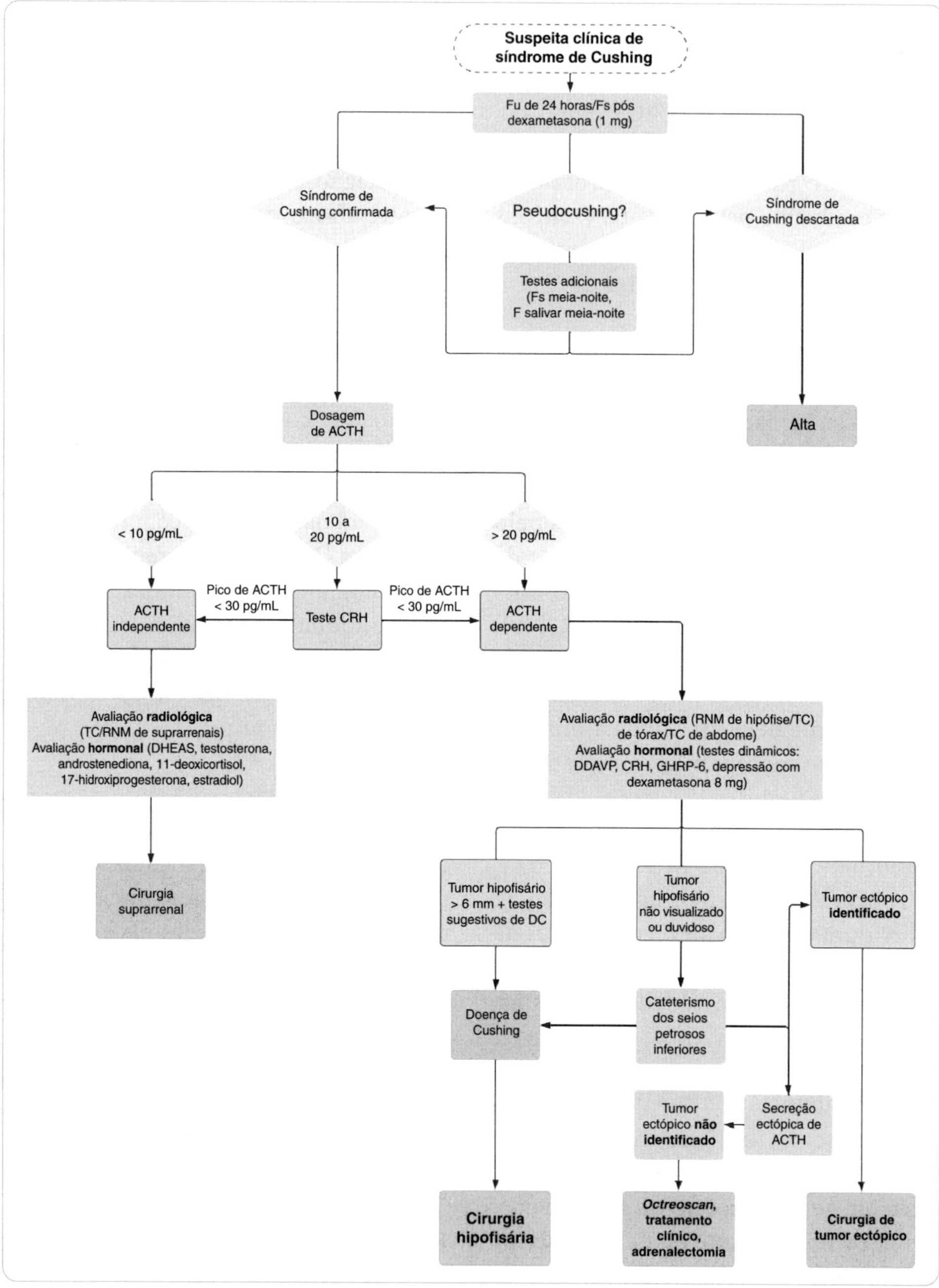

FIGURA 6 **Suspeita de síndrome de Cushing na gestação.**

ACTH: hormônio adrenocorticotrófico; CRH: hormônio liberador de corticotrofina; DC: doença de Cushing; DDAVP: desmopressina; DHEAS: desidroepiandrosterona; F: cortisol; Fs: cortisol sérico; Fu: cortisol urinário livre de 24 horas; GHRP-6: hormônio de crescimento liberador de peptídeo C; TC: tomografia computadorizada.
Fonte: autoria própria.

resultando em um quadro de ambiguidade sexual ao afetar a genitália externa, apesar dos genitais internos se manterem femininos.

Diagnóstico precoce, acompanhamento e tratamento permitem um aconselhamento sexual adequado e até mesmo perspectiva reprodutiva, se desejado.

Epidemiologia

Dados de aproximadamente 6,5 milhões de recém-nascidos mostram uma prevalência de 1 a cada 15 mil nascimentos[65] da forma clássica da doença.

Quadro clínico

O defeito da conversão enzimática envolve diminuição nos níveis de cortisol, aumento da secreção de ACTH e, por consequência, níveis aumentados de androgênios. Há um grande espectro da doença e diversos graus, podendo ser destacados:

1. Genitália atípica.
2. Acne.
3. Pelos pubianos em excesso.
4. Irregularidades menstruais.
5. Infertilidade.

Diagnóstico

O diagnóstico de tal entidade é feito de forma precoce nos testes de rastreamento das maternidades – p. ex., "teste do pezinho" – que incluem a avaliação do nível sérico de 17-OH-progesterona, sendo considerados alterados os níveis acima de 3.500 ng/dL.[66] Todos os recém-nascidos com resultado positivo devem ter seus eletrólitos séricos avaliados, além de confirmação com uma segunda dosagem de 17-OH-progesterona.

A forma não clássica normalmente é aventada nos quadros de mulheres em oligomenorreia e hiperandrogenismo, tendo como diagnóstico diferencial a síndrome dos ovários policísticos. Em mulheres adultas,

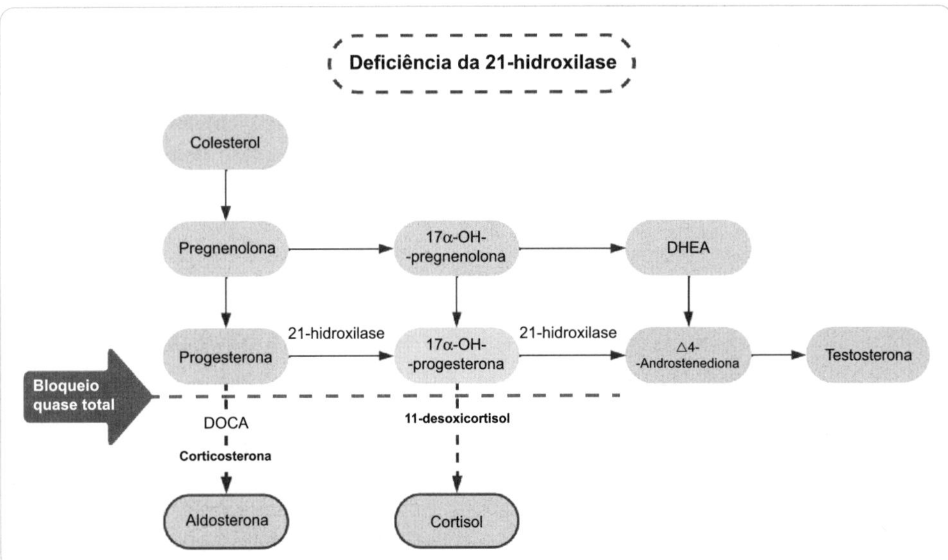

FIGURA 7 **Deficiência da 21-hidroxilase.**

DHEA: desidroepiandrosterona; DOCA: 11-desoxicorticosterona.
Fonte: autoria própria.

esta forma está associada a níveis de 17-OH-progesterona maiores que 200 ng/dL,[67] confirmados por um teste de estímulo com ACTH considerado positivo caso o valor de 17-OH-progesterona ultrapasse 1.500 ng/dL.

Achados laboratoriais possíveis da hiperplasia suprarrenal congênita, principalmente em sua forma clássica, são:[68] hipercalemia com ou sem hiponatremia, acidose metabólica e hipoglicemia.

Tratamento

Uma vez confirmada a gestação das pacientes portadoras dessa desordem genética, deve-se iniciar o tratamento com dexametasona na dose de 20 mcg/kg/dia em três doses diárias,[69] antes da oitava semana gestacional. Nesses casos, pode ser indicada a biópsia de vilo corial para avaliação do gene CPY21 e cromossomos sexuais: em fetos do sexo feminino e com CPY21 positivo, o tratamento descrito deverá permanecer até o fim da gestação.[69]

Vale ressaltar a importância do aconselhamento genético pré-gestacional, visto que a doença autossômica recessiva, tem chance de ocorrer novamente em uma próxima gravidez varia de aproximadamente 25%.[70]

DEFINIÇÕES IMPORTANTES DO CAPÍTULO

- A gestação aumenta expressivamente a demanda pelos hormônios tireoidianos. Como a tireoide fetal torna-se madura apenas por volta da 20ª semana gestacional, até esse período, a tireoide materna é essencial para o adequado desenvolvimento fetal.
- Na gestação, o TSH é crítico para o diagnóstico de hipotireoidismo e a T4L auxilia a diferenciação entre hipotireoidismo clínico e subclínico. Na primeira, a T4L encontra-se diminuída e na segunda, dentro da normalidade.
- Em condições financeiras e técnicas plenas, a dosagem de TSH deve ser feita de maneira universal e precoce, idealmente no primeiro trimestre. Em caso de poucos recursos, recomendamos para as pacientes com maior risco, como portadoras de doenças autoimunes, diabetes *mellitus*, bócio, história prévia de hipo ou hipertireoidismo, positividade para ATPO, tireoidectomia prévia, entre outros.
- A reposição com levotiroxina deve ser feita de maneira precoce, objetivando níveis de TSH normais, a fim de reduzir os desfechos materno-fetais negativos.
- A obesidade é uma epidemia ainda negligenciada no século XXI. Profissionais de saúde, educadores, governo e indústrias alimentícia e farmacêutica devem ser aliados na prevenção primária e terciária para melhorar os desfechos materno-fetais.
- O excesso de prolactina está relacionado a medicações, tumores hipofisários, hipotireoidismo, amamentação e gravidez.
- O tratamento de escolha das hiperprolactinemias envolve o uso de agonistas dopaminérgicos. Cirurgias são reservadas para casos refratários ou com sintomas importantes como alterações visuais.
- A síndrome de Cushing está associada a alta morbidade materna, incluindo diabetes *mellitus*, fraturas, infecções, hipertensão e pré-eclâmpsia.
- Mulheres com oligomenorreia e hiperandrogenismo devem ser investigadas para hiperplasia suprarrenal congênita (principalmente a forma não clássica, na fase adulta) além da síndrome dos ovários policísticos. O aconselhamento genético para as mulheres que desejam engravidar é de extrema importância.

QUESTÕES

1. Gestante de 10 semanas retorna em consulta pré-natal relatando náuseas leves durante todo o dia e trazendo consigo exames solicitados em sua primeira consulta de pré-natal. Você observa entre os resultados: TSH 4,50; T4 livre normal; ATPO positivo. Dentre as condutas, assinale a correta:

A. Devemos iniciar o tratamento para hipotireoidismo usando levotiroxina na dose de 50 mcg/dia.
B. Devemos iniciar o tratamento para o hipotireoidismo usando levotiroxina na dose de 1 mcg/kg/dia.
C. Devemos orientar a paciente sobre as alterações fisiológicas da gestação a respeito da tireoide, aguardar melhora espontânea do quadro e não tratar o hipotireoidismo.
D. Devemos iniciar o tratamento para o hipertireoidismo usando propiltiouracila na dose de 200 mg/dia.

Resposta correta: alternativa B.
Justificativa: o caso reflete o quadro típico de uma gestante com sintomas pouco relacionados à doença tireoidiana, mas apresentando resultado em seus exames laboratoriais que nos permite estabelecer o diagnóstico de hipotireoidismo. A dosagem do TSH é fundamental para estratificar a paciente em três subgrupos e direcionar os próximos exames a serem solicitados, bem como a dose de tratamento. Para valores de TSH entre 4,00 e 10,00 mUI/L, a dosagem de T4 livre é fundamental para diferenciarmos a dose do tratamento. Dessa forma, quando T4 livre encontra-se em valores normais, devemos iniciar tratamento com 1 mcg/kg/dia; quando T4 livre encontra-se com valores reduzidos, devemos iniciar o tratamento com 2 mcg/kg/dia.

2. Secundigesta de 13 semanas comparece ao pronto atendimento com queixa de palpitação, calor intenso e episódios de falta de ar. Relata ter apresentado náuseas e vômitos no início da gestação, mas que, apesar desses sintomas terem melhorado há duas semanas, está com dificuldade para deglutir alimentos sólidos e não tem ganhado peso. Nega episódios semelhantes nesta e na gestação anterior. Traz consigo resultados laboratoriais solicitados por seu pré-natalista, mas que ainda não foram avaliados.

Sinais vitais: FC 119 bpm, FR 19 irpm, PA 134 × 96 mmHg, $SatO_2$ 99%.

Exames laboratoriais: Hb 13,1, Ht 38,7, TSH 0,06, T4 livre aumentada.

Conforme quadro clínico, sinais vitais e exames apresentados, destaque a alternativa que contém a melhor conduta:

A. Devemos orientar a paciente sobre o diagnóstico de hipertireoidismo clínico e iniciar tratamento com uso de propriltiouracila.
B. Devemos orientar a paciente sobre tireotoxicose transitória gestacional, receitar sintomáticos, iniciar medicação anti-hipertensiva e reavaliação em 4 semanas.
C. Devemos orientar a paciente sobre o diagnóstico de hipertireoidismo clínico e iniciar tratamento com metimazol.
D. Devemos orientar a paciente sobre tireotoxicose transitória gestacional, explicar a não necessidade de medicações no momento e reavaliá-la em 4 semanas.

Resposta correta: alternativa A.
Justificativa: o caso descreve o quadro clínico de uma paciente com sintomas possivelmente correlacionados a hipertireoidismo clínico, como taquicardia, dispneia, tireomegalia (causando desconforto para deglutir os alimentos) e dificuldade

para ganhar peso. Analisando os sinais vitais, evidenciamos o quadro de taquicardia e hipertensão arterial, fortalecendo nossas suspeitas sobre esse diagnóstico; já observando os exames laboratoriais, conseguimos a confirmação a partir dos valores de TSH suprimidos (abaixo de 0,1 mUI/L) associados a T4 livre em valores aumentados. Diante desse diagnóstico, devemos iniciar o tratamento da paciente com o uso de tioamidas e, até a 16ª semana de gestação, a medicação mais recomendada é a propiltiouracila, em função do menor risco de malformações congênitas quando comparada ao metimazol (medicação recomendada após esta idade gestacional, por seu menor risco de hepatotoxicidade). Nos casos de tireotoxicose transitória gestacional, o usual seria encontrarmos o TSH diminuído, mas T4 livre normal.

3. Gestante portadora de *miastenia gravis* em acompanhamento neurológico regular e uso de piridostigmina 60 mg/dia e prednisona 60 mg/dia há 3 meses para controle dos sintomas da doença. Relata que há aproximadamente um mês observou início de edema facial, ruborização e ganho de peso excessivo. Após análise do quadro clínico e exame físico da paciente, o diagnóstico de síndrome de Cushing ficou estabelecido. Em relação a esse diagnóstico, assinale a alternativa correta:

A. A ressonância magnética de sela túrcica se faz indispensável para a investigação de todos os casos de síndrome de Cushing.
B. Nos casos de síndrome de Cushing, o acúmulo de gordura corporal ocorre principalmente nos membros inferiores.
C. Os adenomas hipofisários constituem a causa mais comum de síndrome de Cushing endógena na gestação.
D. É etapa fundamental da investigação etiológica da síndrome de Cushing afastarmos causas exógenas, como o uso prolongado de altas doses de glicocorticoides.

Resposta correta: alternativa D.
Justificativa: o caso descreve paciente com condição neurológica em que o uso de glicocorticoides se fez fundamental no controle dos sintomas. Por essa razão, a paciente utilizou altas doses de prednisona, durante tempo prolongado, o que constitui a principal causa de síndrome de Cushing, exógena. Essa possibilidade sempre deve ser descartada antes de prosseguir com o diagnóstico das causas endógenas.

4. Primigesta, 15 semanas, comparece no ambulatório de pré-natal de alto risco após encaminhamento da rede básica por diagnóstico de microprolactinoma de 8 mm há 6 meses após galactorreia. Paciente nega sintomas neurológicos no momento, mas relata náuseas intensas e mal-estar desde o início de seu tratamento com bromocriptina. Sobre o quadro descrito, assinale a alternativa correta:

A. Devemos interromper o uso do agonista dopaminérgico em função dos efeitos colaterais e proceder com avaliação de neurocirurgião para exérese da glândula.
B. Devemos continuar o uso da bromocriptina, pois apesar dos efeitos colaterais essa medicação constitui primeira escolha para o tratamento.
C. Podemos considerar a transição entre agonistas dopaminérgicos, suspendendo a bromocriptina e introduzindo a cabergolina, que constitui primeira escolha para o tratamento.
D. O uso dos agonistas dopaminérgicos é contraindicado durante a gestação, devendo ser interrompido assim que confirmada a gestação.

Resposta correta: alternativa C.

Justificativa: a paciente descrita apresenta indicações de tratamento da hiperprolactinemia, apresentando galactorreia secundária a adenomas hipofisários. Apesar de, classicamente, o tratamento com agonistas dopaminérgicos ser descontinuado assim que se confirma a gestação, estudos mais recentes não apontaram danos maternos ou fetais em curto ou longo prazo. No entanto, o caso ilustra uma paciente com má adaptação à bromocriptina, medicação de segunda linha em função dos efeitos adversos como náusea, vômito, cefaleia e mal-estar generalizado. Desse modo, a melhor opção seria a transição da medicação para a cabergolina.

5. Segundo a OMS, enfrentamos atualmente uma epidemia de obesidade, com sua prevalência aumentando de forma exponencial nos países desenvolvidos e em desenvolvimento, entre eles o Brasil. Dentre as informações a seguir, indique a correta:

A. Estudos atuais sobre o uso da semaglutida na gestação permitem afirmar seu perfil de segurança e respaldam seu uso em gestantes.
B. A taxa de malformações fetais é maior nos filhos de mães obesas em relação àquelas que gestaram em seu peso ideal.
C. A obesidade constitui importante fator de risco para diabetes *mellitus* gestacional, no entanto, não podemos estabelecer sua relação com a pré-eclâmpsia.
D. O ganho de peso adequado na gestação de fetos únicos é de 10,5 kg independentemente do índice de massa corporal (IMC) inicial das pacientes.

Resposta correta: alternativa B.

Justificativa: a obesidade é importante fator de risco para complicações maternas, mas também para as fetais (como defeitos no fechamento do tubo neural). Além disso, causa grande desregulação metabólica, vascular, inflamatória e pode afetar acentuadamente o crescimento fetal e a função placentária. Dessa forma, recomenda-se em consulta pré-gestacional o adequado aconselhamento sobre peso ideal conforme o cálculo de IMC e, a partir da estratificação dessa gestante em baixo peso, peso adequado, sobrepeso e obesidade, podemos estabelecer os valores de referência para ganho de peso durante a gestação e por semana no 2º e 3º trimestres.

REFERÊNCIAS

1. Delitala AP, Capobianco G, Cherchi PL, Dessole S, Delitala G. Thyroid function and thyroid disorders during pregnancy: a review and care pathway. Arch Gynecol Obstet. 2019;299(2):327-38.
2. Levin G, Rottenstreich A. Prolactin, prolactin disorders, and dopamine agonists during pregnancy. Hormones (Athens). 2019;18(2):137-9.
3. Drover SSM, Villanger GD, Aase H, Skogheim TS, Longnecker MP, Zoeller RT, et al. Maternal thyroid function during pregnancy or neonatal thyroid function and attention deficit hyperactivity disorder: a systematic review. Epidemiol. 2019;30(1):130-44.
4. Kampmann U, Knorr S, Fuglsang J, Ovesen P. Determinants of maternal insulin resistance during pregnancy: an updated overview. J Diabetes Res. 2019;2019:5320156.
5. Koehler VF, Auernhammer CJ, Spitzweg C. Schilddrüse und Schwangerschaft. The Thyroid and Pregnancy. Dtsch Med Wochenschr. 2019;144(24):1681-5.
6. Bath SC. Thyroid function and iodine intake: global recommendations and relevant dietary trends. Nat Rev Endocrinol. 2024;20(8):474-86.
7. Liu YY, Brent GA. The role of thyroid hormone in neuronal protection. Compr Physiol. 2021;11(3): 2075-95.
8. Taylor PN, Lazarus JH. Hypothyroidism in pregnancy. Endocrinol Metab Clin North Am. 2019;48(3): 547-556.
9. Eerdekens A, Verhaeghe J, Darras V, Naulaers G, Van den Berghe G, Langouche L, et al. The placenta in fetal thyroid hormone delivery: from normal physiology to adaptive mechanisms in complicated pregnancies. J Matern Fetal Neonatal Med. 2020; 33(22):3857-66.

10. Patel J, Landers K, Li H, Mortimer RH, Richard K. Thyroid hormones and fetal neurological development. J Endocrinol. 2011;209(1):1-8.
11. Sarkar S, Bischoff L. Management of hyperthyroidism during the preconception phase, pregnancy, and the postpartum period. Semin Reprod Med. 2016;34(6): 317-22.
12. Negro R, Stagnaro-Green A. Clinical aspects of hyperthyroidism, hypothyroidism, and thyroid screening in pregnancy. Endocrine Practice. 2014;20(6):597-607.
13. Cooper DS, Laurberg P. Hyperthyroidism in pregnancy. Lancet Diabetes Endocrinol. 2013;1(3):238-49.
14. Kobaly K, Mandel SJ. Hyperthyroidism and pregnancy. Endocrinol Metab Clin North Am. 2019;48(3):533-45.
15. Earl R, Crowther CA, Middleton P. Interventions for hyperthyroidism pre-pregnancy and during pregnancy. Cochrane Database Syst Rev. 2013;19.
16. Maia AL, Scheffel RS, Meyer ELS, Mazeto GMFS, Carvalho GA, Graf Hans, et al. Consenso brasileiro para o diagnóstico e tratamento do hipertireoidismo: recomendações do Departamento de Tireoide da Sociedade Brasileira de Endocrinologia e Metabologia. Arq Bras Endocrinol Metab. 2013;57(3):205-32.
17. Cooper DS, Laurberg P. Hyperthyroidism in pregnancy. Lancet Diabetes Endocrinol. 2013;1(3):238-49.
18. Luton D, Le Gac I, Vuillard E, Castanet M, Guibourdenche J, Noel M, et al. Management of Graves' disease during pregnancy: the key role of fetal thyroid gland monitoring. J Clin Endocrinol Metab. 2005; 90(11):6093-8.
19. Bouillon R, Naesens M, van Assche FA, de Keyser L, de Moor P, Renaer M, et al. Thyroid function in patients with hyperemesis gravidarum. Am J Obstet Gynecol. 1982;143(8):922-6.
20. Rivkees SA, Mattison DR. Propylthiouracil (PTU) hepatoxicity in children and recommendations for discontinuation of use. J Clin Res Pediatr Endocrinol. 2009;2009:1-8.
21. Andersen SL, Olsen J, Wu CS, Laurberg P. Birth defects after early pregnancy use of antithyroid drugs: a danish nationwide study. J Clin Endocrinol Metab. 2013;98(11):4373-81.
22. Ross DS, Burch HB, Cooper DS, Greenlee MC, Laurberg P, Maia AL, et al. 2016 American Thyroid Association guidelines for diagnosis and management of hyperthyroidism and other cuases of thyrotoxicosis. Thyroid. 2016;26(10):1343-421.
23. Azizi F. Effect of methimazole treatment of maternal thyrotoxicosis on thyroid function in breast-feeding infants. J Pediatr. 1996;128(6):855-8.
24. Andresen SL, Olsen J, Laurberg P. Foetal programming by maternal thyroid disease. Clin Endocrinol. 2015;83(6):751-8.
25. Garber JR, Cobin RH, Gharib H, Hennessey JV, Klein I, Mechanick JI, et al. Clinical practice guidelines for hypothyroidism in adults: cosponsored by the American Association of Clinical Endocrinologists and the American Thyroid Association. Thyroid. 2012; 22(12):1200-35.
26. Negro R, Stagnaro-Green A. Diagnosis and management of subclinical hypothyroidism in pregnancy. BMJ. 2014;349(4):g4929.
27. Caturegli P, De Remigis A, Rose NR. Hashimoto thyroiditis: clinical and diagnostic criteria. Autoimmun Rev. 2014;13(4-5):391-7.
28. Sullivan SA. Hypothyroidism in pregnancy. Clin Obstetr Gynecol. 2019;62(2):308-19.
29. Thyroid disease in pregnancy: ACOG Practice Bulletin, number 223. Obstet Gynecol. 2020;135(6): e261-74.
30. Spencer L, Bubner T, Bain E, Middleton P. Screening and subsequent management for thyroid dysfunction pre-pregnancy and during pregnancy for improving maternal and infant health. Cochrane Database Syst Rev. 2015;2015(9):CD011263.
31. Vaidya B, Anthony S, Bilous M, Shields B, Drury J, Hutchison S, et al. Detection of thyroid dysfunction in early pregnancy: universal screening or targeted high-risk case finding? J Clin Endocrinol Metab. 2007;92(1):203-7.
32. Wilson JM, Jungner YG. Principles and practice of mass screening for disease. Bol Oficina Sanit Panam. 1968;65(4):281-393.
33. Garber JR, Cobin RH, Gharib H, Hennessey JV, Klein I, Mechanick JI, et al. Clinical practice guidelines for hypothyroidism in adults: cosponsored by the American Association of Clinical Endocrinologists and the American Thyroid Association. Thyroid. 2012; 22(12):1200-35.
34. Alexander EK, Pearce EN, Brent GA, Brown RS, Chen H, Dosiou C, et al. 2017 Guidelines of the American Thyroid Association for the diagnosis and management of thyroid disease during pregnancy and the postpartum. Thyroid. 2017; 27(3):315-89.
35. Dong AC, Stephenson MD, Stagnaro-Green AS. The need for dynamic clinical guidelines: a systematic review of new research published after release of the 2017 ATA guidelines on thyroid disease during pregnancy and the postpartum. Front Endocrinol (Lausanne). 2020;11:193.

36. Ross DS. Hypothyroidism during pregnancy: clinical manifestations, diagnosis, and treatment. [Internet]. 2022. Disponível em: https://www.uptodate.com/contents/ hypothyroidism-during-pregnancy--clinical-manifestations-diagnosis-and-treatment. Acesso em 01 jun. 2025.
37. Abalovich M, Alcaraz G, Kleiman-Rubinsztein J, Pavlove MM, Cornelio C, Levalle O, et al. The relationship of preconception thyrotropin levels to requirements for increasing the levothyroxine dose during pregnancy in women with primary hypothyroidism. Thyroid. 2010;20(10):1175-8.
38. Alexander EK, Marqusee E, Lawrence J, Jarolim P, Fischer GA, Larsen PR. Timing and magnitude of increases in levothyroxine requirements during pregnancy in women with hypothyroidism. N Engl J Med. 2004;351(3):241-9.
39. Melmed S, Auchus RJ, Goldfine AB, Koenig RJ, Rosen CJ. Williams texbook of endocrinology. 14. ed. Philadelphia: Elsevier; 2020.
40. Waller DK, Stapleton MR, Correa A, Hobbs CA, Cleves MA, Maclaughlin KL, et al. Prepregnancy obesity as a risk factor for structural birth defects. Obstet Gynecol. 2019;133(1):61–70.
41. Ramsay JE, Ferrell WR, Crawford L, Wallace AM, Greer IA, Sattar N. Maternal obesity is associated with dysregulation of metabolic, vascular, and inflammatory pathways. J Clin Endocrinol Metab. 2002;87:4231.
42. Yu C, Teoh T, Robinson S. Review article: obesity in pregnancy. BJOG. 2006;113(10):1117-25.
43. Anderson JL, Waller DK, Canfield MA, Shaw GM, Watkins ML, Werler MM. Maternal obesity, gestational diabetes, and central nervous system birth defects. Epidemiology. 2005;16(1):87-92.
44. Chu SY, Kim SY, Lau J, Schmid CH, Dietz PM, Callaghan WM. Maternal obesity and risk of stillbirth: a metaanalysis. Am J Obstet Gynecol. 2007;197(3):223-8.
45. Rasmussen SA, Chu SY, Kim SY, Schmid CH, Lau J. Maternal obesity and risk of neural tube defects: a metaanalysis. Am J Obstet Gynecol. 2008;198(6):611-9.
46. Isaacs JD, Magann EF, Martin RW, Chauhan SP, Morrison JC. Obstetric challenges of massive obesity complicating pregnancy. J Perinatol. 1994;14(1):10-4.
47. Kramer MS, Morin I, Yang H, Platt RW, Usher R, McNamara H. Why are babies getting bigger? Temporal trends in fetal growth and its determinants. J Pediatr. 2002;141(4):538-42.
48. Instituto Brasileiro de Geografia e Estatística. Portal do IBGE. Disponível em: http://www.ibge.gov.br/home/estatistica/populacao/condicao (acesso 30 maio 2023).
49. Magro-Malosso ER, Saccone G, Di Mascio D, Di Tommaso M, Berghella V. Exercise during pregnancy and risk of preterm birth in overweight and obese women: a systematic review and meta-analysis of randomized controlled trials. Acta Obstet Gynecol Scand. 2017;96:263.
50. Casanueva FF, Molitch ME, Schlechte JA, Abs R, Bonert V, Bronstein MD. Guidelines of the Pituitary Society for the diagnosis and management of prolactinomas. Clin Endocrinol (Oxf). 2006;65(2):265-73.
51. Daly AF, Beckers A. The epidemiology of pituitary adenomas. Endocrinol Metab Clin North Am. 2020; 49(3):347-55.
52. Vieira JGH. Macroprolactinemia. Arq Bras Endocrinol Metab. 2020;46(1):45-50.
53. Tyson JE, Hwang P, Guyda H, Friesen HG. Studies of prolactin secretion in human pregnancy. Am J Obstet Gynecol. 1972;113:14.
54. Vance ML, Evans WS, Thorner MO. Drugs five years later. Bromocriptine. Ann Intern Med. 1984; 100:78.
55. Molitch ME. Prolactinoma in pregnancy. Best Pract Res Clin Endocrinol Metab. 2011;25(6):885-96.
56. Molitch ME. Endocrinology in pregnancy: management of the pregnant patient with a prolactinoma. Eur J Endocrinol. 2015;172(5):R205-13.
57. Raymond JP, Goldstein E, Konopka P, Leleu MF, Merceron RE, Loria Y. Follow-up of children born of bromocriptine-treated mothers. Hormone Research. 1985;22(3):239-46.
58. Jankowski R, Auque J, Simon C, Marchal JC, Hepner H, Wayoff M. Endoscopic pituitary tumor surgery. Laryngoscope. 1992;102(2):198-202.
59. Gillam MP, Molitch ME, Lombardi G, Colao A. Advances in the treatment of prolactinomas. Endocrine Reviews. 2006;27(5):485-534.
60. Radwanska E, McGarrigle HH, Little V, Lawrence D, Sarris S, Swyer GI. Induction of ovulation in women with hyperprolactinemic amenorrhea using clomiphene and human chorionic gonadotropin of bromocriptine. Fertil Steril. 1979;32(2):187-92.
61. Webster J, Piscitelli G, Polli A, Ferrari CI, Ismail I, Scanlon MF. A comparison of cabergoline and bromocriptine in the treatment of hyperprolactinemic amenorrhea. Cabergoline Comparative Study Group. N Engl J Med. 1994;331(14):904-9.
62. Brue T, Amodru V, castinett F. Management of endocrine disease: management of cushing's syndrome

during pregnancy: solved and unsolved questions. Eur J Endocrinol. 2018;178(6):R259-R266.

63. Abou-Samra AB, Pugeat M, Dechaud H, Nachury L, Bouchareb B, Fevre-Montange M, et al. Increased plasma concentration of N-terminal betalipotrophin and unbound cortisol during pregnancy. Clin Endocrinol. 1984;20(2):221-8.
64. Newell-Price J, Bertagna X, Grossman AB, Nieman LK. Cushing's syndrome. Lancet. 2006;367(9522): 1605-17.
65. Lindsay JR, Jonklaas J, Oldfield EH, Nieman LK. Cushing's syndrome during pregnancy: personal experience and review of the literature. J Clin Endocrinol Metab. 2005;90(5):3077-83.
66. Lindsay JR, Nieman IK. Adrenal disorders in pregnancy. Endocrinol Metab Clin North Am. 2006;35(1): 1-20.
67. Vilar L, Freitas MC, Lima LHC, Lyra R, Kater CE. Cushing's syndrome in pregnancy: an overview. Arq Bras Endocrinol Metabol. 2007;51(8):1293-302.
68. Shaw JAM, Pearson DWM, Krukowski ZH, Fisher PM, Bevan JS. Cushing's syndrome during pregnancy: curative adrenalectomy at 31 weeks gestation. Eur J Obstet Gynecol Reprod Biol. 2002;105(2):189-91.
69. White PC, Speiser PW. Congenital adrenal hyperplasia due to 21-hydroxylase deficiency. Endocrine Rev. 2000;21(3):245-91.
70. Speiser PW, Arlt W, Auchus RJ, Baskin LS, Conway GS, Merke DP, et al. Congenital adrenal hyperplasia due to steroid 21-hydroxylase deficiency: an Endocrine Society Clinical Practice Guideline. J Clin Endocrinol Metab. 2010;95(9):4133-60.
71. Merke DP, Auchus RJ. Congenital adrenal hyperplasia due to 21-hydroxylase deficiency. N Engl J Med. 2020;383(13):1248-61.
72. Azziz R, Dewailly D, Owerbach D. Clinical review 56: nonclassic adrenal hyperplasia: current concepts. J Clin Endocrinol Metab. 1994;78(4):810-5.
73. Merke DP, Bornstein SR. Congenital adrenal hyperplasia. Lancet. 2005;365(9477):2125-36.
74. Hirvikoski T, Nordenström A, Wedell A, Ritzén M, Lajic S. Prenatal dexamethasone treatment of children at risk for congenital adrenal hyperplasia: the swedish experience and standpoint. J Clin Endocrinol Metab. 2012;97(6):1881-3.
75. Simpson JL, Rechitsky S. Prenatal genetic testing and treatment for congenital adrenal hyperplasia. Fertil Steril. 2019;111(1):21-3.

5

Trocas materno-fetais

Júlia Pereira Junho e Silva
Mariana de Sousa Prado Geraldo

CASO CLÍNICO

M.A.S., 30 anos, parda, faxineira, Ensino Fundamental incompleto, natural e procedente de São Paulo. Gestante de 24 semanas, encaminhada da UBS para serviço terciário por exame de ultrassonografia revelando feto com peso estimado abaixo do percentil 10 para a IG, com índice de líquido amniótico diminuído e aumento dos índices de resistência das artérias uterinas e umbilicais ao Doppler. Paciente tabagista (20 cigarros/dia até início do segundo trimestre, quando reduziu consumo para 4 cigarros/dia) com ganho de peso insuficiente durante a gestação.

1. **O que pode ter levado às alterações vistas na ultrassonografia?**
2. **Quais os fatores de risco associados ao quadro?**

INTRODUÇÃO

As trocas existentes entre o feto e a mãe durante a gestação se dão por meio da placenta e de suas membranas fetais. Tais estruturas compõem a interface materno-fetal e estão em contato direto com o sangue e os tecidos maternos. O sucesso dessas trocas e, consequentemente, crescimento e desenvolvimento fetais adequados dependem de uma coabitação entre o tecido fetal e o materno, geneticamente distintos. Para tanto, é essencial que a resposta imune materna local seja modulada de forma que se evite a agressão aos tecidos fetais e que a placentação seja bem-sucedida.

PLACENTA: BARREIRA E INTERFACE DE TROCA

Considerada um órgão transitório predominantemente fetal, a placenta se desenvolve a partir das células trofoblásticas componentes da camada externa do blastocisto e possui duas superfícies principais: a placa coriônica, superfície fetal formada pelo cório frondoso; e a placa basal, superfície materna composta pela decídua basal (Figura 1).

O processo de placentação ocorre em dois períodos distintos: o pré-viloso, entre o 6º e o 13º dia de gestação; e o viloso, que se mantém até o termo da gestação.[1] Esse processo se inicia com a implantação do blastocisto e consequente modificação do endométrio materno na chamada reação decidual. Nela, por ação dos estrógenos, da progesterona e de fatores produzidos pelo próprio blastocisto, as células endometriais aumentam de tamanho e se tornam poligonais ou arredondadas, deixando a camada endometrial mais espessa. Esse novo endométrio modificado é chamado de decídua e até o 4º mês de gestação possui três segmentos principais: decídua capsular ou reflexa, que recobre o ovo implantado; decídua parietal ou *vera*, que recobre a superfície interna do útero; e decídua basal, segmento bastante vascularizado que forma a placa basal da placenta.[2] A decídua basal corresponde à zona de implantação do blastocisto e tem como função garantir a nutrição inicial do embrião. Ainda, nesse processo de deciduação, forma-se na decídua basal uma camada fibrinoide responsável por limitar os tecidos materno e fetal, bloqueando principalmente a passagem de macromoléculas – barreira chamada de camada de Nitabuch.

A placa coriônica, por sua vez, é formada em torno de 12 dias pós-fecundação pelas vilosidades coriônicas primárias, projeções do trofoblasto constituídas por citotrofoblasto (internamente) e sinciciotrofoblasto (externamente). Com o avançar da gestação, o trofoblasto invade cada vez mais o endométrio materno nas chamadas ondas de invasão trofoblástica, dando origem às vilosidades coriônicas secundárias, por meio da multiplicação e da ramificação das vilosidades primárias, e, posteriormente, às terciárias, pela formação de vasos sanguíneos fetais. São duas as ondas de invasão trofoblástica: a primeira, que acontece entre a 6ª e a 10ª semana de gestação, consiste na

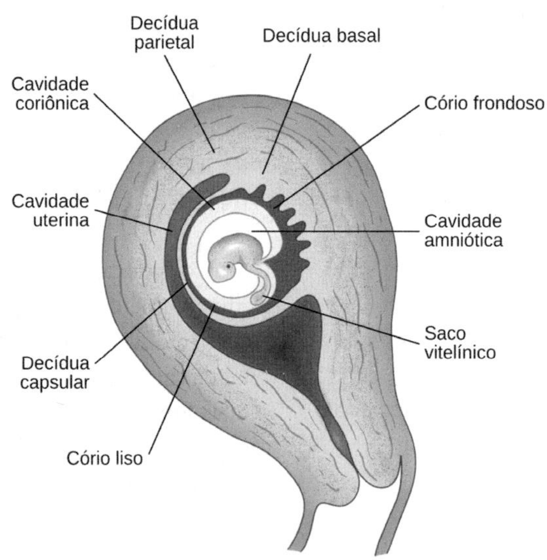

FIGURA 1 Decíduas e porções do cório: o segmento do cório diretamente ligado ao embrião é mais vascularizado e se desenvolve formando o cório frondoso, principal componente da placenta. As vilosidades situadas fora do polo embrionário estão acopladas à decídua basal e compõem o cório liso. Tais vilosidades param de crescer e sofrem degeneração em virtude da restrição de suprimento sanguíneo local.

Fonte: adaptada de Sadler, 2021.[3]

transformação das artérias espiraladas maternas por enzimas proteolíticas do trofoblasto; a segunda, que se dá entre a 16ª e a 20ª semana de gestação, é caracterizada pela mudança da porção miometrial das artérias espiraladas (Figura 2).

O processo de invasão trofoblástica se dá pela destruição do endotélio e, principalmente, da musculatura lisa e do tecido conjuntivo da camada média das artérias espiraladas, que se tornam vasos uteroplacentários mais amplos e de baixa resistência. Ele é essencial para o desenvolvimento placentário e fetal, e ocorre por influência de fatores imunológicos e vasculares maternos. Uma invasão considerada adequada garante aumento do fluxo sanguíneo no espaço interviloso, favorecendo aporte nutricional satisfatório para o crescimento fetal, assim qualquer disfunção no processo pode levar a complicações na gravidez. Nesse sentido, fetos com restrição de crescimento de origem placentária apresentam supressão da síntese proteica e redução da proliferação tecidual em virtude do estresse celular secundário à má-perfusão.[5] Disfunções nesse processo também tornam possível compreender o desenvolvimento da pré-eclâmpsia, cuja fisiopatologia envolve aumento da atividade de células NK deciduais e resposta inflamatória local exacerbada.[2] Isso dificulta a redução da resistência das artérias espiraladas e do aporte sanguíneo materno para o espaço interviloso, tornando a invasão trofoblástica inadequada. Como resultado, há maior resistência vascular periférica com consequente aumento da pressão arterial materna e lesão de órgãos-alvo ao longo da gestação.

Do ponto de vista anatômico, o cório frondoso emerge da placa coriônica em direção aos tecidos maternos, formando cerca de 20 a 40 pedículos vilosos, que darão origem a 25 a 50 vilosidades-filhas (Figura 3). Em complemento, as vilosidades terciárias, junto à placa coriônica, hipertrofiam-se, originando os troncos vilosos de primeira ordem, dos quais surgem os troncos de segunda ordem que, por sua vez, resultam em 50 troncos vilosos de terceira

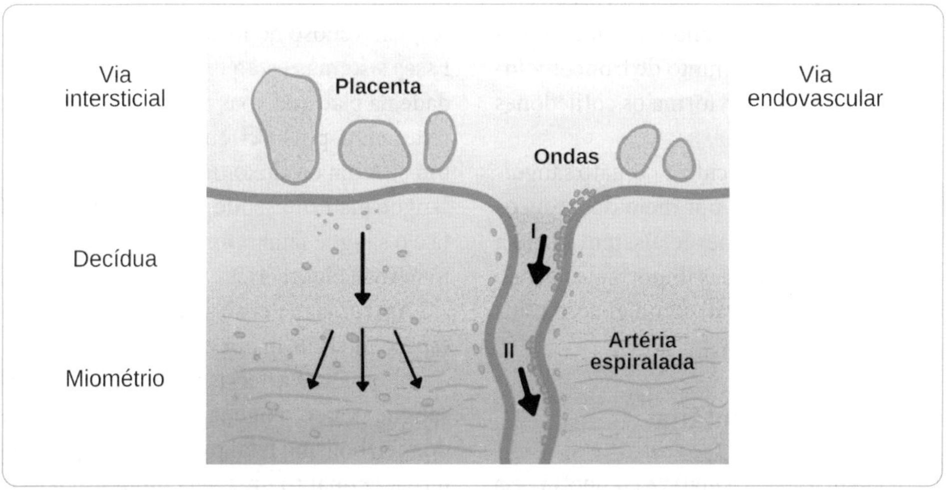

FIGURA 2 **Invasão trofoblástica dos tecidos maternos em duas ondas.**
Fonte: adaptada de Rezende Filho, 2024.[4]

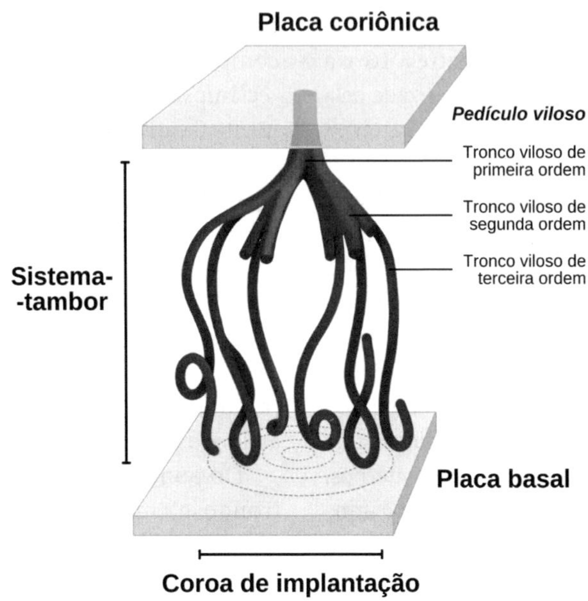

FIGURA 3 Cotilédone fetal: cada placenta tem de 20 a 40 cotilédones, identificados macroscopicamente. Os cotilédones mais centrais são maiores e constituídos por até cinco sistemas-tambor, ao passo que os periféricos são menores, com um único sistema-tambor.
Fonte: adaptada de Zugaib, 2023.[1]

ordem. Esses troncos se arranjam de forma simétrica em torno de um eixo central, que compreende a origem das artérias e veias umbilicais fetais, formando o chamado sistema-tambor.[1] O conjunto de troncos vilosos de mesma ordem forma os cotilédones placentários.

Uma vez estabelecido o contato sanguíneo entre mãe e feto por meio dos troncos vilosos nos cotilédones fetais, tem início a passagem de moléculas importantes para o desenvolvimento fetal, como glicose e anticorpos maternos.

Circulação placentária

A circulação placentária é composta pela irrigação uteroplacentária materna, desenvolvida a partir das duas ondas de invasão trofoblástica já descritas e pelo fluxo sanguíneo fetoplacentário, representado por um extenso e complexo sistema arteriolar-capilar-venoso no interior das vilosidades. Esses sistemas estão em estreita proximidade na placenta, mas não se misturam diretamente, pois a circulação placentária é um sistema de fluxo unidirecional, com o sangue materno sendo fornecido à placenta e o sangue fetal retornando à circulação materna (Figura 4).

As trocas materno-fetais acontecem no espaço interviloso por capilares do sistema-tambor. Duas artérias umbilicais levam o sangue pouco oxigenado e com produtos do metabolismo fetal para a circulação materna, enquanto uma veia umbilical leva o sangue rico em oxigênio e nutrientes da mãe para o feto.

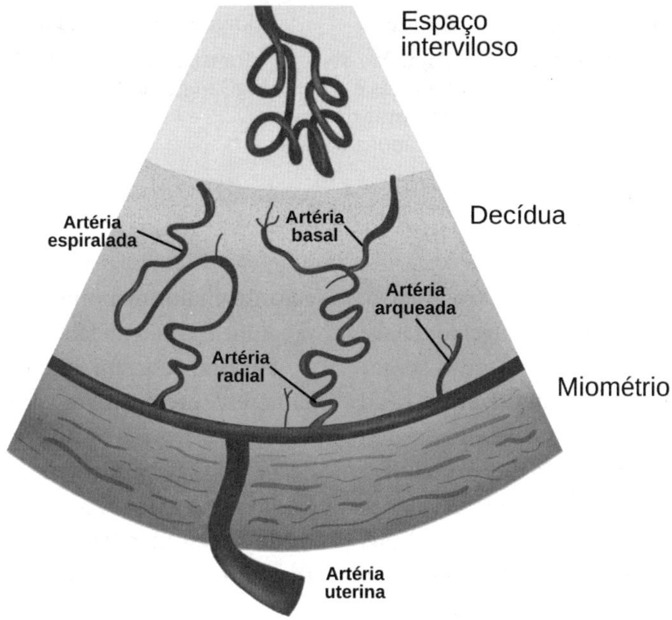

FIGURA 4 Circulação placentária: a artéria uterina origina a artéria radial, que se divide em artéria basal e artéria espiralada. Estas últimas são responsáveis pela irrigação do espaço interviloso placentário.

Fonte: adaptada de Zugaib, 2023.[1]

Funções da placenta

A placenta desempenha trabalhos diversos, incluindo respiratório, nutricional, excretor, imunológico e endócrino. A função respiratória ocorre principalmente pela difusão simples dos gases oxigênio (O_2) e carbônico (CO_2), sendo facilitada pela extensa área de trocas garantida pelas ramificações vilositárias. Além disso, a maior afinidade da hemoglobina fetal pelo O_2 em relação às hemoglobinas A1 ou A2 maternas garante que mais moléculas de O_2 sejam captadas para a circulação fetal, tornando o sangue recebido pelo feto mais oxigenado. Em relação ao aspecto nutritivo da placenta, diversos são os mecanismos que podem garantir o aporte nutricional do feto na vida intrauterina e eles variam conforme as características físico-químicas das moléculas. São eles: difusão simples, difusão facilitada, transporte ativo, pinocitose e transporte por fissuras na membrana. O papel excretor da placenta possui certa similaridade com os rins na vida extrauterina, uma vez que ela capta excretas e produtos do metabolismo fetal, redirecionando-os para o metabolismo materno para serem eliminados. Por fim, a função imunológica se faz basicamente pela passagem transplacentária de imunoglobulina G (IgG) materna para o feto, enquanto a endócrina, uma das mais importantes, se dá pela produção de hormônios (Quadro 1).

A gonadotrofina humana coriônica (hCG) é o principal hormônio responsável pela manutenção da gravidez e é produzida em

TABELA 1 Resumo das principais funções placentárias

Respiratória	Nutricional	Excretora	Imunológica	Endócrina
Transporte de gases (O_2 e CO_2)	Transporte de nutrientes (glicose, aminoácidos etc.)	Captação de excretas e produtos do metabolismo fetal	Transporte de IgG materna	Produção de hormônios (hCG, progesterona, estrógenos, lactogênio placentário)

IgG: imunoglobulina G; hCG: gonadotrofina coriônica humana.
Fonte: adaptada de Zugaib, 2023.[1]

maior quantidade pelo sinciciotrofoblasto, mas também há produção por tecidos fetais. Inicialmente, ela apresenta função semelhante à do hormônio luteinizante (LH), estimulando a produção de progesterona ao auxiliar na manutenção do corpo lúteo. Apenas 10% da hCG sintetizada permanece na circulação fetal, ficando os demais 90% na circulação materna. Por essa razão, o diagnóstico precoce da gestação pode ser feito por dosagem sérica de hCG.

Além da hCG, outros hormônios são produzidos pela placenta. A progesterona, inicialmente produzida pelo corpo lúteo, passa a ser sintetizada pelo sinciciotrofoblasto após a 8ª semana de gestação (Quadro 2). Além de facilitar a implantação, ela contribui para a nutrição inicial do embrião por favorecer a proliferação e a quiescência endometrial, e é importante também para o desenvolvimento da gestação, pois aumenta a ventilação pulmonar materna, garantindo maior aporte fetal de oxigênio, entre outras funções.[1]

O lactogênio placentário, também denominado hormônio somatotrófico coriônico, também é produzido pelo sinciciotrofoblasto e tem estrutura similar à prolactina e ao hormônio do crescimento (GH). Ele atua favorecendo o anabolismo fetal ao exercer efeito lipolítico e facilitar a mobilização dos ácidos graxos livres. Além disso, tem papel importante no desenvolvimento de diabetes gestacional, pois promove aumento da resistência periférica materna à insulina a fim de garantir maior disponibilidade de glicose sanguínea para o metabolismo fetal.

Por fim, ocorrem também uma produção crescente de estrógenos, em especial estradiol, estrona e estriol, pela placenta no decorrer da gestação; bem como uma produção menos significativa, porém existente, de hormônios tireotrófico coriônico e adrenocorticotrófico coriônico.

QUADRO 1 **Principais hormônios produzidos pela placenta**

- Gonadotrofina coriônica humana (hCG)
- Progesterona
- Estrógenos
- Hormônio lactogênio placentário

Fonte: adaptado de Zugaib, 2023.[1]

QUADRO 2 **Resumo das principais funções da progesterona placentária**

- Facilitar a implantação do embrião
- Promover quiescência do miométrio
- Estimular o crescimento das glândulas mamárias
- Inibir a lactogênese durante a gestação
- Aumentar a ventilação pulmonar materna
- Promover relaxamento da musculatura lisa das vias urinárias, digestivas e biliares
- Aumentar a excreção tubular de sódio

Fonte: adaptado de Zugaib, 2023.[1]

Aspectos gerais e macroscópicos da placenta

A placenta humana tem formato discoidal e achatado, é deciduada e, também, hemocorial, pois nela ocorre contato direto entre o sangue materno e a superfície trofoblástica. No início da gravidez, o ritmo de crescimento da placenta é maior que o do feto, com o peso placentário e fetal se igualando por volta da 17ª semana gestacional. Em gestações a termo com evolução normal, a placenta pesa entre 400 e 500 g, correspondendo a aproximadamente um sexto do peso fetal. Seu volume médio é de cerca de 460 mL, com espessura entre 1 e 3 cm e diâmetro variando de 15 a 20 cm. Após a dequitação, é possível observar suas duas faces, já com volume e espessura menores em comparação ao período anterior à sua expulsão (Figura 5). A face fetal, conhecida como placa coriônica, fica em contato com a cavidade amniótica e apresenta uma superfície lisa e brilhante em virtude de seu revestimento pelo âmnio. O cordão umbilical normalmente está inserido no centro da face fetal, embora em casos raros (7%) possa estar localizado na margem placentária ou nas membranas ovulares (1%). A face materna, correspondente à placa basal, possui coloração vinhosa e é composta pelos cotilédones fetais (Figura 6).

SISTEMA AMNIÓTICO

O sistema amniótico ou âmnico é uma unidade morfofuncional constituída pelo conjunto das membranas ovulares (âmnio e cório) e pelo líquido amniótico (LA), que envolve e protege o feto durante a gestação.

Membranas ovulares

As membranas ovulares, também chamadas de membranas fetais, são um conjunto

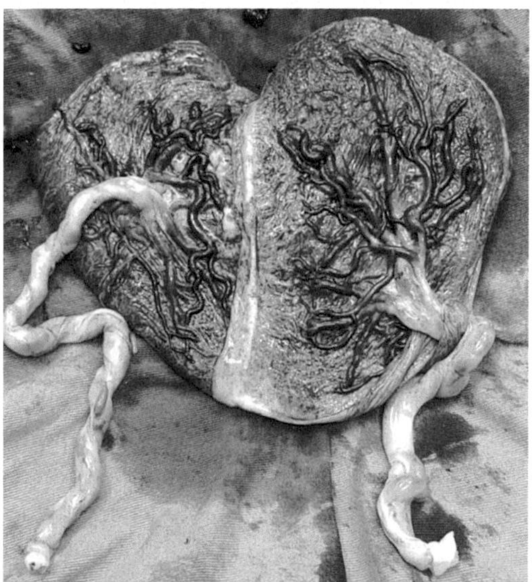

FIGURA 5 Face fetal da placenta humana de uma gestação gemelar (monocoriônica diamniótica), com inserção central de dois cordões umbilicais.
Fonte: acervo pessoal da Dra. Mariana de Sousa Prado Geraldo.

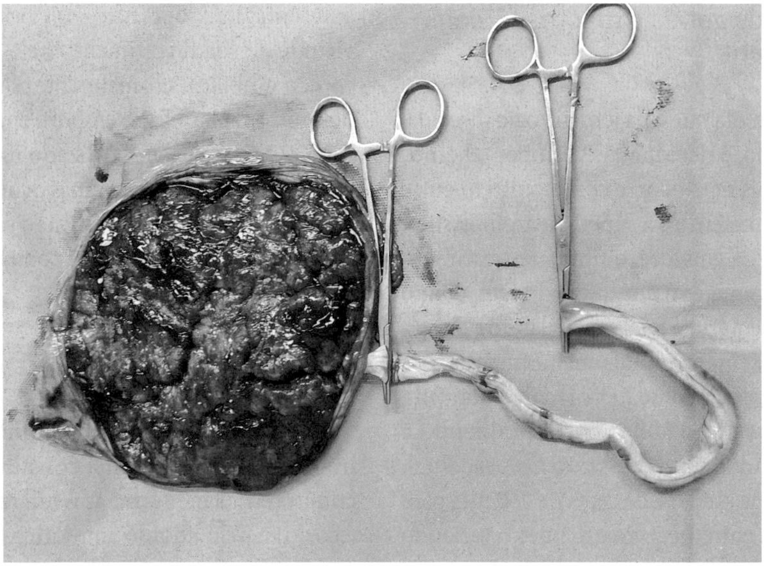

FIGURA 6 Face materna da placenta humana, com a presença dos cotilédones maternos, estruturas que ficam em contato direto com a decídua basal.
Fonte: acervo pessoal da Dra. Júlia Pereira Junho e Silva.

de tecidos que se encontra ao redor do embrião. Elas são compostas por duas camadas principais: âmnio (camada mais interna) e cório (camada mais externa). Por elas ocorre a difusão de substâncias entre o sistema circulatório materno e as vilosidades coriônicas presentes no cório, facilitando as trocas entre mãe e feto.

Ao contornar o feto, o âmnio determina um espaço denominado cavidade amniótica e popularmente chamado de bolsa das águas, que é preenchido pelo líquido amniótico. Tal cavidade funciona como um meio físico delimitador que isola o embrião do meio circulante.

Líquido amniótico

O líquido amniótico consiste em um fluido que circunda o feto. É composto majoritariamente por secreções fetais como a urina, advinda das micções intrauterinas; e as secreções pulmonares, exteriorizadas pelos movimentos respiratórios. Uma pequena parcela do líquido é formada por células esfoliadas do âmnio e da epiderme do feto.

Esse líquido apresenta aspecto cristalino no início da gestação e torna-se progressivamente opalescente e grumoso conforme a gravidez se desenvolve. As colorações amarelada, esverdeada ou acastanhada do líquido são anormalidades e podem traduzir doença hemolítica, sofrimento e até morte fetal, sendo um sinal de alerta importante.

Dentre as principais funções, vale ressaltar que o líquido amniótico protege o feto de lesão mecânica, possibilita o movimento fetal, previne contratura dos membros, evita adesões de partes do embrião com o âmnio e possibilita o desenvolvimento do pulmão fetal, garantindo que haja um fluxo bidirecional do líquido para os bronquíolos.

DEFINIÇÕES IMPORTANTES DO CAPÍTULO

- **Placenta**: órgão temporário formado a partir dos tecidos da mãe e do embrião, que desempenha papel fundamental no desenvolvimento e na nutrição do feto.
- **Placentação**: processo pelo qual a placenta se forma e se desenvolve, que se divide em dois períodos distintos chamados de pré-viloso, entre 6 e 13 dias de gestação, e viloso, que se dá até o termo.
- **Barreira placentária**: conjunto de tecidos que dificultam o contato direto entre o sangue materno e o fetal. Vale lembrar que eles dificultam, mas não o impedem, pois há transferência de nutrientes, oxigênio e outros componentes essenciais para o crescimento e desenvolvimento fetal. Esta barreira é constituída por sinciciotrofoblasto, citotrofoblasto, lâmina trofoblástica basal, tecido conjuntivo e endotélio fetal.
- **Invasão trofoblástica**: processo em que as células trofoblásticas do embrião se proliferam e se infiltram no tecido uterino, promovendo a remodelação das artérias espiraladas maternas, com consequente substituição do tecido musculoesquelético do vaso por tecido fibrinoide. Tal processo ocorre em dois estágios: a primeira onda, que ocorre entre a 6ª e a 10ª semana de gestação, e garante invasão da porção decidual das artérias espiraladas; e a segunda onda, que se dá entre a 16ª e a 20ª semana, resultando na invasão da zona de junção miometrial.
- **Cotilédone**: área específica na superfície da placenta que contém vilosidades coriônicas e está em contato direto com a decídua basal materna.
- **Bolsa das águas**: cavidade ao redor do feto preenchida por líquido amniótico e delimitada pelo âmnio, membrana ovular mais interna. Funciona como uma barreira física que envolve o embrião e o protege no ambiente intrauterino.

QUESTÕES

1. (Santa Casa de Misericórdia – Ribeirão Preto 2017 – R1) Uma das funções da progesterona placentária produzida durante a gestação é:

A. Alterar as vilosidades coriônicas e produção de catepsina, aumentando as chances de implantação da gestação.
B. Induzir a contratilidade miometrial fundamental para minimizar o risco de sangramento durante a implantação placentária.
C. Aumentar a lactogênese por meio de estímulo aos receptores de prolactina nas mamas.
D. Aumentar a contratilidade das vias urinárias, digestórias e biliares para aumento da função desses sistemas.

Resposta correta: alternativa A.

Justificativa: a progesterona placentária é fundamental para a instalação e progressão da gestação. Ela promove alterações eletrostásticas nas vilosidades coriônicas, garantindo maior contato destas com o embrião. Além disso, estimula a secreção de enzimas como a fosfatase alcalina e a catepsina ácida. A catepsina age decompondo o colágeno e, assim, facilita a implantação da gestação.

Do ponto de vista muscular, a progesterona favorece um estado de quiescência da musculatura uterina, promovendo relaxamento das fibras e inibindo a contração do miométrio. Além disso, ela causa o relaxamento da musculatura lisa das vias urinárias, digestivas e biliares.

Por fim, embora estimule o crescimento das glândulas mamárias e aumente a concentração sérica de prolactina durante a gestação, em associação aos estrógenos, a progesterona atua inibindo os receptores de prolactina na mama, o que inibe a lactação.

2. (Santa Casa de Misericórdia – Belo Horizonte 2015 – R1) Com relação à fisiologia placentária, assinale a alternativa INCORRETA:

A. Para que ocorra a formação dos estrogênios são necessários precursores fetais e maternos.
B. A progesterona é sintetizada no sinciciotrofoblasto pela hidroxilação do colesterol materno.
C. As trocas de oxigênio são feitas por meio de difusão simples.
D. O transporte da glicose é feito via transporte ativo, que é a transferência de uma substância contra o gradiente químico.

Resposta correta: alternativa D.
Justificativa: o transporte de glicose pela placenta é feito por meio de difusão facilitada, sem gasto de energia.

3. (UFPR 2022 – R1) A placenta tem inúmeras funções, promovendo as trocas materno-fetais, garantindo as trocas gasosas, permitindo o transporte de nutrientes e assegurando a produção local de hormônios e enzimas. Sobre o desenvolvimento placentário, é correto afirmar:

A. O desenvolvimento dos vilos primários ocorre juntamente com a implantação do blastocisto, no sexto dia após a concepção.
B. As células trofoblásticas da placenta de primeiro trimestre são altamente invasivas, estendendo-se pelo endométrio até o miométrio, e são responsáveis pela formação da placenta hemocoriônica.
C. O sistema de veias endometriais forma um plexo grosso com poucas anastomoses e fluxo de resistência elevado.
D. O processo de invasão trofoblástica das artérias espiraladas torna a resistência nos vasos placentários alta.
E. O transporte placentário ocorre exclusivamente por meio de difusão simples.

Resposta correta: alternativa B.
Justificativa: a implantação do blastocisto ocorre no sexto dia de gestação, enquanto o desenvolvimento dos vilos primários se dá próximo do 12º dia.

O sistema de veias endometriais constitui um plexo grosso com muitas anastomoses e fluxo de baixa resistência, o que favorece o envio de sangue da mãe para o feto.

O processo de invasão trofoblástica das artérias espiraladas torna a resistência nos vasos placentários baixa.

O transporte transplacentário ocorre não apenas por meio de difusão simples, mas também por difusão facilitada, transporte ativo, pinocitose e transporte por fissuras na membrana.

4. (UFSC 2022 – R1) A placenta na espécie humana é do tipo:

A. Hemocorial.
B. Epiteliocorial.
C. Sindesmocorial.
D. Endotéliocorial.
E. Sinepiteliocorial.

Resposta correta: alternativa A.
Justificativa: a placenta humana é deciduada e hemocorial.

5. (UFSC 2015 – R1) Assinale a alternativa que responde CORRETAMENTE à pergunta: qual a principal função da gonadotrofina coriônica?

A. Estimular a função hipofisária.
B. Manter a secreção de progesterona placentária.
C. Manter o corpo lúteo.
D. Estimular a produção do lactogênio placentário.
E. Estimular o desenvolvimento das gônadas fetais.

Resposta correta: alternativa C.
Justificativa: a hCG é produzida pelas vilosidades coriônicas desde o início da gestação e atua na manutenção morfológica e funcional do corpo lúteo. Nesse sentido, ela desempenha uma função luteotrófica semelhante ao LH hipofisário, mas não estimula diretamente a função hipofisária, tampouco exerce função semelhante a outros hormônios hipofisários como o folículo-estimulante (FSH). Por isso, não estimula o desenvolvimento das gônadas fetais. Vale lembrar que durante a fase inicial da gravidez a produção de progesterona é feita pelo corpo lúteo e não pela placenta.

6. (UFRJ 2017 – R1) O cório placentário que tem as suas porções em correspondência com a decídua basal, mais vascularizadas e diretamente conectadas com o embrião pela circulação alantocorial, é o:

A. Frondoso.
B. Basal.
C. Placentário.
D. Decidual.

Resposta correta: alternativa A.
Justificativa: o cório frondoso é a parte da placenta diretamente ligada ao embrião, ricamente vascularizada pelas vilosidades coriônicas. A camada basal, por sua vez, compõe a placa basal, que corresponde à porção materna da placenta.

REFERÊNCIAS

1. Zugaib M, Francisco RPV. Zugaib obstetrícia. 5. ed. Barueri: Manole; 2023.
2. Fernandes CE, Sá MFS. Tratado de obstetrícia: Febrasgo. Rio de Janeiro: Elsevier; 2019.
3. Sadler TW. Langman: embriologia médica. 14. ed. Rio de Janeiro: Guanabara Koogan; 2021.
4. Rezende Filho J, Nakamura M. Rezende: obstetrícia fundamental. 15. ed. Rio de Janeiro: Elsevier; 2024.
5. Burton GJ, Jauniaux E. Pathophysiology of placental-derived fetal growth restriction. Am J Obstet Gynecol. 2018;218(2):S745-S761.
6. Phipps EA, Thadhani R, Benzing T, Karumanchi SA. Pre-eclampsia: pathogenesis, novel diagnostics and therapies. Nat Rev Nephrol. 2019;15(5): 275-89.

6

Nutrição, atividade física e sono na gestação

Raquel Pissiguelli
Raquel Domingues da Silva Ferreira

"Que seu remédio seja o seu alimento e que seu alimento seja seu remédio"
Hipócrates, pai da Medicina

INTRODUÇÃO

A gestação provoca alterações anatômicas (aumento do volume uterino, ganho ponderal, mudança do centro gravitacional, estiramento da pele, marcha anserina), hormonais (produção de hormônios placentários – gonadotrofina coriônica, lactogênio placentário, estrógenos, progesterona etc.), metabólicas (hipervolemia, aumento da taxa metabólica basal), imunológicas (redução de número e função de células *natural killers* e linfócitos T), psicológicas, entre outras. Todas essas mudanças devem ser levadas em consideração para o planejamento reprodutivo e estão diretamente atreladas às necessidades da grávida – físicas, nutricionais, metabólicas, psicológicas, sociais etc. –, sendo de extrema importância uma adequada avaliação e aconselhamento para toda futura gestante.

Uma vez que há incremento das necessidades nutricionais da gestante, é de fundamental importância a avaliação e orientação alimentar adequadas para a recuperação e/ou manutenção da sua saúde. Nesse sentido, o *Guia Alimentar para a População Brasileira*[1] se apresenta como um instrumento de recomendações alimentares com abrangência nacional e deve ser expandido às gestantes, visando a promoção da saúde por meio de uma alimentação adequada e saudável, ressaltando-se a importância do respeito à diversidade socioeconômica e cultural do país quanto às práticas alimentares. Essa ferramenta busca a redução do consumo de alimentos processados e ultraprocessados e o aumento do consumo de alimentos *in natura* ou minimamente processados (base da alimentação), além de uma reflexão sobre o ato de comer e a comensalidade.

Os aspectos sociais – ambiente, tempo de refeição e interação – mostram-se de suma importância no desenvolvimento da relação do indivíduo com o alimento.[1] Assim, o ato de alimentar-se abrange mais que a ingestão de nutrientes, sendo um processo biopsicossocial complexo que impacta diretamente a saúde.

Outra questão que pode ser desafiadora durante a gravidez é a prática de atividade física regular. De acordo com dados do Vigitel,[2] cerca de 48,2% da população brasileira tem prática insuficiente e 15,8% são inativos, com predomínio do sexo feminino em ambos os casos – dado especialmente preocupante do ponto de vista de saúde pública. O sedentarismo pode ser ainda maior entre as gestantes, em razão da insegurança em relação aos exercícios durante o período ou pelo estilo de vida pouco ativo. Por outro lado, grávidas que já praticavam atividade física prévia, em destaque as atletas, podem tender a praticá-las de forma intensa, mesmo durante a gestação, também exigindo orientação contínua a fim de evitar prejuízos ao desenvolvimento fetal.

Além disso, as mudanças fisiológicas e hormonais promovidas ao longo da gestação podem repercutir de maneira significativa sobre o sono da gestante. No início da gestação, é comum haver intensificação da necessidade de sono, o que pode atrapalhar as atividades diárias da mulher. À medida que a gestação evolui o sono pode ser fragmentado, impactando consideravelmente a sua qualidade.[3] Dentre os principais fatores que contribuem para os distúrbios do sono encontrados, pode-se citar o aumento das micções por compressão vesical pelo crescimento uterino, a dificuldade de encontrar uma posição confortável, as movimentações fetais mais frequentes e as dores no corpo.[4]

Neste capítulo, serão abordados métodos de avaliação do consumo alimentar e do estado nutricional da gestante, o ganho ponderal e a orientação alimentar na gestação, identificação e correção de déficits nutricionais, assim como principais queixas maternas associadas à alimentação. Além dos aspectos nutricionais, serão abordados também o sono e a prática de atividade física na gestação, dois fatores que, impactam diretamente a qualidade de vida e a saúde do binômio mãe-bebê. Para fins didáticos, esses tópicos serão abordados separadamente.

A seguir, é apresentado um caso clínico que busca elucidar algumas das principais queixas trazidas em consulta de pré-natal. Ao final do capítulo, é esperado que as perguntas direcionadoras sejam respondidas sem dificuldade, podendo ser complementadas pelas questões de provas de residência.

CASO CLÍNICO

A.L.M., 29 anos, feminino, nulípara, procura UBS após prática sexual desprotegida com companheiro, atraso menstrual há cinco semanas e beta-hCG positivo. Testes rápidos de HIV e sífilis não reagentes. Relata ingestão alcoólica esporádica, ser vegana e praticar yoga (30 minutos, 1x/semana). Nega uso de suplementos. Nega comorbidades, porém diz fazer uso regular de inibidor de bomba de prótons por"queimação" no estômago. Relata sentir cansaço aos esforços, palpitações, cefaleia e náuseas e vômitos frequentes na última semana. Queixa-se, também, de dificuldade de concentração e sono diurno e dificuldade de manutenção do sono durante a noite por diversos despertares noturnos para urinar. Nega outras queixas.

Exame físico: bom estado geral, descorada 2+/4+, acianótica, anictérica, afebril, discreta queilite angular. Sem alterações nos demais órgãos e sistemas.

Dados antropométricos: 47 kg (peso pré-gestacional 50 kg), 1,68 m, IMC 17,7 kg/m^2.

Sinais vitais: PA 110 x 70 mmHg, FC 103 bpm, FR 19 irpm, $SatO_2$ 99% aa.

1. Qual(is) o(s) diagnóstico(s)?
2. Qual a classificação do estado nutricional?
3. Quais as condutas?

NUTRIÇÃO

Epidemiologia

As deficiências de nutrientes associam-se não apenas a fatores socioeconômicos e culturais, mas também à insegurança alimentar, à ingestão inadequada e/ou insuficiente, à baixa qualidade nutricional e à biodisponibilidade dos nutrientes nas fontes alimentares, sendo um aspecto importante de saúde pública.[5]

A gestação, por si só, aumenta as necessidades de micronutrientes para a mãe e o feto, especialmente ferro e ácido fólico, o que torna a grávida suscetível à anemia materna. O ferro é usado na reposição de perdas basais; na formação de hemácias, hemoglobina e placenta; e no crescimento e reserva fetais. O ácido fólico, por sua vez, participa da formação do tubo neural fetal e do crescimento celular (fetal e placentário), bem como do aumento eritrocitário e da formação de anticorpos maternos. Segundo o Consórcio Brasileiro de Nutrição Materno-Infantil,[6] estima-se que 17,3% das gestantes apresentem algum grau de anemia, dado preocupante uma vez que a anemia materna se associa a maiores riscos de perda sanguínea durante o parto, hemorragia pós-parto, necessidade de transfusão sanguínea e mortalidade materna, além de aumentar o risco de nascimento prematuro e baixo peso ao nascer. Ademais, pode haver prejuízo do desenvolvimento cognitivo e motor do recém-nascido ou mesmo elevação do risco de mortalidade infantil.

Diversas são as estratégias de prevenção carencial, como a fortificação de alimentos, por exemplo, farinhas de trigo e milho com ferro e ácido fólico e sal com iodo (para prevenção de distúrbios desse nutriente); a implantação de Programas Nacionais de Suplementação de Micronutrientes e o *Guia Alimentar para a População Brasileira*. O Programa Nacional de Suplementação de Ferro (PNSF) preconiza a suplementação de ferro em gestantes ao iniciarem o pré-natal e em mulheres no pós-parto e pós-abortamento, a fim de reduzir o risco de baixo peso ao nascer da criança, anemia e deficiência de ferro na gestante e puérpera; bem como a suplementação de ácido fólico para gestantes, para a prevenção da ocorrência de defeitos do tubo neural (DTN).

Quadro clínico

Alterações de hábito intestinal (especialmente constipação), pirose, náuseas e vômitos são próprias da gestação e ocorrem por influência hormonal. Apesar disso, alguns sinais e sintomas podem ser alarmantes, especialmente ao impactarem o ganho ponderal, devendo ser investigados como forma de prevenção e tratamento precoces.

Um baixo ganho ponderal pode estar associado a hiperêmese gravídica (vômitos persistentes acompanhados de perda ponderal mínima de 5% em relação ao peso pré-gestacional, desidratação e cetose), infecções, parasitoses ou mesmo anemia materna, manifestada como cansaço, fadiga, dispneia aos esforços, palpitações, sonolência, cefaleia, pagofagia e sinais de descoramento de mucosas ou queilite angular. Por outro lado, ganho de peso exacerbado pode estar relacionado a distúrbios metabólicos (diabetes gestacional), polidrâmnio, macrossomia fetal e edema.

Deficiências carenciais podem apresentar sinais e sintomas sugestivos ou mesmo similares. A deficiência de vitamina A pode se manifestar com cegueira noturna e restrição de crescimento intrauterino (RCIU). Já a deficiência de zinco, pode levar à RCIU, bem como a abortamento, prematuridade e doença hipertensiva específica da gestação (DHEG). Nesse sentido, a identificação de sinais e sintomas é fundamental para a instauração precoce do tratamento e prevenção de morbidades.

A carência de ácido fólico materna, especialmente preconcepcional e no primeiro trimestre, pode se associar a malformações fetais como meningomielocele e anencefalia, dentre outras, por defeitos do fechamento do tubo neural durante a embriogênese. Sabe-se que a suplementação de ácido fólico, iniciada preferencialmente 30 dias antes da gravidez, previne de 75 a 91% a incidência dessas malformações.[7]

Diagnóstico

Estado nutricional

O estado nutricional da gestante é avaliado por meio do índice de massa corporal (IMC), calculado pela divisão entre peso, em quilogramas (kg), e estatura elevada ao quadrado, em metros (m^2). O resultado é classificado de acordo com as faixas definidas pela Organização Mundial da Saúde (OMS).[8,9] Esse estado nutricional inicial guia as metas de ganho ponderal ao longo da gestação, diferindo entre gestações única e múltipla. Antes de 2022, a depender do momento em que a gestante iniciasse o pré-natal, seguiam-se as recomendações de ganho ponderal do Institute of Medicine (IOM)[10] ou de Atalah[11] – sendo este último para aquelas que iniciassem o pré-natal no 2º ou 3º trimestre e/ou com peso pré-gestacional não confiável. A partir de 2022, o Ministério da Saúde passou a adotar apenas as recomendações do Institute of Medicine (IOM)[12] (Tabela 1) e as curvas de ganho de peso elaboradas por estudo do Consórcio Brasileiro de Nutrição Materno-infantil,[13] uma vez que foram construídas com gestantes brasileiras (Apêndice 1).

Cabe ressaltar que gestantes adolescentes que engravidaram com menos de dois anos após a menarca podem, inadvertidamente, ser classificadas como baixo peso segundo esse instrumento, devendo ter seu ganho ponderal analisado com maior cautela, pois ainda estão em fase de desenvolvimento.[14] Cunningham et al.[15] recomendam que nessas gestantes, em virtude do duplo anabolismo, a recomendação de ganho ponderal seja a da extremidade superior do intervalo, a fim de não haver prejuízos nos desenvolvimentos tanto da mãe quanto do feto.

TABELA 1 Ganho ponderal gestacional, em quilogramas, segundo estado nutricional inicial da gestante

Estado nutricional inicial	Ganho ponderal		Ganho ponderal total (kg)	
	1º trimestre (kg)	2º e 3º trimestres (kg/semana)	Única	Gemelar
Baixo peso (IMC < 18,5 kg/m^2)	0,5-2,0	0,51 (0,44-0,58)	12,5-18,0	–
Normal (IMC 18,5 a 24,9 kg/m^2)		0,42 (0,35-0,50)	11,5-16,0	16,8-24,5
Sobrepeso (IMC 25,0 a 29,9 kg/m^2)		0,28 (0,23-0,33)	7,0-11,5	14,1-22,7
Obesidade (IMC ≥ 30 kg/m^2)		0,22 (0,17-0,27)	5,0-9,0	11,4-19,1

Nota: Há diversas referências de ganho ponderal durante a gestação, sendo apresentada aqui a recomendação de âmbito nacional. No Apêndice 2, é possível verificar a recomendação da Federação Brasileira das Associações de Ginecologia e Obstetrícia (Febrasgo),[17] de acordo com cada trimestre de gestação.
Fonte: adaptada de Institute of Medicine, 2009;[10] Institute of Medicine, 1990;[16] Ministério da Saúde, 2023;[12] World Health Organization, 1995;[8] World Health Organization, 2000.[9]

A importância dada ao peso materno deve-se ao fato de que ele reflete não apenas o estado fetal, mas também as reservas maternas (Figura 1). Em todas as consultas, é fundamental a sua aferição a fim de garantir o ganho adequado e prevenir possíveis repercussões maternas e fetais do baixo ou excessivo ganhos, como diabetes, hipertensão materna, trabalho de parto prolongado, parto cesariana, hemorragia pós-parto, obesidade pós-parto, distocia, prematuridade, baixo peso ao nascer, macrossomia fetal, sofrimento fetal e trauma fetal no trabalho de parto. A avaliação do ganho ponderal durante a gestação também é importante para garantir as reservas maternas no puerpério e a perda ponderal saudável no pós-parto.

Avaliação da ingestão de macro e micronutrientes

A avaliação da ingestão alimentar pode ser realizada por meio de inquéritos alimentares como história alimentar, recordatório de 24 horas, registro alimentar ou questionário de frequência alimentar, sendo importante, antes de aplicar um método, considerar as características demográficas (idade, grau de escolaridade, capacidade cognitiva) e possíveis limitações do próprio método. A partir desses instrumentos, é possível fazer avaliação qualitativa – grupos de alimentos, diversidade, padrão alimentar, restrições alimentares – e quantitativa – ingestão hídrica, calórica e de macro e micronutrientes – por meio ingestões diárias de referência (DRI, do inglês *dietary reference intakes*),[19-21] identificando-se potenciais focos de mudança ou correção alimentar. Possíveis inadequações são verificadas comparando-se a ingestão alimentar com a taxa metabólica basal (TMB), o gasto energético total (GET), a proporção da distribuição energética e as necessidades médias estimadas (EAR, do inglês *estimated average requirement*) – valores de referência utilizados na avaliação das necessidades de

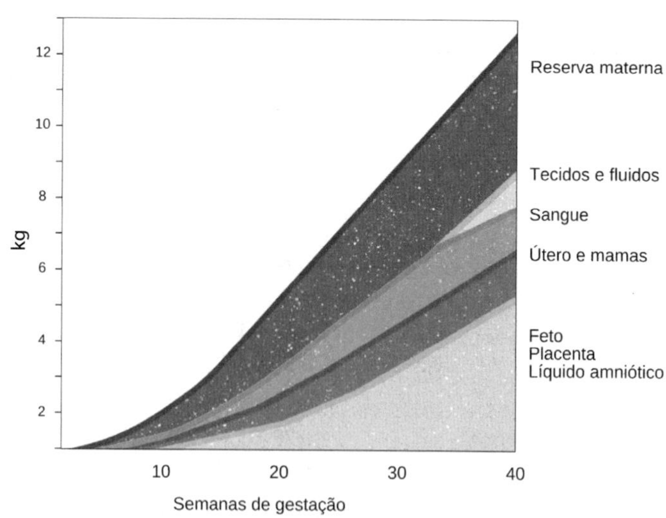

FIGURA 1 **Distribuição do ganho ponderal durante a gestação.**
Fonte: adaptada de Hytten e Leitch, 1964.[18]

macro e micronutrientes do ponto de vista populacional (Apêndice 3). Na avaliação qualitativa, é importante averiguar o consumo de álcool, bem como possíveis excessos na ingestão de alimentos integrais e fontes de fitatos, que podem levar à redução da absorção intestinal de nutrientes como o zinco, potencializando o risco de deficiências carenciais.

Anemia materna

Deficiências de alguns micronutrientes (ferro, ácido fólico, vitamina B12 e vitamina A) podem levar à anemia materna (Tabela 2). A investigação da possível causa se dá, inicialmente, por achados clínicos e restrições no hábito alimentar (ausência ou ingestão limitada de alimentos fonte do nutriente), podendo ser complementada por métodos diagnósticos. Ao hemograma, a anemia ferropriva e por deficiência de vitamina A apresenta-se como microcítica e hipocrômica, enquanto a anemia por deficiência de ácido fólico e vitamina B12 é macrocítica (ou megaloblástica). A análise do perfil de ferro (ferro, ferritina, transferrina), vitamina B12, folato, homocisteína, ácido metilmalônico e retinol sérico é feita de acordo com as suspeitas clínica e laboratorial (Figura 2).

Conduta

Planejamento alimentar

Para um planejamento alimentar adequado, deve-se levar em consideração o estado nutricional, as necessidades energética e de macro e micronutrientes da gestante, o grau de atividade física, assim como preferências, possíveis restrições alimentares e aspectos socioculturais.

Necessidades energéticas

O valor energético total (VET) corresponde às necessidades energéticas totais diárias, podendo ser obtido pela soma entre TMB e GET. A TMB pode ser calculada por métodos diretos, como a calorimetria direta; ou indiretos, como a calorimetria indireta e estimativa por meio de equações preditivas (Tabela 3). Nas equações das DRI, o GET é calculado pelo coeficiente de atividade física (PA, do inglês *physical activity coefficient*), podendo variar entre 1,0 e 1,45 para mulheres sedentárias e muito ativas, respectivamente. Em termos práticos, há incremento de 340 kcal/dia e 452 kcal/dia durante o 2º e 3º trimestres da gestação, respectivamente, em relação à não gestante.[25]

A gestante previamente obesa ou com ganho ponderal inadequado precisa ser advertida sobre potenciais complicações à gestação e ao feto, incentivando-se o ganho ponderal adequado ao estado nutricional. Para a mãe, a obesidade aumenta o risco de DHEG, complicações obstétricas decorrentes do parto prolongado, parto induzido ou cesarianas, hemorragia maciça pós-parto, infecção puerperal, diabetes gestacional, pielonefrite, hipertensão e tromboembolismo. Para o feto, há risco aumentado de

TABELA 2 Valores de referência de hemoglobina (Hb) no segundo trimestre gestacional

Trimestre	Hb (g/dL)	Ht (%)
Primeiro	≥ 11	< 33
Segundo	≥ 10,5	< 32
Terceiro	≥ 11	< 33

Hb: hemoglobina; Ht: hematócrito.
Fonte: adaptada de WHO, 2016;[22] Pavord et al., 2020;[23] ACOG, 2021.[24]

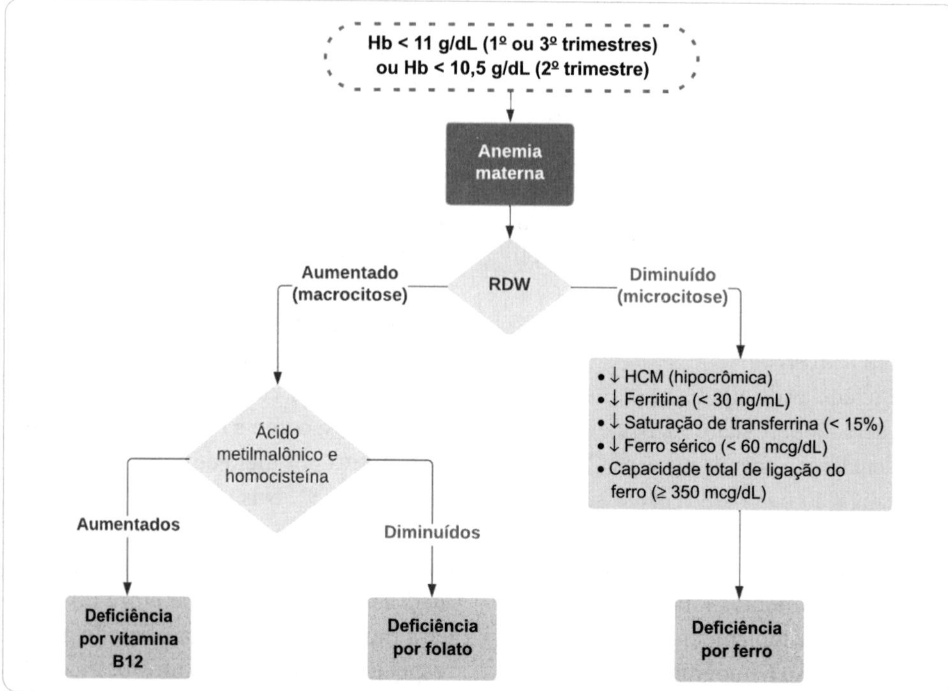

FIGURA 2 Fluxograma de investigação de causas de anemia materna.

RDW: Amplitude de distribuição dos glóbulos vermelhos, do inglês *red cell distribution width*.
Fonte: autoria própria.

TABELA 3 Cálculo da necessidade energética ao longo da gestação

Trimestre	Faixa etária	Equação preditiva
Primeiro	14 a 18 anos	EER = 135,3 – 30,8 × idade (anos) + PA × [(10 × peso (kg) + 934 × estatura (m)] + 25
	19 a 50 anos	EER = 354 – [6,91 × idade (anos)] + PA × [9,36 × peso (kg) + 726 × estatura (m)]
Segundo	14 a 18 anos	EER = 135,3 – 30,8 × idade (anos) + PA × [(10 × peso (kg) + 934 × estatura (m)] + 25 + 180 + **340**
	19 a 50 anos	EER = 354 – [6,91 × idade (anos)] + PA × [9,36 × peso (kg) + 726 × estatura (m)] + **340**
Terceiro	14 a 18 anos	EER = 135,3 – 30,8 × idade (anos) + PA × [(10 × peso (kg) + 934 × estatura (m)] + 25 + **452**
	19 a 50 anos	EER = 354 – [6,91 × idade (anos)] + PA × [9,36 × peso (kg) + 726 × estatura (m)] + **452**

EER: necessidade energética estimada (em inglês, *estimated energy requirement*); PA: coeficiente de atividade física (em inglês, *physical activity coefficient*).
Nota: O valor do PA varia conforme o grau de atividade física e a idade da mulher (≤ 18 anos, > 18 anos), podendo ser sedentária (1,0, para ambas as idades), pouco ativa (1,16 e 1,12), ativa (1,31 e 1,27) ou muito ativa (1,56 e 1,45). Em gestantes com sobrepeso e obesidade, o modelo tende a superestimar as necessidades energéticas, devendo-se avaliar individualmente as reais necessidades.
Fonte: adaptada de Institute of Medicine; 2005;[26] Institute of Medicine, 2009;[10] Freitas, 2010.[27]

prematuridade, morte fetal, defeitos do tubo neural, lábio leporino (pelo excesso de tecido adiposo), macrossomia, predisposição à obesidade e diabetes na infância e na vida adulta, bem como maior risco de dificuldade no período escolar.[28] Ressalta-se que não está indicada a perda ponderal durante a gestação, apenas o controle de ganho de peso.

Necessidades de macronutrientes e micronutrientes

Para o planejamento do cardápio, são utilizadas a ingestão diária recomendada (RDA, do inglês *recommended dietary allowances*), a ingestão adequada (AI, do inglês *adequate intake*) e no nível máximo de tolerável de ingestão (UL, do inglês *tolerable upper intake level*) para determinar as metas de ingestão diária de macro e micronutrientes (Apêndices 4, 5 e 6).

Em termos de macronutrientes, a proporção a ser ingerida diariamente não difere das recomendações para os adultos, devendo ser composta de 45 a 65% de carboidratos (175 g/dia), 10 a 35% de proteínas (cerca de 1,1 g/kg/dia) e 20 a 35% de lipídios (destes, cerca de 10% de ômega-3 e ômega-6 e até 10% de ácidos graxos saturados).[20,25]

Quanto aos micronutrientes, com exceção das vitaminas D e E e dos minerais cálcio, fósforo, flúor, sódio e cloro, a gestante apresenta maior necessidade de ingestão das demais vitaminas e elementos, em relação a mesma faixa etária em idade fértil. Dessa forma, é importante investigar possíveis déficits alimentares, especialmente de ferro e ácido fólico, a fim de prevenir a anemia materna, otimizando a ingestão de alimentos-fonte, além da suplementação.

Suplementações

Segundo o PNSF, todas as gestantes deveriam ser suplementadas com ácido fólico e ferro nas dosagens de 400 mcg/dia e 40 mg/dia (de ferro elementar), respectivamente (Figura 3). A suplementação de ácido fólico deve ser iniciada ainda no período pré-gestacional (pelo menos nos 30 dias prévios) e mantida até a 12ª semana de gestação a fim de prevenir DTN. Vale ressaltar que em mulheres com fator de risco para DTN a dosagem de suplementação deve ser maior (5 mg/dia). Já a suplementação de ferro deve ocorrer do início da gestação até 90 dias após o parto, visando a prevenção da anemia materna.[29] Esta deve ser diferenciada da anemia dilucional, dita "fisiológica" da gestação, decorrente da hipervolemia gravídica. Para gestantes adolescentes, cabe destacar o aumento da necessidade de ferro durante o estirão de crescimento, tendo esse grupo suscetibilidade maior à anemia, devendo ser observado com maior cautela.[30]

Os efeitos colaterais do ferro elementar podem incluir vômitos, alteração do hábito intestinal (diarreia ou constipação), escurecimento fecal e cólicas, sendo fundamental a orientação das gestantes para a manutenção do esquema de suplementação.

Para as suplementações, é necessário investigar possíveis fatores de risco que possam indicar maiores dose de suplementação, como história familiar, medicamentos que possam alterar a absorção (ácido valproico, carbamazepina), doenças disabsortivas (doença de Crohn, doença celíaca, retocolite ulcerativa), cirurgias prévias (bariátrica, ressecção intestinal) e diabetes *mellitus* pré-gestacional.

Em casos carenciais, outras suplementações devem ser avaliadas individualmente. Cabe ressaltar que a suplementação de vitamina A durante a gestação tem potencial efeito teratogênico, devendo ser realizada com cautela, caso seja necessária.[15]

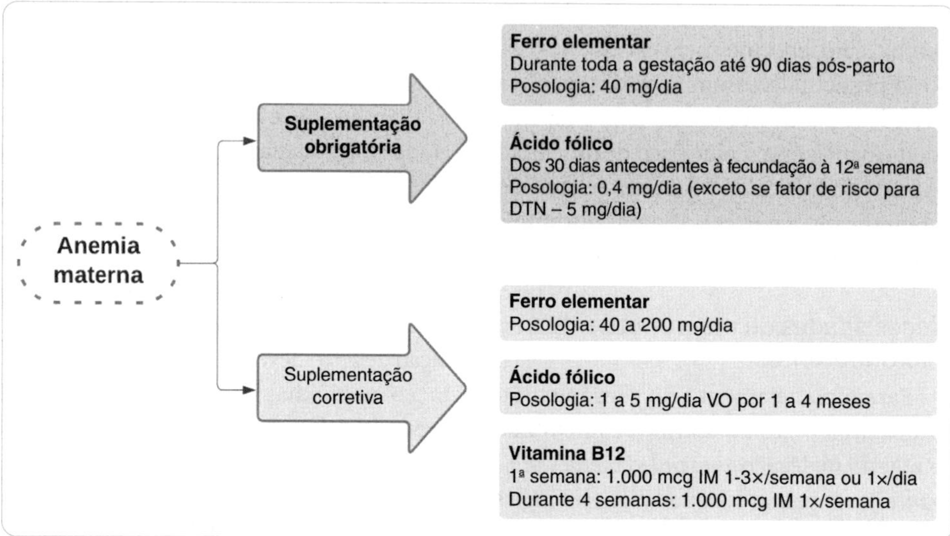

FIGURA 3 Suplementações obrigatória e corretiva da anemia materna.
IM: via intramuscular.
Fonte: adaptada de Auerbach & Landy, 2023;[31] Means e Fairfield, 2023.[32]

Orientação nutricional

O cálculo minucioso do cardápio e a busca ativa de valores destoantes dos preconizados podem demandar consulta com nutricionista, um processo demorado e incompatível com o ambiente coletivo de atendimento, além de pouco prático e oneroso. Ainda que seja possível identificar inadequações ou deficiências e suplementar nutrientes, cabe ressaltar que a biodisponibilidade é consideravelmente reduzida quando comparada aos alimentos, além do risco de provocar efeitos colaterais, não devendo ser a primeira escolha durante o pré-natal. A orientação nutricional deve ser realizada e revisitada pelo obstetra em todas as consultas do pré-natal, buscando sempre escolhas alimentares apropriadas que otimizem a ingestão diversificada de nutrientes. Entre as ferramentas de orientação nutricional a serem usadas nos ambientes público e privado, por qualquer profissional da área da saúde, destacamos o *Guia Alimentar para a População Brasileira* e o modelo do Meu Prato Saudável.

Segundo o Ministério da Saúde,[1,33] as gestantes devem ser orientadas ao consumo diário de leguminosas (feijão, grão-de-bico, lentilha, ervilha, soja), frutas (preferencialmente inteiras e com casca e bagaço), verduras e legumes, bem como a usar temperos naturais (cheiro-verde, alho, cebola, manjericão, entre outros) em detrimento do sal de adição. Também devem evitar o consumo de alimentos ultraprocessados, como embutidos (linguiça, salsicha, presunto), salgadinhos, macarrão instantâneo, temperos prontos, biscoitos/bolachas e bebidas adoçadas (refrigerante, suco de caixinha ou em pó, chás adoçados), dando-se preferência aos alimentos *in natura* ou minimamente processados e à ingestão hídrica ou de água saborizada ou água de coco natural. Para as gestantes onívoras, o consumo de peixes, como sardinha e salmão, é recomendado por serem fonte de ácidos graxos ômega-3, devendo-se atentar à procedência do pescado em razão do risco de contaminação por mercúrio.

O modelo do Meu Prato Saudável expressa de forma visual, didática e adequada as necessidades nutricionais, os componentes das refeições e as proporções. Metade do prato deve ser composto por alimentos fonte de fibras (legumes e verduras, crus e/ou refogados); um quarto por alimentos que sejam fonte de carboidratos (arroz, tubérculos, massas, pão), preferencialmente os integrais; e um quarto por alimentos que sejam fonte de proteínas – vegetais (leguminosas: feijão, grão-de-bico, lentilha, soja) e/ou animais (carne vermelha, peixe, frango), em caso de gestante onívora. As fontes lipídicas devem ser consumidas, preferencialmente, na forma de azeite de oliva, óleo vegetal e oleaginosas (castanhas, amêndoas).[34]

Gestantes que apresentem algum tipo de restrição alimentar, como vegetarianismo, veganismo, crudivorismo, entre outras, devem ser avaliadas com maior cautela pelo potencial risco de deficiências nutricionais, podendo ser necessária a indicação de suplementação específica.

Álcool

Toda gestante deve ser orientada a cessar o consumo de álcool, mesmo de bebidas com teor reduzido, não apenas pelo efeito teratogênico, mas também pelo risco de síndrome alcoólica fetal, condição que leva a prejuízo no crescimento e desenvolvimento durante o pré e pós-natal, microcefalia, anormalidades faciais, visuais e esqueléticas, entre outros.[35]

Edulcorantes

O uso de adoçantes artificiais e/ou naturais deve ser orientado de maneira cautelosa durante a gestação e o puerpério. Embora não tenha sido demonstrado potencial efeito teratogênico ou mutagênico, sabe-se que acessulfame-K e a sacarina atravessam a barreira transplacentária e o leite humano. O aspartame também é capaz de alcançar o feto, estando contraindicado o consumo por gestantes com fenilcetonúria por conta do risco de passagem de fenilalanina e danos cerebrais.[35]

Como orientação geral, o Ministério da Saúde[33] não recomenda o uso de edulcorantes – naturais ou artificiais – por gestantes, tanto por se tratar de um produto ultraprocessado, como por elevar o risco de prematuridade, desenvolvimento de asma e intolerância à glicose e alteração da microbiota intestinal, que pode se associar a alterações metabólicas e predispor à obesidade infantil. Nesse sentido, o uso de edulcorante é reservado apenas a algumas condições, como o diabetes *mellitus* gestacional (DMG), não devendo ser prescrito de maneira irrestrita. Para informações do manejo do DMG, consulte o Capítulo 38 – Diabetes e Gestação.

Manejo de sintomas

Algumas gestantes podem vivenciar sintomas que devem ser periodicamente analisados e orientados, caso necessário. Náuseas e vômitos podem surgir ao longo das primeiras 12 semanas, raramente ultrapassando esse período, o que pode prejudicar o ganho ponderal no primeiro trimestre. Para tanto, pode-se orientar sobre o fracionamento das refeições, redução das porções, evitar a ingestão de líquidos durante as refeições, preferência a alimentos secos e carboidratos simples de fácil digestão, além de evitar alimentos ricos em gorduras e ingerir água com gengibre entre as refeições. Outras medidas que podem ser adotadas são a ingestão de água gelada ou saborizada, evitar temperos prontos e ingerir frutas cítricas ou geladas.[33] A ação da progesterona sobre a musculatura lisa pode provocar relaxamento do esfíncter esofágico inferior, levando a pirose, amenizada também com o fracionamento das refeições, a redução das porções ou mesmo a orientação quanto ao preparo das refeições (p. ex., descartar a água de remolho do feijão antes de cozinhá-lo). A constipação intestinal também é frequente, dado que a velocidade intestinal fica reduzida pela ação hormonal, o que aumenta o tempo do bolo fecal no intestino e, assim, a absorção hídrica. A prática de atividade física regular, a ingestão hídrica adequada e o consumo de frutas, verduras e legumes, ricos em fibras alimentares, podem auxiliar na melhora do trânsito intestinal.[27]

ATIVIDADE FÍSICA

Epidemiologia

Em termos de prática de atividade física, apenas 5 a 15% das gestantes atingem os níveis recomendados e mais da metade deixa de se exercitar em razão da gestação.[36,37] No entanto, as gestantes não só podem como devem ser incentivadas à prática de atividade física regular, uma vez que traz inúmeros benefícios à grávida e ao feto, como redução do risco de pré-eclâmpsia, hipertensão gestacional, diabetes gestacional, ganho excessivo de peso, complicações no parto e depressão pós-parto, efeitos adversos do peso ao nascer e risco de natimortalidade.[38] Além disso, sabe-se hoje, pelo conceito de epigenética, que os fetos gerados por mulheres que praticaram atividade física durante a gestação têm menor risco de doenças cardiovasculares na vida adulta.[39]

Quadro clínico

A prática insuficiente de atividade física e sedentarismo são fatores que contribuem para agravar as alterações de hábito intestinal características da gestação. Além disso, pode dificultar o controle pressórico e metabólico em gestantes que tenham predisposição à hipertensão e ao diabetes.

Diagnóstico

Considera-se prática de atividade física insuficiente aquela que não atinge 150 minutos semanais, incluindo tempo de deslocamento, atividade ocupacional, atividades do lar e de lazer. A inatividade (ou sedentarismo), por sua vez, corresponde à ausência de quaisquer dessas atividades ou em tempo menor que 10 minutos diários.[2]

Conduta

De acordo com recomendações da OMS[40] e do Ministério da Saúde,[38] as gestantes devem ser incentivadas à prática semanal de 150 minutos de atividade física. A intensidade deve ser moderada, ou seja, a grávida deve ser capaz de conversar enquanto pratica a atividade, mesmo que ofegante. A prática vigorosa é indicada apenas às que praticavam previamente à gestação. Estão indicados exercícios que contribuam para o fortalecimento do assoalho pélvico, como musculação, hidroginástica, natação, yoga, pilates etc.; devendo-se evitar os que possam provocar desequilíbrio, risco de queda ou colisão, como futebol, vôlei, basquete e artes marciais. A prática de mergulho em alta profundidade é totalmente contraindicada na gestação em razão do alto risco de embolia gasosa e barotrauma tanto para mãe quanto para o feto. Há também algumas condições que podem ser contraindicações relativas e absolutas à prática de atividade física durante a gestação, apontadas na Figura 4.

A prescrição da atividade física realizada pelo educador físico pode ser orientada pelo mnemônico FITT, que aborda a frequência, a intensidade, o tipo e o tempo da prática escolhida (Figura 5).

SONO

Epidemiologia

A gestação pode levar a mudanças do padrão e duração do sono, que acentuam-se no decorrer dos trimestres, especialmente em gestantes obesas e diabéticas. Em comparação aos primeiros trimestres de gestação, no terceiro trimestre 40% das gestantes podem experienciar episódios de insônia. Além disso, o ganho ponderal próprio da gestação parece propiciar a síndrome da apneia e hipopneia obstrutiva do sono (SAHOS), com prevalência média de 15% entre as grávidas e intensificação naquelas com excesso de peso. A síndrome das pernas inquietas (SPI) também é outro distúrbio do sono frequente entre gestantes, associado à deficiência de ferro, e parece se relacionar com a paridade.[41] Tratam-se de

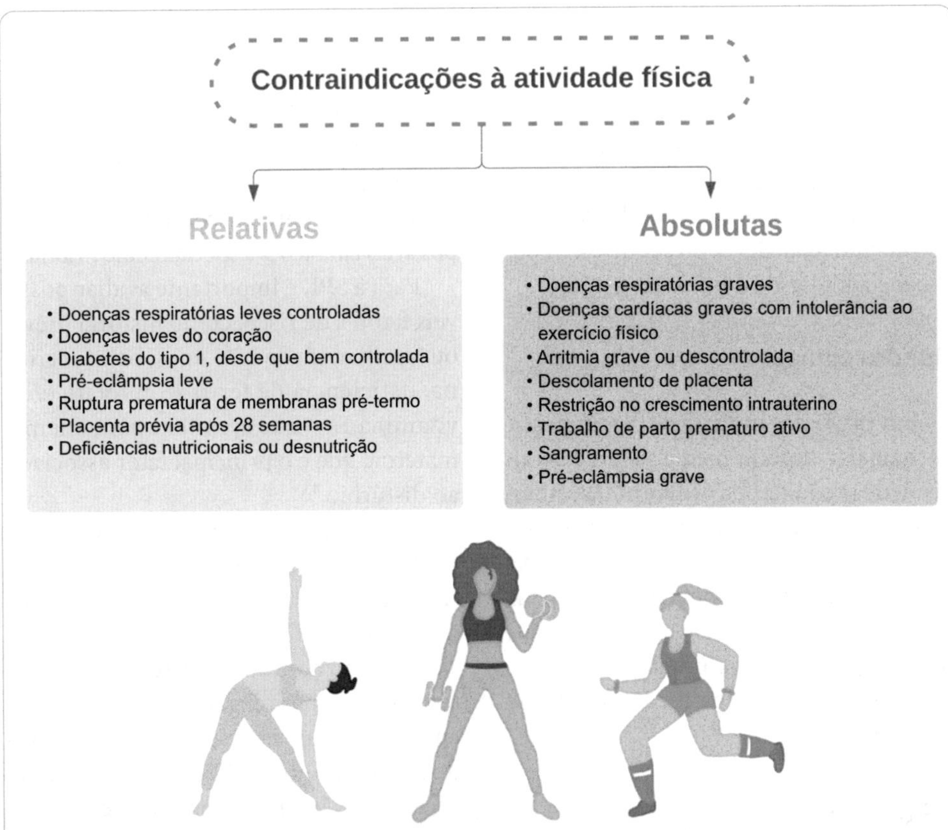

FIGURA 4 **Contraindicações relativas e absolutas à prática de atividade física durante a gestação.**
Fonte: adaptada de Artal, 2003;[36] Mottola et al., 2018.[37]

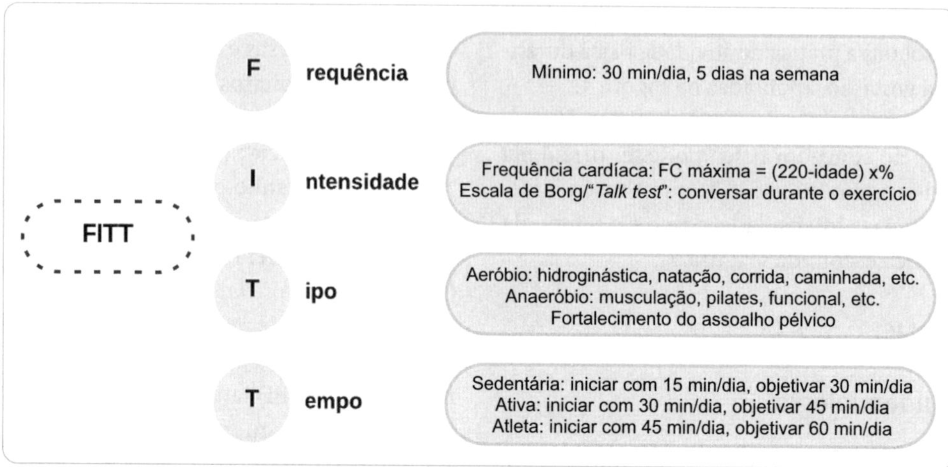

FIGURA 5 Aspectos a serem considerados para a prescrição de atividade física durante a gestação.

x%: percentual do nível de atividade física prévio da gestante.
Fonte: autoria própria.

distúrbios relativamente frequentes nesta população, que podem reduzir consideravelmente a qualidade de vida e a saúde mental, além de prejudicar o pleno desenvolvimento fetal, devendo ser investigados e manejados desde o início da gestação.

Quadro clínico

Em razão das mudanças fisiológicas e hormonais – especialmente a elevação dos níveis de progesterona –, alguns distúrbios do sono podem ser mais frequentes durante a gestação, como insônia, SPI e SAHOS. Outros fatores, como movimentação fetal, urgência miccional, dispepsia noturna e câibras podem contribuir para a fragmentação do sono, principalmente no último trimestre da gravidez.

Diagnóstico

A avaliação do sono durante o pré-natal deve ser realizada de maneira rotineira, buscando-se investigar sinais e/ou sintomas de alarme para condições patológicas. O registro por meio de um diário do sono das duas semanas prévias à consulta pode avaliar possíveis alterações, especialmente insônia.[42]

Para a SPI, é importante avaliar possíveis fatores de risco, como história prévia ou familiar, idade ≥ 35 anos, baixa ferritina, deficiência de ferro e/ou folato e/ou vitamina D – que apontem para anemia materna, que é o principal fator associado ao distúrbio.[43]

A investigação de SAHOS é similar à da população geral, devendo-se verificar possíveis fatores de risco (idade materna acima de 35 anos, IMC elevado, hipertensão arterial sistêmica – HAS) e questionar sobre roncos frequentes, engasgos durante o sono, episódios de apneia testemunhada, excesso de sono durante o dia e ganho ponderal excessivo, além de avaliar se a circunferência de pescoço está aumentada.[44]

O uso de questionários de rastreamento (*STOP-Bang, Berlin, Flemons Index, Epworth*

Sleepness Scale) não é rotineiramente indicado na prática clínica por causa da baixa capacidade de predizer o real risco na população gestante. Exames complementares, como a polissonografia, devem ser realizados de maneira criteriosa.[44]

Conduta

As orientações relativas aos distúrbios do sono incluem, principalmente, medidas de higiene do sono. A prática de atividade física no período noturno deve ser evitada, pelo menos nas 6 horas prévias ao sono. Deve-se, também, orientar que a gestante evite cafeína e nicotina, por agirem como excitantes do sistema nervoso central. A definição de horários fixos de sono e despertar pode contribuir para o ajuste fisiológico das horas de sono, devendo-se evitar cochilos diurnos, se possível. A manutenção de um ambiente quieto e escuro, com restrição do tempo de tela (aparelhos eletrônicos e televisão), pode auxiliar no processo de início de sono. Ademais, dada a possível urgência miccional da gestante, evitar a ingestão hídrica algumas horas antes de dormir pode contribuir para menor necessidade do levantar noturno.[42]

Em caso de SAHOS, não está indicada a perda ponderal, apenas a manutenção do ganho de peso no limite inferior ao recomendado, segundo o IMC da gestante. O uso de álcool e drogas sedativas também pode agravar o distúrbio do sono, devendo ser evitado.[44] Medidas farmacológicas, como uso de melatonina, devem ser avaliadas individualmente.

Prognóstico

A ingestão inadequada ou excessiva de certos nutrientes pode ter efeito em curto prazo e possivelmente também longo prazo para o feto.[45] Segundo a hipótese de Barker e Thornburg,[46] o ambiente fetal pode causar modificações epigenéticas que afetam a expressão gênica e, portanto, influenciam o desenvolvimento de doenças tanto na infância como na vida adulta. Estudos seminais do estado de saúde de filhos adultos de uma coorte de mulheres que estavam grávidas durante a fome holandesa na Segunda Guerra Mundial corroboram essa hipótese.

Epigenética é a área da biologia que estuda mudanças no funcionamento de um gene que não são causadas por alterações na sequência de DNA, mas por influência do ambiente, e que podem levar à alteração na expressão gênica (ativando ou silenciando certos genes). É denominado um caráter epigenético quando o fenótipo é causado por tais mudanças.

COMENTÁRIOS SOBRE O CASO CLÍNICO

No caso apresentado, temos uma gestante com restrição alimentar (vegana, não consome qualquer alimento de origem animal), que faz uso de álcool (risco teratogênico) e pratica 30 minutos semanais de atividade física. Além disso, usa regularmente inibidor de bomba de prótons, que é associado à redução da absorção de vitamina B12 pela dificuldade de produção de fator intrínseco no estômago. A paciente apresenta sinais (taquicardia, descoramento, queilite angular) e sintomas (cansaço, palpitações, cefaleia) associados à anemia, náuseas e vômitos – frequentes na última semana. Ademais, é uma paciente de baixo peso (IMC $< 18,5$ kg/m^2) prejudicada pelas náuseas e vômitos, que dificultaram ainda mais a ingestão alimentar e resultaram em perda ponderal.

Ela também traz uma queixa relevante de insônia, a ser considerada na consulta de pré-natal.

Dessa forma, trata-se de uma gestante de baixo peso, com dificuldade de manutenção e ganho de peso, com sinais e sintomas de anemia materna, com restrição alimentar, prática de atividade física deficitária e insônia.

Como condutas iniciais, deve-se solicitar os exames laboratoriais para diagnóstico de anemia (hemograma, podendo ser complementado por perfil de ferro, vitamina B12 e ácido fólico); orientar medida de controle das náuseas e vômitos (ingestão de água gelada, evitar a ingestão de líquidos durante as refeições etc.); orientar alimentos vegetais fontes de vitaminas e minerais; prescrever suplementação de ferro e ácido fólico, além de vitamina B12, caso necessária; orientar o ganho ponderal durante a gestação; orientar a prática de 150 minutos semanais de atividade física moderada; e orientar medidas de higiene do sono.

PERSPECTIVAS FUTURAS

A introdução e a consolidação da mulher no mercado de trabalho foi determinante em diversos aspectos, incluindo os biológicos. A intensa rotina, especialmente para aquelas com dupla jornada laboral, pode impactar consideravelmente sobre o tempo despendido com a prática de atividade física e a alimentação e qualidade dos alimentos ofertados, potencializando carências nutricionais, que podem ser expressas não apenas pela desnutrição, mas também pelo excesso de peso e obesidade, ainda durante o período reprodutivo. Ainda, a vida moderna por si só pode ser estressante e pouco favorável ao sono, evidenciando distúrbios que são agravados durante o período gestacional.

Diante desse cenário, o profissional da saúde deve estar atento e ser capaz de rastrear todos os fatores, bem como saber orientá-los em suas diversas esferas, de forma que as consultas pré-natais englobem aspectos que vão além da prescrição de vitaminas e suplementos previstos no calendário da gestante.

DEFINIÇÕES IMPORTANTES DO CAPÍTULO

- **Índice de massa corporal (IMC) = peso (kg)/estatura (m^2)**
- **Taxa metabólica basal (TMB)**: energia diária necessária à manutenção das funções vitais do organismo.
- **Gasto energético total (GET)**: energia diária despendida para a manutenção das funções vitais do organismo, a termogênese dos alimentos e o gasto energético com atividades físicas.
- **Valor energético total (VET) = TMB + GET**
- **DRI (ingestões diárias de referência, em inglês *dietary references intakes*)**: referência de ingestão diária de macro e micronutrientes.
- **EER (necessidade energética estimada, em inglês *estimated energy requirement*)**: estimativa de necessidade energética diária.
- **EAR (necessidades médias estimadas, em inglês *estimated average requirement*)**: estimativa de ingestão média diária para atender às necessidades de 50% dos indivíduos saudáveis.

- **RDA (ingestão diária recomendada, em inglês *recommended dietary allowances*)**: ingestão média diária suficiente para alcançar 97 a 98% das necessidades do nutriente.
- **AI (ingestão adequada, em inglês *adequate intake*)**: estimativa de ingestão média diária que deve atender à maioria das necessidades do nutriente.
- **UL (nível máximo tolerável de ingestão, em inglês *tolerable upper intake level*)**: nível máximo de ingestão diária de um nutriente que não provoca risco adverso à saúde.
- **Anemia materna**: deficiência de micronutrientes (ferro, vitamina B12, ácido fólico) que cursa com redução da hemoglobina (< 11 mg/dL no 1º e 3º trimestres; e < 10,5 mg/dL no 2º trimestre).

QUESTÕES

1. (EMCM 2022) O controle de ganho de peso pela gestante no pré-natal é fundamental para o controle do nível pressórico, glicêmico e bom desfecho no parto. Uma gestante que tem o peso adequado ao iniciar o pré-natal deve ganhar quantos quilos até o final da gestação, segundo a OMS?

A. De 11,5 a 16 kg.
B. De 5 a 9 kg.
C. De 3 a 7 kg.
D. De 7 a 10 kg.

Resposta correta: alternativa A.
Justificativa: a recomendação de ganho ponderal pode diferir, de acordo com a referência utilizada. Para o IOM e o Ministério da Saúde, a gestante de peso pré-gestacional adequado deve ganhar entre 12,5 e 18,0 kg; para a OMS, deve ganhar entre 11,5 e 16 kg.

2. (SCMBH 2021) As adaptações anatômicas, fisiológicas e bioquímicas durante a gestação são profundas. Sobre essas mudanças, é correto afirmar:

A. A hipervolemia na gravidez se acentua no terceiro trimestre, sendo adicionados mais eritrócitos do que plasma.
B. Durante a gravidez normal, reduzem-se a pressão arterial média e a resistência vascular e aumentam a volemia e a taxa de metabolismo basal.
C. Apesar das alterações renais, os parâmetros dos exames de urina e teste de função renal ficam próximos dos da não grávida.
D. A produção dos hormônios da tireoide sofre um pequeno aumento, principalmente no terceiro trimestre.

Resposta correta: alternativa B,
Justificativa: a gestação provoca um estado fisiológico de hemodiluição relativa (com o aumento de plasma) e vasodilatação.

3. (SES-GO 2022) É comum a queixa de pirose durante a gestação. Esse sintoma decorre da ação do aumento da pressão abdominal pelo útero gravídico, mas também pela ação do hormônio:

A. Progesterona.
B. Estrogênio.
C. Ativina.
D. Beta-hCG.

Resposta correta: alternativa A.
Justificativa: durante a gestação, é comum a queixa de pirose associada especialmente à ação hormonal da progesterona, que promove o relaxamento da musculatura lisa, aumentando

o tempo de esvaziamento gástrico e permitindo o refluxo do conteúdo gástrico ao esôfago, pela cárdia.

4. (SCMGO 2021) O pico dos sintomas de náuseas e vômitos na gestação está associado ao pico de:

A. Cortisol.
B. Beta-hCG.
C. Estradiol.
D. Progesterona.

Resposta correta: alternativa B.
Justificativa: a elevação dos níveis de hCG pode contribuir para o desenvolvimento do sintoma de náuseas e vômitos durante a gestação.

5. (HMASP 2021) Qual alternativa contém alteração fisiológica da gravidez?

A. Hipovolemia.
B. Redução do tônus do esfincter esofágico inferior.
C. Elevação da motilidade intestinal.
D. Diminuição da filtração glomerular.
E. Resistência vascular periférica elevada.

Resposta correta: alternativa B.
Justificativa: a gestação tem como alterações fisiológicas a hipervolemia; o relaxamento da musculatura lisa do trato gastrointestinal por ação hormonal, que provoca redução da peristalse; e pirose; assim como o aumento da taxa de filtração glomerular, com redução da creatinina sérica e redução da resistência vascular em decorrência da vasodilação.

6. (SCMISC 2020) Na gestação normal existe:

A. Aumento das gorduras neutras, de colesterol e da lecitina.
B. Baixa das gorduras neutras, do colesterol e da lecitina.
C. Aumento das gorduras neutras e do colesterol e lecitina normal.
D. Diminuição das gorduras neutras, colesterol normal e aumento da lecitina.

Resposta correta: alternativa A.
Justificativa: as necessidades de macro e micronutrientes encontram-se aumentadas durante a gestação. A produção hormonal, especialmente de estrógenos e hCG, e as reservas maternas e fetais demandam maior consumo de gorduras.

7. (HEVV 2022) A prática de exercícios físicos promove inúmeros benefícios para a saúde. Durante a gravidez, os exercícios devem ser estimulados e encorajados, inclusive após a gestação. Sobre os exercícios físicos na gravidez, assinale com V as afirmativas verdadeiras e com F as falsas.

( ) O exercício físico na gravidez tem riscos mínimos e traz benefícios para a maioria das mulheres, embora algumas alterações na programação sejam necessárias em virtude das transformações anatômicas e fisiológicas do estado gestacional.
( ) Uma avaliação clínica completa deve ser conduzida antes de se recomendar o programa de exercícios para assegurar que a paciente não tenha razões para evitá-lo.
( ) O médico deve avaliar cuidadosamente as mulheres com complicações médicas e obstétricas antes de recomendar atividade física na gravidez.
( ) O exercício regular durante a gravidez melhora ou mantém o condicionamento físico, ajuda no controle do peso, reduz o risco de diabetes gestacional em mulheres obesas e aumenta o bem-estar psicológico.

Assinale a sequência correta.

A. F V F F
B. V F V F
C. V V V V
D. F F F V

Resposta correta: alternativa C.
Justificativa: toda gestante deve ser incentivada à prática diária de atividade física, respeitando-se os limites pessoais e possíveis contraindicações.

REFERÊNCIAS

1. Brasil. Ministério da Saúde. Secretaria de Atenção à Saúde. Departamento de Atenção Básica. Guia alimentar para a população brasileira. 2. ed. Brasília: Ministério da Saúde; 2014.
2. Brasil. Ministério da Saúde. Vigitel Brasil 2006-2021: vigilância de fatores de risco e proteção para doenças crônicas por inquérito telefônico. Brasília: Ministério da Saúde; 2022. Disponível em: https://bvsms.saude.gov.br/bvs/publicacoes/vigitel_brasil_atividade_fisica_2006_2021.pdf. Acesso em set. 2023.
3. Richardson P. Sleep in pregnancy. Holist Nurs Pract. 1996;10(4):20-6.
4. Sedov ID, Cameron EE, Madigan S, Tomfohr-Madsen LM. Sleep quality during pregnancy: a meta-analysis. Sleep Med Rev. 2018;38:168-76.
5. Brasil. Ministério da Saúde. Secretaria de Atenção à Saúde. Departamento de Atenção Básica. Atenção ao pré-natal de baixo risco. Brasília: Ministério da Saúde; 2012.
6. Consórcio Brasileiro de Nutrição Materno-Infantil. Perfil epidemiológico da anemia em gestantes: dados do Consórcio Brasileiro de Nutrição Materno-infantil. Rio de Janeiro: CONMAI; 2021.
7. Wald NJ, Law MR, Morris JK, Wald DS. Quantifying the effect of folic acid. Lancet. 2001;358(9298):2069-73. Errata Lancet. 2002;359(9306):630.
8. World Health Organization. Physical status: the use and interpretation of anthropometry. Report of a WHO Expert Committee. WHO Technical Report Series. Geneva: WHO; 1995.
9. World Health Organization. Obesity: preventing and managing the global epidemic. Technical Report Series, n. 897. Geneva: WHO; 2000.
10. Institute of Medicine; National Research Council. Weight gain during pregnancy: reexamining the guidelines. Washington: The National Academies Press; 2009.
11. Atalah ES, Castillo C, Castro R, Aldea A. Propuesta de un nuevo estándar de evaluación nutricional em embarazadas. Rev Med Chile. 1997;125:1429-36.
12. Brasil. Ministério da Saúde. Caderneta da gestante [Internet]. 8. ed. Brasília: Ministério da Saúde; 2023. Disponível em: http://189.28.128.100/dab/docs/portaldab/publicacoes/caderneta_gestante_8ed.pdf. Acesso em jun. 2023.
13. Carrilho TR, Hutcheon JA, Rasmussen KM, Reichenheim ME, Farias DR, Freitas-Costa NC, et al. Gestational weight gain according to the Brazilian charts and its association with maternal and infant adverse outcomes: a proposal for recommended weight-gain ranges. Am J Clin Nutr. 2023;117(2):414-25.
14. Eisenstein E, Coelho KSC, Coelho SC, Coelho MASC. Nutrição na adolescência. Pediatria. 2000; 76(3).
15. Cunningham FG, Leveno KJ, Bloom SL, Dashe JS, Hoffman BL, Casey BM, et al. Obstetrícia de Williams. 23. ed. Porto Alegre: Artmed; 2012.
16. Institute of Medicine. Nutrition during pregnancy. Washington: National Academy Press; 1990.
17. Surita FG, Souza RT, Carrilho TR, Hsu LP, Mattar R, Kac G. Orientações sobre como monitorar o ganho de peso gestacional durante o pré-natal. Femina. 2023;51(2):70-6.
18. Hytten FE, Leitch I. The physiology of human pregnancy. Oxford: Blackwell Scientific Publications; 1964.
19. Institute of Medicine. Dietary reference intakes: the essential guide to nutrient requirements. Washington: The National Academies Press; 2006.
20. Institute of Medicine. Dietary reference intakes for calcium and vitamin D. Washington: The National Academies Press; 2011.
21. National Academies of Sciences, Engineering, and Medicine. Dietary reference intakes for sodium and potassium. Washington: The National Academies Press; 2019.
22. World Health Organization. WHO recommendations on antenatal care for a positive pregnancy experience. Genebra: WHO; 2016.
23. Pavord S, Daru J, Prasannan N, Robinson S, Stanworth S, Girling J; BSH Committee. UK guidelines on the management of iron deficiency in pregnancy. Br J Haematol. 2020;188(6):819.

24. American College of Obstetricians and Gynecologists' Committee on Practice Bulletins – Obstetrics (ACOG). Anemia in pregnancy: ACOG practice bulletin. Obstet Gynecol. 2021;138(2):e55.
25. Kominiarek MA, Rajan P. Nutrition recommendations in pregnancy and lactation. Med Clin North Am. 2016;100(6):1199-215.
26. Institute of Medicine. Dietary reference intakes for energy, carbohydrate, fiber, fat, fatty acids, cholesterol, protein and amino acids (macronutrients). Washington: National Academic Press; 2005.
27. Freitas ES, Dal Bosco SM, Sippel CA, Lazzaretti RK. Recomendações nutricionais na gestação. Rev Destaques Acadêmicos. 2010;2(3):81-95. Disponível em: http://univates.br/revistas/index.php/destaques/article/view/80/78. Acesso em jun. 2023.
28. Mattar R, Torloni MR, Betrán AP, Merialdi M. Obesidade e gravidez. Rev Bras Ginecol Obstet. 2009; 31(3):107-10.
29. Brasil. Ministério da Saúde. Secretaria de Atenção Primária à Saúde. Departamento de Promoção da Saúde. Caderno dos programas nacionais de suplementação de micronutrientes [recurso eletrônico]. Brasília: Ministério da Saúde; 2022.
30. Frutuoso MFP, Vigantzky VA, Gambardella AMD. Níveis séricos de hemoglobina em adolescentes segundo estágio de maturação sexual. Rev Nutr. 2003; 16(2):155-62.
31. Auerbach M. Optimizing diagnosis and treatment of iron deficiency and iron deficiency anemia in women and girls of reproductive age: Clinical opinion. Int J Gynaecol Obstet. 2023;162(Suppl 2): 68-77.
32. Means RT, Fairfield KM. Treatment of vitamin B12 and folate deficiencies. In: Takemoto CM, Tirnauer JS, editors. UpToDate. Waltham (MA): UpToDate; updated 2024. [accessed 2024 Nov]. Chapter: Efficacy of vitamin replacement.
33. Brasil. Ministério da Saúde. Protocolos de uso do Guia Alimentar para a População Brasileira na orientação alimentar de gestantes. [recurso eletrônico]. Brasília: Ministério da Saúde; 2021.
34. LatinMed. Meu Prato Saudável. [recurso eletrônico]. Disponível em: https://meupratosaudavel.com.br. Acesso em jun. 2023.
35. Erick M. Nutrição durante a aravidez e a lactação. In: Mahan LK, Escott-Stump S, Raymond JL. Krause; alimentos, nutrição e dietoterapia. Rio de Janeiro: Elsevier; 2012.
36. Artal R, O'Toole M. Guidelines of the American College of Obstetricians and Gynecologists for exercise during pregnancy and the postpartum period. Br J Sports Med. 2003;37(1):6-12.
37. Mottola MF, Davenport MH, Ruchat SM, Davies GA, Poitras VJ, Gray CE. Canadian guideline for physical activity throughout pregnancy. Br J Sports Med. 2019;52(21):1339-46.
38. Brasil. Ministério da Saúde. Secretaria de Atenção Primária à Saúde. Guia de atividade física para a população brasileira. [recurso eletrônico]. Brasília: Ministério da Saúde; 2021.
39. Mendelson MM, Lyass A, O'Donnell CJ, D'Agostino RB, Levy D. Association of maternal prepregnancy dyslipidemia with adult offspring dyslipidemia in excess of anthropometric, lifestyle, and genetic factors in the framingham heart study. JAMA Cardiol. 2016;1(1):26-35.
40. World Health Organization. WHO guidelines on physical activity and sedentary behaviour: at a glance. Genebra: WHO; 2020.
41. Rumble ME, Okoyeh P, Benca RM. Sleep and women's mental health. Psychiatr Clin N Am. 2023;46:527-37.
42. Winkelman JW. Overview of the treatment of insomnia in adults. In: UpToDate; 2023.
43. Picchietti DL. Restless legs syndrome during pregnancy and lactation. In: UpToDate, 2023.
44. Louis J, Pien GW. Obstructive sleep apnea in pregnancy. In: UpToDate, 2023.
45. Ramakrishnan U, Grant F, Goldenberg T, Zongrone A, Martorell R. Effect of women's nutrition before and during early pregnancy on maternal and infant outcomes: a systematic review. Paediatr Perinat Epidemiol. 2012;26(Suppl 1):285-301.
46. Barker DJ, Thornburg KL. The obstetric origins of health for a lifetime. Clin Obstet Gynecol. 2013.

APÊNDICES

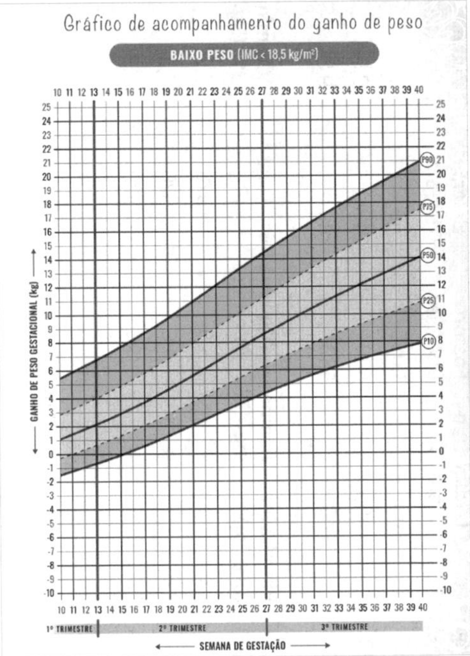

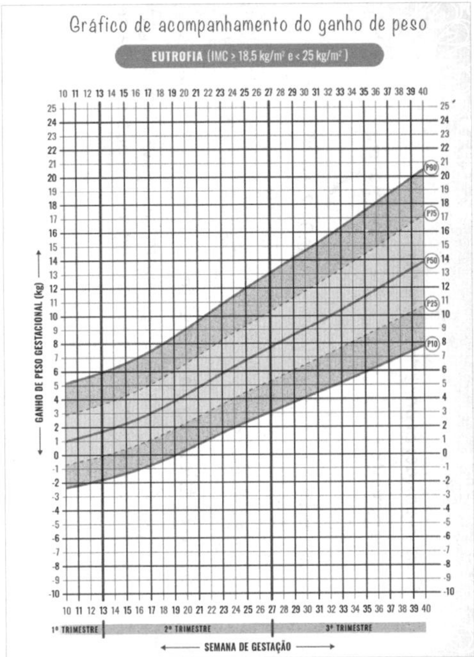

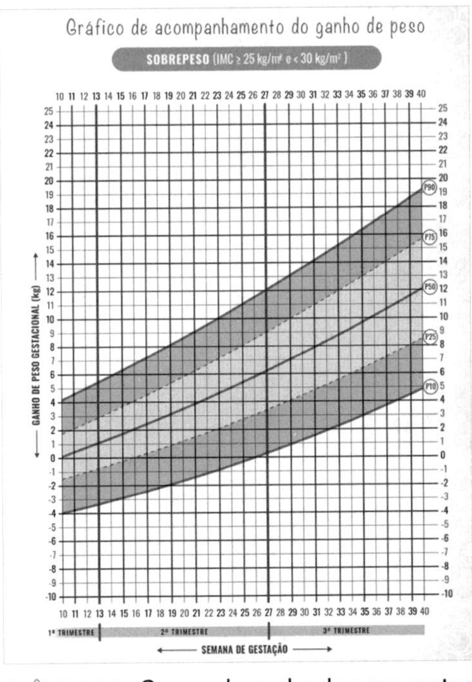

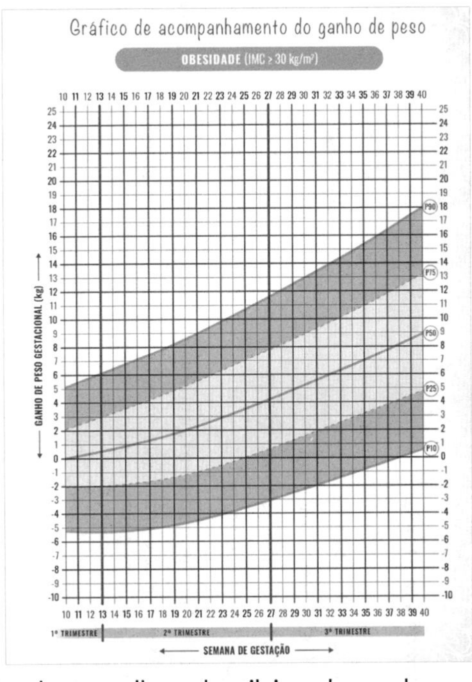

APÊNDICE 1 **Curvas de ganho de peso gestacional para mulheres brasileiras, de acordo com o índice de massa corporal (IMC) pré-gestacional, de adultas (acima de 18 anos) em gestação de feto único e de baixo risco.**

Fonte: adaptado de Ministério da Saúde, 2023.[12]

Estado nutricional inicial	Ganho ponderal por trimestre (kg)		
	1º trimestre	2º trimestre	3º trimestre
Baixo peso (IMC < 18,5 kg/m^2)	0,2-1,2	5,6-7,2	9,7-12,2
Eutrofia (18,5 ≤ IMC < 25 kg/m^2)	–1,8-0,7	3,1-6,3	8,0-12,0
Sobrepeso (25,0 ≤ IMC < 30 kg/m^2)	–1,6-0,05	2,3-3,7	7,0-9,0
Obesidade (IMC ≥ 30 kg/m^2)	–1,6-0,05	1,1-2,7	5,0-7,2

APÊNDICE 2 **Ganho ponderal gestacional, em quilogramas, de acordo com o estado nutricional da gestante.**

Nota: até 13 semanas de gestação, é esperado um pequeno ganho de peso para mulheres com baixo peso (até 1,2 kg) e eutrofia (0,7 kg). Nenhum ganho de peso é esperado para mulheres com sobrepeso ou obesidade. Para mulheres com eutrofia, sobrepeso e obesidade, pode ocorrer pequena perda de peso (máximo de 1,5 kg).
Fonte: adaptado de Surita et al., 2023.[17]

Idade	Cálcio (mg/dia)	Cobre (Rg/dia)	Iodo (Rg/dia)	Ferro (mg/dia)	Magnésio (mg/dia)	Molibdênio (Rg/dia)	Fósforo (mg/dia)	Selênio (Rg/dia)	Zinco (mg/dia)
14-18	1.000	785	160	23	335	40	1.055	49	10,5
19-30	800	800	160	22	290	40	580	49	9,5
31-50	800	800	160	22	300	40	580	49	9,5

Idade	Vitamina A (Rg/dia)	Vitamina C (mg/dia)	Vitamina D (Rg/dia)	Vitamina E (mg/dia)	Tiamina (mg/dia)	Riboflavina (mg/dia)	Niacina (mg/dia)	Vitamina B6 (mg/dia)	Folato (Rg/dia)	Vitamina B12 (Rg/dia)
14-18	530	66	10	12	1,2	1,2	14	1,6	520	2,2
19-30	550	70	10	12	1,2	1,2	14	1,6	520	2,2
31-50	550	70	10	12	1,2	1,2	14	1,6	520	2,2

APÊNDICE 3 **Valores de referência de vitaminas e minerais para gestantes.**

Fonte: adaptado de Institute of Medicine (IOM). Dietary Reference Intakes (DRIs): Vitaminas. Food and Nutrition Board (FNB), 2019.

Idade	Cálcio (mg/dia)	Crômio (mcg/dia)	Cobre (mcg/dia)	Flúor (mg/dia)	Iodo (mcg/dia)	Ferro (mg/dia)	Magnésio (mg/dia)	Manganês (mg/dia)	Molibdênio (mcg/dia)	Fósforo (mg/dia)	Selênio (mcg/dia)	Zinco (mcg/dia)	Potássio (mg/dia)	Sódio (mg/dia)	Cloro (g/dia)
14-18	1.300	29	1.000	3	220	27	400	2,0	50	1250	60	12	2.600	1.500	2,3
19-30	1.000	30	1.000	3	220	27	350	2,0	50	700	60	11	2.900	1.500	2,3
31-50	1.000	30	1.000	3	220	27	360	2,0	50	700	60	11	2.900	1.500	2,3

APÊNDICE 4 Recomendações de minerais para gestantes.

Fonte: adaptado de Institute of Medicine, 2011.[20]

Idade (anos)	A (mcg/dia)	C (mg/dia)	D (mcg/dia)	E (mg/dia)	K (mcg/dia)*	Tiamina (mg/dia)	Riboflavina (mg/dia)	Niacina (mg/dia)	B6 (mg/dia)	Folato (mcg/dia)	B12 (mcg/dia)	Ácido pantotênico (mcg/dia)*	Biotina (mcg/dia)*	Colina (mg/dia)*
14-18	750	80	15	15	75	1,4	1,4	18	1,9	600	2,6	6	30	450
19-30	770	85	15	15	90	1,4	1,4	18	1,9	600	2,6	6	30	450
31-50	770	85	15	15	90	1,4	1,4	18	1,9	600	2,6	6	30	450

APÊNDICE 5 Recomendações de vitaminas para gestantes.

*AI (*adequate intakes*), os demais valores estão expressos em RDA (*recommended dietary allowances*).
Fonte: adaptado de Institute of Medicine, 2011.[20]

Idade (anos)	A (mcg/dia)	C (mcg/dia)	D (µg/dia)	E (mg/dia)	Niacina (mg/dia)	B6 (mg/dia)	Folato (mcg/dia)	Colina (g/dia)*
14-18	2.800	1.800	100	800	30	80	800	3,0
19-30	3.000	2.000	100	1.000	35	100	1.000	3,5
31-50	3.000	2.000	100	1.000	35	100	1.000	3,5

APÊNDICE 6 Valores máximos seguros de ingestão de vitaminas e minerais para gestantes.

*AI (*adequate Intakes*), os demais valores estão expressos em RDA (*Recommended Dietary Allowances*).
Nota: valores de UL (*tolerable upper intake level*) não foram definidos para vitamina K, tiamina, riboflavina, vitamina B12, ácido pantotênico, biotina e carotenoides.
Fonte: adaptado de Institute of Medicine, 2011.[20]

7

Bacia e relações materno-fetais

Vinícius Panão Ferreira
Maurício Mendes Barbosa

PELVE

A bacia óssea ou pelve pode ser didaticamente entendida como um canal constituído anatomicamente pelos ossos ilíacos, sacro e cóccix e pelas articulações sínfise púbica, sacroilíaca e sacrococcígea (Figura 1).[1] Ela pode ser dividida em pelve maior e pelve menor, separadas pelo estreito superior, que é denotado pela linha inominada que configura um plano oblíquo do promontório sacral (entre as vértebras L5 e S1) à borda superior da sínfise púbica.[2]

A bacia maior não possui relações de grande relevância para a obstetrícia,[2] sendo que sua extensão é demarcada pelos seguintes limites:[1,2]

- Superior: cristas ilíacas.
- Anterior: músculos abdominais.
- Posterior: coluna vertebral.
- Laterais: fossas ilíacas internas.
- Inferior: estreito superior.

De maneira contínua, a pequena bacia (ou bacia obstétrica) é limitada em orientação craniocaudal pelos estreitos superior, médio e inferior (Figura 2), demonstrando estruturas pelas quais o feto deve progredir. Eles são discutidos a seguir.[1]

Estreito superior

Para fins didáticos, o estreito superior pode ser definido por um plano elíptico formado por dois eixos: o primeiro eixo, designado de *conjugata vera* anatômica, estende-se anteroposteriormente do promontório sacral ao meio da borda superior da sínfise púbica com medida média de 11 cm; o segundo eixo, denominado diâmetro transverso máximo, estende-se transversalmente pelos pontos mais distantes da linha arqueada do íleo na altura definida pela *conjugata vera* anatômica (ou seja, desenvolvido a partir do primeiro eixo), medindo cerca de 13 cm.[3] Dessa forma, o plano elíptico do estreito superior contém em suas extremidades os seguintes reparos anatômicos da bacia materna: promontório sacral, articulação sacroilíaca direita, extremidade direita do diâmetro transverso, eminência iliopectínea direita, sínfise púbica, eminência iliopectínea esquerda, extremidade esquerda do diâmetro transverso e articulação sacroilíaca esquerda.

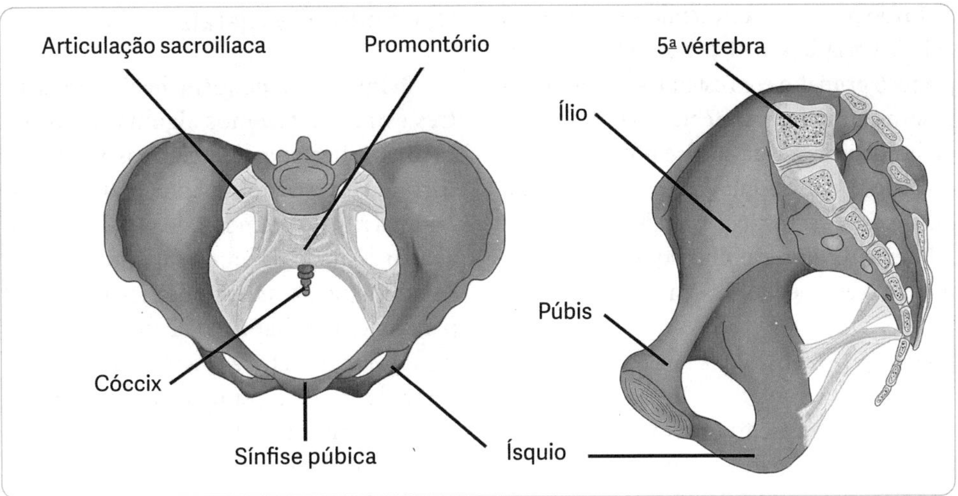

FIGURA 1 Bacia óssea em visão superior e em perfil, evidenciando os principais ossos e ligamentos que a compõem.

Fonte: adaptada de Netter FH. Atlas de Anatomia Humana. 6. ed. Rio de Janeiro: Elsevier, 2015.

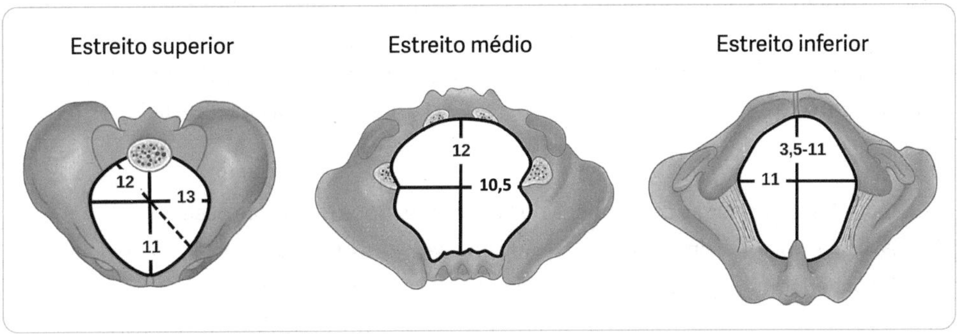

FIGURA 2 Corte transversal dos principais planos da pequena bacia (bacia obstétrica) e seus respectivos eixos (medidas em cm), evidenciando a diferença dos formatos, extensões e estruturas que os delimitam.

Fonte: adaptada de Rezende, 2019.[2]

Pode-se considerar também mais duas medidas: os diâmetros oblíquos que correspondem às retas formadas de uma das eminências iliopectíneas à respectiva articulação sacroilíaca contralateral. O que parte da eminência esquerda denomina-se primeiro oblíquo e o que parte da eminência direita, segundo oblíquo. Ambos se localizam na altura dos outros dois eixos do estreito superior, medindo aproximadamente cerca de 12 cm cada.

Estreito médio

De forma análoga ao superior, o estreito médio pode ser entendido como um plano formado por dois eixos, sendo sua dimensão definida pela área total da bacia relativa a esse plano: o primeiro eixo estende-se anteroposteriormente entre as vértebras S4 e S5 ao meio da borda inferior da sínfise púbica e mede cerca de 12 cm; o segundo eixo, denominado diâmetro bi-isquiático, estende-se transversalmente de uma espinha isquiática à outra, medindo em média 10,5 cm.

Estreito inferior

Por fim, o estreito inferior é delimitado pelos seguintes eixos: o primeiro, denominado *conjugata exitus*, estende-se anteroposteriormente da ponta do cóccix ao meio da borda inferior da sínfise púbica, medindo cerca de 9,5 cm (entretanto, na fase final da expulsão fetal pode aumentar em 2 a 3 cm); o segundo eixo, denominado diâmetro bituberoso, estende-se transversalmente entre as duas tuberosidades isquiáticas, medindo em média 11 cm.

Considerações gerais

Delimitada a pequena bacia com seus três estreitos, fazemos algumas considerações sobre suas respectivas medidas. Partindo do estreito superior, podemos traçar uma reta do promontório sacral 3 a 4 mm abaixo do meio da borda superior da sínfise púbica (ponto retrossinfisário de Crouzat) para obter um diâmetro denominado *conjugata vera* obstétrica (Figura 3), que mede cerca de 10,5 a 11 cm, portanto, o menor diâmetro anteroposterior pelo qual o feto precisa progredir.[2]

Em 1938, partindo do pressuposto de que certas características pélvicas poderiam estar relacionadas a distocia, foi proposta por Caldwell e Moloy uma classificação geral para as bacias maternas baseada em algumas características anatômicas observadas, em: ginecoide, antropoide, androide e platipeloide (Figura 4). Suas características estão descritas na Tabela 1.[4]

TABELA 1 Características anatômicas dos diferentes tipos de bacias ósseas

Tipo de bacia	Ginecoide	Antropoide	Androide	Platipeloide
Estreito superior	Arredondado	Elíptico (maior eixo: anteroposterior)	Levemente triangular	Ovalado (maior eixo: transverso)
Diâmetro transverso máximo (estreito superior)	Afastado do promontório e do púbis	Diminuído e próximo do púbis	Próximo do sacro	Aumentado e equidistante do sacro e do púbis
Diâmetro anteroposterior (estreito superior)	Grande	Maior	Pequeno	Menor
Sacro	Largo, côncavo e com inclinação média	Estreito e longo	Estreito, plano, longo e inclinado para a frente	Largo, curto e côncavo
Ângulo subpúbico	Médio	Levemente estreito	Estreito	Amplo
Diâmetro bituberoso (estreito inferior)	Grande	Pequeno	Estreitado	Aumentado

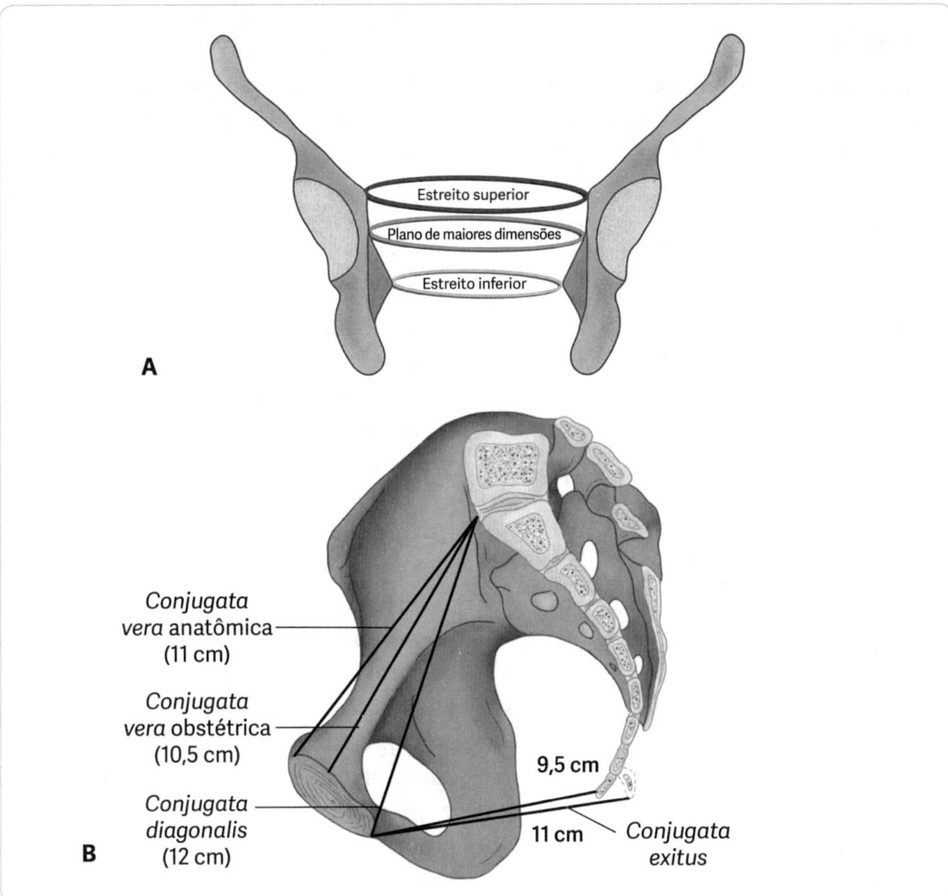

FIGURA 3 Medidas mais relevantes da bacia obstétrica. A: corte coronal da pequena bacia e disposição dos estreitos. B: corte sagital da pequena bacia demonstrando as delimitações das *conjugatas* e suas medidas médias.

Fonte: adaptada de Rezende, 2019.[2]

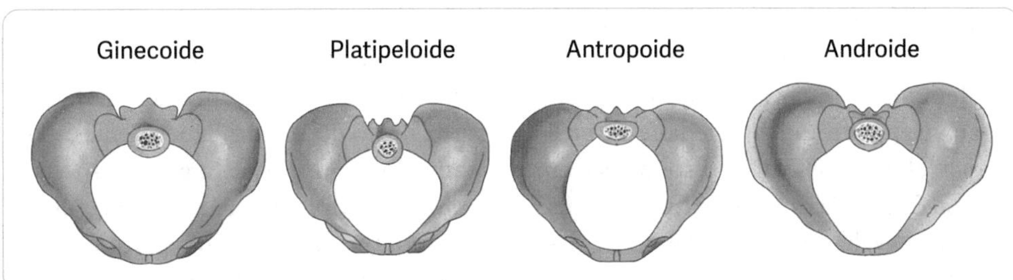

FIGURA 4 Comparação do estreito superior nos diferentes tipos de bacias obstétricas propostas por Caldwell e Moloy.

Fonte: adaptada de Rezende, 2019.[2]

CASO CLÍNICO

Gestante, 20 anos, branca, primigesta, feto único, IG 34 semanas, rotura espontânea de membranas e início de contrações uma hora após.

Exame físico geral: BEG, corada, eupneica, vígil e orientada. PA: 110 × 60 mmHg, peso: 82 kg, altura: 1,65 m.

Exame obstétrico: abdome gravídico, AU 37 cm, BCF 154 bpm, boa movimentação fetal, colo pérvio de 8 cm.

1. Que outros parâmetros o médico deve obter sobre o feto neste momento para auxiliar na condução do parto?
2. Caso fosse optado por via vaginal e o parto evoluísse com distocia de ombro após desprendimento cefálico, haveria alguma maneira de prever e prevenir esse cenário anteriormente no pré-natal?

COMENTÁRIOS SOBRE O CASO CLÍNICO

1. O obstetra deve realizar a manobra de Leopold-Zweifel (Figura 5) para análise da situação, apresentação, posição e altura do feto, as quais compõem alguns parâmetros das relações materno-fetais, como será discutido a seguir. Além disso, deve, por meio do toque vaginal, além de verificar a dilatação do colo, analisar a atitude e variedade de posição fetal (Figura 6). Se disponível e em caso de dúvida diagnóstica, pode ser feita uma avaliação ultrassonográfica dessas relações.
2. Apesar de a tentativa de correlacionar os diferentes tipos de bacia materna propostos por Caldwell e Moloy com desfechos obstétricos relacionados a distocias ter plausibilidade biológica, atualmente, não é recomendada a avaliação da bacia materna por meio da pelvimetria e pelvigrafia como rotina para a maioria das gestantes, uma vez que a distocia de ombro ocorre predominantemente em parturientes com dimensões pélvicas normais. O diagnóstico dessa condição é realizado, portanto, durante o trabalho de parto, sendo que continua imprevisível e sem prevenção no pré-natal.[5]

RELAÇÕES MATERNO-FETAIS

Estudar as relações materno-fetais é imprescindível para entender o mecanismo de parto e documentá-lo adequadamente.[1] Didaticamente, podem ser separadas nos seguintes parâmetros: atitude, situação, apresentação, altura, posição e variedade de posição.[1,3] Antes de descrever as relações propriamente ditas, é interessante evidenciar os reparos anatômicos fetais de maior interesse obstétrico, além de revisitar os reparos da bacia materna discutidos anteriormente neste capítulo.

Reparos anatômicos fetais de interesse obstétrico

Por conta da disposição flexionada dos membros e da coluna durante a gestação e parto, o feto pode ser didaticamente esquematizado em um aspecto oval (ou "ovoide fetal") com dois polos: cefálico e pélvico (Figura 7), cada qual com reparos específicos de interesse obstétrico.[1]

O crânio é o segmento de maior relevância obstétrica do polo cefálico, com destaque

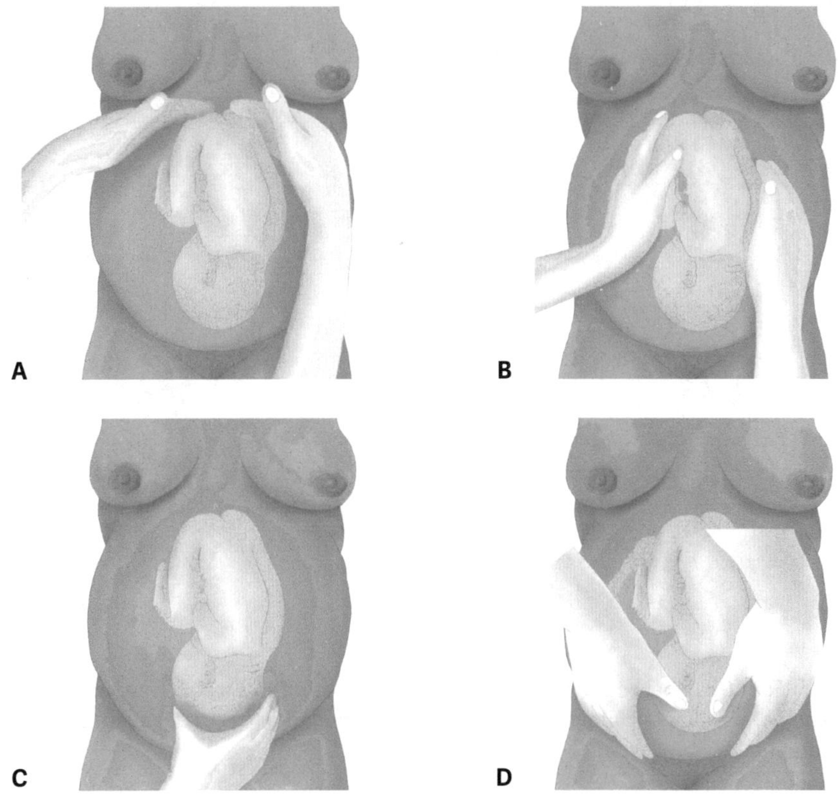

FIGURA 5 Quatro tempos das manobras de Leopold-Zweifel. A: o primeiro tempo consiste na palpação externa do fundo uterino para determinar a orientação do maior eixo fetal e, consequentemente, a situação. B: o segundo tempo se refere à palpação do dorso fetal na lateral do abdome materno para determinar a posição fetal. C: o terceiro tempo consiste na apreensão do polo inferior fetal e verificação da sua mobilidade, tanto para caracterizar a apresentação, como para avaliar inicialmente a insinuação. D: o quarto tempo é a palpação profunda da pelve em direção ao hipogastro, com a finalidade de avaliar a insinuação por meio de uma estimativa sobre os planos de DeLee.

Fonte: autoria própria.

para sua estrutura óssea, reparos anatômicos (principais suturas e fontanelas) e diâmetros, cuja dimensão média apontada corresponde a um feto de gestação a termo (Figura 8):[1,2]

- Estruturas ósseas: dois ossos frontais, dois parietais, dois temporais, um occipital e um esfenoide.
- Suturas:
  - Sagital: divide anteroposteriormente os ossos parietais.
  - Metópica: divide anteroposteriormente os ossos frontais.
  - Coronal: divide transversalmente os ossos frontais dos ossos parietais.
  - Lambdoide: divide transversalmente os ossos frontais do osso occipital.

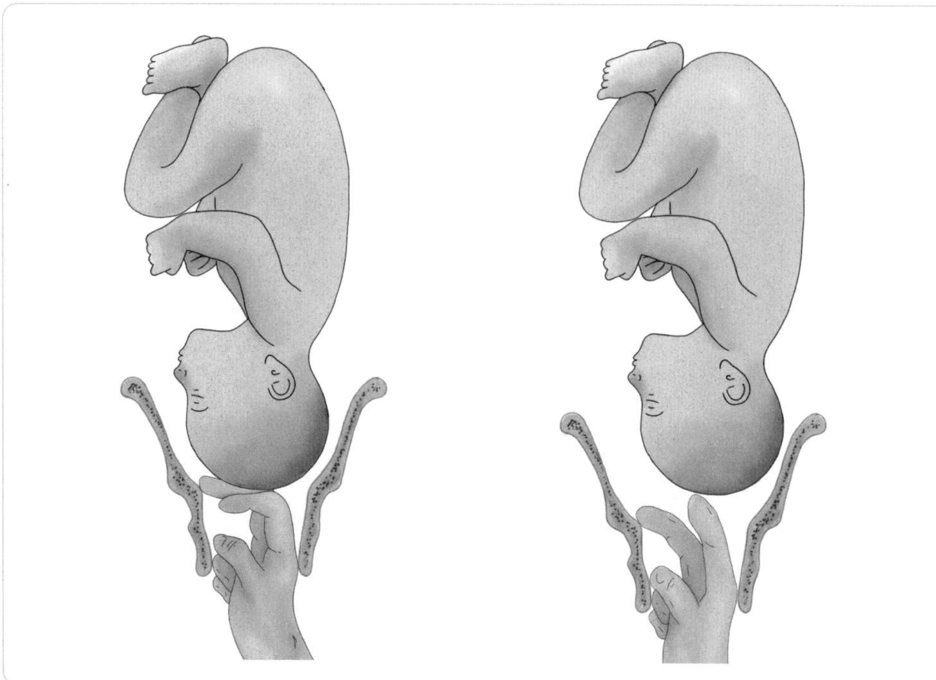

FIGURA 6 Toque vaginal como parte do exame físico obstétrico. O toque vaginal bidigital pode ser usado para avaliar a dilatação do colo, atitude, variedade de posição e altura da apresentação fetal.

Fonte: autoria própria.

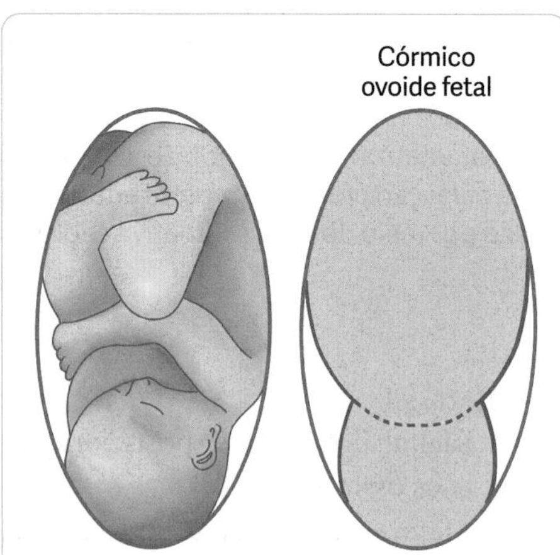

FIGURA 7 Ovoide fetal: representação didática do feto em dois polos (cefálico e pélvico).

Fonte: autoria própria.

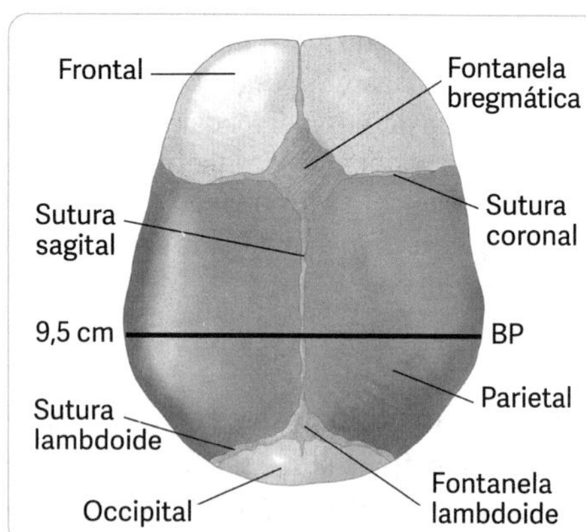

FIGURA 8 Visão superior da disposição dos ossos do crânio, bem como sua relação com as suturas e fontanelas.

BP: bi parietal.

Fonte: adaptada de Netter FH. Atlas de Anatomia Humana. 6. ed. Rio de Janeiro: Elsevier, 2015.

- Fontanelas:
  - Bregmática (fontanela anterior): tem formato losangular, entre os ossos parietais e frontais, cujos vértices compõem sutura metópica, sagital e os dois segmentos da sutura coronal.
  - Lambdoide (fontanela posterior): tem formato triangular, entre os ossos parietais e occipital, cujos vértices compõem sutura sagital e os dois segmentos da sutura lambdoide.
- Diâmetros (Figura 9):
  - Anteroposteriores:
    - Occipitofrontal (12 cm): do occipício até a raiz do nariz.
    - Occipitomentoniano (13 cm): do occipício ao mento.
    - Suboccipitofrontal (10,5 cm): do suboccipício até a bossa frontal.
    - Suboccipito (9,5 cm): do suboccipício até o bregma.
    - Submentobregmático (9,5 cm): do submento até o bregma.
  - Transversos:
    - Biparietal (9,5 cm): de uma bossa parietal a outra.
    - Bitemporal (7,5 cm): de uma têmpora a outra.

Já no polo pélvico, evidenciam-se os seguintes diâmetros da cintura escapular e pélvica, respectivamente:[2]

- Diâmetro biacromial (12 cm): de um acrômio a outro.
- Diâmetro bitrocantérico (9 cm): de um trocânter a outro.

ATITUDE

Trata-se da relação das diferentes partes fetais entre si, com enfoque na disposição dos membros e da coluna vertebral.[1] Normalmente, o feto encontra-se na atitude de flexão generalizada, traduzida em flexão da coluna vertebral (curvando-se ligeiramente), mento aproximado do esterno e flexão dos membros com sua consequente anteriorização.[1,2]

Em situações anormais, o feto pode encontrar-se com a cabeça estendida em diferentes graus (primeiro, segundo e terceiro)[2] e a coluna estendida, ou deflexão.[1]

SITUAÇÃO

Trata-se da relação entre o maior eixo da cavidade uterina e o maior eixo fetal.[1]

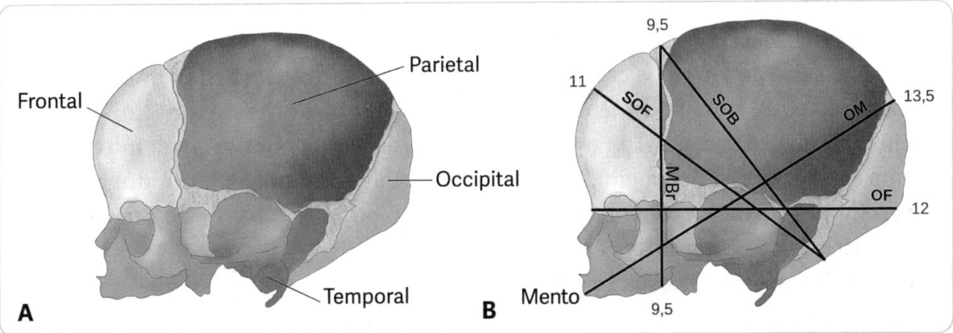

FIGURA 9 **Ossos e diâmetros do feto. A: ossos que compõem o crânio; B: principais diâmetros transversos e anteroposteriores, bem como os diâmetros médios.**

MBr: submentobregmático; OF: occipitofrontal; OM: occipitomentoniano; SOB: suboccipitobregmático; SOF: suboccipitofrontal.
Fonte: adaptada de Netter FH. Atlas de Anatomia Humana. 6. ed. Rio de Janeiro: Elsevier, 2015.

Essa relação dá origem a três possibilidades de situação fetal: longitudinal (quando esses eixos coincidem), transversa (quando um eixo é perpendicular ao outro) e oblíqua (quando se cruzam de maneira diferente da longitudinal e transversa).[1]

APRESENTAÇÃO

Trata-se da porção do feto que ocupará a totalidade da área do estreito superior durante sua insinuação.[1,2] Para que isso ocorra, o feto deve ter um volume grande o suficiente para que encontre resistência em sua passagem na pequena bacia; aproximadamente após o 6º mês.[1] Essa relação guarda íntima associação com a situação, sendo mais didático que se defina as prováveis apresentações a partir das possíveis situações (Figura 10):[1]

1. Na situação longitudinal, há duas apresentações possíveis: cefálica ou pélvica.[1] O que definirá uma ou outra, será o polo do ovoide fetal que ocupa a região inferior do útero.[1] Para a maioria das gestações a termo, o feto mantém seu polo cefálico em contato com o fundo uterino até por volta do sexto mês, quando ocorre uma rotação axial aproximando o polo cefálico da região inferior do útero.[2] Isso se dá de forma física, pela acomodação entre a maior dimensão longitudinal do ovoide fetal (o polo pélvico) com a maior dimensão longitudinal uterina (fundo uterino) e, consequentemente, entre as duas respectivas menores dimensões: polo cefálico fetal e segmento inferior do útero.[1]

   Já na apresentação pélvica, mais frequentemente encontram-se as coxas e as pernas fletidas e encaixadas no abdome (apresentação pélvica completa). Menos frequentemente nessa apresentação, os membros inferiores possuem diferentes variações, denominadas apresentações pélvicas incompletas: quando as pernas se encontram estendidas, contra o abdome fetal (modo de nádegas); quando os joelhos e pés estão prolapsados (modo de joelhos e de pés).[1]
2. Na situação transversa, há apenas um tipo de apresentação possível, denominada córmica,[2] que pode então ser subdividida em duas subclassificações, a depender do dorso fetal: dorsoanterior (se o dorso fetal está voltado para o púbis materno) e dorsoposterior (se o dorso fetal está voltado para o sacro materno).[1] Ainda é possível mencionar outras duas raríssimas ocorrências da apresentação córmica: a dorsossuperior ou dorsoposterior, em que o plano coronal fetal é perpendicular ao plano coronal materno. Nessas últimas apresentações, o polo cefálico está voltado ao sacro e o pélvico voltado para o púbis, sendo a variação do dorso em relação ao fundo uterino chamada de dorsossuperior e em relação ao segmento inferior denominada dorsoinferior.[1]

Mencionamos também algumas situações especiais: prolapso, quando um dos membros se exterioriza antes da apresentação durante o trabalho de parto; apresentação composta quando, em uma situação longitudinal, um dos membros desce ao lado e junto de um dos polos fetais.[1]

ALTURA

Nos momentos que precedem o parto, o feto intensifica sua relação com a pequena bacia (a partir do estreito superior).

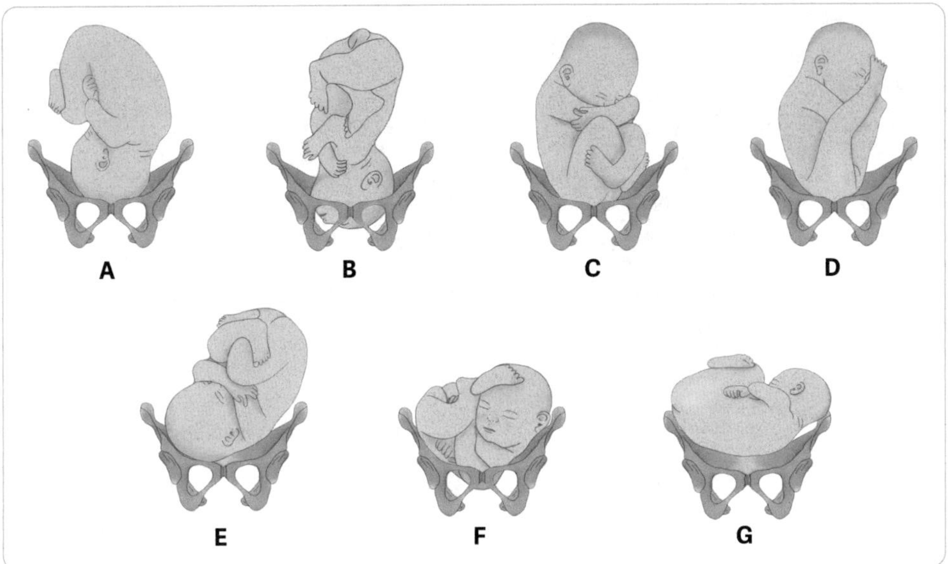

FIGURA 10 Representação de possíveis apresentações. Situação longitudinal com apresentação cefálica fletida (A), cefálica defletida (B), pélvica completa (C) e pélvica incompleta (D). Feto em situação oblíqua (E), transversa: dorsoposterior (F) e dorsoanterior (G).
Fonte: adaptada de Rezende, 2019.[2]

Assim, a posição do feto em relação à bacia é demarcada pelos diferentes graus de altura definidos utilizando-se os planos de DeLee (Figura 11).[2] Considera-se o plano de referência "0" a linha definida pelas espinhas isquiáticas maternas (portanto, no estreito médio). A partir desse plano, a cada centímetro superior subtrai-se um número e configura-se um novo plano (p. ex., 1 cm acima do plano 0: plano –1; 2 cm acima do plano 0: plano –2) até o plano –5; da mesma forma, soma-se um número a cada centímetro inferior ao plano de referência (p. ex.: 1 cm abaixo do plano 0: plano +1; 2 cm abaixo do plano 0: plano +2) até o plano +5. O plano correspondente à altura do feto é definido pela ultrapassagem pelo seu segmento mais distal.[2]

Também é possível correlacionar os planos de DeLee com a passagem inicial do feto pela pequena bacia:[1]

- Alta e móvel (planos –4 ou –5): quando ainda não há contato com o estreito superior.
- Ajustada ou fixa (–3, –2 ou –1): quando ocupa a área do estreito superior.
- Insinuada (0): quando o maior diâmetro da porção apresentada ocupa a área do estreito superior e a extremidade da apresentação está no estreito médio.
- Fortemente insinuada (+1, +2 ou +3).
- Baixa (+4 ou +5).

A insinuação é a passagem pelo estreito superior do maior plano perpendicular à linha da orientação fetal.[2] Nas apresentações cefálicas, esse plano corresponde ao diâmetro biparietal, ao passo que nas apresentações pélvicas, ao bitrocantérico.[1] Quando ocorre a insinuação, deduz-se que o feto será capaz de passar pelo estreito superior, embora não seja possível inferir

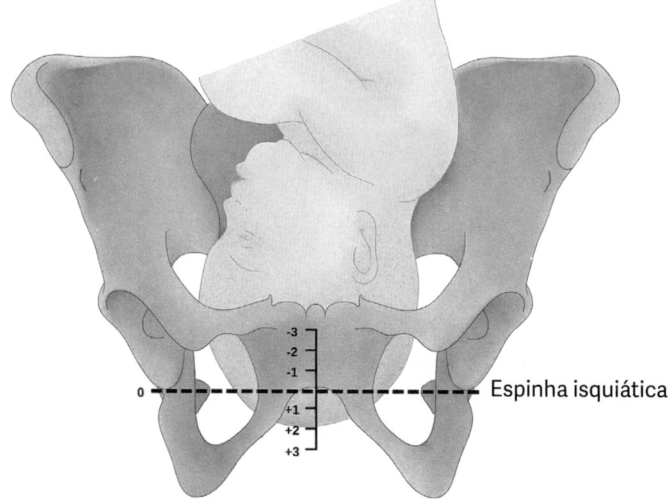

FIGURA 11 Esquematização dos planos de DeLee. Notar a correlação entre os níveis de insinuação e a pequena bacia.

Fonte: autoria própria.

as características dos estreitos médio e inferior da pequena bacia.[1] O mecanismo da insinuação e sua conversão para a descida é descrito na Seção 2.

POSIÇÃO

A posição se refere à orientação do dorso fetal com o lado materno direito (primeira posição) ou esquerdo (segunda posição) e, mais raramente, anterior ou posterior. A identificação da posição pode ser útil para localizar o melhor local para realizar a ausculta cardíaca fetal, que geralmente terá melhor resultado se feita sobre o dorso fetal.[1]

Variedade de posição

A variedade de posição correlaciona o ponto de referência fetal (ponto anatômico apresentado no estreito superior, a depender da situação, apresentação e atitude fetal) com os pontos de referência maternos que compõem o estreito superior (púbis, eminência iliopectínea, extremidade do diâmetro transverso, articulação sacroilíaca, sacro). Sua identificação pode ser realizada durante o trabalho de parto por meio do toque vaginal.[1]

Na maioria das vezes, na apresentação cefálica, a cabeça encontra-se totalmente flexionada, com o mento em direção ao esterno, configurando o lambda como o ponto de referência fetal no estreito superior (apresentação do occipício). Menos frequentemente, na apresentação cefálica, a cabeça pode não estar flexionada, encontrando-se estendida em diferentes graus (Figura 12): 1º grau de deflexão quando o bregma é o ponto de referência no estreito superior (apresentação do bregma); 2º grau de deflexão quando a glabela é o ponto de referência (apresentação da fronte); 3º grau de deflexão quando a cabeça está totalmente estendida

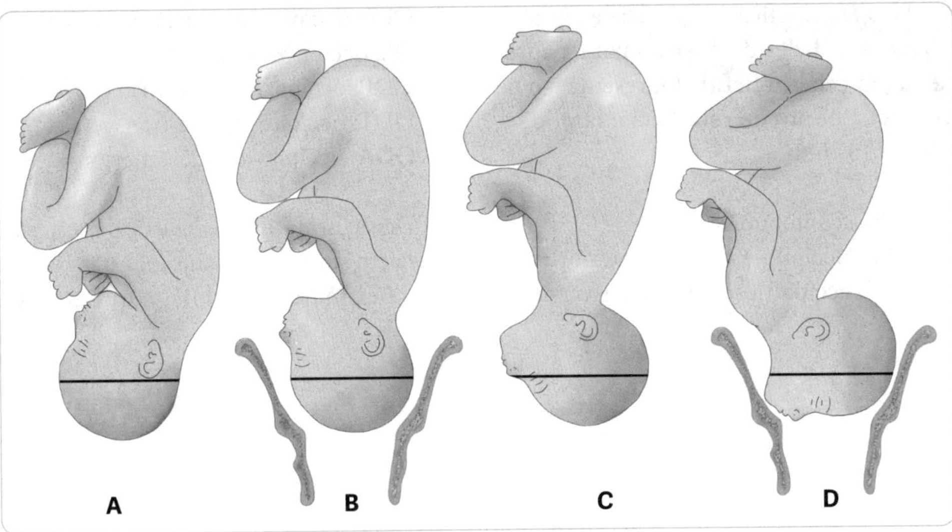

FIGURA 12 Atitudes de apresentação. Da esquerda para a direita, há quatro diferentes atitudes da apresentação cefálica: fletida (A), defletida de 1º grau (B), defletida de 2º grau (C) e defletida de 3º grau (D).

Fonte: adaptada de Rezende, 2019.[2]

e o mento surge como ponto de referência (apresentação da face).[1,2] Além desses casos, pode-se eleger o sacro como ponto de referência fetal da apresentação pélvica e o acrômio como ponto de referência da apresentação córmica.[2]

A correlação entre o ponto de referência fetal e o ponto de referência materno pode ser sintetizada em uma nomenclatura convencionada em três letras para facilitar a padronização da variedade de posição:[1]

- A primeira letra representa a região fetal que se apresenta no estreito superior, correlacionada com as apresentações e respectivas atitudes descritas anteriormente: O (occipício), B (bregma), N (naso), M (mento), S (sacro) e A (acrômio).
- A segunda letra representa para qual lado materno o ponto de referência fetal se orienta: D (direita) e E (esquerda). Essa letra é dispensável quando o ponto de referência fetal possui orientação anteroposterior (sacral ou púbica).
- A terceira letra representa o ponto de referência materno mais próximo do ponto de referência fetal: P (púbis), A (anterior: eminência iliopectínea), T (transverso: extremidade do diâmetro transverso), P (posterior: articulação sacroilíaca), S (sacro). Púbis e articulação sacroilíaca são representados pela mesma letra (P), e a diferenciação se dá pelo número de letras, como já mencionado. Assim, quando há duas letras (p. ex., OP), subentende-se que é uma orientação anteroposterior e, portanto, trata-se do púbis (no exemplo: OP é a variedade occipitopúbica); da mesma forma, quando há três letras (p. ex., OEP), subentende-se que não é uma orientação anteroposterior e, portanto, trata-se da articulação sacroilíaca (no exemplo: OEP é occípito-esquerda-posterior).

Para exemplificar, segue a lista das possíveis variedades de posição para a apresentação cefálica fletida (apresentação de occípcio, ponto de referência: lâmbda – Figura 13):[2]

- OP: occipitopúbica.
- OEA: occípito-esquerda-anterior.
- OET: occípito-esquerda-transversa.
- OEP: occípito-esquerda-posterior.
- OS: occipitossacra.
- ODP: occípito-direita-posterior.
- ODT: occípito-direita-transversa.
- ODA: occípito-direita-anterior.

Dessa forma, a variedade de posição sintetiza em sua nomenclatura diversas outras relações materno-fetais, o que a torna

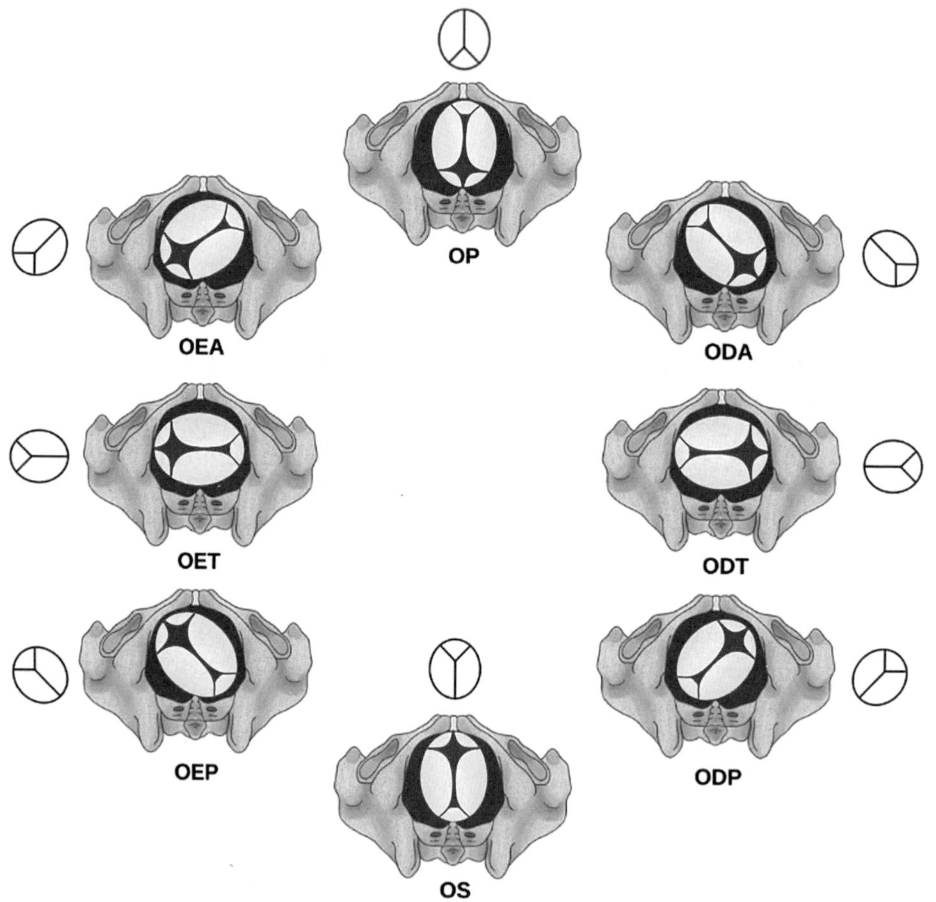

FIGURA 13 Diferentes variedades de posição possíveis para a apresentação cefálica fletida, em visão inferior da pequena bacia. Observar a relação de aproximação entre a fontanela lambdoide e as estruturas da bacia que compõem o nome de cada variedade.
Fonte: adaptada de Rezende, 2019.[2]

muito relevante. Como exemplo, ao ler que o feto está com uma variedade de posição MEP, pode-se automaticamente concluir sua situação (longitudinal), apresentação (cefálica), atitude (3º grau de deflexão) e posição (esquerda).[2] Um resumo da correlação entre situação, apresentação e variedade encontra-se na Tabela 2.[1,2]

Por fim, de maneira análoga à obtenção do ponto de referência fetal, é importante identificar as linhas de orientação para cada atitude e apresentação, que possibilitam acompanhar a evolução fetal durante o parto. Na apresentação cefálica fletida, a linha de orientação corresponde à sutura sagital; na cefálica defletida de 1º grau, a sutura sagital e metópica; na cefálica defletida de 2º grau, a sutura metópica; na cefálica defletida de 3º grau, a linha facial (traçada da glabela ao mento); na apresentação pélvica, o sulco interglúteo;[2] na apresentação córmica, o gradeado costal.[1]

PERSPECTIVAS FUTURAS

Apesar da pelvimetria e da pelvigrafia terem sido classicamente indicadas como avaliações clínicas de rotina na obstetrícia, observa-se grande inconsistência na sua realização e predição de desfechos obstétricos, sendo atualmente contraindicados como rotina.[5] Além disso, não há evidência convincente para selecionar pacientes para o parto pélvico vaginal por meio da sua realização.[6] Sugere-se também que os resultados da pelvimetria radiográfica pouco importam para a conduta obstétrica e condução do parto.[7]

Alguns estudos sugerem que um adequado treinamento com ultrassonografia possa ser um promissor método alternativo para correta verificação da posição fetal durante o trabalho de parto, embora ainda não haja evidências robustas de que o seu emprego é necessário ou melhor que a avaliação clínica para esse quesito.[8]

TABELA 2 Resumo das principais apresentações fetais

Situação	Apresentação			Ponto de referência fetal	Linha de orientação	Símbolo	Frequência
Longitudinal	Cefálica	Fletida	Occipital	Lâmbda	Sutura sagital	O	95,5%
		Defletida 1º grau	Bregma	Ângulo anterior do bregma	Sutura sagital e metópica	B	1%
		Defletida 2º grau	Fronte	Raiz do nariz (glabela)	Sutura metópica	N	
		Defletida 3º grau	Face	Mento	Linha facial	M	
	Pélvica		Pelve	Sacro	Sulco interglúteo	S	3%
Transversa	Córmica		Acrômio	Acrômio	Gradeado costal	A	0,5%

Fonte: autoria própria.

DEFINIÇÕES IMPORTANTES DO CAPÍTULO

- A pelve menor é limitada pelos estreitos superior (delimitado pelo plano da *conjugata vera* anatômica e diâmetro transverso máximo), médio (delimitado pelo plano de S5 até a sínfise púbica e o diâmetro bi-isquiático) e inferior (delimitada pelo plano da *conjugata exitus* e diâmetro bituberoso).
- A *conjugata vera* obstétrica é a distância do promontório sacral ao ponto retrossinfisário de Crouzat, e geralmente mede de 10,5 a 11 cm.
- A classificação de Caldwell e Moloy agrupa as bacias ósseas femininas em: ginecoide (estreito superior arredondado), antropoide (elíptico), androide (levemente triangular) e platipeloide (ovalado).
- As relações materno-fetais são definidas pela atitude (relação entre a disposição dos membros e da coluna vertebral fetal), situação (relação entre o maior eixo fetal e o maior eixo da cavidade uterina), apresentação (porção do feto que ocupa o estreito superior durante a insinuação), altura (posição do feto a partir do seu ponto mais distal em relação aos planos de DeLee), posição (correlação do dorso fetal com o lado materno correspondente) e variedade de posição (correlação dos pontos de referência fetais com os pontos de referência maternos).
- A atitude mais comum é a de flexão generalizada. Nos demais casos, a cabeça pode encontrar-se estendida em diferentes graus ou com a coluna em deflexão.
- A situação longitudinal corresponde às apresentações cefálica e pélvica; já na situação transversa apenas a apresentação córmica é possível.
- Um feto encontra-se insinuado quando o maior diâmetro da região fetal apresentada ocupa a área do estreito superior.
- Para descrever a variedade de posição, deve-se indicar adequadamente o ponto de referência fetal, que varia de acordo com cada apresentação: a cefálica fletida possui o occipício como ponto de referência fetal; a cefálica defletida de 1º grau, o bregma; a cefálica defletida de 2º grau, a fronte; a cefálica defletida de 3º grau, a face; a pélvica, a própria pelve; a córmica, o acrômio.

QUESTÕES

1. (Santa Casa 2023) Sabendo que, ao exame de toque, o ponto de referência fetal corresponde à estrutura B na figura, assinale a alternativa que apresenta o ponto de referência e a apresentação fetal, respectivamente.

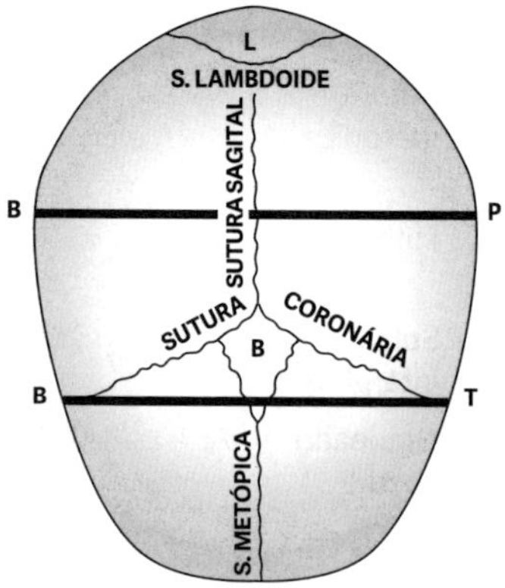

A. Lâmbda – cefálica fletida.
B. Lâmbda – cefálica defletida de 1º grau.
C. Bregma – cefálica defletida de 1º grau.
D. Bregma – cefálica defletida de 2º grau.
E. Lâmbda – cefálica defletida de 2º grau.

Resposta correta: alternativa C.
Justificativa: a estrutura "B" corresponde ao bregma, ponto de referência da apresentação cefálica defletida de 1º grau.

2. (USP 2022) Gestante de 29 anos, 4G:3PN:0A, chega ao pronto-socorro obstétrico trazida pelo SAMU em trabalho de parto. Não trouxe a carteira de pré-natal, relata data da última menstruação de 18/02/2022. Ao exame clínico, PA 123 × 82 mmHg, FC 84 bpm, altura uterina de 35 cm, batimento cardíaco fetal presente e rítmico.

Ao toque vaginal, dilatação total, apresentação cefálica e alta, sendo percebida a variedade de posição representada na figura.

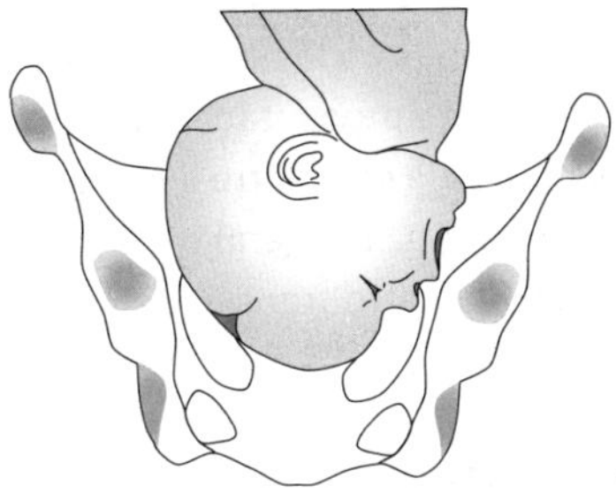

Qual é a referência percebida ao toque que sinaliza dificuldade do parto vaginal?

A. Raiz do nariz.
B. Occipício.
C. Bregma.
D. Mento.

Resposta correta: alternativa A.
Justificativa: a figura demonstra um feto em situação longitudinal, com apresentação cefálica defletida de 2º grau, cujo ponto de referência fetal é a glabela (raiz do nariz). Para estudar melhor essa questão, revisite a Figura 11 deste capítulo e correlacione as imagens com os pontos de referência da Tabela 2.

3. (AMP 2020) Para descrever e estudar o mecanismo de parto, é necessário conhecer as relações espaciais entre o organismo materno e o produto conceptual, utilizando-se para isso nomenclatura e definições convencionadas. Tal nomenclatura orienta a documentação do parto e a comunicação entre os profissionais para que haja, posteriormente, entendimento dos acontecimentos. Analise as relações útero-fetais relacionadas a seguir:

I. O conceito de atitude reside na relação das diversas partes fetais entre si.
II. A situação é relação entre o maior eixo da cavidade uterina e o maior eixo fetal.
III. A apresentação é definida como a região fetal que ocupa a área do estreito inferior e nela se vai insinuar.
IV. Adota-se a definição de posição fetal, da escola alemã, que a descreve como a relação do dorso fetal com o lado materno.
V. A variedade de posição complementa a orientação espacial do concepto ao relacionar um ponto de referência da apresentação fetal com um ponto de referência ósseo da bacia materna, levando-se em consideração as faces anterior, posterior ou lateral da gestante.

Estão corretas:

A. Somente I e V.
B. Somente I, II e V.
C. Somente I, II e IV.
D. Somente I, II, IV e V.
E. Somente I, II, III e IV.

Resposta correta: alternativa D.
Justificativa: esta é uma boa questão para fixar conceitos, visto que apresenta a definição das diversas relações útero-fetais, com exceção da III. Nela, o estreito inferior é apontado erroneamente como referência para a apresentação e insinuação, quando na verdade se considera o estreito superior.

4. (UFPB 2020) Para a avaliação fetal durante o trabalho de parto, o toque vaginal permite identificar a apresentação fetal e seus pontos de reparo. Em qual dos itens essa correlação está incorreta:

A. Cefálica defletida de 1º grau = ângulo anterior do bregma.
B. Cefálica defletida de 3º grau = queixo.
C. Cefálica defletida de 2º grau = raiz do nariz.

D. Cefálica fletida = lâmbda.
E. Pélvica = acrômio.

Resposta correta: alternativa E.
Justificativa: o ponto de referência da apresentação pélvica é o sacro, ao passo que o ponto de referência da apresentação córmica é o acrômio.

5. (UESPI 2016) Em relação à estática fetal da figura, qual a situação, posição, apresentação e variedade de posição do feto na figura?

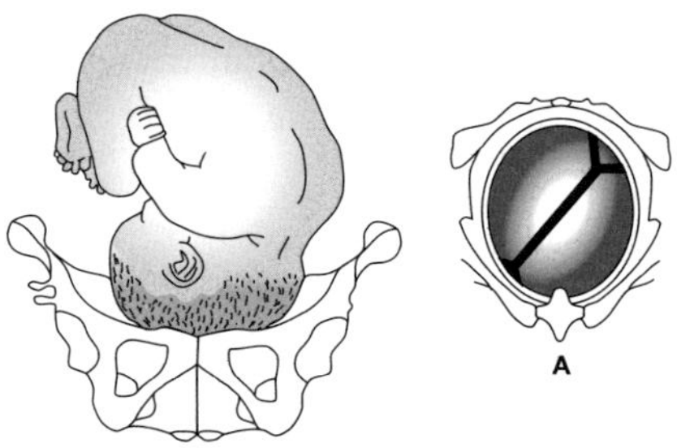

A. Longitudinal, direita, cefálica e ODA.
B. Longitudinal, esquerda, cefálica e OEA.
C. Longitudinal, direita, cefálica e OEA.
D. Longitudinal, direita, cefálica e ODP.
E. Longitudinal, esquerda, cefálica e OEP.

Resposta correta: alternativa B.
Justificativa: está em situação longitudinal, porque o maior eixo fetal coincide com o maior eixo uterino; posição esquerda, porque o dorso fetal está voltado para o lado esquerdo materno; apresentação cefálica, porque o feto está apresentando o polo cefálico no estreito superior; OEA, porque o occipício está voltado para a eminência iliopectínea (entre a sínfise púbica e o extremo esquerdo do diâmetro transverso máximo do estreito superior).

Na imagem da direita, lembrar que o triângulo corresponde ao lâmbda, ponto de referência fetal da apresentação de occipício. Repare como ele está entre a sínfise púbica (parte superior da imagem) e o extremo esquerdo do diâmetro transverso máximo do estreito superior.

REFERÊNCIAS

1. Zugaib M, Francisco RPV. Obstetrícia. 5. ed. Santana de Parnaíba: Manole; 2023.
2. Rezende Filho J. Obstetrícia fundamental. 14. ed. São Paulo: Guanabara Koogan; 2019.
3. Micheau A. Pelvic inlet. IMAIOS. Disponível em: https://www.imaios.com/en/e-anatomy/anatomical-structure/pelvic-inlet-1537020680?from=2. Acesso em 30 jun 2023.
4. Caldwell WE, Moloy HC. Anatomical variations in the female pelvis: their classification and obstetrical significance. Obstet Gynecol. 1938;32(1).
5. Alves ALL, Nozaki AM, Polido CBA, Knobel R. Manejo da distocia de ombro. São Paulo: Febrasgo; 2022.
6. Alves ALL, Nozaki AM, Polido CBA, Silva LB, Knobel R. Assistência ao parto pélvico. São Paulo: Febrasgo; 2024.
7. Pattinson RC, Cuthbert A, Vannevel V. Pelvimetry for fetal cephalic presentations at or near term for deciding on mode of delivery. Cochrane Data Syst Rev. 2017;(3):CD000161.
8. Moncrieff G, Gyte GML, Dahlen HG, Thomson G, Singata-Madliki M, Clegg A, et al. Routine vaginal examinations compared to other methods for assessing progress of labour to improve outcomes for women and babies at term. Cochrane Data Syst Rev. 2022;3.

8

Exames e condutas do pré-natal de baixo risco

Raphael Amendula de Carvalho
Melina Lichti Martins

OBJETIVOS DE APRENDIZADO

Este capítulo fornecerá as bases para compreensão e realização do acompanhamento pré-natal das pacientes consideradas de baixo risco gestacional. Ao final da leitura, é desejável que o leitor saiba quais exames solicitar para cada paciente e, para cada uma delas, saber com que periodicidade realizar, interpretar seus resultados, fornecer as orientações necessárias, prescrever as condutas iniciais de acordo com o diagnóstico encontrado e saber quando referenciar a paciente ao serviço pré-natal de alto risco.

De forma sucinta, este capítulo também abordará diagnósticos e condutas iniciais de patologias que não foram abordados em capítulos próprios nesta obra, como anemia, sífilis, hepatite B e hipotireoidismo na gestação.

ASSISTÊNCIA PRÉ-NATAL DE BAIXO RISCO

Cuidados pré-concepcionais

A gestação cursa com importantes alterações orgânicas, psicológicas e sociais para a gestante e sua família; apresenta-se como período de maior vulnerabilidade, mas também de importante janela de oportunidade para medidas de promoção à saúde materna e prevenção de riscos ao futuro membro da família. Todos os riscos evitáveis, sejam biológicos ou não, são mais adequadamente manejados caso o cuidado médico seja iniciado antes mesmo da concepção. Os cuidados pré-concepcionais estão divididos em diversos domínios, sendo os principais: planejamento familiar; estreitamento de vínculos com o serviço de saúde e facilitação do acesso; triagens de riscos genéticos; avaliação socioeconômica; atenção à condição nutricional com suplementação de ácido fólico; fornecimento de informações, acolhimento de inseguranças e resolução de dúvidas por parte do casal e da família. Contudo, é de amplo conhecimento que apenas uma restrita minoria realiza adequadamente o programa de cuidados prévios e planejamento da gestação; independentemente da condição socioeconômica ou do grau de desejo da maternidade, o pré-natal é usualmente iniciado por volta do primeiro mês de gravidez.[1]

Diagnóstico de gravidez

Todas as pacientes na menacme apresentando atraso menstrual superior a sete dias podem ser suspeitas de gravidez.[2-5] O diagnóstico de gestação é seguramente confirmado por meio da propedêutica complementar, mas pode ser estimado por evidências clínicas, academicamente estratificadas em sinais de presunção, de probabilidade e de certeza.

Sinais de presunção de gestação incluem: atraso menstrual; achados sintomáticos, como náusea, tontura, alteração de apetite ou sialorreia; modificações anatômicas, como aumento do volume das mamas, hipersensibilidade dos mamilos, tubérculos de Montgomery, saída de colostro à expressão mamilar, coloração violácea da vulva ou aumento do volume abdominal. Os sinais de probabilidade abrangem alterações como amolecimento da cérvice uterina e aumento da vascularização das paredes do canal vaginal.[3-5]

Os denominados sinais de certeza são também os métodos utilizados para diagnóstico efetivo de gestação e incluem: dosagem da fração beta da gonadotrofina coriônica humana (beta-hCG); presença de movimentos ou batimentos cardíacos fetais e evidência ultrassonográfica de gestação.[3-5]

A dosagem de beta-hCG pode ser realizada com testes rápidos com amostra urinária, preferencialmente sendo utilizada a primeira urina da manhã ou por meio de testes quantitativos realizados laboratorialmente em amostra sanguínea com sensibilidade superior. A gonadotrofina coriônica humana passa a ser detectável 8 a 11 dias após a nidação, de modo que estará mais bem indicada sua pesquisa após uma semana de atraso menstrual. Seus valores são crescentes no 1º trimestre, atingindo a faixa de 10 mUI/mL por volta do início da 2ª semana de gestação e dobrando de valor a cada 48 horas, com pico de 100.000 mUI/mL na 10ª semana. Crescimentos inferiores a esta taxa podem estar associados a morte ectópica ou morte embrionária precoce; em contrapartida, uma taxa de crescimento destoantemente elevada pode levar a suspeita de tumores trofoblásticos gestacionais (mola hidatiforme, mola parcial e coriocarcinoma). Resultados falso-positivos são raros e podem estar associados à malformação incompatível com a vida em abortamento subclínico, proteinúria materna, neoplasias produtoras de hCG, lúpus, hipertireoidismo associado ao aumento de hormônio luteinizante ou uso de medicações psicotrópicas. Em caso de resultado negativo, é recomendada a repetição do teste depois de 15 dias, para que se descarte a possibilidade de falso-negativo por níveis de beta-hCG abaixo do limite de sensibilidade do exame.[3-5]

Achados ultrassonográficos que viabilizam o diagnóstico precoce de gestação incluem a visualização do saco gestacional a partir de 4 a 5 semanas; observação da vesícula vitelina a partir da 5ª semana, identificação de batimentos cardíacos fetais após a 6ª semana e visualização da placenta após 12 a 16 semanas. A ausculta de batimentos cardíacos fetais por meio do sonar é possível apenas após 10 a 12 semanas e a movimentação fetal pode ser sentida após 18 a 20.[3]

Pacientes com diagnóstico de gravidez negativo e que não desejam engravidar deverão receber orientações de saúde, planejamento familiar, contracepção e segurança sexual. No entanto, se o diagnóstico for negativo, mas há desejo de maternidade, avalia-se o risco de esterilidade conjugal e medidas de cuidados pré-concepcionais, como a suplementação com ácido fólico, são introduzidas. Acrescenta-se que às pacientes que persistam em atraso menstrual mesmo diante de dois testes de gravidez negativos, espaçados em 15 dias, deverão receber avaliação clínico-ginecológica para diagnóstico diferencial de amenorreia.[3]

Pacientes com diagnóstico positivo e desejo de gestação iniciarão cuidado pré-natal como descrito no decorrer do capítulo. Aquelas que estiverem diante de gravidez confirmada e ausência de vontade de ser mãe deverão ser acolhidas, respeitando seu sigilo e oferecendo cuidado médico pré-natal associado a orientações, fortalecimento de vínculo e apoio para mediação de conflitos familiares. Investigar também a possibilidade de violência sexual; orientar sobre a legalidade de doação do concepto para adoção; e informar quanto à restrição legal ao abortamento, amparado por lei apenas em três situações: risco incontroverso à saúde materna, violência sexual e feto anencéfalo.[3]

Assistência pré-natal

A assistência pré-natal constitui o conjunto de medidas preventivas, educacionais e terapêuticas que objetivam prover condições biopsicossociais adequadas para o curso da gestação, melhorando a saúde materna, reduzindo mortes evitáveis e obtendo melhores desfechos obstétricos e neonatais.[5,6]

Em território nacional, essa abordagem é norteada com base em protocolos institucionais, mas sabidamente encontrou grande incentivo a partir da formulação do Programa de Humanização no Pré-natal e Nascimento, do Ministério da Saúde, estratégia que sinalizou diretrizes e metas objetivas do cuidado.[6]

O pré-natal deve ser iniciado idealmente antes da 10ª semana de idade gestacional ou assim que for descoberta a gestação. Considera-se o mínimo de seis consultas para que se entenda a gestante como adequadamente acompanhada; sendo ao menos uma delas no 1º trimestre, duas no 2º e três no último. Contudo, a recomendação ideal é que se mantenha acompanhamento mensal com uma equipe de saúde até a 28ª semana de gestação; a partir desta até a 36ª, a periodicidade passe a ser quinzenal; e da 36ª até o parto, o ideal é que a grávida seja avaliada semanalmente.[4-6]

Como qualquer consulta médica, o pré-natal é didaticamente seccionado em anamnese (descrita no Capítulo 1 deste livro), exame físico (Capítulo 2), exames complementares, condutas e orientações, sendo estas últimas o foco deste capítulo.

A primeira avaliação pré-natal costuma ser de maior duração e deve contar com o adequado acolhimento da gestante, solicitação das triagens laboratoriais iniciais e estratificação de risco gestacional. Gestantes consideradas de baixo risco podem ser acompanhadas por obstetra ou médico de família atuante em Estratégia de Saúde da Família; e recomenda-se que pacientes com risco elevado sejam referenciadas ao serviço especializado. As avaliações subsequentes serão baseadas em anamnese sucinta direcionada a sintomas comuns da gestação, exame físico focado em pesagem da paciente, aferição de pressão arterial, avaliação de edema, palpação abdominal, medida da altura uterina, ausculta de batimentos cardíacos fetais (BCF) e verificação de movimentos fetais, seguida da avaliação de resultados laboratoriais e fornecimento de orientações e condutas.[4-6]

A assistência pré-natal é de natureza multiprofissional em virtude da complexidade do ciclo gravídico-puerperal e do caráter multifatorial das intercorrências gestacionais. Dessa forma, juntam-se ao cuidado, no contexto da atenção primária: agente comunitária de Saúde, responsável pela identificação e vinculação das pacientes; técnico de enfermagem direcionado a aferição de sinais vitais, pesagem e fornecimento de vacinas; enfermeiro responsável por intercalar com o médico as consultas do pré-natal de baixo risco, podendo solicitar e realizar exames conforme protocolo local; e profissionais como psicólogos, assistentes sociais e odontólogos.[4-6]

A Tabela 1 resume a programação de rastreios laboratoriais para a gestação de baixo risco; sabidamente os protocolos alteram-se de acordo com as diretrizes adotadas e com a disponibilidade de verba e exames para o cuidado. As indicações deste capítulo compilam as recomendações do Ministério da Saúde e encontram-se em comunhão com as recomendações da Federação Brasileira das Associações de Ginecologia e Obstetrícia (Febrasgo) e do *guideline* clínico do Hospital Israelita Albert Einstein.[2,4,6]

TABELA 1 Programa de rastreios laboratoriais da assistência pré-natal de baixo risco

Fase da gestação	Exames	O que avaliar
Primeira consulta, idealmente antes da 10ª semana de idade gestacional	Avaliação de risco gestacional por meio da anamnese	Necessidade de referenciar ao serviço pré-natal de alto risco e planejar cuidado
	Hemograma	Anemia ou hemoglobinopatias
	Tipagem sanguínea e fator Rh (avaliar Coombs indireto se Rh-)	Risco de aloimunização Rh e doença hemolítica do recém-nascido
	Glicemia de jejum	Diagnóstico de diabetes ou diabetes gestacional
	Colpocitologia oncótica (se necessário)	Neoplasia ou lesões pré-neoplásicas
	Urina 1 e urocultura	Bacteriúria assintomática
	Sorologias: HIV, sífilis (VDRL), hepatite B, toxoplasmose, citomegalovírus	Risco de transmissão vertical e doença congênita (se possível, realizar teste rápido de HIV e sífilis na própria consulta, visando diagnóstico e abordagem precoces)
	Hormônio tireoestimulante (TSH)	Rastreio de hipotireoidismo clínico ou subclínico ou avaliação de compensação para pacientes previamente com doença tireoidiana
	Exame da secreção vaginal (se gestação de alto risco ou indicação clínica)	Diagnóstico de infecções do trato urogenital
	Protoparasitológico de fezes (se indicação clínica)	Presença de parasitas ou protozoários nas fezes
	Ultrassonografia obstétrica	Datação e diagnóstico de gemelaridade

continua

TABELA 1 Programa de rastreios laboratoriais da assistência pré-natal de baixo risco (*continuação*)

Fase da gestação	Exames	O que avaliar
20-24 semanas	Teste de tolerância oral à glicose	Diagnóstico de diabetes gestacional
	Repetir sorologias: toxoplasmose, VDRl, HIV, HbsAg	Risco de transmissão vertical e doença congênita
	Hemograma	Anemia
	Coombs indireto em gestantes Rh negativas	Risco de aloimunização Rh e doença hemolítica do recém-nascido
	Ultrassonografia	Se indicação clínica
28-36 semanas	Hemograma	Anemia
	Urina 1 e urocultura	Bacteriúria assintomática
	Coombs indireto em gestantes Rh negativas	Risco de aloimunização Rh e doença hemolítica do recém-nascido
	Repetir sorologias: toxoplasmose, VDRl, HIV, HbsAg	Risco de transmissão vertical e doença congênita
35-37 semanas	Cultura vaginal e anal para pesquisa de *Streptococcus agalactie*	Programação de profilaxia intraparto por risco de sepse neonatal precoce

Fonte: adaptada de Hospital Albert Einstein,[2] Brasil,[4] Urbanetz.[6]

PROGRAMA DE TRIAGENS PRÉ-NATAIS E RESPECTIVAS CONDUTAS

Rastreio de doenças maternas

O correto desenvolvimento fetal, desfechos do parto e o bem-estar biopsicossocial da gravidez dependem do bom estado da Saúde Materna. Como propedêutica complementar à anamnese e ao exame físico, rastreamos intercorrências da gestação por meio: hemograma completo, glicemia de jejum, teste oral de tolerância à glicose, colpocitologia oncótica, TSH e T4L.

Hemograma completo

O hemograma é o exame responsável por informar concentração de hemoglobina e hematócrito no sangue, volume e formato das hemácias e contagem de leucócitos, descrevendo sua diferenciação e número de plaquetas.

Por que solicitar?

Durante a gestação, fisiologicamente ocorre aumento de 50% do volume plasmático com uma elevação de eritrócitos em apenas 25%, fazendo com que a gestante seja considerada uma paciente hemodiluída. Observa-se, portanto, redução na concentração de hemoglobina com início na 8ª semana gestacional, progredindo até a 34ª, momento em que atinge o platô na qual se manterá até o parto. Essas alterações são fisiológicas e não acarretam prejuízo ao binômio mãe-bebê, pois são total ou parcialmente compensadas pela hipervolemia.[3,5,6]

Contudo, à parte a anemia fisiológica da gestante, fatores como alimentação pobre em ferro, parasitoses, doenças crônicas (renais, hepáticas, endocrinológicas ou neoplásicas), pequeno intervalo interpartal e patologias ginecológicas, com destaque para hipermenorreia, podem acarretar ou agravar o quadro anêmico. A anemia ferropriva por etiologia carencial é a mais prevalente em nosso meio; há, todavia, outras formas como a megaloblástica, a microangiopática e as hemoglobinopatias, que não serão aprofundadas neste capítulo.[3,5,6]

A anemia é comumente assintomática ou acompanhada de sintomas vagos, como quadros de cansaço, fadiga, palidez cutânea e mucosa, dificuldade de concentração, palpitações e taquicardia; formas graves podem cursar com estomatites ou glossites.[3,5,6]

Dessa forma, a avaliação é importante visando à proteção materna ao quadro anêmico durante a gestação, bem como a possíveis eventos secundários à perda sanguínea intraparto, evitando, também, riscos ao bebê, dos quais é possível destacar o baixo peso ao nascer, a mortalidade perinatal e o trabalho de parto prematuro.[3,5,6]

Quando solicitar?

A conduta inicial em uma paciente sem alterações prévias será a solicitação e avaliação de hemograma nos três trimestres de acordo com a Febrasgo. O Ministério da Saúde preconiza apenas nos 1º e 3º trimestres.[3,4]

Como interpretar?

Os valores de referência da série vermelha para indivíduos do sexo feminino são:[3]

- Hemoglobina entre 12,5 e 14 g/dL.
- Hematócrito entre 38 e 45.
- Volume corpuscular médio (VCM) entre 81 e 95 dL.

Fisiologicamente, a gestante pode apresentar aumento na contagem de leucócitos, comumente, não ultrapassando a faixa de 14 mil e, também, ligeira queda no número de plaquetas, usualmente permanecendo no intervalo entre 150 e 320 mil, possivelmente secundário à hemodiluição.[3]

Considera-se anemia para gestante, concentrações de Hb inferiores a 11 g/dL no 1º trimestre e 10,5 g/dL no 2º trimestre. Classifica-se como anemia leve intervalos entre 10,9 e 10 mg/dL; moderada entre 9,9 e 8 g/dL e anemia grave aquelas com dosagens inferiores a 8 g/dL.[3]

A anemia pertinente ao contexto gestacional não altera índices corpusculares (como o VCM); caso encontre-se aumentado, suspeita-se de talassemias (Tabela 2).[3]

Condutas

Pacientes com concentrações de hemoglobina acima de 11 g/dL são consideradas não anêmicas; contudo, sabe-se que a dieta convencional não atinge os níveis de ferro que a gestação demanda, dessa forma, para manutenção dos índices hematimétricos, preconiza-se suplementação para todas as gestantes. O tratamento é feito buscando fornecer de 30 a 60 mg de ferro elementar por dia e é tradicionalmente prescrito na forma de sulfato ferroso 200 mg (equivalente a 40 mg de ferro elementar) via oral. Indica-se a administração conjunta a alimentos cítricos como suco de laranja ou limão visando aumentar a biodisponibilidade. Há outras formas com melhor absorção como o ferro polimaltosado, contudo, menos utilizadas na prática clínica.[1]

Gestantes com concentrações de hemoglobina entre 11 e 8 mg/dL são diagnosticadas com anemia leve a moderada; nesses casos, a investigação é ampliada, solicitando-se exame protoparasitológico de fezes (com possibilidade de tratar a verminose a partir do 2º trimestre de gestação) e deve ser prescrita suplementação oral de 120 a 240 mg de ferro elementar. As dosagens de hemoglobina e hematócrito deverão ser repetidas em 30 e 60 dias. Caso os valores apresentem elevação, o tratamento será mantido até que seja atingida a meta de Hb > 11g/dL, momento no qual a prescrição retornará a dose profilática de 40 mg por dia. Contudo, se as concentrações avaliadas se mantiveram abaixo do esperado mesmo em vigência de tratamento adequado, a gestante deverá ser encaminhada ao serviço de pré-natal de alto risco.[3]

Para as pacientes com concentração de hemoglobina inferior a 8 g/dL, recomenda-se pronto encaminhamento ao pré-natal de alto risco onde outras medidas serão realizadas. Caso o valor seja inferior a 6 g/dL, haverá indicação para transfusão sanguínea. Ferro em apresentações endovenosas como o sacarato de hidróxido de ferro e o ferrodextrano de baixo peso molecular também podem ser indicados.[3]

Hemoglobinopatias

Hemoglobinopatias são doenças de herança genética em padrão autossômico recessivo e incluem: talassemias, hemoglobina instável, hemoglobinas com variantes funcionais e doença falciforme (sendo esta última a mais prevalente). Não se recomenda o rastreio universal para esse grupo de doenças, apenas realizar para populações de risco, como descendentes do sudeste asiático, gestantes africanas, mediterrâneas ou aquelas que apresentarem história familiar de doença falciforme.[3]

Se a eletroforese de hemoglobina estiver alterada em algum momento, a gestante deverá ser encaminhada ao serviço de pré-natal de alto risco.

Glicemia de jejum e teste de tolerância oral à glicose

O exame de glicemia de jejum é uma dosagem simples da concentração de glicose em amostra de sangue da paciente e deverá ser realizado na ausência de alimentação prévia por 8 a 12 horas. Essa avaliação pode

TABELA 2 Hemograma completo

Resultado	Diagnóstico	Condutas
Solicitar nos três trimestres		
Hb > 11 g/dL	Ausência de anemia	Suplementação via oral com sulfato ferroso 200 mg (equivalente a 40 mg de ferro elementar) uma vez ao dia, idealmente junto a alimentos cítricos.
Hb entre 10,9 e 8 g/dL	Anemia leve a moderada	A) Tratamento da anemia com 120 a 240 mg de ferro elementar. Usualmente atingido com 6 comprimidos de sulfato ferroso (2 pela manhã, 2 à tarde e 2 pela noite). B) Solicitar exame parasitológico de fezes, bem como demais investigações pertinentes. C) Repetir dosagem de hemoglobina e hematócrito em 30 e 60 dias. Se houver sucesso no tratamento, manter até que se atinja Hb > 11 g/dL. Se refratariedade, encaminhar ao pré-natal de alto risco.
Hb < 8 g/dL	Anemia grave	Encaminhamento ao serviço de pré-natal de alto risco.

Fonte: adaptada de Brasil.[4]

ser complementada pelo estudo de hemoglobina glicada (ou HbA1c) que representa a porcentagem de glicosilação da célula vermelha inferindo uma média do estado glicêmico da paciente nos últimos três meses.

O teste oral de tolerância à glicose (TOTG) compreende um estudo mais detalhado em que a paciente apresenta-se em jejum, recebe suspensão oral contendo 75 g de glicose e permanece em laboratório onde se coletam amostras sanguíneas 1 e 2 horas após a ingestão; esse exame fornece resultado mais sensível e específico do metabolismo glicêmico da paciente.

Por que solicitar?

Com esses exames, objetiva-se realizar o rastreio para diabetes *mellitus* (DM), patologia crônica, sistêmica, multifatorial com alta morbimortalidade tanto para a mãe quanto para o feto.[3]

O diabetes fora do ciclo gravídico-puerperal pode ser classificado como tipo 1, em que há falência das células beta-pancreáticas e, consequentemente, menor carga insulinêmica disponível; ou tipo 2, por aumento da resistência periférica à insulina. Mundialmente, apresenta-se com uma prevalência de 8,3% e em crescimento, segundo a International Diabetes Federation (IDF). Dentre os fatores de risco para incidência da doença, os principais estão associados a obesidade, idade maior que 35 anos, síndrome de ovários policísticos e história familiar; seus prejuízos decorrem da alta concentração de glicose no sangue e podem acometer órgãos-alvo, como olhos, rins, coração e sistema nervoso central e periférico. O diagnóstico para população não gestante é dado com valores de glicemia de jejum acima de 126 mg/dL, glicemia ao acaso > 200 mg/dL, TOTG com glicemia superior a 200 mg/dL após duas horas ou hemoglobina glicada > 6,5%.[3]

A gestação apresenta fisiologicamente certo grau de resistência à insulina como forma de priorizar parte da oferta de glicose ao feto em desenvolvimento, o que pode ser prejudicial às pacientes que já dispõem de maior risco para diabetes. Por conta de mecanismos como esse, a diabetes na gestação tem alta prevalência e é documentada pelo estudo HAPO como presente em 18% dos casos. Os prejuízos para o bebê são muitos, incluindo macrossomia (peso fetal > 4.500 g ao nascimento), distocia de ombro, polidrâmnio, malformações, atraso da maturação pulmonar, hipoglicemia neonatal, diabetes ou síndrome metabólica na vida futura e possibilidade de morte fetal ou neonatal. Tais riscos são preveníveis por meio do adequado controle glicêmico por parte da paciente, de modo a ratificar a importância do rastreio dessa patologia em gestantes. O diagnóstico poderá ser dado como diabetes gestacional ou diabetes na gestação (comumente chamada de *overdiabetes)* que é o quadro de doença preexistente, todavia diagnosticada apenas no período pré-natal.[3]

Quando e como solicitar?

O rastreio e o diagnóstico de diabetes durante o ciclo gravídico-puerperal tem sido alvo de muita discussão por divergências no que se entende por melhor método de rastreio e quais os critérios diagnósticos para tal, principalmente porque se acredita que modelos anteriores tinham excessivo foco no risco materno futuro de desenvolver DM2 e pouco foco nos riscos presentes para os desfechos do nascimento. A tendência atual busca o desenvolvimento e o uso de critérios objetivos para o diagnóstico e conduta de modo a diferenciar o diabetes próprio da gestação do pré-concepção, não diagnosticado anteriormente.

Neste capítulo, adota-se o consenso entre a Organização Pan-americana da Saúde (Opas), o Ministério da Saúde (MS), a Febrasgo e a Sociedade Brasileira de Diabetes (SBD), que está de acordo com os parâmetros da *International Association of Diabetes in Pregnancy Study Group* (IADPSG).[3]

O método mais sensível e específico para o diagnóstico é o teste oral de tolerância à glicose durante o 2º trimestre de gestação; contudo, sabe-se que 86% desses casos já poderiam ter sido diagnosticados precocemente apenas com teste de glicemia em jejum. Outro benefício da adoção de um momento de testagem no 1º trimestre é a possibilidade de diferenciar o diabetes gestacional de um quadro anterior.[3,4]

Dessa forma, preconiza-se dois momentos de avaliação: solicitação de glicemia de jejum para todas as pacientes em primeira consulta de pré-natal, idealmente no 1º trimestre, seguida de teste de tolerância oral à glicose entre 24 e 28 semanas para aquelas que não tenham recebido diagnóstico positivo no primeiro exame. Caso o acompanhamento pré-natal tenha sido iniciado tardiamente, após a 20ª semana, realiza-se apenas a etapa de testagem com TOTG.[3,4]

Como interpretar?

Glicemia de jejum para gestantes é considerada como dentro da normalidade se os valores forem inferiores a 92 mg/dL, e diabetes gestacional quando os valores estiverem entre 92 e 125 mg/dL. Caso a gestante apresente glicemia superior a 126 mg/dL, nível que já preencheria critério para diagnóstico de diabetes fora do ciclo gestacional, será considerada como diabetes na gestação ou *overdiabetes*; o mesmo raciocínio se aplica nos casos de hemoglobina glicada acima de 6,5%.[3,4]

O teste oral de tolerância à glicose será considerado normal quando, após uma hora, a glicemia apresentar-se abaixo de 180 mg/dL, e inferior a 153 mg/dL após duas horas; níveis glicêmicos acima desses cortes configuram diabetes gestacional. Repare que, caso a gestante apresente glicemia acima de 200 mg/dL, o diagnóstico será de diabetes pré-concepção descoberta na gestação (Tabela 3).[3,4]

Condutas

A gestante que obtiver glicemia de jejum acima de 92 mg/dL em avaliação inicial será considerada como rastreio positivo e o tratamento deve ser brevemente instituído. A abordagem poderá envolver mudança de estilo de vida com enfoque no controle de dieta, mas poderá demandar o uso de insulinoterapia; hipoglicemiantes orais como a metformina não são indicados para esse manejo.[3,4,7]

Caso a paciente tenha apresentado resultados inferiores a esse corte, seguirá com as demais condutas de pré-natal até nova abordagem entre a 24 e 28ª semana de gestação, quando será realizado o teste oral de tolerância à glicose. Se o resultado for positivo, inicia-se prontamente o tratamento e, se negativo, a pesquisa estará encerrada.[3,4,7]

Outras condutas pré-natais para a mãe diabética incluem ultrassonografia morfológica, ecocardiograma fetal, perfil biofísico fetal e avaliação de vitalidade com maior frequência que no pré-natal fisiológico devido ao risco de malformação fetal e insuficiência placentária por vasculopatia materna. Também não se recomenda que a gestação ultrapasse o período de 40 semanas e 6 dias podendo, inclusive, ser indicada a resolução eletiva. A gestante diabética também apresenta maior risco para infecções de trato urinário e bacteriúria assintomática de modo que pode ser indicada a coleta de urocultura com periodicidade de dois meses.[3,4,7] Demais condutas e detalhes da fisiopatologia e abordagem clínica podem ser encontradas no Capítulo 38 – Diabetes e gestação.

Colpocitologia oncótica

O exame de colpocitologia oncótica conta com uma avaliação histológica de amostra de células coletadas da ectocérvice e da região endocervical com o objetivo de rastrear o câncer de colo de útero; quarta neoplasia mais comum entre as mulheres, e a mais prevalente na gestação.[3,6]

A gestação não confere maior risco de câncer de colo uterino; contudo é sabidamente uma janela de oportunidade para vincular a paciente ao Sistema Único de Saúde e realizar importantes ações de promoção à saúde e prevenções específicas. Assim, a colpocitologia estará indicada com os mesmos critérios da paciente não gestante: acima de 25 anos, após iniciada atividade sexual, com a periodicidade de três anos se os dois primeiros exames anuais tiverem sido isentos de alterações patológicas. A gestante que estiver em acompanhamento adequado com equipe de Saúde e possuir seus exames atualizados dispensa nova coleta.[3,6]

Rastreio de disfunções tireoidianas

Os exames para rastreio de disfunções da tireoide têm como padrão-ouro a dosagem de hormônio tireoestimulante (TSH) e deve ser realizado idealmente pré-concepção ou no 1º trimestre. Outros exames como T4 livre e anticorpo contra a peroxidase tireoidiana (anti-TPO) podem ser recomendados, dependendo dos resultados iniciais.[8]

TABELA 3 Rastreio para diabetes gestacional em duas etapas

Glicemia de jejum		
Realizar em primeira consulta pré-natal, idealmente no 1º trimestre		
Glicemia de jejum < 92 mg/dL	Primeira etapa de rastreio negativa	Realizar TOTG entre a 24ª e 28ª semana de gestação
Glicemia de jejum entre 92 e 125 mg/dL	Diagnosticada diabetes gestacional	Iniciar tratamento (vide Cap. 38)
Glicemia de jejum > 126 mg/dL	Diagnosticada diabetes pré-concepção	Iniciar tratamento (vide Cap. 38)
Teste de tolerância oral a glicose		
Realizar entre 24 e 28 semanas de idade gestacional para as pacientes que não tenham recebido diagnóstico positivo com a primeira avaliação ou para aquela que tenha iniciado acompanhamento pré-natal após a 20ª semana		
Glicemia após 1 hora inferior a 180 mg/dL	Ausência de diabetes gestacional	Encerrar rastreio, documentar em prontuário
Glicemia após 1 hora < 180 mg/dL	Diagnosticada diabetes gestacional	Iniciar tratamento (vide Cap. 38)
Glicemia após 2 horas < 153 mg/dL	Ausência de diabetes gestacional	Encerrar rastreio, documentar em prontuário
Glicemia após 2 horas > 153 mg/dL	Diagnosticada diabetes gestacional	Iniciar tratamento (vide Cap. 38)
Glicemia após 2 horas > 153 mg/dl	Diagnosticada diabetes pré-concepção	Iniciar tratamento (vide Cap. 38)

Fonte: autoria própria.

Para quem solicitar e por quê?

A tireoide é a glândula responsável pelo controle da homeostase e do metabolismo do ser humano; sua produção hormonal obedece ao controle hipofisário. Durante o ciclo gestacional, por diversos mecanismos, ocorre hiperestímulo do eixo hipotálamo-hipófise-tireoide, sendo os principais: diminuição da fração livre de hormônios tireoideanos secundário à ligação com o estrogênio sérico em concentrações aumentadas; maior depuração de iodo e maior degradação por desiodases placentárias.[8]

A disfunção tireoidiana pré-concepção, ou própria da gravidez, pode ser relacionada com aumento do risco de apresentar pré-eclâmpsia, aborto espontâneo, deficiência intelectual, parto prematuro e até mesmo óbito fetal.[8]

Embora o risco seja alto, não há consenso quanto ao rastreio universal de disfunção da tireoide para todas as gestantes. Argumentos a favor incluem o alto risco ao concepto e ao baixo custo e ampla disponibilidade dos exames subsidiários para o diagnóstico, sendo realizado rotineiramente em contextos de condições técnicas e financeiras plenas.[8]

Contrariamente, em contextos de menor acesso, o rastreio pode ser desestimulado pois, muito embora estudos retrospectivos inferiram benefícios do tratamento no desfecho ao nascimento, estudos prospectivos e ensaios clínicos não apresentaram evidências de funcionamento. Dessa forma, recomenda-se que a avaliação universal inclua anamnese detalhada em primeira consulta pré-natal e exame físico com palpação da glândula; exames laboratoriais estão indicados apenas às populações de risco.[8]

Classificam-se como populações de risco para disfunção tireoidiana: história familiar de disfunção ou bócio, cirurgia tireoidiana prévia, radiação em cabeça e pescoço, morar em região com deficiência alimentar de iodo, idade superior a 30 anos, DM1 ou outras doenças autoimunes, história de abortamentos espontâneos sem causa conhecida, obesidade mórbida, uso de amiodarona, lítio ou contraste iodado.[8]

Interpretação e condutas

A interpretação deve ser dada idealmente considerando os valores de referência do laboratório em que a coleta foi processada, específico para o trimestre da gestação em curso e validada para a população local. Na ausência de referência validada, adota-se o uso dos valores de corte detalhados a seguir, conforme recomendado pela Febrasgo.[3,8]

Dosagens de TSH abaixo de 2,5 mUI/L descartam hipotireoidismo e encerram o protocolo de rastreio.[8]

Valores de TSH entre 2,5 e 4,0 mUI/L devem ter a investigação expandida com a dosagem de anti-tireoperoxidase (anti-TPO); na positividade deste, recomenda-se a pronta introdução de terapia com levotiroxina 50 mcg/dia com acompanhamento de TSH a cada quatro semanas, visando alvo de TSH inferior a 2,5 mUI/L. Caso obtenha-se resultado negativo, ou não haja disponibilidade técnica ou financeira para sua realização, nenhum tratamento deve ser introduzido e dá-se como encerrado o rastreio.[8]

Quando a dosagem de TSH encontrar-se entre 4,0 mUI/L e 10 mUI/L, recomenda-se seguir com solicitação de T4L que poderá se apresentar dentro ou acima do limite de referência. Se estiver dentro do intervalo de normalidade, diagnostica-se hipotireoidismo subclínico e recomenda-se prescrição de levotiroxina em dose inicial de 1 mcg/kg/dia; caso esteja abaixo do limite inferior, diagnostica-se hipotireoidismo clínico e a dose inicial será de 2 mcg/kg/dia. Em ambas as situações, a paciente seguirá com acompanhamento dos níveis de TSH a cada quatro semanas objetivando encontrar-se abaixo de 2,5 mUI/L.[8]

Em concentrações séricas de TSH acima de 10 mUI/L, dá-se como confirmado o diagnóstico de hipotireoidismo clínico, dispensando outros exames. O tratamento deve ser prontamente instituído com levotiroxina 2 mcg/kg/dia com reavaliações periódicas a cada quatro semanas.[8]

Todas as pacientes diagnosticadas com hipotireoidismo, próprio ou não à gestação, terão indicação de acompanhamento em serviço pré-natal de alto risco.

Pacientes com doença hipotireoidiana prévia à gestação deverão reajustar a dose do tratamento contínuo de forma a atingir a meta de índices de TSH abaixo de 2,5 mUI/L. Para isso, geralmente demanda-se aumento de 30% na oferta de levotiroxina o que, geralmente, se traduz na prática clínica como a duplicação da dose usual duas vezes na semana.[8]

No puerpério, pacientes que mantiveram tratamento com levotiroxina em doses inferiores a 50 mcg/dia podem ter a medicação suspensa; aquelas que usaram doses superiores devem reduzir a dose em 25 a 50% com dosagem de TSH em seis semanas (Tabela 4).[8]

TABELA 4 Rastreio de disfunções tireoidianas

Rastreio universal em contextos de disponibilidade técnica e financeira. Se houver dificuldade de acesso, o rastreio é recomendado para pacientes em maior risco.			
TSH < 2,5 mUI/L	Sem indicação de exames adicionais	Eutireoidismo	Descartada a possibilidade de hipotireoidismo. Encerra-se protocolo de rastreio.
TSH entre 2,5 e 4,0 mUI/L	Dosagem de anti-TPO negativa	Eutireoidismo	Descartada a possibilidade de hipotireoidismo. Encerra-se protocolo de rastreio.
	Dosagem de anti-TPO positiva	Eutireoidismo com indicação formal de tratamento	Introdução de terapêutica com levotiroxina 50 mcg/dia.
TSH entre 4,0 e 10,0 mUI/L	Dosagem de T4L dentro dos valores de referência	Hipotireoidismo subclínico	Introdução de terapêutica com levotiroxina em dose inicial de 1 mcg/kg/dia. Reavaliar a cada 4 semanas. Meta: TSH < 2,5 mUI/L. Encaminhamento ao serviço pré-natal de alto risco.
	Dosagem de T4L abaixo do limite inferior de referência	Hipotireoidismo clínico	Introdução de terapêutica com levotiroxina em dose inicial de 2 mcg/kg/dia. Reavaliar a cada 4 semanas. Meta: TSH < 2,5 mUI/L. Encaminhamento ao serviço pré-natal de alto risco.
TSH > 10,0 mUI/L	Sem indicação de exames adicionais	Hipotireoidismo clínico	Introdução de terapêutica com levotiroxina em dose inicial de 2 mcg/kg/dia. Reavaliar a cada 4 semanas. Meta: TSH < 2,5 mUI/L. Encaminhamento ao serviço pré-natal de alto risco.

Fonte: adaptada de Febrasgo.[8]

Rastreio de incompatibilidade sanguínea do binômio mãe-bebê

Tipagem sanguínea e Coombs indireto

O exame de tipagem sanguínea acontece com a combinação de sangue materno com anticorpos laboratoriais anti-A e anti-B. De acordo com a sua aglutinação, podemos classificar a mãe como sangue do tipo A, B, AB ou O. Da mesma forma, por meio da combinação com anticorpos anti-D, se reconhece o tipo Rh positivo ou negativo.

A pesquisa para anticorpos irregulares é comumente denominada Coombs indireto e utiliza-se de método imuno-hematológico para pesquisa de aloimunização. Isto é, verifica-se a presença de anticorpos contra antígenos de superfície eritrocitária de sistemas que não o ABO, buscamos ativamente por anti-D (responsável pelo tipo sanguíneo Rh), anti-Kell e anti-C.[1]

Há exames modernos como o teste pré-natal não invasivo, mais conhecido por sua sigla em inglês NIPT, que busca saber a tipagem sanguínea do concepto pelo DNA fetal livre em sangue materno, com 94% de acurácia. Esse método, contudo, ainda é pouco difundido.[1]

Por que solicitar?

Essa série de exames tem como objetivo rastrear risco para a doença hemolítica do recém-nascido (RN), também conhecida como eritroblastose fetal. Nessa patologia, a célula vermelha do bebê torna-se alvo de anticorpos maternos, provocando hemólise e risco de óbito fetal, fetos hidrópicos ou outras complicações.

A incompatibilidade sanguínea do binômio mãe-bebê pode acontecer com todos os sistemas de antígenos sanguíneos, contudo, quando se trata do sistema ABO não são observadas repercussões na vida uterina e, sim, quadro de icterícia neonatal de habitual resolução rápida. O sistema Rh, por sua vez, apresenta-se como mais imunogênico e é responsável por 90% dos casos da doença hemolítica do RN.[1]

Para que a eritroblastose fetal aconteça, a mãe precisa ser sensibilizada, isto é, seu organismo já deve ter sido exposto ao antígeno Rh, geralmente isso acontece em uma gestação anterior ou situações não habituais de contato com sangue fetal (trauma ou procedimentos invasivos). Dessa forma, o primeiro filho não costuma estar em risco. Mais informações acerca da clínica e fisiopatologia da doença hemolítica do RN são encontradas no Capítulo 29 – Aloimunização Rh.[1]

Quando e como solicitar?

A tipagem sanguínea para os grupos ABO e Rh, bem como o exame de Coombs indireto devem ser realizados na primeira consulta, idealmente no 1º trimestre. A condução subsequente dependerá desses resultados iniciais, como descrito no decorrer do capítulo.

Interpretação e condutas subsequentes

- Mãe com tipagem sanguínea Rh positivo: caracteriza uma situação de segurança, pois sabemos que quase a totalidade dos casos de doença hemolítica do RN acontece por causa do sistema Rh e esta será uma paciente que não produzirá anticorpos anti-Rh. Contudo, ainda está indicada a coleta de Coombs indireto, lembrando que esse exame também averigua a presença dos anticorpos anti-Kell e anti-C, mesmo que mais raros e comumente associados a história de transfusão sanguínea. Na prática, documenta-se o resultado em prontuário e caderneta da gestante e encerra-se a avaliação.[1]

- Pacientes com Rh negativo apresentam risco para a doença, caso o feto venha a ser Rh positivo. Como métodos como NIPT não são altamente difundidos, prosseguimos as condutas estimando a tipagem sanguínea fetal e, consequentemente, o risco de hemólise pelo tipo sanguíneo paterno.[1,7]
- Caso o genitor seja sangue Rh negativo, não haverá riscos de eritroblastose fetal, pois a herança é autossômica recessiva extinguindo a possibilidade de concepto positivo e a avaliação estará encerrada.[1]
- Genitores com sangue Rh positivo poderão gerar filhos com risco para doença hemolítica e a conduta seguirá de acordo com a pesquisa de anticorpos irregulares maternos. Com resultado de Coombs indireto, essa mãe é considerada sensibilizada e o bebê está em risco, devendo assim ser referenciada prontamente a serviço de pré-natal de alto risco. Se o teste de Coombs indireto for negativo, o exame deverá ser seriado em intervalos de 4 a 6 semanas a partir da 24ª semana; a mãe receberá imunoglobulina anti-D na 28ª semana; e uma segunda dose após o parto, caso a tipagem sanguínea do RN seja Rh positiva.[1]

A imunoglobulina anti-D, comumente chamada de Rhogan, tornou a eritroblastose fetal uma doença evitável. Seu mecanismo de ação consiste em neutralizar o antígeno na superfície eritrocitária fetal sem prejuízos para o concepto de modo a não promover resposta imunológica materna. Sua aplicação também está indicada, caso sejam realizados procedimentos invasivos como amniocentese ou biópsia de vilo coriônico, sangramento vaginal de 2º ou 3º trimestre, trauma abdominal, óbito fetal, gestação ectópica ou molar e em casos de manobra de versão cefálica externa (Tabela 5).[1]

Para maior detalhamento de condução clínica da doença hemolítica do RN e abordagem da incompatibilidade sanguínea, vide Capítulo 30.

TABELA 5 Tipagem sanguínea e Coombs indireto

Realizar na primeira consulta pré-natal, idealmente no 1º trimestre. Incompatibilidades ABO causam pouca repercussão na vida intrauterina		
Mãe Rh+	Ausência de risco para doença hemolítica do recém-nascido	Encerra-se a pesquisa e documenta-se o resultado em prontuário e no cartão da gestante
Mãe Rh- Pai Rh-	Ausência de risco para doença hemolítica do recém-nascido	Encerra-se a pesquisa e documenta-se o resultado em prontuário e no cartão da gestante
Mãe Rh- Pai Rh+ ou desconhecido	Coombs indireto negativo	▪ Repetir Coombs indireto em intervalos de 4 a 6 semanas a partir da 24ª semana ▪ Realizar imunoglobulina anti-D com 28 semanas ▪ Realizar nova dose de imunoglobulina pós-parto, se o concepto for Rh+
Mãe Rh- Pai Rh+ ou desconhecido	Coombs indireto positivo	Encaminhamento ao serviço de pré-natal de alto risco

Fonte: autoria própria.

Rastreio de doenças infectocontagiosas

Como todas as medidas de cuidado pré-natal, esse conjunto de exames é realizado de modo a minimizar prejuízos com morbimortalidade para a mãe e para o RN. Idealmente, essas avaliações seriam benéficas se realizadas na pré-concepção, de modo que o conjunto de medidas a serem realizadas, tivessem sua conclusão antes da vigência da gestação.

Preconiza-se a realização dos seguintes rastreios: urina 1, urocultura, sorologia para toxoplasmose, rubéola, citomegalovírus e pesquisa de infecções sexualmente transmissíveis (sífilis, HIV, hepatite B e C). Essas avaliações são realizadas na primeira consulta, idealmente no 1º trimestre, e são reavaliadas posteriormente, conforme protocolo específico.

Urina 1 e urocultura

A avaliação bioquímica da urina recebe nomes diferentes de acordo com a região do país, são sinônimos: urina 1, EAS (elementos anormais do sedimento), EQU (exame qualitativo de urina), urinálise e sumário de urina. Esse exame descreve: cor, densidade, pH, presença de proteína, hemácias, leucócitos e outras substâncias. Urocultura avalia se há crescimento bacteriano por amostra de urina em placas de cultura. Ambos os exames possuem melhor qualidade técnica se forem realizados na primeira urina da manhã da paciente.

Por que solicitar?

Mulheres estão mais suscetíveis às infecções urinárias em decorrência do menor comprimento da uretra e da maior proximidade do meato uretral com o ânus. Além disso, a gestação traz alterações hormonais, metabólicas e anatômicas que favorecem ainda mais a contaminação; dentre os principais fatores, é possível citar a hipotonia do trato genitourinário, que favorece estase urinária, e a maior taxa de glicosúria e aminoacidúria.[5,6]

De todas as infecções em que a paciente está suscetível no ciclo gravídico-puerperal, as urinárias são as mais frequentes e podem ser assintomáticas ou de forma clínica, como cistite, uretrite ou pielonefrite. Entre os sintomas clássicos, é válido que se valorize a ardência urinária já que a urgência miccional será de pouca especificidade, uma vez que é altamente prevalente entre as gestantes.[6] Para maior detalhamento dessas patologias e suas abordagens clínicas, vide Capítulo 34.

Dessa forma, em contexto de pré-natal, é muito importante atentar-se à condição chamada bacteriúria assintomática, definida como colonização bacteriana do trato genitourinário na ausência de sintomas. Das pacientes contaminadas, 30 a 40% evoluirão para infecção clínica, sendo que 25 a 50% delas podem manifestar pielonefrite. O prejuízo da evolução clínica da doença está no deterioramento da saúde materna e em maior risco de trabalho de parto prematuro, amniorrexe precoce e sepse neonatal.[5,6]

Assim, em virtude do alto risco para mãe e concepto, torna-se essencial o rastreio por meio de exames microbiológicos. Contudo, vale acrescentar que o exame de urina por meio da proteinúria e cilindrúria pode, também, trazer sinais de alarme para gestantes com hipertensão e risco de pré-eclâmpsia, patologias amplamente detalhadas no Capítulo 39 – Síndromes hipertensivas na gravidez.

Quando solicitar

Não há consenso na literatura, o Ministério da Saúde junto ao American College of

Obstetricians and Gynecologists (ACOG) recomendam o rastreio no 1º e 3º trimestres. Outros protocolos divergem incluindo coleta também no 2º trimestre.

Como interpretar?

Considera-se leucocitúria (ou piúria) a presença de mais de 10.000 células/mL ou mais de 5 células por campo. Hematúria é definida como quantidade superior a 10.000 hemácias/mL ou mais de 3 a 5 células por campo. Esterase leucocitária e nitrito presentes também são entendidos como indicadores relevantes de infecção vigente.[3]

Bacteriúria assintomática é confirmada se houver isolamento bacteriano com ao menos 100 mil UFC (ou 100 UFC caso amostra colhida via sondagem vesical com técnica estéril) e na ausência de sintomas urinários.[3]

Proteinúria é considerada dentro dos limites da normalidade se estiver inferior a 10 mg, consideram-se "traços" valores entre 10 e 30 mg e, acima desse limite, gradua-se proteinúria em cruzes até que seja considerada maciça quando superior a 500 mg. Caso realizada proteinúria de 24 h, a gestante pode apresentar valores maiores que os da população geral, sendo considerados normais valores até 300 mg.[3]

Condutas

Caso seja diagnosticada bacteriúria assintomática, diferente da população geral, há indicação formal de tratamento. A maioria dos casos ocorre com isolamento de *E. coli* multi sensível; foram testados amoxicilina, ampicilina, cefalexina, nitrofurantoína, fosfomicina e cefuroxima e todos apresentaram resultados adequados sem que fosse evidenciada superioridade de alguma droga.[3,4]

Após o tratamento, recomenda-se nova coleta de exames para acompanhamento. Caso a paciente apresente bacteriúria recorrente, deve ser referenciada ao serviço de pré-natal de alto risco e pode ser elegível à antibioticoterapia por toda a gestação. Se por algum motivo não for instaurada antibioticoterapia, é indicada a coleta periódica de exames (Tabela 6).[3]

Caso seja isolado o *Streptococcus* do Grupo B em urina, a paciente terá indicação do tratamento associado à profilaxia intraparto. Quando esse patógeno é encontrado apenas em cultura anal e vaginal entre 35ª e 37ª semanas, realiza-se apenas profilaxia. Condutas para infecções urinárias clínicas, como cistite, uretrite e pielonefrite estão detalhadas no Capítulo 34.

Rastreio para infecção por HIV

Os principais testes para o rastreio da infecção são o teste rápido, a sorologia pelo método Elisa e os métodos mais modernos como o Western Blot.

O teste rápido é realizado por método imunoenzimático e busca reagir com anticorpos do indivíduo contra o vírus; é realizado em *kit* de fácil manipulação que pode ser feito presencialmente no consultório usando amostras de saliva ou sangue e seu resultado se apresenta em 30 minutos; a principal vantagem está na viabilização do diagnóstico precoce. A sorologia por Elisa segue os mesmos princípios metodológicos, contudo, é processado em laboratório, sendo uma alternativa caso sua logística de realização seja realizada em tempo oportuno (inferior a 14 dias). Embora configurem a primeira escolha como forma de rastreio, a limitação para ambos os métodos está em não detectar a infecção viral na fase aguda, quando ainda não há anticorpos circulantes.[1,3] Métodos como o Western Blot pesquisam diretamente o vírus HIV e suas partículas, mas despendem de maiores custos e demandam maior complexidade

TABELA 6 Urina 1137 e urocultura

Colher no 1º e 3º trimestres; solicitar também no 2º, a depender do protocolo adotado	
Leucocitúria ou bacteriúria	
Diagnóstico	**Condutas**
▪ Leucócitos > 10.000 céls/mL ou > 5 células em campo ▪ Isolamento bacteriano em urocultura superior a 100.000 UFC ▪ Diagnóstico clínico de ITU	Tratar a gestante com antibioticoterapia empírica e adequação do tratamento após resultado de antibiograma. Colher novo resultado uma semana após a conclusão do tratamento; reavaliar. Se ITU de repetição, referir ao serviço de pré-natal de alto risco.
Hematúria	
Diagnóstico	**Condutas**
▪ Hemácias superiores a 10.000 céls/mL ou mais de 3-5 células por campo com piúria associada	Considerar como infecção de trato urinário e proceder com tratamento.
▪ Hemácias superiores a 10.000 céls/mL ou mais de 3-5 células por campo isolada	Caso descartado diagnóstico de sangramento vaginal, encaminhar ao serviço pré-natal de alto risco.
Proteinúria	
Diagnóstico	**Condutas**
▪ Traços (10 a 30 mg)	Solicitar proteinúria de 24 h e repetir o exame em 2 semanas, em caso de ausência de melhora, encaminhar ao serviço de pré-natal de alto risco.
▪ Traços (10 a 30 mg) associado a edema e/ou hipertensão	Encaminhar ao serviço de pré-natal de alto risco.
▪ Maciça (superior a 500 mg)	Encaminhar ao serviço de pré-natal de alto risco.

Fonte: autoria própria.

técnica, de modo que seu uso rotineiro é limitado. Opta-se, então, por realizá-lo como método de confirmação diagnóstica caso o rastreio tenha sido positivo em algum dos testes anteriores.[1,3]

Exames de dosagem de carga viral, linfócito TCD4 e linfócito TCD8 não são métodos diagnósticos, mas trazem informações importantes para o manejo das pacientes infectadas. A mensuração de CD4 informa o grau de acometimento imunológico da paciente e auxilia na decisão sobre a utilização de terapia antirretroviral e indicação de profilaxia para infecções oportunistas como o *Pneumocystis jirovecii*. A carga viral infere diretamente no risco de transmissão vertical e altera a conduta obstétrica, auxiliando na decisão da via de parto.[1,3]

Por que solicitar?

A infecção aguda por HIV raramente apresenta sintomas e limita-se a manifestações brandas como a síndrome mononucleose-*like*; no entanto, a progressão da doença para síndrome da imunodeficiência adquirida configura alta morbimortalidade cursando com emagrecimento intenso, leucoplasia, infecções oportunistas, diarreia, sudorese noturna, fadiga, úlceras bucais e de orofaringe. A contaminação acontece por via sexual, contaminação por exposição parenteral ou de mucosas ou por via vertical, na qual a mãe contamina o filho. A transmissão vertical pode acontecer em qualquer momento durante a gestação, durante o parto ou por meio do aleitamento materno; na ausência de medidas profiláticas, ocorre a uma taxa de 14 a 15%, mas pode ser eficazmente reduzida a 0,9% com o manejo adequado.[1,6]

Sabidamente, a avaliação de risco para HIV por meio de anamnese está sujeita a diversos vieses e diagnostica risco apenas em 50,5% das gestantes infectadas, segundo estudo do Hospital das Clínicas da Faculdade de Medicina de Ribeirão Preto da Universidade de São Paulo. O rastreio universal, portanto, justifica-se na eficácia de redução do risco de contágio vertical do HIV, considerando a morbimortalidade da doença e o baixo custo dos métodos de diagnóstico. O conhecimento da infecção durante o pré-natal colabora com a correta instauração de medidas preventivas e permite a resolução de questões familiares antes do momento do parto, o que se mostra benéfico, pois, caso a testagem positiva ocorra apenas na maternidade, há risco de intenso desconforto emocional e prejuízo severo à saúde da mãe, RN e família.

Quando e como solicitar?

Preconiza-se o rastreio para infecção por HIV na primeira consulta pré-natal, idealmente no 1º trimestre e sua repetição no 3º; outros protocolos podem também incluir a sorologia no 2º trimestre.[2-4]

O rastreio é iniciado preferencialmente por meio do teste rápido que pode ser realizado durante a consulta ou por sorologia laboratorial, caso o resultado possa ser obtido em tempo oportuno.[3,4]

É necessário que sempre haja consentimento para essa avaliação por parte da paciente e que sejam realizadas adequadamente orientações e acolhimento pré e pós-teste. É importante também incluir no prontuário informações acerca da sorologia das parcerias sexuais da paciente.[4]

Como interpretar?

Os testes rápidos e a sorologia por Elisa são altamente sensíveis e específicos, diante de resultado positivo, solicitamos segundo exame confirmatório de acordo com os métodos disponíveis, mas há preferência por confirmação via Western Blot. Se for novamente positivo, iniciam-se condutas e documenta-se em prontuário.[3]

Resultados indeterminados podem estar relacionados a falsos-positivos (influenciados por doenças autoimunes, transfusões sanguíneas, vacinação recente contra influenza, artrite reumatoide ou infecção por outras retroviroses), falsos-negativos (uso vigente de terapia antirretroviral ou erro de técnica) ou infecção recente; recomenda-se, portanto, repetir a testagem em 30 dias.[3]

Resultados negativos pelos exames imunoenzimáticos (teste rápido e Elise) informam a ausência de anticorpos contra o vírus HIV, o que pode significar ausência de infecção ou infecção em janela imunológica (ausência de tempo efetivo para produção de anticorpos em níveis detectáveis). Por conta disso, o teste negativo no início da gestação não encerra o rastreio e demanda nova testagem nos trimestres seguintes.[3]

Condutas

Pacientes com rastreio negativo devem ser orientadas sobre cuidados gerais de uso de preservativo e saúde sexual para prevenção de doenças sexualmente transmissíveis.

Às pacientes com rastreio positivo devem ser solicitados exames laboratoriais, como linfócito TCD4, linfócito TCD8, carga viral e genotipagem do HIV (quando disponível); a gestante deverá ser encaminhada ao serviço de referência para infecções sexualmente transmissíveis (IST) de sua região e a terapia antirretroviral será iniciada por profissional especializado.[3]

Gestantes convivendo com HIV são contraindicadas a realizar procedimentos invasivos (cordocentese, amniocentese, cardiotocografia interna, microincisão tissular), dado o risco de contágio nesse momento; se o procedimento for mandatório, como em casos de transfusão sanguínea intrauterina ou drenagem de polidrâmnio, recomenda-se o uso de zidovudina 2 mg/kg materno. A via de parto será decidida de acordo com a carga viral mensurada na 34ª semana; caso esteja superior a 1.000 cópias virais, a cesárea eletiva com membranas íntegras e fora do trabalho de parto estará indicada com 38 semanas e, caso a viremia apresente-se em limites inferiores a esse, a opção por parto cesáreo não tem evidências de reduzir o risco de contágio. Todas as gestantes infectadas receberão profilaxia intraparto, independentemente da via, com zidovudina em dose de ataque e manutenção. Para esse binômio mãe-bebê está contraindicado o aleitamento materno, independentemente da carga viral materna (Tabela 7).[1]

Exames de rastreio e diagnóstico de sífilis

Os exames disponíveis para o rastreio e o diagnóstico de sífilis dividem-se em duas categorias, de acordo com a técnica laboratorial envolvida: treponêmicos e não treponêmicos.

Os testes denominados treponêmicos buscam reagir com anticorpos contra o patógeno presente no sangue da paciente e positivam por volta da 3ª semana após o contágio. Nessa categoria, têm-se os seguintes exames: FTA-Abs (IgM e IgG), MHA-t, Elisa (método imunoenzimático) e o teste rápido (método imunocromatográfico). Como característica marcante, todos manterão sua positividade permanentemente

TABELA 7 Rastreio da infecção por HIV

Preconiza-se a realização nos 1º e 3º trimestres. Há protocolos que também incluem o 2º. Recomenda-se ofertar a pesquisa também às parcerias sexuais da gestante.		
Teste rápido ou sorologia por Elisa	Não reagente	Ausência de infecção ou infecção aguda em janela imunológica. Documentar em prontuário e fornecer orientações de segurança e saúde sexual. Repetir a testagem no decorrer da gestação.
	Reagente	Realizar segunda avaliação para comprovação diagnóstica. Caso confirmada, referenciar a gestante ao serviço especializado.
Western Blot	Não reagente	Ausência de partículas virais. Ausência de infecção.
	Reagente	Realizar segunda avaliação para comprovação diagnóstica. Caso confirmada, referenciar a gestante ao serviço especializado.
Resultado indeterminado em qualquer método		Repetir o teste em 30 dias.
Discordância de resultado dentre as duas etapas de testagem		Repetir ambos os testes.

Fonte: autoria própria.

em um paciente que já foi contaminado, mesmo que a despeito de infecção atual.[1,3]

O VDRL é uma avaliação não treponêmica, método que busca reagir com o antígeno sérico cardiolipina e positiva seu resultado após 4 a 5 semanas do contágio. É um método qualitativo e quantitativo que acrescenta informações sobre o progresso ou o insucesso do tratamento, bem como sobre reinfecção. Contudo, há aspectos negativos importantes, como o fato de ser operador-dependente, sujeito a erros de técnica e, por se utilizar de um reator sérico que não é específico para o patógeno da sífilis, cursando com possibilidade de reação cruzada e, consequentemente, risco de resultados falso-positivos.[1,3]

Por que solicitar?

A sífilis é uma infecção sistêmica causada por bactéria da classe das espiroquetas denominada *Treponema pallidum* e possui tratamento amplamente disponível, barato e altamente eficaz. A epidemiologia demonstra crescimento no número de casos no Brasil e no mundo. Realizamos seu rastreio e diagnóstico para evitar prejuízos à mãe e ao bebê.[3]

Na apresentação materna, a sífilis tem início assintomático, em 21 dias evoluindo para sua forma primária, caracterizada pelo cancro duro, lesão ulcerada, única, rígida e indolor, algumas vezes acompanhada de linfadenomegalia regional que desaparece por volta de 3 a 6 semanas. Caso não seja adequadamente diagnosticada e abordada, após 6 semanas pode se apresentar como sífilis secundária, com quadro de lesões papulosas de distribuição palmoplantares ou em tronco com placas mucosas e adenopatia generalizada. Se inadequadamente manejada, um terço desas pacientes evoluirá para sífilis terciária, na qual ocorre formação da goma sifilítica com alto risco de prejuízo de sistema nervoso central e cardiovascular.[3] Demais aprofundamentos sobre a clínica de sífilis não serão abordados neste livro.

O RN é contaminado por via placentária; a transmissão pode ocorrer em qualquer momento da gestação, sendo que as consequências são piores no 1º trimestre e quando em mãe com sífilis recente por conta da alta taxa de replicação bacteriana. Sabe-se que 80% dos bebês contaminados apresentarão consequências, sendo as principais: óbito perinatal, baixo peso ao nascer, anomalias congênitas, sequelas tardias, como surdez e atraso do desenvolvimento neuropsicomotor.

Como e quando solicitar?

Em rastreio habitual, solicitam-se exames de rastreio de sífilis na primeira consulta, idealmente no 1º trimestre. Há preferência para primeira abordagem com teste rápido (realizado no próprio serviço com resultado em 15 a 30 minutos) ou por meio do VDRL sanguíneo.[2-4]

O FTA-Abs usualmente é utilizado como método confirmatório se um desses primeiros exames demonstrar-se positivo.[3]

A escolha entre esses exames pode variar de acordo com a disponibilidade do serviço, no entanto, é importante saber que o diagnóstico de sífilis é realizado com dois testes e que o VDRL tem importância fundamental no seguimento da paciente em tratamento.

Nova coleta é realizada no 3º trimestre, por volta da 30ª semana. A recomendação de solicitação no 2º trimestre é variável, conforme protocolo adotado. A reavaliação também é importante no momento do parto ou aborto. Caso haja positividade de algum dos exames, a periodicidade altera-se conforme descrito no decorrer do capítulo. Não esquecer de ofertar testagem para parcerias sexuais da gestante.[3]

QUADRO 1 Interpretando o VDRL

O VDRL é um teste, inicialmente, qualitativo: o resultado poderá ser negativo, descartando doença ou positivo. Em caso de positividade, prossegue-se com avaliação qualitativa em forma de títulos de diluição. Titula-se, inicialmente, em 1/2 (lê-se "um para dois"), diluindo a amostra no dobro de volume, se ainda for perceptível a presença de cardiolipina, continua-se o processo de diluições sequenciais, agora em 1/4 (um para quatro) e assim sucessivamente até que a amostra esteja tão diluída que não possa mais ser percebida a presença do marcador. Dessa forma, a interpretação de um exame de VDRL com titulação 1/28, comparativamente com outro 1/32, demonstra maior gravidade de doença, pois precisou ser mais vezes diluído para que a alta taxa de cardiolipina se tornasse imperceptível.

Com teste rápido ou VDRL negativos, a paciente será inicialmente considerada como não contaminada por sífilis.

Caso algum desses testes venha a ser positivo, será solicitado exame específico, como o FTA-Abs. Se a testagem específica for positiva, está diagnosticada sífilis e o tratamento será iniciado. Caso contrário, se o método específico negativar, serão avaliadas causas de falso positivo por parte do VDRL, sendo as principais: doenças autoimunes, patologias do colágeno como o lúpus, reação cruzada por outras infecções e, até mesmo, a própria gestação pode ser responsável por positivar o resultado.[3]

Existe a possibilidade de VDRL negativo com testagem específica subsequente positiva. Além do fato de o método ser operador dependente, é possível que ocorra o denominado efeito Prozona, no qual a alta quantidade de anticorpos no sangue do paciente leva a erro do método, por desproporção com a quantidade de antígenos na reação laboratorial.[1]

Condutas

A) Diagnosticada ausência de doença

Registram-se os resultados em prontuário e no cartão da gestante; a paciente deve ser orientada quanto ao significado do resultado negativo; deve ser estimulado o uso de preservativo durante as próximas relações; e novos testes devem ser solicitados no 3º trimestre de gestação e no momento do nascimento ou em caso de aborto.

B) Sífilis diagnosticada

O tratamento de sífilis realizado com penicilina benzatina é considerado padrão-ouro por alta eficácia, baixo custo, ausência de resistência documentada e por ser a única droga que também trata o feto intra útero.[3]

Se a gestante for alérgica à penicilina, deve ser encaminhada ao serviço especializado, que procederá com protocolo de dessensibilização e tratamento subsequente. Em casos muito restritos, em que não haja alternativas para o uso de penicilina, a eritromicina pode ser utilizada, mas o bebê não poderá ser considerado como tratado.[4]

Diretrizes de tratamento diferem sobre os protocolos de cada serviço, não havendo consenso na literatura. Neste capítulo adotaremos as seguintes recomendações:

- Para sífilis primária, secundária ou latente com início há menos de um ano, será prescrita penicilina benzatina de uso intramuscular na dose de 2,4 milhões de UI, sendo 1,2 milhão em cada glúteo. Essa aplicação será obrigatoriamente repetida em 7 dias.

- Para sífilis terciária, a dose utilizada será de 2,4 milhões com repetição em 7 e 14 dias. Caso algum desses intervalos entre as doses não seja respeitado, o tratamento deve ser reiniciado.
- Neurossífilis é tratada em ambiente hospitalar com penicilina cristalina endovenosa em bomba de infusão e não será abordada neste capítulo.

Com o tratamento instaurado, novas dosagens de VDRL são coletadas mensalmente visando avaliar sucesso do tratamento e descartar reinfecção. No momento do parto, nova coleta é realizada tanto da mãe quanto do RN.

A mãe é considerada adequadamente tratada se tiver realizado o tratamento prescrito com intervalo, dose e droga adequadas, e apresentar queda de ao menos dois títulos no exame de VDRL e ter completado o tratamento 30 dias antes do parto.[4]

Considera-se como sífilis inadequadamente tratada se tiver sido utilizada qualquer outra droga que não a penicilina benzatina, se o tratamento tiver sido realizado há menos de 30 dias do nascimento, a quantidade de doses não tenha respeitado a fase de doença ou em caso de ausência de documentação em prontuário e cartão de gestante. A elevação de dois títulos é considerada reinfecção (possivelmente por não tratamento do parceiro ou novas parcerias sexuais) e deve ser reavaliada. O acréscimo de um título pode ser considerado como normal da variação do método.[1,4]

É válido acrescentar que, de acordo com a Sociedade Brasileira de Pediatria, a mãe é considerada adequadamente tratada, e o RN é considerado de baixo risco caso três aplicações tenham sido realizadas. Dessa forma, grande parte dos protocolos acabam por realizar o tratamento de sífilis em gestante sempre como o padrão de sífilis terciária.

Caso a paciente apresente coinfecção por sífilis e HIV, é válido lembrar que a evolução para neurossífilis pode acontecer de forma precoce e com maior facilidade, se comparado a pacientes não infectados por HIV. Dessa forma, a punção liquórica para dosagem de VDRL é recomendada assim que possível.[4]

Adicionalmente, é necessário recordar que sífilis é doença de notificação obrigatória e as parcerias sexuais devem ser orientadas a buscar avaliação e testagem (Tabela 8).

Rastreio de hepatites B e C

Os exames para identificação de hepatite B e seus respectivos diagnósticos sorológicos são muitos e a combinação de informações ajuda o médico a identificar a fase de doença na qual a paciente se encontra. Este capítulo usará três desses exames, essenciais para o manejo inicial por parte do obstetra ou profissionais realizando serviço de pré-natal de baixo risco: pesquisa de anti-Hbs, anti-Hbc e HbsAg.

HbsAg é o antígeno de superfície do vírus da hepatite B, sua positividade em amostra de sangue representa presença viral no organismo, seja em infecção aguda ou crônica.

Anti-Hbs é o anticorpo do paciente contra o antígeno da superfície; sua positividade infere em imunidade contra o vírus, que pode ter sido obtida por vacinação prévia ou infecção pregressa.

Anti-Hbc, por sua vez, é um anticorpo presente apenas nos indivíduos que tiveram contato com o vírus real, indicando imunidade por doença em apresentação natural.

Por que solicitar?

A hepatite B é uma infecção por vírus da família Hepadnaviridae e afeta mundialmente cerca de 350 milhões de indivíduos; sua

TABELA 8 Rastreio e diagnóstico de sífilis

Em rotina, solicitado no 1º e 3º trimestre. Solicitação no 2º trimestre pode variar de acordo com o protocolo adotado. Se positividade de algum dos testes, a periodicidade de testagem é alterada, conforme descrito.		
Interpretação do VDRL negativo		
Resultado	**Diagnóstico**	**Condutas**
VDRL negativo	Ausência de sífilis atual	A) Documentação em prontuário e no cartão da gestante. B) Informar o resultado negativo e orientar uso de preservativo. C) Solicitar nova coleta no 3º trimestre por volta da 30ª semana.
Interpretação do VDRL positivo		
Resultado	**Diagnóstico**	**Condutas**
VDRL positivo FTA-Abs positivo	Sífilis diagnosticada	A) Proceder com tratamento.
VDRL positivo FTA-Abs negativo	Sífilis descartada	Ampliar investigação para possíveis outras infecções, lúpus ou outras doenças autoimunes ou considerar como própria interferência da gestação.
Tratamento ideal		
Sífilis **primária, secundária** ou **latente** com **início inferior a 1 ano**		**Penicilina benzatina:** 2.400.000 UI intramuscular (sendo 1.200.000 UI em cada glúteo) Repetir em 7 dias. Caso esse intervalo não seja obedecido, o tratamento deverá reiniciar. ▪ Repetir VDRL mensal até o parto. ▪ Tratar parcerias sexuais.
Sífilis **terciária** ou com **início superior a 1 ano**		**Penicilina benzatina:** 2.400.000 UI intramuscular (sendo 1.200.000 UI em cada glúteo) Repetir em 7 e em 14 dias. Caso esse intervalo não seja obedecido, o tratamento deverá reiniciar. ▪ Repetir VDRL mensal até o parto. ▪ Tratar parcerias sexuais.

Fonte: autoria própria.

incidência em território nacional é baixa, contudo, concentrada em regiões como Amazonas, Espírito Santo, oeste do Paraná e Santa Catarina. Considera-se de maior risco pacientes com múltiplas parcerias sexuais, usários de drogas ilícitas, profissionais da Saúde, trabalhadores em banco de sangue ou laboratórios. A doença é transmitida por via parenteral por exposição a sangue ou secreções contaminadas, por via sexual ou transplacentária; a transmissão vertical representa cerca de 50% dos casos, sendo que 90% destes, evoluirão para a forma crônica da doença.[3-5]

A apresentação aguda no adulto é costumeiramente assintomática ou branda cursando com febre, astenia, cefaleia, artralgia, inapetência ou dor em hipocôndrio direito; se cronificada, o paciente poderá apresentar cirrose hepática com possibilidade de evolução para carcinoma hepatocelular. O risco ao RN está no prejuízo de sua saúde na vida adulta ou de apresentar desfechos precoces negativos, como prematuridade, baixo peso ao nascer, óbito fetal ou morte perinatal.

O rastreio universal durante o pré-natal objetiva diminuir a prevalência global dessa infecção e a morbimortalidade ao RN por meio de medidas eficazes em reduzir o risco de transmissão vertical.[3-5]

Como e quando solicitar?

Inicialmente solicita-se o painel anti-Hbs, anti-Hbc e HbsAg a todas as gestantes na primeira consulta de pré-natal, idealmente no 1º trimestre. Gestantes consideradas imunes dispensarão novas avaliações; as consideradas em doença ativa serão referenciadas a pré-natal de alto risco, em que realizarão novas coletas conforme protocolo específico; e as diagnosticadas como suscetíveis, repetirão a sorologia nos demais trimestres da gravidez.[3-5]

Como interpretar?

- Sorologia anti-Hbs reagente e anti-Hbc não reagente demonstram paciente com imunidade à hepatite B adquirida de forma artificial por meio vacinal.[3-5]
- Sorologia anti-Hbs reagente e Hbc reagentegente inferem em imunização da paciente por meios naturais com infecção pelo vírus em momento pregresso.[3-5]
- Sorologia anti-Hbs não reagente e anti-Hbc não reagente compreendem pacientes suscetíveis a infecção por hepatite B, pois não possuem imunidade adquirida por meio vacinal nem por doença prévia.[3-5]
- Independentemente da sorologia, caso encontrado positividade de HbsAg, interpreta-se como paciente com vírus circulante em corrente sanguínea.[3-5]

Condutas

Pacientes consideradas como imunes, dispensam condutas específicas e novas pesquisas para hepatite B.

Pacientes sem infecção presente (HbsAg não reagente) e sem imunidade serão recomendadas a receber imunização vacinal em três doses, uma no momento atual, segunda dose após um mês e terceira dose após 6 meses.[3-5]

Pacientes consideradas com infecção atual serão referenciadas ao serviço de infectologia para tratamento adequado. Uma vez diagnosticada, recomenda-se também a solicitação de HbeAg, transaminases e ultrassonografia abdominal com o objetivo de estratificar o risco materno. Se avaliada fibrose ou elevado grau de lesão hepática, a paciente poderá receber terapia antirretroviral, pesando-se riscos e benefícios, considerando o desenvolvimento fetal. Na ausência de lesões, a abordagem poderá ser postergada para após o nascimento. A esse binômio mãe-bebê, contraindicam-se procedimentos invasivos durante a gestação.[3-5]

Visando à redução de risco de transmissão vertical, o RN receberá, como profilaxia, a imunoglobulina anti-hepatite B e vacinação para hepatite B nas primeiras 12 horas de vida. Se adequadamente realizadas essas medidas iniciais, a amamentação não está contraindicada e poderá ser realizada sem condutas adicionais; o RN receberá as demais doses de reforço também no protocolo de 0-1-6 meses e seguirá com coleta de sorologia até 1 ano de idade, a fim de confirmar soroconversão.[3-5]

Considerações sobre o rastreio de infecção por hepatite C

A infecção pelo vírus da hepatite C possui transmissão pelos mesmos mecanismos que o patógeno da hepatite B, também com alta possibilidade de transmissão por via vertical. Contudo, não há tratamentos antirretrovirais seguros de serem utilizados durante a gestação e, tampouco, há métodos profiláticos para o RN; dessa forma, não há como traduzir o resultado do rastreio em

TABELA 9 Rastreio da infecção por hepatite B

Primeira avaliação idealmente no 1º trimestre de gravidez com sorologia para anti-Hbs, anti-Hbc e pesquisa de HbsAg; no 2º e 3º trimestres pesquisar apenas HbsAg		
Resultado	**Interpretação**	**Conduta**
Anti-Hbs não reagente Anti-Hbc não reagente	Ausência de imunidade	Imunização por via vacinal com três doses em 0-1-6 meses. Repetir exames no segundo e terceiro trimestres.
Anti-Hbs reagente Anti-Hbc não reagente	Imunidade por meio vacinal	Paciente considerada imune. Dispensa novas investigações.
Anti-Hbs reagente Anti-Hbc reagente	Imunidade por infecção prévia	Paciente considerada imune. Dispensa novas investigações.
Hbs-Ag não reagente	Ausência de vírus em corrente sanguínea	Seguir condutas de acordo com perfil sorológico da paciente.
Hbs-Ag reagente	Presença de vírus em corrente sanguínea, infecção aguda ou crônica.	Referenciar ao serviço especializado em infectologia. Recém-nascido receberá imunoglobulina anti-Hepatite B e vacinação nas primeiras 12 horas de vida.

Fonte: autoria própria.

alteração de conduta obstétrica de modo que essa pesquisa não é indicada para ser realizada rotineiramente. Apenas solicitamos sua sorologia específica para pacientes em alto risco, como profissionais do sexo, múltiplas parcerias sexuais, uso de drogas injetáveis, história pessoal de transfusão sanguínea, trabalhar com assistência à Saúde, em bancos de sangue ou laboratórios clínicos.[1,7]

Rastreio da infecção por toxoplasmose

Os principais exames para rastreio da infecção de toxoplasmose incluem a sorologia pelo método Elisa e o teste de avidez.

A sorologia é realizada com coleta de sangue e avaliação laboratorial, de modo a buscar nessa amostra, presença de imunoglobulinas da classe IgM, na fase aguda, que positivam em 1 semana de infecção e desaparecem após 3 meses, e as da classe IgG, na fase tardia, que positivam em amostra de sangue após 2 semanas do contágio.

O teste de avidez avalia o grau de maturação da imunoglobulina IgG, isto é, quantifica o grau de afinidade entre a proteína e o antígeno; avidez alta, portanto, significa que a infecção aconteceu há mais de três meses. Processos orgânicos como a própria gestação podem atrasar esse processo de maturação.

Por que solicitar?

A toxoplasmose é uma infecção causada pelo *Toxoplasma gondii*, parasita intracelular obrigatório que têm no gato doméstico seu hospedeiro definitivo, mas pode infectar seres humanos e outros mamíferos; sua prevalência mundial é de 190 mil casos ao ano e no Brasil apresenta-se a uma taxa de 1,5 caso a cada mil nascidos vivos. O contágio pode ocorrer com a ingestão de carne crua ou mal cozida, contato com fezes de gatos infectados ou ingestão de oocistos provenientes do solo, presentes em alimentos não higienizados. A infecção costuma ser assintomática no ser humano, de modo que muitos indivíduos podem ter imunidade a esse patógeno por resposta imunológica a uma infecção em momento pregresso.[3]

Embora apresente pouco risco aos adultos, a gestante em primoinfecção confere risco acentuado ao feto em formação. A prevalência de contágio é maior no momento do parto e no 3º trimestre de gestação, mas confere maior risco se coincidir com a organogênese no trimestre inicial da gestação. O feto contaminado no 1º trimestre poderá apresentar retinocoroidite (apresentação mais comum, presente em 70% dos infectados), microftalmia, calcificações cerebrais, hidrocefalia, espasticidade, retardo do desenvolvimento neuropsicomotor ou surdez. Os fetos infectados mais tardiamente, próximo ao nascimento, estarão em maior risco de parto prematuro e poderão apresentar baixo peso ao nascer, icterícia neonatal, surdez e hepatomegalia.[3,6]

Dada a epidemiologia com alta prevalência e formas de transmissibilidade relacionadas a comportamentos corriqueiros da população, associada a exames de baixo custo e complexidade, justifica-se o rastreio universal. Ressalta-se também que o que está sendo rastreada é a primoinfecção, de modo que o estudo da temporalidade da infecção será importante para o cuidado.[3,4,6]

Como e quando solicitar?

O rastreio é realizado na primeira consulta de pré-natal, idealmente no 1º trimestre. Gestantes suscetíveis repetirão o exame em 2º e 3º trimestres. Gestantes imunes dispensam novas avaliações. Caso haja positividade no primeiro rastreio, verifique as condutas no decorrer do capítulo (Tabela 10).[2-4]

Como interpretar?

- Sorologia IgM não reagente e IgG não reagente: paciente não possui imunoglobulinas de fase aguda, tampouco de fase tardia, demonstrando que provavelmente nunca foi exposta ao patógeno; classifica-se, então, como **paciente suscetível** à infecção.[3]
- Sorologia IgM reagente e IgG não reagente: a imunoglobulina da classe IgM está presente apenas na fase aguda da doença aparecendo em amostra uma semana após contágio e desaparecendo após 12 semanas; e IgG positiva próximo a duas semanas do contágio; assim, diante dessa combinação, diagnostica-se **paciente em infecção recente por toxoplasmose.**[3]
- Sorologia IgM reagente e IgG reagente: nessa situação, há sobreposição de positividade de ambas as classes de imunoglobulinas. É possível afirmar que há mais de duas semanas de contágio, por conta da presença de proteínas de fase tardia, mas **não é sabido o tempo exato de doença**, informação bastante importante para definição de condutas para o pré-natal. Dessa forma, recomenda-se a solicitação do teste de avidez.[3]
- Sorologia IgM não reagente e IgG reagente: paciente apresenta em sua amostra sanguínea apenas marcadores de fase tardia, demonstrando ter sido infectada em momento pregresso distante o suficiente para ter negativado proteínas de fase aguda. Diz-se que essa paciente é **imune** à toxoplasmose.[3]
- Alta avidez infere alta maturação da imunoglobulina da classe IgG demonstrando que o contágio foi há mais de três meses.
- Baixa avidez favorece a hipótese diagnóstica de infecção recente.

TABELA 10 Rastreio para primoinfecção por toxoplasmose

A primeira avaliação é recomendada na primeira consulta de pré-natal, idealmente no 1º trimestre

Resultado sorológico	Diagnóstico	Conduta inicial
IgM não reagente e IgG não reagente	**Paciente suscetível**	Orientação higienodietética Reavaliação sorológica em 2º e 3º trimestres
IgM reagente e IgG não reagente	**Paciente com infecção recente**	Iniciar tratamento Referenciar paciente ao serviço pré-natal de alto risco e solicitar PCR em líquido amniótico
IgM reagente e IgG reagente	**Paciente com infecção de datação incerta**	Solicitar **teste de avidez:** ▪ **Avidez alta:** contágio há mais de 3 meses, dispensa condutas adicionais. ▪ **Avidez baixa:** contágio recente, iniciar tratamento, referenciar paciente ao serviço pré-natal de alto risco e solicitar PCR em líquido amniótico
IgM não reagente e IgG reagente	**Paciente imune**	Encerra-se o protocolo de rastreio, documentam-se os dados em prontuário e cartão da gestante

Fonte: autoria própria.

Condutas

A gestante considerada suscetível, isto é, sem imunidade ao toxoplasma, deverá ser orientada quanto ao comportamento higienodietético: atentar ao adequado cozimento de carnes, ferver água antes do consumo, higienizar frutas e verduras adequadamente, evitar contato com solo e jardim e com fezes de gatos ou outros materiais que possam estar contaminados, ressaltando-se que o contato com o animal em si não está contraindicado. A gestante deverá continuar com avaliações sorológicas para toxoplasmose nos trimestres seguintes da gestação. Mães avaliadas como imunes em avaliação inicial dispensam novas testagens.

Na positividade do rastreio, tanto a avaliação sorológica quanto o teste de avidez dizem respeito à doença materna; sendo assim, diante de um resultado positivo, complementa-se a avaliação com ultrassonografia obstétrica e PCR para toxoplasmose em líquido amniótico para diagnóstico de infecção fetal. O tratamento difere de acordo com a idade gestacional:[6]

- Idade gestacional inferior a 18 semanas: com o diagnóstico, introduz-se antibioticoterapia com espiramicina por via oral. Quando for obtido o resultado do PCR por amniocentese, altera-se a conduta. Caso diagnosticada infecção fetal, introduz-se esquema tríplice com pirimetamina, sulfadiazina e ácido folínico; caso descartada, segue com a medicação vigente.[3]
- Gestantes com idade gestacional superior a 18 semanas iniciam o tratamento com esquema tríplice e seguirão com este, caso feto esteja infectado; caso negatividade do estudo de líquido amniótico, é possível descalonar o tratamento para monoterapia com espiramicina.[3]

O tratamento é eficaz em proteger o feto de formas graves de manifestação da doença, mas não o isenta completamente do risco de apresentá-la de forma branda. Uma vez diagnosticada toxoplasmose do binômio, essa mãe deverá ser referenciada ao serviço pré-natal de alto risco. Após a instauração do tratamento, recomenda-se recoleta de exames após três semanas esperando positividade de imunoglobulina da classe IgG. Para maior detalhamento da clínica e condutas em toxoplasmose no ciclo gravídico-puerperal, recomenda-se a leitura do Capítulo 31.

Rastreio para *Streptococcus agalactiae*

O rastreio é realizado a partir da cultura laboratorial de amostra vaginal e anal materna entre a 35ª e 37ª semanas de idade gestacional.[2-4]

Por que solicitar?

O *Streptococcus agalactiae* (também chamado *Streptococcus haemolyticus* do grupo B) é uma bactéria Gram-positiva, anaeróbia facultativa pertencente à microbiota vaginal normal da mulher, mas que também pode colonizar pele, trato gastrointestinal e orofaringe. Não costuma apresentar prejuízos à mulher; apenas em casos restritos pode causar infecção urinária. Os prejuízos, contudo, são de elevada importância para o RN que, com o contágio, pode apresentar pneumonia, meningite ou estreptococcia neonatal com chances de evolução para sepse precoce (nos primeiros 7 dias de vida) seguida de óbito.[1,3]

Houve esforços científicos anteriores para estratificar o risco de colonização pelo patógeno usando de ferramentas de anamnese que valorizavam achados como o início do trabalho de parto antes de 37 semanas, ruptura precoce de membranas ovulares e febre materna intraparto; contudo, atualmente, sabe-se que a avaliação microbiológica elevou em 50% a confiabilidade dos resultados e configura possibilidade de conhecimento prévio da colonização viabilizando profilaxia intraparto em tempo adequado do nascimento, sendo adotada como procedimento de escolha (Tabela 11).[1,3]

Interpretação e condutas

Considera-se como cultura positiva: amostra capaz de isolar o agente e com crescimento bacteriano superior a 10.000 colônias/mL.

Caso evidenciada colonização por *Streptococcus haemolyticus* do grupo B durante rastreio (ou mesmo se encontrado em exame de urocultura) não há necessidade de tratamento imediato. A conduta recomendada será de profilaxia intraparto. A gestante, quando for iniciado o trabalho de parto, deverá receber antibioticoterapia; será considerada como adequadamente tratada e o feto isento de riscos, quando realizada com penicilina, ampicilina ou cefazolina, no mínimo quatro horas antes do nascimento.[1,3]

Gestantes com cultura negativa não demandam condutas adicionais à rotina padrão.

TABELA 11 Profilaxia intraparto em caso de cultura positiva para *Streptococcus* do grupo B (SGB)

Tratamento padrão	**Penicilina G** – Endovenosa – 5 milhões UI – Dose de ataque. Seguir com: 2 a 3 milhões UI a cada 4 horas (manutenção até o parto) OU Ampicilina – Endovenosa – 2 g – Dose de ataque. Seguir com: 1 g a cada 4 horas (manutenção até o parto)
Gestante **alérgica à penicilina**	Cefazolina – Endovenosa – 2 g (ataque) + 1 g a cada 8 horas (manutenção) Vancomicina – Endovenosa – 1 g a cada 12 horas até o nascimento Clindamicina – Endovenosa – 900 mg a cada 8 horas até o nascimento

Fonte: autoria própria.

É possível que se realize a profilaxia para pacientes com ausência de informações sobre contaminação por *Streptococcus* do grupo B caso apresente trabalho de parto prematuro com temperatura materna intraparto acima de 38°C.[1,3]

Observação: caso o *Streptococcus agalactiae* seja isolado em cultura de urina, o protocolo de bacteriúria assintomática deverá ser respeitado, preconizando, além da profilaxia intraparto, o tratamento no momento do diagnóstico.[1,3]

Rastreio para infecção por citomegalovírus

O rastreio para infecção por citomegalovírus ocorre por meio da sorologia por Elisa, método imunoenzimático que busca imunoglobulinas da classe IgM e IgG em amostra de sangue do paciente. Essa avaliação pode ser complementada por teste de avidez que verifica o grau de maturação da imunoglobulina IgG e infere em quão pregresso foi o momento do contágio.[3,6]

Por que e para quem solicitar?

O citomegalovírus, tradicionalmente abreviado por CMV, pertence à família *Herpesviridae* e classificam-se como DNA vírus. A sintomatologia da infecção no adulto inclui quadro mononucleose-*like* podendo apresentar febre, mialgia, cefaleia e fadiga; seu contágio acontece por meio de contato com saliva, urina, muco ou sangue de indivíduos infectados.[3,6]

O quadro é brando no adulto e estima-se que 95% da população seja imune por conta da apresentação pregressa da doença; contudo, as gestantes infectadas podem conferir risco de doença congênita ao feto caso apresente reativação ou, mais gravemente, em situações de primoinfecção.[1,3]

O neonato está em maior risco de contágio durante o 3º trimestre, mas apresentará sequelas de maior gravidade caso seja infectado no 1º, podendo evoluir com baixo peso ao nascer, restrição de crescimento intrauterino, hidropisia, ventriculomegalia, microcefalia, calcificações cerebrais ou hepáticas, hepatoesplenomegalia, calcificações hepáticas, ascite, cardiomegalia ou derrame pericárdico.[3]

No entanto, embora a infecção por citomegalovírus seja de alta morbimortalidade ao feto, não se recomenda o rastreio infeccioso para todas as gestantes, uma vez que não há evidência de que qualquer tratamento possa reduzir o risco ao concepto. Existem estudos em andamento quanto à utilização de vacinas e imunoglobulina hiperimune, mas ainda sem consenso quanto à eficácia, segurança e viabilidade de uso.[6]

O rastreio, portanto, estará indicado apenas às gestantes de maior risco de primoinfecção ou reativação: funcionárias de ambientes de assistência à Saúde, creches ou escolas infantis e pacientes imunossuprimidas. Para as demais, o foco estará em profilaxia primária com orientações a fim de evitar o contágio.[6]

Como e quando solicitar?

Solicita-se para as gestantes de maior risco idealmente em primeira consulta de pré-natal; poderá também ser indicado a gestantes que apresentarem sintomas gripais ou mononucleose-*like* em qualquer momento do pré-natal.

Como interpretar?

- Sorologia IgM não reagente e IgG não reagente: paciente **suscetível** à infecção por CMV.
- Sorologia IgM reagente e IgG não reagente: a paciente apresenta **infecção recente** por CMV.

- Sorologia IgM reagente e IgG reagente: nessa situação, **não é sabido o tempo exato de doença**, recomenda-se a solicitação do teste de avidez.
- Sorologia IgM não reagente e IgG reagente: essa paciente é considerada com **imunidade** ao CMV.
- Alta avidez infere alta maturação da imunoglobulina da classe IgG demonstrando que o contágio foi há mais de três meses.
- Baixa avidez favorece a hipótese diagnóstica de infecção recente.

Condutas

Gestantes suscetíveis a infecção deverão ser orientadas a manterem-se afastadas de contactantes com sintomas gripais, lavagem constante das mãos ou até mesmo realizar uso de equipamentos de proteção individual, como máscaras, durante interação com crianças ou convívio em ambientes de assistência à Saúde.[1,3]

Para mais informações quanto à apresentação clínica da infecção por CMV, os riscos ao feto e as condutas recomendadas, vide Capítulo 30 – Citomegalovírus e gestação.

Rastreio da infecção aguda por rubéola

Quando e por que solicitar?

A rubéola é uma patologia infecciosa comum a escolares de 5 a 9 anos e raramente acomete gestantes, contudo, quando acontece, traz severos riscos à formação fetal, principalmente quando a infecção aguda coincide com a fase embrionária de organogênese.[3]

Caso a infecção aconteça antes das 12 semanas, os riscos de malformações auditivas e cardíacas são altas; entre 12 e 20 semanas são sequelas moderadas; e após as 20 semanas, geralmente o concepto nasce sem alterações.[3]

O rastreio universal acontece para fins de diagnóstico precoce e aconselhamento. Não há tratamento que possa ser realizado em gestantes infectadas que diminuam o risco fetal.[3]

A sorologia é realizada por meio do método Elisa e solicitada na primeira consulta de pré-natal, idealmente no 1º trimestre.

Interpretação e condutas

A sorologia apresenta o resultado de sua fração IgM (imunoglobulina de fase aguda) e IgG (fase tardia). O resultado de IgM reagente configura diagnóstico de infecção aguda; não há tratamentos a serem introduzidos, a mãe deverá ser referenciada ao serviço pré-natal de alto risco.[3]

A mãe com IgM não reagente e IgG reagente é considerada imune e não demandará demais condutas ou orientações; caso IgM e IgG sejam ambos não reagentes, essa mãe provavelmente não foi vacinada e é suscetível a infecção, deverá receber orientações sobre se manter sem contato com contactantes com suspeita de rubéola.[3]

A principal forma de prevenção é o seguimento adequado do calendário vacinal por parte da população geral, visando imunizar futuras gestantes previamente ao ciclo-gravídico puerperal.

Outros rastreios infecciosos

A infecção por parvovírus B19 é transmitida por contato com partículas respiratórias, secreções ou via transplacentária; esta última está associada à complicações, como hidropsia fetal não imune, anemia fetal grave, miocardite, retardo do desenvolvimento neuropsicomotor, até óbito fetal. Contudo, embora graves, esses desfechos são raros, de modo que não indicam seu rastreio universal. A pesquisa é realizada por meio de sorologia por método imunoenzimático e está recomendada para pacientes que trabalhem com educação infantil ou como propedêutica complementar na avaliação da anemia fetal intrautero.[3,4]

Sazonalidade e residência em áreas endêmicas poderão ser fatores que levam a indicação de rastreios específicos para arboviroses, como dengue, zika e chikungunya, em decorrência da morbimortalidade que pode conferir ao feto; as condutas são realizadas de acordo com o patógeno identificado, o grau de comprometimento do feto e os protocolos específicos do serviço especializado.[3,4]

Gestantes em maior risco para IST (profissionais do sexo, parceria sexual múltipla, parceria convivendo com IST), bem como quadro clínico atual de doença ativa, poderão indicar pesquisa de doenças, como clamídia e gonorreia, visando principalmente evitar corioamnionite e suas consequências ao feto.[3,4]

Protoparasitológico de fezes

Infecções protoparasitárias podem apresentar maior prevalência em gestantes se comparadas a indivíduos fora do ciclo gravídico-puerperal, possivelmente em consequência a mudanças imunológicas do organismo materno.[3]

Esse grupo de infecções é usualmente sintomático com quadro gastrointestinal e sistêmico e, por meio do deterioramento da saúde materna, poderá levar ao comprometimento do desenvolvimento e crescimento fetal.

O exame protoparasitológico de fezes estará adequadamente indicado como propedêutica complementar a quadros anêmicos ou intestinais maternos; alguns protocolos poderão inseri-lo como rotina na primeira consulta pré-natal.

Sua interpretação baseia-se no isolamento do patógeno em amostra de fezes da paciente, pelos métodos microbiológicos e sua conduta será o tratamento da infecção, adequando-se a droga ao patógeno encontrado.

Ultrassonografia obstétrica

O acompanhamento ultrassonográfico da gestação é corriqueiro, sendo, talvez, o principal exame buscado por parte da gestante e sua família por motivos muitas vezes não médicos, como o interesse em saber o sexo do bebê ou mesmo tranquilizar-se do bom curso da gravidez. Contudo, não há consenso científico que justifique a ultrassonografia como exame de rotina do pré-natal de baixo risco.

O Ministério da Saúde não recomenda sua solicitação entre as triagens pré-natais e enfatiza que a sua não solicitação não configura erro e não prejudica a qualidade do pré-natal. Dessa forma, cabe ao médico conciliar o conjunto de interesses e saber indicar o exame com responsabilidade e planejá-lo para momentos da gestação em que possa trazer informações que alterem condutas obstétricas.[4,5]

Por outro lado, a Febrasgo e a OMS endossam seu uso dentro do protocolo, mesmo em gestantes de baixo risco. Para essas sociedades, está recomendado ao menos três ultrassonografias durante a gestação, uma em cada trimestre, cada qual com um propósito específico, detalhados a seguir:[3]

- Ultrassonografia obstétrica de 1º trimestre: idealmente será realizada entre 11 e 14 semanas. Considerado a mais importante, tem o objetivo de confirmar vitalidade fetal, gemelaridade, corionicidade, idade gestacional e anomalias morfológicas.[3]
- Ultrassonografia morfológica do 2º trimestre: indicada entre 20 e 24 semanas visando descrever anatomia fetal com foco em sistema nervoso central, coluna vertebral, face, coração, abdome, genitália e membros.[3]

- Ultrassonografia obstétrica do 3º trimestre: programa-se a realização entre a 32ª e a 36ª semana, objetivando definir posição fetal (que poderá alterar conduta de via de parto), topografia placentária, crescimento fetal e quantidade de líquido amniótico.[3]

Outras frequências de solicitação ultrassonográfica podem estar formalmente indicadas sempre que usada como propedêutica complementar na investigação de patologia fetal suspeitada por meio de anamnese, exame físico, resultados de exames laboratoriais ou ultrassonografias prévias. Mais informações são abordadas nos Capítulos 41 – Perfil biofísico fetal e 42 – Ultrassonografia em medicina fetal.

DEMAIS CONDUTAS E ORIENTAÇÕES

Orientações

A gestação é um momento de múltiplas mudanças orgânicas e psicológicas para a mulher, desse modo, cabe ao profissional que esteja a frente do serviço de pré-natal que, além de todas as condutas médicas citadas ao longo deste capítulo, reserve tempo necessário para que sejam sanadas todas as dúvidas, acolhidas as inseguranças e todas as orientações sejam realizadas adequadamente. Na Tabela 12 encontram-se as principais informações a serem ofertadas às gestantes.

TABELA 12 Orientações gerais à gestante de baixo risco

Aleitamento materno	Orientação sobre o aleitamento materno exclusivo por seis meses após o nascimento, pega correta, possíveis dificuldades, casos de contraindicação absoluta ou relativa e alternativas.
Assistência ao parto	Orientar quanto a medos e fantasias do momento do parto, maternidade de referência, via de parto preferencial a cada situação, procedimentos, exames e intercorrências que podem acontecer no decorrer do parto. Incentivar a mulher focando na sua capacidade inata em dar à luz. Orientar sinais de alarme quanto ao trabalho de parto, contrações ou outras urgências obstétricas.
Atividade física	A atividade física durante a gestação está mais bem descrita no Capítulo 6; traz benefícios à gestante se realizado de forma não exaustiva e estará bem indicada quando livre de impactos ou riscos de trauma abdominal.
Atividade sexual	A atividade sexual não confere riscos ao binômio mãe-bebê em nenhum trimestre da gestação a não ser em situações como placenta prévia ou alto risco de prematuridade.
Bebidas alcoólicas	Bebidas alcoólicas, tanto fermentadas quanto destiladas, estão contraindicadas em qualquer dose durante toda a gestação. Há risco de teratogenicidade.
Banhos	O banho em temperatura demasiadamente quente, bem como saunas, é contraindicado por risco de hipotensão materna sintomática e, principalmente, no 1º trimestre por conferir risco de defeitos do fechamento de tubo neural e risco de abortamento.
Cinto de segurança	O cinto deve ser sempre utilizado e, para a gestante, obrigatoriamente, deverá ser do modelo de três pontos, sendo que a faixa inferior deverá estar posicionada na altura da pelve e a superior em altura de hipocôndrio, de modo a manter a segurança da gestante sem que nenhuma faixa esteja em contato o abdome gravídico.

continua

TABELA 12 Orientações gerais à gestante de baixo risco (*continuação*)

Drogas ilícitas	Contraindicadas durante toda a gestação.
Medicamentos	A automedicação é globalmente contraindicada; e durante a gestação, o risco de teratogenicidade ao feto demanda reforço dessa orientação.
Sinais de alerta	Orientar a gestante a buscar atendimento médico caso apresente sangramento ou perdas vaginais, cefaleia, transtornos visuais, febre, dificuldade respiratória ou dor abdominal.
Tabagismo	Contraindicadas durante toda a gestação; configura risco de restrição de crescimento intrauterino e baixo peso ao nascimento.
Trabalho	O seguimento da atividade laboral durante a gestação não está contraindicado caso não a exponha a riscos físicos, químicos ou biológicos incompatíveis com a gravidez.
Viagens aéreas	Viagens aéreas são seguras para gestantes até 4 semanas precedendo a data provável de parto. A gestação parece não conferir risco adicional ao desenvolvimento de tromboembolismo venoso secundário a voos longos.

Fonte: adaptada de Urbanetz.[6]

Imunizações

Durante a gestação, universalmente está indicada a realização de vacinação para tríplice bacteriana acelular do adulto (DTPa) para proteger a gestante contra difteria, tétano e coqueluche, além de vacinas sazonais, como a de influenza e a de covid-19. Para pacientes consideradas não imunizadas para hepatite B, indica-se a vacinação com três doses.[2-6]

Outras vacinas podem estar indicadas conforme protocolos regionais, visando proteção contra doenças endêmicas ou por situações específicas, como a pandemia de covid-19. No entanto, estão contraindicadas vacinas formuladas a partir de vírus ou bactérias vivas, como é o caso da tríplice viral (protege contra o sarampo, a caxumba e a rubéola), varicela (catapora), febre amarela e BCG (contra a tuberculose).[2-6]

Suplementação, alimentação e atividade física

O desenvolvimento fetal aumenta em 350 a 450 Kcal a demanda energética basal da paciente e necessita de rica diversidade de macro e micronutrientes de modo que, à todas as gestantes, recomenda-se dieta balanceada e variada. Estima-se o ganho de peso entre 10 e 14 kg durante a gestação, que retornará adequadamente ao patamar pré-concepção com o aleitamento materno exclusivo até os seis meses de vida do recém-nascido. Rotineiramente, suplementa-se artificialmente a dieta da gestante com ácido fólico por via oral na dose de 0,4 a 0,8 mg por dia visando diminuição do risco de doenças do fechamento do tubo neural do concepto; e uso de sulfato ferroso, também por via oral, na dose de 200 mg (equivalente a 40 mg de ferro elementar) como medida de prevenção de quadros anêmicos maternos. Para mais informações, consulte o Capítulo 6 – Nutrição, distúrbios nutricionais e atividade física na gestação.[6]

PERSPECTIVAS FUTURAS

Perspectivas futuras incluem na atenção pré-natal de baixo risco o rastreio para transtornos ansiosos e depressivos, fundamentando-se no benefício resultante para o binômio mãe-bebê da abordagem precoce, por meio de iniciativas psicoterápicas ou farmacológicas.

Há também avanços importantes no âmbito vacinal: em 2024 foi disponibilizado, de forma inédita, imunizante contra o vírus sincicial respiratório com a indicação de dose única para a mãe entre 24 e 36 semanas de idade gestacional objetivando reduzir a frequência e a gravidade de doenças das vias aéreas inferiores (como a bronquiolite) no RN. Essas doenças são muito prevalentes e com morbimortalidade relevantes de modo que podem se consolidar como pilar importante do pré-natal.[9]

A gestação, como momento de desenvolvimento fetal, é alvo de diversas pesquisas, dado o custo-benefício de abordagens preventivas quando comparado ao custo terapêutico gasto por patologias congênitas do concepto tanto em vida neonatal quanto futura. Demais perspectivas de atualização de protocolos podem ser vistos nos capítulos referenciados desta obra.

DEFINIÇÕES IMPORTANTES DO CAPÍTULO

- A gestação cursa com alterações orgânicas, psicológicas e sociais para a gestante e sua família.
- O pré-natal atua melhorando a saúde materna, reduzindo mortes evitáveis e obtendo melhores desfechos obstétricos e neonatais.
- Visando rastreio da saúde materna está formalmente indicada a solicitação de hemograma completo, glicemia de jejum, teste oral de tolerância à glicose, colpocitologia oncótica, TSH e T4L.
- O rastreio de doenças infectocontagiosas é dado pela avaliação de urina 1, urocultura, sorologia para toxoplasmose, rubéola, citomegalovírus, *Streptococcus agalactiae* e pesquisa de infecções sexualmente transmissíveis (sífilis, HIV, hepatite B e C).
- Todas essas avaliações são realizadas na primeira consulta, idealmente no 1º trimestre, e são reavaliadas posteriormente conforme protocolo específico. A interpretação e conduta para cada alteração está descrita ao longo do capítulo.
- O acompanhamento ultrassonográfico da gestação de baixo risco não é tido como obrigatório por parte do MS. A Febrasgo e a OMS recomendam três exames durante a gestação cada qual com um propósito específico.
- Durante o pré-natal de baixo risco, a gestante terá indicação de receber os seguintes imunizantes: DTPa (difteria, tétano e pertussis acelular); covid-19 e influenza de campanha anual. Incluir a vacinação para hepatite B caso não tenha sido realizado anteriormente.

QUESTÕES

1. (UEPA 2021) Mariana de 23 anos, primigesta, estudante, veio para sua primeira consulta pré-natal com 11 semanas de gestação. Estava evoluindo bem, sem queixas. Ao exame físico sem alterações. Segundo o Ministério da Saúde, os exames complementares solicitados na primeira consulta pré-natal de baixo risco são:

A. Hemograma, urina EAS e TGP.
B. VDRL, amilase, tipagem sanguínea ABO.
C. HbsAg, toxoplasmose IgM-IgG, glicemia de jejum.
D. Parasitológico de fezes, eletrocardiograma, triglicérides.
E. Radiografia de tórax, FTAb, Coombs direto.

Resposta correta: alternativa C.
Justificativa: nesta questão, o avaliador deseja que o candidato conheça a rotina de rastreamentos laboratoriais do pré-natal de baixo risco. Assim, relembre a indicação de exames para o 1º trimestre:

Rastreios laboratoriais da assistência pré-natal em primeiro trimestre	
Exames	**O que avaliar**
Hemograma	Anemia ou hemoglobinopatias; plaquetopenia
Tipagem sanguínea e fator Rh (Avaliar Coombs indireto se Rh-)	Risco de aloimunização Rh e doença hemolítica do recém-nascido
Glicemia de jejum	Diagnóstico de diabetes ou diabetes gestacional
Colpocitologia oncótica (se necessário)	Neoplasia de colo uterino ou lesões pré-neoplásicas
Urina 1 e urocultura	Bacteriúria assintomática
Sorologias: HIV, sífilis (VDRL), hepatite B, toxoplasmose, citomegalovírus	Risco de transmissão vertical e doença congênita (se possível, realizar teste rápido de HIV e sífilis na própria consulta visando diagnóstico e abordagem precoces).
Hormônio tireoestimulante (TSH)	Rastreio de hipotireoidismo clínico ou subclínico ou avaliação de compensação para pacientes previamente com doença tireoidiana.
Exame da secreção vaginal (se alto risco ou indicação clínica)	Diagnóstico de infecções do trato urogenital.
Protoparasitológico de fezes (se indicação clínica)	Presença de parasitas ou protozoários nas fezes.
Ultrassonografia obstétrica	Datação e diagnóstico de gemelaridade.

A alternativa C está correta pois, embora incompleta, traz exemplos de testagens que estão inclusas no programa de rastreios laboratoriais de pré-natal. Dessa forma, alternativa A está incorreta, pois não há recomendação para rastreamento de lesão hepática com solicitação de TGP; B está incorreta, pois não se recomenda a solicitação de amilase; D está errada, pois não se realiza eletrocardiograma ou avaliação de risco cardiovascular para gestantes e, por fim, a alternativa E não está correta, pois não há indicação para radiografia de tórax como rastreio universal no pré-natal.

2. (Hospital Pequeno Príncipe 2021) Paciente com ultrassonografia de 1º trimestre mostrando uma idade gestacional de 16 semanas sem queixas, vem trazer os resultados de exames solicitados no 1º trimestre. Tipagem sanguínea A+, parcial de urina com bacteriúria moderada, cultura de urina negativa, toxoplasmose IgM e IgG negativas, HBsAg não reagente, anti-HCV negativo, HIV negativo, glicose 91 mg/dL, TSH 1,23 mU/L, na pesquisa de hemoglobinas variantes apresenta proteína S em heterozigose e quimioluminescência para sífilis negativa.

   Assinale a alternativa correta de acordo com o protocolo da Rede Mãe Curitibana 2020:

A. Deve-se tratar a bacteriúria assintomática e solicitar urocultura de controle uma semana após terminar o tratamento.
B. Deve-se encaminhar a paciente para alto risco devido às complicações da anemia falciforme na gestação.
C. Deve-se indicar o encaminhamento para alto risco devido à glicemia de jejum acima de 85 que mostra diabetes gestacional.
D. Deve-se manter o pré-natal na Unidade de Referência da paciente e não há indicação de tratamento nesse momento.

Resposta correta: alternativa D.

Justificativa: na mesma linha da anterior, essa questão exige que o candidato conheça os protocolos de solicitação de exames complementares como forma de rastreamento durante o pré-natal; contudo, agora, interpretando seus resultados e sabendo indicar as condutas iniciais com base no que foi diagnosticado.

Analisando os resultados trazidos pela paciente: (1) Avalia-se mãe Rh positivo sem risco para aloimunização Rh e doença hemolítica do recém-nascido; (2) Urocultura, padrão-ouro para diagnóstico de bacteriúria, com resultado negativo dispensando condutas com antibioticoterapia; (3) Toxoplasmose com perfil de suscetibilidade com necessidade de fornecimento de orientações higienodietéticas à paciente e sem indicação de tratamento no momento; (4) HbsAg não reagente indica ausência de infecção atual por hepatite B (lembrando que sempre indica-se também a dosagem de anti-Hbs para avaliação do *status* vacinal/imune da paciente); (5) anti-HcV negativo indica ausência de imunidade para hepatite C, porém é um exame que não comumente está indicado de rotina; (6) HIV negativo, descarta infecção atual (devendo considerar janela imunológica) devendo ser repetido novamente nos outros trimestres; (7) glicemia de jejum abaixo de 92 descarta diabetes *mellitus* gestacional nesse período, devendo ser realizado TOTG após 24 semanas de idade gestacional; (8) TSH abaixo de 2,5 mUI/L representa eutireoidismo; (9) heterozigose da proteína S descarta trombofilias; (10) testagem para sífilis negativa indica ausência de condutas por hora e novas solicitações nos próximos trimestres.

Assim, essa paciente deverá apenas ser reencaminhada ao pré-natal de referência onde receberá orientações gerais, indicações de prevenção às infecções das quais ainda é suscetível e solicitação das novas triagens no momento adequado. Portanto, é a alternativa D a que melhor contempla o que foi discutido nesta resolução.

3. (FMUSP 2021) Mulher de 36 anos, primigesta, 12 semanas de gestação, assintomática, retorna com as seguintes sorologias:
   - Toxoplasmose: IgG e IgM reagentes.
   - Rubéola: IgG e IgM não reagentes.
   - CMV: IgG reagente e IgM não reagente.
   - EBV: IgG reagente e IgM não reagente.
   - Hepatite B: AgHBs, anti-HBc e anti-HBs não reagentes.
   - Hepatite A: IgG reagente e IgM não reagente.
   - Hepatite C: não reagente.

   A conduta mais adequada é solicitar:

A. Avidez para toxoplasmose (IgG) e vacinação para hepatite B e para rubéola agora.
B. Avidez para toxoplasmose (IgM) e vacinação para hepatite B e para rubéola após o parto.
C. Avidez para toxoplasmose (IgG) e vacinação para hepatite B agora.
D. Avidez para toxoplasmose (IgM) e vacinação para hepatite B após o parto.

Resposta correta: alternativa C.

Justificativa: o avaliador, nesta questão, cobra do candidato o conhecimento da interpretação dos exames laboratoriais para sorologias e suas principais condutas durante a gestação. Vale relembrar que há indicação universal de rastreio para sífilis, HIV, toxoplasmose e hepatite B; embora a questão aborde testagem para hepatite A, hepatite C, EBV, CMV e rubéola, estes últimos são menos comumente solicitados. Segue a interpretação de cada exame:

(1) Sorologia IgM reagente e IgG reagente para toxoplasmose: nessa situação há sobreposição de positividade de ambas as classes de imunoglobulinas. É possível afirmar que há mais de duas semanas de contágio por conta da presença de proteínas de fase tardia, mas **não é sabido o tempo exato de**

doença, informação bastante importante para definição de condutas para o pré-natal. Assim, recomenda-se a solicitação do teste de avidez.

(2) Testagem para rubéola com IgM e IgG não reagentes: a proteção para essa infecção é dada pela vacinação universal conforme plano nacional; essa é uma gestante provavelmente não vacinada e que não poderá ser imunizada durante o pré-natal por risco de infecção fetal. O recém-nascido receberá imunização ativa para rubéola com a vacinação de tríplice viral aos 12 meses de idade.

(3) Testagem para CMV com IgG reagente e IgM não reagente denotam imunidade, sem necessidade de outras condutas.

(4) Testagem para EBV com IgG reagente e IgM não reagente denotam imunidade, sem necessidade de outras condutas.

(5) A avaliação do painel sorológico para hepatite B com AgHBs, anti-HBc e anti-HBs não reagentes indicam paciente sem infecção aguda, contudo sem imunidade previamente adquirida. Essa gestante está suscetível ao contágio durante pré-natal; a vacina é compatível com a gravidez e está recomendada ser realizada neste momento. Recomenda-se a vacinação do recém-nascido após o parto como rotina universal.

(6) Testagem para hepatite A com IgG reagente e IgM não reagente denotam imunidade, sem necessidade de outras condutas.

(7) Testagem para hepatite C não reagente indica ausência de infecção atual sem necessidade de outras condutas.

Dessa forma, essa paciente é imune para infecção por CMV, EBV e hepatite A; tem grau de maturação imunológica para toxoplasmose indeterminada indicando continuidade da investigação com teste de avidez e está suscetível à infecção por rubéola e por hepatite B devendo receber vacinação para esta última. O bebê, ao nascimento recebe vacinação para hepatite B como conduta universal e vacinação para rubéola apenas com um ano de idade, logo a alternativa C é a que melhor responde à questão.

4. (FMABC 2020) Maria procurou a UBS assim que descobriu a gestação. Passou na primeira consulta com a enfermeira, fez o teste rápido para sífilis, que veio positivo. Em seguida, foi solicitado VDRL, e o resultado foi de 1:32. A paciente não tem úlcera genital nem sinal de sífilis secundária. De acordo com Ministério da Saúde, qual a classificação do teste rápido e qual a melhor conduta a ser tomada?

A. Teste não treponêmico. Tratar a paciente para sífilis recente, notificar e não tratar as parcerias sexuais, já que a paciente é assintomática.
B. Teste não treponêmico. Tratar a paciente para sífilis recente, notificar e tratar as parcerias sexuais dos últimos três meses para sífilis recente.
C. Teste treponêmico. Não é necessário o tratamento, já que a paciente é assintomática.
D. Teste treponêmico. Tratar a paciente para sífilis tardia, notificar e tratar as parcerias sexuais dos últimos três meses para sífilis recente.

Resposta correta: alternativa D.
Justificativa: a habilidade avaliada nesta questão é a competência de interpretação de rastreio laboratorial para sífilis e seu manejo durante a gestação.

Como detalhado ao longo do capítulo, o VDRL é uma avaliação não treponêmica, método que busca reagir com o antígeno sérico cardiolipina e positiva seu resultado após 4 a 5 semanas do contágio. É um método qualitativo e quantitativo, podendo acrescentar informações sobre o progresso ou o insucesso do tratamento, bem como sobre reinfecção.

O resultado poderá ser negativo, descartando doença, ou positivo. Em caso de positividade, prossegue-se com avaliação qualitativa em forma de títulos de diluição. Titula-se, inicialmente, em 1/2 (lê-se"um para dois") diluindo a amostra no dobro de volume, se ainda for perceptível a presença de cardiolipina, continua-se o processo de diluições sequenciais, agora em 1/4 (um para quatro) e assim sucessivamente até que a amostra esteja tão diluída que não possa mais ser percebida a presença do marcador. Dessa forma, a interpretação de um exame de VDRL com titulação 1/128, comparativamente com outro 1/32, demonstra maior gravidade de doença, pois precisou ser mais vezes diluído para que a alta taxa de cardiolipina se tornasse imperceptível.

O diagnóstico de sífilis exige dois testes laboratoriais, sendo um treponêmico (p. ex., Fta-Abs ou Elisa) e um não treponêmico; nesta situação, está indicada a introdução de antibioticoterapia para não retardar o tratamento, e, consequentemente, prejudicar o desenvolvimento fetal. Como a gestante está assintomática, diagnostica-se sífilis latente de duração indeterminada e maneja-se o caso instituindo tratamento com penicilina benzatina para a gestante e as parcerias sexuais.

5. (Hospital Pequeno Príncipe 2021) Gestante de 24 semanas, assintomática, fez urocultura mostrando estreptococo do grupo B (GBS) com mais de 100.000 unidades formadoras de colônia por mL.
   Assinale a alternativa correta:

A. Devemos contraindicar o tratamento neste momento, fazer pesquisa de GBS entre 35 e 37 semanas, e profilaxia intraparto nos casos positivos.
B. Deve fazer tratamento imediatamente e solicitar pesquisa de GBS entre 35 e 37 semanas para decisão sobre profilaxia de infecção neonatal por GBS.
C. Está indicado o tratamento imediatamente e profilaxia intraparto sem solicitação de pesquisa entre 35 e 37 semanas.
D. Está indicado o tratamento imediatamente, sendo dispensada a solicitação de pesquisa de GBS entre 35 e 37 semanas e profilaxia intraparto de infecção neonatal por GBS.

Resposta correta: alternativa C.
Justificativa: a habilidade avaliada nesta questão é a capacidade de interpretação do resultado de um exame de urocultura, bem como conhecer rotinas e condutas de pré-natal para rastreio de bacteriúria e colonização por estreptococo do grupo B.

A solicitação de urianálise e urocultura está indicada no primeiro e terceiro trimestre (alguns protocolos recomendam a avaliação também no segundo) com o objetivo de rastrear bacteriúria assintomática, isto é: colonização bacteriana em trato urinário sem sintomas vigentes. Essa condição, na prática clínica geral do adulto, não indica tratamento; contudo, as gestantes sabidamente possuem maior risco de evoluir para pielonefrite e parto prematuro de forma que possuem indicação formal de pronta introdução de antibioticoterapia.

O rastreio de colonização por *Streptococcus agalactie* (ou estreptococo do grupo B), patógeno responsável pela maior parte dos casos de sepse neonatal é realizada entre a 35ª e 37ª semana por meio de cultura de *swab* da região perineal e anal. Caso a cultura seja positiva, indica-se profilaxia intraparto, conduta que também é realizada se, em qualquer momento da gestação, seja constatado crescimento dessa bactéria em cultura de urina.

Dessa forma, o resultado de exame descrito no enunciado revela crescimento bacteriano em cultura de urina que já indica antibioticoterapia, e o isolamento de SGB em qualquer momento da gestação sugere recomendação de profilaxia intraparto.

REFERÊNCIAS

1. Rezende Filho J. Rezende obstetrícia fundamental. 15. ed. Rio de Janeiro: Guanabara Koogan; 2024.
2. Hospital Albert Einstein. Guia do episódio de cuidado [Internet]. Disponível em: https://medicalsuite.einstein.br/pratica-medica/Pathways/Pr%C3%A9-Natal-de-Baixo-Risco.pdf. Acesso em: jun 2025.
3. Silva Filho AL, Fernandes CE, Wender MCO. Febrasgo 2 Tratado de obstetrícia. 2. ed. Rio de Janeiro: GEN Guanabara Koogan; 2025.
4. Brasil. Ministério da Saúde. Cadernos de atenção básica. Atenção ao pré-natal de baixo risco. Brasília: Ministério da Saúde; 2012. Disponível em: https://bvsms.saude.gov.br/bvs/publicacoes/cadernos_atencao_basica_32_prenatal.pdf. Acesso em: jun 2025.
5. Gusso G, Lopes JMC, Dias LC. Tratado de medicina de família e comunidade. 2. ed. Porto Alegre: Artmed; 2018.
6. Urbanetz AA. Ginecologia e obstetrícia Febrasgo para o médico residente. Barueri: Manole; 2020.
7. Zugaib M, Francisco RPV. Obstetrícia. 5 ed. Barueri: Manole; 2023.
8. Federação Brasileira das Associações de Ginecologia e Obstetrícia. Pontos-chave. A Comissão Nacional Especializada em Gestação de Alto Risco da Federação Brasileira das Associações de Ginecologia e Obstetrícia (Febrasgo) e o Departamento de Tireoide da Sociedade. Disponível em: https://www.febrasgo.org.br/images/pec/posicionamentos-febrasgo/FPS-N10-Outubro-2022-portugues.pdf. Acesso em: jun 2025.
9. Kampmann B, Madhi SA, Munjal I, Simões EAF, Pahud BA, Llapur C, et al. Bivalent prefusion F vaccine in pregnancy to prevent RSV illness in infants. N Engl J Med. 2023;388(16).

SEÇÃO II

Assistência perinatal

9

Períodos do parto

Karolayne Heckler Strauch
Cristina Mara Beghelli Fonseca

INTRODUÇÃO

O trabalho de parto é um processo fisiológico complexo que envolve uma série de eventos integrados e mudanças significativas no endométrio, decídua e colo uterino.[1]

Por definição, inicia-se com contrações uterinas rítmicas capazes de gerar apagamento e dilatação do colo cervical de pelo menos 2 cm com consequente expulsão fetal.[1]

Contudo, o trabalho de parto engloba um processo marcado por alterações fisiológicas e bioquímicas uterinas antes de seu início propriamente dito.[2]

Essas alterações são compostas por fases (Figura 1):

- **Fase de quiescência**: induzida principalmente pela ação da progesterona, constituindo cerca de 95% da gestação. Nessa etapa, a integridade cervical é mantida com ausência de contratilidade uterina e inatividade da musculatura lisa.[2,3]
- **Fase de ativação**: o miométrio encontra-se refratário às ações inibitórias da progesterona. Nesse estágio, ocorre a descida do fundo uterino, geralmente de 2 a 4 cm, e o amadurecimento cervical para o trabalho de parto, durando aproximadamente 6 a 8 semanas com contrações indolores (contrações de Braxton Hicks).[1,2] Essa fase preparatória, denominada de pré-parto, pode apresentar, ainda, contrações uterinas dolorosas, incoordenadas e irregulares por dias ou semanas. Pode haver também eliminação do muco pelas glândulas cervicais podendo vir acompanhado ou não de pequena perda sanguínea.[1]
- **Fase de estimulação**: caracteriza o trabalho de parto propriamente dito. Nessa etapa, há maior dominância do estrogênio caracterizada por contrações uterinas e dividida em fases clínicas, que serão abordadas ainda neste capítulo.[2,3]
- **Fase de involução uterina pós-parto**: mediada primariamente pela ocitocina, hormônio responsável pelo processo final de contração e retração uterina, essencial para evitar hemorragias pós-parto subsequente à saída do feto, placenta e membranas.[1]

Considerando essas alterações fisiológicas, tem-se que o trabalho de parto, propriamente dito, é clinicamente dividido em

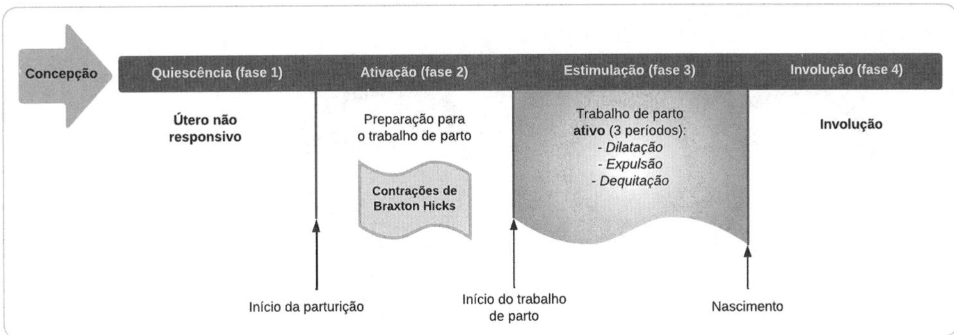

FIGURA 1 **Fases do trabalho de parto.**
Fonte: adaptada de Cunningham, 2021.[3]

quatro períodos: o primeiro, composto pelo apagamento e dilatação cervical; o segundo, caracterizado pela expulsão do feto; o terceiro, a dequitação da placenta; e o quarto, a primeira hora pós-parto.[1,3]

PRIMEIRO PERÍODO OU FASE DE DILATAÇÃO

Essa fase inicia-se com contrações rítmicas, regulares, intensas e dolorosas que culminam com a dilatação completa do colo uterino, 10 cm.[1,2]

As contrações podem se iniciar repentinamente ou pode haver uma liberação vaginal espontânea, tampão mucoso, que indica que o trabalho de parto já está em andamento ou começará em breve (horas ou dias).[3]

As contrações, ainda, para serem características do trabalho de parto, devem apresentar uma frequência regular entre 2 e 5 a cada 10 minutos com intensidade de 20 a 60 mmHg (média de 40 mmHg) e duração entre 30 e 90 segundos (média de 60 segundos).[2] A sensação de dor durante as contrações involuntárias se deve prioritariamente à hipóxia do miométrio contraído, como uma angina cardíaca, mas há ainda a hipótese da dor por conta da compressão dos gânglios nervosos do colo e do segmento uterino inferior, assim como o estiramento do colo durante a dilatação.[3]

Durante as contrações, há também a formação de um anel de retração fisiológico à medida que o segmento superior uterino permanece firme e o segmento inferior se mantém amolecido, distendido e passivo.[3] Enquanto o segmento superior contrai e expulsa o feto, o segmento inferior amolecido, juntamente com o colo dilatado, formam um canal pelo qual o feto pode passar.[3]

O apagamento e a dilatação do colo englobam também parte importante do primeiro período e são responsáveis pela formação de uma bolsa anterior de líquido amniótico.[3]

A dilatação do orifício externo do colo se deve à tração provocada pelas fibras musculares uterinas, durante as contrações efetivas, a fim de formar a bolsa das águas (bolsa anterior de líquido amniótico) entre o útero e a vagina.[1,3] A vagina tem como função auxiliar as contrações uterinas no deslocamento do istmo que, juntamente com apresentação fetal insinuada, exercem pressão hidrostática sobre o cérvix provocando a dilatação das porções uterinas inferiores.[1,2] A rotura da bolsa das águas

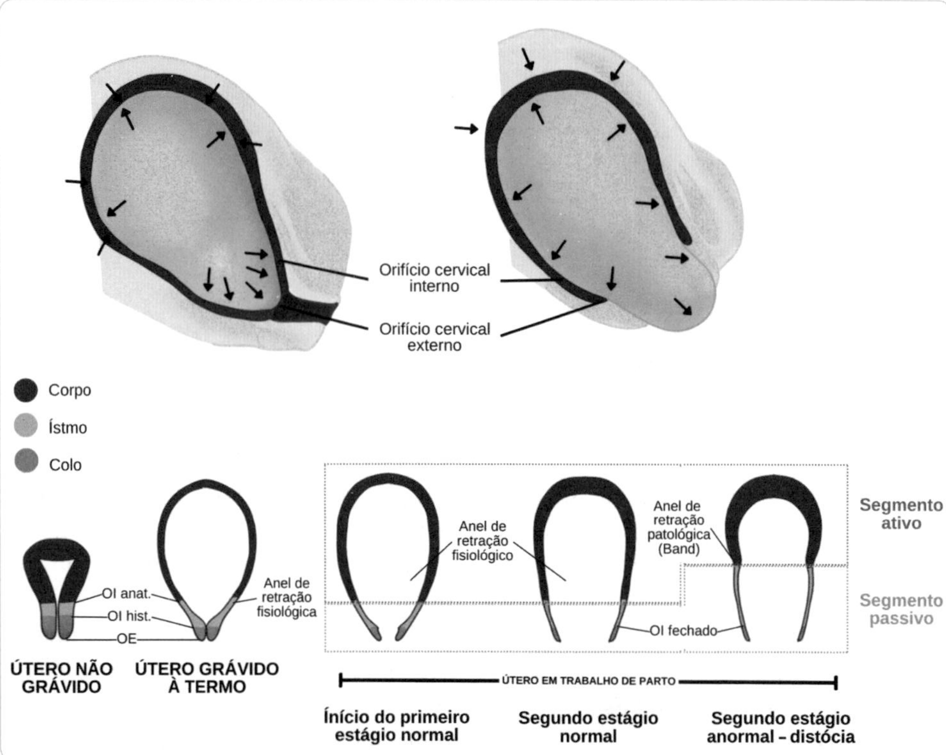

FIGURA 2 **Representação da dilatação dos orifícios interno e externo durante as contrações e formação do anel de retração fisiológico.**

Anat.: anatômico; Hist.: histológico; OE: orifício externo; OI: orifício interno.
Fonte: adaptada de Cunningham, 2021.[3]

causa a saída parcial do seu conteúdo líquido, ocorrendo geralmente quando a dilatação cervical é maior que 6 cm.

Nas primíparas, geralmente o esvaecimento do colo precede a dilatação; enquanto nas multíparas, esses fenômenos ocorrem concomitantemente.[1,2]

O apagamento cervical/esvaecimento consiste na incorporação do colo à cavidade uterina como um processo de afunilamento e encurtamento do canal cervical provocando a expulsão do tampão mucoso.[2,3] Geralmente, são necessários 80% do apagamento do colo para o início do trabalho de parto em fase ativa.[4]

Friedman, em 1972, definiu o padrão de dilatação cervical em duas fases, latente e ativa, por meio de um gráfico com padrão sigmoide em relação ao tempo. A fase ativa é dividida em fases de aceleração, fase de inclinação máxima e fase de desaceleração.[1]

A fase latente é caracterizada por contrações regulares, pouco dolorosas, sem modificações significativas na dilatação cervical, geralmente com dilatação de 0,35 cm/h chegando até 3 a 5 cm. Essa fase dura, em média, 8 horas, mas pode ser considerada prolongada caso se estenda por mais de 14 horas em multíparas e 20 horas em nulíparas.[1,2] Essa etapa é mais suscetível a fatores

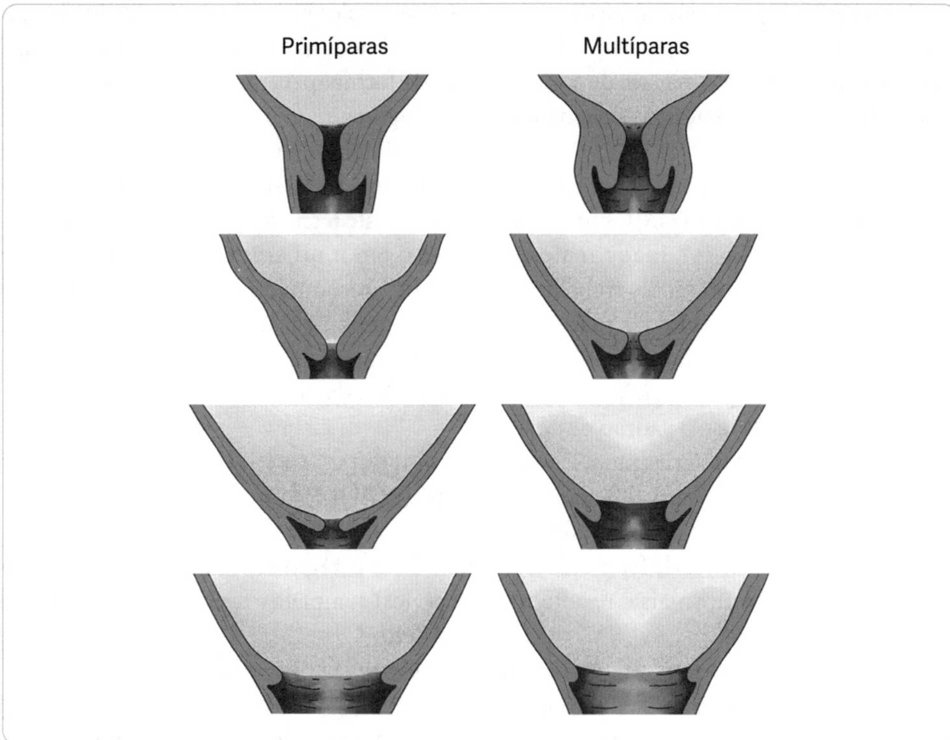

FIGURA 3 **Fenômenos de esvaecimento e dilatação do colo em primíparas e multíparas.**
Fonte: adaptada de Freitas F, Martins-Costa SH. Rotinas em obstetrícia. 7. ed. Porto Alegre: Artmed; 2017.

externos, por exemplo, sedação, podendo estendê-la ou a estimulação miometrial (ocitocina) podendo abreviá-la.[3]

Embora a duração da fase latente não exerça um impacto significativo na evolução do trabalho de parto, as características da fase de aceleração são indicativas do seu desfecho.[3]

A fase ativa é caracterizada por contrações dolorosas com rápida dilatação cervical que podem variar de 1,2 a 6,8 cm/h, segundo Friedman. Inicia-se geralmente com dilatação de 5 cm, sendo que nas multíparas, evolui com 1,5 cm/h com duração média de 3 horas e máxima de 5,2 horas. Nas nulíparas, progride com 1,2 cm/h com média de 6 horas e 11,7 horas de duração máxima.[1,2]

Os principais distúrbios da fase ativa são os de demora e os de parada. Os distúrbios de demora envolvem uma progressão lenta da dilatação cervical ou da descida fetal, com taxas inferiores a 1,2 cm/h. Os distúrbios de parada são caracterizados pela interrupção da progressão da dilatação por pelo menos 2 horas, ou da descida fetal por pelo menos 1 hora.[6]

Especificamente durante a fase ativa, tem-se a fase de aceleração, na qual ocorre uma modificação na velocidade de dilatação, com aumento na taxa de progressão e início das alterações plásticas do colo. No momento de aceleração máxima, a dilatação atinge de 8 a 9 cm, e a desaceleração ocorre antes da dilatação completa com 10 cm[2].

A analgesia de parto pode interromper a progressão do trabalho de parto durante a aceleração. No entanto, na fase de aceleração máxima ou de dilatação rápida, não há interferência.[1]

De modo geral, alguns fatores como o índice de massa corpórea (IMC) materno, posição e tamanho fetal, idade materna e paridade afetam a duração do trabalho de parto. O IMC materno alto e a idade materna avançada influenciam para um trabalho de parto mais prolongado.[4]

Embora ainda se use o padrão de curva de dilatação cervical de Friedman, Zhang, em 2010, publicou novas curvas de progressão de trabalho de parto num estudo que analisou apenas gestações de fetos cefálicos a termo com partos normais e resultados perinatais satisfatórios.[5]

As novas curvas revelam uma transição da fase latente para a fase ativa com 6 cm de dilatação.[5] Antes desse ponto, a fase latente é mais prolongada e lenta do que foi descrita por Friedman, enquanto a fase ativa avança de forma mais rápida, especialmente em multíparas.

Foi demonstrado que mais de 50% das mulheres não chegaram à velocidade de 1 cm/h até 6 cm de dilatação.[6] Dessa forma, tanto em mulheres nulíparas quanto em multíparas, uma progressão mais lenta do que 1 cm/h na fase ativa até atingir os 6 cm de dilatação, não deve necessariamente ser considerada anormal.[6]

SEGUNDO PERÍODO OU FASE DE EXPULSÃO

Esse estágio se inicia com a dilatação cervical completa e termina com a expulsão do feto.[1,2]

Certos fatores podem influenciar a duração do segundo período. Por exemplo, mulheres com a pelve contraída, fetos grandes

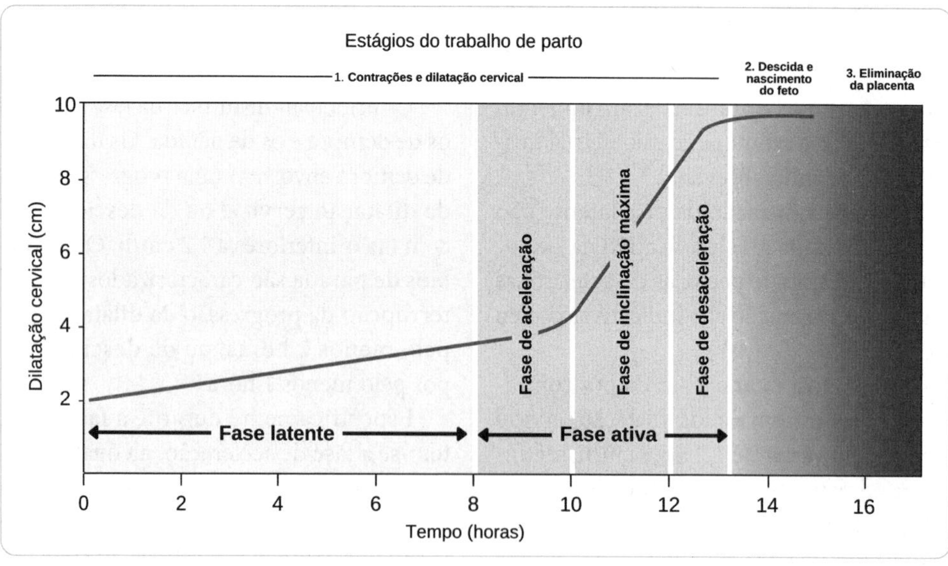

FIGURA 4 Gráfico representativo da evolução média da dilatação do colo uterino durante o trabalho de parto em nulíparas.

Fonte: adaptada de Cunningham, 2021.[3]

para a idade gestacional, efeito da analgesia, parto induzido, corioamnionite, idade materna avançada e paridade maior ou igual a 5.[1,4] Um estudo conduzido por Robinson et al. (2011) demonstrou que o índice de massa corporal elevado não exerce influência na fase de expulsão do trabalho de parto.[1]

O tempo médio calculado para o período expulsivo varia de acordo com a condição da mulher. Para nulíparas sem analgesia, a média é de 0,6 hora, enquanto com analgesia é de 1,1 hora. Para multíparas sem analgesia, a média é de 0,2 hora, e com analgesia é de 0,4 hora. Segundo as diretrizes do American College of Obstetricians and Gynecologists (ACOG),[8] considera-se período expulsivo prolongado quando, em nulíparas, a duração ultrapassa 3 horas com analgesia ou mais de 2 horas sem analgesia. Já em multíparas, é considerado prolongado se durar mais de 2 horas com analgesia ou mais de 1 hora sem analgesia.

O estudo de Zhang et al.[5] estabeleceu novos limites superiores considerados normais para a duração do período expulsivo em mulheres primigestas. Segundo o estudo, o período expulsivo pode durar até 3,6 horas com analgesia de parto e 2,8 horas sem analgesia. Esses limites são acrescidos de 1 hora em relação aos limites estabelecidos por Friedman, independentemente da progressão da descida fetal.[1]

A evolução de descida do polo cefálico pelo canal de parto segue uma curva hiperbólica e consiste em duas fases distintas: a fase pélvica e a fase perineal. Na fase pélvica, ocorre a dilatação total do segmento do colo uterino e a apresentação da cabeça fetal acima do plano +3 de De Lee. Na fase perineal, a cabeça fetal encontra-se em um plano inferior a +3 de De Lee.[1,2] A duração do período de expulsão é influenciada pela proporção cefalopélvica e pela eficiência

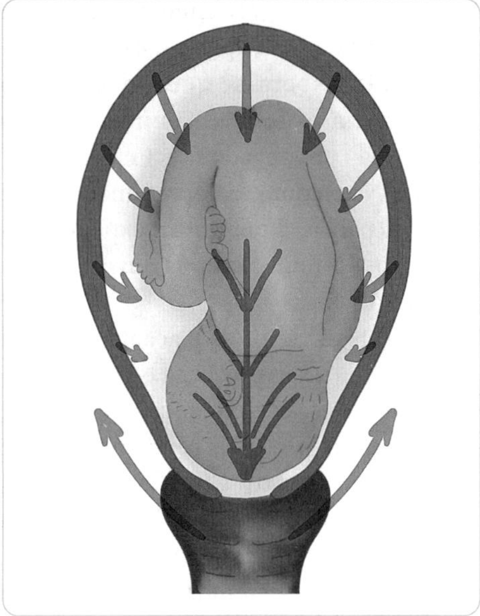

FIGURA 5 Representação das forças geradas pela contração durante a fase de expulsão.
Fonte: adaptada de Zugaib, 2020.[2]

das contrações uterinas e da musculatura abdominal. Em média, esse período dura cerca de 30 minutos em mulheres multíparas e 60 minutos em mulheres primíparas.[2]

Durante esse estágio do trabalho de parto, a velocidade da descida é máxima e mantida até que a apresentação alcance o períneo, como descrito por Friedman (1978). Em mulheres nulíparas, a descida da apresentação tende a ser lenta e contínua. No entanto, em mulheres multíparas, especialmente aquelas com história de partos anteriores, a descida pode ser mais rápida.[3]

TERCEIRO PERÍODO OU FASE DE DEQUITAÇÃO

Essa fase também é conhecida como secundamento ou decedura. Ela corresponde ao intervalo entre o nascimento do feto e a expulsão da placenta e das membranas.[1]

Esse período geralmente dura entre 10 minutos e 1 hora após o parto.[2] Fisiologicamente, espera-se que a dequitação aconteça dentro de 20 a 30 minutos, sendo considerado prolongado se acima de 30 minutos.[1,2] No entanto, em aproximadamente 80% dos partos, a placenta é expelida nos primeiros 10 minutos após o nascimento do bebê.[2]

Durante a descida da placenta, ocorrem contrações uterinas provocadas pela pressão abdominal que geralmente são vigorosas e indolores, e a mãe pode sentir novamente a sensação de "puxo" à medida que a placenta se aproxima do canal vaginal.[1-3] O fundo uterino começa a se posicionar abaixo do nível da cicatriz umbilical, resultando em uma redução da área de implantação da placenta e forçando sua expulsão do útero. Isso é facilitado pela estrutura frouxa da decídua esponjosa. À medida que ocorre essa separação, forma-se um hematoma entre a placenta e a porção da decídua que permanece aderida ao miométrio.[1]

De acordo com o local do útero em que a placenta está inserida, pode haver duas formas de dequitação: um mecanismo central, que ocorre em 85% dos casos, e um mecanismo periférico, menos comum.[1]

O mecanismo central de decedura ou Baudelocque-Schultze (BS) refere-se à situação em que a placenta está inserida posteriormente no fundo do útero. Durante o descolamento da placenta, ocorre primeiro a exteriorização da face fetal da placenta, seguida pela eliminação do coágulo ou hematoma retroplacentário.[1]

Já o mecanismo periférico ou de Baudelocque-Duncan (BD) ocorre com a placenta inserida na parede lateral do útero. No momento do deslocamento pela face materna, ocorre inicialmente o sangramento e, em seguida, a exteriorização da placenta.[1]

Durante o processo de dequitação, independentemente do mecanismo, é comum ocorrer uma perda de sangue de aproximadamente 300 a 500 mL. Em condições normais e na ausência de comorbidades, a paciente geralmente tolera bem essa perda de sangue. É importante ressaltar que, em condições fisiológicas normais, o sangramento tende a cessar após a expulsão completa da placenta.[1]

QUARTO PERÍODO OU PRIMEIRA HORA PÓS-PARTO

Esse período puerperal imediato, também denominado de quarto período de

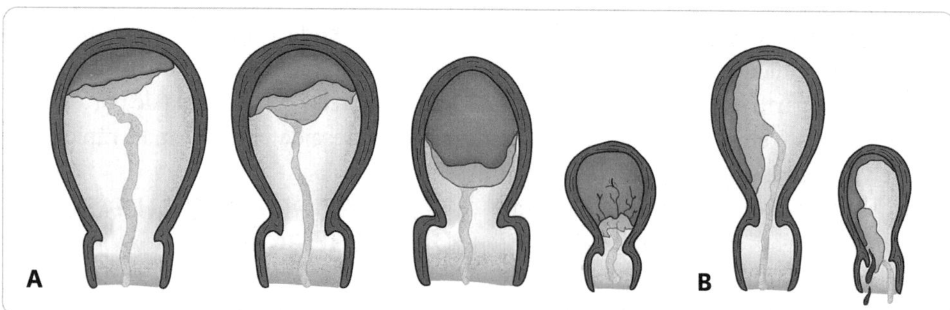

FIGURA 6 Tipos de dequitação placentária. A: dequitação central (Baudelocque-Schultze); B: dequitação marginal (Baudelocque Duncan).
Fonte: adaptada de Zugaib, 2020.[2]

Greenberg, refere-se à primeira hora após a dequitação da placenta.[1]

Durante esse período, ocorrem mecanismos fisiológicos que visam prevenir o sangramento uteroplacentário e manter a hemostasia.[1,2] O primeiro é a contração uterina após a dequitação da placenta, o que leva à obliteração dos vasos sanguíneos miometriais devido à contração muscular. Esse processo é conhecido como miotamponamento, descrito por Pinard como "ligaduras vivas de Pinard". O miotamponamento resulta na formação de trombos intravasculares, que obstruem os grandes vasos uteroplacentários, e no desenvolvimento de coágulos fisiológicos preenchendo a cavidade uterina. Essa fase é denominada trombotamponamento, segundo mecanismo de proteção contra a hemorragia.[1]

Conforme observado por Greenberg,[9] deve ser evitada a remoção desses coágulos por meio de manobras de expressão do útero no pós-parto.[1] Essa remoção pode interferir nos mecanismos naturais de proteção contra a hemorragia, interrompendo o tamponamento dos vasos sanguíneos pelo trombotamponamento.

Contudo, há uma fase de indiferença miouterina, na qual o útero apresenta períodos alternados de contração e relaxamento do miométrio, o que pode resultar em episódios de sangramento. Alguns fatores, como trabalho de parto estendido ou muito rápido, distensão excessiva uterina, por exemplo, presença de feto macrossômico, polidrâmnio ou gestações múltiplas, podem prolongar esse período de indiferença, dificultando a capacidade do útero de controlar o sangramento.[1]

É importante ter cuidado especial nessa fase, pois podem ocorrer hemorragias significativas por conta de atonia uterina, presença de fragmentos placentários retidos ou lacerações não reparadas.[1,7]

Durante essa primeira hora, é essencial realizar um monitoramento constante da pressão arterial materna, da frequência cardíaca e da perda sanguínea uterina.[7] Além disso, é importante fornecer apoio emocional e cuidados adequados à mãe e ao recém-nascido nesse período crítico.

Durante a fase puerperal imediata, inicia-se, ainda, a lactogênese e a amamentação, devendo ser estimulada o mais precoce possível, a fim de fortalecer a ligação materna com o bebê e acelerar a involução uterina, reduzindo, assim, a perda sanguínea materna mediante aumento das contrações.[7]

Após o quarto período, o útero entrará em uma fase de contração fixa, ao adquirir maior tônus e manter a hemostasia, auxiliando no retorno ao estado pré-gravídico.[1,2]

DEFINIÇÕES IMPORTANTES DO CAPÍTULO

- **Trabalho de parto**: contrações uterinas rítmicas capazes de gerar apagamento e dilatação do colo cervical de pelo menos 2 cm com consequente expulsão fetal.
- **Contrações do trabalho de parto**: apresentam uma frequência regular entre 2 e 5 a cada 10 minutos com intensidade de 20 a 60 mmHg (média de 40 mmHg) e duração entre 30 e 90 segundos (média de 60 segundos).
- **Velocidade da descida na fase de expulsão**: em nulíparas, a descida da apresentação tende a ser lenta e contínua. Em mulheres multíparas, a descida pode ser mais rápida.
- **Duração da fase de dequitação**: fisiologicamente, espera-se que a dequitação aconteça dentro de 20 a 30 minutos, sendo considerado prolongado se acima de 30 minutos.

- **Perda sanguínea esperada**: durante o processo de dequitação é comum ocorrer uma perda de sangue de aproximadamente 300 a 500 mL.

QUESTÕES

1. Qual das seguintes opções descreve corretamente a definição do trabalho de parto?

A. O trabalho de parto é caracterizado pela interrupção das contrações uterinas e dilatação do colo cervical.
B. O trabalho de parto é iniciado por contrações irregulares do útero que não levam ao apagamento e dilatação do colo cervical.
C. O trabalho de parto ocorre quando há contrações uterinas, mas sem qualquer efeito no colo cervical.
D. O trabalho de parto é definido pelo início de contrações uterinas rítmicas capazes de gerar apagamento e dilatação do colo cervical com consequente expulsão fetal.

Resposta correta: D) O trabalho de parto é definido pelo início de contrações uterinas rítmicas capazes de gerar apagamento e dilatação do colo cervical (pelo menos 2 cm) com consequente expulsão fetal.

2. Qual das alternativas descreve corretamente as características das contrações típicas do trabalho de parto?

A. As contrações do trabalho de parto são irregulares em frequência, intensidade e duração.
B. As contrações do trabalho de parto ocorrem a cada 15 minutos e têm intensidade de 70 mmHg (média de 50 mmHg) com duração de 2 minutos.
C. As contrações do trabalho de parto ocorrem a cada 5 minutos e têm intensidade de 30 mmHg (média de 50 mmHg) com duração de 120 segundos (média de 90 segundos).
D. As contrações do trabalho de parto apresentam uma frequência regular entre 2 e 5 a cada 10 minutos, com intensidade de 20 a 60 mmHg e duração entre 30 e 90 segundos.

Resposta correta: D) As contrações do trabalho de parto apresentam uma frequência regular entre 2 e 5 a cada 10 minutos, com intensidade de 20 a 60 mmHg (média de 40 mmHg) e duração entre 30 e 90 segundos (média de 60 segundos).

3. Qual das alternativas abaixo está incorreta em relação às características da fase latente e fase ativa do trabalho de parto?

A. A fase latente é caracterizada por contrações dolorosas com rápida dilatação cervical e a fase ativa apresenta contrações regulares, pouco dolorosas, sem modificações significativas na dilatação cervical.
B. A fase latente é mais passível de ser influenciada por fatores externos e pode ser estendida por sedação.
C. Na fase de aceleração, as alterações plásticas do colo do útero se iniciam com progressão na taxa da dilatação.
D. A fase latente do trabalho de parto é caracterizada por contrações regulares pouco dolorosas, sem modificações significativas na dilatação cervical.

Resposta incorreta: A) A fase latente é caracterizada por contrações regulares pouco dolorosas sem modificações significativas na dilatação cervical. A fase ativa é caracterizada por contrações dolorosas com rápida dilatação cervical.

4. Durante o segundo período do trabalho de parto a evolução de descida do polo cefálico compreende duas fases, a pélvica e a perineal. Qual das alternativas descreve corretamente as características dessas fases?

A. Na fase pélvica, ocorre a dilatação total do segmento do colo uterino e a cabeça fetal encontra-se em um plano inferior a +3 de De Lee. Na fase perineal, a cabeça fetal está acima do plano +3 de De Lee.
B. Na fase pélvica, a cabeça fetal encontra-se em um plano inferior a +3 de De Lee. Na fase perineal, ocorre a dilatação total do segmento do colo uterino e a cabeça fetal está acima do plano +3 de De Lee.
C. Na fase pélvica, a cabeça fetal está acima do plano +3 de De Lee. Na fase perineal, a cabeça fetal encontra-se em um plano inferior a +3 de De Lee.
D. Na fase pélvica, não ocorre dilatação total do segmento do colo uterino e a cabeça fetal está acima do plano +3 de De Lee. Na fase perineal, a cabeça fetal encontra-se em um plano inferior a +3 de De Lee.

Resposta correta: C) Na fase pélvica, ocorre dilatação total do segmento do colo uterino e a cabeça fetal está acima do plano +3 de De Lee. Na fase perineal, a cabeça fetal encontra-se em um plano inferior a +3 de De Lee.

5. Qual das alternativas descreve de forma incorreta os cuidados importantes a serem tomados após o parto, com base nas informações fornecidas?

A. Na primeira hora após o parto, é fundamental realizar um monitoramento constante da pressão arterial e da frequência cardíaca maternas. Além disso, é importante fornecer apoio emocional e cuidados adequados à mãe e ao recém-nascido.
B. É importante realizar um monitoramento constante da pressão arterial fetal. Após o parto, cuidados adicionais devem ser tomados para garantir apenas a saúde do bebê.
C. Podem ocorrer hemorragias significativas por conta da atonia uterina na primeira hora pós-parto, portanto, a perda sanguínea uterina deve ser monitorizada.
D. Coágulos fisiológicos se desenvolvem preenchendo a cavidade uterina na primeira hora pós-parto, mas a remoção deles deve ser evitada.

Resposta incorreta: B) É importante realizar um monitoramento constante da pressão arterial materna. Após o parto, cuidados adicionais devem ser tomados para garantir a saúde fetal e materna.

REFERÊNCIAS

1. Fernandes CE, Silva de Sa MF. Febrasgo – Tratado de obstetrícia. Rio de Janeiro: Elsevier; 2018.
2. Zugaib M, Francisco RPV. Zugaib obstetrícia. 4 ed. Barueri: Manole; 2020.
3. Cunningham FG. Obstetrícia de Williams. 25 ed. Porto Alegre: Artmed; 2021.
4. Gabbe SG, Niebyl JR, Simpson JL, Landon MB, Galan HL, Jau ERM. Obstetrícia – Gravidez normal e patológica. 6 ed. Rio de Janeiro: Guanabara Koogan; 2015.
5. Zhang J, Landy HJ, Ware Branch D, Burkman R, Haberman S, Gregory KD, et al. Contemporary patterns of spontaneous labor with normal neonatal outcomes. Obstet Gynecol. 2010;116(6):1281-7.
6. Freitas F, Martins-Costa SH. Rotinas em obstetrícia. 7 ed. Porto Alegre. Artmed; 2017.
7. Decherney AH, Nathan L, Laufer N, Roman A. Current ginecologia e obstetrícia: diagnóstico e tratamento. 11 ed. Porto Alegre: Artmed; 2014.
8. ACOG. Normal Labor: Physiology, Evaluation, and Management. In: StatPearls [Internet]. Treasure Island (FL): StatPearls Publishing; 2025.
9. Gabbe SG, Niebyl JR, Simpson JL, Landon MB, Galan HL, Jauniaux ERM, et al. Obstetrics: Normal and Problem Pregnancies. 8. ed. Philadelphia: Elsevier; 2021.

10

Partograma

Rayssa Del Picchia Tuma
Romulo Negrini

INTRODUÇÃO

O partograma é uma representação gráfica da fase ativa do trabalho de parto (TP), permitindo uma visualização objetiva de sua evolução.[1]

Garante, portanto, o correto reconhecimento de distocias (dificuldades na evolução do parto) e, consequentemente, intervenções, que porventura se façam necessárias, ocorram de forma mais assertiva.

Para isso, neste instrumento, são registradas:

1. A progressão do trabalho de parto – tanto por meio da caracterização horária da altura da apresentação no canal de parto (período pélvico), quanto pela evolução, também horária, da dilatação cervical.
2. As condições maternas e fetais, como o estado das membranas ovulares, os batimentos cardiofetais, a intensidade e frequência das contrações uterinas etc.

O segundo item amplia o escopo para as questões do bem-estar materno e da vitalidade fetal.

CASO CLÍNICO

J.C.T., 27 anos, primigesta, 39 semanas, deu entrada no pronto-socorro às 13 horas em franco trabalho de parto, sendo, portanto, internada para acompanhamento com avaliações obstétricas periódicas.

Entrada: dilatação de 5 cm; apresentação fetal no plano –3 de De Lee; bolsa íntegra; BCF 140 bpm nesse momento e após 30 minutos; uma contração de 41 segundos e duas de 25 segundos em 10 minutos.

1 hora após a entrada: dilatação de 6 cm; apresentação fetal no plano –3 de De Lee; bolsa íntegra; BCF 130 bpm e 150 bpm após 30 minutos; 1 contração de 41 segundos e duas de 30 segundos em 10 minutos.

2 horas após a entrada: BCF 140 bpm e 130 bpm após 30 minutos; bolsa íntegra; 3 contrações de 42 segundos em 10 minutos.

3 horas após a entrada: dilatação de 8 cm; apresentação fetal no plano –2 de De Lee; bolsa rota; líquido amniótico claro com grumos; BCF 130 bpm nesse momento e 140 bpm após 30 minutos; 3 contrações de 45 segundos em 10 minutos.

4 horas após a entrada: BCF de 140 bpm nesse momento e após 30 minutos; bolsa rota; líquido claro com grumos; 3 contrações de 45 segundos em 10 minutos.

5 horas após a entrada: dilatação de 10 cm; apresentação fetal no plano zero De Lee; bolsa rota espontânea; líquido amniótico claro com grumos; BCF 146 bpm e 130 após 30 minutos; três contrações de 42 segundos e uma contração de 27 segundos em 10 minutos.

6 horas após a entrada: dilatação total; apresentação fetal no plano +3 De Lee; bolsa rota espontânea; líquido claro com grumos; BCF 142 bpm; três contrações de 45 segundos e uma contração de 30 segundos em 10 minutos.

Como é o partograma dessa gestante?

A HISTÓRIA DO PARTOGRAMA

O partograma foi inicialmente descrito por Friedman em 1954 e aperfeiçoado por Philpott e Castle em 1972. Friedman,[2] ao estudar o parto de 500 parturientes, identificou dois períodos de parto ocorrendo simultaneamente e com término coincidente: a dilatação e o período pélvico.

O período de dilatação, dada pela evolução horária da dilatação cervical, normalmente segue uma curva sigmoide (Figura 1); enquanto o período pélvico, caracterizado pela descida da apresentação no canal de parto conforme os planos de De Lee, segue uma curva hiperbólica.

Além disso, a dilatação divide-se em fase latente e fase ativa, sendo essa segunda, a fase representada no partograma. Segundo seus estudos, na fase ativa, a dilatação adequada é, em média, 1 cm/h (Figura 1).

Baseado nesses preceitos e aliado à realidade de difícil acesso aos serviços obstétricos na África Central e do Sul, Philpott e Castle, em 1972, com o intuito de identificar as gestantes com risco de evoluir para distocias, adicionaram duas linhas importantes ao cervicograma (representação gráfica da

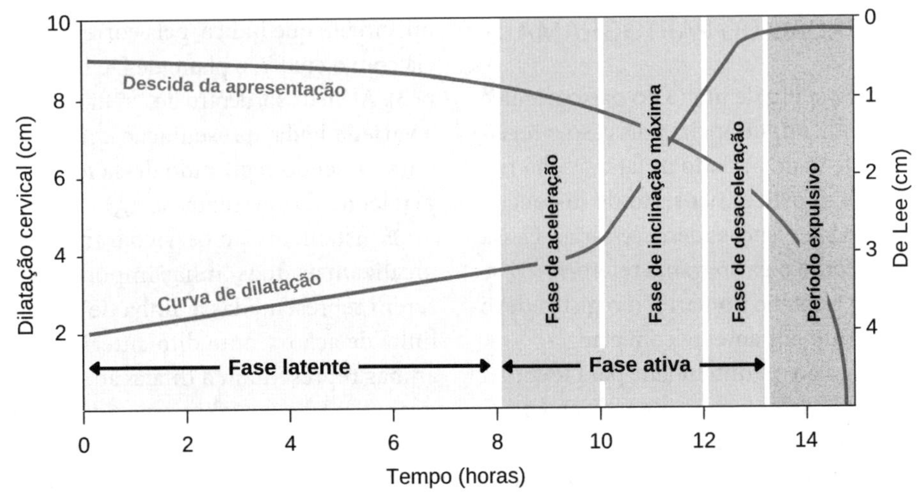

FIGURA 1 Curvas de dilatação e descida da apresentação de Philpott e Castle.
Fonte: adaptado de Philpott e Castle, 1972.[2]

evolução de dilatação): a linha de alerta e a linha de ação. Na época, quando a dilatação cruzava a linha de alerta, a paciente deveria ser encaminhada para o hospital mais próximo, pois necessitava de uma maior atenção. Já a linha de ação é traçada paralela a ela e após 4 horas, tempo suficiente para que a gestante chegasse ao hospital com segurança. Atualmente, muito se utiliza o partograma dentro dos serviços de saúde e, por isso, a linha de alerta, nesses casos, não indica ações imediatas além de uma maior observação, enquanto a linha de ação, geralmente, indica necessidade de intervenção.

Atualmente, a Organização Mundial da Saúde (OMS)[8] recomenda e considera indispensável o uso dessa ferramenta, com o objetivo de diminuir os riscos de morte perinatal e a incidência de trabalhos de parto prolongados. Além disso, seu preenchimento correto pode ser importante em questões jurídicas, por ser um documento de assistência à saúde.

UTILIZAÇÃO DO PARTOGRAMA

O momento de início do partograma é de extrema importância, pois caso o registro seja feito no período de latência, há risco de diagnóstico incorreto de distocia e possíveis intervenções desnecessárias. Dessa forma, como o partograma refere-se à fase ativa do trabalho do parto, o registro deve ser iniciado juntamente com ela.[3]

A questão é a dificuldade para identificar o início dessa fase. Existem divergências a respeito dos parâmetros que a definem, todavia, os mais utilizados são a dilatação de 3 cm associada a presença de pelo menos três contrações regulares em 10 minutos. Outros autores sugerem dilatações maiores, com 4 ou 5 cm, para definir esse início.

Identificação

Identificação da gestante, dia e horário em que o partograma foi iniciado.

Dilatação e descida da apresentação

Essas informações devem ser registradas no cervicograma (Figura 2), apresentado com uma trama quadriculada, na qual o eixo das abscissas (x) corresponde ao tempo em horas do trabalho de parto, sendo que cada quadrado representa uma hora. O eixo das ordenadas (y) representa, à esquerda, a dilatação cervical, e à direita a descida da apresentação conforme os planos de De Lee. O exame do toque deve ser feito periodicamente a cada 1 ou 2 horas e anotado no espaço correspondente.[4]

A dilatação é representada por um triângulo (▲) ou por um X na linha correspondente à escala da dilatação (à direita) e na coluna do horário que foi feito o toque.

O período pélvico é representado por um círculo que indica, pela correspondência com o eixo Y, o plano de De Lee (Figura 3). Além disso, dentro do círculo, anota-se a variedade da apresentação cefálica (Figura 4), sendo registrado dessa forma, dependendo da apresentação: ☮.

É justamente no cervicograma que se localizam as duas linhas importantes de serem representadas: a linha de alerta e a linha de ação. Como dito anteriormente, ambas representam a dilatação, são oblíquas, paralelas entre si e separadas por um período de 4 horas. A orientação oblíqua foi definida com base no padrão de dilatação na fase ativa de 1 cm/h identificado por Friedman. A linha de alerta indica apenas um maior monitoramento do parto, medidas não invasivas, como mudança de

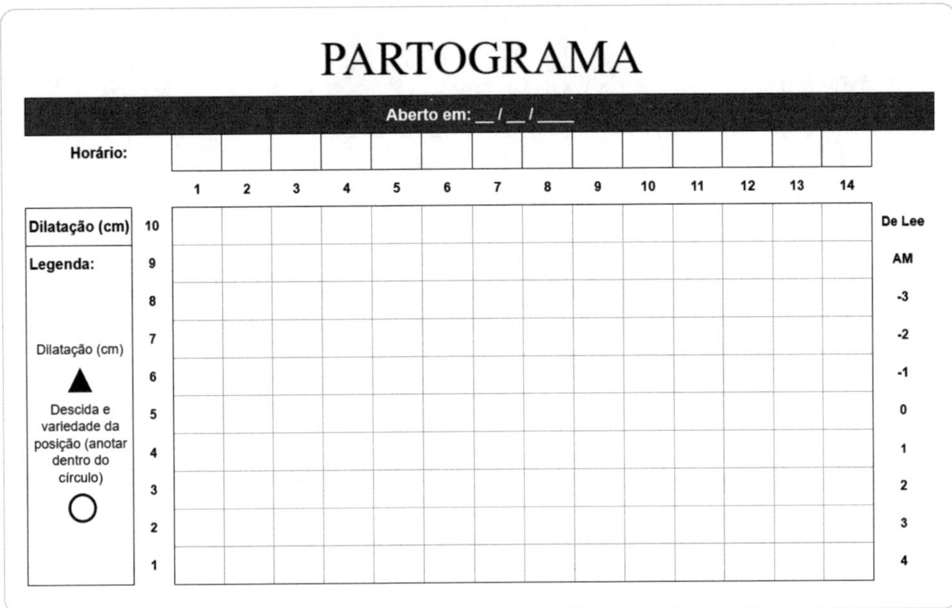

FIGURA 2 Cervicograma.

Fonte: autoria própria.

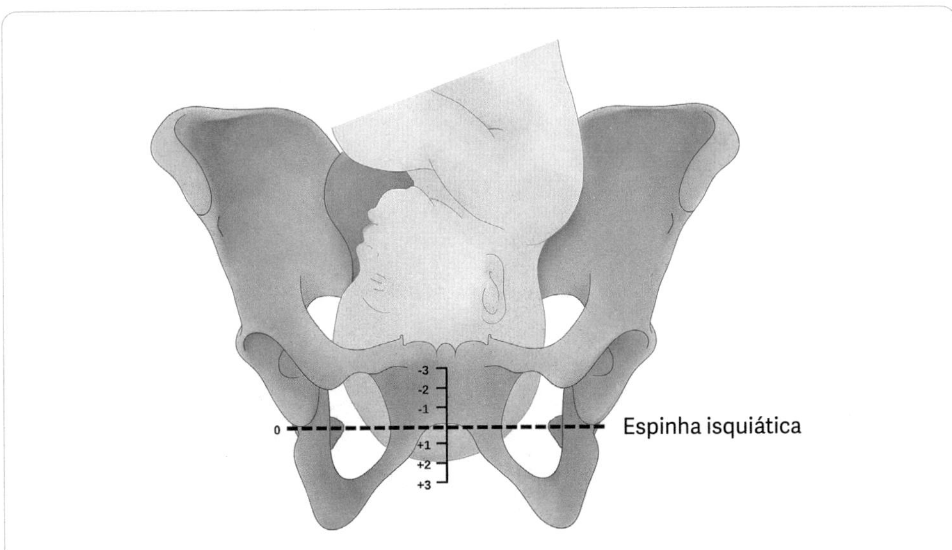

FIGURA 3 Planos de De Lee.

Fonte: autoria própria.

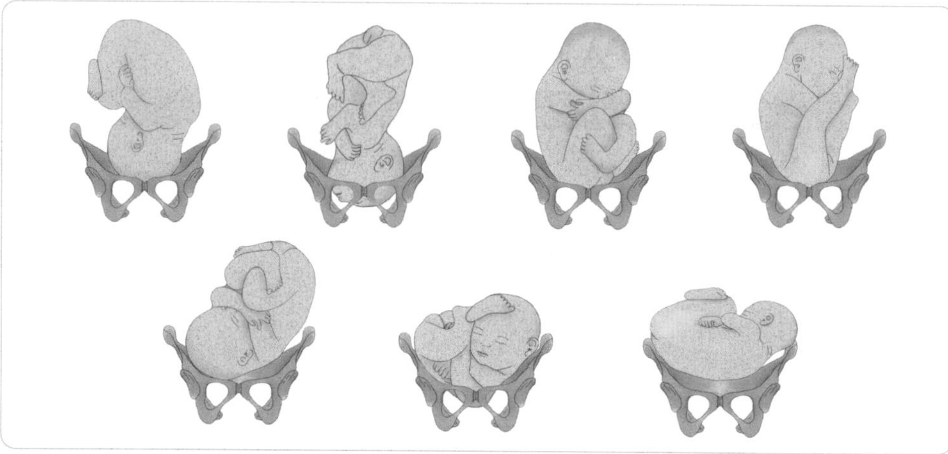

FIGURA 4 **Variedade de apresentação.**

Fonte: autoria própria.

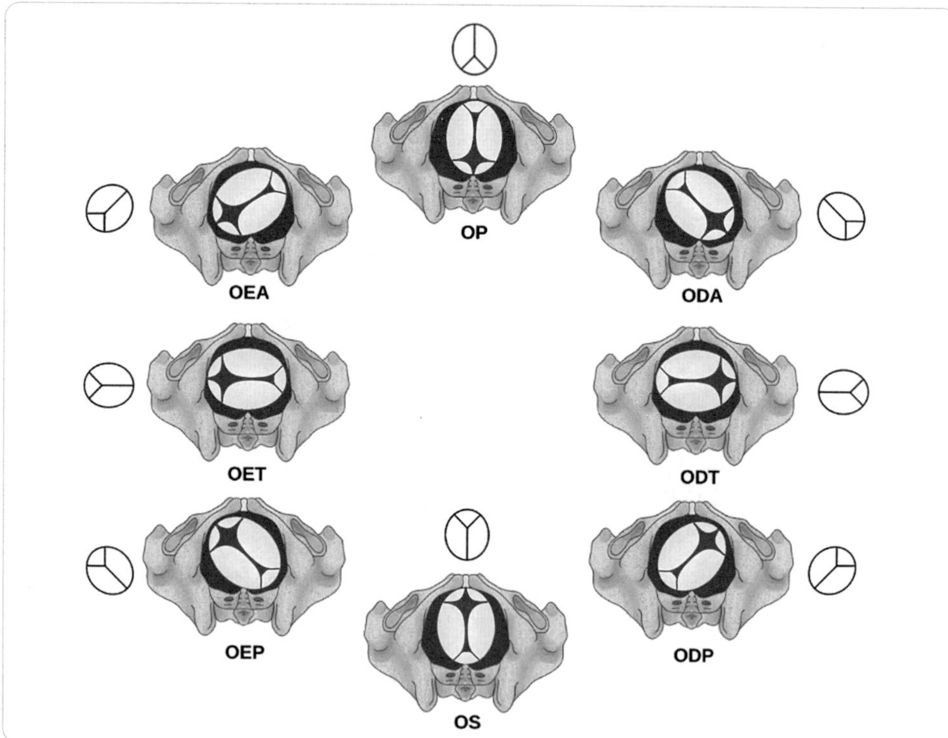

FIGURA 5 **Variedade de apresentação.**

OP: occipitopubica; OEA: occípito-esquerda-anterior; OET: occípito-esquerda-transversa; OEP: occípito-esquerda-posterior; OS: occiptossacra; ODP: occípito-direita-posterior; ODT: occípito-direita-transversa; ODA: occípito-direita-anterior.

Fonte: autoria própria.

posição e movimentos; enquanto intervenções para resolver a gestação costumam ser indicadas quando a dilatação atinge a linha de ação.

Importa ressaltar que a primeira avaliação do cérvix vaginal deve ser registrada sobre a linha de alerta. Assim, se a paciente der entrada com 5 cm de dilatação, a primeira hora do partograma vai ser aquela na qual a linha de alerta cruza os 5 cm. Atualmente, há uma grande discussão em relação à inclinação e necessidade das linhas de alerta e ação (ver adiante em perspectivas futuras).[4]

Batimento cardíaco fetal

Abaixo do cervicograma, deve-se anotar a cada 30 minutos a frequência cardíaca do feto, importante parâmetro de monitoramento. Essa anotação é feita no quadrado correspondente ao horário de medição, ou seja, nos primeiros 30 minutos, coloca-se o valor na primeira coluna.[5]

Contrações

A cada hora, mede-se quantas contrações a parturiente teve e o tempo de duração, em um período de 10 minutos. Para registrá-las, cada espaço preenchido corresponde a uma contração e a forma desenhada indica sua duração.[5]

Líquido amniótico e bolsa

A integridade da bolsa é representada pelas letras: BI (bolsa íntegra), BRA (bolsa rota artificialmente) e BRE (bolsa rota espontaneamente). O líquido amniótico pode ser classificado como: claro sem grumos (LCSG), claro com grumos (LCCG) e

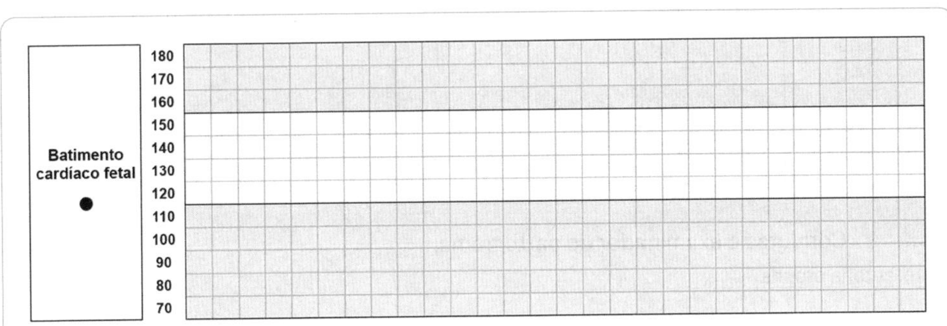

FIGURA 6 Parte do batimento cardíaco fetal (BCF) no partograma.
Fonte: autoria própria.

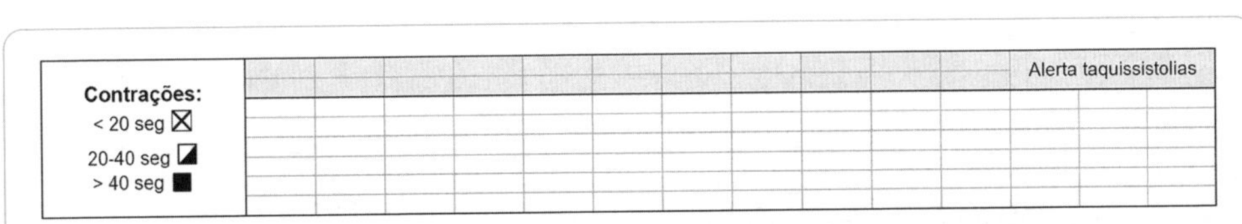

FIGURA 7 Contrações no partograma.
Fonte: autoria própria.

meconial (M). Não obstante, é possível também graduar o aspecto do mecônio de + até ++++.[6]

Condutas e examinador

No espaço de condutas, deve-se registrar qualquer intervenção adotada, o que envolve tanto as medidas farmacológicas e a administração de ocitocina, quanto as não farmacológicas. É importante que tudo seja registrado não só para direcionar as condutas, mas também por questões jurídicas. Por fim, também é necessário plotar o examinador de cada avaliação.[7,8]

Período expulsivo no partograma

No período expulsivo, as medições da frequência cardíaca (FC) materna e dos BCF devem ser realizados antes, durante e após a contração a cada 5 minutos, havendo um local específico para esse registro.[9]

Bolsa														
Líquido amniótico														

FIGURA 8 Bolsa e líquido amniótico no partograma.
Fonte: autoria própria.

Condutas														
Ocitocina														
Medicamentos Fluidos Anestesia														
Examinador														

FIGURA 9 Condutas e examinador do partograma.
Fonte: autoria própria.

Controle de BCF no período expulsivo (dilatação total e com puxos involuntários) - REALIZAR DE 5 EM 5 MIN.														
Hora														
FC materna														
BCF (na contração)														
BCF (após contração)														
Examinador														

FIGURA 10 Período expulsivo no partograma.
BCF: batimentos cardíacos fetais; FC: frequência cardíaca.
Fonte: autoria própria.

Partograma completo

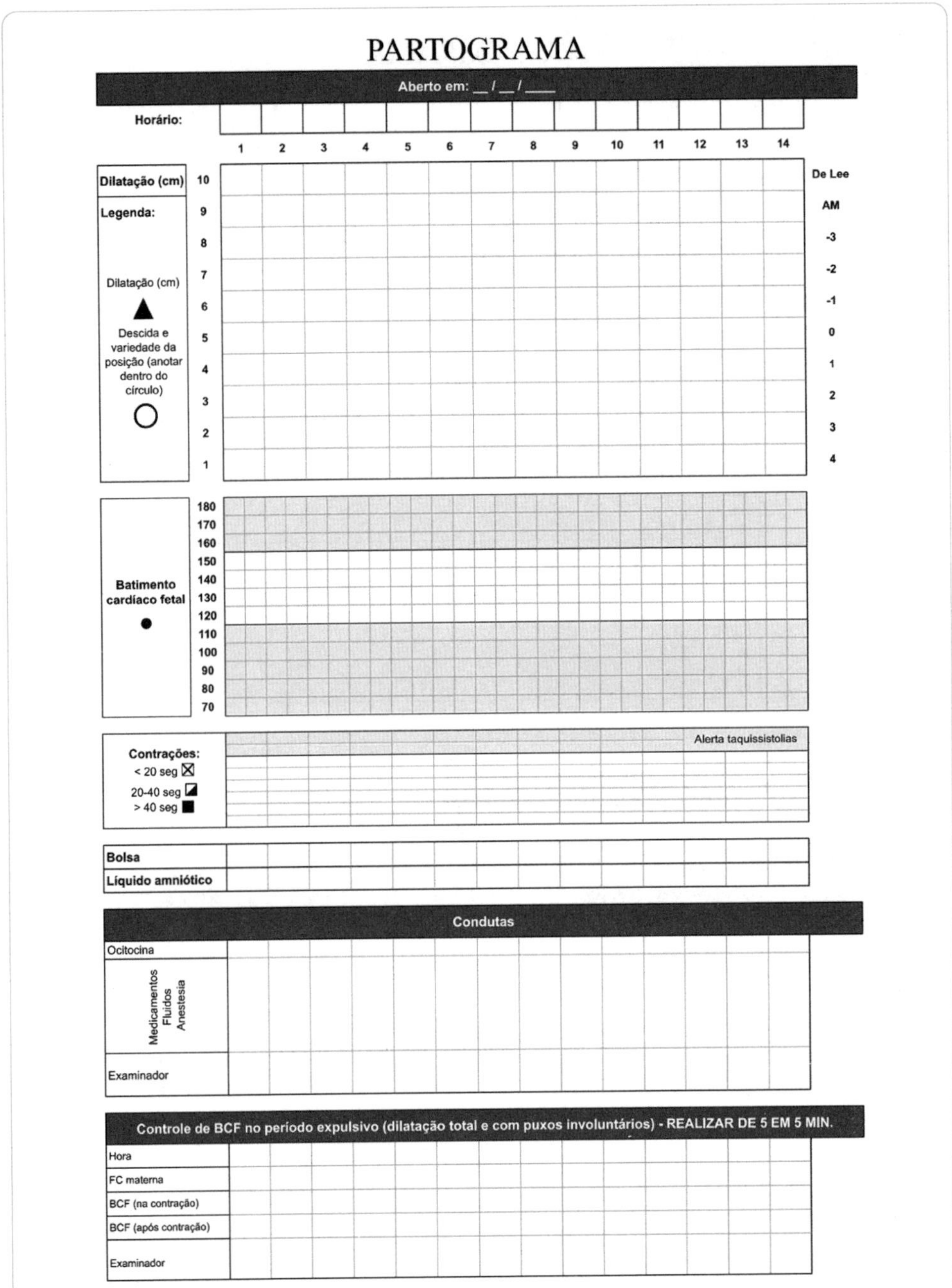

PARTOGRAMA

Aberto em: __ / __ / ____

Horário:	1	2	3	4	5	6	7	8	9	10	11	12	13	14

Dilatação (cm): 10, 9, 8, 7, 6, 5, 4, 3, 2, 1

De Lee: AM, -3, -2, -1, 0, 1, 2, 3, 4

Legenda: Dilatação (cm) ▲; Descida e variedade da posição (anotar dentro do círculo) ○

Batimento cardíaco fetal ●: 180, 170, 160, 150, 140, 130, 120, 110, 100, 90, 80, 70

Contrações: < 20 seg ☒; 20-40 seg ◪; > 40 seg ■

Alerta taquissistolias

Bolsa

Líquido amniótico

Condutas

Ocitocina

Medicamentos Fluidos Anestesia

Examinador

Controle de BCF no período expulsivo (dilatação total e com puxos involuntários) - REALIZAR DE 5 EM 5 MIN.

Hora

FC materna

BCF (na contração)

BCF (após contração)

Examinador

FIGURA 11 Partograma completo.

BCF: batimentos cardíacos fetais; FC: frequência cardíaca.

Fonte: autoria própria.

RESOLUÇÃO DO CASO CLÍNICO

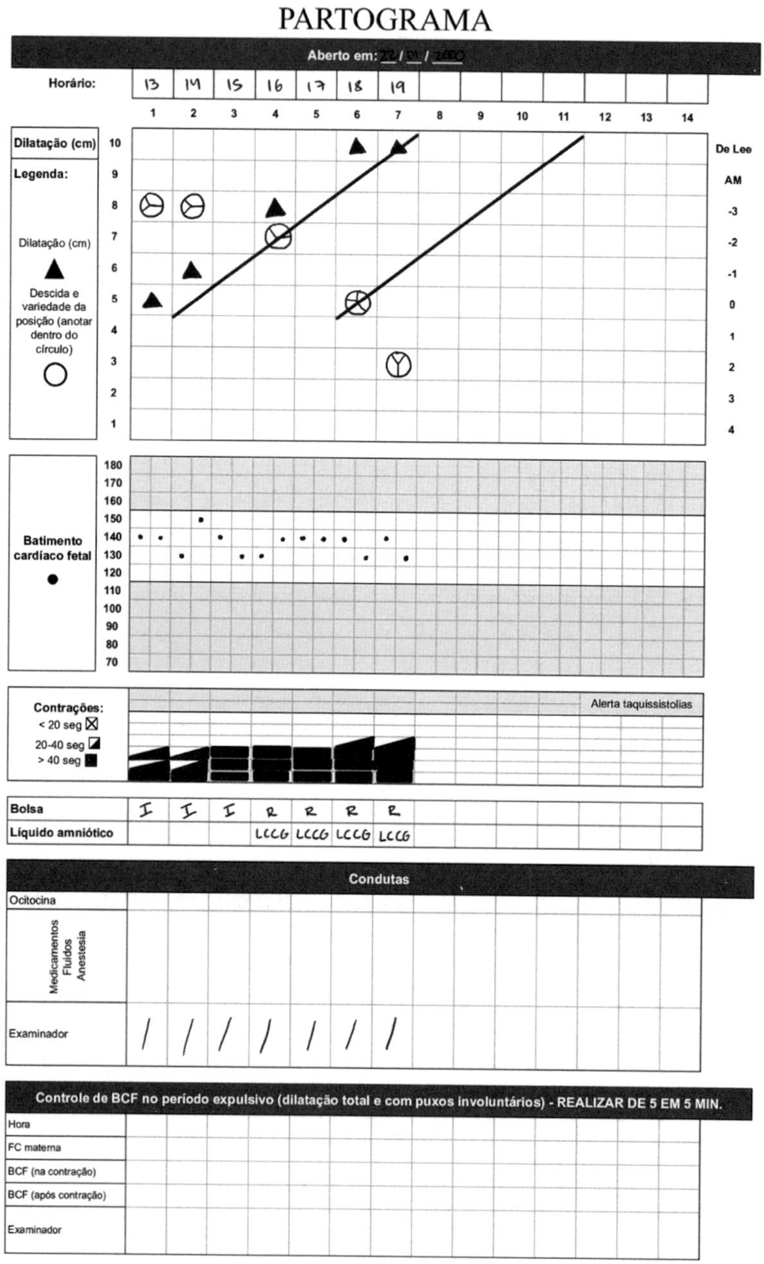

FIGURA 12 **Resolução do caso clínico.**

BCF: batimentos cardíacos fetais; FC: frequência cardíaca.
Fonte: autoria própria.

PERSPECTIVAS FUTURAS

O partograma mais difundido e utilizado atualmente é o que foi apresentado neste capítulo, baseado nos preceitos e estudos de Friedman e com a contribuição de Philpott e Castle. Entretanto, existe uma crescente discussão acerca das linhas de alerta e ação, uma vez que elas foram definidas considerando que a dilatação deveria ser de 1 cm/h na fase ativa do parto, com base na curva de dilatação do Friedman.

Nesse contexto, em 2010, o estudo de Zhang et al.,[10] *Contemporary patterns of spontaneous labor with normal neonatal outcomes* teve grande relevância. Com o objetivo de diminuir o número de partos prematuros, Zhang et al., após estudar o parto de 62.415 parturientes, propôs uma nova referência para a linha de ação no partograma baseada em uma nova curva de dilatação.

No estudo, ela descreve e identifica os padrões de dilatação de pacientes nulíparas, traçando uma nova referência para a intervenção: percentil 95 da duração do trabalho de parto, de acordo com a dilatação no momento da admissão. Dessa forma, dispensa-se o conceito de que a dilatação na fase ativa precisa ser de 1 cm/h para todas as gestantes e projeta uma referência mais individualizada.

Além desse novo conceito da velocidade de dilatação, que está gerando uma adaptação do atual partograma, em 2018, a OMS passou a recomendar uma nova ferramenta que contempla não só as informações do partograma, mas também outras, com o objetivo de promover uma assistência mais completa e humanizada do trabalho de parto. Trata-se da *Labour Care Guide* (Guia de trabalhos de parto), composta pelas seguintes seções: identificação e características na admissão; cuidados de suporte; cuidado do bebê; cuidado da parturiente; progressão do trabalho de parto; medicação; decisão compartilhada. Nela, também há valores e características de alerta para cada componente, indicando um cuidado e observação mais próximos. Assim, um trabalho sem informações de alerta é considerado normal e não deve ter intervenções. Por fim, essa ferramenta, por mais que seja mais completa e se assemelhe ao partograma apresentado no capítulo, ainda não é muito difundida na prática clínica.

WHO LABOUR CARE GUIDE

Name | Parity | Labour onset | Active labour diagnosis [Date]

Ruptured membranes [Date | Time] | Risk factors

			1	2	3	4	5	6	7	8	9	10	11	12	1	2	3
	Time		:	:	:	:	:	:	:	:	:	:	:	:	:	:	:
	Hours	ALERT	ACTIVE FIRST STAGE												SECOND STAGE		
SUPPORTIVE CARE	Companion	N															
	Pain relief	N															
	Oral fluid	N															
	Posture	SP															
BABY	Baseline FHR	<110, ≥160															
	FHR deceleration	L															
	Amniotic fluid	M+++, B															
	Fetal position	P, T															
	Caput	+++															
	Moulding	+++															
WOMAN	Pulse	<60, ≥120															
	Systolic BP	<80, ≥140															
	Diastolic BP	≥90															
	Temperature °C	<35.0, ≥ 37.5															
	Urine	P++, A++															
LABOUR PROGRESS	Contractions per 10 min	≤2, >5															
	Duration of contractions	<20, >60															
	Cervix [Plot X] 10																
	9	≥ 2h															
	8	≥ 2.5h															
	7	≥ 3h															
	6	≥ 5h															
	5	≥ 6h															
	Descent [Plot O] 5																
	4																
	3																
	2																
	1																
	0																
MEDICATION	Oxytocin (U/L, drops/min)																
	Medicine																
	IV fluids																
SHARED DECISION-MAKING	ASSESSMENT																
	PLAN																
	INITIALS																

In active first stage, plot 'X' to record cervical dilatation. Alert triggered when lag time for current cervical dilatation is exceeded with no progress. In second stage, insert 'P' to indicate when pushing begins.

INSTRUCTIONS: CIRCLE ANY OBSERVATION MEETING THE CRITERIA IN THE 'ALERT' COLUMN, ALERT THE SENIOR MIDWIFE OR DOCTOR AND RECORD THE ASSESSMENT AND ACTION TAKEN.IF LABOUR EXTENDS BEYOND 12H, PLEASE CONTINUE ON A NEW LABOUR CARE GUIDE.
Abbreviations: Y – Yes, N – No, D – Declined, U – Unknown, SP – Supine, MO – Mobile, E – Early, L – Late, V – Variable, I – Intact, C – Clear, M – Meconium, B – Blood, A – Anterior, P – Posterior, T – Transverse, P+ – Protein, A+ – Acetone

FIGURA 13 *Labour Care Guide.*
Fonte: OMS, 2021.[9]

FLUXOGRAMA

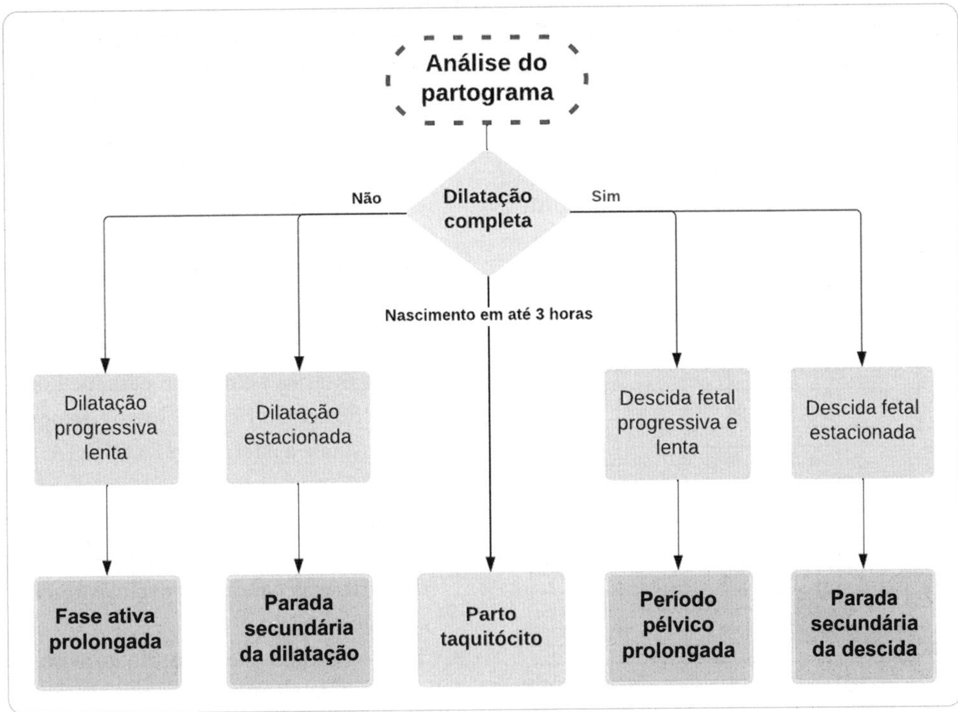

FIGURA 14 Análise do partograma.
Fonte: autoria própria.

DEFINIÇÕES IMPORTANTES DO CAPÍTULO

- **Período de dilatação**: evolução da dilatação cervical.
- **Período pélvico**: evolução da descida da apresentação fetal no canal de parto.
- **Linha de alerta**: linha do cervicograma referente à dilatação que indica realizar um maior monitoramento do parto.
- **Linha de ação**: linha do cervicograma referente à dilatação que indica realizar medidas para resolução da gestação.
- **Parto eutócico**: ocorre sem intercorrências e com o mínimo de intervenções possíveis.
- **Parto distócico**: parto sem a progressão esperada.

QUESTÕES

1. (Universidade Federal de São Paulo [UNIFESP] 2019) Primigesta, 41 semanas, foi submetida a preparo de colo e indução do parto. Analise o partograma apresentado na figura. Nesse caso, as características importantes do partograma, para o prognóstico de sucesso do parto por via vaginal, são:

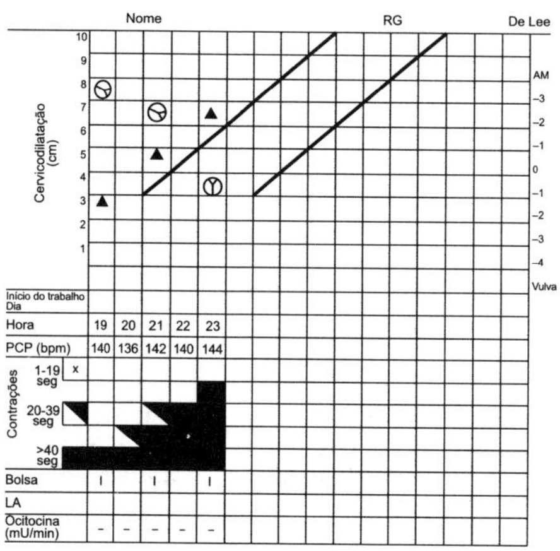

A. Variedade de posição OEP e batimentos cardíacos fetais normais.
B. Dilatação do colo uterino de 7 cm e 4 contrações uterinas em 10 minutos.
C. Descida da apresentação em +1 e bolsa das águas rota.
D. Bolsa das águas íntegra e ter completado a rotação interna para OP.
E. Dilatação do colo uterino de 7 cm e bolsa das águas íntegra.

Resposta correta: alternativa B.
Comentários: características do partograma do caso: dilatação adequada (1 cm/h); descida da apresentação acompanhando a dilatação; apresentação +1 do plano De Lee; apresentação na posição occipito púbica (OP); BCF normal; dinâmica uterina adequada (4 contrações efetivas em 10 minutos); bolsa íntegra; sem uso de ocitocina. **A:** incorreta. A variedade de apresentação do caso e adequada para o parto vaginal é OP; B: correta. O mais importante para o prognóstico do parto vaginal é a ocorrência da dilatação e dinâmica uterina adequadas; C e D: incorretas. A rotura da bolsa não é importante para o prognóstico do parto por via vaginal.

2. (Universidade Federal do Tocantins [COPESE UFT] – Residência em Infectologia 2021) Quando bem utilizado, o partograma permite diminuição de intervenções desnecessárias e contribui para melhores desfechos obstétricos. Sobre o partograma, assinale a alternativa CORRETA:

A. Definição de partograma: gráfico no qual são anotadas a progressão do trabalho de parto e as condições exclusivamente da mãe.
B. Trata-se de um sistema tardio de aviso de anormalidades na evolução da dilatação cervical e da descida da apresentação fetal na pelve, ou seja, de preenchimento retrospectivo.
C. Indica a tomada de condutas apropriadas.
D. Ao cruzar a "linha de ação" está indicada a cesariana.

Resposta correta: alternativa C.
Comentários: A: incorreta. No partograma também são anotadas as condições do feto; B: incorreta. É um sistema que permite identificar anormalidades de forma rápida e precoce e cujo preenchimento é feito ao longo do trabalho de parto; C: correta; D: cruzar a linha de ação indica que é preciso intervir, mas não necessariamente indica a cesariana.

3. (Universidade Mogi das Cruzes [UMC] 2007) Na construção do partograma, a linha de alerta deve ser traçada:

A. Na fase latente do trabalho de parto.
B. Na segunda fase do trabalho de parto.
C. No início das metrossístoles.
D. Na fase ativa do trabalho de parto.

Resposta correta: alternativa D.

4. (Fundação para o Vestibular da Universidade Estadual Paulista [Vunesp] 2022) Sobre a construção do partograma no acompanhamento do trabalho de parto, assinale a alternativa correta:

A. Quando a curva de dilatação cervical ultrapassa a linha de ação, há de se tomar conduta com relação à realização do parto.
B. A curva de dilatação cervical se processa à direita da linha de ação.
C. A linha de ação se processa à esquerda da linha de alerta.
D. A dilatação cervical é representada por bola, e a altura da apresentação, por triângulo.
E. No partograma, o intervalo entre as linhas de alerta e de ação é de 5 horas.

Resposta correta: alternativa A.
Comentários: B: incorreta. A curva de dilatação está à esquerda da linha de ação e pode, eventualmente, cruzá-la; C: incorreta. A linha de alerta está à esquerda da linha de ação; D: incorreta. O intervalo de tempo entre as linhas de alerta e ação é de 4 horas.

5. (Universidade Federal de Goiás [UFG] 2018) L.F.C., de 29 anos, G2P1A0, idade gestacional de 39 semanas e três dias. Altura uterina de 36 cm, internada na maternidade, sendo que o trabalho de parto transcorreu conforme o partograma a seguir. Na avaliação realizada, a análise do partograma indica que:

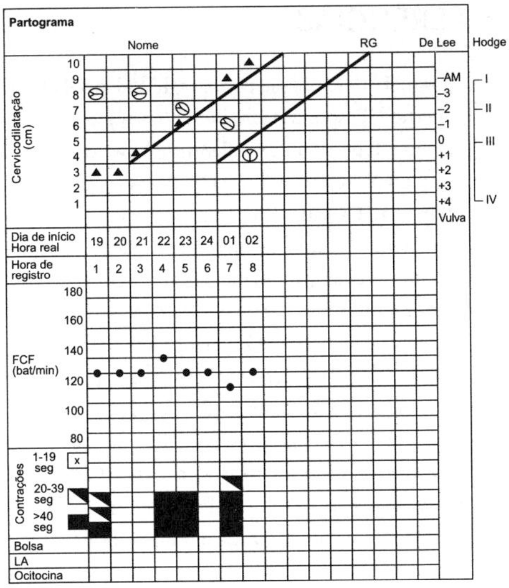

A. À 1 hora, a dilatação do colo uterino era de 6 cm, a altura da apresentação era "Alta e Móvel" (AM) e a linha de alerta havia sido ultrapassada.
B. Às 21 horas, a dilatação do colo uterino era de 4 cm, a altura da apresentação era no plano –3 de De Lee e a linha de alerta não havia sido ultrapassada.
C. Às 23 horas, a dilatação do colo uterino era de 6 cm, a altura da apresentação era no plano –1 de De Lee e a linha de alerta não havia sido ultrapassada.
D. Às 2 horas, a dilatação do colo uterino era de 10 cm, a altura da apresentação era no plano +1 de De Lee e a linha de ação havia sido ultrapassada.

Resposta correta: alternativa B.
Comentários: A: incorreta. À 1 hora, a dilatação era de 9 cm, a altura da apresentação era no plano -1 de De Lee e a linha de alerta não havia sido ultrapassada; C: incorreta. Às 23 horas, a dilatação era de 7 cm e a altura era no plano –2 de De Lee; D: incorreta. Às 2 horas, a linha de ação ainda não havia sido ultrapassada.

REFERÊNCIAS

1. Glowm. How to use the partograph. Video. GLOWM [Internet]. Disponível em: https://www.glowm.com/resource-type/resource/video/title/how-to-use-the-partograph/resource-doc/1135. Acesso em jul. 2023.
2. Philpott RH, Castle WM. Cervicographs in the management of labour in primigravidae. I. The alert line for detecting abnormal labour. J Obstet Gynaecol Br Commonw. 1972;79(7):592-8.
3. Marcolin AC, Duarte G. Partograma: do conceito ao uso. In: Fernandes CE. Febrasgo – Tratado de obstetrícia. Rio de Janeiro: Elsevier; 2018.
4. Montenegro CAB, Rezende Filho J. Rezende obstetrícia fundamental. 14 ed. Rio de Janeiro: Grupo GEN; 2017.
5. Brasil. Ministério da Saúde. Parto, aborto e puerpério: assistência humanizada à mulher. Brasília: Ministério da Saúde; 2001.
6. Traina E, Cordioli E, Moron AF. Partograma. In: Moron AF, Camano L, Júnior LK. Obstetrícia. Barueri: Manole; 2011.
7. Sanches E. Comparação entre dois modelos de partogramas aplicados à assistência clínica ao parto de primigestas. [Dissertação] Botucatu: Faculdade de Medicina de Botucatu da Universidade Estadual Paulista "Júlio de Mesquita Filho"; 1999; 80p.
8. Organização Mundial da Saúde. WHO recommendations: intrapartum care for a positive childbirth experience. 2018. Disponível em: https://www.who.int/publications/i/item/9789241550215. Acesso em maio 2025.
9. Organização Mundial da Saúde. WHO labour care guide: user's manual. 2021. Disponível em: https://www.who.int/publications/i/item/9789240017566. Acesso em maio 2025.
10. Zhang J, Landy HJ, Branch DW, Burkman R, Haberman S, Gregory KD, et al. Contemporary patterns of spontaneous labor with normal neonatal outcomes: consortium on safe labor. Obstet Gynecol. 2010; 116:1281-7.

11

Identificação e tratamento das distocias

Ana Carolina Florentino Lobato
Ana Carolina Zuccolo Pontes
Ana Paula Avritscher Beck

INTRODUÇÃO

Distocia pode ser definida como a presença de um ou mais fatores que alteram a progressão esperada do trabalho de parto. Esses fatores podem estar relacionados à força ou contratilidade uterina (distocia funcional), ao feto (distocia fetal) ou à bacia e partes moles maternas (distocia de trajeto). Nem sempre é fácil identificar as causas associadas a uma distocia, mas uma avaliação cautelosa e individual deve ser realizada, com o objetivo de reconhecer a viabilidade de prosseguir com o parto vaginal ou de indicar a via cirúrgica. Neste capítulo, serão descritos os três principais tipos de distocias, com ênfase na identificação e correção precoces.

CASO CLÍNICO

A.C.L., 24 anos, primigesta, feto único, IG 39 semanas, chega ao pronto-socorro obstétrico em trabalho de parto, em boas condições clínicas. Realizou o pré-natal na UBS, sem intercorrências.

Exame físico geral: BEG, corada, eupneica, vigil e orientada. PA 130 × 88 mmHg. Peso: 80 kg Altura: 1,58 m.

Exame obstétrico: abdome gravídico, AU 35 cm; boa movimentação fetal; feto longitudinal, dorso à esquerda, apresentação cefálica fletida; BCF 144 bpm; colo com 5 cm de dilatação; bolsa íntegra; plano –3 de De Lee. A dinâmica uterina revelou 3 contrações em 10 minutos.

A paciente foi internada para a condução do trabalho de parto e, após 8 horas, apresentou dilatação total; feto se apresentava no plano +2 de De Lee. A partir de então, houve espaçamento e encurtamento das contrações uterinas, e o feto se manteve no mesmo plano pelas próximas 2 horas.

1. **Quais são os diagnósticos obstétricos?**
2. **Qual é a sua conduta?**

EPIDEMIOLOGIA

Cerca de um terço das cesáreas não planejadas têm como indicação a falha na progressão do trabalho de parto,[1] e é estimado que as distocias atinjam mais de 6 milhões de mulheres ao redor do mundo.[2] Os fatores de risco que podem estar relacionados à sua incidência variam de acordo com cada tipo de distocia, mas podem decorrer de aspectos assistenciais, como o uso indevido de ocitocina,[3] da imprecisão do diagnóstico de fase ativa e latente de trabalho de parto ou de aspectos individuais, como maternidade na adolescência, dificuldade de acesso à saúde e acompanhamento pré-natal.[4] No entanto, dados fidedignos sobre a prevalência e os fatores de risco para as distocias ainda são escassos.[5]

DISTOCIAS FUNCIONAIS

Fisiopatologia

A distocia funcional caracteriza-se por uma anormalidade na função contrátil do parto, ou seja, o útero não contrai do modo como deveria para promover uma boa progressão da dilatação cervical e, consequentemente, do parto. Na progressão do trabalho de parto, o esperado é que haja uma dilatação do colo do útero de 1 cm por hora. Uma dilatação mais lenta indica uma fase ativa prolongada.

A classificação de distocia funcional mais utilizada é a de Goffi,[2] que se divide em três itens e está resumida na Tabela 1.

Distocia funcional por hipoatividade

Quadro clínico

Na distocia funcional por hipoatividade, ocorre uma parada da progressão do trabalho de parto em função da presença de contrações ineficazes, tanto por diminuição de tônus quanto pelo aumento do intervalo de tempo entre as contrações. Desse modo, o trabalho de parto torna-se mais lento do que o habitual.

Essa condição pode ser dividida em hipoatividade primária, que é diagnosticada desde o início do trabalho de parto, ou secundária, quando há uma diminuição da intensidade ou da frequência das contrações ao longo do trabalho de parto.

Diagnóstico

Esse diagnóstico pode, por vezes, ser difícil, uma vez que pode ser confundido com a fase latente do trabalho de parto. Assim, é importante estabelecer o início da fase ativa, de modo que o tratamento seja prontamente instituído em caso de parada na progressão do trabalho de parto, decorrente da diminuição da frequência ou da intensidade das contrações (Figura 1).

Conduta

A correção da distocia funcional por hipoatividade baseia-se no aumento da força motriz com medidas ocitócicas. Assim, geralmente inicia-se com medidas de mobilização da gestante, estimulando a deambulação e a adoção de posições confortáveis.

TABELA 1 Classificação de distocia funcional por Goffi

Distocia por hipoatividade	Distocia por hiperatividade	Distocia por hipertonia
Primária	Com obstrução	Uso indevido de ocitocina
Secundária	Sem obstrução	Sobredistensão uterina

Fonte: autoria própria.

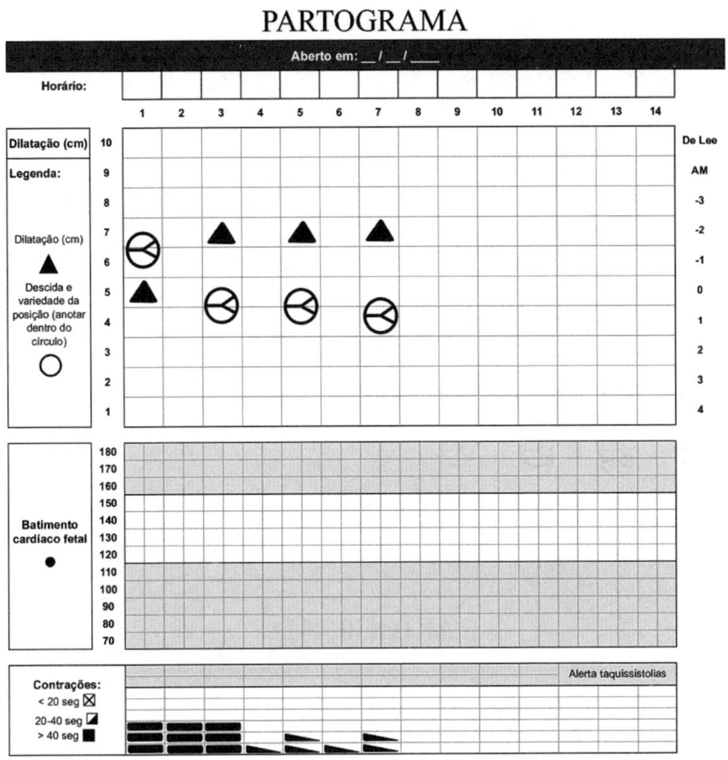

FIGURA 1 Exemplo de partograma compatível com distocia funcional por hipoatividade.
Fonte: autoria própria.

Pode ser realizada tanto a amniotomia (Figura 2) quanto a administração de ocitocina, desde que não sejam realizadas concomitantemente e se respeite um intervalo mínimo de 40 a 60 minutos entre ambas. Se não houver retorno ao padrão de progressão da dilatação de 1 cm por hora após as medidas, deve-se considerar a hipótese de incoordenação uterina, podendo ser indicada a analgesia.

Distocia funcional por hiperatividade

Quadro clínico

A distocia funcional por hiperatividade decorre da atividade uterina exagerada, cursando com aumento da frequência e da intensidade das contrações. Entre as possíveis causas, encontram-se o excesso de administração de uterotônicos e fatores obstrutivos, como desproporção cefalopélvica (DCP) ou presença de tumores. As principais complicações associadas a essa condição incluem o comprometimento da vitalidade fetal, a rotura uterina e a hemorragia pós-parto.

Diagnóstico

Cursa com aumento de intensidade e/ou frequência das contrações. Geralmente, apresenta cinco ou mais contrações em uma dinâmica uterina.

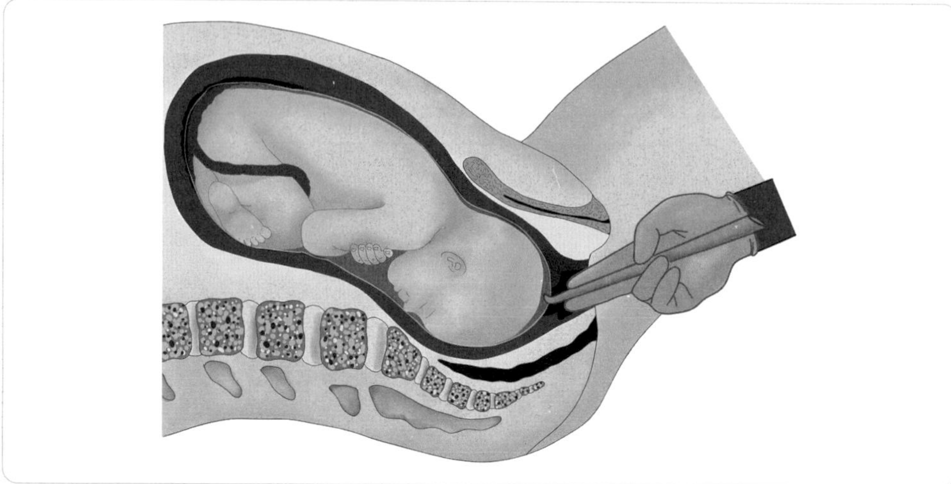

FIGURA 2 Exemplo de realização de amniotomia.
Fonte: autoria própria.

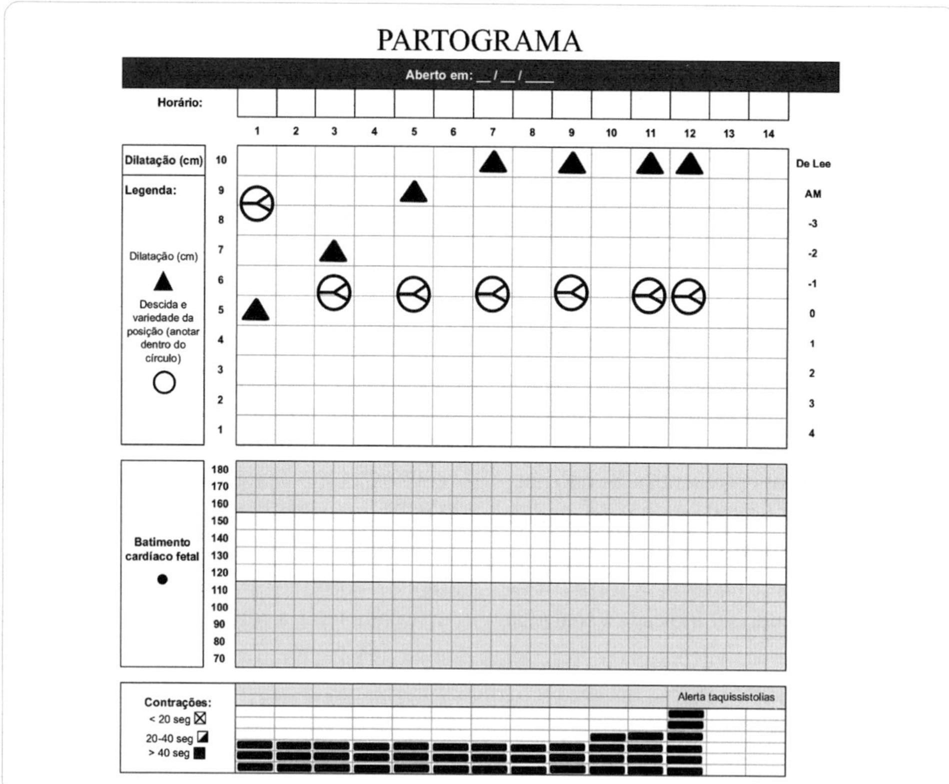

FIGURA 3 Exemplo de partograma compatível com distocia funcional por hiperatividade.
Fonte: autoria própria.

Conduta

Identificar a causa da hiperatividade é essencial para o manejo do quadro. Caso seja decorrente de um processo obstrutivo, a melhor conduta é a cesárea. Caso não haja obstrução, a terapêutica inicial ideal é a suspensão de uterotônicos e o posicionamento da paciente em decúbito lateral esquerdo.

Distocia funcional por hipertonia

Quadro clínico

A hipertonia uterina é decorrente do tônus uterino, muitas vezes em razão de um aumento na frequência de contrações uterinas. Esse fator, juntamente com a diminuição do intervalo entre as contrações e a alta frequência de contrações, podem levar à hipóxia fetal. Essa condição está frequentemente associada ao uso indiscriminado de ocitocina. Outras possíveis causas são a sobredistensão uterina (por gemelaridade ou polidrâmnio, por exemplo) e o descolamento prematuro da placenta.

Diagnóstico

Quando se está diante de um quadro de hipóxia fetal, é frequente observar uma desaceleração prolongada na cardiotocografia.

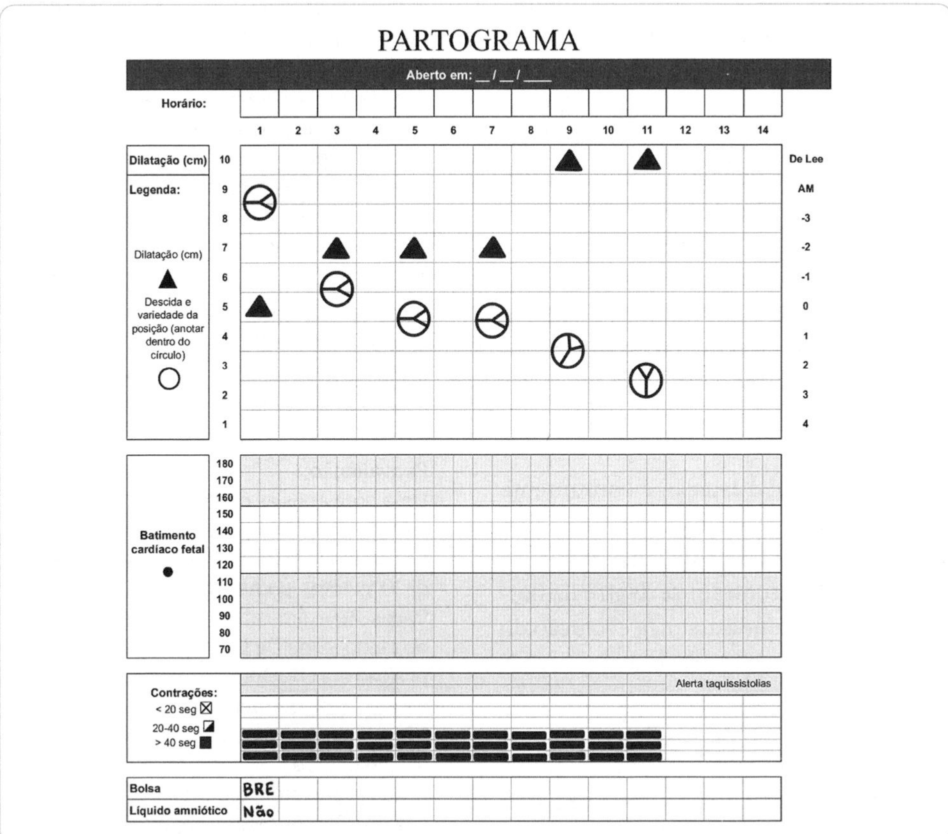

FIGURA 4 Exemplo de partograma compatível com distocia funcional de dilatação.

Fonte: autoria própria.

Conduta

Em casos decorrentes do uso inadvertido de ocitocina, a principal conduta consiste na suspensão de sua administração. Caso a medida não seja suficiente, podem ser consideradas também a hidratação venosa ou a analgesia de parto.

Se a causa for sobredistensão uterina, deve-se considerar a realização de amniodrenagem ou rotura de bolsa amniótica, se clinicamente possível.

Distocia de dilatação

Quadro clínico

A distocia de dilatação caracteriza-se pela não progressão na dilatação do colo uterino em pacientes na fase ativa do trabalho de parto, apesar da presença de contrações uterinas em intensidade e frequência adequadas e sem causas obstrutivas aparentes. Essas contrações, no entanto, são incapazes de formar o tríplice gradiente descendente – padrão caracterizado por contrações que se iniciam nas porções superiores do útero, sendo mais intensas e duradouras, e seguem para as porções inferiores do útero, com intensidade decrescente.

Diagnóstico

A distocia de dilatação é comumente um diagnóstico de exclusão, em um trabalho de parto em que a atividade uterina e o tônus uterino encontram-se dentro da normalidade, mas, ainda assim, a evolução do trabalho de parto não é favorável.

Conduta

Uma das opções de tratamento para a distocia de dilatação é a analgesia de parto. Caso a analgesia não seja bem-sucedida, podem ser realizadas amniotomia ou administração de ocitocina.

CONTINUAÇÃO DO CASO

1. Quais são os diagnósticos obstétricos?

A paciente apresentou, inicialmente, um diagnóstico de fase ativa prolongada, já que chegou ao serviço com 5 cm de dilatação e levou, ao todo, 8 horas para alcançar a dilatação total, dilatando a uma velocidade de aproximadamente 0,6 cm/h. No entanto, como apresentava boas contrações, não foi preciso intervir, já que o bem-estar da mãe e do bebê foram garantidos durante o período. Em seguida, a paciente entrou no período expulsivo (também chamado período pélvico), que se inicia com a evidência da dilatação total do colo uterino (10 cm) e termina com o nascimento do bebê. Esse período pode durar de 1 a 3 horas, a depender da paridade da mãe e da utilização de analgesia durante o parto. No entanto, a partir desse momento, a paciente apresentou uma redução importante da frequência das contrações uterinas, e a descida do bebê estacionou no plano +2 por 2 horas. Portanto, podemos dizer que a paciente apresentou uma parada secundária da descida por distocia funcional, já que houve uma alteração no padrão das contrações.

2. Qual é a conduta?

A melhor conduta, nesse momento, seria avaliar a possibilidade de estímulo à deambulação e realizar a amniotomia. Se não houver melhora com essas medidas, pode-se iniciar a ocitocina.

Reavaliação:

Uma hora após as condutas iniciais de deambulação e amniotomia, as contrações da paciente retornaram à frequência de 3 a cada 10 minutos, porém continuaram curtas e fracas. Ao exame obstétrico, o bebê estava no plano +3 de De Lee, e sua variedade de posição era OP. Optou-se, então, por iniciar a infusão de ocitocina, em dose baixa de 1-2 mU/minuto. Houve uma melhora significativa do padrão das contrações e, trinta minutos mais tarde, o bebê nasceu por via vaginal. Chorou vigorosamente e mostrou um tônus muscular adequado. Em seguida, foi aquecido e colocado nos braços da mãe.

DISTOCIA DE TRAJETO

Fisiopatologia

As distocias de trajeto são marcadas pela presença de algum fator materno no canal de parto que atrapalha ou até mesmo impede a passagem do feto. Esses fatores anatômicos podem ser anormalidades ósseas ou de partes moles, que estreitam a pelve e o canal de parto.

Distocias ósseas

A presença de uma alteração na forma, inclinação ou tamanho da pelve pode dificultar o trabalho de parto. Essas alterações são geralmente caracterizadas por medidas reduzidas dos estreitos superior, médio ou inferior. É importante diferenciar distocia óssea de desproporção cefalopélvica. A segunda é definida por um tamanho cefálico maior do que a capacidade pélvica, e seu diagnóstico é subjetivo e realizado durante o trabalho de parto, com auxílio do exame físico.

Quadro clínico

A apresentação clínica da distocia óssea pode variar conforme a topografia no canal de parto. A seguir, estão descritas as três topografias mais relevantes e como diagnosticar suas possíveis alterações.

Estreito superior

O estreito superior é delimitado posteriormente pelo promontório e pela asa do sacro, lateralmente pelas linhas e eminências iliopectíneas e anteriormente pela margem superior da pube e sínfise púbica.

Na distocia de estreito superior, é comum encontrar, ao exame, uma apresentação alta a despeito de contrações efetivas. Nesse sentido, muitas vezes o sinal de Müller é positivo, ou seja, é possível sentir o plano parietal do feto acima da borda superior da sínfise púbica. Podem também ser observadas apresentação defletida e situação transversa com maior frequência.

Diagnóstico

Nessa topografia, o diâmetro a ser avaliado é o anteroposterior, que pode ser

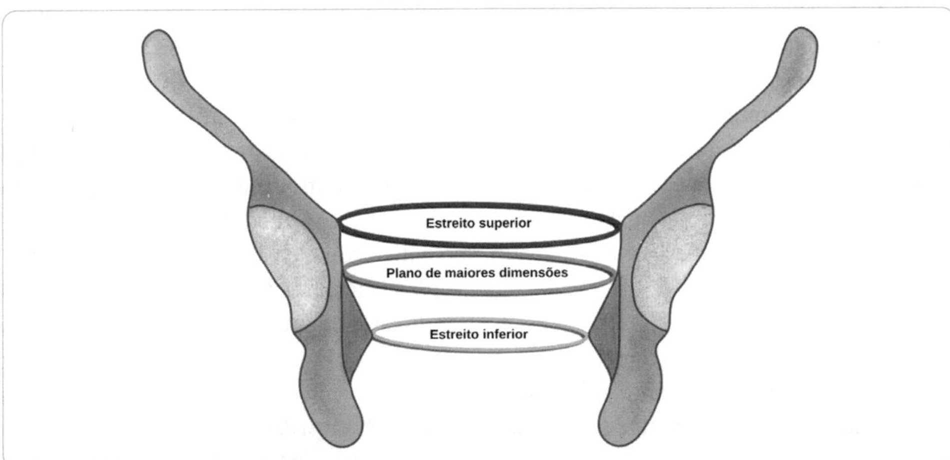

FIGURA 5 Estreitos da pelve.
Fonte: autoria própria.

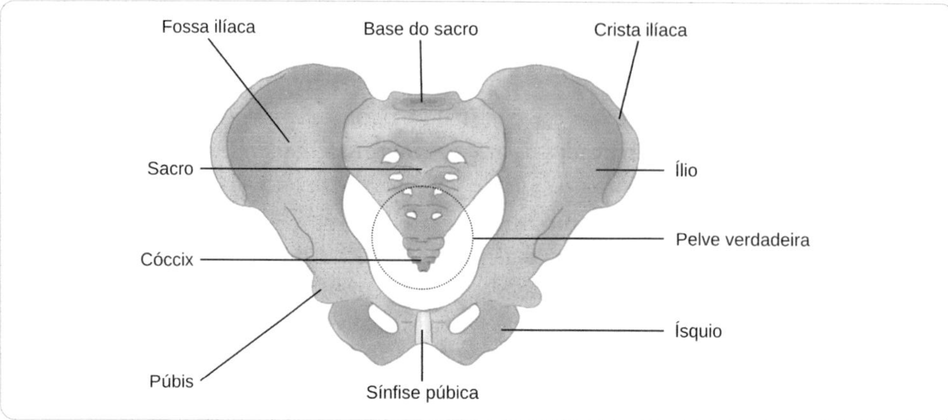

FIGURA 6 **Estreitos da pelve.**
Fonte: autoria própria.

medido pela *conjugata vera* obstétrica, que é obtida a partir da *conjugata diagonalis*. A *conjugata diagonalis*, por sua vez, é obtida por meio do toque vaginal, objetivando palpar o promontório pelo fundo de saco posterior, com o dedo estendido. Ao sentir o promontório, mede-se a distância entre o limite proximal do dedo que tangencia a sínfise púbica e a ponta do dedo que toca o promontório. Desse valor, é subtraído 1,5 cm para a obtenção da medida da *conjugata vera* obstétrica, já que essa não é possível obter diretamente. Se, durante o toque, não for possível palpar o promontório, admite-se que o diâmetro é adequado para a realização do parto vaginal. São considerados valores alterados uma *conjugata diagonalis* menor que 11,5 cm e, portanto, uma *conjugata vera* menor que 10 cm.

Estreito médio

O estreito médio é delimitado posteriormente pelo sacro, lateralmente pelas espinhas isquiáticas e anteriormente pela borda inferior do osso púbico.

Na distocia de estreito médio, é comum a ocorrência de partos prolongados, sem progressão, apesar da insinuação cefálica e das boas contrações. Não é incomum que, nesses casos, o polo cefálico se mantenha estagnado no plano zero de DeLee e nas variedades occipitoposteriores ou occipitotransversas, mesmo na presença de contrações eficazes.

Diagnóstico

A avaliação do estreito médio é feita por meio do seu diâmetro transverso (bi-isquiático), que, na maioria das vezes, coincide com o diâmetro bituberoso. A medida do diâmetro bituberoso é obtida a partir da localização da borda interna das tuberosidades isquiáticas, medindo-se a distância entre elas com uma fita métrica. Embora nem sempre a medida do diâmetro bi-isquiático coincida com a do bituberoso, medidas inferiores a 10 cm para este último indicam uma possível distância de estreito médio.

Estreito inferior

O estreito inferior é delimitado, no sentido posteroanterior, pela extremidade do cóccix, estendendo-se pelos ligamentos sacroisquiáticos e pelas tuberosidades isquiáticas até atingir a borda inferior da pube.

Normalmente, esse tipo de distocia apresenta-se de forma concomitante à distocia de estreito médio. Essa forma de distocia pode ser considerada quando o diâmetro bituberoso se encontra com medida inferior a 8 cm.

Distocias de partes moles

Ocorre na presença de alguma alteração nas partes não ósseas do trajeto de parto, ou seja, colo uterino, vagina ou vulva/períneo. Também é possível encontrar tumores prévios à apresentação fetal que dificultam a passagem, sendo os mais comuns os miomas uterinos, o carcinoma de colo de útero e os tumores de ovário. A seguir, estão listadas as principais alterações que podem acometer cada uma dessas regiões anatômicas:

- **Vulva e períneo**: veias varicosas, estenose de vulva e condiloma acuminado extenso. Raramente impedem o parto vaginal, mas podem evoluir com complicações, como sangramento e infecção.
- **Vagina**: septo vaginal, que pode ser transversal ou longitudinal. O primeiro geralmente impede a passagem do feto, enquanto o segundo pode ser deslocado ou até mesmo seccionado durante a passagem do feto. Essas alterações podem ser abordadas antes do parto.
- **Colo uterino**: hipertrofia de colo de útero, estenose cervical e edema de colo. A estenose de colo geralmente está relacionada a processos cicatriciais de cirurgias e procedimentos prévios, como conização ou cerclagem. Já o edema pode ser consequência de uma compressão do colo pelo polo cefálico fetal contra a estrutura óssea materna.

Distocia de objeto

A progressão do trabalho de parto pode ser prejudicada por algumas anormalidades do próprio feto ou das relações materno-fetais. Entre as anormalidades possíveis, serão abordadas, a seguir, o tamanho fetal e a distocia biacromial.

Tamanho fetal

O tamanho fetal pode atrapalhar a progressão do trabalho de parto quando o peso fetal estimado for superior a 4.000 g. No entanto, ainda que o peso fetal seja inferior a esse valor, o seu tamanho pode representar um problema em situações em que a bacia materna apresenta diâmetros

QUADRO 1 Atualizações ACOG 2014

O partograma **só deve ser aberto a partir de 6 cm de dilatação**, pois só então alguma distocia poderá ser diagnosticada.
Fase ativa prolongada **não é indicação de cesárea** se a vitalidade estiver preservada.
Define-se **parada secundária da dilatação** como a ausência da progressão de dilatação após 4 horas de contrações de qualidade ou 6 horas de contrações ineficientes estimuladas com ocitocina intravenosa.
Período pélvico prolongado: após 3 horas de período expulsivo em nulíparas e 2 horas em multíparas. Se for realizada a analgesia, é acrescentada 1 hora em ambos os casos.

Fonte: American College of Obstetricians and Gynecologists, 2014.[7]

incompatíveis com a passagem do feto, tratando-se de uma desproporção cefalopélvica.

Quadro clínico

Geralmente, o quadro se apresenta como uma parada secundária da descida, ou seja, o feto encontra-se na mesma altura em dois toques consecutivos, que devem ser realizados com, no mínimo, uma hora de intervalo.

Diagnóstico

Para estimar o peso e o tamanho fetal, podem ser utilizar algumas medidas, como a altura uterina ou as medidas ultrassonográficas. Uma altura uterina acima do percentil 95 para determinada idade gestacional pode significar um crescimento acima do esperado. Outros sinais podem indicar um crescimento aumentado, como a presença de edema de membros inferiores, edema suprapúbico e polo cefálico móvel com dificuldade de insinuação. Além desses sinais, podem-se realizar algumas manobras, a fim de verificar a proporcionalidade cefalopélvica, como as manobras de Pinard, que buscam verificar se o polo cefálico adentra o estreito superior. O diagnóstico definitivo de DCP é subjetivo e estabelecido pela prova do trabalho de parto; se confirmado, a cesárea está indicada.

Distocia biacromial

Ocorre quando o polo cefálico se desprende, mas os ombros não se soltam, e nenhuma outra alteração é encontrada. Trata-se de uma complicação grave e rara (incidência inferior a 1% dos partos, e 6% em fetos com mais de 4.000 g).[8]

Essa distocia pode oferecer importantes riscos para a mãe, como lacerações, atonia uterina (com ou sem hemorragia) e disjunção de sínfise púbica. Além da mãe, o feto está sujeito a alguns desfechos graves, como lesões de plexo braquial, fratura de úmero e clavícula, podendo evoluir a óbito neonatal ou intraparto.

Diagnóstico

A distocia de ombro ocorre quando o diâmetro biacromial entra na pelve alinhado ao diâmetro anteroposterior do estreito superior. O diagnóstico é estabelecido quando o ombro anterior não se desprende em até 60 segundos após a saída do polo cefálico. Geralmente, o mecanismo é a impacção da espádua anterior contra a sínfise púbica. Apesar de ser um diagnóstico imprevisível, realizado apenas no momento do parto, existem alguns fatores que são fortemente associados à sua ocorrência, como diabetes materno,[9] altura uterina aumentada e pós-datismo.[9] Assim, medidas voltadas ao controle desses fatores de risco podem reduzir sua incidência.

Manejo

Em função da imprevisibilidade da distocia de ombro, que impossibilita a indicação precoce de parto cesáreo, é necessário conhecer as manobras capazes de resolver a situação durante o trabalho de parto. São procedimentos difíceis e que devem ser sempre realizados pelo profissional de maior experiência do local.

É importante que toda a equipe esteja alinhada para agir de forma rápida e organizada, com o objetivo de resolver o quadro em até 7 minutos, a fim de reduzir o risco de asfixia e morte perinatal. As manobras são realizadas em ordem crescente de potencial trauma, e existem alguns mnemônicos que ajudam na realização das estratégias na sequência correta. O programa ALSO (*Advanced Life Support of Obstetrics*) desenvolveu o mnemônico HELPERR (em inglês), ou ALEERTA (em português), um dos mais utilizados para guiar o manejo dessa situação. É válido ressaltar, no entanto, que o algoritmo supõe que a mulher esteja em posição supina e sugere manobras internas antes da mudança de posição, além de propor o uso da episiotomia como alternativa, mesmo que a distocia de ombro esteja relacionada à impacção óssea, e não ao diâmetro do períneo. Uma abordagem mais recente foi proposta em 2013 por meio do mnemônico A SAÍDA,[10] que considera os benefícios do parto em posição não supina e procura estabelecer uma ordem de ações que inicia de modo ainda menos invasivo.

Em alguns casos, pode acontecer de nenhuma das manobras funcionar. Nesses casos, algumas ações mais invasivas podem ser realizadas, como a fratura ativa da clavícula para a redução do diâmetro. Em último caso, é indicada a cesárea, que deve ser realizada após a reintrodução do feto na cavidade uterina com a manobra de Zavanelli.

ANORMALIDADES DE SITUAÇÃO OU APRESENTAÇÃO

Essas anormalidades são mais raras durante o trabalho de parto. Podem ser observadas as anormalidades de situação, apresentação ou as variedades de posição persistentes. Os tratamentos dessas distocias dependem da experiência do profissional e do serviço.

Situação transversa

Ocorre quando o maior eixo fetal é perpendicular ao maior eixo do útero ou, então, quando o feto se situa obliquamente ao eixo

- **A** – Chamar ajuda, avisar parturiente, anestesia a postos
- **L** – Levantar membros inferiores em hiperflexão (manobra de McRoberts)
- **E** – Pressão suprapúbica externa (Rubin I)
- **E** – Considerar episiotomia
- **R** – Remover braço posterior (manobra de Jacquemier)
- **T** – Toque para manobras internas: Rubin II, Woods, parafuso invertido
- **A** – Alterar posição para paciente em quatro apoios (manobra de Gaskin)

FIGURA 7 Mnemônico ALEERTA.
Fonte: adaptada de Advanced Life Support in Obstetrics (ALSO).[10]

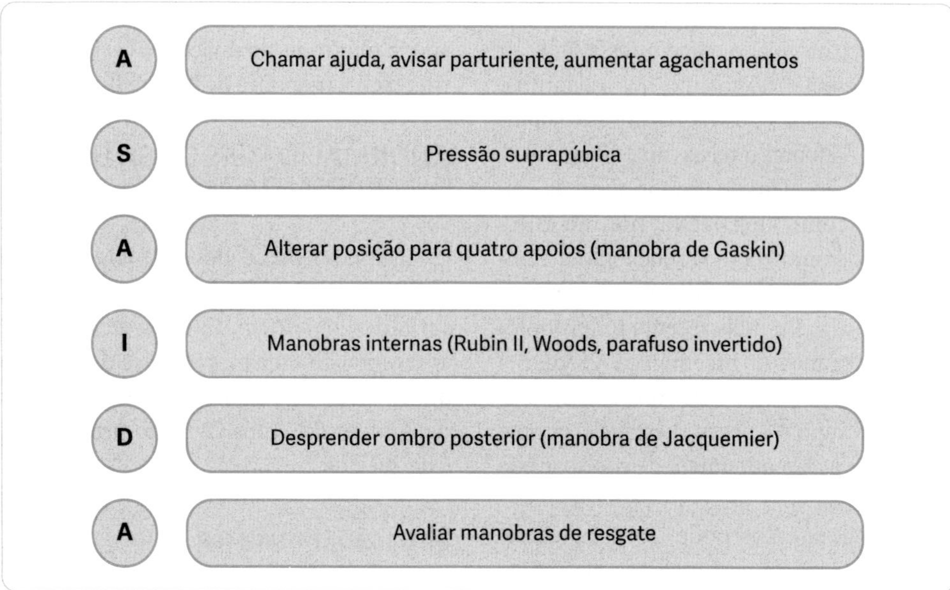

FIGURA 8 A SAÍDA.
Fonte: adaptada de A SAÍDA.[10]

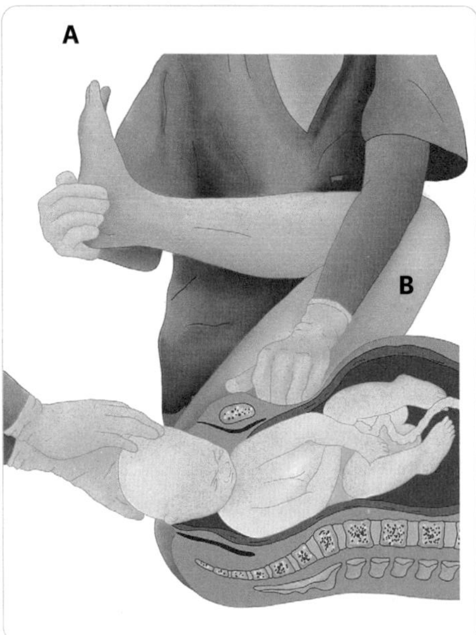

FIGURA 9 Manobra de McRoberts (A) e manobra de Rubin I (B).
Fonte: autoria própria.

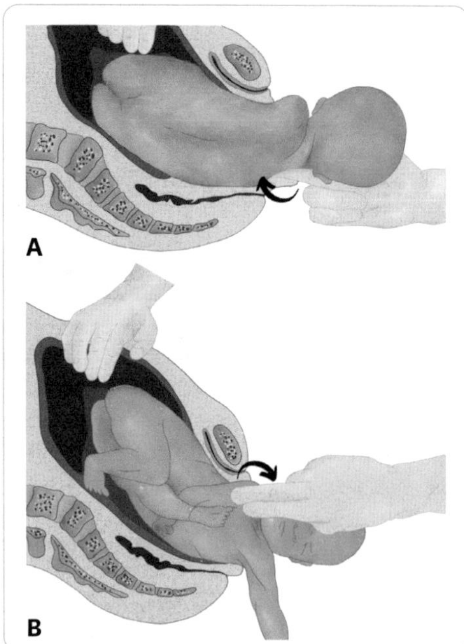

FIGURA 10 Manobras internas.
Fonte: autoria própria.

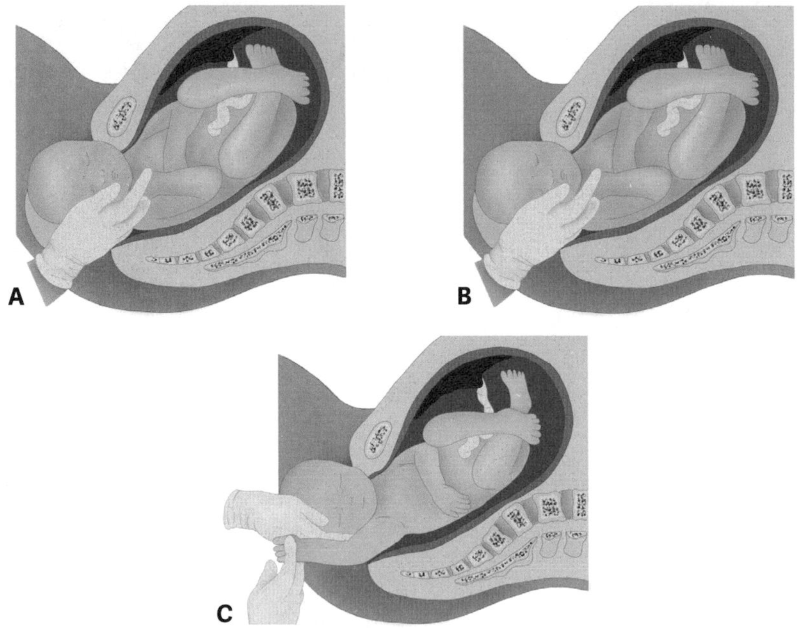

FIGURA 11 Manobra de Jacquemier.
Fonte: autoria própria.

uterino. O diagnóstico pode ser obtido por meio das manobras de Leopold na palpação abdominal. Nesse exame, não é possível identificar nenhuma parte no fundo uterino e há ausência da insinuação do polo cefálico. Além disso, no início do trabalho de parto, não se pode identificar a apresentação de nenhuma parte ao toque vaginal; posteriormente, é possível identificar o acrômio. Normalmente, opta-se pelo parto cesáreo.

Apresentação pélvica

Pode ser classificada em: pélvica verdadeira (a), pélvica completa (b) e pélvica incompleta (c). Comumente, não progride de maneira adequada, pois a porção insinuada não contribui significativamente para a dilatação cervical, podendo dificultar a saída do polo cefálico ao final do trabalho de parto, resultando em alto risco de morbidade materno-fetal. Em geral, é programado o parto cesáreo, podendo ser planejado parto vaginal somente sob consentimento e esclarecimento dos riscos à parturiente.

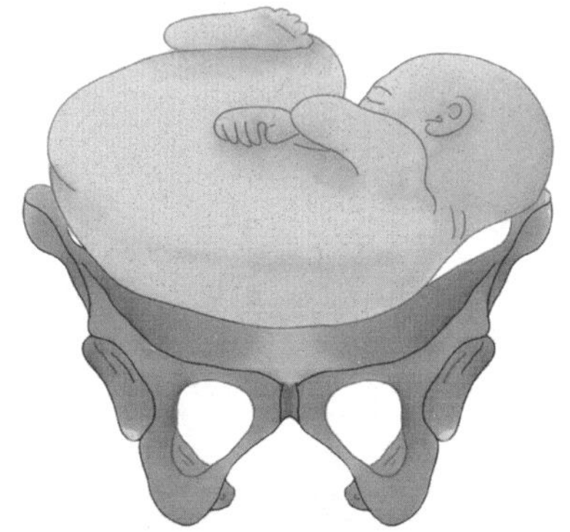

FIGURA 12 Situação transversa.
Fonte: autoria própria.

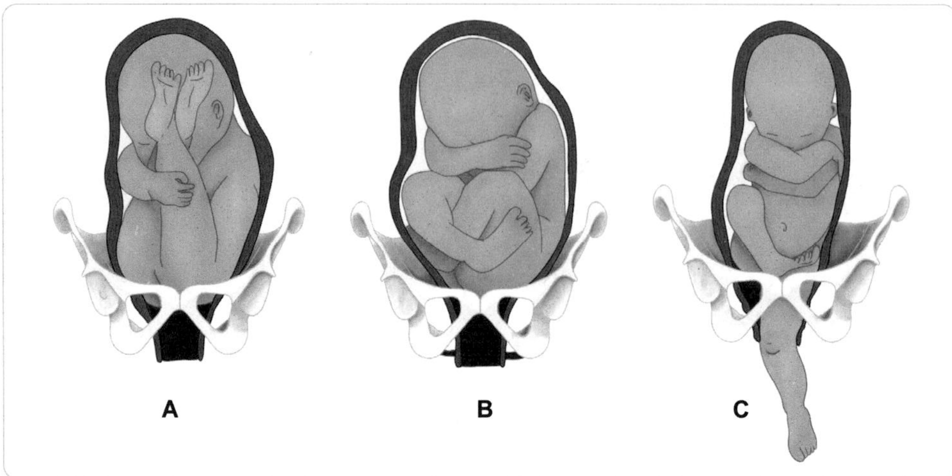

FIGURA 13 Apresentação pélvica. A: incompleta, B e C: completa.
Fonte: autoria própria.

Apresentação da face

Nessa apresentação, o polo cefálico está hiperestendido, tratando-se, portanto, de uma deflexão máxima (grau 3); assim, o ponto de referência passa a ser o mento. Nesses casos, a evolução do parto vaginal dependerá da posição do mento. Nos casos em que o mento está mais próximo da sínfise púbica, é mais provável que o nascimento ocorra via vaginal. Já nos casos de apresentação mento posterior, a evolução do trabalho de parto depende da rotação interna para mento anterior. Se a rotação não ocorrer, está indicado o parto cesáreo.

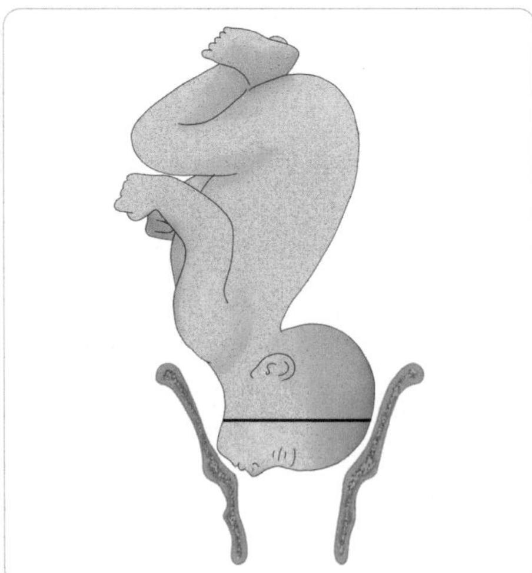

FIGURA 14 Apresentação de face.
Fonte: autoria própria.

Apresentação de fronte

Na apresentação de fronte, observa-se uma deflexão de segundo grau; nesses casos, o ponto de referência é o naso. Trata-se de uma apresentação rara, que geralmente evoluiu para flexão ou deflexão. Pode-se tentar a prova do trabalho de parto, mas, caso a apresentação de fronte persista, está indicado o parto abdominal.

Apresentação composta

Ocorre quando um ou mais membros se apresentam na pelve junto ao polo cefálico, prolongando o trabalho de parto e

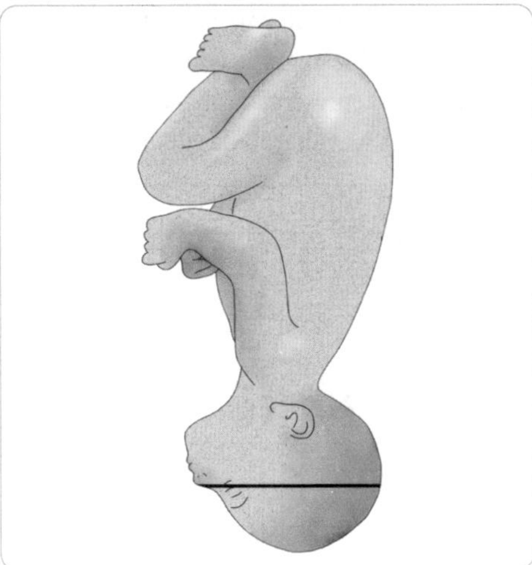

FIGURA 15 Apresentação de fronte.
Fonte: autoria própria.

aumentando o risco de prolapso de cordão. O mais comum é a apresentação das mãos junto ao polo cefálico. É importante avaliar o andamento do parto para indicar a cesárea na ocorrência do prolapso ou na falha de redução do membro.

Variedade de posição occipitotransversa e occipitoposterior

É diagnosticada quando a variedade não progride para occipitopúbica ou occipitossacra, independentemente da dilatação. Está relacionada a um período expulsivo prolongado, que, idealmente, não deve passar de 1 hora, mas pode demorar até 2 horas em multíparas e 3 horas em nulíparas sem que seja necessário intervir. Nesses casos, pode-se indicar o uso do fórcipe de Kielland.

DEFINIÇÕES IMPORTANTES DO CAPÍTULO

- **Distocia**: presença de um ou mais fatores que alteram a progressão esperada do trabalho de parto.
- **Distocia funcional**: relacionada à força ou contratilidade uterina.
  - **Por hipoatividade**: parada da progressão do trabalho de parto em decorrência de contrações ineficazes.
  - **Por hiperatividade**: atividade uterina exagerada, cursando com aumento na frequência e na intensidade das contrações.
  - **Por hipertonia**: aumento do tônus uterino, muitas vezes em função de uso indevido de ocitocina ou sobredistensão uterina.
  - **Distocia de dilatação**: não progressão na dilatação do colo uterino em pacientes na fase ativa do trabalho de parto, mesmo com contrações uterinas em intensidade e frequência adequadas, sem causas obstrutivas aparentes.
- **Distocia de trajeto**: presença de algum fator materno do canal de parto que atrapalha ou impede a passagem do feto.
  - **Distocia óssea**: presença de alguma alteração na forma, inclinação ou tamanho da pelve, dificultando o trabalho de parto.
  - **Distocia de partes moles**: alteração da parte não óssea do trajeto de parto, ou seja, colo uterino, vagina ou vulva/períneo, além de tumores prévios à apresentação fetal, como miomas uterinos, carcinoma de colo de útero e tumores de ovário.
  - **Distocia de objeto**: anormalidades do próprio feto ou das relações materno-fetais, como em relação ao tamanho fetal e a distocia biacromial.

QUESTÕES

1. (FMABC – SP – 2023) Uma parturiente II gesta I para está em trabalho de parto há 8 horas, tendo tido parto normal com RN pesando 3.890 g na primeira gestação. Suas últimas evoluções estão referidas na tabela a seguir.

7:00h	3 contr 30-40-40 M	144 bpm	Colo m 7 cm	OET 0
8:00h	3 contr 40-40-30 M	136 bpm	Colo m 7 cm	OET +1
9:00h	3 contr 40-40-30 M	140 bpm	Colo m 7 cm	OET +1
10:00h	2 contr 40-40 M	140 bpm	Colo m 7 cm	OET +1

Legenda: M é média intensidade; m é colo médio.

Está em evolução natural, sem ocitocina e sem analgesia. Pelos dados apresentados, pode-se concluir que se trata de:

A. Distócia de rotação, podendo-se abreviar o expulsivo com fórcipe de Kielland.
B. Distócia de rotação, devendo fazer cesárea.
C. Desproporção cefalopélvica devendo fazer cesárea.
D. Distócia de dilatação, devendo fazer analgesia e ocitocina se necessário.
E. Distócia funcional, devendo fazer cesárea.

Resposta correta: alternativa D.
Justificativa: paciente manteve a mesma dilatação durante 3 horas, sugerindo que as contrações podem estar sendo ineficazes para dilatar o colo. As medidas realizadas para a parada de dilatação são a amniotomia, se a bolsa não for rota, a analgesia e a ocitocina.

2. (USP RP – SP – 2023) Primigesta, 32 anos, 41 semanas de gestação de risco habitual. Interna na fase ativa da dilatação para assistência ao parto. Na admissão apresentava sinais vitais e exame físico geral normal, altura uterina = 38 cm, vitalidade fetal normal. A evolução gráfica de seu trabalho de parto está representada abaixo. Qual a conduta após a avaliação das 20 horas?

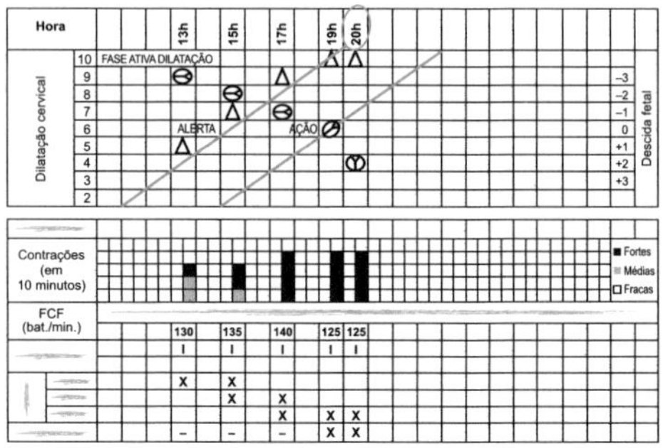

A. Aguardar mais uma hora de período expulsivo.
B. Realizar parto instrumentalizado.
C. Realizar amniotomia artificial.
D. Estimular a paciente a realizar puxos dirigidos.

Resposta correta: alternativa A.
Justificativa: o início do período expulsivo ocorre quando há dilatação cervical total (10 cm), chegando ao fim com o nascimento. O período expulsivo é prolongado quando ultrapassa três horas em nulíparas e duas horas em multíparas, de acordo com a Febrasgo, acrescentando-se uma hora se a paciente tiver recebido analgesia. No entanto, o Ministério da Saúde já considera o período expulsivo prolongado quando é acima de duas horas em nulíparas e uma hora em multíparas (ou três horas e duas horas, respectivamente, sob analgesia).

3. (FAMERP – SP – 2023) Durante o exame obstétrico de uma gestante de 38 semanas, em trabalho de parto, foi observado: palpação abdominal (manobras de Leopold-Zweifel) = não evidenciado polo fetal ocupando o fundo uterino, fundo uterino pouco acima da cicatriz umbilical; batimentos cardíacos fetais = normais;

dilatação cervical = 8 cm; bolsa das águas rota. De acordo com esses dados, assinale a alternativa correta:

A. A situação fetal é transversa com apresentação córmica, cujo ponto de referência fetal é o acrômio e a conduta é operação cesariana.
B. Trata-se de um caso de distócia do trajeto duro no estreito superior da bacia, com diâmetro diminuído da *conjugata diagonalis* e a conduta é posição verticalizada materna.
C. Os dados relatados demonstram feto em apresentação pélvica incompleta, secundária a distócia de trajeto mole e a conduta é operação cesariana.
D. Trata-se de um caso de distócia da posição fetal, com localização topográfica no estreito inferior da bacia e a conduta é a rotação para occipito púbica.

Resposta correta: alternativa A.
Justificativa: as manobras de Leopold podem auxiliar no diagnóstico da situação e apresentação fetal. Nesse caso, os achados falam a favor de uma situação transversa. A parte fetal que se apresenta na pelve é o dorso, impossibilitando o parto vaginal.

4. (SCMSP – 2023) Tendo como referência a figura abaixo, que mostra a avaliação da bacia pela pelvimetria interna, assinale a alternativa que apresenta o estreito e o diâmetro da bacia que estão sendo avaliados na situação ilustrada.

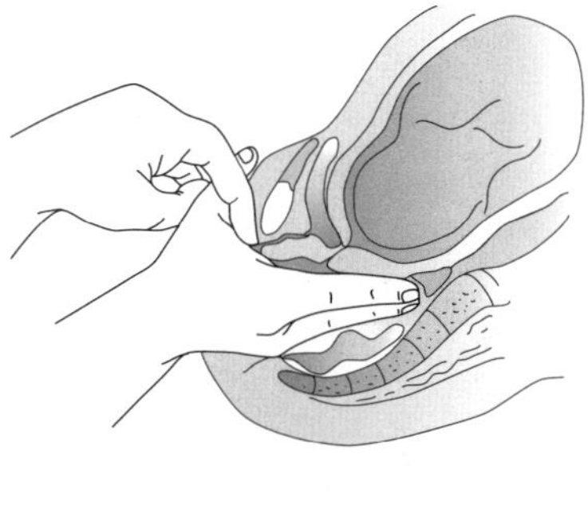

A. O estreito inferior e, de forma indireta, a conjugata diagonalis ou oblíqua.
B. O estreito superior e, de forma indireta, a conjugata vera obstétrica.
C. O estreito médio e, de forma direta, a conjugata vera obstétrica.
D. O estreito médio e o diâmetro sacro médio do púbis.
E. O estreito inferior e, de forma indireta, a conjugata vera obstétrica.

Resposta correta: alternativa B.
Justificativa: na imagem, observa-se um exame para a aferição indireta do estreito superior, por meio da medida da *conjugata diagonalis*.

5. (FAMEMA – 2022) G.F.N., 23 anos, primigesta, IG por ultrassonografia precoce: 40 semanas, DM gestacional, com peso fetal estimado pelo ultrassom de 3.850 g. Paciente encontra-se no segundo período do parto. Feto está no plano +3 De Lee, TV: 10 cm, bolsa rota artificial há 2 horas, líquido claro. BCF: 150 bpm.

Cardiotocografia com DIP 1, com boa variabilidade dos batimentos cardíacos. Realizado fórceps de alívio para desprendimento da cabeça fetal, porém, após o desprendimento, a cabeça retorna um pouco e o ombro anterior não sai. Assinale a alternativa que apresenta corretamente o diagnóstico e primeiras condutas.

A. Rotura uterina; manobra de Zavanelli e cesárea de emergência.
B. Distocia de ombro; manobra de Mc Robert e pressão suprapúbica.
C. Distocia de ombro; já realizar a manobra de Gaskin.
D. Distocia de ombro; episiotomia imediata e manobra de Robin l e II.

Resposta correta: alternativa B.

Justificativa: a manobra de McRoberts, junto à pressão suprapúbica (ou manobra de Rubin I), resolve 90% dos casos de distocias de ombros. A manobra de McRoberts consiste na abdução e hiperflexão das coxas da paciente.

REFERÊNCIAS

1. Zugaib M, Pulcineli VFR. Doença trofoblástica gestacional. In: Zugaib M, Pulcineli VFR (eds.). Obstetrícia. 5. ed. São Paulo: Manole; 2023.
2. Federação Brasileira das Associações de Ginecologia e Obstetrícia (Febrasgo). Distocias. Disponível em: https://www.febrasgo.org.br/pt/noticias/item/184-distocias. Acesso em: jun 2025.
3. Alves LLA, Nozaki AM, Polido CBA, Knobel R. Management of shoulder dystocia. Rev Bras Ginecol Obstet. 2022;44(7):723-726. Disponível em: https://www.ncbi.nlm.nih.gov/pmc/articles/PMC9948238. Acesso em: 18 jul. 2025.
4. Jochumsen S, Hegaard HK, Rode L, Jørgensen KJ, Nathan NO. Maternal factors associated with labor dystocia in low-risk nulliparous women: a systematic review and meta-analysis. Sex Reprod Healthc. 2023;36:100855. Disponível em: https://pubmed.ncbi.nlm.nih.gov/37210774. Acesso em: 18 jul. 2025.
5. Fruhman G, Vink J, Habli M, Berghella V. Uterine activity and labor progress in obese versus non-obese women. Am J Obstet Gynecol MFM. 2020 Jun; 2(2):100118.
6. Marino, T. Face and brow presentation: overview, background, mechanism of labor [Internet]. Medscape; 21 fev. 2025 [citado 27 jun. 2025]. Disponível em: https://emedicine.medscape.com/article/262341-overview. Acesso em: 18 jul. 2025.
7. American College of Obstetricians and Gynecologists; Society for Maternal-Fetal Medicine. Obstetric Care Consensus No. 1: Safe Prevention of the Primary Cesarean Delivery. Obstet Gynecol. 2014 Mar;123(3):693–711.
8. Alves AL, Nozaki AM, Polido CBA, Knobel R. Manejo da distocia de ombro. Femina. 2022;50(7): 415-427. Disponível em: https://pesquisa.bvsalud.org/brasil/resource/pt/biblio-1397869. Acesso em: 18 jul. 2025.
9. K, Hurt KJ. The pathophysiology of labor dystocia: theme with variations. Reprod Sci. 2023;30(3):729-742. Disponível em: https://pubmed.ncbi.nlm.nih.gov/35817950. Acesso em: 18 jul. 2025.
10. American Academy of Family Physicians (AAFP). Advanced Life Support in Obstetrics (ALSO) Provider Manual. 5. ed. Leawood, KS: AAFP; 2015.

12

Indução do trabalho de parto

Juliana Salem Mihich
Ana Paula Avritscher Beck

INTRODUÇÃO

A indução do trabalho de parto é a estimulação artificial das fibras uterinas em gestantes fora do trabalho de parto, empregada quando há riscos maternos e/ou fetais. A indução pode ser utilizada para resolução tanto da gestação de fetos viáveis ou inviáveis como na vigência de óbito fetal, e deve ser indicada desde que seja possível a realização de parto vaginal e estejam ausentes contraindicações para os métodos empregados.[1-3]

A indução do trabalho de parto é uma conduta extremamente aceitável quando bem indicada, sendo seu principal objetivo evitar a realização de uma cesárea. É fundamental o consentimento da paciente, após lhe explicar sobre os agentes e métodos disponíveis, seus riscos, a incerteza do tempo demandado para a indução e sobre a possibilidade de falha do processo, levando à intervenção cirúrgica.[4]

Nesse contexto, é essencial prover condições de assistência à paciente, o que inclui disponibilidade de profissionais de enfermagem para monitoramento da frequência cardíaca fetal e das contrações uterinas a cada 15 a 30 minutos, durante todo o processo, além de disponibilidade de um médico apto para realizar cesariana, se necessário. Existem diferentes métodos que podem ser empregados para o procedimento. Para seleção do método adequado, levamos em consideração algumas informações, como antecedentes obstétricos, utilização de medicamentos nas últimas horas, vitalidade fetal e características do colo uterino.[1,5]

CASO CLÍNICO

Paciente G2PN1, 31 anos, procura o PS por aumento de contrações uterinas há algumas horas. Nega perda de líquido. Segundo a DUM, a idade gestacional é de 41 semanas e 3 dias e, segundo USG do 1 trimestre, a IG é de 41 semanas e 6 dias.

Ao exame físico, apresenta-se em bom estado geral, eupneica e afebril.

Ao exame obstétrico: abdome gravídico, AU 35 cm e BCF 147 bpm. Ao toque vaginal, o colo está posterior, amolecido, grosso, com 2 cm de dilatação, apresentação fetal cefálica, De Lee –3 e bolsa íntegra. Cardiotocografia pode ser realizada, sem alterações. ILA 90 mm.

Qual a sua conduta?

EPIDEMIOLOGIA

A indução do parto é um dos procedimentos mais realizados nos EUA, sendo a gestação pós-termo uma de suas principais indicações, já que óbito fetal anteparto representa uma importante causa de morte perinatal e supera qualquer complicação perinatal de prematuridade, assim como a síndrome da morte súbita do lactente. Estima-se que mais de 22% de todas as mulheres grávidas sofrem indução do parto nos EUA, onde a taxa geral de indução mais que dobrou desde 1990 para 225 por 1.000 nascidos vivos em 2006. Outras análises evidenciam que, em países de alta renda, 25% dos neonatos nascem após o processo. Enquanto essas taxas são geralmente mais baixas em países de baixa e média renda.[6-8]

Sugere-se que há uma tendência ainda maior de aumento desses números, já que o crescimento de prevalência de obesidade em mulheres em idade reprodutiva predispõe o aparecimento de outras patologias, como diabetes materno e pré-eclâmpsia, que indicam indução do trabalho de parto.[6]

QUADRO CLÍNICO

Para indicar a indução do parto (Quadro 1), os benefícios da resolução da gravidez devem superar os riscos de sua continuidade, além de uma avaliação e julgamento médico e discussão e alinhamento de expectativas com a paciente. Diversos são os critérios para solucionar a gravidez, podendo depender da idade gestacional, além de condições maternas ou fetais. Ressaltando que condições que contraindicam parto vaginal automaticamente inviabilizam a indução do parto.[1,5]

QUADRO 1 Condições para indução do parto

Indicações
▪ Gestação pós-termo (> 41 semanas). ▪ Rotura prematura de membranas ovulares. ▪ Síndromes hipertensivas (pré-eclâmpsia, eclâmpsia). ▪ Condições médicas maternas: diabetes *mellitus*, doença renal, doença pulmonar crônica, hipertensão crônica, síndrome antifosfolípide. ▪ Comprometimento fetal: restrição do crescimento fetal, isoimunização, teste fetal preocupante, oligodrâmnio. ▪ Corioamnionite. ▪ Malformações fetais incompatíveis com a vida. ▪ Interrupção legal da gravidez. ▪ Óbito fetal.[1]
Contraindicações
▪ Infecção genital por herpes ativo. ▪ Placenta prévia centro total ou vasa prévia. ▪ Prolapso de cordão umbilical. ▪ Apresentação fetal anômala, transversa ou pélvica. ▪ Tumores prévios (colo de útero ou vagina e mioma em segmento uterino inferior). ▪ Desproporção cefalopélvica absoluta.[1]

* Nota: cesárea anterior não representa uma contraindicação à indução, entretanto, o risco de rotura uterina é 2 a 3 vezes maior na indução submetida a prostaglandinas ou com colo desfavorável do que no trabalho de parto (TP) espontâneo, sendo esse risco menor com a indução utilizando a sonda de Foley.[9]
Fonte: adaptado de ACOG. Practice Bulletin No. 107: Induction of Labor. Obstet Gynecol. 2009;114(2 Pt 1):386-97.

DIAGNÓSTICO

Avaliação

Anamnese, exame físico e vitalidade fetal são os principais parâmetros que conduzem a decisão sobre a indução ou não do parto vaginal (Figura 1).[3]

Como citado anteriormente, existem condições que indicam resolução eletiva da gestação por conta dos riscos que proporcionam para a gestante e para o feto. Entretanto, alterações não planejadas, como sofrimento fetal, polidrâmnio e corioamnionite, são problemas que requerem diagnóstico e intervenção.

Na avaliação, é importante confirmar a existência de uma indicação para indução, assim como a inexistência de contraindicações; realizar pelvimetria clínica; confirmar a idade gestacional, verificando a data da última menstruação (DUM) e a idade gestacional (IG) calculada na primeira ultrassonografia, caso a gestante traga consigo o cartão de pré-natal; estimar potencial de distocia; avaliar a maturidade pulmonar fetal, peso, posição e apresentação fetais; assim como confirmar o bem-estar fetal.[1-3,5]

A verificação do bem-estar fetal consiste na realização de cardiotocografia. Pode ser realizada amnioscopia, caso exista dilatação cervical; e mensuração de líquido amniótico, se houver disponibilidade de aparelho de ultrassom. No caso de existência de oligodrâmnio, deve ser feito o exame especular, com manobra de Valsalva, devido à possibilidade de perda de líquido como causa.

Em algumas situações, como em uma gestação entre 40 e 41 semanas, caso o colo uterino esteja aberto, a amnioscopia é mandatória para caracterizar o líquido: saída de líquido meconial indica resolução do parto e a via deve ser individualizada caso a caso; saída de líquido claro deve ser sucedida de toque vaginal, com avaliação de índice de Bishop.

No caso de ausência de alterações nos exames realizados, no contexto de indicação de indução, o toque vaginal com cálculo de Bishop representa a próxima conduta.

O valor calculado em Bishop (Tabela 1), que avalia o *status* do colo, é um dos mais importantes fatores preditivos da probabilidade de sucesso da indução do parto.[2]

Este escore leva em consideração parâmetros como dilatação, apagamento, comprimento, altura da apresentação fetal, consistência e posição do colo uterino, que determinarão o método indicado para indução. Bishop ≤ 6 indica a necessidade de amadurecimento do colo uterino, enquanto Bishop > 6 determina a administração de ocitocina. Com um escore > 8, a probabilidade de parto vaginal após a indução é

TABELA 1 Índice de Bishop

	0	1	2	3
Posição	Posterior	Medianizado	Anterior	–
Consistência	Firme	Médio	Amolecido	–
Esvaecimento	0-30% Grosso	40-50% Grosso-médio	60-70% Médio	80%+ Fino
Dilatação	Impérvio	1-2 cm	3-4 cm	≥ 5 cm
Altura da apresentação	–3 Alta/móvel	–2 Alta/fixa	–1/0 Encaixado	+1/+2

Fonte: Bishop, 1964.

semelhante àquela após trabalho de parto espontâneo.[1,2]

Para o amadurecimento do colo uterino, existe a possibilidade do uso de misoprostol ou, na circunstância de contraindicação para seu uso, nos casos de cicatriz uterina (cesárea, miomectomia, cirurgia fetal), utiliza-se a sonda de Foley.

No caso da administração do misoprostol, abordada detalhadamente adiante, a avaliação do colo uterino por meio do toque vaginal é consistentemente realizada, além da verificação de sinais vitais maternos a cada 4 horas. No caso de falha da indução, cujos critérios serão também abordados adiante neste capítulo, o parto cesáreo é

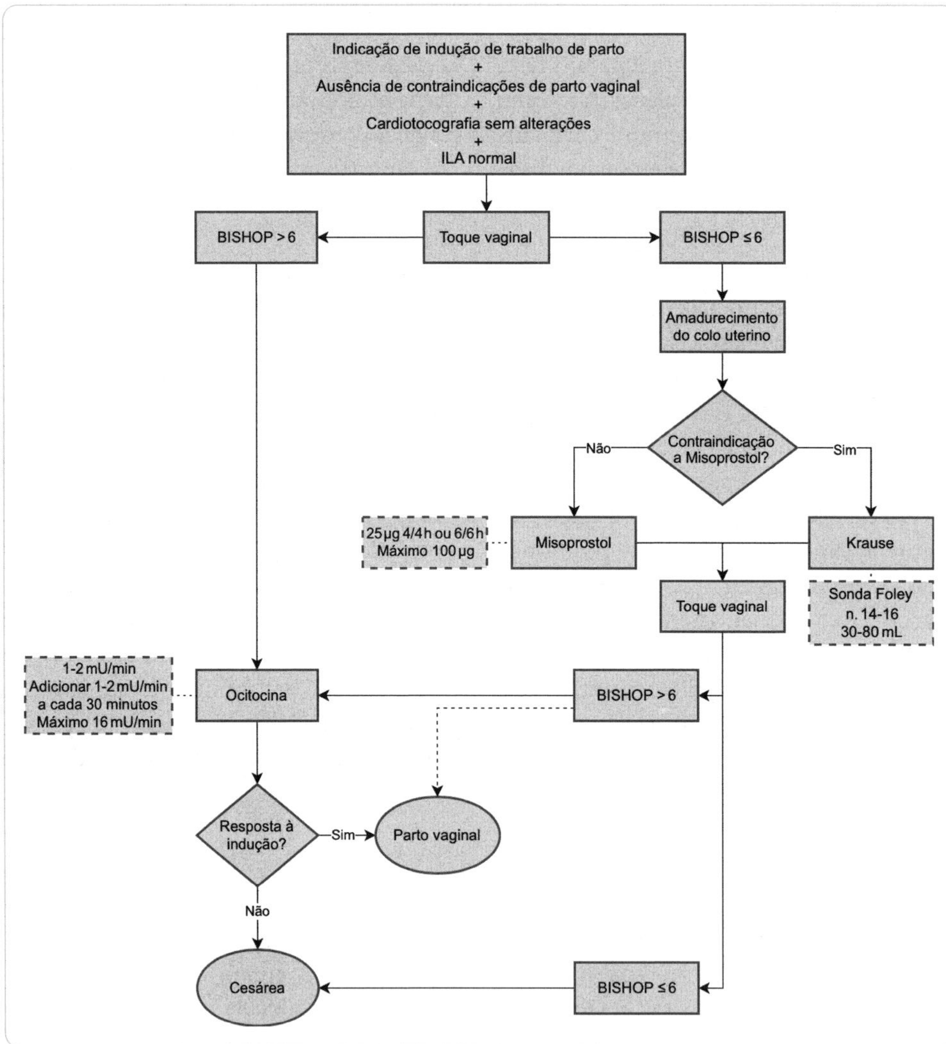

FIGURA 1 **Indução do trabalho de parto.**

ILA: índice de líquido amniótico.
Fonte: autoria própria.

executado. No entanto, na reavaliação do colo, caso o resultado seja Bishop > 6, a administração de ocitocina é realizada.[5]

No contexto da administração de ocitocina, a monitorização intermitente do processo é realizada, avaliando a presença ou não de resposta ao método. Na presença de resposta, a evolução para parto vaginal deve ocorrer e, na ausência de resposta, a cesariana representa a conduta a ser tomada.

CONDUTA

Como citado anteriormente, existem três principais métodos utilizados na indução do parto, escolhidos conforme os critérios previamente mencionados (Tabela 2).

Misoprostol

O misoprostol é uma prostaglandina E1 análoga, indicado para maturação e dilatação do colo uterino, com aplicação eficaz e segura. Pode ser apresentado em forma de gel ou comprimido e, tipicamente, é administrado via vaginal, exercendo ação local, apesar de poder também ser administrado via oral. Entretanto, a via vaginal demonstrou menores taxas de cesárea.[1,10]

O esquema preconizado pelo American College of Obstetricians and Gynecologists (ACOG) é de 25 μg com intervalo de 4 ou 6 horas, sendo a dose máxima estabelecida (100 μg) em fetos viáveis, ou seja, 4 comprimidos. Doses mais altas, de 50 μg a cada 6 horas, pode ser apropriado em algumas situações, entretanto estão associadas a maior risco de complicações. Em casos de óbito fetal, uma dose mais elevada, de 50 a 100 μg pode ser utilizada.[1,4]

As sessões são realizadas por até três dias consecutivos, com intervalos noturnos de repouso.[4]

Entre as complicações possivelmente desencadeadas pelo misoprostol estão taquissistolia – que representa o aumento de contrações uterinas, podendo interferir ou não na frequência cardíaca fetal –, síndrome de hiperestimulação uterina e rotura uterina. Tanto seu efeito como seus efeitos colaterais são dose dependentes. Idealmente, por conta dos possíveis efeitos colaterais, a monitorização de atividade uterina e monitoramento eletrônico fetal são recomendados.[1]

Diante da possibilidade de rotura uterina e impossibilidade de interrupção de seu efeito, o uso de misoprostol é contraindicado em pacientes com cicatriz uterina corporal ou cicatriz uterina segmentar de repetição. O efeito uterotônico exercido pelo medicamento também contraindica sua administração em casos de trabalho de parto com contrações efetivas, vigência de sofrimento fetal agudo e uso concomitante com ocitocina; além disso, não deve ser dado a pacientes asmáticas e em casos de placenta prévia, apesar desta última já representar contraindicação à indução. Apesar de não serem contraindicações absolutas ao uso de misoprostol, gestação múltipla, polidrâmnio, cardiopatia materna, grande multiparidade e hipertensão arterial grave são situações que representam risco elevado a seu uso.[4,5,11]

Ocitocina

A ocitocina é um hormônio produzido no hipotálamo e liberado pela hipófise anterior, que atua estimulando e ritmando as contrações uterinas, fenômeno que ocasiona no parto vaginal. Apesar de já ter sido utilizada para amadurecimento do colo uterino, ela se mostrou inferior ao misoprostol. Atualmente, é administrada tipicamente em um contexto em que já há amadurecimento do colo uterino e promove ritmo a contrações que já estão ocorrendo, logo, o trabalho de parto é considerado vigente, sendo indicada uma condução do trabalho de parto, não uma indução. A resposta à ocitocina depende da presença de estrógenos, responsáveis por aumentar a quantidade de receptores de ocitocina existentes no miométrio, e aumentam com o decorrer da gestação, portanto, o efeito da ocitocina possui elevação gradual entre 20 e 30 semanas, com um platô de 34 semanas até o termo.[2,12,13]

Sua via de administração é a endovenosa e há múltiplos esquemas existentes, sendo o preconizado o de baixa dosagem em virtude da maior segurança. A ocitocina também não deve ser utilizada dentro de 6 horas após a última dose de misoprostol, caso tenha sido utilizado. O intervalo estabelecido pela ACOG é de 4 horas. A dose inicial de administração é de 1 a 2 mU/min: uma solução preparada com 5 UI de ocitocina diluídas em 500 mL de soro glicosado é infundida a 4 gotas por minuto. As contrações uterinas devem ser monitoradas, sendo acrescentado de 1 a 2 mU/min a cada meia hora até que se obtenha atividade uterina regular, conforme preconizado pela ACOG. Outros atores, no entanto, defendem duplicar o gotejamento a cada 30 ou 40 minutos, no máximo de 16 mU/min, até que se atinja a contratilidade adequada.[1,4,11,14,15]

Entre os principais efeitos adversos da ocitocina estão taquisssitolia, hipertonia e hiperestimulação uterina, além da rotura uterina.. Como o misoprostol, seus efeitos colaterais são dose dependentes e tendem a cessar poucos minutos após interrompida a administração. Portanto, a monitorização de pacientes que recebem ocitocina se faz necessária e, caso ocorra taquissistolia, hipertonia uterina e sofrimento fetal, a perfusão de ocitocina deve ser diminuída ou suspensa, seguido de administração de oxigênio sob cateter nasal, hidratação venosa e mudança de decúbito da paciente para decúcito lateral esquerdo. No caso de persistência de taquissistolia, é considerado o uso de terbutalina ou outros tocolíticos.[1,2,4,5]

Krause

Esse método consiste na indução mecânica utilizando uma sonda de Foley n. 14 ou 16. É indicado para preparo do colo uterino em pacientes com história de cesárea anterior com índice de Bishop igual ou inferior a 6. O insuflamento do balão promove descolamento da membrana e liberação de citocinas inflamatórias no colo uterino, resultando em sua abertura em 1 a 3 cm de dilatação. Entre suas principais vantagens estão baixo custo em relação a prostaglandinas, estabilidade à temperatura ambiente e risco reduzido de ruptura uterina e de taquissistolia uterina com ou sem alterações da frequência cardíaca fetal (FCF). Entre as possíveis contraindicações para uso desse método estão placenta baixa, sangramento uterino, ruptura de membranas e cervicite, que, apesar de não serem contraindicações absolutas, devem ser parâmetros avaliados com cautela, com um manejo conforme protocolos institucionais.[5,16-19]

Antes de implementar o método, o bem-estar fetal deve ser verificado por meio da cardiotocografia. Posteriormente, com a paciente em posição ginecológica, o toque vaginal com avaliação do índice de Bishop é realizado, sucedido pela passagem de espéculo e identificação do orifício externo do colo uterino, que deve ser higienizado com clorexidina aquoso. Ocorre, então, a passagem da sonda de Foley n. 14 ou 16 pelo colo e insuflação do balão com 30 a 80 mL de água destilada ou soro fisiológico (Figura 2). A sonda é racionada e fixada na borda da coxa. Por fim, aguarda-se a expulsão da sonda, que, se não ocorrer em 24 horas, deve ser retirada. Após ser expulsa ou retirada, na vigência de modificação do colo, a ocitocina seriada é iniciada para começar o trabalho de parto. Caso não haja modificação do colo, a cesárea é indicada.[1,2]

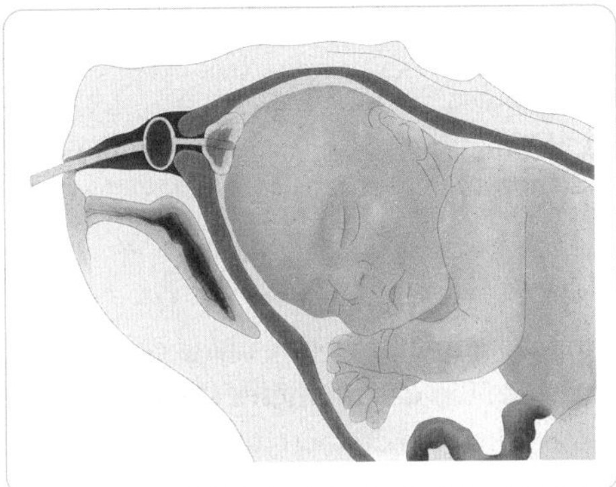

FIGURA 2 Balão de Krause.
Fonte: autoria própria.

Dilatador higroscópico

O dilatador higroscópico (Figura 3) também representa um método mecânico para amadurecimento do colo. É desenhado para absorver fluidos endocervicais e teciduais locais, que faz com que o dispositivo se expanda, fornecendo pressão no colo, promovendo uma dilatação mecânica. Simultaneamente, há descolamento das membranas ovulares e a liberação de prostaglandina nesse processo, o que favorece o amadurecimento do colo uterino. Os produtos disponíveis incluem dilatadores osmóticos naturais (p. ex., *Laminaria japonicum*) e dilatadores osmóticos sintéticos (p. ex., Lamicel) e, uma de suas principais vantagens é a possibilidade de seu uso em regime ambulatorial.[20]

O método consiste na antissepsia do períneo e da vagina e, sob a visualização do colo uterino com um espéculo, são introduzidos os dilatadores na endocérvice progressivamente até seu enchimento e, no final, coloca-se uma gaze para manutenção da posição dos dilatadores.

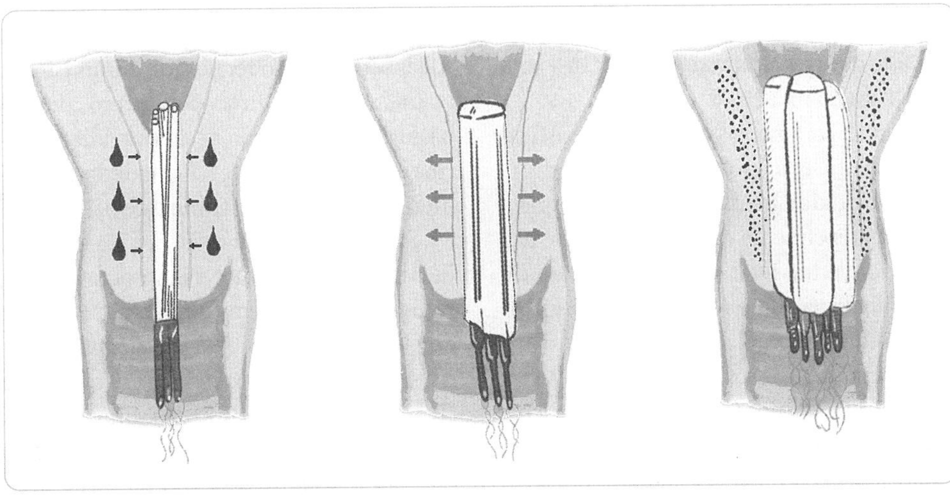

FIGURA 3 Dilatador higroscópico.
Fonte: autoria própria.

TABELA 2 Métodos de indução

Amadurecimento cervical			**Condução de trabalho de parto**
Misoprostol	**Cateter de Foley**	**Dilatadores**	**Ocitocina**
25 μg a cada 4 ou 6 h MÁXIMO 100 μg	Manter por 24 h ou até expulsão espontânea	Laminárias: removidas 12 a 24 h após a colocação Dilatadores sintéticos: removidos após 6 a 8 horas[19]	1-2 mU/min *Acrescentar 1-2 mU/min a cada 30 min até atingir fase ativa de trabalho de parto MÁXIMO 16 mU/min
Risco de taquissistolia Contraindicado em caso de cicatriz uterina	Maior risco de não apresentar parto vaginal em 24 h no caso de multíparas[18]	Associado a infecção (endometrite e sepse neonatal no caso de dilatadores osmóticos naturais), sangramento, ruptura de membrana e ruptura placentária[20]	Maior risco de cesárea[18]
Indicação: Bishop ≤ 6	Indicação: cicatriz uterina + Bishop ≤ 6	Indicação: cicatriz uterina + Bishop ≤ 6	Indicação: Bishop > 6

Fonte: autoria própria.

PROGNÓSTICO

A falha de indução é definida dentro de 24 e 48 horas desde o início do processo. Entretanto, atualmente não há padrões estabelecidos do que é uma falha de indução, devendo-se lembrar que o amadurecimento do colo do útero pode levar algum tempo, e que o desenvolvimento de um padrão ativo de trabalho de parto deve ser alcançado antes de determinar a falha da indução.[3,18]

Alguns parâmetros como características do colo uterino (pelo índice de Bishop, como já citado), medições ultrassonográficas do comprimento do colo do útero e uso de fibronectina fetal antes de indução do trabalho de parto podem predizer o sucesso da indução.[3]

A taxa de sucesso, também pode variar de acordo com antecedentes obstétricos: mulheres nulíparas com colo desfavorável estão sob risco duas vezes maior de parto cesáreo no caso de indução. É constatado, também, que o índice de parto vaginal após indução aumenta com a idade gestacional, mais de 50% das mulheres (inclusive nulíparas com colo do útero imaturo) dão à luz por via vaginal.[21-24]

Nas tentativas de indução utilizando misoprostol, é considerada a falha de indução caso o escore do colo seja ≤ 6 após administradas seis doses do medicamento, enquanto, com a sonda de Foley, seria 24 horas após sua inserção. Caso tenha sido administrada ocitocina, a falha do procedimento consiste na ausência de padrão de contratilidade uterina eficaz, ou seja, que não modifique o colo uterino após doses máximas de ocitocina.[5]

Segundo uma metanálise em 121 induções de parto, o misoprostol melhorou o amadurecimento cervical em comparação com placebo e foi associado a uma falha reduzida para conseguir parto vaginal no prazo de 24 horas (RR 0,51; 95% IC 0,37-0,71). Entretanto, a hiperestimulação uterina, sem alterações da FCF, aumentou (RR 3,52 IC 95% 1,78-6,99).[25]

A ocitocina, como citado anteriormente, é atualmente utilizada para condução de trabalho de parto: com um colo uterino imaturo, a tentativa de indução apenas com ocitocina está associada a percentual elevado de partos prolongados, de doses elevadas com o risco de intoxicação hídrica, de falhas, além de aumento da incidência de cesáreas. Ao ser comparada com conduta expectante, a ocitocina isolada reduziu a taxa de parto vaginal sem sucesso dentro de 24 horas (8,3% *versus* 54%, risco relativo [RR] 0,16, intervalo de confiança de 95% [IC] 0,10-0,25), mas a taxa de cesariana aumentou (10,4% *versus* 8,9%, RR 1,17, IC 95% 1,01-1,36). Menor IMC e maior dilatação cervical, paridade ou idade gestacional são preditores de resposta bem-sucedida à ocitocina para indução.[4,26,27]

Por fim, foi demonstrado que o cateter de Foley representa um método eficaz e seguro para mãe, feto e recém-nascido, com aumento médio na pontuação de Bishop de 2,68 +/– 1,39 ponto para toda a coorte ($p < 0,005$).[28]

A taxa de pré-indução bem-sucedida resultando em parto foi de 69,4%, com partos vaginais respondendo por 66,67% de todos os casos. Além disso, 30,66% das gestantes não necessitaram do uso de ocitocina. O risco associado de infecções maternas ou perinatais foi mostrado insignificante. Alguns critérios, entretanto, podem prever o sucesso ou falha do método, sendo parto vaginal prévio preditor de sucesso; em contrapartida, intervalo interpartal inferior a 24 meses, obesidade, feto grande para a idade gestacional (GIG) cesárea anterior indicada por distocia intraparto são fatores preditores de falha.[28,29]

Um estudo, publicado no *New England Journal of Medicine*,[30] comparou os desfechos maternos e fetais em tentativa de trabalho de parto em mulheres com cesárea anterior, com o intuito de orientar essas pacientes com cesárea prévia, chegando à associação de maior risco perinatal nos casos de TP do que na cesariana eletiva repetida sem TP, embora tenham sido encontrados riscos absolutos baixos (Tabela 3).[30]

Em relação aos dilatadores higroscópicos, segundo uma metanálise de ensaios randomizados, o risco de taquissistolia com alterações adversas na FCF foi menor no grupo de laminária em comparação com qualquer grupo de prostaglandina (0 *versus* 5,9%; RR 0,13, IC 95% 0,04-0,48, cinco ensaios, 538 participantes). O risco de parto cesáreo foi semelhante para os grupos de laminaria, qualquer prostaglandina e cateter balão. A adição de prostaglandinas ou ocitocina à laminaria durante o amadurecimento cervical não melhorou claramente as chances de parto vaginal dentro de 24 horas nem reduziu as chances de parto cesáreo.[19]

COMENTÁRIOS SOBRE O CASO CLÍNICO

Diante de uma paciente no termo tardio (41 semanas e 3 dias de gestação), temos indicação formal para indução do parto associada à ausência de contraindicações para parto vaginal. Com uma cardiotocografia tranquilizadora, feto estável e índice

TABELA 3 Desfechos maternos e fetais após TP em mulheres com cesárea anterior

Método	Risco de rotura uterina	Risco de morte perinatal
VBAC espontâneo	0,15%	0,01%
Indução com prostaglandina	0,87%	0,11%
Indução com Foley ou amniotomia	0,29%	0,04%[18,29]

TP: trabalho de parto; VBAC: parto vaginal após cesárea.
Fonte: Landon et al., 2004.[30]

de líquido amniótico (ILA) dentro da normalidade, calculamos o índice de Bishop com base nos achados no toque vaginal:

- Posterior: 0 pontos.
- Amolecido: 2 pontos.
- Grosso: 0 pontos.
- 2 cm de dilatação: 1 ponto.
- Altura da apresentação –3: 0 pontos.

Chegamos, então, a um escore de 3 pontos, que representa um colo desfavorável, com necessidade de amadurecimento. Como a paciente não possui contraindicações ao uso de misoprostol, pode ser iniciado via vaginal na dose de 25 µg.

PERSPECTIVAS FUTURAS

Atualmente, muitos estudam avaliam o desfecho da indução do trabalho de parto com 39 semanas de gestação. O *New England Journal of Medicine* (NEJM) recentemente publicou o ARRIVE, estudo randomizado com nulíparas de baixo risco, que não encontrou uma diferença significativa na frequência de resultados perinatais adversos entre mulheres designadas aleatoriamente para indução do parto com 39 semanas de gestação e mulheres designadas para conduta expectante. O risco relativo foi 20% menor no grupo de indução do que no grupo de conduta expectante, o que sugere que a indução do trabalho de parto não está vinculada a maior risco de resultados perinatais adversos do que a conduta expectante, podendo estar associado a um risco 36% menor do que o manejo expectante. A frequência de cesariana e de distúrbios hipertensivos relacionados à gestação foi significativamente menor no grupo de indução do parto. Foi sugerido que uma cesariana pode ser evitada para cada 28 partos entre mulheres nulíparas de baixo risco que sejam submetidas à indução eletiva do parto em 39 semanas. A redução da ocorrência de parto cesáreo se aplica, inclusive, a mulheres com colo uterino desfavorável (considerado como Bishop < 5 no estudo). Em um estudo retrospectivo, publicado em 2013, foi constatada uma redução na probabilidade de cesárea em mulheres tanto nulíparas quanto multíparas submetidas à indução eletiva entre 37 e 40 semanas de gestação.[31,32]

DEFINIÇÕES IMPORTANTES DO CAPÍTULO

- **Termo**: entre 37 semanas e 41 semanas e 6 dias.
- **Termo precoce**: 37 semanas a 38 semanas e 6 dias.
- **Termo pleno**: 39 semanas a 40 semanas e 6 dias.
- **Termo tardio**: 41 semanas a 41 semanas e 6 dias.
- **Pós-termo**: a partir de 42 semanas.
- **Trabalho de parto**: mínimo de duas contrações uterinas regulares em tempo e geralmente dolorosas em 10 minutos, com duração maior que 15 a 20 segundos por um período de pelo menos 30 minutos, que promova alteração do colo uterino.
- **Indução de trabalho de parto**: iniciar o trabalho de parto.
- **Condução de trabalho de parto**: aumentar/estimular um trabalho de parto que já iniciou.
- **Contrações uterinas normais**: cinco contrações ou menos em 10 minutos, média em uma janela de 30 minutos.[1]
- **Taquissistolia**: mais de cinco contrações em 10 minutos, média em uma janela de 30 minutos.[1]

QUESTÕES

1. (Unifesp) Paciente primigesta com 42 semanas de gravidez pela data da última menstruação e pelo relatório de ultrassonografia realizado no primeiro trimestre, com feto de peso estimado em 3.900 g, colo pérvio para 2 centímetros médio e apresentação cefálica fixa. A conduta é:

A. Indução do parto.
B. Expectante, com avaliação da vitalidade fetal a cada semana.
C. Expectante, com a paciente internada para avaliação da vitalidade fetal todos os dias.
D. Ultrassonografia para verificar erro da data.
E. Cesárea.

Resposta correta: alternativa A.
Justificativa: o fato de a paciente estar com 42 semanas de gestação representa uma indicação para a resolução da gestação. Além disso, a realização de uma ultrassonografia nesse momento não seria confiável para avaliar a idade gestacional, já que esta está muito avançada e o ultrassom perde sua precisão com o decorrer da gestação, por isso, a idade gestacional pela ultrassonografia é determinada no primeiro exame realizado na gestação.

Apesar de o feto apresentar um peso elevado, isso não contraindica parto vaginal. Dessa forma, a cesárea não seria a primeira escolha, sendo, portanto, a indução do parto a conduta adequada nesse momento.

2. (ABC-SP 2020 – R1) Paciente, primigesta de 36 semanas de gestação, chega ao pronto-socorro com diagnóstico de óbito fetal pela ultrassonografia. Diante desse quadro, qual é a melhor conduta?

A. Indução de parto com infusão de solução hipertônica intrauterina.
B. Indução de parto com sonda de Foley.
C. Indução de parto com prostaglandina.
D. Indução de parto com ocitocina.

Resposta correta: alternativa C.
Justificativa: diante de um quadro de um caso de óbito fetal, numa paciente fora de trabalho de parto e sem contraindicações para parto vaginal, a indução do parto é preconizada. Como o enunciado não fornece qualquer informação que contraindique um parto vaginal, a conduta seria a indução, que pode ser realizada com sonda de Foley, prostaglandina ou ocitocina.

A sonda de Foley está reservada para casos em que exista contraindicação para o uso de misoprostol. Diante de uma paciente primigesta, sem cirurgias uterinas prévias, o misoprostol poderia ser administrado.

A ocitocina é indicada para casos em que a pontuação do escore Bishop é superior a 6. Como não são fornecidas informações para o cálculo, consideramos um valor inferior a 6. Dessa maneira, seguimos com a administração de misoprostol. Segundo a Febrasgo, em casos de óbito fetal com idade gestacional > 28 semanas, a posologia do misoprostol seria de 25 μg, via vaginal, a cada 6h.

3. (Unicamp 2020) Mulher, 25a, G2P1C0A0, idade gestacional de 41 semanas. Trabalho de parto induzido com ocitocina, queixando-se de muita dor. Toque vaginal: colo com 8 cm de dilatação, cefálico, plano –1 de De Lee, bolsa rota espontânea líquido claro com grumos grossos.

Cardiotocografia:

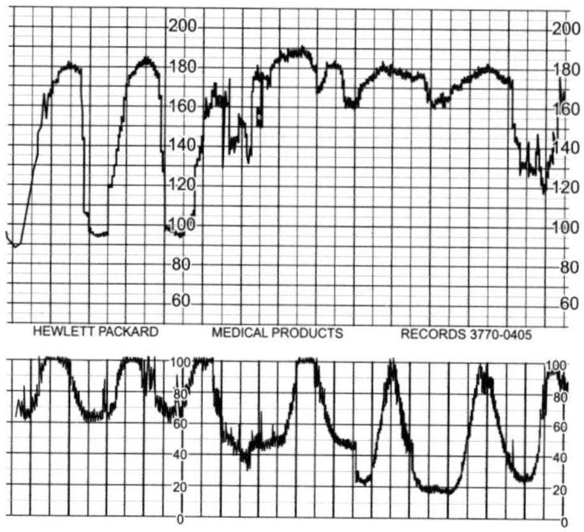

A conduta no momento é:

A. Suspender ocitocina, analgesia e monitorização contínua dos batimentos cardiofetais.
B. Hidratação e cesárea de urgência sob raquianestesia.
C. Manter ocitocina e parto fórceps Simpson com bloqueio pudendo bilateral.
D. Aumentar ocitocina, analgesia e monitorização intermitente dos batimentos cardiofetais.

Resposta correta: alternativa A.

Justificativa: uma paciente secundigesta no termo, estável, em uso de ocitocina durante fase ativa de trabalho de parto. A principal preocupação é em relação à cardiotocografia, que evidencia diversas contrações (cerca de 5 num período de 10 min), sendo esse um possível efeito da ocitocina. Em relação ao BCF, há desacelerações de aspecto variável, que parecem ser tardias às contrações, evidenciando sinais de sofrimento fetal.

Dessa forma, diante da taquissistolia, é indicada a suspensão da ocitocina, esperando que as contrações reduzam em poucos minutos. Concomitantemente, é pertinente o início da oferta de oxigênio para a gestante, analgesia e monitorização do feto para avaliar sua resposta e possibilidade de condução do trabalho de parto ou necessidade para intervenção cirúrgica.

Não se deve manter ou aumentar a ocitocina. A hidratação é uma medida insuficiente para a ressuscitação. A necessidade de cesárea de urgência deve ser avaliada após suspensão da ocitocina e introdução de medidas adequadas de ressuscitação.

Além disso, fórceps ainda não tem indicação, visto que o feto está com apresentação alta (–1 em plano de De Lee), e a dilatação ainda não é total.

4. (FMUSP 2020) Gestante, 32 anos de idade, secundigesta com uma cesárea anterior, 40 semanas e 2 dias de gravidez. Refere contrações irregulares e redução da movimentação fetal há 1 dia. Ao exame clínico, bom estado geral, corada, PA 120 × 70 mmHg, altura uterina 30 cm, BCF presente rítmico. Toque vaginal colo grosso, posterior, impérvio.

Vitalidade fetal: tônus adequado, movimentação corpórea e respiratória presentes, índice de líquido amniótico de 4,2 cm. Cardiotocografia apresentada.

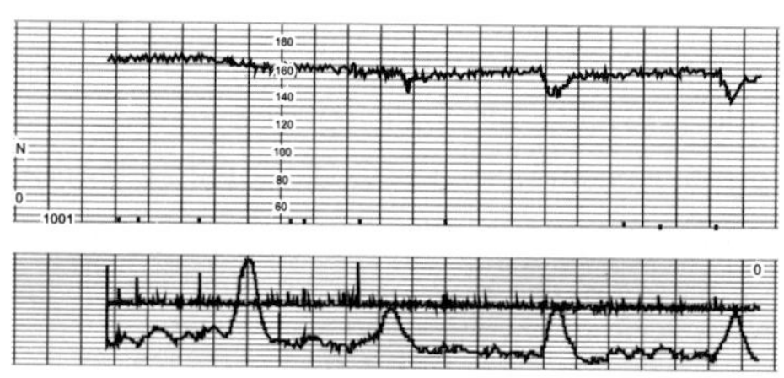

Qual é a conduta adequada neste momento?

A. Controlar a vitalidade fetal em 2 dias.
B. Preparar o colo com prostaglandina.
C. Indicar parto de imediato por via alta.
D. Realizar hidratação materna e reavaliação.

Resposta correta: alternativa C.

Justificativa: nesse caso, a idade gestacional acima de 40 semanas, associada a oligodrâmnio, indica a resolução do parto. Associado a isso, a redução da movimentação fetal relatada pela paciente associada a uma cardiotocografia sem acelerações evidenciam sofrimento fetal, devendo o parto ser realizado pela via mais rápida. Com um colo vaginal desfavorável, a via mais rápida seria a cesariana. É importante ressaltar que, caso fosse indicada a indução do parto numa tentativa de parto vaginal, a paciente não poderia receber prostaglandina devido a presença de cicatriz uterina.

5. (FMUSP 2020) A.S, secundigesta com 32 semanas de gravidez com 1 parto vaginal há 3 anos, vem ao pronto atendimento com corrimento de odor fétido há 6 dias, inicialmente em pequena quantidade, hoje chegou a molhar a roupa. Ao exame clínico, com estado geral, afebril, FC 114, PA 10 × 7 mmHg, altura uterina 27 cm, BCF 162, dinâmica uterina três contrações fracas em 10 minutos. Forro vaginal úmido. Aspecto de forro vaginal e de especular abaixo. Colo médio, 2 cm de dilatação.

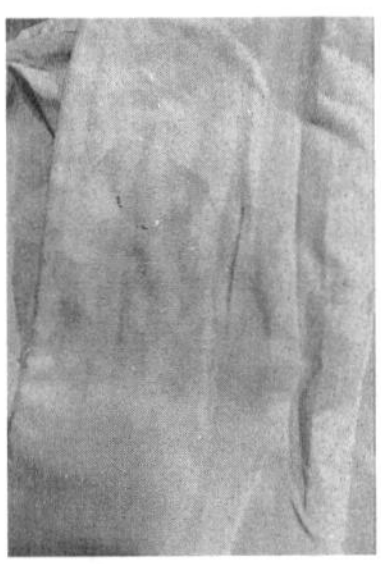

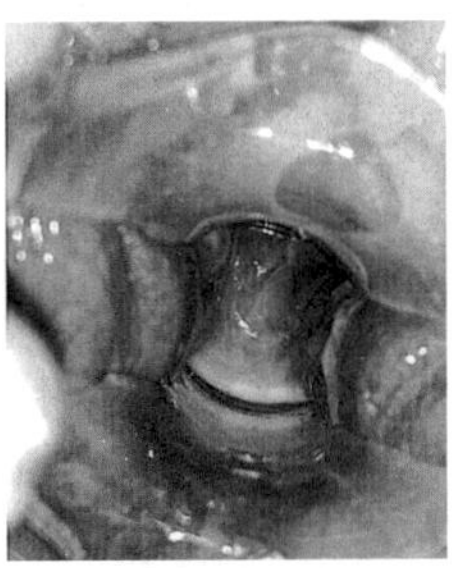

Qual deve ser a conduta obstétrica?

A. Inibição do trabalho de parto.
B. Indução do parto.
C. Realização de cerclagem do colo.
D. Tratamento antimicrobiano vaginal.

Resposta correta: alternativa B.

Justificativa: diante de taquicardia materna, corrimento vaginal fétido e purulento, a principal hipótese diagnóstica do caso acima é corioamnionite, mesmo que a paciente esteja afebril. Assim, a conduta é resolução da gravidez, preferencialmente via vaginal, portanto, a indução é a conduta preconizada. Também, é indicada a antibioticoterapia, entretanto, esta não será realizada via vaginal, mas via endovenosa.

REFERÊNCIAS

1. American College of Obstetricians and Gynecologists. Committee on Practice Bulletins: Obstetrics. Induction of labor. ACOG Practice Bulletin n. 107. Obstet Gynecol. 2009;114:386.
2. Rotinas Assistenciais da Maternidade-Escola da Universidade Federal do Rio de Janeiro. Indução do parto. Disponível em: https://www.me.ufrj.br/images/pdfs/protocolos/obstetricia/inducao_do_parto.pdf. Acesso em jun. 2025.
3. Gabbe SG. Obstetrícia. 6 ed. Rio de Janeiro: Guanabara Koogan; 2015.
4. Brasil. Ministério da Saúde, Febrasgo, Abenfo. Parto, aborto e puerpério. Assistência humanizada à mulher. [Internet]. 2001. Disponível em: https://bvsms.saude.gov.br/bvs/publicacoes/cd04_13.pdf. Acesso em jun. 2025.
5. De G, Clínicas P. Hospital Sofia Feldman. Indução do parto [Internet]. Disponível em: https://www.saude.sc.gov.br/index.php/documentos/atencao-basica /rede-cegonha/eventos-2/oficina-processos-de-trabalho-na-rede-cegonha/diretrizes-clinicas-hospital-sofia-feldman/7613-inducao-do-parto/file. Acesso em jun. 2025.
6. Bonsack CF, Lathrop A, Blackburn M. Induction of labor: update and review. J Midwifery Womens Health. 2014;59(6):606-15.
7. Osterman MJK, Hamilton BE, Martin JA, Driscoll AK, Valenzuela CP. Births: final data for 2021. Natl Vital Stat Rep. 2023;72(1):1-53.
8. Tsakiridis I, Mamopoulos A, Athanasiadis A, Dagklis T. Induction of labor: an overview of guidelines. Obstet Gynecol Surv. 2020;75(1):61-72.
9. Royal College of Obstetricians and Gynaecologists. Birth after previous caesarean birth green-top guideline n. 45. [Internet]. 2015. Disponível em: https://www.rcog.org.uk/media/kpkjwd5h/gtg_45.pdf. Acesso em jun. 2025.

10. Alfirevic Z, Keeney E, Dowswell T, Welton NJ, Dias S, Jones LV, et al. Labour induction with prostaglandins: a systematic review and network meta-analysis. BMJ. 2015;350:h217.
11. Brasil. Ministério da Saúde. Secretaria de atenção à saúde departamento de ações programáticas estratégicas – área técnica de saúde da mulher. [Internet]. Disponível em: https://bvsms.saude.gov.br/bvs/publicacoes/protocolo_utilizacao_misoprostol_obstetricia.pdf. Acesso em jun. 2025.
12. Aquino MMA, Cecatti JG. Misoprostol *versus* oxytocin for labor induction in term and post-term pregnancy: randomized controlled trial. Sao Paulo Med J. [Internet]. 2003;121(3):102-6. Disponível em: https://doi.org/10.1590/S1516-31802003000300003. Acesso em jun. 2025.
13. Caldeyro-barcia R, Poseiro JJ. Physiology of the uterine contraction. J Clin Obstet Gyneco. 1960;3: 386-410.
14. den Hertog CE, de Groot AN, van Dongen PW. History and use of oxytocics. Eur J Obstet Gynecol Reprod Biol. 2001;94(1):8-12.
15. Blanco JD, Finley BE. Induction and simulation of labor. In: Pauerstein GJ. Clinical obstetrics. New York: John Wiley; 1987. p. 495-501.
16. Boulvain M, Kelly A, Lohse C, Stan C, Irion O. Mechanical methods for induction of labour. Cochrane Database Syst Rev. 2001;(4):CD001233.
17. Gelber S, Sciscione A. Mechanical methods of cervical ripening and labor induction. Clin Obstet Gynecol. 2006;49(3):642-57.
18. Fundação Oswaldo Cruz. Instituto Nacional de Saúde da Mulher, da Criança e do Adolescente Fernandes Figueira. Portal de Boas Práticas em Saúde da Mulher, da Criança e do Adolescente. Indução do trabalho de parto e indicações de cesárea. Rio de Janeiro; 2021. Disponível em: https://portaldeboaspraticas.iff.fiocruz.br/atencao-mulher/inducao-do-trabalho-de-parto-e-indicacoes-de-cesarea/. Acesso em jun. 2025.
19. Grobman W. Induction of labor: techniques for preinduction cervical ripening. In: Post TW, editor. UpToDate [Internet]. Waltham (MA): UpToDate Inc. Disponível em: http://www.uptodate.com. Acesso em set. 2023.
20. Tenore JL. Methods for cervical ripening and induction of labor. Am Fam Physician. 2003;67(10):2123-8.
21. Moore LE, Rayburn WF. Elective induction of labor. Clin Obstet Gynecol. 2006;49(3):698-704.
22. Luthy DA, Malmgren JA, Zingheim RW. Cesarean delivery after elective induction in nulliparous women: the physician effect. Am J Obstet Gynecol. 2004;191(5):1511-5.
23. Vrouenraets FP, Roumen FJ, Dehing CJ, van den Akker ES, Aarts MJ, Scheve EJ. Bishop score and risk of cesarean delivery after induction of labor in nulliparous women. Obstet Gynecol. 2005;105(4):690-7.
24. Laughon SK, Zhang J, Grewal J, Sundaram R, Beaver J, Reddy UM. Induction of labor in a contemporary obstetric cohort. Am J Obstet Gynecol. 2012;206(6): 486.e1-486.e4869.
25. Hofmeyr GJ, Gülmezoglu AM, Pileggi C. Vaginal misoprostol for cervical ripening and induction of labour. Cochrane Database Syst Rev. 2010;2010(10): CD000941.
26. Kelly AJ, Tan B. Intravenous oxytocin alone for cervical ripening and induction of labour. Cochrane Database Syst Rev. 2001;(3):CD003246.
27. Satin AJ, Leveno KJ, Sherman ML, McIntire DD. Factors affecting the dose response to oxytocin for labor stimulation. Am J Obstet Gynecol. 1992;166(4): 1260-1.
28. Jagielska I, Kazdepka-Ziemińska A, Janicki R, Fórmaniak J, Walentowicz-Sadłecka M, Grabiec M. Ocena skuteczności i bezpieczeństwa preindukcji porodu cewnikiem Foley'a [Evaluation of the efficacy and safety of Foley catheter pre-induction of labor]. Ginekol Pol. 2013;84(3):180-5.
29. Cromi A, Ghezzi F, Tomera S, Uccella S, Lischetti B, Bolis PF. Cervical ripening with the Foley catheter. Int J Gynaecol Obstet. 2007;97(2):105-9.
30. Landon MB, Hauth JC, Leveno KJ, Spong CY, Leindecker S, Varner MW, et al. Maternal and perinatal outcomes associated with a trial of labor after prior cesarean delivery. N Engl J Med. 2004;351(25):2581-9.
31. Grobman WA, Rice MM, Reddy UM, Tita ATN, Silver RM, Mallett G, et al. Labor induction *versus* expectant management in low-risk nulliparous women. N Engl J Med. 2018;379(6):513-3.
32. Darney BG, Snowden JM, Cheng YW, Jacob L, Nicholson JM, Kaimal A, et al. Elective induction of labor at term compared with expectant management: maternal and neonatal outcomes. Obstet Gynecol. 2013;122(4):761-9.

13

Mecanismos de parto vaginal cefálico fletido

Camila Frizzo
Ligia de Castro Rodrigues

CASO CLÍNICO

Paciente A. W., 35 anos, primigesta, em trabalho de parto avançado, internada em hospital regional. Não trouxe documentos do pré-natal e não há como realizar USG *point-of-care*.

Exame obstétrico: abdome gravídico, AU 34 cm, movimentação fetal presente, dinâmica uterina presente 4 contrações com duração de 30" em 10'. BCF 160 bpm audível em quadrante inferior direito.

Toque vaginal: dilatação total, bolsa rota, apresentação cefálica, altura 0 de De Lee, sendo possível sentir fontanela lambdoide em contato com face anterior da pelve materna.

1. **Qual é a variedade de posição do feto?**
2. **Quantos graus a cabeça do feto deverá rotacionar para nascer em OP? Em qual sentido?**
3. **Quais são os próximos períodos no mecanismo de parto até o nascimento?**

Comentário:
A partir das informações apresentadas no exame obstétrico, o feto está em situação longitudinal, apresentação cefálica e, pela ausculta do BCF, infere-se dorso à esquerda. Após a realização do toque vaginal, em que o ponto de referência é a fontanela lambdoide em contato com face anterior da pelve materna, conclui-se a variedade de posição ODA.

A cabeça fetal está em ODA ao final da insinuação, portanto deverá rotacionar 45 graus em sentido horário para que esteja em posição OP, preferencial para o desprendimento cefálico.

Pelo toque vaginal, percebe-se que o feto está em apresentação cefálica fletida em plano 0 de De Lee, que sinaliza insinuação completa da cabeça fetal. Os passos seguintes são: descida da cabeça fetal, em que ocorre rotação interna e insinuação das espáduas; desprendimento cefálico, em movimento de flexão e extensão, seguido de rotação externa da cabeça fetal para restituição da variedade de posição e desprendimento das espáduas.

INTRODUÇÃO

Ao final do século XIX, os estudos na área da obstetrícia se intensificaram, principalmente com publicações da escola médica francesa, composta por nomes como François Mauriceau, Guilhemau, Baudelocque, entre outros.[1,2] Por meio do aprimoramento do exame físico obstétrico, foi proposta uma análise pormenorizada da pelve feminina sob a perspectiva geométrica de ângulos, diâmetros e medidas, com aplicação à fisiologia mecânica do parto vaginal cefálico.[1-3] O parto vaginal deixou de ser evento doméstico, sendo inserido no ambiente hospitalar sob uma proposta obstétrica científica.[3,4] A descrição da biomecânica fisiológica do parto vaginal cefálico fletido vem a ser foco do presente capítulo.

O mecanismo do parto vaginal, subdividido em tempos, acontece predominantemente na fase expulsiva do trabalho de parto.[5] Entretanto, em algumas mulheres, o tempo da insinuação pode ocorrer antes do início do trabalho de parto. É um processo complexo e dinâmico, que envolve a mecânica da movimentação fetal no trajeto do canal de parto até sua exteriorização pela vagina, sob influência das contrações uterinas e angulações ósseas da pelve.[6,7] A progressão do polo cefálico depende de movimentos para reduzir o diâmetro da apresentação fetal, possibilitando a passagem pelos estreitos da bacia.[8]

A contratilidade uterina é a força necessária para a expulsão do feto. Considera-se adequado para o início do trabalho de parto ativo, contrações uterinas dolorosas e rítmicas, capazes de modificarem o colo causando dilatação. No período expulsivo, em que há dilatação cervical completa, espera-se contrações de forte intensidade, na frequência de uma a cada dois minutos, para que haja progressão do feto por meio do canal de parto.[9]

A pelve materna, como visto anteriormente (Capítulo 7 – Bacia e relações materno-fetais), pode ter formatos variados. A bacia do tipo ginecoide é considerada mais fisiológica para o parto vaginal em virtude de suas proporções e diâmetros transversos adequados para a passagem da cabeça fetal, pouco redutível em matéria de diâmetro.[10] Ainda que existem mecanismos para redução dos diâmetros do polo cefálico, como as suturas cranianas e a flexão cervical, a cabeça fetal é o segmento que deve encontrar mais obstáculos na descida pelo canal de parto.[11] O feto deve progredir pelo canal vaginal composto por tecidos moles – colo do útero, músculos, mucosa, introito vaginal –, que se adaptam à sua passagem, mas também por diâmetros ósseos da bacia que não dilatam, em outro termo, a pequena pelve.[12]

Sob uma análise pragmática, o canal de parto é definido como o trajeto a ser percorrido pelo feto, o objeto, que por sua vez é impulsionado pelas contrações uterinas – o motor (Figura 1).[8]

O estudo do mecanismo do parto contempla os movimentos adotados passivamente pelo polo cefálico fetal para acomodação de suas medidas aos diâmetros maternos.[11] Neste capítulo será abordado especificamente o mecanismo de parto vaginal cefálico fletido, presente em 95% das gestações, de maneira que a compreensão

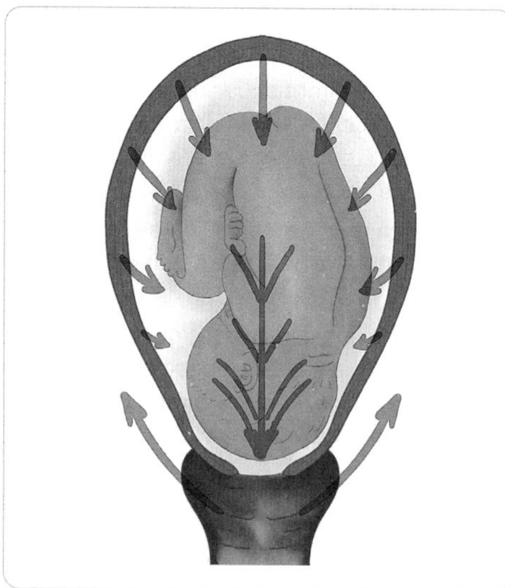

FIGURA 1 Sentido dos vetores de força gerados pelas contrações uterinas.
Fonte: autoria própria.

desses mecanismos fisiológicos é fundamental para garantir uma assistência segura e eficaz ao parto vaginal.[6-7,12-13]

Diferentes autores subdividem os mecanismos de parto em períodos distintos agrupando de maneiras particulares os movimentos do polo cefálico.[14] Classicamente, os movimentos cardinais da cabeça fetal são: insinuação, descida, flexão, rotação interna, extensão, rotação externa e expulsão.[15] Na academia médica brasileira, Rezende et al.[6] subdivide o mecanismo de parto em insinuação, descida e desprendimento, enquanto Zugaib,[13] descreve seis movimentos, insinuação, descida, rotação interna, desprendimento, rotação externa e desprendimento do ovoide córmico.

Os períodos dos mecanismos de parto sobrepõem-se na sequência em que ocorrem, porém nesse capítulo foram abordados separadamente em: insinuação, descida, desprendimento cefálico e desprendimento das espáduas (Tabela 1).

INSINUAÇÃO

A fase expulsiva do parto, conhecida como o segundo período do parto, inicia-se com a dilatação total do colo em associação a contrações eficientes e intensas, que irão determinar a propulsão do feto até sua expulsão do corpo materno.[16] Nesse momento, a cabeça fetal se encontra acima do estreito superior da bacia, em flexão moderada. A insinuação corresponde ao encaixe do polo cefálico na pelve materna, de forma que o maior diâmetro da apresentação, perpendicular à linha de orientação, ultrapasse o estreito superior.[17]

A maior redução possível do diâmetro do polo cefálico, atingida pela flexão cervical acentuada, é essencial para o encaixe (Figura 2). A aproximação do queixo ao peito promove substituição do diâmetro anteroposterior occipitofrontal, 12 cm, pelo diâmetro suboccipitobregmático, 9,5 cm[18] (Tabela 2). Em aproximadamente 1% dos

TABELA 1 Períodos do mecanismo de parto vaginal na apresentação cefálica fletida

Períodos principais	Períodos acessórios
Insinuação	Flexão da cabeça
Descida	Rotação interna Insinuação das espáduas
Desprendimento cefálico	Deflexão Extensão
Desprendimento das espáduas	Rotação externa da cabeça Rotação interna das espáduas

Fonte: adaptada de Rezende e Montenegro, 2016.[6]

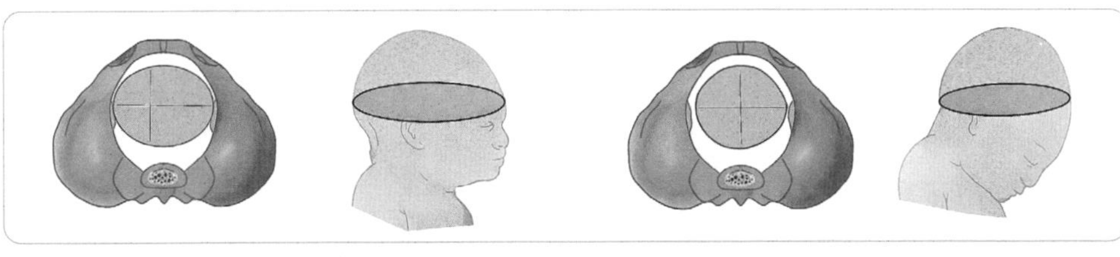

FIGURA 2 Substituição do diâmetro occipitofrontal para suboccipitobregmático.
Fonte: adaptada de Zugaib, 2023.[13]

partos em apresentação cefálica, há insinuação em diferentes graus de deflexão do polo cefálico, resultando em dificuldade na progressão do trabalho de parto.[7]

A posição adotada pelo feto em relação a um ponto de referência da pelve materna, com dorso em posição direita ou esquerda, determina uma nomenclatura para o que é definido como variedade de posição. Possíveis variedades de posição existentes na apresentação cefálica fletida são: occípito-direita-anterior (ODA), occípito-direita-posterior (ODP), occípito-direita-transversa (ODT), occípito-esquerda anterior (OEA), occípito-esquerda-posterior (OEP), occípito-esquerda-transversa (OET), occípito-pube (OP), occípito-sacro (OS) (Figura 3).[19]

O risco de morbidade materno-fetal aumenta com o mau posicionamento da

TABELA 2 Estática fetal na apresentação cefálica

Ponto de referência	Apresentação		Diâmetro da apresentação	Circunferência da apresentação	Linha de orientação
Lambda	Fletida	Vértice ou occipital	Suboccipitalbregmático (9,5 cm)	32 cm	Sutura sagital

Fonte: adaptada de Rezende e Montenegro, 2016.[6]

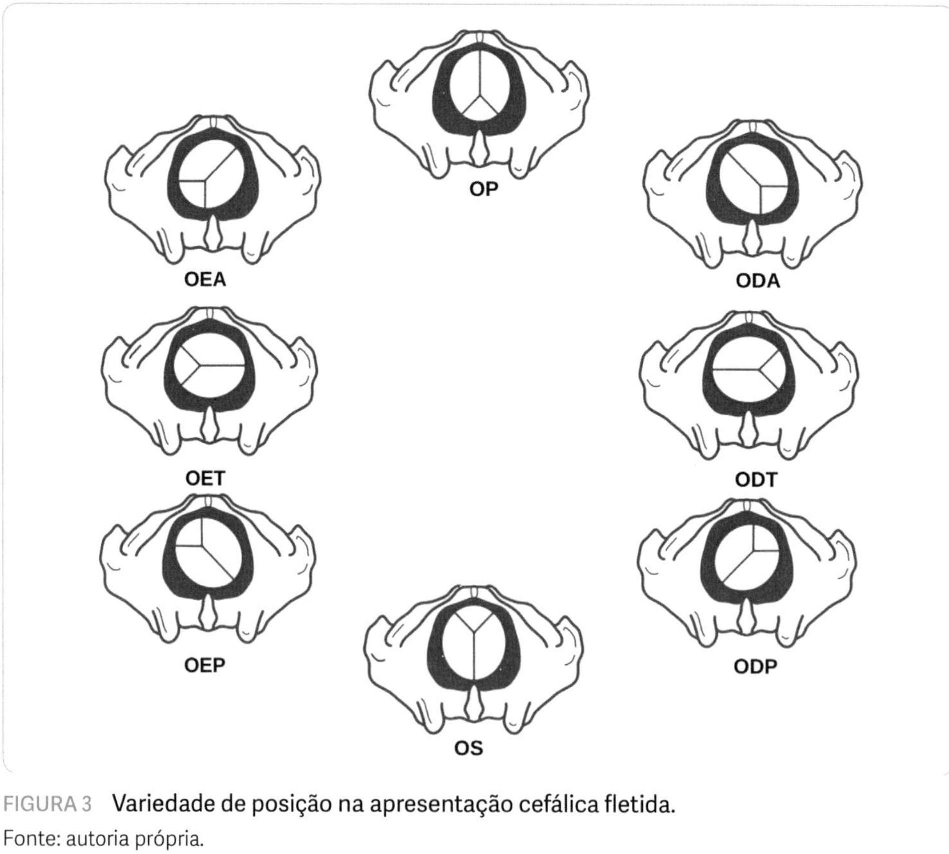

FIGURA 3 Variedade de posição na apresentação cefálica fletida.
Fonte: autoria própria.

cabeça fetal, como nas posições occípito-sacro e occípito-transverso. Essas variedades de posição são encontradas em aproximadamente 10% da população obstétrica de baixo risco e estão associadas a maior risco de episiotomia, laceração perineal, parto instrumental e cefalohematoma.[20] Fatores de risco para má apresentação são condições que afetam o formato e o tamanho uterino, ou que diminuem a mobilidade fetal, como prematuridade, gestação múltipla, macrossomia, miomas e malformações uterinas.[21] Assim, o mau posicionamento fetal ao final da insinuação é um fator de risco para a ocorrência de complicações durante o parto vaginal e o segundo período de parto prolongado.[22]

Resumidamente, no período de insinuação, o polo cefálico antes moderadamente fletido e acima do anel pélvico superior materno, realiza flexão cervical acentuada possibilitando que a maior circunferência ultrapasse o estreito superior e haja projeção da região occipital no plano das espinhas isquiáticas (0 de DeLee) (Figura 4).[15,17,19]

DESCIDA

O tempo da descida ocorre com a progressão do polo cefálico impulsionado pelas contrações uterinas ao longo do canal vaginal até sua exteriorização.[23] O deslocamento acontece com movimento de rotação do feto ao redor de seu próprio eixo, produzindo avanço ao longo do trajeto do estreito superior ao estreito inferior.[24] Esse período pode ser subdividido em tempos acessórios, que ocorrem simultaneamente: a rotação interna da cabeça e a insinuação das espáduas.

Ao longo da descida, a acomodação do polo cefálico no canal de parto, sob pressão muscular do assoalho pélvico, faz com que a cabeça fetal gire assumindo posição OP, própria para o desprendimento cefálico (Quadro 1).[25] O mecanismo de rotação interna ocorre para que o diâmetro suboccipitobregmático esteja em concordância com o maior diâmetro da fenda vulvar – o sentido anteroposterior (Figura 5).[7] Também é possível o nascimento em OS, mais comum quando o feto está em variedade de posição posterior no início da descida.[23,24]

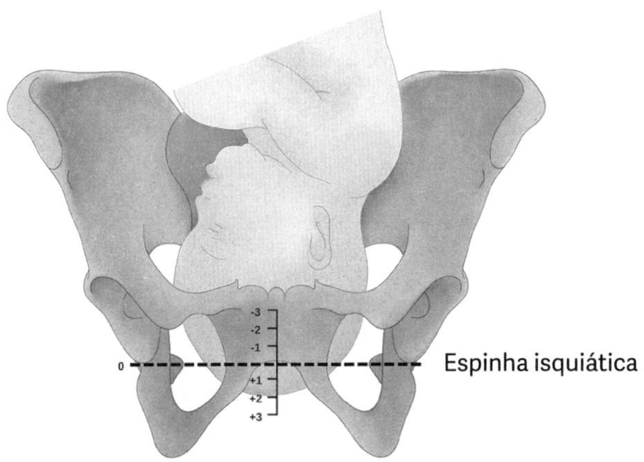

FIGURA 4 Insinuação da cabeça fetal.
Fonte: autoria própria.

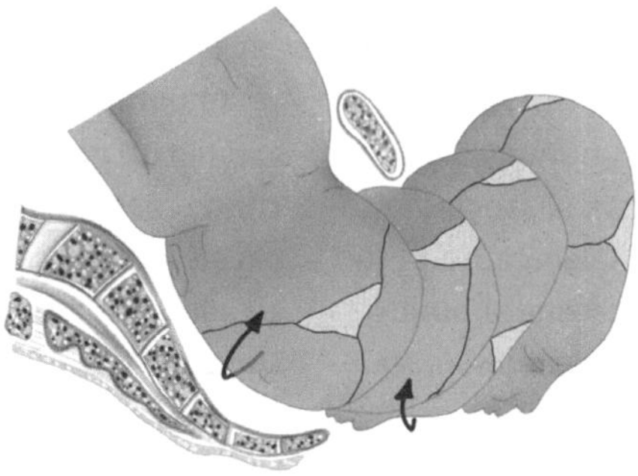

FIGURA 5 **Processo de rotação interna durante o tempo da descida fetal.**
Fonte: autoria própria.

QUADRO 1 **Como avaliar o ângulo de rotação interna?**

Assume-se posição como examinador de uma parturiente em posição ginecológica, com o feto em determinada variedade de posição.

A partir do ponto de referência do examinador, determine as direções de rotação no sentido horário (rotação em direção ao lado esquerdo materno) ou anti-horário (rotação em direção ao lado direito materno).

Considerando a circunferência da pelve materna um círculo, a posição OP ocupa a posição de 0-360 graus. Calcula-se quantos graus devem ser percorridos da variedade de posição da insinuação até variedade occípito-púbe. Pressupõem-se o menor trajeto a ser percorrido.

Desse modo, as variedades anteriores rodam 45 graus, as posteriores, 135 graus e em situação transversa a rotação é de 90 graus. Algumas vezes, em variedade de posição posterior é possível que a rotação aconteça em direção a occípito-sacro, no caso 45 graus.

Exemplo: feto em ODA ao final da insinuação.

Rotação interna: sentido horário em 45 graus (Figura 6).

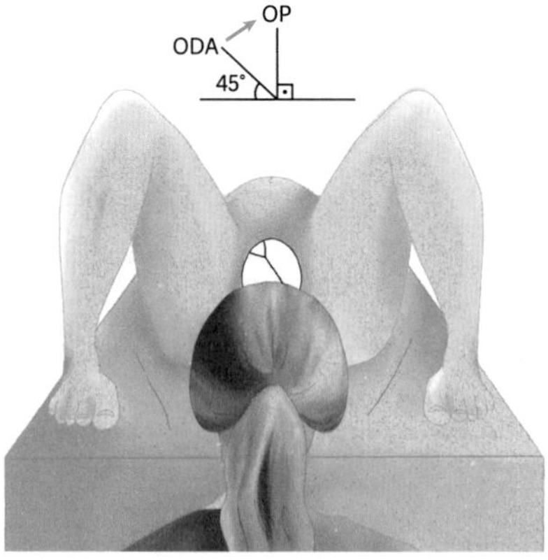

FIGURA 6 **Posicionamento para avaliação do ângulo de rotação interna.**
Fonte: autoria própria.

Durante a passagem da cabeça fetal pela bacia, pode ocorrer movimento de inclinação lateral da linha de orientação (sutura sagital), obtendo posicionamento oblíquo, evento chamado assinclitismo.[26] Se o osso parietal anterior se apresenta primeiro e a sutura sagital encontra-se próxima ao sacro, denomina-se assinclitismo anterior. De maneira contrária, se a cabeça se inclina em direção oposta, o osso parietal posterior se apresenta primeiro e a sutura sagital está próxima ao púbis, denomina-se assinclitismo posterior (Figura 7).[26,27] Os epônimos reconhecidos para denominar ambas as modalidades são: obliquidade de Nagele,[28] (assinclitismo anterior) e obliquidade de Litzmann[29] (assinclitismo posterior). Quando nenhum dos ossos parietais precede a sutura sagital no canal de parto, a denominação é de sinclitismo.

Com a entrada do restante do feto pelo canal de parto, os membros superiores devem acomodar-se diminuindo medidas para possibilitar a passagem pelos estreitos da bacia. Dessa maneira, a insinuação das espáduas demonstra a adução da articulação umeral, reduzindo a medida do diâmetro biacromial. Tais movimentos são realizados mais facilmente por conta de articulações dos membros.[30]

DESPRENDIMENTO CEFÁLICO

Ao final da descida, o feto está na variedade de posição OP com o suboccípicio apoiado sobre a arcada púbica materna, momento chamado hipomoclio.[11] O período seguinte compreende o desprendimento da cabeça fetal, seguido do desprendimento das espáduas e exteriorização completa do feto.

As contrações uterinas maternas produzem forças em direção inferior, e os músculos do assoalho pélvico em sentido anterior, de maneira que o vetor de força resultante tem direção voltada ao orifício vaginal, impulsionando o polo cefálico para o nascimento.[13,15] Os puxos produzem movimentos oscilatórios de avanço e recuo pela fenda vulvar. A fronte fetal rechaça o cóccix materno em direção posterior – movimento de retropulsão do cóccix, aumentando o diâmetro anteroposterior (cóccix-púbico) para o nascimento.[31]

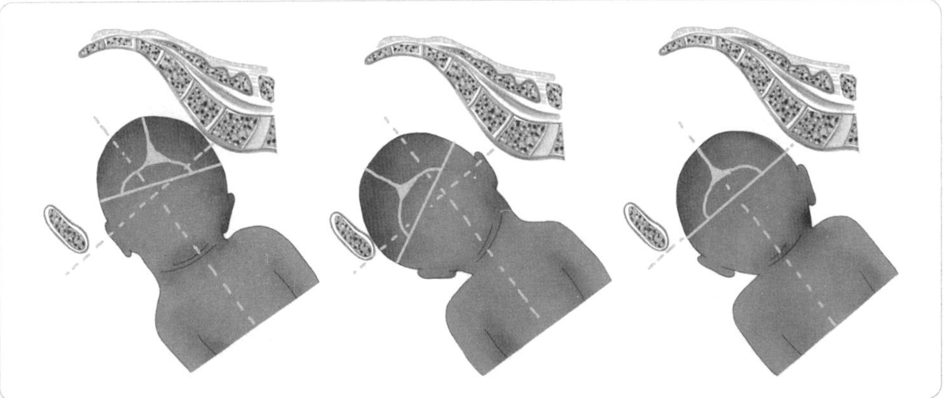

FIGURA 7 **Exemplos de assinclitismo e sinclitismo.**
Fonte: adaptada de Zugaib, 2023.[13]

A seguir, vencida a resistência perineal, acontece o desprendimento cefálico, em que a cabeça progride com movimentos de deflexão e extensão, projetando os diâmetros bregma, fronte, nasal e mento, até a completa libertação da apresentação. Ao final do desprendimento, o polo cefálico encontra-se em deflexão acentuada (Figura 8).[32]

DESPRENDIMENTO DAS ESPÁDUAS

Após o desprendimento cefálico, há movimento rápido subsequente de restituição da variedade de posição assumida ao final da insinuação na bacia, chamado de rotação externa da cabeça fetal. A cabeça, em OP, rotaciona em direção à orientação prévia para que o diâmetro biacromial – maior diâmetro a se desprender – ocupe o maior diâmetro do estreito inferior da bacia.[13-15]

Semelhante ao mecanismo feito pelo polo cefálico momentos antes no desprendimento cefálico, ocorre rotação interna das espáduas. Logo, o diâmetro biacromial está paralelo à fenda vulvar, propício para o desprendimento das espáduas do canal de parto.[6-8] Há acomodação do ombro anterior sob a arcada púbica, enquanto o ombro posterior projeta o cóccix posteriormente e, com as contrações, acontece a liberação da espádua anterior pela fenda da vagina, seguida da espádua posterior, após auxílio de leve flexão lateral do tronco fetal (Figura 9).[33]

Após o desprendimento das espáduas, não há mais nenhuma circunferência fetal que seja obstáculo para o nascimento, pois o restante do corpo do neonato – tronco e membros inferiores – é menor em diâmetro, de maneira que ocorre rápida expulsão pela força das contrações (Figura 10).

PERSPECTIVAS FUTURAS

O uso da ultrassonografia (USG) durante o segundo período do trabalho de parto para identificação de variedade de posições anômalas vem recebendo atenção no meio acadêmico obstétrico.[34] O risco de morbidade do binômio materno-fetal aumenta com a ocorrência de mau posicionamento cefálico, sendo de suma importância fazer o diagnóstico de forma rápida e não invasiva.[22,35] Atualmente, o método de identificação da variedade de posição durante o trabalho de parto é o toque vaginal, que visa sentir o ponto de referência fetal e a sua

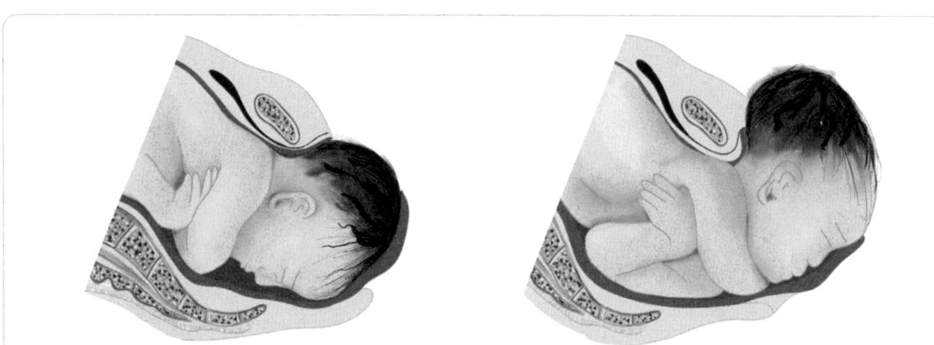

FIGURA 8 Desprendimento cefálico.
Fonte: autoria própria.

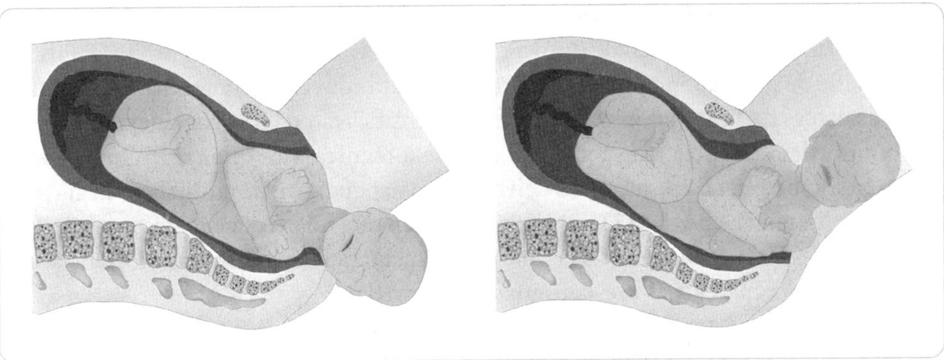

FIGURA 9 **Desprendimento das espáduas.**
Fonte: autoria própria.

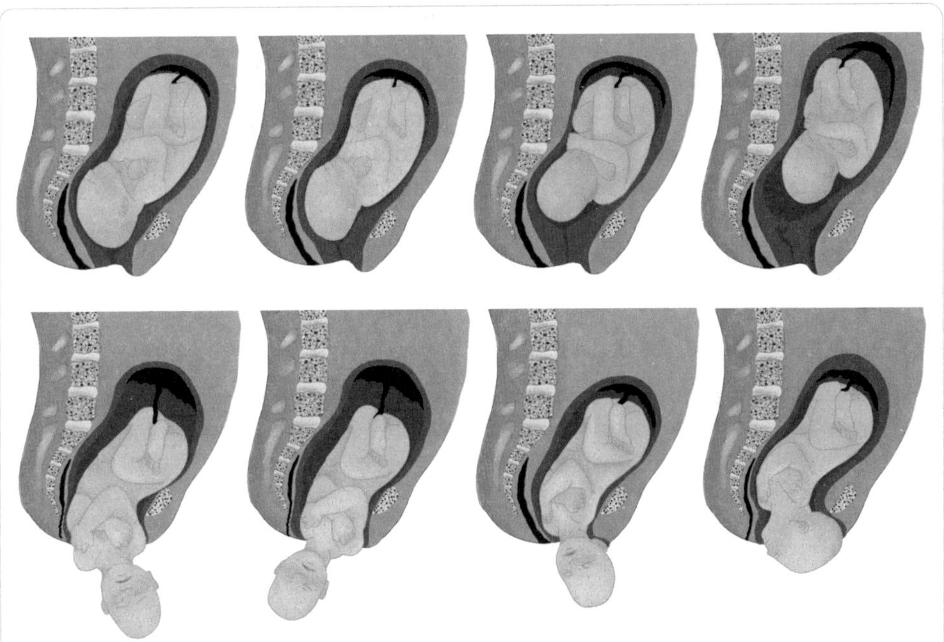

FIGURA 10 **O mecanismo de parto completo em todos os seus períodos.**
Fonte: autoria própria.

relação com os pontos de referência da bacia materna.[36] A USG transperineal possibilita visualização da variedade de posição, grau de deflexão e altura da cabeça fetal durante a descida, sendo comparada ao exame de toque vaginal.[37-39]

Diversos métodos de abordagem ultrassonográfica são descritos como transabdominal, transperineal (também referido como translabial) ou transvaginal, além de métodos combinados.[40] A técnica do uso da USG inclui identificar marcos anatômicos específicos de cada período do mecanismo de parto, podendo auxiliar no diagnóstico de distocias e variedade de posição incomum.[37-40] Estruturas ósseas do binômio materno-fetal são pontos de referência para localizar a posição da cabeça fetal em relação à pelve materna.[34] Também é possível identificar a variedade de posição tomando a bacia como um relógio, com marcações pré-definidas da anatomia pélvica para cada posição.[37] Outras técnicas utilizam a anatomia intracraniana fetal,[37] e ângulos de progressão para avaliar a descida da cabeça fetal, principalmente por via transperineal.[40]

O mau posicionamento da cabeça fetal pode cursar com trabalho de parto prolongado, além de maior associação ao parto cesáreo ou instrumental.[22,34,35] A posição OS é considerada o mau posicionamento da cabeça fetal com maior frequência de ocorrência, podendo estar presente durante toda a gestação ou resultar da rotação interna durante a descida.[35,36,41] A USG torna possível identificar as órbitas fetais em contato com a pube materna, facilitando a identificação dessa ocorrência intraparto pela técnica *face to pubes*.[41] Importante apontar que além de possibilitar diagnóstico intraparto, a USG também disponibiliza documentação fotográfica das ocorrências encontradas.[42]

Limitações existentes para ampliar o uso desse método diagnóstico são: pouca disponibilidade do equipamento ultrassonográfico em centros médicos, ferramenta examinador-dependente e técnica ainda pouco difundida e conhecida.[39]

O uso da USG pode ser indicado durante o segundo período de parto prolongado para avaliação de apresentação anômala e verificação da altura da apresentação ao se considerar a necessidade de parto vaginal instrumentalizado auxiliando na tomada de decisões clínicas.[43]

DEFINIÇÕES IMPORTANTES DO CAPÍTULO

- O mecanismo de parto compreende os movimentos passivos do polo cefálico fetal durante o canal de parto, sob ação das contrações, durante o período expulsivo.
- Sob referência biomecânica: feto é o objeto, canal de parto o trajeto, e as contrações uterinas o motor.
- O mecanismo de parto vaginal cefálico fletido pode ser subdividido em: insinuação, descida e desprendimento cefálico e das espáduas.
- Considerando apresentação cefálica fletida, o ponto de referência é a fontanela lambdoide, na região occipital do crânio.
- Durante a insinuação, o polo cefálico adentra o canal vaginal, intensifica a flexão cervical e progride pelo estreito superior da bacia, projetando ápice da apresentação em plano 0 de DeLee.
- Ao longo da descida, a apresentação fetal faz rotação interna em sentido da variedade de posição primitiva para posição occípito-pube (OP).
- Em posição occípito-pube (OP) ocorre desprendimento cefálico com extensão e deflexão do polo cefálico.
- Após desprendimento cefálico, há rotação externa da cabeça com restituição da variedade de posição prévia à descida, para que ocorra desprendimento das espáduas e expulsão completa do feto.

QUESTÕES

1. (SCMSP-SP 2018) Uma gestante de 39 semanas e dois dias está em trabalho de parto com feto em apresentação cefálica defletida de primeiro grau, cujo ponto de referência está voltado para a eminência iliopectínea direita. A altura da apresentação é +1 de De Lee. Nese caso hipotético, o diâmetro de insinuação fetal e a rotação interna do mecanismo de parto são, respectivamente:

A. Suboccipitobregmático e 45 graus no sentido horário.
B. Ocippitobregmático e 135 graus no sentido anti-horário.
C. Ocippitofrontal e 45 graus no sentido horário.
D. Occipitofrontal e 135 graus no sentido horário.
E. Occipitobregmático e 45 graus no sentido horário.

Resposta correta: alternativa C.
Justificativa: o feto apresentado na questão está em apresentação cefálica defletida de primeiro grau, que proporciona o bregma (B) como ponto de referência e o diâmetro de insinuação é occipitofrontal. É possível inferir que está em variedade de posição BDA (bregma-direito-anterior) e, até o nascimento, ocorrerá rotação interna da cabeça, ocupando posição junto ao pube ou sacro. Para tanto, pode rotacionar em direção ao sacro (135 graus em sentido anti-horário) ou à sínfise púbica (45 graus em sentido horário), estando a segunda opção presente na alternativa C.

2. (SUS-SP 2022) A respeito do mecanismo de parto, assinale a alternativa correta:

A. As apresentações pélvicas têm frequência de 5,6%.
B. As apresentações cefálicas defletidas têm frequência de 4%.
C. Nas apresentações cefálicas defletidas de 2º grau, a linha de orientação é a sutura sagitometópica
D. Nas apresentações cefálicas fletidas em variedade de posição posterior direita, a rotação interna é de 90 graus.
E. A rotação interna é sempre 45 graus nas apresentações pélvicas.

Resposta correta: alternativa E.
Justificativa: as insinuações pélvicas, em que o ponto de referência é o sacro, sempre ocorrem em situação oblíqua, devendo rotacionar 45 graus para que o sacro alcance a sínfise púbica (SP) ou sacro (SS).

3. (SCMSP 2020) Ao realizar toque vaginal em gestante de termo em franco trabalho de parto, com dilatação total, o obstetra notou feto em apresentação cefálica fletida, com seu vértice localizado em nível das espinhas ciáticas e com seu ponto de referência voltado na direção da eminência iliopectínea esquerda da bacia materna. Com base nessa situação hipotética, espera-se, no mecanismo de parto, rotação interna de:

A. 45 graus, em sentido anti-horário.
B. 45 graus, em sentido horário.
C. 90 graus, em sentido anti-horário.
D. 135 graus, em sentido horário.
E. 135 graus, em sentido anti-horário.

Resposta correta: alternativa A.
Justificativa: na apresentação cefálica, o ponto de referência é o lambda, que está em contato com a eminência iliopectínea esquerda, caracterizando variedade de posição OEA. A rotação interna deve finalizar em OP, para tanto, espera-se rotação interna de 45 graus em sentido anti-horário (ponto de vista do examinador).

4. (Einstein 2019) Considere a imagem. A imagem representa o feto em:

A. Apresentação cefálica defletida de primeiro grau, situação oblíqua, occípito-esquerda-anterior (OEA).
B. Apresentação bregmática, situação longitudinal, sacro-esquerda-posterior (SEP).
C. Situação longitudinal, apresentação cefálica defletida, occípito-sacra (OS).
D. Apresentação longitudinal, situação fletida, occípito-direita-anterior (ODA).
E. Situação longitudinal, apresentação cefálica fletida, occípito-direita-posterior (ODP).

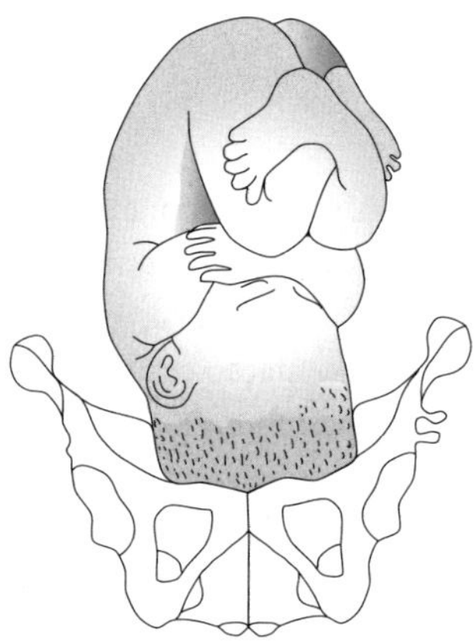

Resposta correta: alternativa E.
Justificativa: é possível ver na imagem que o feto está em apresentação cefálica fletida, de maneira que ponto de referência é o lambda. O feto está com o dorso à direita da mãe, com ponto de referência em região da bacia posterior, caracterizando variedade de posição occípito-direita-posterior (ODP).

5. (SCMSP-SP 2017) Uma primigesta encontra-se em trabalho de parto, normotensa, com gestação a termo. Ao exame obstétrico, apresenta AU de 34 cm, apresentação cefálica, com foco audível à esquerda com 144 bpm. A dinâmica uterina é de duas contrações de média intensidade com 40 segundos de duração. Ao toque, o colo encontra-se medianizado, fino, pérvio para 2 cm, bolsa íntegra, apresentação cefálica. Diante dessas informações, considerando as condições que têm maior frequência, seria possível avaliar a apresentação, posição e variedade de posição? Sendo possível, como será essa apresentação?

A. Não é possível avaliar com 2 cm de dilatação.
B. Sim, em OEA.
C. Sim, em OEP.
D. Sim, em ODA.
E. Sim, em ODP.

Resposta correta: alternativa B.
Justificativa: a questão apresenta uma parturiente com dilatação de 2 cm, o que prejudica sentir a variedade de posição fazendo toque vaginal, porém na teoria é possível. Considera-se o feto com apresentação cefálica fletida, sendo ponto de referência o occipício, por ser a apresentação com maior frequência, além do foco ser audível à esquerda, o que confere variedade de posição occipício-esquerda (OEA ou OEP). Também sabemos que a maior parte dos desprendimentos cefálicos ocorre em posição occípito-pube (OP), de maneira que a variedade de posição OEA é mais vantajosa por ter de rotacionar 45 graus para OP, enquanto de OEP para OP a rotação é de 135 graus. Ressaltando que variedades de posição posterior são menos frequentes.

REFERÊNCIAS

1. Mauriceau F. Observations sur la grossesse et l'accouchement des femmes, et sur leurs maladies e celles des enfans nouveau-ne. Paris: l'auteur; 1694.
2. Baudelocque JL. Principes sur l'art des accouchements par demandes et réponses en faveur des élèves sages-femmes. Paris: Une Oeuvre Du Domane Public; 1775.
3. Martins A. Visões do feminino: a medicina da mulher nos séculos XIX e XX. Rio de Janeiro: Fiocruz; 2004.

4. Barreto MR. A Ciência do parto nos manuais portugueses de obstetrícia. Niterói: Revista Gênero; 2007.
5. Friedman EA, Cohen WR. The active phase of labor. Am J Obstet Gynecol. 2023;228(5 5S):S1037-49.
6. Rezende J, Montenegro A. Obstetrícia fundamental. 11 ed. Rio de Janeiro: Guanabara Koogan; 2016.
7. Delascio D, Guariento A. Obstetrícia normal Briquet. 3 ed. São Paulo: Sarvier; 1981.
8. Selman T, Johnston T. Mechanisms and management of normal labour. Obstet Gynaecol Reprod Med. 2013;23(7):208-13.
9. Luria O, Jaffa A, Farine D, Hassan S, Lysikiewicz A, Kees S, et al. Effects of the individual uterine contraction on fetal head descent and cervical dilatation during the active stage of labor. Eur J Obstet Gynecol Reprod Biol. 2009;144(Suppl 1):S101-7.
10. Pavličev M, Romero R, Mitteroecker P. Evolution of the human pelvis and obstructed labor: new explanations of an old obstetrical dilemma. Am J Obstet Gynecol. 2020;222(1):3-16.
11. Silva ME, Oliveira DA, Roza TH, Brandão S, Parente MP, Mascarenhas T, et al. Study on the influence of the fetus head molding on the biomechanical behavior of the pelvic floor muscles, during vaginal delivery. J Biomech. 2015;48(9):1600-5.
12. Cunningham FG, Levono KJ, Bloom SL, Dashe JS, Hoffman BL, Casey BM. Williams obstetrics. 24 ed. New York: McGraw-Hill Education/Medical; 2014.
13. Zugaib M, Francisco RPV. Zugaib obstetrícia. 5 ed. Rio de Janeiro: Guanabara Koogan; 2023.
14. Iversen JK, Kahrs BH, Eggebø TM. There are 4, not 7, cardinal movements in labor. Am J Obstet Gynecol MFM. 2021;3(6):100436.
15. Liao JB, Buhimschi CS, Norwitz ER. Normal labor: mechanism and duration [vii.]. Obstet Gynecol Clin North Am. 2005;32(2):145-64.
16. Hanley GE, Munro S, Greyson D, Gross MM, Hundley V, Spiby H, et al. Diagnosing onset of labor: a systematic review of definitions in the research literature. BMC Pregnancy Childbirth. 2016;16(1):71.
17. Arya R, Whitworth M, Johnston TA. Mechanism and management of normal labour. Obstet Gynaecol Reprod Med. 2007;17(8):227-31.
18. Parente MP, Natal Jorge RM, Mascarenhas T, Fernandes AA, Silva-Filho AL. Computational modeling approach to study the effects of fetal head flexion during vaginal delivery. Am J Obstet Gynecol. 2010;203(3):217.e1-6.
19. Dupuis O, Silveira R, Zentner A, Dittmar A, Gaucherand P, Cucherat M, et al. Birth simulator: reliability of transvaginal assessment of fetal head station as defined by the American College of Obstetricians and Gynecologists classification. Am J Obstet Gynecol. 2005;192(3):868-74.
20. Pearl ML, Roberts JM, Laros RK, Hurd WW. Vaginal delivery from the persistent occiput posterior position. Influence on maternal and neonatal morbidity. J Reprod Med. 1993;38(12):955-61.
21. Hurt K, Guile M, Bienstock J, Fox H, Wallach E. Manual de ginecologia e obstetrícia do Johns Hopkins. 4 ed. Porto Alegre: Artmed; 2012.
22. Senécal J, Xiong X, Fraser WD. Pushing Early or Pushing Late with Epidural study group. Effect of fetal position on second-stage duration and labor outcome. Obstet Gynecol. 2005;105(4):763-72.
23. Calkins LA. The second stage of labor; internal rotation. Am J Obstet Gynecol. 1947;53(3):488-93.
24. D'Esopo DA. The mechanism of internal rotation and its application to malrotation. Am J Obstet Gynecol. 1959;78(3):530-8.
25. DeCherney A, Nathan L, Laufer N, Roman A. Current diagnosis & treatment: obstetrics & gynecology. 11 ed. New York: McGraw-Hill; 2013.
26. Malvasi A, Barbera A, Di Vagno G, Gimovsky A, Berghella V, Ghi T, et al. Asynclitism: a literature review of an often forgotten clinical condition. J Matern Fetal Neonatal Med. 2015;28(16):1890-4.
27. Vlasyuk V, Malvasi A. The importance of asynclitism in birth trauma and intrapartum sonography. J Matern Fetal Neonatal Med. 2022;35(11):2188-94.
28. Naegele CF. An essay on the mechanism of parturition. London: Callow & Wilson; 1829.
29. Baskett TF. Litzmann, Carl Conrad Theodor (1815–1890): Litzmann's Obliquity (Posterior Asynclitism). Eponyms and Names in Obstetrics and Gynaecology. 3 ed. Cambridge: Cambridge University Press; 2019.
30. Committee on Practice Bulletins-Obstetrics, American College of Obstetricians and Gynecologists. Dystocia and augmentation of labor. Int J Gynaecol Obstet. 2004;85(3):315-24.
31. Myrfield K, Brook C, Creedy D. Reducing perineal trauma: implications of flexion and extension of the fetal head during birth. Midwifery. 1997;13(4):197-201.
32. Bamberg C, Rademacher G, Güttler F, Teichgräber U, Cremer M, Bührer C, et al. Human birth observed in real-time open magnetic resonance imaging. Am J Obstet Gynecol. 2012;206(6):505.e1-6.
33. Gonik B, Zhang N, Grimm MJ. Defining forces that are associated with shoulder dystocia: the use of a mathematic dynamic computer model. Am J Obstet Gynecol. 2003;188(4):1068-72.

34. Bellussi F, Ghi T, Youssef A, Salsi G, Giorgetta F, Parma D, et al. The use of intrapartum ultrasound to diagnose malpositions and cephalic malpresentations. Am J Obstet Gynecol. 2017;217(6):633-41.
35. Stitely ML, Gherman RB. Labor with abnormal presentation and position. Obstet Gynecol Clin North Am. 2005;32(2):165-79.
36. Simkin P. The fetal occiput posterior position: state of the science and a new perspective. Birth. 2010;37(1):61-71.
37. Youssef A, Ghi T, Pilu G. How to perform ultrasound in labor: assessment of fetal occiput position. Ultrasound Obstet Gynecol. 2013;41(4):476-8.
38. Barbera AF, Pombar X, Perugino G, Lezotte DC, Hobbins JC. A new method to assess fetal head descent in labor with transperineal ultrasound. Ultrasound Obstet Gynecol. 2009;33(3):313-9.
39. Van Adrichem A, Faes E, Kinget K, Jacquemyn Y. Intrapartum ultrasound: viewpoint of midwives and parturient women and reproducibility. Int J Womens Health. 2018;10:251-6.
40. Brunelli E, Youssef A, Soliman EM, Del Prete B, Mahmoud MH, Fikry M, et al. The role of the angle of progression in the prediction of the outcome of occiput posterior position in the second stage of labor. Am J Obstet Gynecol. 2021;225(1):81.e1-81.e9.
41. Malvasi A, Giacci F, Gustapane S, Sparic R, Barbera A, Tinelli A. Intrapartum sonographic signs: new diagnostic tools in malposition and malrotation. J Matern Fetal Neonatal Med. 2016;29(15):2408-13.
42. Beck R, Malvasi A, Kuczkowski KM, Marinelli E, Zaami S. Intrapartum sonography of fetal head in second stage of labor with neuraxial analgesia: a literature review and possible medicolegal aftermath. Eur Rev Med Pharmacol Sci. 2019;23(8):3159-66.
43. Ghi T, Eggebø T, Lees C, Kalache K, Rozenberg P, Youssef A, et al. ISUOG Practice Guidelines: intrapartum ultrasound. Ultrasound Obstet Gynecol. 2018;52(1):128-39.

14

Cesariana

Catarina Waligora de Carvalho Lages
Ligia de Castro Rodrigues

INTRODUÇÃO

No parto cesáreo, o nascimento ocorre por meio de uma incisão cirúrgica do abdome materno (laparotomia) e da parede uterina (histerotomia).[1]

Desde o surgimento da cultura greco-romana, há registros de parto por via abdominal sendo realizado por muitos séculos apenas após a morte materna, a fim de se tentar preservar a vida do feto ainda em ventre. Foi só a partir de 1500 que esse tipo de parto passou a ser realizado, com certo sucesso, com mãe e concepto vivos. Conforme ocorreu o aprofundamento de conhecimentos anatômicos, o advento da analgesia, de transfusões sanguíneas e de antibióticos, o procedimento se tornou mais seguro e se consagrou como uma importante ferramenta de redução da morbimortalidade materna, fetal e perinatal.[1]

Atualmente, as questões pertinentes à gestação e ao processo de parto transcendem a preocupação primordial com a segurança e o bem-estar do binômio materno-fetal: há uma extensão das considerações que incluem os desejos e as preferências da mãe, bem como se estendem à contemplação dos eventuais benefícios para o concepto.

Neste capítulo, vamos abordar as principais indicações do parto cesáreo, assim como a técnica cirúrgica e possíveis complicações desse procedimento.

EPIDEMIOLOGIA

Com a transferência da prática de condução do parto à coordenação médica, a incidência de cesáreas se tornou crescente em todo o mundo. Quando realizado por indicação, o nascimento por via cirúrgica é capaz de reduzir os desfechos negativos maternos e fetais,[2] porém não existem evidências de que realizar o procedimento em mulheres que não o necessitem traga benefícios. Mas, afinal, existe uma taxa ideal de partos cesáreos em um serviço de saúde?

Segundo o Sistema de Informações sobre Nascidos Vivos (Sinasc), 59,6% dos nascimentos registrados no Brasil em 2023 foram por cesariana.[3] No sistema privado, essa taxa ultrapassa os 80%.[4] Segundo a Organização Mundial da Saúde (OMS), 21% dos nascimentos no mundo ocorrem por via cirúrgica.[5,6]

Em 1985, foi estabelecido por um grupo de especialistas acionados pela OMS que não há justificativa para qualquer região ter uma taxa de cesárea superior a 10-15%,[7] conforme uma revisão sistemática realizada a partir de poucos dados disponíveis na época, que se limitavam a países do norte da Europa. No entanto, desde o surgimento dos novos dados, epidemiologistas e profissionais da Saúde questionam a taxa estipulada em 1985, uma vez que as condições materno-fetais em cada população e gestação variam drasticamente. Isso pode ser exemplificado pela Tabela 1,[8] que discrimina a porcentagem de cesáreas por motivo, no Brasil, em 2019.

A fim de tentar determinar qual seria a suposta "taxa ideal" de cesáreas, a OMS desenvolveu dois estudos: o primeiro, uma revisão sistemática dos trabalhos que buscavam determinar qual seria a taxa ideal de cesáreas para um país ou uma população;[9] e o segundo, uma análise de dados recentes de cada país sobre esse assunto.[5,6]

De forma geral, os estudos demonstraram que não existe nenhum sistema que permita aferir de forma padronizada os índices de cesariana entre as diferentes populações. A OMS também propõe que a Classificação desenvolvida por Michael Stephen Robson[9] seja utilizada como instrumento padrão em todo o mundo para avaliar, monitorar e comparar as taxas de cesáreas ao longo do tempo em um mesmo hospital e entre diferentes hospitais. Esse sistema organiza as gestantes em uma de dez categorias, de acordo com a história gestacional prévia e atual, e permite que se estime e compare taxas de cesarianas de grupos iguais em diferentes regiões e sistemas de saúde (Tabela 2).

TABELA 1 **Divisão percentual por motivo do parto cesáreo (%) no Brasil em 2019**

Total	Cesárea anterior	Queria ligadura de trompas	Não queria sentir a dor do parto/por ser mais conveniente	Escolha médica no pré-natal	Indicação médica por condições na gravidez ou no TP	Indicação médica porque não entrou em TP	Outros
100,0	11,8	5,9	14,5	10,4	36,6	15,3	5,5

TP: trabalho de parto.
Fonte: adaptada de IBGE, 2021.[8]

TABELA 2 Classificação de Robson em 10 grupos

Grupo 1	Nulíparas, **gestação única, cefálica, de ≥ 37 semanas**, trabalho de parto espontâneo
Grupo 2	Nulíparas, **gestação única, cefálica, ≥ 37 semanas**, indução ou cesárea antes do início do trabalho de parto
Grupo 3	Multíparas (sem cesárea anterior), **gestação única, cefálica, ≥ 37 semanas**, trabalho de parto espontâneo
Grupo 4	Multíparas (sem cesárea anterior), **gestação única, cefálica, ≥ 37 semanas**, indução ou cesárea antes do trabalho de parto
Grupo 5	Multíparas com cesárea anterior, **gestação única, cefálica, ≥ 37 semanas**
Grupo 6	Todas as apresentações **pélvicas** em **nulíparas**
Grupo 7	Todas as apresentações **pélvicas** em **multíparas** (incluindo cesárea anterior)
Grupo 8	Todas as gestações **múltiplas** (incluindo cesárea anterior)
Grupo 9	Todas as situações **córmicas** ou **oblíquas** (incluindo cesárea anterior)
Grupo 10	Todas as gestações **únicas, cefálicas ≤ 36 semanas** (incluindo cesárea anterior)

Fonte: World Health Organization. Robson Classification: Implementation Manual [Internet]. Geneva: WHO; 2017. (WHO/RHR). Disponível em: https://apps.who.int/iris/handle/10665/259512. Acesso em: jun 2025.

Com base na sistematização da OMS, constatou-se que o parto por via abdominal é eficaz para reduzir a morbimortalidade materna e fetal, desde que seja realizado conforme as indicações. Taxas superiores a 10%, porém, não demonstram impacto adicional na redução desses índices, mesmo em hospitais com melhor manejo das complicações. Portanto, o foco deve estar na correta indicação do procedimento, em vez de buscar uma taxa ideal de cesáreas.[9] Tanto a Federação Brasileira das Associações de Ginecologia e Obstetrícia (Febrasgo) quanto a OMS destacam que fatores como perfil populacional, recursos disponíveis e protocolos clínicos influenciam a ocorrência da taxa de cesáreas, que não pode ser padronizada para todos os hospitais.

A Classificação de Robson estratifica gestantes em 10 grupos.

CESÁREA A PEDIDO

A cesárea a pedido é o parto cesáreo primário, solicitado pela mulher na ausência de qualquer indicação médica de ordem materna ou fetal.[10] Ela foi estabelecida inicialmente como Resolução do Conselho Federal de Medicina (CFM) em 2016, com base no princípio Bioético da Autonomia, e conferia à gestante o direito de escolher a via de parto de sua preferência, contanto que fosse bem orientada e levasse em consideração a possibilidade de haver intercorrências intraparto que demandassem a adoção de outro caminho.

Também de grande impacto foi a criação da Lei nº 17.137, de 23 de agosto de 2019, que "garante à parturiente a possibilidade de optar pela cesariana, a partir de 39 (trinta e nove) semanas de gestação, bem como a analgesia, mesmo quando escolhido o parto normal".[11] É importante notar que a lei cita *parturiente*, portanto, subentende-se que a gestante esteja em trabalho de parto (e não antes disso). Ademais, pela preocupação em evitar piores desfechos neonatais no termo precoce, em 2020 foi estabelecida a Resolução do CFM nº 2.284/2020, que define que o procedimento a pedido só pode ocorrer com 39 semanas completas de gestação (273 dias).[12]

EXTRA

Lembre-se dos quatro princípios básicos da bioética: beneficência, não maleficência, autonomia e justiça. Eles podem fazer parte de qualquer questão na prova de residência.

INDICAÇÕES

CASO CLÍNICO OBSTÉTRICO

K.N.R, 27 anos, IG 37 semanas, é levada ao pronto-socorro do Hospital M'Boi Mirim, via Samu, após acidente entre moto e carro. Com extenso ferimento sangrante em membro inferior direito identificado ao XABCDE. Apesar das tentativas de contenção da perda sanguínea, paciente evolui para parada cardiorrespiratória (PCR). São realizados quatro minutos de reanimação cardiopulmonar (RCP) e tentativas de reposição volêmica, sem que se consiga recobrar o ritmo cardíaco materno.

Exame físico geral: paciente intubada, em PCR; ferimento exsanguinante em membro inferior direito; peso: 74 kg; altura: 1,67 m.

Exame físico obstétrico: abdome gravídico; AU 33 cm; movimentação fetal ausente; feto longitudinal; apresentação cefálica; BCF 110.

1. **Qual deve ser o próximo passo?**
2. **Qual é o seu objetivo com esse procedimento?**

As circunstâncias da cesariana podem ser divididas em três grupos: indicação de cesárea eletiva; cesárea a pedido; e cesárea intraparto, por urgência ou emergência. Um tópico importante para as provas de residência médica é a decisão de conduzir a gestante ao parto vaginal ou cesáreo em situações adversas. As causas mais frequentes são: falha na progressão do trabalho de parto, sinais de alteração de vitalidade fetal, iteratividade, distocia fetal, descolamento prematuro de placenta e placenta prévia.[13,14]

Os Quadros 1 e 2 enunciam as principais indicações de cesariana, em que a via

QUADRO 1 Principais indicações de cesariana
Situação fetal transversa/apresentação córmica
Placenta prévia (placenta de inserção baixa)
Morte ou parada cardiorrespiratória materna com feto vivo
Descolamento prematuro de placenta (DPP) com feto vivo
Rotura uterina
Placenta acreta
Desproporção cefalopélvica com feto vivo
HIV com carga viral > 1.000 cópias
Herpes genital ativo
Prolapso de cordão
Tumorações prévias (p. ex., miomas prévios, câncer cervical invasivo)
Malformações genitais (p. ex., atresias e septos vaginais)

Fonte: adaptado de Febrasgo, 2018;[17] Acog, 2024;[21] Figo, 2022.[32]

QUADRO 2 Indicações relativas de cesariana
Maternas
Iteratividade (duas ou mais cesáreas prévias) ou outras cicatrizes uterinas prévias que envolvam o miométrio
Cardiopatias específicas (p. ex., síndrome de Marfan com dilatação da aorta, doença coronariana instável)
Pneumopatias específicas (p. ex., hipertensão pulmonar grave, síndrome de Guillain-Barré)
Dissecção aórtica
Hipertensão intracraniana
História de fístula retrovaginal
Síndrome HELLP (hemólise, enzimas hepáticas elevadas, plaquetopenia)
Fetais
Sofrimento fetal
Apresentação pélvica
Gemelaridade com 1º feto não cefálico ou monoamniótica
Suspeita de macrossomia
Anomalias fetais específicas (p. ex., mielomeningocele, hidrocefalia com macrocrania etc.)

Fonte: adaptado de Febrasgo, 2018;[17] Acog, 2024;[21] Figo, 2022.[32]

cirúrgica costuma ser primordial para a segurança do binômio materno-fetal (Quadro 1); e as indicações relativas, que costumam ser conduzidas por cirurgia, mas também podem ocorrer por via vaginal, excepcionalmente (Quadro 2).[15-18]

Descolamento prematuro de placenta com feto vivo

A conduta no descolamento prematuro de placenta (DPP) deve ocorrer por meio de parto pela via mais rápida e, na maioria das vezes, a via mais rápida será a cesárea.

O DPP corresponde à separação da placenta de inserção normal antes da expulsão do feto em gestações com 20 semanas ou mais.[18] Essa complicação afeta cerca de 1% de todas as gestantes, e cursa com alta morbimortalidade perinatal.[19,20]

As altas taxas de morbimortalidade são causadas pela perda sanguínea materna e fetal e pela hipóxia fetal, já que a placenta descolada não realiza adequadamente as trocas gasosas. Fatores de risco incluem uso de cocaína, tabagismo, trauma e hipertensão (pré-gestacional, gestacional ou superajuntada). Uma complicação do DPP pós-cesárea é o útero de Couvelaire, causado por infiltração de coágulos nas fibras uterinas, resultando em insuficiência de contração e levando à hemorragia pós-parto (HPP).

O caso clássico de DPP é a gestante acima de 20 semanas que chega ao pronto-socorro em um episódio agudo de sangramento vermelho escuro de grande volume, com muita dor, com o tônus uterino muito aumentado e com alteração da vitalidade fetal em casos graves, que deve ser conduzida imediatamente à cesárea de emergência.

Agora, a *"pegadinha"*: nem todo DPP tem sangramento exteriorizado. O sangue pode ficar retido na cavidade uterina e a gestante vai apresentar os outros sinais e sintomas, como dor e tônus uterino aumentado. Além disso, é importante lembrar que o DPP não é indicação *absoluta* de cesárea. Em casos muito excepcionais, se a mãe estiver com boa dilatação e o feto praticamente coroando, e ocorrer um DPP, o parto pode ser feito por via vaginal se, na avaliação, essa for a via mais rápida.

Iteratividade

A iteratividade é definida por duas ou mais cesáreas prévias.[1] A gestante iterativa tem forte indicação para cesárea, por suas maiores chances de sofrer rotura uterina durante as contrações do parto vaginal, por fragilidade da parede endometrial. Dessa forma, a via de escolha costuma ser a cesárea e deve-se programar o procedimento para antes de a gestante entrar em trabalho de parto.

Os sinais clássicos da iminência de rotura uterina são o anel de Bandl (anel que separa o corpo do segmento uterino) e o sinal de Frommel (distensão dos ligamentos redondos). O anel de Bandl surge por uma incapacidade de transmissão da contração uterina para além da cicatriz da cesariana prévia, em que as fibras musculares do miométrio foram seccionadas. É possível também identificar o sinal de Laffont, que representa dor escapular intensa na iminência da rotura.

A rotura uterina e seus pródromos são abordados no capítulo 24.

Placenta prévia

A placenta prévia é uma indicação absoluta de cesariana.

A placenta prévia é a implantação da placenta sobre o orifício interno do colo.[18] Nesse sentido, como a placenta está no trajeto do parto, consequentemente, o nascimento por via vaginal não pode ser ofertado de maneira segura e a cesárea deve ser realizada com 36 ou 37 semanas de gestação. No procedimento, deve-se tomar cuidado no momento da *histerotomia*, ou seja, a incisão uterina, pelo risco de lesar a placenta nesse trajeto.

Atenção às definições:

- Placenta prévia é aquela que recobre ou atinge o orifício interno do colo (OIC) – é indicação absoluta de cesárea.
- Placenta de inserção baixa acontece quando a borda da placenta está num raio de até 2 cm do OIC – não é indicação absoluta de cesárea.

A placenta prévia é diagnosticada a partir das 28 semanas de gestação, em alguns casos com sangramento sentinela entre 26 e 28 semanas. O padrão que aparece na prova da placenta prévia é: sangramento vivo indolor, em geral em pequena quantidade, de volume progressivo, autolimitado, recorrente, geralmente entre o fim do 2º trimestre e o início do 3º. A vitalidade fetal permanece normal e o tônus uterino é normal. E atenção: NUNCA faça toque vaginal na placenta prévia. Ao avaliar um sangramento de segunda metade, faça exame especular antes de tocar, pois o toque pode provocar sangramento relevante.

Falha na progressão do trabalho de parto

A indicação de cesariana em casos de falha na progressão do trabalho de parto é relativa, embora frequente.

Na falha da progressão, apesar do tempo decorrido em trabalho de parto, não se observa progressão do feto pelo canal, conforme seria esperado de acordo com o partograma. As complicações dessa situação podem ser evitadas se for identificada precocemente e as medidas de intervenção forem realizadas.

Há diversas causas de falha na progressão do trabalho de parto. Dentre elas se destacam: distócia funcional, que são distúrbios de contratilidade uterina que resultam na não progressão do parto; variações de posição fetal; distócias de trajeto, como a desproporção cefalopélvica; macrossomia fetal etc.

Se, apesar das tentativas de correção, ainda não for possível o parto vaginal, a cesariana é indicada.[18,21]

Apresentações pélvica e córmica

A apresentação pélvica corresponde ao feto que está "sentado" no ventre materno; com a pelve direcionada ao colo uterino.

Segundo o Ministério da Saúde, "a versão cefálica externa é recomendada a partir de 36 semanas de idade gestacional, mediante termo de consentimento livre e esclarecido".[22] Caso não seja possível realizar a versão cefálica, por contraindicação ou insucesso, a via de parto indicada é a cesariana a partir de 39 semanas.

A apresentação córmica corresponde ao feto que está em situação transversa no útero, com os ombros direcionados ao colo uterino. Também é preconizada a cesariana com 39 semanas em caso de impossibilidade de reposicionamento do feto em posição cefálica.

COMENTÁRIOS SOBRE O CASO CLÍNICO

Trata-se de uma gestante em idade gestacional viável, em parada cardiorrespiratória (PCR). Nos casos de PCR materna, preconiza-se a realização da cesárea a partir de 4 minutos de parada, com retirada do feto até o final do 5º minuto. Assim, a resposta para o item 1 seria iniciar a cesárea de emergência.

No entanto, para responder ao item 2, pense no motivo para o qual esse procedimento será realizado. A primeira resposta tende a ser "para salvar o feto". No entanto, a cesárea *perimortem* (isto é, o procedimento cirúrgico durante o período da PCR) não ocorre apenas como tentativa de salvar o feto em ventre materno, mas, sim, todo o binômio materno-fetal. Um dos motivos para isso é que, ao se extrair o feto da cavidade abdominal, ocorre uma descompressão aorto-cava imediata que desencadeia uma melhora súbita substancial na hemodinâmica da paciente.[23-25] Também existem outros fatores físicos e fisiológicos envolvidos nesse processo, mas que não são pertinentes no nosso contexto atual.

Considerando a possibilidade de a mãe voltar à vida após a cesárea e pensando no suprimento sanguíneo fetal, é imprescindível que as compressões torácicas sejam mantidas por todo o procedimento. Além disso, o procedimento cirúrgico, apesar de feito às pressas, deve ser realizado com cautela.

Curiosidade: um estudo feito pela Universidade de Rotterdam mostrou que, de 12 mulheres submetidas à cesárea *perimortem*, duas delas foram reanimadas com sucesso após o procedimento.[26]

CUIDADO PRÉ-OPERATÓRIO

Toda paciente deve ser instruída sobre as indicações para o parto cesáreo, as alternativas, os potenciais riscos, benefícios e complicações. Em seguida, ela assina os termos de consentimento informado,[10,12] e os próximos passos devem ser tomados antes de a operação cesariana ser realizada:[1,17,18]

- Jejum de 8 horas, nas cirurgias eletivas.
- Correção de distúrbios orgânicos eventualmente presentes, nas cirurgias eletivas.
- Suporte adequado de berçário e equipe de neonatologia de acordo com a gravidade fetal ou materna.
- Banho de chuveiro com clorexidina degermante, sempre que possível.
- Administração de antibioticoterapia profilática IV (no Brasil, cefalosporina de primeira geração ou lincosamida), até 60 minutos antes do procedimento.
- Raquianestesia (exceto em casos específicos).
- Cateterismo vesical com sonda de Foley nº 12 ou 14.
- Antissepsia com clorexidina alcoólica.
- Colocação de campos cirúrgicos.

TÉCNICA CIRÚRGICA

Por incrível que pareça, a técnica cirúrgica da cesariana pode ser objeto de questões de residência tanto para provas fora de São Paulo, quanto para provas em São Paulo. Por isso, tome um tempo para ler e entender o passo a passo desse procedimento. A seguir, um resumo da técnica.[1,16-18,27-29]

Incisão abdominal

A incisão pode ser realizada de forma vertical ou horizontal. Essa escolha deve ser feita visando otimizar o acesso à cavidade abdominal, com mínima morbidade materno-fetal e máximo efeito estético.

A técnica de Pfannenstiel é a mais utilizada na atualidade (Figura 1). Nela, pele e subcutâneo são seccionados por uma

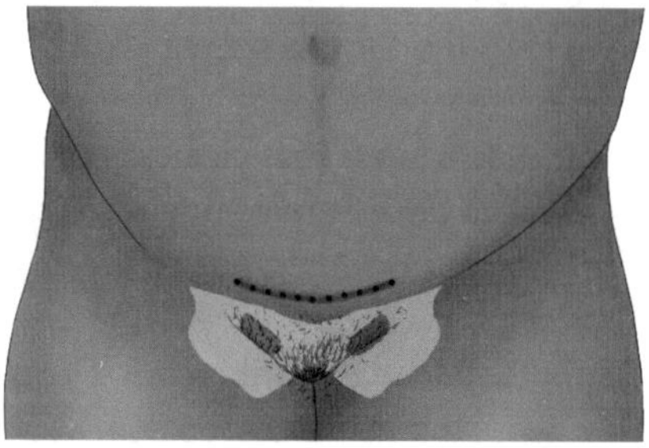

FIGURA 1 Técnica de Pfannenstiel.
Fonte: autoria própria.

incisão cerca de 2 cm acima da borda do púbis, curvilínea com concavidade superior, que tem extensão de 8 a 12 cm.[17] Essa técnica tem melhor resultado estético.[27] Além disso, promove a diminuição de hérnias incisionais em comparação à técnica vertical. Por outro lado, cursa com parestesia pós-operatória prolongada pela secção dos nervos sensitivos superficiais.

Também é possível utilizar a incisão transversal (vertical) em emergências.[23-25] Nela, não ocorre separação do plano muscular (músculos retos do abdome) em relação à aponeurose, e o dano tecidual é menor. Essa incisão infraumbilical é positiva para que se faça extração fetal com rapidez, mas tem muitas desvantagens, como resultado estético inferior, maiores taxas de deiscência fascial e de hérnia incisional, além de maior dor no pós-operatório. Há risco de lesar estruturas neurovasculares, que incluem os nervos ilioinguinal e ilio-hipogástrico e os vasos epigástricos superficial e inferior.[1-18]

Abertura do tecido subcutâneo

Não há ensaios comparando técnicas de dissecção com técnicas de incisão do tecido subcutâneo. A Febrasgo[16,17,29] preconiza que a divulsão com os dedos, de medial para lateral, tem sido associada a menor tempo cirúrgico, menor risco de lesão vascular e menos dor pós-operatória. Pode-se também realizar a abertura com bisturi frio ou eletrocautério e dissecar o tecido com afastadores Farabeuf.

Aponeurose

Realiza-se pequena secção, a bisturi, da aponeurose, bainha anterior do reto, pouco acima e no mesmo sentido da incisão cutânea. Em seguida, com o auxílio de uma tesoura de Metzembaum, prolonga-se lateralmente a incisão da aponeurose em 1 a 2 cm por debaixo da pele.[18]

Pinçam-se as bordas superiores e inferiores da fáscia com uma pinça Kocher e descola-se, com tesoura e dissecção romba, o plano muscular da aponeurose por 8 a 10 cm no sentido da cicatriz umbilical, assim como no sentido distal, até a sínfise púbica. A hemostasia deve ser cuidadosa e considerar em especial as artérias perfurantes.[1,16-18,27-29]

Músculo reto abdominal e piramidal

Os músculos retos abdominais e piramidais podem ser separados, na linha média, por divulsão manual e tesoura até que o peritônio parietal seja visualizado. Não se deve seccionar transversalmente a musculatura. Note que, nesse caso, o sentido da divulsão não é horizontal, mas, sim, vertical.[18]

Peritônio

O peritônio parietal deve ser aberto de forma vertical com os dedos. Segundo a Febrasgo,[16,17] essa técnica reduz o risco de lesão invertida de órgãos abdominais.

A abertura do peritônio visceral ocorre na prega vesicouterina. Cuidado especial deve ser tomado em gestantes com aderências, como aquelas com cesarianas prévias.[27-29]

Histerotomia

Mais habitualmente realizada, a histerotomia transversa é feita por pequena punção pérvia do órgão, com pinça Kelly curva ou bisturi. Delineia-se com um bisturi a forma desejada da incisão, que deve ser arciforme, demarcando a camada superficial do útero e, então, prosseguindo para a camada média. Em seguida, realiza-se divulsão bidigital da parede uterina no sentido cefalocaudal (vertical). A tesoura só deve ser utilizada se for necessário direcionar a punção. A incisão no segmento uterino deve ser feita em sua porção superior, para reduzir o risco de acretismo placentário.[30] Muita atenção deve ser dada para evitar lesão fetal. Uma vez rotas as membranas ovulares, deve-se aspirar o líquido amniótico.

A histerotomia vertical está relacionada ao maior risco de rotura uterina, normalmente reservada para casos em que há alguma particularidade anatômica, em posicionamento de placenta ou eventual feto muito prematuro ou baixo peso, pensando no menor trauma possível. Sendo essa a escolha, a paciente deve ser orientada a evitar trabalho de parto em gestação posterior.[1,16-18,27-29]

Extração fetal

A extração fetal só é realizada após remoção da válvula suprapúbica. Se o feto tiver apresentação cefálica, a manobra de Geppert deve ser utilizada: orientando a cabeça do feto com a região occipital voltada para a incisão e fazendo leve pressão no fundo uterino. Deve-se desfazer circular de cordão, se houver. Em seguida, imediatamente após o desprendimento do polo cefálico, completar a extração fetal.

Em apresentações pélvicas, a extração podálica é semelhante ao parto pélvico vaginal. Em apresentações córmicas, cefálicas altas e em casos de prematuridade extrema, podem ser necessárias a versão interna e extração cefálica ou pélvica.

Em recém-nascidos que não necessitarem de intervenção instantânea da equipe neonatal ou não houver outras indicações de clampeamento imediato, o clampeamento oportuno do cordão umbilical deve ser feito entre 1 e 3 minutos. Essa técnica resulta em maiores níveis de hemoglobina neonatal e facilita a transição fetal para a neonatal.[1,16-18,27,29]

Dequitação placentária

A dequitação placentária pode ser espontânea – mantendo-se tração contínua e controlada sobre o cordão umbilical até que se extraia toda a placenta – ou manual. A segunda técnica deve ser evitada, pois está associada a maior risco de endometrite puerperal e maior perda sanguínea.

Em pacientes Rh negativo com chances de feto Rh positivo, a manipulação placentária durante a extração deve ser mínima. Pode-se aplicar ocitocina para facilitar a dequitação da placenta. Após a extração, é permitido friccionar uma compressa na face interna da cavidade uterina, a fim de remover fragmentos de membranas ovulares residuais ou restos placentários.

Por fim, os cirurgiões devem realizar a troca de luvas, como medida profilática de infecção e deiscência da ferida operatória. Além disso, deve-se administrar ocitocina endovenosa ou intramuscular, como forma de aumentar a contratilidade uterina e diminuir o risco de hemorragia puerperal.[31] A massagem fúndica uterina também pode ser realizada para estimular o útero a se contrair.[1,16-18,27-29]

Histerorrafia

O fechamento do útero pode ser realizado com fios de poliglactina nº 0, categute cromado ou outras opções de fio absorvível. O útero pode ser mantido dentro ou fora da cavidade abdominal de acordo com a preferência de cada obstetra. O fechamento em camadas dependerá da espessura do miométrio e da quantidade de sangramento uterino. Em incisões horizontais, a sutura pode ocorrer em 1 a 2 camadas; nas verticais, deve-se realizar 2 a 3 camadas do procedimento. A sutura pode ocorrer de forma contínua simples, contínua ancorada e separada, e não há evidências que guiem a escolha entre essas técnicas.[1,16-18,27-29]

Fechamento da parede abdominal

Antes de prosseguir para o fechamento das estruturas restantes, deve-se realizar uma inspeção minuciosa da cavidade abdominal, com o objetivo de verificar a hemostasia e realizar a revisão de anexos. Não se deve lavar a cavidade, pois isso não reduz a morbidade materna e pode aumentar a náusea pós-operatória. Também é obrigatório realizar a contagem de compressas e instrumentos antes de ir adiante com essa etapa.

A sutura dos peritônios visceral e parietal, assim como dos músculos da parede abdominal, é opcional, pois não se tem evidência de que ela traga benefícios para o fechamento. Quando houver rafia muscular, deve-se utilizar fio absorvível e sutura contínua simples ou em "U".

A aponeurose é uma importante etapa do fechamento da cavidade abdominal. Orienta-se utilizar fios de absorção lenta, como poliglactina 0 ou fio de ácido poliglicólico 0. A rafia há de ser contínua e não ancorada.

Por fim, a pele pode ser suturada com pontos separados ou intradérmicos, utilizando-se fio de náilon monofilamentar 3-0 ou 4-0 ou poliglecaprone.[1,16,17,27-29]

QUADRO 3 Lembre-se

- O fechamento dos peritônios e dos músculos da parede abdominal é opcional.
- A sutura da aponeurose é obrigatória e deve ser feita com fio absorvível.

CUIDADO PÓS-OPERATÓRIO

Imediatamente após o procedimento cirúrgico, deve-se monitorar os sinais vitais, tônus uterino, sangramento vaginal (quantidade proporcional ao procedimento cirúrgico ou indicativa de sangramento ativo), sangramento incisional e diurese. A dieta deve ser retomada 6 a 8 horas após o procedimento. O curativo deve ser mantido fechado por 24 horas após a cirurgia.[13,16,17,27,29]

A analgesia puerperal deve ser iniciada com analgésico simples e pode ser associada a anti-inflamatórios não esteroidais (AINEs) na ausência de contraindicações. Se a dor persistir, morfina e tramadol também são alternativas terapêuticas.[22] Em caso de dores muito intensas que não cessem com a analgesia tradicional, deve-se investigar outras causas.

Em pacientes com baixo risco de tromboembolismo venoso (TEV), a profilaxia indicada é a deambulação precoce, que deve ser adotada assim que cessados os efeitos da anestesia. Em puérperas que apresentem um fator de risco maior, dois menores ou um menor com cesariana de emergência, deve-se recorrer à profilaxia farmacológica com heparina.

No Quadro 4 estão descritos fatores de risco maiores e menores para TEV e as opções de profilaxia farmacológica.[1,15,16,27-29]

COMPLICAÇÕES DA CESARIANA

Apesar da cesárea ser considerada uma cirurgia segura por muitos obstetras e suas pacientes, diversas complicações[16,17,27,29] podem ser observadas no período intraoperatório e puerperal, assim como em gestações subsequentes. A seguir, destacam-se as mais frequentes delas.

Hemorrágicas

Complicações hemorrágicas podem ser causadas por atonia uterina, acretismo placentário, trauma uterino extenso, lesão de vasos uterinos e distúrbios de coagulação. A hemorragia pós-parto (HPP) é a segunda principal causa de morte materna no Brasil.[31] Na cesárea, HPP ocorre quando há perda de mais de 1.000 mL de sangue durante o parto ou nas primeiras 24 horas pós-parto; HPP maciça é a perda de sangue maior que 2.000 mL em 24 horas, perda que necessite de transfusão superior a 1.200 mL de concentrado de hemácias, perda que resulte na queda superior a 4 mg/dL dos níveis de hemoglobina ou que provoque distúrbios de coagulação. Segundo a Federação Internacional de Ginecologia e Obstetrícia (Figo), a HPP pode ser diagnosticada clinicamente e definida como "sangramento excessivo que torna a paciente sintomática (visão turva, vertigem, síncope) e/ou resulta em sinais de hipovolemia (hipotensão, taquicardia ou oligúria).[18,32]

QUADRO 4 Risco de tromboembolismo venoso e profilaxia farmacológica

Risco maior para tromboembolismo venoso
▪ Imobilidade ▪ Hemorragia pós-parto ▪ Tromboembolismo venoso prévio ▪ Pré-eclâmpsia com restrição de crescimento fetal ▪ Trombofilias ▪ Condições médicas (lúpus, cardiopatias, anemia falciforme) ▪ Transfusão sanguínea ▪ Anemia falciforme
Risco menor para tromboembolismo venoso
▪ IMC > 30 kg/m² ▪ Gestação gemelar ▪ Tabagismo > 10 cigarros/dia ▪ Restrição de crescimento fetal ▪ Pré-eclâmpsia
Profilaxia farmacológica
▪ Heparina não fracionada: 5.000 UI a cada 12 h (SC). ▪ Heparina de baixo peso molecular (enoxaparina): 40 mg uma vez ao dia (SC)

IMC: índice de massa corporal na 1ª consulta pré-natal.
Fonte: adaptado de Rezende e Montenegro, 2022;[1] Fernandes e Sá, 2018.[16]

Infecciosas

Endometrite puerperal é a infecção do endométrio gestacional. Ela ocorre em cerca de 6 a 11% das cesarianas realizadas durante o trabalho de parto. A infecção pode ocorrer no endométrio (endometrite), no paramétrio (parametrite) ou no miométrio (miometrite).[33]

Infecção de ferida operatória ocorre em 1 a 2% dos casos. Situações como fasciíte necrotizante, tromboflebite pélvica e sepse são mais raras.[34]

Lesão de órgãos adjacentes ao útero

Lesão vesical e uretral, hematoma do ligamento largo e lesão intestinal. Ocorrem em 0,2 a 0,5% e o risco aumenta em pacientes com cirurgias abdominais prévias.[1,18,27]

Laceração fetal

Costuma ser causada por bisturi, pinças ou fórceps utilizados durante a cesárea. O local mais comum de lesão é a cabeça do feto, em seguida o dorso. A maior parte das lesões é superficial e não requer sutura.[1,17,18]

Eventos tromboembólicos

Trombose venosa profunda, acidente vascular encefálico, infarto agudo do miocárdio e embolia por líquido amniótico.[1,17,18]

Inserção anômala da placenta

A cesárea cursa com maior risco de inserção placentária anômala em gestações futuras, como a placenta acreta. O risco de anomalia insercional aumenta conforme o número de cesarianas realizadas.[18,22,23]

Pseudo-obstrução intestinal

O íleo adinâmico ocorre em 10 a 20% das pacientes.[18,22]

Rotura uterina em gestação subsequente

A cicatriz uterina é um ponto de fragilidade. A rotura uterina é a perda abrupta da continuidade da parede uterina, envolvendo todas as suas camadas. É uma complicação obstétrica que pode levar à morbimortalidade materna e perinatal. Sua prevalência entre as gestantes que passaram por incisão uterina prévia é maior em incisões uterinas verticais e proporcional ao número de cesáreas anteriores.[1,17,18,27]

Gestações ectópicas em cicatriz de cesariana

Ocorre a implantação do zigoto na intimidade do miométrio de uma cicatriz de cesárea e pode estar presente em 1 a cada 2 mil gestações de mulheres com cesarianas prévias.[35] Os tratamentos são variados e dependem do local na cicatriz uterina e da viabilidade do feto.[1,17,18,27]

Alterações psicológicas

Estudos têm verificado o efeito negativo dos partos instrumentalizados (cesáreas) no primeiro contato com o filho em primigestas. Esse impacto negativo pode perdurar por longo tempo e constitui revés emocional persistente.[18,33]

Outros

Além disso, são problemas inerentes ao processo cirúrgico: riscos da raquianestesia, contato com infecções nosocomiais e risco de acidentes por erros de profissionais da Saúde.[1,17,18,27]

DEFINIÇÕES IMPORTANTES DO CAPÍTULO

- O Brasil é o segundo país com maior taxa de cesárea do mundo; 59,6% dos nascimentos de 2023 foram por essa via.
- Não existe definição sobre qual deve ser a taxa de cesárea ideal. É importante diferenciar as gestantes pela classificação de Robson, que considera a história gestacional prévia e atual para estratificar as pacientes em dez categorias.
- Cesárea a pedido é um direito por Lei desde 2019. Essa Lei garante à parturiente a possibilidade de optar pela cesariana, a partir de 39 semanas de gestação (273 dias).
- Não confunda causas frequentes de cesárea com indicações"absolutas". Revisite a Tabela 2 e o Quadro 1, mas sempre busque entender a situação do binômio materno-fetal no caso apresentado e se há a possibilidade de parto vaginal se for a via mais rápida no momento.
- Mecônio e eclâmpsia não são indicações absolutas de cesárea.
- Passos da cesárea: abertura da pele (Pfannenstiel) e do tecido celular subcutâneo, abertura da aponeurose transversalmente, divulsão dos músculos reto abdominais, incisão do peritônio parietal e visceral, incisão segmentar transversa do útero e retirada do concepto e da placenta. Em seguida, realiza-se a histerorrafia, seguida do fechamento da cavidade por planos. Não é necessário o fechamento dos folhetos do peritônio, porém é necessário o fechamento da aponeurose. Por fim, realiza-se a aproximação da camada subcutânea e o fechamento da pele.

QUESTÕES

1. (SES-PE R1) Em relação à cirurgia cesariana, assinale a alternativa CORRETA.

A. O fechamento da aponeurose é opcional.
B. O fechamento do peritônio é opcional.
C. O uso do antibiótico profilático é opcional.
D. A exteriorização do útero é obrigatória.
E. O uso de fio inabsorvível é obrigatório na histerorrafia.

Resposta correta: alternativa B.

Justificativa: a cesárea consiste na abertura da pele e do tecido celular subcutâneo, seguida da abertura da aponeurose transversalmente. Em seguida, ocorre a divulsão dos músculos reto abdominais, seguida de incisão do peritônio parietal e visceral e incisão segmentar transversa do útero e retirada do concepto e da placenta. Depois, realiza-se a histerorrafia, seguida do fechamento da cavidade por planos. Não é necessário o fechamento dos folhetos do peritônio, porém é necessário o fechamento da aponeurose. Por fim, realiza-se a aproximação da camada subcutânea e o fechamento da pele. Vamos às alternativas:

A. O fechamento da aponeurose é obrigatório, a fim de evitar a ocorrência de hérnia incisional. Além disso, a sutura deve ser realizada com fio de reabsorção lenta.
B. Correta! O fechamento do peritônio é opcional, uma vez que não foram descritas complicações decorrentes do não fechamento dessa camada.
C. O uso de antibiótico profilático é obrigatório na realização de parto cesárea.
D. A exteriorização do útero não é obrigatória. Ela é realizada em casos específicos.
E. Pelo contrário. Para a histerorrafia deve ser utilizado fio de reabsorção lenta.

2. (SES-PE R1) Qual deve ser a conduta no caso de feto morto a termo em apresentação pélvica com antecedente de cesárea por sofrimento fetal agudo e que apresenta índice de Bishop 9?

A. Cesárea.
B. Descolamento das membranas e aguardar por 24 horas o início do trabalho de parto.
C. Indução do parto com misoprostol.
D. Indução do colo com sonda de Foley.
E. Indução do parto com ocitocina.

Resposta correta: alternativa E.
Justificativa: quando se fala em condução ou indução de trabalho de parto, precisamos avaliar as condições do colo uterino. Temos o índice de Bishop, no qual se avalia dilatação, esvaecimento, consistência e posição do colo uterino, além da apresentação fetal. Se o índice for maior que 6, significa que é um colo já trabalhado/ maturado, sendo assim suscetível ao uso de ocitocina endovenosa. Se o índice de Bishop for igual ou menor que 6, é preciso primeiro amadurecer esse colo (com misoprostol ou balão de krause) e depois iniciar o uso de ocitocina endovenosa.

A. Como a paciente (mãe) não apresenta contraindicação à indução do trabalho de parto, não está indicada cesárea.
B. Paciente com colo já favorável/ maduro e óbito fetal, prossegue-se indução do parto com ocitocina.
C. O misoprostol deve ser usado quando o índice de Bishop é menor ou igual a 6, o que não é o caso da nossa paciente. Além disso, o uso de misoprostol é contraindicado em pacientes com cicatriz uterina prévia.
D. Como o colo uterino apresenta Bishop favorável ao uso de ocitocina, não é necessário preparo mecânico do colo.
E. Diante de um óbito fetal, a via de parto de escolha é a vaginal, seja o feto cefálico ou pélvico. Como o índice de Bishop é maior que 6, inicia-se o uso de ocitocina endovenosa.

3. (Unicamp R1) Gestante, 30a, G5P4(C2) A0, 37 semanas de amenorreia, chega ao pronto atendimento, sem cartão de pré-natal, com queixa de dor tipo cólica há 10 horas. Nega sangramento ou perda de líquido via vaginal. Exame ginecológico: dinâmica uterina = 3 contrações fortes em 10 minutos, batimentos cardíacos fetais = 150 bpm; movimento fetal presente; altura uterina = 32 cm; toque vaginal = colo dilatado 9,0 cm, cefálico, bolsa íntegra, plano +2 de De Lee. A conduta é:

A. Cesárea eletiva após completar jejum.
B. Parto vaginal com analgesia local e ampla episiotomia.
C. Parto vaginal com analgesia e avaliação de segmento uterino.
D. Cesárea de urgência por antecedente obstétrico.

Resposta correta: alternativa C.
Justificativa: é importante lembrar que a iteratividade não é indicação absoluta de cesárea, e em uma situação em que o feto está quase nascendo, é menos traumático o parto vaginal (como forma de ilustrar a situação: até colocar a paciente na sala, chamar o anestesista etc., o feto já nasceu).

Além disso, a Unicamp em específico tende a não considerar como forte contraindicação a presença de múltiplas cicatrizes uterinas prévias para realização de um novo parto vaginal. A Unicamp tem algumas condutas específicas, que destoam da maior parte das outras grandes instituições.

No caso citado, a questão nos induz a conduzir o trabalho de parto, já que a paciente apresenta uma dinâmica uterina eficiente e uma quase dilatação total. Como ressalva, deve-se atentar à dor da paciente e monitorar a vitalidade fetal, a fim de evitar rotura uterina e consequente sofrimento fetal agudo.

4. (SCM-SP 2022 R1) Uma parturiente, quartigesta de 38 semanas e quatro dias, com um parto normal, uma cesariana e um abortamento prévios, deu entrada no pronto atendimento obstétrico na fase ativa do trabalho de parto. Com base nesse caso hipotético, assinale a alternativa correta:

A. Trata-se de uma paciente do grupo 1 de Robson.
B. Trata-se de uma paciente do grupo 2 de Robson.
C. Trata-se de uma paciente do grupo 3 de Robson.
D. Trata-se de uma paciente do grupo 4 de Robson.
E. Trata-se de uma paciente do grupo 5 de Robson.

Resposta correta: alternativa E.
Justificativa: a Santa Casa é uma das instituições que mais utiliza a classificação de Robson. Ela é usada para avaliar, monitorar e comparar taxas de cesáreas ao longo do tempo entre um mesmo hospital e outros diferentes. Atualmente, a OMS recomenda que a classificação seja utilizada como instrumento padrão, a fim de se identificar a realização de cesáreas desnecessárias.

A classificação consiste em agrupar as gestantes em 10 grupos, sendo seus critérios:

- Paridade.
- Cesárea anterior.
- Início de trabalho de parto.
- Idade gestacional.
- Apresentação fetal.
- Número de fetos.

Revise a Tabela 2: Classificação de Robson em 10 Grupos.

5. (SUS-SP 2019 R1) O parto vaginal pode ser realizado rotineiramente nos casos de:

A. Circular de cordão.
B. Mãe com HIV e carga viral acima de 1.000 cópias/mL.
C. Gêmeos monozigóticos.
D. Cesária corporal anterior.
E. Herpes genital ativo.

Resposta correta: alternativa A.
Justificativa:

A. A presença de circular cervical de cordão não é contraindicação ao parto vaginal. Se o cordão for curto, pode haver alguma dificuldade a mais na extração do feto, mas de forma alguma apenas a presença de circular deve ser indicação de parto cesárea.
B. No caso de mãe com carga viral desconhecida ou acima de 1.000 cópias/mL, há indicação de realização de parto cesáreo, a fim de tentar diminuir a chance de transmissão da doença para o feto.
C. Em gestação gemelar monozigótica, se o primeiro feto não estiver cefálico, ou se o primeiro feto tiver peso menor que o segundo, ou houver entrelaçamento de cordões, ou gemelar conjugado, há contraindicação ao parto vaginal.
D. Em vigência de cicatriz uterina corporal anterior há contraindicação à realização de parto vaginal por risco aumentado de rotura uterina.
E. Em vigência de lesão ativa de herpes genital, há contraindicação ao parto vaginal por risco aumentado de contaminação do feto ao passar pelo canal de parto.

6. (SUS-SP 2018 R1) Tem contraindicação absoluta para o parto vaginal:

A. Arritmia cardíaca maternal.
B. Doença hipertensiva específica da gestação.
C. Cesárea anterior com cicatriz segmentar.
D. Placenta de inserção marginal sem sangramento.
E. Descolamento prematuro de placenta quando o feto estiver vivo.

Resposta correta: alternativa E.
Justificativa: nenhuma alternativa da questão é contraindicação absoluta ao parto vaginal.

A. A arritmia materna pode levar à descompensação da função cardíaca, sobretudo no 3º trimestre, parto e puerpério. No entanto, nas cardiopatias SEM hipertensão pulmonar grave, a via de parto preferencial é a vaginal, principalmente porque geram menor perda sanguínea e menor risco de instabilidade hemodinâmica; no entanto, há recomendações específicas para pacientes cardiopatas em trabalho de parto: monitorização de sinais vitais contínua ou intermitente, porém frequente, uso de analgesia de parto com duplo bloqueio precocemente para evitar o estímulo adrenérgico gerado pela dor, uso de fórcipe de abreviação do período expulsivo para reduzir a realização de puxos e manobras de valsalva, que reduz o débito cardíaco.
B. As síndromes hipertensivas na gestação, como um todo, não indicam via de parto. A via de nascimento deve ser obstétrica e deve-se ter em mente que o parto vaginal gera menor perda volêmica e menor repercussão hemodinâmica materna, e, portanto, deve ser preferido também nessas pacientes. Nos casos de emergências hipertensivas ou eclâmpsia, deve-se proceder à estabilização materna e novamente indicar parto por via obstétrica, tendo em mente que uma das principais complicações de hipertensão grave é a síndrome HELLP, que cursa com plaquetopenia, sendo necessário sempre avaliar a contagem de plaquetas antes de indicar alta, e garantir plaquetas acima de 80 mil antes do procedimento; caso a contagem seja menor do que 70 mil, não deve ser realizado bloqueio de neuroeixo e, se indicada cesárea, deverá ser feita sob anestesia geral.
C. A cesárea anterior com cicatriz segmentar transversa não contraindica parto vaginal. A cicatriz corporal prévia é contraindicação ao trabalho de parto e parto vaginal pelo aumento significativo de rotura uterina intraparto.
D. A placenta de inserção marginal, mas não previa, ou seja, que se insere a menos de 2 cm do orifício interno do colo, não apresenta contraindicação ao nascimento via vaginal por não se situar entre o colo e a apresentação fetal. Em caso de placenta prévia centro total, a placenta recobre totalmente o OCI, ou seja, apresenta uma obstrução a passagem fetal e culmina em grande sangramento com a descida do polo fetal, levando à redução do aporte sanguíneo fetal e hipoxia periparto, bem como risco materno, indicando, portanto, via de parto alta.
E. Alternativa parcialmente correta. A via de parto no DPP com feto vivo é a via mais rápida; frequentemente será cesárea, mas se identificado DPP (sangramento vaginal, hipertonia uterina, cardiotocografia não tranquilizadora) no período expulsivo com feto em planos positivos (sobretudo abaixo de +2) provavelmente será mais rápido e menos danoso optar pelo parto instrumentalizado do que converter para via alta, considerando não só o tempo para início da operação cesariana, como a dificuldade de extração fetal em fetos insinuados a planos abaixo do plano zero de DeLee.

7. (Unesp 2022 R1) Gestante de 27 semanas, com três cesáreas anteriores, apresenta sangramento vaginal discreto e indolor. Exame físico: BEG, eupneica, hidratada, PA: 115/75 mmHg, FC materna 80 bpm, AU no percentil 50, ausência de dinâmica uterina em 10 minutos, tônus uterino normal, BCF 146 bpm. Exame especular: discreta quantidade de sangue vermelho vivo coletado em fundo de saco, colo puntiforme, ausência de lesões vaginais e cervicais. A hipótese diagnóstica é:

A. Descolamento prematuro de placenta.
B. Trabalho de parto prematuro.
C. Insuficiência istmocervical.
D. Placenta prévia.

Resposta correta: alternativa D.
Justificativa: questão parcialmente correta, uma vez que o diagnóstico de placenta prévia só pode ser dado após 28 semanas. Considerando que o autor te leva a crer que esta é a resposta correta, vamos às alternativas:

A. O quadro clássico de descolamento prematuro de placenta cursa com sangramento vaginal, associado a dor, hipertonia uterina e, na maior parte dos casos, sofrimento fetal agudo. Lembrem-se: pode ser DPP sem sangramento exteriorizado.
B. Para ser trabalho de parto prematuro, precisaríamos que a paciente apresentasse dinâmica uterina e modificação do colo uterino, que no caso apresentado estão ausentes.
C. No caso de insuficiência istmocervical, a paciente apresentaria dilatação indolor e ausência de sangramento vaginal.
D. Paciente com sangramento vaginal vermelho vivo, indolor, sem hipertonia uterina e sem alteração da vitalidade fetal, nossa principal hipótese diagnóstica deve ser placenta prévia. Vale lembrar que a via de parto no caso de placenta prévia é a cesariana.

8. (Unifesp 2023 R1) Paciente com 33 semanas de gestação, quartigesta com três cesáreas anteriores, previamente assintomática, procura o pronto-socorro queixando-se de sangramento vaginal moderado. Sabidamente, possui placenta de inserção baixa centro-total com sinais de acretismo em região ístmica uterina. Não apresenta dinâmica uterina, feto ativo. Ao exame especular, há conteúdo sanguinolento residual, sem sangramento ativo. Qual é a conduta mais adequada?

A. Resolução imediata da gestação por via alta, abdicando-se da corticoterapia.
B. Corticoterapia, internação para controle clínico, cesárea eletiva após 36ª semana.
C. Resolução da gestação por via alta, aguardando 48 h da corticoterapia.
D. Controle clínico domiciliar, com indicação de retorno em caso de novo episódio de sangramento.

Resposta correta: alternativa B.
Justificativa: paciente com diagnóstico de acretismo placentário deve ser acompanhada em pré-natal de alto risco. Deve ser programada a cesárea eletiva, seguida de histerectomia puerperal (na maior parte dos casos). O tratamento conservador (não realizar a histerectomia) pode ser feito em casos específicos, como de acretismo focal. Dito isso, vamos às alternativas:

A. Como o feto apresenta vitalidade fetal preservada e a mãe apresenta estabilidade clínica e hemodinâmica, não há necessidade de resolução da gestação na urgência.
B. Nos casos de acretismo placentário, a cesárea eletiva é programada para ser realizada

entre 34 e 36 semanas. A corticoterapia deve ser realizada para maturação pulmonar. Caso a paciente apresente instabilidade hemodinâmica por conta de sangramento, o parto pode ser antecipado.

C. Como dito anteriormente, a paciente não apresenta instabilidade hemodinâmica e o feto apresenta boa vitalidade fetal, o parto nesse momento, não é necessário.

D. Apesar de estável, como a paciente apresenta sangramento moderado, deve ser internada para monitorização hemodinâmica e acompanhamento da vitalidade fetal.

REFERÊNCIAS

1. Rezende J, Montenegro CAB. Rezende obstetrícia fundamental. 14. ed. Rio de Janeiro: Guanabara Koogan; 2022.
2. Hannah ME, Hannah WJ, Hewson SA, Hodnett ED, Saigal S, Willan AR. Planned caesarean section versus planned vaginal birth for breech presentation at term: a randomised multicentre trial. Term Breech Trial Collaborative Group. Lancet. 2000;356(9239): 1375-83.
3. Brasil. Ministério da Saúde. Painel de monitoramento da natalidade: nascidos vivos [Internet]. Brasília: Ministério da Saúde; 2023.
4. Marmitt LP, Machado AKF, Cesar JA. Recent trends in cesarean section reduction in extreme south of Brazil: a reality only in the public sector? Cien Saude Colet [Internet]. 2022;27(8):3307.
5. Organização Pan-Americana da Saúde (OPAS). Taxas de cesarianas continuam aumentando em meio a crescentes desigualdades no acesso [Internet]. 16 jun 2021 [citado em 2024 set 12]. Disponível em: https://www.paho.org/pt/noticias/16-6-2021-taxas-cesarianas-continuam-aumentando-em-meio-crescentes-desigualdades-no-acesso
6. Betran AP, Ye J, Moller AB, Souza JP, Zhang J. Trends and projections of caesarean section rates: global and regional estimates. BMJ Glob Health. 2021;6: e005671.
7. Appropriate technology for birth. Lancet. 1985; 2(8452):436-7.
8. Instituto Brasileiro de Geografia e Estatística (IBGE). Tabela 8356: Mulheres com parto cesáreo, por motivo de ter tido parto cesáreo (2019). Rio de Janeiro: IBGE; 2021.
9. Organização Mundial da Saúde. Declaração da OMS sobre taxas de cesárea [Internet]. Genebra: OMS; 2015.
10. Portal de Boas Práticas em Saúde da Mulher, da Criança e do Adolescente. Principais questões sobre cesariana a pedido e oferta de opções equivalentes [Internet]. Rio de Janeiro: Fundação Oswaldo Cruz; 2021. Disponível em: https://portaldeboaspraticas.iff.fiocruz.br/atencao-mulher/principais-questoes-sobre-cesariana-a-pedido-e-oferta-de-opcoes-equivalentes. Acesso em: 15 nov. 2023.
11. Estado de São Paulo. Lei nº 17.137, de 23 de agosto de 2019. Garante à parturiente a possibilidade de optar pela cesariana, a partir de 39 (trinta e nove) semanas de gestação, bem como a analgesia, mesmo quando escolhido o parto normal [Internet]. São Paulo: Assembleia Legislativa do Estado de São Paulo; 2019. Disponível em: https://www.al.sp.gov.br/repositorio/legislacao/lei/2019/compilacao-lei-17137-23.08.2019.html. Acesso em: 23 set. 2024.
12. Brasil. Conselho Federal de Medicina. Resolução CFM nº 2.284/2020. Brasília: Conselho Federal de Medicina; 2020. Disponível em: https://sistemas.cfm.org.br/normas/visualizar/resolucoes/BR/2020/2284. Acesso em: set 2024.
13. National Institute for Health and Care Excellence (NICE). Intrapartum care for healthy women and babies [Internet]. 2020 [cited 2024 Sep 12]. Disponível em: https://www.nice.org.uk/guidance/ng192/chapter/Recommendations#factors-affecting-the-likelihood-of-emergency-caesarean-birth-during-intrapartum-care.
14. Moldenhauer JS. Cesárea. In: Manual MSD. [Internet]. Rahway (NJ): Merck & Co., Inc.; 2024 [citado em 18 set 2024]. Disponível em: https://www.msdmanuals.com/pt-br/profissional/ginecologia-e-obstetr%C3%ADcia/complica%C3%A7%C3%B5es-intraparto/ces%C3%A1rea.
15. DeCherney AH, Nathan L, Laufer N, Roman AS. Current diagnosis & treatment: obstetrics & gynecology. 12. ed. New York: McGraw-Hill Education; 2019.
16. Fernandes CE, Sá MFS. Febrasgo – Tratado de obstetrícia. Rio de Janeiro: Elsevier; 2018.
17. Federação Brasileira das Associações de Ginecologia e Obstetrícia. Cesárea: indicações. Protocolos Febrasgo. Obstetrícia. nº 106. São Paulo: Febrasgo; 2018.
18. Zugaib M, Francisco RPV. Zugaib obstetrícia. 5. ed. Rio de Janeiro: Guanabara Koogan; 2023.

19. Silva AP, Souza RM, Oliveira LM. Descolamento prematuro de placenta e seus impactos na mortalidade e morbidade materna e neonatal: revisão integrativa. J Sci Innov Health Stud. 2024;1(1):e61.
20. Paula GAM, Sousa MKR, Diniz NA, Teixeira MGC, Almeida ME, Rosa VHJ, et al. Descolamento de placenta e seus riscos dentro da gestação, junto ao apoio multiprofissional. Braz J Implantol Health Sci. 2024;6(1):1196-210.
21. American College of Obstetricians and Gynecologists (ACOG). First and second stage labor management. Obstet Gynecol. 2024;143(1):e1-e15.
22. Brasil. Ministério da Saúde. Atenção à gestante: a operação cesariana. Brasília: Ministério da Saúde; 2016. Disponível em: https://www.gov.br/saude/pt-br/assuntos/pcdt/arquivos/2016/atencao-a-gestante-a-operacao-cesariana-diretriz.pdf. Acesso em: 28 ago. 2023.
23. Chen S, Wu L, Jiang X. Aortocaval compression resulting in sudden loss of consciousness and severe bradycardia and hypotension during cesarean section in a patient with subvalvular aortic stenosis. BMC Anesthesiol. 2019;19:116.
24. American Heart Association. Highlights of the 2020 American Heart Association Guidelines for CPR and ECC. Dallas, TX: American Heart Association; 2020.
25. Royal College of Obstetricians and Gynaecologists. Maternal collapse in pregnancy and the puerperium: Green-top Guideline No. 56. BJOG. 2019;126(12).
26. Cunningham FG, Leveno KJ, Bloom SL, Dashe JS, Hoffman BL, Casey BM, Spong CY. Obstetrícia de Williams. 25. ed. Porto Alegre: AMGH; 2020.
27. Berghella V. Obstetric Evidence Based Guidelines. 4. ed. Boca Raton: CRC Press; 2022.
28. Urbanetz AA. Ginecologia e obstetrícia Febrasgo para o médico residente. 2. ed. Barueri: Manole; 2020.
29. Palacios-Jaraquemada JM. How to reduce the incidence of placenta accreta spectrum independently of the number of cesarean? Maternal-Fetal Med. 2019;1(2):68-9.
30. Fundação Oswaldo Cruz (Fiocruz). Portal de boas práticas em saúde da mulher, da criança e do adolescente. Principais questões sobre manejo da hemorragia no pós-parto [Internet]. Rio de Janeiro: Fiocruz; 2021. Disponível em: https://portaldeboaspraticas.iff.fiocruz.br/atencao-mulher/principais-questoes-sobre-manejo-da-hemorragia-no-pos-parto. Acesso em: 15 nov. 2023.
31. Sociedade Beneficente Israelita Brasileira Albert Einstein. Diretriz clínica para protocolo de sepse na mulher no ciclo gravídico puerperal [Internet]. São Paulo: Hospital Israelita Albert Einstein; 2023.
32. International Federation of Gynecology and Obstetrics (FIGO). FIGO recommendations on the management of postpartum hemorrhage 2022. Publication of this Supplement was funded by FIGO. Int J Gynaecol Obstet. 2022;157(Suppl 1):1-42.
33. American College of Obstetricians and Gynecologists (ACOG): ACOG Clinical Practice Guideline No. 5: Treatment and Management of Mental Health Conditions During Pregnancy and Postpartum. Obstet Gynecol. 2023;141(6):1262-1288.
34. Ziogou T, Kokolakis I. Post caesarean section surgical site infections. HJOG; 2023;22(1):1-8.
35. Morente LS, León AIG, Reina MPE, Herrero JR, González Mesa E, Jiménez JSJ. Cesarean scar ectopic pregnancy – case series: treatment decision algorithm and success with medical treatment. Medicina (Kaunas). 2021;57(4):362.

15

Parto vaginal assistido

Natalia Fujimoto Delboni
Adolfo Wenjaw Liao

CASO CLÍNICO

Mulher, 27 anos, primigesta, atualmente com 40 semanas e 2 dias, sem comorbidades. Chegou ao PS com contrações regulares, a cada 5 minutos e com duração de 45 segundos cada, com 6 cm de dilatação cervical. Durante a condução do trabalho de parto, a parturiente começou a apresentar sinais de fadiga e desconforto. Foram feitas manobras para melhorar o desempenho materno, incluindo hidratação e analgesia, conforme a necessidade da paciente. Entretanto, à medida que o feto avança em direção ao canal de parto, atingindo o plano +2 de De Lee, a progressão do trabalho de parto parece estabilizar, com a dilatação cervical não progredindo como esperado.

Quais são as possibilidades de conduta diante desse cenário?

INTRODUÇÃO

O parto vaginal assistido (ou operatório) utiliza instrumentos, como o fórceps e o vácuo extrator, para extração do feto, com o intuito de evitar o parto cesariano. Dessa forma, abrevia o último período do parto, prevenindo eventuais complicações que poderiam vir a ocorrer.[1,2]

Quando bem indicado, o parto vaginal operatório apresenta baixo índice de complicação e auxilia, por exemplo, o feto com sinais de hipóxia no período expulsivo ao reduzir sua exposição aos fatores intraparto que promovem encefalopatia hipóxico-isquêmica, sendo uma importante ferramenta.[3]

Neste capítulo, serão abordados aspectos gerais do vácuo extrator e do fórceps, incluindo os três tipos principais: Piper, Kielland e Simpson-Braun. Além disso, serão pontuados aspectos como incidência, indicações, contraindicações, e complicações relacionadas ao parto vaginal instrumentalizado, como também é conhecido.

EPIDEMIOLOGIA

Os números relacionados ao parto vaginal operatório variam muito de acordo com o cenário.[4] Sabe-se que há uma relação inversa entre a frequência de partos vaginais operatórios e partos cesáreos,[4] havendo diminuição global na incidência de parto vaginal operatório, especialmente em países de baixa e média renda. Isso acontece, provavelmente, por escassez de profissionais de Saúde qualificados e disponibilidade de equipamento nos serviços.[5]

Além disso, constata-se que aproximadamente 5% das parturientes que tiveram parto vaginal assistido terão um segundo episódio.

É importante destacar que há aumento na incidência de partos cesáreos enquanto há diminuição na incidência de partos vaginais operatórios. Porém, o parto vaginal operatório ainda é preferível à cesárea, uma vez que o tempo para término de realização do parto está em questão.

Um estudo de 2019, conduzido num hospital na China entre 2007 e 2016, comparou os desfechos entre pacientes que tiveram parto vaginal operatório ou foram submetidas à cesárea durante o segundo estágio do trabalho de parto. Os resultados dessa pesquisa revelaram que as pacientes que passaram por uma intervenção com fórceps em razão de complicações durante o segundo estágio do parto apresentaram menor incidência de infecção materna, porém enfrentaram taxas mais elevadas de hemorragia pós-parto.[6] Além disso, constatou-se também que, quando a transição do parto vaginal para operatório ou cesárea foi dado por um perfil fetal não tranquilizador, o parto por fórceps foi realizado mais rapidamente e foi associado a menor incidência de mortalidade perinatal e encefalopatia hipóxico-isquêmica.

QUADRO CLÍNICO

Indicações

O parto vaginal assistido está indicado quando há necessidade de ultimação do parto e condições para aplicação segura do fórceps e/ou vácuo extrator. Caso contrário, dá-se preferência à realização da cesárea. A indicação pode ser decorrente de fatores maternos ou condição fetal, quando há ameaça à vida para uma ou ambas as partes.

Dentre as condições maternas, citamos o segundo período prolongado, mais comumente relacionado à exaustão materna. Considera-se período expulsivo prolongada duração maior do que 3 horas em nulíparas, e maior do que 2 horas, nas multíparas. Adiciona-se 1 hora, quando a parturiente está analgesiada.[1]

Outra situação em que se opta pelo parto vaginal operatório é quando há alguma condição clínica materna na qual seja importante evitar a realização de manobra de Valsalva, como algumas doenças cardíacas, pulmonares e/ou neurológicas.

Por fim, outra condição materna acontece quando há discinesia uterina, isto é, a disfunção das contrações uterinas impedindo a progressão do trabalho de parto.

E as condições fetais que indicam a necessidade de um parto vaginal operatório, destaca-se o comprometimento da vitalidade fetal, como cardiotocografia com padrão categoria III e descolamento prematuro de placenta. Além de situações como a parada de rotação da cabeça fetal ou cabeça derradeira, num parto pélvico.

Contraindicações

Uma vez identificada a necessidade de ultimação premente do parto, é fundamental verificar se há contraindicações para a realização do procedimento proposto. Dentre elas, destaca-se quando a cabeça fetal não está insinuada, a variedade de posição é desconhecida ou o feto apresentando suspeita ou diagnóstico de desmineralização óssea ou distúrbios hemorrágicos (trombocitopenia ou hemofilia, por exemplo).[7] Ainda, a prematuridade extrema e a desproporção cefalopélvica.

Membranas íntegras, dilatação cervical incompleta, feto morto e inexperiência do operador também são outras situações que contraindicam o parto vaginal operatório.

DIAGNÓSTICO

Avaliação materna e fetal

Diante do exposto, a avaliação das condições clínicas materno-fetais é pré-requisito fundamental para ponderação crítica dos potenciais benefícios e riscos de um eventual parto vaginal assistido, em detrimento de uma cesariana.

Assim, o exame clínico materno, incluindo a avaliação da dinâmica uterina, do canal de parto e da pelve materna, além da avaliação das condições do bem-estar fetal, grau de insinuação, apresentação e variedade de posição do feto são essenciais na análise quanto à melhor alternativa diante de um parto vaginal que não está evoluindo bem.

Além disso, essas informações também serão importantes para escolha do instrumento que será utilizado, caso opte-se por um parto vaginal operatório:

O fórceps é um instrumento cirúrgico metálico, constituído por duas colheres curvas, com hastes articuladas e cabos para tração. Variação na curvatura das colheres e comprimento dos cabos determinam diferentes tipos de fórceps e suas indicações.

O vácuo extrator é composto por campânula, tubo de conexão, bomba de sucção e haste para tração (Figura 1). É instrumento de aplicação mais fácil, requer menor grau de analgesia materna e ocasiona menor morbidade materna, pois está associado a menor frequência de lacerações profundas, lesões perineais e do esfíncter anal. Contudo, não permite a rotação do polo cefálico fetal.

Outro ponto importante a ser considerado na escolha entre os dois instrumentos é a experiência do operador com o respectivo método.

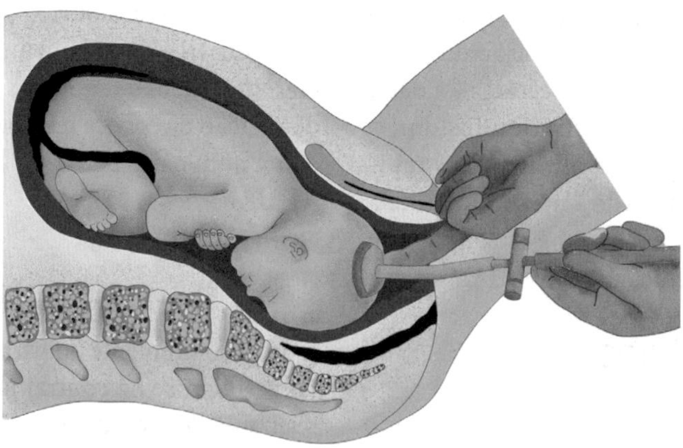

FIGURA 1 Vácuo extrator.
Fonte: autoria própria.

Classificação

O parto vaginal operatório pode ser classificado de acordo com os planos da bacia e os mecanismos de parto.

A classificação mais atual é a do Colégio Americano de Ginecologia e Obstetrícia[8] que classifica de acordo com a altura da apresentação fetal em alívio, baixo e médio. O fórceps de alívio é utilizado quando o polo cefálico já se encontra no assoalho pélvico, próximo ou ocupando o períneo; a sutura sagital está no diâmetro anteroposterior ou oblíquo com rotação menor ou igual a 45° e o couro cabeludo fetal é visível no introito vaginal. O fórceps baixo é definido quando a altura da apresentação se encontra abaixo do plano +2 de De Lee, mas não atinge o assoalho pélvico.

Por fim, o fórceps médio é aquele realizado quando o feto está insinuado, isto é, abaixo das espinhas ciáticas, mas acima do plano +2 de De Lee. Contudo, esse tipo de parto deve ser evitado, pois está associado à maior morbidade materno-fetal e letalidade perinatal. Assim, ele é reservado a obstetras experientes, diante de situações extremas. Atualmente, o fórceps alto, quando a apresentação está acima das espinhas ciáticas, é proscrito, pois os riscos envolvidos suplantam os benefícios do parto vaginal.

Em relação à variedade de posição, o fórceps pode ser occipito púbis (OP), occipito sacro (OS), occipito esquerda anterior (OEA), occipito direita posterior (ODP), occipito direita anterior (ODA) e occipito esquerda posterior (OEP), occipito esquerda e direita transversa (OET e ODT).

CONDUTA

Técnica de aplicação

No que diz respeito aos passos envolvidos no parto vaginal operatório é importante discutir cada tipo de instrumento e suas indicações. Porém, de antemão, é necessário avaliar os pré-requisitos para o parto vaginal operatório, que incluem consentimento da paciente, pelve materna adequada, estimativa do peso fetal realizada insinuação do polo cefálico, dilatação e apagamento cervical completos, bolsa rota, esvaziamento vesical prévio, conhecimento da apresentação e da variedade de posição e anestesia satisfatória.[7]

Quanto aos tipos de fórceps, todos são compostos pela colher para apreender o polo cefálico, a haste, a articulação e o cabo. Os mais conhecidos e utilizados são os de Simpson-Braun, de Kielland e de Piper.

O primeiro, Simpson-Braun (Figura 2), pode ser utilizado nas variedades oblíquas. Esse fórceps é o que mais se adapta à pelve materna e ao polo cefálico fetal. Possui ramos cruzados, articulação fixa, cabo com apoio para os dedos, colher fenestrada e curvatura pélvica proeminente.

O fórceps de Kielland (Figura 3) permite correção de assinclitismo anterior e posterior e grandes rotações do polo cefálico fetal. Suas pás são deslizantes, o fórceps é mais reto e longo, com cabo liso com aletas, ramos cruzados e hastes sobrepostas. As colheres são fenestradas com bordas lisas e possuem curvaturas leves, sendo adequado para amplas rotações. É a melhor opção para o fórceps rotacional.

Por fim, o fórceps de Piper (Figura 4) é utilizado no parto pélvico, para extração da cabeça derradeira. Suas pás são semelhantes ao fórceps de Simpson-Braun, porém seus ramos são mais longos, com colheres afiladas e curvados para baixo, fazendo com que tenha uma curvatura perineal acentuada.[8]

Há ainda um quarto tipo de fórceps conhecido como Fórcipe Marelli, especialmente projetado para facilitar a extração fetal durante uma cesariana. Esse tipo de fórceps

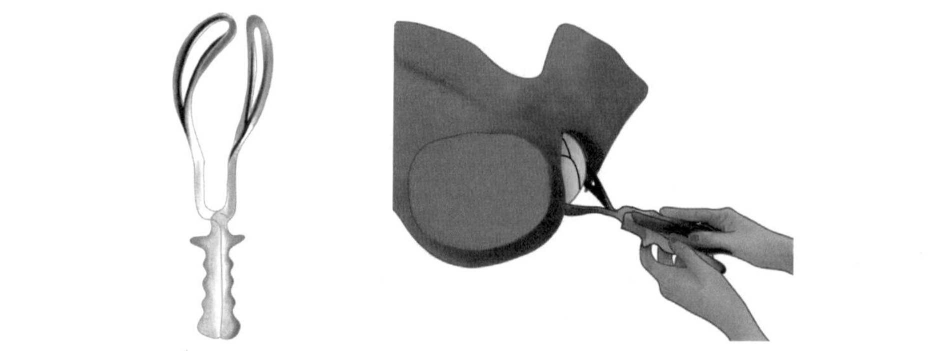

FIGURA 2 **Fórceps de Simpson-Braun.**
Fonte: autoria própria.

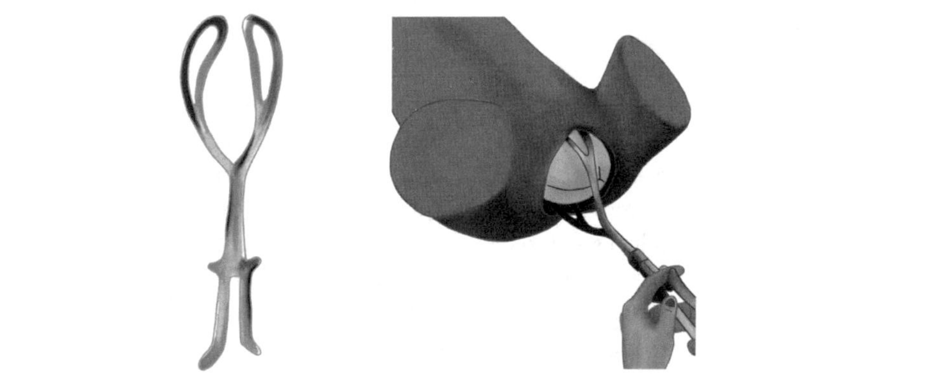

FIGURA 3 **Fórceps de Kielland.**
Fonte: autoria própria.

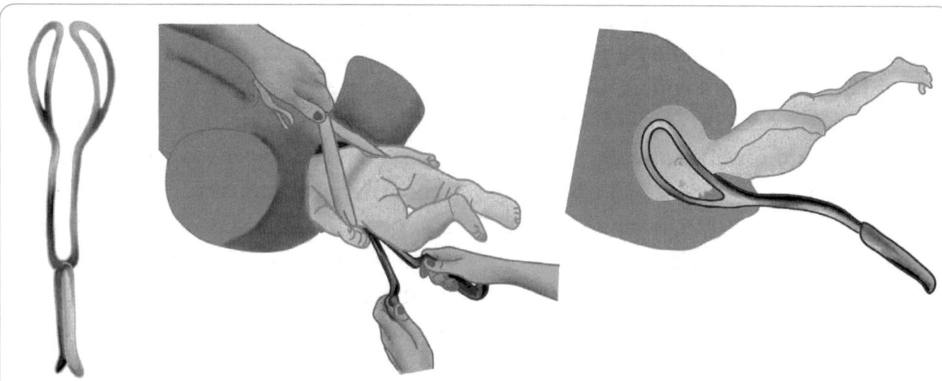

FIGURA 4 **Fórceps de Piper.**
Fonte: autoria própria.

se distingue por seus ramos cruzados, cabo liso, articulação inglesa e colher fenestrada, não apresentando curvatura pélvica. No entanto, é importante ressaltar que seu uso e características são pouco descritos na literatura médica.

Uma vez decidido qual instrumental será utilizado e o tipo de fórceps mais adequado para a situação, as etapas seguintes incluem: apresentação do instrumento adiante da vulva, introdução e aplicação, preensão do polo cefálico, verificação da pega, prova de tração e tração definitiva com ou sem rotação.

O vácuo extrator é uma boa escolha para partos operatórios vaginais, especialmente para alívio. Causa menos trauma à mãe. No entanto, não é ideal em emergências por conta do tempo necessário para a extração do feto. Ele é composto por uma campânula, um tubo de conexão e uma bomba de sucção.

As principais vantagens do vácuo-extrator incluem menor chance de erros na aplicação, facilidade de aprendizado, capacidade de ajuste e rotação automáticos, menor pressão sobre a cabeça do feto, menor necessidade de alívio da dor e de cortes, além de reduzir lacerações. Vácuos-extratores com campânulas flexíveis causam menos dano ao couro cabeludo do feto, sendo preferíveis em partos vaginais simples.[7] Durante um parto com vácuo-extrator, depois de posicionar corretamente a campânula na cabeça do feto, cria-se vácuo com uma bomba manual e aplica-se tração no polo cefálico fetal.

Recomendações adjuntas ao parto vaginal operatório

Atualmente, não é recomendada a episiotomia de forma rotineira durante qualquer tipo de parto, por conta do incômodo da cicatrização e dos riscos de lesão do esfíncter anal e do reto. No entanto, em razão da dificuldade na realização de ensaios clínicos randomizados e de outros fatores confundidores, preconiza-se que a episiotomia mediolateral pode desempenhar papel importante em prevenir lacerações perineais graves durante o parto vaginal operatório, seguindo os resultados de estudos observacionais. A episiotomia deve ser avaliada depois da descida da apresentação, após a prova de tração e das manobras de rotação, de forma a tentar evitar a realização do procedimento, seguida da falha do parto vaginal operatório e, por consequência, necessidade de transformar num parto cirúrgico.[7]

Após o parto vaginal operatório, é recomendada uma dose única de antibiótico para prevenir infecções. É importante assegurar práticas de assepsia e uso de equipamentos de proteção a todo momento. Além disso, após o parto, é crucial reavaliar o risco de coágulos sanguíneos e considerar medidas preventivas, especialmente em caso de parto prolongado ou imobilidade durante a intervenção.

Cuidados pós-parto vaginal operatório

A analgesia pós-parto com anti-inflamatórios não esteroidais (AINEs) e paracetamol deve ser realizada de forma regular.

É importante conscientizar as mulheres sobre o risco de retenção urinária. Elas devem ser incentivadas a esvaziar a bexiga no período pós-parto e a monitorizar o tempo e o volume urinários.

Pode ser necessária sondagem vesical intermitente por 24 a 48 horas. Caso o cenário persista, solicitar avaliação urológica. A fisioterapia é uma opção para reduzir o risco de retenção urinária nos três meses após o parto, oferecendo um suporte adicional para a recuperação.

PROGNÓSTICO

O prognóstico de parto vaginal operatório depende de diversos fatores, como experiência do operador, indicações para o procedimento e condição materna e fetal, bem como ocorrência de complicações – que serão descritas mais adiante.

Em geral, em condições apropriadas, o parto vaginal operatório possui bom prognóstico, porém é necessário considerar as possíveis complicações e riscos associados a esse procedimento. É importante mencionar que não há muitas pesquisas comparando o risco de complicações maternas ou fetais entre os diferentes instrumentos para auxiliar no segundo estágio prolongado. Como mencionado no estudo Giacchino,[9] essa escassez de análises implica em variações na prática clínica sem evidências científicas suficientes para embasar cada ação.

As principais complicações encontradas relacionadas ao parto vaginal operatório são as lesões e hemorragia materna e fetal, particularmente se o cirurgião é inexperiente ou se as indicações não forem apropriadamente aplicadas.

Para o feto, as complicações incluem lesões cranianas com hematoma neonatal ou lesões neurológicas. Ainda, pode-se ocorrer distocia do ombro, cefaloematoma, icterícia e sangramento da retina, mais comumente no parto por vácuo extrator. Deve-se avaliar cuidadosamente a vitalidade fetal antes e durante o parto.

No desfecho materno, complicações potenciais incluem lacerações perineais, hemorragia pós-parto, lesões nos órgãos pélvicos e infecções pós-operatórias. Caso ocorra lacerações perineais de 3º ou 4º grau, deve-se considerar antibióticos profiláticos antes de as lacerações serem corrigidas, de modo a reduzir o risco de complicações da ferida.

O estudo Giacchino[9] avaliou o risco de complicações entre o fórceps de Kielland, vácuo extrator, instrumento não rotacional e cesariana. Foi concluído que o fórceps de Kielland é um instrumento seguro para o mal posicionamento persistente durante o segundo estágio do parto e está associado a menores taxas de hemorragia pós-parto, trauma neonatal e Apgar de 5 minutos < 7.

É importante que o prognóstico seja discutido individualmente entre a equipe e a paciente, levando em consideração os fatores específicos dos envolvidos. A tomada de decisão compartilhada é essencial para garantir a melhor abordagem e resultado para a mãe e o feto.

COMENTÁRIOS SOBRE O CASO CLÍNICO

Inicialmente, devido ao quadro, deve-se fazer uma monitorização contínua dos parâmetros clínicos da paciente, incluindo os batimentos cardíacos fetais, a frequência cardíaca e respiratória da paciente, a intensidade das contrações uterinas e a condição materna de continuar em trabalho de parto. Diante da persistência do quadro, isto é, a combinação de fadiga materna e parada da descida do feto em +2 de De Lee, deve-se considerar o uso de fórceps obstétrico. Em relação ao tipo de fórceps, deve-se considerar a variedade de posição do feto, sua apresentação e as características anatômicas da pelve materna.

Caso haja tentativa falha do uso do fórceps obstétrico e a progressão do trabalho de parto continuar estagnada ou o feto começar a apresentar sinais de sofrimento agudo, deve-se considerar realização de cesariana de emergência.

PERSPECTIVAS FUTURAS

As perspectivas futuras a respeito do parto vaginal operatório perpassam por um aperfeiçoamento de técnicas e de instrumentos, visando diminuir as complicações perinatais decorrentes do uso desses instrumentos.

Um ponto importante é em relação aos avanços no monitoramento fetal, como a utilização de cardiotocografia computadorizada e ultrassonografia em salas de parto. Essas técnicas podem auxiliar na avaliação mais precisa da vitalidade fetal durante o trabalho de parto vaginal operatório.

Apesar dos bons resultados obtidos com os instrumentos já existentes, há espaço para diminuir ainda mais o risco de tocotraumatismo, lesões causadas pelo trabalho de parto. Uma alternativa é o uso da espátula de Thierry ou Teissier, espátulas com ramos independentes que evitam a compressão da cabeça do feto. Estudos já realizados demonstraram que, apesar de apresentar uma taxa de falha semelhante a do fórceps, a espátula de Teissier apresenta menor incidência de lacerações maternas e de tecidos moles neonatais.

Outro instrumento que merece destaque é o dispositivo Odon, desenvolvido para ser utilizado em áreas onde as condições limitam a realização de cesarianas. Esse dispositivo funciona como um saco cheio de ar que envolve a cabeça do feto, permitindo sua extração por tração. Embora haja poucas pesquisas sobre ele, um estudo observacional piloto demonstrou que o dispositivo Odon, isoladamente, auxiliou no parto de 19 de 40 casos assistidos, sem desencadear resultados adversos maternos ou neonatais graves relacionados ao seu uso.

DEFINIÇÕES IMPORTANTES DO CAPÍTULO

- **Parto vaginal**: parto em que não foi utilizada nenhuma ferramenta de auxílio, como fórceps, vácuo extrator ou realizada cesariana.
- **Parto vaginal operatório**: parto com uso de fórceps, vácuo extrator ou qualquer outra ferramenta de auxílio ao trabalho de parto vaginal.
- **Parto cesáreo**: parto no centro cirúrgico, quando há incisão cirúrgica abdominal e uterina.
- **Fórceps**: instrumento para auxiliar o último período do parto. Possui três curvaturas, cefálica, pélvica e perineal.
- **Vácuo extrator**: instrumento composto por ventosas para auxiliar no último período do parto.

QUESTÕES

1. (UFSC 2012) Primigesta, 25 anos de idade, com 38 semanas, admitida em fase inicial de trabalho de parto, com bolsa rota, apresenta evolução de acordo com o partograma da figura. Qual a conduta obstétrica recomendada?

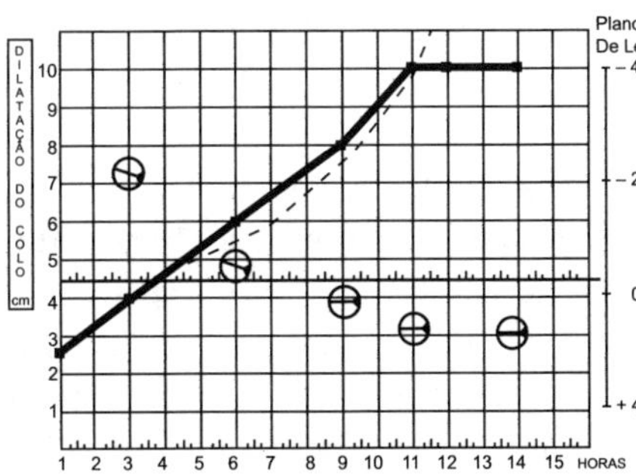

A. Cesariana.
B. Fórceps de Simpson.
C. Manobra de Zavanelli.
D. Manobra de Kristeller.
E. Fórceps de Kielland.

Resposta correta: alternativa E.
Justificativa: no partograma, é possível reconhecer que a dilatação do colo uterino ocorre satisfatoriamente, chegando à dilatação total às 11 h. No entanto, a apresentação alcança +1 de De Lee e permanece das 11 h às 14 h, considerando um período expulsivo prolongado para as multíparas. O próximo passo é avaliar a variedade de posição, no caso, occipito-esquerda-transversa. Portanto, o ideal, neste caso, é um fórceps de Kielland. Não há indicação de cesariana, pois a questão não fala sobre sofrimento fetal. O fórceps de Simpson-Braun não pode ser utilizado em apresentação transversa. Não há indicação para a Manobra de Zavanelli, que consiste em empurrar a apresentação fetal de volta para a cavidade uterina.

2. (Hospital Alvorada 2014) Paciente primigesta, gestação a termo, em trabalho de parto com dilatação total e contrações efetivas, sob analgesia com peridural. Ao toque, observa-se que o feto está cefálico, occipício transverso direito, no plano +2 de De Lee. Qual é o melhor fórceps para a correção desse assinclitismo?

A. Fórceps Piper.
B. Fórceps Marelli.
C. Fórceps Simpson-Braun.
D. Fórceps Kielland.

Resposta correta: alternativa D.
Justificativa: gestante em trabalho de parto no período expulsivo, com feto em apresentação cefálica em occipito transversa direita no plano +2 de De Lee, o fórceps que pode ser utilizado é o de Kielland, permitindo a rotação da cabeça fetal. O Piper é utilizado em situações de cabeça derradeira. O fórceps de Marelli não é tão utilizado na prática e é indicado para extração fetal durante parto cesariana. O fórceps de Simpson-Braun é indicado quando o feto está em variedade oblíqua.

3. (UFPB 2021) Uma das alternativas no parto vaginal instrumentado é o extrator a vácuo. Para sua utilização, devem-se adotar as seguintes condições. Qual das alternativas não está correta sobre o vácuo extrator?

A. Acarreta maior possibilidade de cefaloematoma que o fórceps.
B. Permite rotação interna do polo cefálico.
C. Realização lenta e progressiva do vácuo.
D. Adaptação da ventosa centrada na fontanela bregmática.
E. O eixo de tração apropriado para evitar perda do vácuo.

Resposta correta: alternativa D.
Justificativa: a alternativa D está incorreta, pois a campânula do vácuo extrator não deve ser inadvertidamente aplicada sobre as fontanelas, mas sobre a sutura sagital, com equidistância nos ossos parietais e com seu centro a 3 cm adiante do lambda.

4. (FMJ 2014) Durante a fase evolutiva final de um trabalho de parto com período expulsivo prolongado, já com bolsa rota, dilatação total, apresentação cefálica em +3 de De Lee, variedade de posição OP e com o esvaziamento da bexiga, o obstetra aplica as duas colheres do fórceps e declara que com a prova de tração não houve progresso. O próximo passo será:

A. Uma nova tentativa de tração com outro modelo de fórceps.
B. Uma cesárea de urgência.
C. Uma episiotomia ampla e a ampliação da força de tração.
D. A rotação para corrigir o assinclitismo.
E. A reavaliação em 15 minutos com controle contínuo da vitalidade fetal.

Resposta correta: alternativa B.

Justificativa: quando se opta pelo fórceps, significa que outras medidas menos invasivas já foram tentadas e, caso não dê certo, o próximo passo consiste no parto cesáreo. Nesse caso, como o feto está em posição occipito-pube (OP), o fórceps de escolha consiste no Simpson-Braun. Não há indicação para realização de episiotomia ampla, uma vez que ela não vai auxiliar num feto em que não se é possível tracionar.

5. (Sistema Único de Saúde RR 2014) A aplicação do fórceps está indicada em qual das situações descritas?

A. Apresentação cefálica defletida de 1º grau, plano −3 de De Lee, colo dilatado para 10 cm e bolsa rota.
B. Apresentação pélvica, plano +3 de De Lee, colo dilatado para 8 cm e bolsa íntegra.
C. Apresentação cefálica defletida do 2º grau, colo dilatado para 10 cm e bolsa íntegra.
D. Apresentação cefálica de vértice, OET, plano +3 de De Lee, colo dilatado para 8 cm e bolsa íntegra
E. Apresentação cefálica defletida do 3º grau, variedade mento-pube, plano 4+ de De Lee, colo dilatado para 10 cm e bolsa rota.

Resposta correta: alternativa E.

Justificativa: as condições para aplicação de fórceps consistem em dilatação total, proporcionalidade cefalopélvica, ausência de obstrução no canal mole do parto (tumores, atresia e septos), feto vivo, cabeça insinuada e bolsa rota. A única alternativa que inclui todos os critérios é a alternativa E. O fórceps alto, isto é, quando a cabeça não está insinuada ou está no limite da insinuação, é proscrito, excluindo a alternativa A.

REFERÊNCIAS

1. Silva AB, Moura BRS, Oliveira LCC, Gadelha RMW, Maia SB. Parto vaginal instrumental. [Internet]. 2022. Disponível em: https://www.gov.br/ebserh/pt-br/hospitais-universitarios/regiao-nordeste/hulw-ufpb/acesso-a-informacao/gestao-documental/protocolos/2022/umul-unidade-de-saude-da-mulher/prt-umi-013-parto-vaginal-instrumental.pdf/view. Acesso em set. 2023.
2. Moldenhauer JS. Parto vaginal cirúrgico. [Internet]. 2021. Disponível em: https://www.msdmanuals.com/pt-br/profissional/ginecologia-e-obstetr%C3%ADcia/anormalidades-e-complica%C3%A7%C3%B5es-do-trabalho-de-parto-e-do-parto/parto-vaginal-cir%C3%BArgico. Acesso em set. 2023.
3. RTS Rio. VAD: quais os benefícios do parto assistido por vácuo? [Internet]. Disponível em: https://rtsrio.com.br/noticias/vad-parto-assistido-por-vacuo/. Acesso em set. 2023.
4. Vannevel V, Swanepoel C, Pattinson RC. Global perspectives on operative vaginal deliveries. Best Pract Res Clin Obstet Gynaecol. 2019;56:107-13.
5. Panelli DM, Leonard SA, Joudi N, Judy AE, Bianco K, Gilbert WM, et al. Clinical and physician factors associated with failed operative vaginal delivery. Obstet Gynecol. 2023;141(6):1181-9.
6. Liu X, Landon MB, Cheng W, Chen Y. A comparison of maternal and neonatal outcomes with forceps delivery versus cesarean delivery. J Matern Fetal Neonatal Med. 2018:1161.
7. Federação Brasileira das Associações de Ginecologia e Obstetrícia. Parto vaginal operatório. Número 7. 2023.
8. International Federation of Gynecology and Obstetrics (FIGO). Ethics and professionalism guideline. [Internet]. FIGO; 2020. Disponível em: https://www.figo.org/sites/default/files/2020-06/FIGO%20Ethics%20and%20Professionalism%20Guideline_English.pdf. Acesso em set. 2023.
9. Giacchino T, Karkia R, Ahmed HR. Maternal and neonatal complications following Kielland's Rotational Forceps Delivery: a systematic review and meta-analysis. BJOG. 2023;130(8):856-64.
10. Brasil. Ministério da Saúde. Diretrizes nacionais de assistência ao parto normal: relatório de recomendação [Internet]. Brasília: Ministério da Saúde; 2016. Disponível em: https://www.saude.sc.gov.br/index.php/documentos/atencao-basica/rede-cegonha/informacoes-importantes-1/10404-relatorio-diretriz-parto-normal-recomendacao/file. Acesso em set. 2023.

16

Afecções do terceiro e quarto períodos de parto

Victória Maria Lavrador Lapinha
Soraia Alves Manoel Ambrosio

INTRODUÇÃO

O terceiro período de parto é conhecido como o período depois da expulsão completa do feto até a saída da placenta e das membranas fetais,[1] não tendo um limite específico de tempo, mas sendo, em média, de 5 a 6 minutos após a expulsão.[2] Já o quarto período corresponde à primeira hora após a saída da placenta.

Durante esses dois momentos, algumas intercorrências como hemorragia pós-parto, placenta aderida e placenta retida podem acontecer, sendo necessária a tomada de condutas específicas, como remoção manual da placenta e curetagem. A seguir, cada uma das afecções mais comuns e suas particularidades.

Hemorragia pós-parto

CASO CLÍNICO

H.U.I., mulher, branca, 33 anos, multípara, 5G4P1A, é encaminhada para cesárea de emergência depois da tentativa de indução de parto mal-sucedida. É tabagista, mas parou de fumar durante a gravidez, tem hipertensão controlada e fez o pré-natal completo. Família tem história de pré-eclâmpsia e de hemorragia pós-parto.

Durante a cesárea, o médico percebe que, após a saída da criança, o útero ficou amolecido e, além disso, notou que os reservatórios que coletam o sangue estavam bem preenchidos, mas não soube identificar se era apenas sangue ou sangue misturado ao líquido amniótico. Neste momento, a frequência cardíaca da paciente foi de 110 bpm para 130 bpm, a saturação caiu para 88% e sua PA alcançou 70 × 40 mmHg. Preocupado, o médico iniciou protocolo correspondente a patologia.

1. **Qual é o diagnóstico obstétrico e quais sinais e sintomas colaboraram com a hipótese?**
2. **Qual conduta foi tomada pelo médico?**

A hemorragia pós-parto é considerada uma emergência obstétrica.[3] Consideramos hemorragia quando há um sangramento maior em partos vaginais é de 500 mL e em cesáreas é de 1.000 mL.[3]

Em geral, a hemorragia pós-parto ocorre por conta da falha de dois mecanismos fisiológicos: o mecanismo contração muscular, contrai o miométrio, comprimindo os vasos que suprem a placenta e diminui o fluxo sanguíneo; e a trombose local, com presença de fatores hemostáticos deciduais e fatores de coagulação sistêmica.[3]

Pode ser classificada em primária, quando ocorre em até 24 horas pós-parto, ou secundária, quando ocorre entre 24 horas e 12 semanas pós-parto.[4]

EPIDEMIOLOGIA

Hemorragia pós-parto (HPP) é a maior complicação associada ao terceiro período e uma importante causa de morbidade e mortalidade materna,[1] pois é tempo-sensível, ou seja, quanto mais demora para identificar, maior o risco de complicações e morte materna.

Os principais fatores de risco são:[1,3]

- Super distensão uterina.
- Multiparidade.
- Obesidade.
- Parto longo ou precipitado.
- Cesárea prévia ou atual.
- História de hemorragia pós-parto ou história familiar.
- Parto vaginal instrumentado (fórceps ou vácuo extrator).
- Distocia de ombro e lacerações.
- Coagulopatia.
- Placenta retida.
- Dificuldade no segundo estágio do parto ou primeiro e segundo estágio prolongado.
- Recém-nascido (RN) maior para a idade gestacional (IG).
- Indução de parto.
- Idade materna igual ou superior a 30 anos.

Há mais chance de acontecer uma hemorragia pós-parto depois de cesáreas, pois, segundo um estudo, após um parto vaginal a parturiente tem 10% de chance de perder os 500 mL de sangue, as que passaram por cesárea têm 30% de chance para perda de 1.000 mL (Quadro 1).[3]

QUADRO 1 Risco de hemorragia puerperal

	Baixo risco	Médio risco	Alto risco
Pré-natal	▪ Sem cicatriz uterina ▪ Gravidez única ▪ Multípara ▪ Ausência de distúrbios de coagulação ▪ Sem história de hemorragia puerperal	▪ Cesariana anterior ou cicatriz uterina ▪ Sobredistensão uterina ▪ Multípara. ▪ Corioamnionite. ▪ História de hemorragia puerperal ▪ Obesidade ▪ Pré-eclâmpsia ▪ Politransfusão prévia ▪ Hemoglobinopatias	▪ Placenta prévia/ inserção baixa/ placenta acreta ▪ Sangramento ativo importante (instabilidade hemodinâmica) ▪ Descolamento prematuro de placenta ▪ HB menor ou igual a 8 com fatores de risco ▪ Plaquetas maiores que 100.000 ou HELLP ▪ Coagulopatias ▪ Múltiplos fatores de risco ▪ Sepse

continua

QUADRO 1 Risco de hemorragia puerperal (*continuação*)

	Baixo risco	Médio risco	Alto risco
Intraparto		▪ Mais de 6 horas de ocitocina ▪ Uso de sulfato de magnésio ▪ Segundo período de parto prolongado ▪ Parto vaginal assistido ▪ Cesárea de emergência	▪ Retenção placentária
Ação	▪ Verificar o risco no prontuário ou no quadro de controle	▪ Identificação visual do grau no prontuário ▪ Acesso venoso ▪ Solicitação de PCT e hemograma	▪ Identificação do grau de risco ▪ Acesso venoso ▪ Solicitação de hemograma e PCT ▪ Reserva de hemocomponentes

HB: hemoglobina; HELLP: hemodiálise, plaquetopenia e alterações das provas de função hepática; PCT: prova de compatibilidade transfusional.
Fonte: modificada de Muller et al., 2022.[4]

QUADRO CLÍNICO

Os sintomas estão relacionados a hipovolemia, dessa forma, inicia-se com síncope, fadiga e palidez, evoluindo para taquipneia, taquicardia (acima de 100 bpm), hipotensão, baixa saturação de oxigênio (menos de 95%)[5] e dispneia.[4] Esse aumento progressivo de frequência cardíaca e queda de pressão devem ser correlacionados com perda de sangue/hipovolemia até que esta causa seja excluída.[6]

Há quatro causas para a hemorragia pós-parto:

1. **Atonia uterina**: corresponde a 70% dos casos[4] e é, quando há falta de contração uterina, efetiva depois do parto.[3,4] Pode ou não estar associada à retenção tecidual e é diagnosticada durante a palpação do útero, verificando-se que ele não está firme depois da expulsão da placenta.[3] A atonia pode ser geral, quando até o fundo do útero não contrai no pós-parto, mas pode ser também focal, principalmente no segmento uterino inferior em situações de dequitação anormal.[3,4]
2. **Trauma/lacerações/rupturas**: traumas ou incisões cirúrgicas que levam a lacerações completas ou parciais do miométrio. Pode ser vista por exame físico, porém, em caso de cesáreas, a hemorragia uterina em muitos casos acontece por conta de incisões de extensão lateral.[3]
3. **Tecido retido/coágulo/placenta acreta**: placenta acreta e placenta retida causam hemorragia pós-parto. O mecanismo aqui é a inibição efetiva e a hemostasia dos vasos deciduais, de forma focal ou difusa. O diagnóstico pode ser feito no pré-natal, já o diagnóstico de placenta retida é feito depois de 30 minutos da saída da criança sem a saída da placenta.[3]
4. **Coagulopatias**: suspeita-se quando há alterações no fibrinogênio (menor que 300 mg/dL) ou trombocitopenia (maior que 1.000.000 mcL).[3]

DIAGNÓSTICO

O diagnóstico pode ser complicado, pois nem sempre o sangramento é visível[4] externamente (sangramento abdominal depois de parto vaginal ou depois do fechamento de cesárea)[3] ou, em caso de cesáreas, pode estar misturado com líquido amniótico e urina,[3,4] dando a impressão de ser um volume maior coletado. Alguns critérios devem ser considerados para avaliar melhor se a paciente está com hemorragia maciça:[4]

- Perda estimada maior ou igual 2.000 mL em 24 horas.
- Necessidade maior ou igual 4 U de concentrado de hemácias.
- Queda maior ou igual 4 g/dL na Hb.
- Distúrbio de coagulação.

Além disso, pode-se estimar a perda sanguínea além da clínica, por meio da observação visual, pesagem de compressas e dispositivos coletores (Figura 1).

Pode-se utilizar também o índice de choque (IC)[4] que é feito a partir da divisão da frequência cardíaca pela pressão arterial sistólica. A partir desse cálculo, classifica-se em:

- IC maior ou igual a 0,9 → perda significativa de sangue.
- IC maior ou igual a 1 → conduta deve ser rápida e agressiva, com possibilidade de hemotransfusão (transferir a paciente caso não tenha hemocentro no local).
- IC maior ou igual a 1,4 → agir de forma urgente, com necessidade de transfusão maciça.
- IC maior ou igual a 1,7 → admissão em UTI, sinal para procedimento cirúrgico invasivo e de transfusão de 4 ou mais unidade de concentrados de hemácias.

CONDUTA

Antes de pensar no tratamento em si, deve-se revisar as medidas de prevenção, conhecidas como medidas de manejo ativo

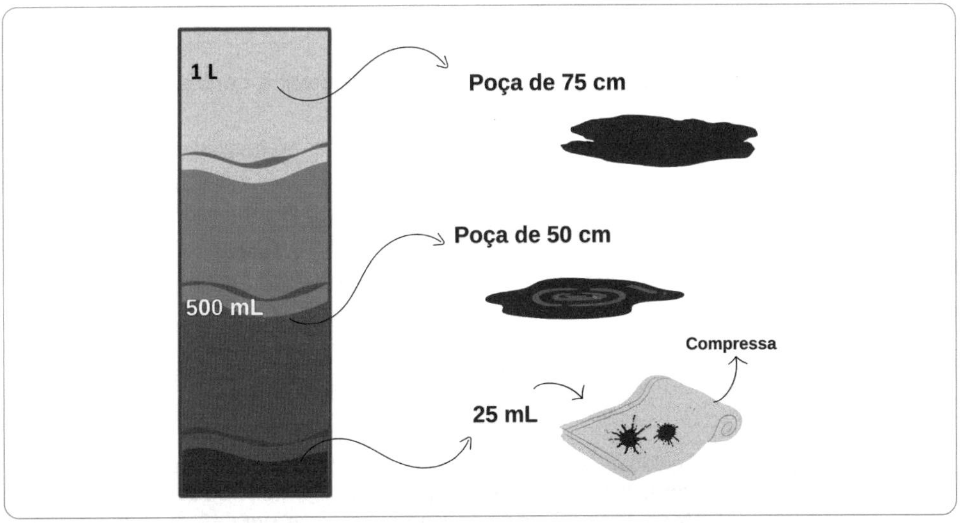

FIGURA 1 Observação visual de perda sanguínea.
Fonte: Muller et al., 2022.[4]

do terceiro período, para evitar a hemorragia pós-parto (Quadro 2). A primeira delas é o uso de ocitocina pós-parto, injetando-se 10 UI via intramuscular (IM) logo após o nascimento – em todos os partos, vaginais e cesáreas. Nas cesáreas podemos usar a "regra dos 3", 3 UI de ocitocina, via endovenosa, lentamente, em 30 segundos, a cada 3 minutos.[4] Outra forma é o clampeamento do cordão umbilical oportuno, após 1 a 3 minutos, contraindicado quando a gestante é HIV positiva[4] ou o RN necessita de cuidados imediatos. A tração controlada do cordão umbilical junto da manobra de Brandt-Andrews, ou seja, segurar o cordão com uma mão e, gentilmente, aplicar pressão na supra púbica com a outra, pode ajudar gerando estabilização uterina.[4] Por fim, a massagem uterina após dequitação também é uma forma de prevenção.[4]

Quanto ao tratamento, temos algumas vertentes de cuidado.

Quando a paciente entra em atonia uterina, é necessária uma resposta rápida, com as medidas descritas a seguir: iniciar massagem uterina bimanual, ocitocina 20 UI em 500 mL de soro fisiológico (SF) 0,9% via intravenosa (IV) em 10 minutos e, depois, mais 20 UI em 500 mL de SF 0,9% IV em 2 horas.[7] Caso isso não seja eficiente, administra-se ergometrina 0,2 mg IM ou metilergonovina 0,25 mg IM (os derivados de "ergot" são contraindicados em caso de hipertensão arterial, cardiopatias, fenômeno de Raynaud e esclerodermia).[7] Por fim, se a paciente ainda não responder, administrar via retal 600 a 800 mcg de misoprostol (Figura 2).[7]

Em casos de lacerações de trajeto, deve-se realizar a revisão do canal de parto e, quando encontradas, suturar as lesões, drenar os hematomas e reposicionar o útero invertido (caso seja necessário).[7]

Quando se tem restos placentários é necessário avaliar a placenta e explorar a cavidade uterina, removendo os restos encontrados de forma manual ou realizar curetagem.

Por fim, em casos de coagulopatia, deve-se realizar teste do tubo seco, provas de coagulação, hemograma, tipagem sanguínea e prova cruzada. A coagulopatia pode ser corrigida com plasma fresco congelado, plaquetas e concentrado de hemácias.

QUADRO 2 Medicamentos usados para controle de atonia uterina, contraindicações e efeitos colaterais

Medicamento	Contraindicações	Efeitos colaterais
Ocitocina	Quase nenhuma	Intoxicação hídrica Hipotensão
Ergotamina	Hipertensão	Náuseas Hipertensão Cefaleia Dispneia
Misoprostol	Hipertensão pulmonar	Náuseas Vômitos Diarreia
Ácido tranexâmico	Coagulação vascular disseminada História de trombose venosa profunda História de síndrome do anticorpo antifosfolípide	Hipotensão quando é infundido com velocidade maior de 1 mL/min

Fonte: Negrini, 2023.[8]

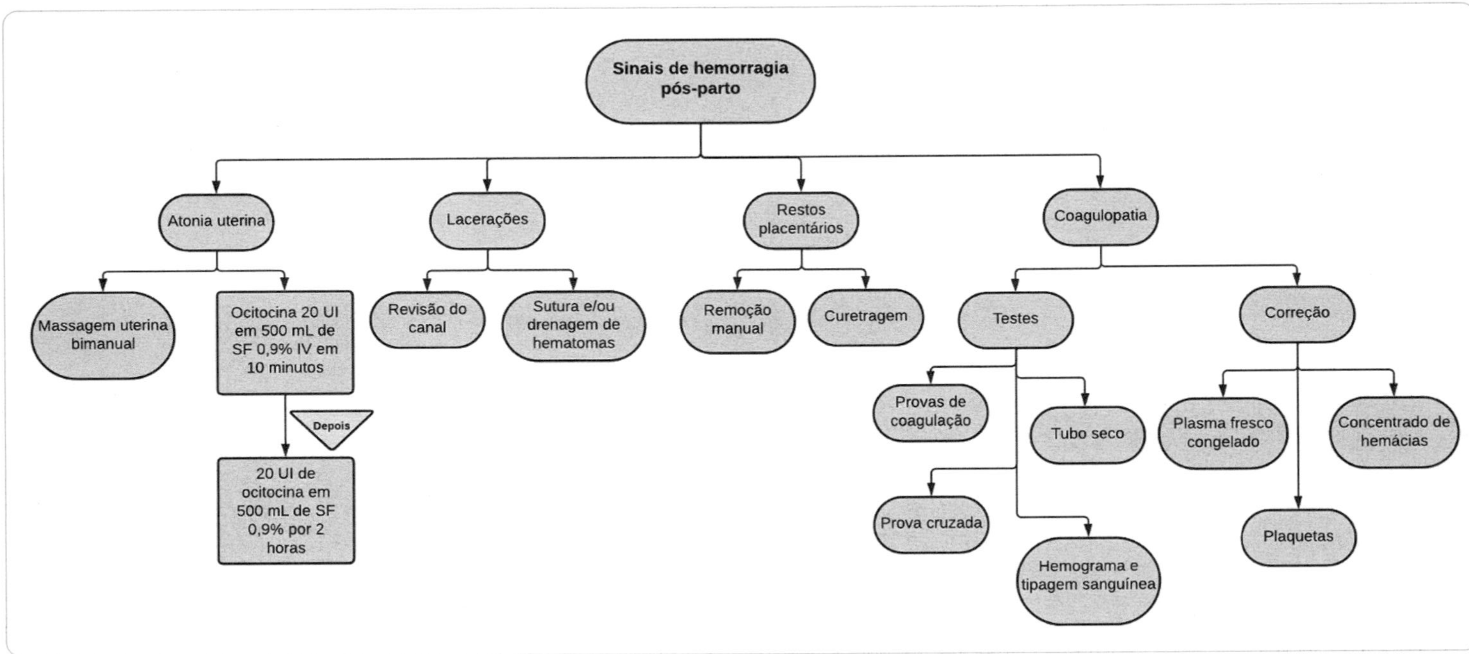

FIGURA 2 Fluxo de conduta para cada tipo de causa.
Fonte: autoria própria.

A hipovolemia pode ser tratada de acordo com o grau de perda de sangue:

- **HPP menor**: quando se tem uma perda de 500 a 1.000 mL e sem sinais de choque, por meio de acesso venoso periférico, inicia-se a infusão de até 2 L de solução cristaloide. Realizar exame de tipagem sanguínea e hematimetria, junto com um *screening* de coagulação e monitorização de sinais vitais.[5]
- **HPP maior**: quando há mais de 1.000 mL de sangramento contínuo ou sinais de choque. Utiliza-se o protocolo "ABC": avaliação da via aérea (A); seguida de administração de alta concentração de oxigênio, independentemente da saturação da mãe, com máscara facial (B); finalizando com dois acessos venosos periféricos, mantendo a paciente aquecida e com 1 a 2 L de coloide.[5]

Quando as medidas não invasivas falham, recorre-se ao manejo cirúrgico, em que as principais medidas são: ligadura bilateral das artérias uterinas, ligadura bilateral das artérias ilíacas internas, suturas uterinas e histerectomia.[5]

Outro manejo cirúrgico importante é o Balão de Bakri (Figura 3).[9] Ele é indicado em casos de hipotonia uterina quando há falha terapêutica para o controle da hemorragia ou quando há sangramento não arterial em casos de acretismo placentário focal.[9] O balão funciona como um mecanismo de pressão intrauterina que ajuda a reduzir a pressão de perfusão da artéria uterina.[9] Mesmo não excedendo a pressão arterial sistêmica, a compressão dos vasos do endométrio proximal e do miométrio reduzem o fluxo sanguíneo e facilitam a coagulação.[9] É contraindicado em casos de:[9]

- Hemorragia arterial que requer exploração cirúrgica ou embolização angiográfica.
- Instabilidade hemodinâmica com falhas das medidas corretivas.
- Suspeita ou caso de rotura uterina.
- Câncer de colo de útero.
- Infecções purulentas da vagina, colo de útero ou do útero.
- Anomalia uterina não tratada.
- Coagulação intravascular disseminada (CIVD).
- Presença de restos placentários.

O balão de Bakri pode ser inserido por via vaginal ou por via abdominal, após parto cesáreo.[17] O método é considerado falho quando há débito sanguíneo através do orifício de drenagem acima de 100 mL/hora na primeira hora ou mais de 50 mL/hora nas três avaliações subsequentes realizadas a cada hora.[9] Retira-se o balão após 12 horas da inserção, avaliando-se concomitantemente o volume de sangramento e o quadro da paciente.[9] Não se deve deixar o balão por mais de 24 horas.[9] Complicações comuns são:[9]

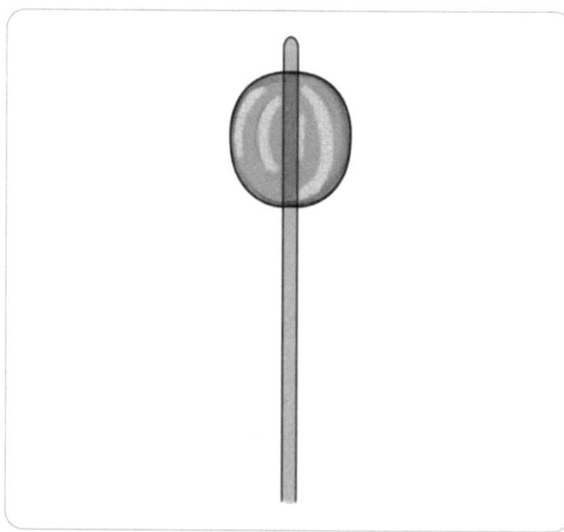

FIGURA 3 Balão de Bakri.
Fonte: autoria própria.

- Deiscência da histerectomia durante a insuflação.
- Perfuração/rotura uterina.
- Trauma cervical na hora da inserção.

COMENTÁRIOS DO CASO

A mulher em questão tinha vários fatores de risco (multípara, cesárea de emergência, tabagista, hipertensa e história de pré-eclâmpsia e hemorragia pós-parto) para hemorragia pós-parto; além desses fatores, os reservatórios estavam cheio, houve queda de saturação, queda de PA e aumento de frequência cardíaca.

O médico deve iniciar ocitocina EV e, baseado na causa de base, seguir o protocolo de condutas citado anteriormente.

PLACENTA RETIDA/ADERIDA E REMOÇÃO MANUAL/CURETAGEM

CASO CLÍNICO

G.J.L, 23 anos, 2G0P1A, chegou ao hospital em trabalho de parto, atingindo o segundo período em menos de três horas. Após meia hora da expulsão do feto, o médico e a enfermeira notam que o útero estava contraindo, mas a placenta ainda não havia saído. A enfermeira verificou no prontuário que a paciente tem história de placenta retida, inclusive com remoção manual em partos anteriores.

1. **Qual é a patologia descrita e como ela funciona?**
2. **Que conduta deve ser realizada?**
3. **Quais são os fatores de risco dessa paciente?**

Considera-se retenção da placenta quando ela não é expulsa em até 30 minutos após o nascimento, mesmo com uso de manejos do terceiro período (tração controlada do cordão, massagem uterina e administração de drogas uterotônicas),[10] podendo ser o resultado de uma fase latente prolongada ou uma contração uterina anormal.[11] O maior problema nessa patologia é que ela impede a contração uterina e isso pode acarretar uma hemorragia pós-parto.[11]

Há quatro fases da expulsão da placenta:

- **Fase latente**: imediatamente após o parto, na qual todo o miométrio contrai, exceto a parte abaixo da placenta.[11]
- **Fase contrátil**: miométrio retroplacentário contrai.[11]
- **Fase de descolamento**: a contração do miométrio retroplacentário produz um estresse horizontal na superfície materna da placenta, causando o descolamento.[11]
- **Fase de expulsão**: as contrações miometriais expulsam a placenta descolada do útero.[11]

A patologia de retenção placentária ou aderida ocorre quando há uma falha em uma dessas fases de expulsão placentária. A seguir, as três causas mais comuns:

1. **Encarceramento placentário**: a placenta foi descolada, porém está retida por um anel de constrição segmentar ou pelo fechamento parcial do colo.
2. **Falha na contratilidade miometrial no sítio placentário**: procura-se estimular a contratilidade.
3. **Acretismo placentário**: diagnosticada durante a extração manual da placenta, quando há uma área da placenta firmemente aderida ao útero ou a ausência completa de um plano de clivagem.

EPIDEMIOLOGIA

A prevalência de placenta retida gira em torno de 1,5 a 2,7%,[10] sendo mais frequente nas populações de alto risco.[8] Os fatores de risco[8,9] mais comum são:

- Parto pré-termo.
- História de placenta retida em outra gestação.
- Curetagem prévia.
- Parto acelerado ou induzido.
- Uso de metilergonovina.
- Pré-eclâmpsia.
- Malformação uterina.
- Idade materna menor que 30 anos.

QUADRO CLÍNICO

Há três quadros clínicos possíveis dentro da patologia de placenta retida:

1. **Placenta encarcerada**: quando a placenta está totalmente desatada do útero, mas ainda não saiu espontaneamente nem com tração leve, pois o cérvix começou a fechar.[11]
2. **Placenta aderida**: quando está ligada à parede uterina, mas é facilmente separada manualmente.[11] Pode deixar resquícios de placenta que poderão ser curetados ou não (Figura 4).
3. **Placenta acreta**: é patologicamente ligada com o miométrio devido ao defeito na decídua e não pode ser separada manualmente, porém, pode ser removida via canal vaginal, caso a área anormal seja pequena.[11]

Os quadros clínicos são vistos a partir de exame físico e história de parto. Deve-se observar atentamente os 30 minutos após a saída do RN e também os sinais de hemorragia, em casos mais graves.

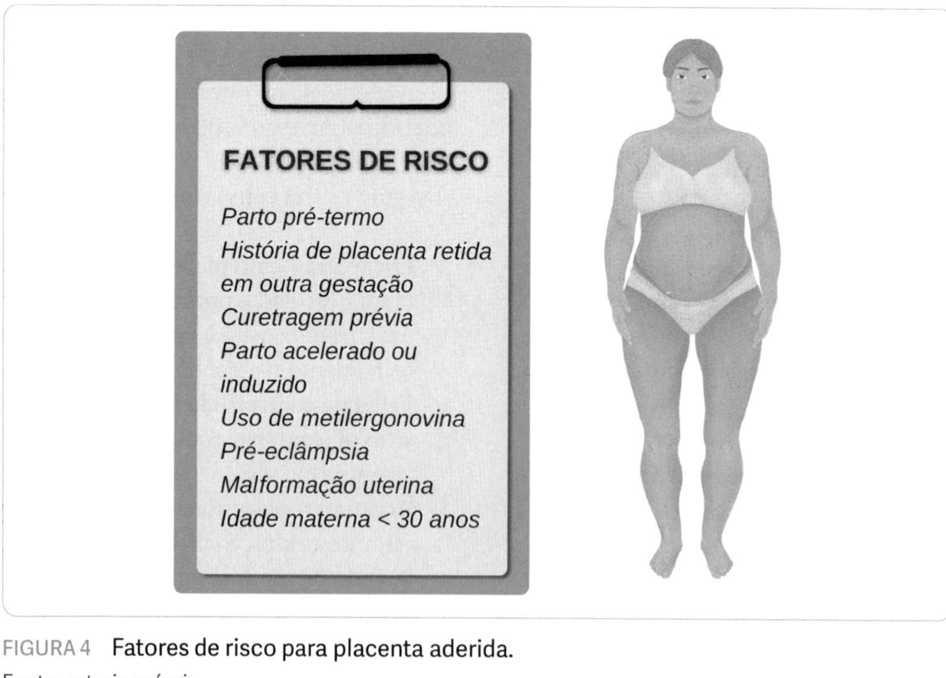

FIGURA 4 Fatores de risco para placenta aderida.
Fonte: autoria própria.

As complicações mais comuns são hemorragia e endometrite pós-parto.[11]

DIAGNÓSTICO

Para identificar a separação da placenta, observam-se alguns sinais: tamanho do cordão umbilical, jato de sangue pela vagina, mudança no formato do fundo de útero de discoide para globular, aumento da altura do fundo uterino e contração. Quando esses sinais estão presentes, mas a placenta não saiu, é sinal de que ela está encarcerada.[9] Em contrapartida, quando não há esses sinais, a placenta pode estar aderida ou ser placenta acreta, sendo distinguidas por meio da tentativa de remoção manual.[11]

Para ajudar no diagnóstico, pode-se realizar uma ultrassonografia para distinguir placenta encarcerada de aderida, no entanto, esse procedimento geralmente é feito apenas em casos de exame físico incerto. Além disso, quando a placenta está encarcerada, o miométrio está fino por todo o útero e a placenta é vista separada do corpo uterino em um segmento mais baixo.[11]

CONDUTA

Quando há encarceramento placentário, logo, placenta descolada, mas retida por um anel de constrição segmentar ou pelo fechamento parcial do colo, realiza-se a manobra de Credé, em que se aplica uma leve pressão sob o fundo do útero para empurrar a placenta. Caso isso não funcione, aplica-se anestesia geral e extrai-se a placenta manualmente.[10]

Se ocorrer uma falha na contratilidade miometrial no sítio placentário, a conduta é estimular a contratilidade do miométrio retroplacentário por meio de ocitocina endovenosa (EV), caso não haja eficácia, é aplicado misoprostol 200 a 400 mcg via retal. Se nenhum desses agentes uterotônicos for efetivo, extrai-se a placenta manualmente.[10]

Em casos de acretismo placentário,[10] ou seja, quando há uma área de placenta firmemente aderida ao útero ou a ausência completa de um plano de clivagem, há três possibilidade de conduta:

- **Curetagem**: pode ou não ter curetagem. Quando realizada, deve ser feita no centro cirúrgico com anestesia e ocitocina venosa com hemocomponentes disponíveis.
- **Histerectomia**: realiza-se a retirada completa do útero quando existe acretismo placentário completo ou hipotonia e hemorragia persistente depois da curetagem uterina.
- **Observação**: em casos de pacientes jovens, baixa paridade, deixando a placenta *in situ* após a ligadura alta do cordão, esperando sua absorção espontânea, monitorando rigorosamente e fazendo ciclo de antibiótico de amplo espectro.

PROGNÓSTICO

A chance de recorrência de placenta retida em outras gestações é de cerca de 12,6% (IC 3,6-44,1).[12] Já o risco absoluto é de 6,25%[12] e o risco de ter que realizar remoção manual da placenta é de 17%.[13]

COMENTÁRIOS DO CASO

No caso descrito anteriormente, a paciente possui alguns fatores de risco referidos, sendo eles: parto taquitócico, história de placenta retida e de pré-remoção manual. Assim, presume-se que a patologia descrita é a placenta retida por encarceramento, pois, além dos fatores de risco, o útero está contraindo normalmente, porém a placenta não saiu. Isso ocorre porque o cérvix já está menor, impossibilitando a passagem. A conduta seria Manobra de Credé e, se não for efetiva, deve-se encaminhar ao centro cirúrgico para analgesia e procedimento para auxílio da dequitação.

PLACENTA ACRETA

CASO CLÍNICO

A.M.O.P, 34 anos, 3G1P1A, chegou ao centro obstétrico com contrações efetivas. Ao ser indagada sobre seu plano de parto, reafirma que deseja que seja parto vaginal, pois anteriormente sofreu muito com a recuperação da cesárea. Porém, devido ao diagnóstico de placenta acreta em uma das ultrassonografias, é impedida e vai para cesárea. O parto ocorreu bem, porém, não há saída da placenta e a contração uterina está reduzida em algumas regiões. O médico não tenta remover manualmente a placenta e parte para a próxima conduta.

1. **Por que o médico não tentou remover a placenta?**
2. **Qual é a conduta a ser tomada neste caso?**

O espectro de placenta acreta se refere a invasão anormal do trofoblasto no miométrio, podendo chegar até a camada serosa.[14] A patogênese se deve à implantação placentária em uma área com decidualização defeituosa.[14]

Esse espectro é dividido em três tipos:[14]

- **Placenta acreta/creta**: quando as vilosidades placentárias de ancoragem estão ligadas ao miométrio em vez da decídua.
- **Placenta increta**: quando as vilosidades placentárias de ancoragem atingem o miométrio.
- **Placenta percreta**: quando as vilosidades placentárias de ancoragem penetram para além do miométrio, atingindo a serosa uterina e, por vezes, órgãos adjacentes.

EPIDEMIOLOGIA

Desde a década de 1980 e 1990 há elevação da prevalência dessa patogênese por conta do aumento de parto cesáreo.[14] Atualmente, a cada 500 partos, em um deles há placenta acreta.[15] Além disso, por categorias, a mais prevalente é a placenta acreta (63%), seguida da percreta (22%) e increta (15%).[14] Mulheres que não possuem história de parto cesáreo nem de placenta acreta possuem risco de 1 a 5%, porém, caso um desses históricos de parto cesáreo esteja presente, o risco aumenta consideravelmente.[15]

O fator de risco mais importante é ter passado por cesárea anteriormente,[14] principalmente se houve mais de uma cesariana. Outros fatores de risco são: curetagem uterina, miomectomia, cirurgia videolaparoscópica, idade materna acima de 35 anos e multiparidade.[14,16]

QUADRO CLÍNICO

O quadro clínico começa quando a placenta não se separa espontaneamente no parto e qualquer tentativa de remoção manual causa uma hemorragia.[14]

A placenta acreta não é descoberta só no parto. Durante o pré-natal é possível identificar a patologia por meio da ultrassonografia, mesmo a paciente sendo assintomática.[14] Juntamente ao diagnóstico do espectro de placenta acreta, pode ocorrer o diagnóstico de placenta prévia ou placenta baixa, todos associados a uma história de cirurgia uterina.

A paciente pode permanecer assintomática durante toda a gestação, sendo a primeira manifestação de forma grave, com a hemorragia pós-parto, após a tentativa de separação manual da placenta.[14] A remoção manual é prejudicial e inefetiva nesse caso, pois, ao contrário da placenta retida, em que toda a face materna da placenta foi descolada, uma parte ou toda a placenta ainda está firmemente ligada à parede uterina e não há um plano de separação. Dessa forma, o sintoma mais comum é sangramento, entretanto, dor não é algo que o acompanha.[14]

O grau da hemorragia varia de acordo com o grau de hipocinesia uterina e da aderência placentária, dessa forma, nos casos de placenta totalmente acreta não há um descolamento (placenta ainda totalmente aderida) e não há sangramento. No caso de acretização parcial, parte da placenta é descolada e nela há sangramento abundante.[15] Para medir o grau de aderência da placenta é necessário fazer o toque manual e tentar removê-la,[15] levando em conta o risco de hemorragia em virtude das diversas colaterais presentes.[16]

DIAGNÓSTICO

O diagnóstico pode ser feito por meio de ultrassonografia no pré-natal. A Tabela 1 mostra os sinais encontrados nele.[14] Caso o diagnóstico seja inconclusivo na ultrassonografia, pode-se realizar uma ressonância magnética.

Apesar dos achados de imagem auxiliarem no fechamento do diagnóstico, há achados laboratoriais que ajudam a confirmar a patologia, sendo eles: biomarcadores (p. ex., alfa fetoproteína), porém, não são tão bons. E hematúria, mas, somente em casos de invasão da bexiga.[14]

CONDUTA

O primeiro passo da conduta acontece logo que se descobre o diagnóstico, informando a paciente e a família sobre o risco envolvido, sobre a técnica de cateterismo das artérias ilíacas, necessidade de transfusão

TABELA 1 Sensibilidade, especificidade e sinais de acretismo placentário em exames de imagem

	Ultrassonografia (%)	Ressonância magnética (%)
Sensibilidade	77-93	80- 88
Especificidade	71- 96	65- 100
Sinais de acretismo	▪ Perda de espaço hipoecoico retroplacentário ▪ Adelgaçamento do miométrio subjacente ▪ Irregularidade na interface útero e bexiga ▪ Protrusão da placenta para a bexiga ▪ Lacunas irregulares ▪ Aumento da vascularização ▪ Fluxo turbulento ao doppler	▪ Protrusão placentária ▪ Placenta heterogênea ▪ Bandas escuras intraplacentárias nas imagens ponderadas em T2 ▪ Interrupção focal da parede miometrial

Fonte: Fernandes et al., 2018.[16]

sanguínea, risco de hemorragia pós-parto, lesão de outros órgão e possibilidade de histerectomia.[16]

Antes do início da cirurgia, realiza-se antibioticoterapia profilática com cefazolina 1-2 g IV em dose única. Caso a paciente seja alérgica a cefalosporina, administrar clindamicina 600 mg IV.[16] A cesariana deve ser planejada para assegurar o acesso seguro ao feto e, concomitantemente, permitir um campo e preparo cirúrgico para histerectomia caso seja necessário.[5]

Após o nascimento da criança, faz-se uso de ocitocina, como em outros partos sem a patologia de placenta acreta, e realiza-se uma tração suave do cordão para verificar se ocorre a dequitação ou não.[16] Se após a tração a placenta continuar firmemente aderida, confirma-se o acretismo e realiza-se a sutura hemostática da histerectomia com placenta *in situ*, insuflando os balões e dando início ao procedimento de histerectomia.[16]

COMENTÁRIOS DO CASO

No caso visto no início do capítulo, tem-se uma gestante com histórico de parto cesárea e indícios de placenta retida sem contração uterina completa. A remoção manual da placenta não era indicada nesse caso por conta do risco de hemorragia pós-parto, a conduta correta seria realizar a histerectomia.

PERSPECTIVAS FUTURAS

Em relação às patologias citadas anteriormente, há uma grande mudança em algumas em virtude dos avanços da Medicina, algumas boas e outras ruins.

No caso de hemorragia pós-parto, as pacientes estão, cada vez mais, sendo melhor atendidas e tratadas, pois há mais mecanismos de identificação da hemorragia e melhores medicamentos, além de equipes mais bem treinadas para situações de emergências. No entanto, para placenta acreta, o avanço acabou sendo, de certa forma, prejudicial. O aumento progressivo das taxas de cesariana configura um fator de preocupação clínica relevante, dada sua reconhecida associação com a elevação na incidência do espectro de acretismo placentário. Torna-se imperativo o aprimoramento das políticas públicas de saúde obstétrica, com foco na promoção do parto vaginal seguro e na redução de cesarianas desnecessárias, a fim de mitigar esse desfecho adverso.

DEFINIÇÕES IMPORTANTES DO CAPÍTULO

- **Hemorragia pós-parto**: perda de 500 mL de sangue pós-parto vaginal ou perda de 1.000 mL de sangue pós-cesárea nas primeiras 24 horas.[17]
- **Hemorragia pós-parto primária**: hemorragia que ocorre nas primeiras 24 horas depois do parto.[3]
- **Hemorragia pós-parto tardia**: quando há uma hemorragia entre 24 horas ou em até 12 semanas depois do parto, não tendo mais relação com ele.[3]
- **Retenção placentária**: quando a placenta não é expulsa em até 30 minutos após o nascimento.
- **Espectro de placenta acreta**: quando há invasão anormal do trofoblasto no miométrio.

QUESTÕES

1. Sobre a hemorragia puerperal, assinale a alternativa ERRADA:

A. As principais causas são os chamados "quatro Ts", que, em ordem decrescente de importância, correspondem a: Tecido, Tônus, Trauma e Trombina.

B. É a principal causa de morte materna no mundo, especialmente em países em desenvolvimento.

C. Pode levar à síndrome de Sheehan por isquemia da haste hipofisária.

D. São fatores de risco: macrossomia fetal, polidrâmnio e trabalho de parto prolongado.

Resposta correta: alternativa A.

Justificativa: o erro na alternativa está na ordem de importância, sendo a correta: tônus, trauma, tecido e trombina.

2. Sabe-se que aproximadamente 25% das mortes maternas no mundo são decorrentes do ciclo gravídico-puerperal, sendo destas a hemorragia pós-parto a principal causa. Qual é a alternativa correta sobre essa patologia?

A. A histerectomia puerperal é a primeira opção para tratamento de hemorragia pós-parto.

B. Cerca de 70% das causas de hemorragia pós-parto são relacionadas à atonia uterina.

C. O uso de ocitocina profilático é indicado apenas nos casos que apresentam fatores de risco, como multiparidade.

D. Clampeamento precoce do cordão umbilical é a medida mais eficaz na profilaxia de hemorragia pós-parto.

E. O uso de misoprostol é contraindicado na hemorragia pós-parto, por conta do risco de rotura uterina.

Resposta correta: alternativa B.

Justificativa: alternativa A: a primeira opção de tratamento é a ocitocina IV; alternativa C: o uso profilático de ocitocina é recomendado para todas as pacientes; alternativa D: o clampeamento precoce do cordão é contraindicado pela OMS para todos os nascimentos; alternativa E: o misoprostol pode ser indicado na dose de 400 mcg via oral ou retal.

3. O mecanismo fisiológico do secundamento pode ser comprometido em decorrência de anomalias placentárias. Quando acontece a penetração mais profunda do tecido corial no miométrio, porém sem atingir a serosa, pode-se afirmar que ocorreu a anomalia determinada:

A. Placenta percreta.

B. Placenta increta.

C. Placenta acreta.

D. Placenta prévia.

Resposta correta: alternativa B.

Justificativa: o secundamento corresponde à fase do parto em que ocorre a descolagem e expulsão da placenta. Esse processo pode ser comprometido por anormalidades da adesão placentária ao útero, conhecidas como espectro de acretismo placentário. Esse espectro inclui três formas principais, classificadas de acordo com o grau de invasão do trofoblasto nos tecidos uterinos: a) placenta acreta: inserção anormal das vilosidades coriônicas diretamente no miométrio, sem penetração profunda; b) placenta increta: invasão das vilosidades no miométrio, porém sem atingir a serosa; c) placenta percreta: penetração além do miométrio, atingindo serosa e/ou órgãos adjacentes.

REFERÊNCIAS

1. Wertheimer A, Melamed S, Ashwal E, Sapir O, Oron G, Ben-Haroush A, et al. Complications of the third stage of labor are more prevalent in IVF pregnancies. J Matern Fetal Neonatal Med. 2020;35(4):663-7.
2. Rotem R, Lipski A, Weintraub AY, Baumfeld Y, Yohay D, Press F, et al. Third stage of labor placental

complications and placenta-associated syndromes. J Matern Fetal Neonatal Med. 2019;34(20):3350-4.
3. Belfort A. Postpartum hemorrhage (PPH) is an obstetric emergency. UpToDate. [Internet]. Uptodate. com. 2019. Disponível em: https://www.uptodate.com/contents/overview-of-postpartum-hemorrhage. Acesso em jun. 2025.
4. Muller ALL, Salazar CC, Barbosa F, Uratani FN, Dalenogare G, Lima GS, et al. Protocolo estadual de prevenção e manejo da hemorragia puerperal – Conceitos e ações. Porto Alegre: Secretaria da Saúde do Estado do Rio Grande do Sul; 2022. [Internet]. Disponível em: https://cremers.org.br/wp-content/uploads/2022/08/Protocolo-Estadual-Manejo-Hemorragia-Puerperal.pdf. Acesso em jun. 2025.
5. Delaney L, Pozza L, Cunha B, Schreiner L. Hemorragia pós-parto. [Internet]. Disponível em: https://docs.bvsalud.org/biblioref/2018/04/883008/33-hemorragia-pos-parto.pdf. Acesso em jun. 2025.
6. Belfort A. Postpartum hemorrhage: medical and minumally invasive management. [Internet]. UpToDate. 2022. Disponível em: https://www.uptodate.com/contents/postpartum-hemorrhage-medical-and-minimally-invasive-management?search=bleeding%20postpartum&source=search_result&selectedTitle=3~150&usage_type=default&display_rank=3. Acesso em jun. 2025.
7. Matos MLSS, Soares BRB, Lucena RA, Bezerra ABNN, Bozza RA, Castro GP, et al. Causalidade e fatores de risco para hemorragia pós-parto: uma revisão integrativa. Res Society Devel, 2022;11(16):e74111637507.
8. Negrini R. Hemorragia pós-parto [Internet]. São Paulo: Medical Suite Einstein, 2022. Disponível em: https://medicalsuite.einstein.br/pratica-medica/Pathways/Hemorragia-Pos-Parto.pdf. Acesso em ago. 2023.
9. Fernandes Giacometti C, Negrini R, Novaes A, Ribeiro C, Faig F, Amadatsu C. Balão de Bakri: manejo da hemorragia pós-parto [Internet]. São Paulo: Medical Suite Einstein; 2021. Disponível em: https://medicalsuite.einstein.br/pratica-medica/Pathways/Balao-de-Bakri.pdf. Aesso em jun 2025.
10. Maternidade-escola da Universidade Federal do Rio de Janeiro. Retenção placentária. [Internet]. Disponível em: http://www.me.ufrj.br/images/pdfs/protocolos/obstetricia/retencao_placentaria.pdf. Acesso em jun. 2025.
11. Weeks MD. Retained placenta after vaginal birth. [Internet]. UpToDate. 2023. Disponível em: https://www.uptodate.com/contents/retained-placenta-after-vaginal-birth?search=retained%20placenta&source=search_result&selectedTitle=1~40&usage_type=default&display_rank=1. Acesso em jun. 2025.
12. Cohen G, Kovo M, Biron-Shental T, Markovitch O, Daykan Y, Schreiber H. Risk factors for retained placenta in a first pregnancy – a clinical trial. Int J Gynaecol Obstet. 2023.
13. Ruiter L, Kazemier BM, Mol BWJ, Pajkrt E. Incidence and recurrence rate of postpartum hemorrhage and manual removal of the placenta: A longitudinal linked national cohort study in The Netherlands. Eur J Obstet Gynecol Reprod Biol. 2019;238:114-9.
14. Silver M. Placenta accreta spectrum. [Internet]. UpToDate. 2022. Disponível em: https://www.uptodate.com/contents/placenta-accreta-spectrum-clinical-features-diagnosis-and-potential-consequences.
15. Montenegro CAB, Rezende Filho J. Rezende obstetrícia fundamental. 14 ed. Rio de Janeiro: Guanabara Koogan; 2017.
16. Fernandes CE, Sá MFS. Tratado de ginecologia – Febrasgo. Rio de Janeiro: Guanabara Koogan; 2018.
17. Araújo CCC, Freire ILS. Protocolo para o manejo da hemorragia pós-parto. [Internet]. Rio Grande do Norte: Escola da Saúde da UFRN; 2019. Disponível em: https://escoladesaude.ufrn.br/media/files/PROTOCOLO-PARA-O-MANEJO-DA-HEMORRAGIA-P%C3%93S-PARTO.pdf. Acesso em jun. 2025.

17

Puerpério normal e patológico

Amanda Indig Pinheiro
Soraia Alves Manoel Ambrosio

INTRODUÇÃO

O puerpério ou pós-parto é conhecido como o período que sucede o parto e, do ponto de vista fisiológico, é marcado por uma série de processos involutivos relacionados à recuperação do organismo materno e ao retorno parcial dos órgãos reprodutivos ao estado pré-gravídico. Tem seu início demarcado pela dequitação placentária e a sua extensão é controvérsia dentro da literatura. Usualmente, considera-se 4 a 6 semanas a partir do parto, mas muitos apontam uma duração de 12 meses, uma vez que nem todos os sistemas maternos retomam seu estado primitivo até a sexta semana, com exceção das mamas, que não retornam ao estado pré-gravídico.

CASO CLÍNICO

M.L.C, 37 anos, 2G1PC1A, comparece ao pronto atendimento da maternidade de referência com queixa de febre constante (maior temperatura aferida de 39,8°C), com início há 3 dias, dor em baixo ventre, aumento do sangramento vaginal, com presença de odor fétido e coágulos volumosos. Antecedentes pessoais: portadora de diabetes *mellitus* com controle irregular por meio de insulina e de anemia, com necessidade de suplementação de ferro durante a gestação. Antecedente obstétrico: 9º dia de puerpério, parto cesárea de 39 semanas e 2 dias, após 22 horas de trabalho de parto, com presença de bolsa rota por 18 horas. Apresentou aborto espontâneo com menos de 12 semanas há 8 anos, sem necessidade de curetagem. Antecedente ginecológico: realizou tratamento para infecções urinárias de repetição durante o pré-natal. Ao exame físico: FC = 115 bpm, 38,5°C, PA = 110 × 70 mmHg; toque vaginal: colo 2 cm de dilatação, útero globoso, hipoinvoluído, doloroso à palpação; mamas: lactantes, sem alterações.

EPIDEMIOLOGIA

Em geral, a maior parte das mulheres se recupera ao longo do puerpério sem complicações significativas, mas ainda requerem acompanhamento para monitorar sinais vitais, sangramento, estado emocional e outros parâmetros clínicos. A recuperação do puerpério normalmente envolve involução uterina, cessação do sangramento e retorno da menstruação, bem como adaptação emocional e fisiológica.

Todavia, existem complicações inerentes ao período puerperal, que apresentam uma variação em sua prevalência dependendo da população estudada e dos cuidados de saúde disponíveis no local. As principais complicações incluem infecções puerperais (endometrite, mastite), fenômenos tromboembólicos, hemorragia e eclâmpsia pós-parto, além de manifestações psiquiátricas, como depressão pós-parto e psicose puerperal, que possuem diferentes prevalências dependendo de fatores como assistência pré-natal, suporte social etc. Alguns fatores de risco relacionados a tais complicações são: parto cesáreo, história de complicações em gestações anteriores, infecções, condições médicas preexistentes etc.

Em relação à endometrite, o Centers for Disease Control and Prevention (CDC) tem diretrizes que citam que a incidência pode de 10% em cesarianas e entre 1 e 3% em partos vaginais. No que tange às complicações tromboembólicas, há relatos que apontam para uma incidência de 0,5 a 3 casos de trombose venosa profunda para cada 1.000 gestações, sendo estimado um aumento de 5 a 50 vezes no risco de complicações tromboembólicas em mulheres grávidas em relação a mulheres não gestantes na mesma faixa etária. Tais números são ainda mais frequentes no puerpério, no qual há maior incidência de fenômenos tromboembólicos. No caso da depressão pós-parto, segundo a Organização Mundial da Saúde (OMS), tal condição acomete cerca de 10 a 15% das puérperas nos países desenvolvidos, e 19% nos países em desenvolvimento. Com relação à incidência da psicose puerperal, os números são frequentemente retirados de metanálises e estudos longitudinais, como os publicados no *Archives of Women's Mental Health*, e a incidência é geralmente relatada como 1 a 2 por 1.000 nascimentos.[1,2]

Dessa forma, o monitoramento cauteloso durante o período pós-parto é substancial para identificação e tratamento precoces de quaisquer complicações, obtendo-se melhores desfechos clínicos.[2]

ALTERAÇÕES FISIOLÓGICAS

Involução uterina

O útero apresenta diminuição considerável de volume logo após o parto, a depender do tipo de parto e antecedentes obstétricos da paciente. Em média, vai evoluindo com redução de cerca de 1.000 g no pós-parto imediato para 500 g ao final da primeira semana. Após cerca de 24 horas, o fundo uterino se encontra na região da cicatriz umbilical. Depois de uma semana, atinge porção situada entre a cicatriz umbilical e a sínfise púbica e, na segunda semana, torna-se impalpável no abdome, possuindo cerca de 200 g. Após 30 dias do parto, espera-se que o útero apresente cerca de 100 g, retomando suas dimensões pré-gravídicas cerca de 6-8 semanas após o parto.

Loquiação

Os lóquios se caracterizam pela eliminação do conteúdo uterino após o parto, sendo constituídos pela decídua externa remanescente, que evolui com processo de necrose e posterior eliminação. A decídua se divide em duas novas camadas: superficial, que sofre a descamação; e a profunda, a qual regenera o endométrio a partir das glândulas e do estroma da decídua basal, passando a recobrir a nova cavidade endometrial.

É imprescindível realizar a avaliação dos lóquios, pois quando se apresentam de forma abundante ou encontram-se fétidos pode ser sugestivo de um quadro de endometrite ou retenção placentária.

Nos primeiros dias, o lóquio apresenta maior número de eritrócitos, conferindo uma coloração viva (*lochia rubra*). Depois de cerca de 3 a 4 dias pós-parto, a eliminação fica com aspecto mais serossanguíneo, por conta da degradação da hemoglobina (*lochia frustra*). Ao redor do 10º dia pós-parto, o lóquio passa a adquirir coloração mais amarelada (*lochia flava*) pela maior incorporação de leucócitos e diminuição de volume e, por fim, coloração mais esbranquiçada (*lochia alba*).[1]

Colo uterino

No período pós-parto, o colo uterino apresenta-se amolecido e flexível e permanece com 2 a 3 cm de dilatação durante os primeiros dias. Em 1 semana, passa a adquirir 1 cm de dilatação, porém usualmente o orifício externo não retoma sua fase pré-gravídica: uma fenda transversal e estrelada permanece, diferentemente da nulípara, que apresenta uma abertura circular, regular e lisa.

Sistema cardiovascular

As alterações no sistema cardiovascular típicas do período puerperal são relevantes especialmente em mulheres com cardiopatias subjacentes. A elevação do volume sistólico e do débito cardíaco resultam na melhora da pré-carga, com a transferência de sangue placentário do útero para o espaço intravascular. Nos primeiros 10 minutos após um parto vaginal a termo, o volume sistólico e o débito cardíaco se elevam em aproximadamente 70 e 60%, respectivamente, e permanecem aumentados 1 hora após o parto (cerca de 70 e 50%, respectivamente). Assim, com a contração do útero após o parto, a redução da compressão extrínseca da veia cava resulta em novos aumentos na pré-carga cardíaca no período pós-parto.[1]

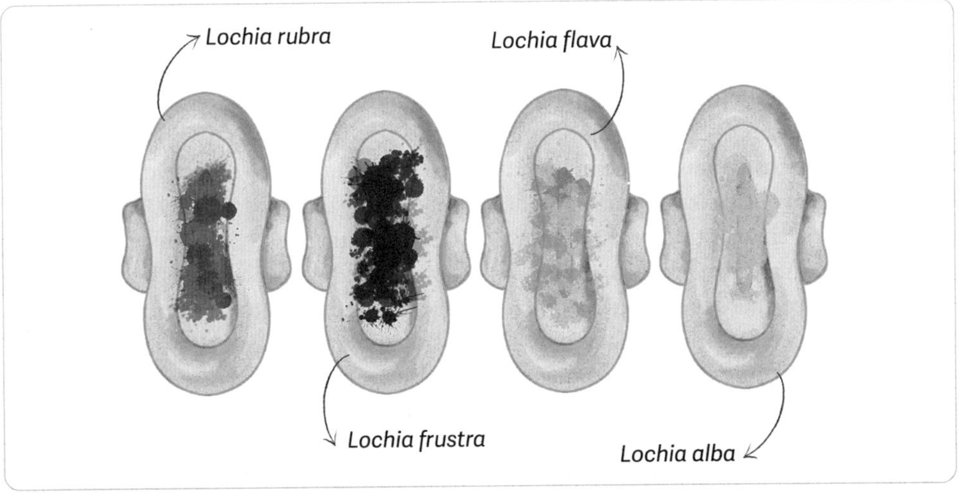

FIGURA 1 Evolução da loquiação pós-parto.
Fonte: autoria própria.

Portanto, nas puérperas com cardiopatias, o período expulsivo e as primeiras horas após a dequitação constituem momentos críticos, exigindo vigilância médica constante.

Sistema hematológico

As alterações hematológicas associadas à gestação retornam aos parâmetros pré-gravídicos em aproximadamente 6 a 12 semanas pós-parto. Durante o parto e o puerpério imediato, é comum a apresentação de leucocitose, podendo atingir níveis de 25.000 leucócitos/mm^3, com predomínio de granulócitos, sem manifestação de desvio à esquerda, linfopenia relativa e eosinofilia absoluta.[1]

O estado pós-trombótico, entretanto, apresenta resolução apenas semanas após o parto, o que torna as puérperas altamente suscetíveis a fenômenos tromboembólicos (pode ser observado elevação dos níveis de dímeros D e trombocitose retiva).

Complicações

Tromboembolismo venoso

Os fenômenos tromboembólicos são uma das causas de mortalidade materna direta no puerpério. O tromboembolismo venoso (TEV) ocorre mais frequentemente em mulheres no período pós-parto do que no pré-parto ou em pacientes não gestantes. O risco é maior nas primeiras semanas pós-parto e decresce gradualmente até os parâmetros de base, cerca de 12 semanas após o parto. Eventos tromboembólicos devem gerar maior preocupação especialmente em puérperas com antecedente de TEV, trombofilias conhecidas, determinadas comorbidades, como anemia falciforme, tabagismo, doenças cardiovasculares e cerebrovasculares, obesidade, hemorragia pós-parto e cesariana.[3]

A profilaxia medicamentosa deve ser ponderada e escolhida individualmente, e as mulheres que já faziam uso da profilaxia durante a gestação devem retomá-la no período pós-parto. Também devem ser considerados métodos não farmacológicos para profilaxia de TEV, como uso de meias compressivas e compressão pneumática intermitente.[4]

A heparina de baixo peso molecular e a heparina não fracionada apresentam como propriedade não atravessar a barreira placentária e, por isso, são considerados os anticoagulantes preferenciais para uso durante a gravidez. Entretanto, seu uso prolongado está associado a determinados efeitos adversos maternos, como osteoporose, trombocitopenia e hemorragia. Além disso, outras dificuldades estão relacionadas a esses medicamentos, como a via de administração e o seu desconforto associado e seu custo.

No caso da varfarina, apesar de ter seu uso recomendado permanentemente em casos de pacientes com próteses mecânicas valvares e fibrilação atrial, esse medicamento apresenta riscos por atravessar a barreira placentária, causando cerca de 1 a 3% de malformações congênitas no primeiro trimestre, denominada síndrome varfarínico-fetal, e favorecendo o abortamento espontâneo em 10 a 30% dos casos. No segundo e terceiro trimestres, o uso de varfarina pode desencadear outras alterações, como restrição de crescimento intrauterino, alterações no sistema nervoso central, prematuridade e morte neonatal em decorrência de compressão do polo cefálico durante o parto.

O tratamento com os novos anticoagulantes orais (DAOC), devem ser evitados em função da indefinição da segurança com relação à lactação.[4]

Mamas

As alterações fisiológicas desencadeadas nas mamas durante a gravidez e o puerpério imediato promovem as funções de nutrição e de transferência de anticorpos maternos, especialmente de imunoglobulina A (IgA), para o recém-nascido (RN), sendo necessário estimular a conscientização materna sobre a importância da prática do aleitamento materno. Após a dequitação placentária e a expulsão fetal, a concentração de hormônios esteroides reduz, o que intensifica a ação da prolactina anteriormente bloqueada. Dessa forma, nesse período, as puérperas podem relatar tumefação do tecido mamário acompanhado de elevação do suprimento sanguíneo e linfático das mamas, além de aumento da secreção láctea.

A saída de colostro através das mamas pode estar presente desde o segundo trimestre de gestação, porém a descida do leite propriamente dito, fenômeno denominado apojadura, classicamente ocorre entre o 1º e o 3º dia pós-parto.

ALEITAMENTO MATERNO

Segundo o Tratado de Obstetrícia da Febrasgo,[1] no Brasi, o aleitamento materno ocorre em cerca de 11% nos primeiros seis meses de vida. Somente 41% das mulheres mantêm a lactação até o final do primeiro ano de vida, apesar de a maioria das mulheres (96%) iniciarem o processo de amamentação.

O leite materno apresenta diversas propriedades, entre elas, a ação protetora contra diversas enfermidades, sobretudo diarreia e infecções, uma vez que é responsável pela transferência de imunoglobulinas ao feto (especialmente IgA), o que favorece o processo de crescimento e desenvolvimento do RN, prevenindo mortalidade e morbidade infantil. Além disso, a prática da amamentação também apresenta diversos benefícios para a saúde materna, produzindo efeitos imediatos e tardios. Em decorrência de alterações hormonais atribuídas ao aumento dos níveis de prolactina e ocitocina, o estresse inicial do pós-parto é substancialmente reduzido, levando à uma recuperação pós-parto mais rápida. Concomitantemente, há o favorecimento da involução uterina e da contratilidade, diminuindo, portanto, perdas sanguíneas maternas e o risco de hemorragia pós-parto. Além disso, outros benefícios tardios em relação à saúde materna são: aumento do período de amenorreia, levando ao maior espaçamento entre as gestações e redução do risco de desenvolvimento de diversos cânceres ginecológicos, como mama, endométrio e ovário.

A prática de aleitamento materno sabidamente estimula o vínculo entre a mãe e o RN, implicando em benefícios fisiológicos e emocionais para ambos. Assim, é imprescindível a adequada orientação sobre a prática do aleitamento materno desde o pré-natal até a permanência da parturiente no hospital. Alguns esclarecimentos e orientações que devem ser dados às puérperas são: técnica de amamentação com posicionamento e pega adequados, regime de livre demanda, esvaziamento mamário, prevenção de complicações mamárias frequentes associadas ao processo de aleitamento, como traumas mamilares e ingurgitamento mamário, e o entendimento sobre o colostro e o processo de apojadura. A compreensão de tais informações pela puérpera é responsável por reduzir a ansiedade e a insegurança maternas, aumentando sua autoconfiança e favorecendo o vínculo com o RN e a manutenção da prática de lactação.

O regime de livre demanda consiste na amamentação ser guiada pelas necessidades do RN, o que reduz consideravelmente a incidência de hipoglicemia e icterícia neonatal, favorece a recuperação do peso inicial do RN após o parto e promove a apojadura mais precoce.

A técnica de amamentação deve ser orientada à puérpera para prevenir desmame precoce e promover mamadas mais satisfatórias, reduzindo o risco de complicações mamárias associadas à lactação, como ingurgitamento, traumas mamilares, mastite etc. Segundo o Ministério da Saúde (MS), o posicionamento adequado (Figura 2) para o aleitamento é: corpo do bebê próximo ao da mãe e bem apoiado, cabeça e tronco do bebê alinhados com o pescoço não torcido, e o rosto do bebê de frente para a mama, com nariz na altura do mamilo. Já a pega é mais efetiva quando a aréola é mais visível acima da boca do bebê do que abaixo, quando a boca do bebê se encontra bem aberta e com lábio inferior virado para fora e quando o queixo toca a mama.

Algumas práticas, como técnica incorreta de amamentação, uso de bicos artificiais, chupetas e complementos alimentares, além de mamadas que não respeitam o regime de livre demanda, mantendo horários fixos determinados e inflexíveis podem predispor a algumas complicações, entre elas, traumas mamilares, ingurgitamento mamário, infecções mamárias, bloqueio de ducto lactífero e até produção de leite reduzida em decorrência de esvaziamento mamário inadequado.[2]

Ingurgitamento mamário

O processo de ingurgitamento mamário patológico é resultante de acúmulo de leite, promovendo intenso desconforto em função

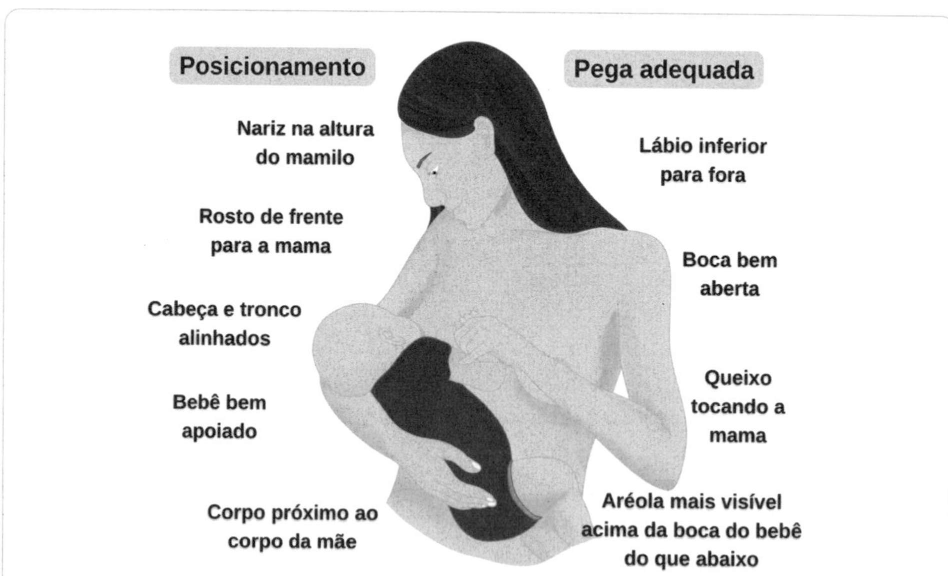

FIGURA 2 Posicionamento e pega adequados.
Fonte: autoria própria.

da distensão tecidual oriunda da congestão, edema, aumento da vascularização e obstrução da drenagem linfática. Tal processo pode ser acompanhado de outros sintomas, como febre, e ocorre geralmente entre o 3º e o 5º dia pós-parto.

Ao exame físico, a mama apresenta aumento de tamanho, com presença de sinais flogísticos associados, como edema e áreas hiperemiadas difusamente, e os mamilos podem se encontrar ressecados e achatados.

Alguns fatores que predispõem ao ingurgitamento mamário patológico são: início tardio da amamentação, redução da frequência das mamadas, com restrição da sua duração, uso de complementos inadequados e sucção ineficaz do RN. Logo, algumas orientações devem ser dadas a fim de se prevenir o desenvolvimento de tal complicação: iniciar precocemente o aleitamento materno; orientar massagem prévia de aréola com extração manual de leite, especialmente nos casos em que a mama se encontrar mais enrijecida, aumentando o conforto e promovendo redução da dor no momento da sucção; respeitar o regime de livre demanda; esclarecer o posicionamento e a pega corretos; e evitar o uso de complementos.

Como formas de evitar o ingurgitamento mamário, pode-se orientar a realização de massagens circulares das mamas, favorecendo a ejeção e o processo de fluidificação do leite, especialmente em regiões mais dolorosas e entumecidas. A massagem prévia da aréola precedendo a extração láctea (ordenha) manual ou por meio de bombas de sucção deve ser realizada em caso de esvaziamento incompleto da mama, a fim de se promover alívio da dor, diminuindo a pressão mecânica nos alvéolos pela melhora do edema e reduzindo o risco de desenvolver mastite.

Como medidas farmacológicas para o ingurgitamento mamário, anti-inflamatórios sistêmicos não esteroides podem ser prescritos para reduzir o processo inflamatório. Os mais indicados são o ibuprofeno e o paracetamol. O uso de compressas frias ou aquecidas, inalação de ocitocina e ultrassonografia não são medidas indicadas no manejo terapêutico do ingurgitamento mamário, pois não promovem resolução do quadro.

Traumas mamilares

Fatores como pega inadequada e apreensão incorreta do mamilo e da aréola, causando fricção e feridas superficiais e profundas, como rachaduras e fissuras, respectivamente, se caracterizam como uma das principais causas de desmame precoce e ocorrem especialmente nos primeiros dias do aleitamento materno.

O tratamento preconizado para os traumas mamilares é voltado para a correção da pega do mamilo e aréola e do posicionamento do RN durante as mamadas. A limpeza suave das lesões constitui uma prática relevante no manejo dos traumas mamilares, devendo ser considerado o próprio leite materno como um cicatrizante para ser aplicado sobre as lesões, as quais devem ser mantidas secas e expostas após as mamadas. Cremes hidratantes à base de lanolina purificada podem ser considerados em lesões profundas para promover hidratação, cicatrização e alívio da dor. Outra prática que pode ser adotada é a extração láctea prévia ao aleitamento para aliviar a sensação dolorosa desencadeada pela ejeção do leite após a pega. O uso de *laser* atualmente é considerado para promoção da cicatrização das lesões e do manejo da dor, apesar de necessitar de mais evidências científicas para a sua aplicação.

Mastite puerperal aguda

O processo inflamatório agudo causado pela estase láctea, associado à distensão dos alvéolos, esvaziamento incompleto, ingurgitamento mamário e obstrução ao fluxo de leite resulta na mastite puerperal aguda, que ocorre especialmente no contexto de dificuldade para amamentação e presença de traumas mamilares, permitindo assim a proliferação bacteriana para o desencadeamento do quadro infeccioso.

Os agentes etiológicos mais associados à mastite puerperal, segundo o Tratado de Obstetrícia da Febrasgo,[1] são *Staphylococcus* (*aureus*, *epidermidis* e *albus*) e, em segundo plano, *Streptococcus* do Grupo A ou B, *Escherichia coli* e *Bacteroides* sp.

Nos estágios iniciais, o tratamento para mastite é voltado para a hidratação oral, posicionamento adequado das mamas e esvaziamento da mama afetada por meio de ordenha manual. Além disso, é preconizada a administração de anti-inflamatórios e analgésicos (p. ex., paracetamol, piroxicam, ibuprofeno), não havendo contraindicação para a prática da amamentação.

Entretanto, em casos de quadros mais sistêmicos e de acordo com a gravidade dos sintomas, deve-se indicar o uso de antibióticos de largo espectro, como clindamicina, cefalexina, levofloxacino e metronidazol. Nesses casos, a prática de aleitamento materno também não deve ser suspensa, exceto em casos de saída de pus através do mamilo.

Segundo o Tratado de Obstetrícia da Febrasgo,[1] cerca de 10% dos casos de mastite podem evoluir para a formação de abscessos mamários por meio da formação de "lojas", sendo únicas ou múltiplas. O diagnóstico definitivo para a suspeita de abscesso pode ser feito por meio da ultrassonografia. Tal quadro pode estar associado a uma queda relevante do estado geral, com presença de sintomas sistêmicos como febre, calafrios, prostração e astenia, também podendo evoluir para necrose do tecido mamário. Dessa forma, a antibioticoterapia em casos de abscessos mamários deve ser preferencialmente guiada por cultura e antibiograma, e o esvaziamento das lojas deve ser recomendado, podendo ser realizado por meio de punção guiada por ultrassonografia em abscessos menores do que 5 cm, ou por meio de drenagem cirúrgica.

A drenagem cirúrgica deve ser indicada em casos de quadros mais graves e extensos, sendo necessária a colocação de dreno por um período de 24 horas, além da remoção das áreas de tecido necrótico. Nessas situações, o aleitamento materno é contraindicado provisoriamente na mama acometida e o esvaziamento regular da mama deve ser feito por intermédio da ordenha manual.

INFECÇÃO PUERPERAL PRECOCE

A infecção puerperal pós-parto consiste em uma das principais causas de mortalidade materna no Brasil. Segundo o Tratado de Obstetrícia da Febrasgo,[1] representa 11% da mortalidade materna nos Estados Unidos. Portanto, a prevenção de tais eventos deve ser priorizada durante o manejo das pacientes que se encontram no período puerperal. Além disso, medidas como lavagem das mãos, assepsia de pele e vagina durante o parto, técnica cirúrgica adequada, redução de exames vaginais desnecessários, pré-natal adequadamente realizado e antibióticos profiláticos nas cesáreas eletivas e de caráter de urgência devem ser rotineiramente adotadas, a fim de se evitar infecção puerperal precoce.

Sepse puerperal

Os quadros obstétricos mais ligados à sepse podem ser relacionados à gestação, como um aborto infectado, corioamniote ou tromboflebite pélvica séptica; ao parto, como uma endometrite pós-parto, infecção de episiotomia ou infecção uterina pós-cesárea; e após procedimentos invasivos, como cerclagem ou amniocentese. Normalmente tais quadros são causados por agentes de origem polimicrobiana, porém bactérias Gram-negativas são mais comumente associadas à fisiopatologia do quadro.

Quadro clínico

Algumas das manifestações clínicas do choque séptico são: hipotensão, oligúria/insuficiência renal, taquicardia/arritmias, manifestações de isquemia miocárdica, insuficiência cardíaca e síndrome do desconforto respiratório, como presença de taquipneia, dispneia, cianose central e estridor.

Diagnóstico

Para o correto diagnóstico do foco de infecção da sepse puerperal, anamnese e exame físico são imprescindíveis. Se forem necessários exames complementares, devem ser priorizados exames realizados à beira-leito, como os exames de imagem (p. ex., ultrassonografia e radiografia). Ademais, deve-se realizar a coleta de culturas de prováveis sítios infecciosos, como urina, secreção do trato respiratório, liquor, além de hemoculturas de sangue periférico e de cateter central, caso tenha sido instalado há mais de 48 horas. Posteriormente, deve-se dar início à antibioticoterapia.

Conduta

Após o reconhecimento e o diagnóstico da sepse puerperal e do choque séptico, a antibioticoterapia deve ser iniciada na primeira hora e não deve ser atrasada para a devida coleta de culturas. Para o correto tratamento da sepse oriunda de infecções pélvicas normalmente opta-se pela associação de ampicilina (penicilina), metronidazol e gentamicina, considerando tais infecções causadas por agentes polimicrobianos. Paralelamente, deve-se dar seguimento ao manejo do choque séptico por meio da administração de cristaloides para a ressuscitação volêmica e de vasopressores, como a norepinefrina e a dopamina, administrados por meio de cateteres centrais, com a monitorização invasiva da PA a fim de se manter a pressão arterial média igual ou acima de 65 mmHg. Em casos de choques sépticos associados a hemorragias, a administração precoce de hemoderivados na ressuscitação hemostática pode ser escolhida em detrimento da abordagem tradicional de administração maciça de cristaloides para a ressuscitação volêmica inicial.

Endometrite puerperal

A endometrite puerperal corresponde à infecção da decídua e é considerada uma das prováveis etiologias da sepse puerperal. Tal evento pode ocorrer a qualquer momento após a ocorrência da ruptura das membranas ovulares e possui como principais manifestações clínicas: dor pélvica, febre, odor anormal dos lóquios, secreção vaginal anormal, fisometria e atraso durante processo de involução uterina.

A partir da ascendência de microrganismos do trato genital inferior, pode-se haver a contaminação do útero com desenvolvimento posterior de infecção. Assim, deve-se manter atenção durante o manejo de pacientes que se encontram no período puerperal, uma vez que se não realizado tratamento adequado, a infecção pode acometer miométrio e paramétrio, tornando-se uma endomiometrite e parametrite, respectivamente. Os primeiros sinais de corioamnionite são febre, taquicardia materna, drenagem vaginal purulenta e útero doloroso à palpação. Se, após instituído tratamento adequado com antibióticos, as pacientes mantiverem quadro de febre após o parto, deve-se iniciar investigação para avaliar presença de abscesso pélvico, miometrite necrotizante ou infecções extragenitais, como pneumonia, infecção de sítio cirúrgico, tromboflebite pélvica séptica ou instrumento cirúrgico deixado no interior da cavidade uterina.[5]

Na suspeição clínica de pacientes com endometrite puerperal é importante se atentar a alguns fatores de risco, como parto operatório ou traumático; indução prolongada de trabalho de parto; realização de cesárea durante trabalho de parto, uma vez que cesáreas eletivas fora do trabalho de parto apresentam menor índice de endometrite pós-parto; ausência de antibioticoprofilaxia para cesáreas eletivas e emergenciais; hemorragia pós-parto; retenção de fragmentos placentários etc. Além disso, existem alguns fatores de risco pré-operatórios para a ocorrência de infecção cirúrgica, como uso prolongado e excessivo de corticosteroides sistêmicos, obesidade, tabagismo, diabetes, infecções pré-existentes, como vaginose bacteriana etc.

A colonização bacteriana do trato vaginal inferior por alguns microrganismos, por exemplo, *Streptococcus* do grupo B, *Mycoplasma hominis* e *Chlamydia trachomatis*, foi igualmente apontada como fator de risco para infecção pós-parto.

Para a escolha do tratamento de endometrite pós-parto, no caso de a endometrite se restringir ao útero, normalmente opta-se pela antibioticoterapia oral, com estímulo à prática de amamentação para estimulação uterina. Porém, em casos mais graves, o manejo das pacientes deve incluir antibioticoterapia endovenosa e com amplo espectro. Em ambos os casos, após instituído o tratamento adequado, a resposta terapêutica deve ser esperada em cerca de 48 a 72 horas, caso contrário deve ser iniciada investigação de condições associadas, como presença de abscessos, parametrite ou doença tromboembólica pélvica. A escolha para a antibioticoterapia adequada deve englobar os agentes causadores do quadro e, portanto, geralmente opta-se pela associação da gentamicina com clindamicina. No caso de mulheres que não estão amamentando, pode-se optar pelo esquema de associação de gentamicina com metronidazol.

DISTÚRBIOS COMPORTAMENTAIS NO PUERPÉRIO

Durante o puerpério, além de o corpo feminino passar por transformações que retornam à sua função pré-gravídica, a mulher sofre adaptações em sua rotina, podendo apresentar mudanças nos relacionamentos familiar e conjugal acompanhadas da responsabilidade do cuidado materno. Tal fato pode estar relacionado ao surgimento ou agravamento de estressores psíquicos que, aliados às alterações hormonais típicas do puerpério, como redução dos níveis de estrogênio e progesterona, podem induzir a anormalidades comportamentais, as quais devem ser adequadamente manejadas por meio da elaboração de um plano de cuidado. Logo, medidas de prevenção de recorrência ou exacerbação de quadros psiquiátricos pré-existentes são imprescindíveis ao longo do período puerperal.

Depressão pós-parto

A depressão pós-parto se caracteriza como uma alteração comportamental presente no puerpério que mais comumente ocorre após cerca de 1 a 3 semanas pós-parto, porém existe evidência de desenvolvimento de depressão pós-parto após 1 ano. Tal condição é identificada na 11ª edição da Classificação Internacional de Doenças (CID-11) sob o código F53 como "transtornos mentais e de comportamento associados ao puerpério" com início dentro de 6 semanas após o parto, englobando a depressão pós-natal e pós-parto.[1,6]

Alguns fatores de risco estão associados ao desenvolvimento de depressão pós-parto ao longo do puerpério. Dentre eles, destacam-se: episódio depressivo durante o período gravídico, cesárea de emergência, manifestações psiquiátricas ansiosas pré-natais, diagnósticos psiquiátricos prévios, suporte social inadequado, baixa autoestima materna e estresse na relação parental. Ademais, antecedente familiar ou pessoal de depressão, transtorno afetivo bipolar e psicose devem ser questionados durante anamnese, devendo o profissional manter-se atento a eventos prévios de mania ou hipomania, pois a falha no diagnóstico de transtorno afetivo bipolar, instituindo-se tratamento próprio para depressão pode induzir episódio maníaco psicótico e agravar o prognóstico da paciente.

Além disso, mulheres com história prévia de depressão pós-parto apresentam maior risco de recorrência em gestações futuras, cerca de 25%, segundo o Tratado de Obstetrícia da Febrasgo.[1]

Atualmente, recomenda-se o rastreamento da depressão pós-parto ao longo do puerpério e, para isso, foi desenvolvido um questionário denominado Escala de Depressão Pós-parto de Edimburgo (EPDS) como instrumento para rastrear tais casos, aumentando a especificidade do diagnóstico, uma vez que distúrbios do sono, fadiga e mudanças comportamentais são fatores relativamente comuns no puerpério e também podem estar presentes na depressão pós-parto. Portanto, tal questionário engloba aspectos emocionais e cognitivos, assumindo relevante papel para rastreamento de depressão pós-parto, porém não possui aplicação para definição de diagnóstico, tampouco da severidade da doença. Recebendo adaptação em diversos países e sendo um formulário considerado de fácil compreensão, a EPDS é composta por 10 itens, que devem ser respondidos pela progenitora de acordo com a sua vivência dos últimos 7 dias, sendo no Brasil considerado o melhor ponto de corte para rastreamento o escore maior ou igual a 10 (Quadro 1).[1,6]

QUADRO 1 Escala de depressão pós-parto de Edimburgo

Triagem de depressão pós-natal (EPDS)	
Questões	**Alternativas**
Eu tenho sido capaz de rir e achar graça das coisas	Como eu sempre fiz
	Não tanto quanto antes
	Sem dúvida, menos que antes
	De jeito nenhum

continua

QUADRO 1 Escala de depressão pós-parto de Edimburgo (*continuação*)

Triagem de depressão pós-natal (EPDS)	
Questões	**Alternativas**
Eu tenho pensado no futuro com alegria	Sim, como de costume
	Um pouco menos que de costume
	Muito menos que de costume
	Praticamente não
Eu tenho me culpado sem razão quando as coisas dão errado	Não, de jeito nenhum
	Raramente
	Sim, às vezes
	Sim, muito frequentemente
Eu tenho ficado ansiosa ou preocupada sem uma boa razão	Sim, muito seguido
	Sim, às vezes
	De vez em quando
	Não, de jeito nenhum
Eu tenho me sentido assustada ou em pânico sem um bom motivo	Sim, muito seguido
	Sim, às vezes
	Raramente
	Não, de jeito nenhum
Eu tenho me sentido sobrecarregada pelas tarefas e acontecimentos do meu dia a dia	Sim. Na maioria das vezes eu não consigo lidar bem com eles
	Sim. Algumas vezes não consigo lidar bem como antes
	Não. Na maioria das vezes consigo lidar bem com eles
	Não. Eu consigo lidar com eles tão bem quanto antes
Eu tenho me sentido tão infeliz que tenho tido dificuldade de dormir	Sim, na maioria das vezes
	Sim, algumas vezes
	Raramente
	Não, nenhuma vez
Eu tenho me sentido triste ou muito mal	Sim, na maioria das vezes
	Sim, muitas vezes
	Raramente
	Não, de jeito nenhum
Eu tenho me sentido tão triste que tenho chorado	Sim, a maior parte do tempo
	Sim, muitas vezes
	Só de vez em quando
	Não, nunca
Eu tenho pensado em fazer alguma coisa comigo mesma	Sim, muitas vezes
	Às vezes
	Raramente
	Nunca

Fonte: adaptada de Cox et al., 1987.[7]

Psicose pós-parto

Caracterizada como um dos quadros de maior gravidade em relação às mudanças de comportamento, a psicose pós-parto é uma doença que ocorre sobretudo no período do puerpério e é marcada por um início súbito dos sinais e sintomas, que podem abranger alucinações e delírios, além de insônia, labilidade do humor e irritabilidade. Manifestações mais graves podem incluir desorientação temporal e espacial com presença de pensamentos obsessivos sobre a maternidade e a criança, o que pode evoluir para delírios de homicídio altruísta e suicídio. O principal fator de risco para desenvolver tal desordem psíquica é a história pessoal ou familiar de transtorno afetivo bipolar e de episódios de psicose, porém outros fatores também estão associados à psicose puerperal, como distúrbios prévios do sono, primiparidade e uso de bromocriptina.

Os principais diagnósticos diferenciais da psicose puerperal são eclâmpsia, doença de Graves, anemia, infecção aguda, acidente vascular encefálico (AVE), insuficiência hepática, encefalopatia urêmica e psicose secundária ao uso de medicamentos. O controle e manejo de pacientes portadoras de tal quadro deve ser cuidadosamente realizado, uma vez que a manifestação da psicose pode estar relacionada ao desenvolvimento de outras complicações obstétricas, como a pré-eclâmpsia.

Tratamento psiquiátrico no puerpério

A abordagem das alterações comportamentais no puerpério deve ser multidisciplinar e envolver psiquiatra, psicólogo, obstetra e pediatra. A respeito do tratamento farmacológico, deve-se avaliar os riscos e benefícios de se introduzir a farmacoterapia durante o período do pós-parto. A recomendação atual preconiza que, se a paciente já fazia uso da medicação durante a gestação, é possível mantê-la com a mesma dose. Porém, se a paciente iniciar a medicação no puerpério, deve-se iniciar com dose inferior à da população geral, sendo realizada posteriormente a titulação da dose.

A principal linha de tratamento consiste no uso dos antidepressivos. Sua escolha depende fundamentalmente dos efeitos colaterais que tais medicações provocam. Em caso de pacientes que não realizaram tratamento prévio e estão amamentando, recomenda-se o uso do inibidor seletivo da recaptação de serotonina (ISRS), como a sertralina e a paroxetina. Caso a paciente não apresente resposta ao tratamento, sugere-se rever a medicação, sendo possível trocar o inibidor seletivo da recaptação de serotonina por um inibidor seletivo da recaptação de serotonina e noradrenalina. Para pacientes com resposta parcial ao tratamento e que estejam amamentando, pode-se adicionar uma segunda droga, como aripiprazol, risperidona, olanzapina, em vez de suspender o ISRS. O tratamento medicamentoso com benzodiazepínicos é contraindicado durante a gestação e a amamentação.[1,8]

ANTICONCEPÇÃO NO PUERPÉRIO

Métodos não hormonais

Os métodos não hormonais, como *condom* masculino e feminino, dispositivo intrauterino (DIU) de cobre, amamentação, diafragma, constituem boas alternativas para a anticoncepção no puerpério, uma vez que não exercem influência sobre a lactação. Deve-se, portanto, avaliar individualmente a preferência e a adesão da paciente a tais métodos.

O *condom* masculino e feminino corresponde a um método contraceptivo eficaz, que, quando utilizado de modo correto, apresenta ação sobre a prevenção de gestação indesejada e de infecções sexualmente transmissíveis. Entretanto, tal método depende da motivação do casal para a correta adesão.

O diafragma vaginal não é indicado enquanto o útero não retornar às suas condições pré-gravídicas, uma vez que há o remodelamento cervical do colo uterino para seu estado pré-gestacional. Por vezes, em decorrência de mudanças nas dimensões da vagina e do aparelho de sustentação dos órgãos pélvicos, o ajuste de tipo e tamanho pode ser necessário.

O método de amenorreia e lactação envolve o aleitamento materno praticado diariamente, sem a oferta de suplemento alimentar aos lactentes por até 6 meses após o parto, sendo caracterizado por um método contraceptivo em mulheres que se mantêm em amenorreia. Os altos níveis de prolactina produzidos sob o estímulo da sucção mamária são responsáveis pela supressão da atividade ovariana, por meio da produção de beta-endorfina hipotalâmica, que reduz a pulsatilidade dos hormônios gonadotróficos, FSH (hormônio foliculoestimulante) e LH (hormônio luteinizante). Todavia, a retomada da ovulação nas mulheres que estão amamentando é incerta e depende de variáveis biológicas maternas, fatores nutricionais, culturais, geográficos etc. Portanto, a lactação não apresenta efeito contraceptivo eficaz após o reinício dos ciclos menstruais.

O DIU de cobre funciona ao impedir o transporte de espermatozoides no sistema reprodutor feminino e alterar tanto os espermatozoides quanto os óvulos por meio de modificações bioquímicas. No entanto, ainda há controvérsias sobre o momento ideal para inserir o DIU no período pós-parto: imediatamente após a dequitação placentária, no pós-parto imediato (10 minutos a 48 horas) ou após 4 a 6 semanas do parto.

As taxas de expulsão do DIU variam dependendo do momento da inserção, da técnica utilizada e do tipo específico do DIU. A inserção imediata no pós-parto é comum em muitos países. A OMS relata taxas de expulsão em torno de 20% para inserções realizadas no período de puerpério imediato, ao longo de 1 ano de uso, variando conforme o tipo de DIU utilizado. Além disso, há um risco teórico de aumento de infecções e perfurações quando o DIU é inserido antes da 4 à 6ª semana após o parto.

Métodos hormonais

Durante as primeiras semanas do puerpério, é importante prescrever contraceptivos hormonais com cautela, especialmente aqueles que contêm estrogênios sintéticos, porque nesse período o risco de tromboembolismo venoso é significativamente maior em comparação com o período não gestacional/puerperal. Portanto, é necessário ter cuidado ao considerar a contracepção hormonal nessa fase, levando em consideração os potenciais riscos e benefícios para cada paciente.

Os anticoncepcionais combinados são amplamente utilizados como método contraceptivo globalmente. Eles consistem na combinação de um estrogênio e um progestogênio. Sua principal ação é inibir a ovulação ao bloquear a secreção dos hormônios FSH e LH, além de alterar o muco cervical, tornando mais difícil a passagem dos espermatozoides, e afetar a secreção e o peristaltismo das trompas uterinas. Esses anticoncepcionais podem ser administrados por via oral, intramuscular, transdérmica ou vaginal.

Todavia, é importante evitar o uso dos anticoncepcionais combinados nos primeiros seis meses após o parto, porque o componente estrogênio presente nesses contraceptivos pode prejudicar a quantidade e a qualidade do leite materno, suprimindo a produção do hormônio prolactina, que é responsável pela produção de leite. Mesmo para mulheres que não desejam amamentar, seja por razões médicas ou por opção pessoal, os anticoncepcionais combinados não devem ser prescritos nas primeiras semanas após o parto. Após seis meses do parto, mulheres que estão amamentando podem usar, de modo geral, os contraceptivos hormonais combinados.

Além disso, é importante destacar que a combinação de estrogênios e progestogênios nos anticoncepcionais orais combinados aumenta o risco de trombose venosa e arterial em comparação com mulheres que não utilizam contraceptivos. A incidência de eventos trombóticos varia de acordo com a preparação específica utilizada, mas é maior em usuárias de anticoncepcionais orais combinados. Portanto, ao prescrever esse tipo de contraceptivo, é fundamental levar em consideração os riscos individuais de cada paciente.

Em situações nas quais os métodos não hormonais são contraindicados ou inacessíveis, os contraceptivos contendo progestágenos isolados representam uma opção viável para a contracepção durante o período puerperal, como as minipílulas ou os contraceptivos com dosagens maiores de progestágenos (75 μg de desogestrel). Esses agentes atuam mediante a supressão do pico de hormônio luteinizante (LH), resultando na anovulação e no aumento da espessura do muco cervical. Além disso, não interferem na quantidade nem na qualidade da lactação e exibem um impacto mínimo ou nulo sobre o sistema hemostático, não acarretando alterações significativas no risco de trombose. Tais contraceptivos estão disponíveis em diversas vias de administração, incluindo a via oral, intramuscular, implantes, bem como o DIU liberador de progestágenos.

As formulações de acetato de medroxiprogesterona de depósito, nas apresentações de injetáveis trimestrais, contêm 150 mg do princípio ativo. Esse método tem demonstrado elevada eficácia, com taxas de gravidez de apenas 0,3% no primeiro ano de uso. Durante a sua utilização, ocorre uma diminuição nos níveis de estradiol, levando a uma redução na densidade mineral óssea das usuárias. No entanto, após a interrupção do método, tanto em mulheres adultas como adolescentes, a densidade mineral retorna ao normal, sem o aumento da ocorrência de osteoporose.

Os dispositivos implantáveis subdérmicos que liberam etonogestrel (ETG – Implanon® – um único bastão contendo 68 mg de ETG) e levonorgestrel (LNG – Jadelle® – 2 bastões, cada um contendo 75 mg de LNG) representam um método de elevada eficácia (taxas de gravidez entre 0 e 1%), longa duração (de 3 a 5 anos, dependendo do implante utilizado), facilidade de uso e reversibilidade, permitindo a concepção imediatamente após a interrupção do uso. Esses dispositivos atuam de maneira semelhante a outros progestágenos, inibindo a ovulação e aumentando a viscosidade do muco cervical. Uma vantagem significativa em relação à minipílula é a taxa de anovulação de até 99% apresentada por esses dispositivos. Além disso, eles podem ser inseridos no período pós-parto, uma vez que não interferem na produção do leite materno.[1]

O sistema intrauterino liberador de levonorgestrel (LNG), para além de suas propriedades contraceptivas como DIU, igualmente provoca alterações no muco cervical, inibindo a penetração dos espermatozoides. Em determinadas circunstâncias, também exerce inibição sobre a ovulação. Sua eficácia é considerada bastante elevada, variando aproximadamente de 0 a 0,2% em relação às taxas de gravidez ao longo de um período de 5 anos de utilização. Esse método contraceptivo se destaca pela sua durabilidade de longo prazo (de 3 a 5 anos) e pela possibilidade de reversibilidade, além de poder ser um método adotado no pós-parto imediato.[1]

COMENTÁRIOS SOBRE O CASO CLÍNICO

A infecção puerperal consiste na principal causa de febre no puerpério, apresentando temperatura maior ou igual a 38°C, excluídas as primeiras 24 horas de puerpério, com duração de pelo menos 48 horas, durante os 10 dias iniciais do pós-parto. A temperatura deve ser aferida por via oral, pelo menos quatro vezes ao dia, pois o aumento fisiológico da vascularização da mama pode confundir a mensuração. Rotura prematura de membranas ovulares (RPMO), múltiplos exames vaginais, parto vaginal traumático, inserção baixa de placenta, retenção de restos ovulares, trabalho de parto prolongado, monitorização fetal invasiva e infecções no trato genitourinário são fatores de risco classicamente descritos para a ocorrência de endometrite pós-parto. Contudo, a cesárea tem sido considerada o principal fator predisponente para o desenvolvimento de infecção puerperal, que pode apontar para uma endometrite, endomiometrite ou endoparametrite. A infecção puerperal é marcadamente polimicrobiana e envolve as bactérias intestinais que colonizam vagina, colo do útero e períneo. Além da febre, a endometrite pode apresentar outros sintomas, como: dor pélvica, secreção vaginal anormal, odor anormal dos lóquios, atraso na redução do tamanho do útero, sendo que a presença de calafrios que acompanham a febre pode sugerir bacteremia ou endotoxemia.

PERSPECTIVAS FUTURAS

Segundo o ACOG Committee Opinion a respeito do cuidado pós-parto, a fim de se otimizar a saúde de mulheres e RN, os cuidados no puerpério devem se tornar um processo contínuo e longitudinal, com apoio adaptado às necessidades e demandas individuais de cada mulher. A orientação antecipada deve ser aplicada durante a gestação, com o desenvolvimento de um plano de cuidado compartilhado, que aborda a transição para a maternidade. A assistência aos cuidados pós-parto deve incluir aspectos da saúde física, social e psicológica da mulher.[9]

Além disso, mulheres com gravidez complicada por prematuridade, diabetes gestacional ou distúrbios hipertensivos da gravidez devem ser informadas de que tais alterações estão associadas a um maior risco de desenvolvimento de doença cardiometabólica materna, tornando-se necessário, portanto, um seguimento da paciente no serviço de saúde para controle e acompanhamento oportuno, seja com especialistas ou na atenção primária. Pacientes com doenças crônicas, como distúrbios da tireoide, overt diabetes, hipertensão arterial crônica, doença renal crônica, obesidade e transtornos psiquiátricas, igualmente devem ser conscientizadas sobre a importância de um *follow-up* adequado para controle de tais distúrbios durante o pré-natal. Dessa forma, a ACOG reforça a necessidade de formulação e ampliação de políticas públicas que estimulem e otimizem o cuidado pós-parto longitudinal, garantindo melhor assistência e cuidado à puérpera.[9]

DEFINIÇÕES IMPORTANTES DO CAPÍTULO

- **Mastite**: inflamação aguda dos tecidos da mama, que pode ser acompanhada de um processo infeccioso.
- **Endometrite**: corresponde à infecção da decídua por ascendência de microrganismos do trato genital inferior e é considerada uma das prováveis etiologias da sepse puerperal.
- ***Baby blues***: Transtorno emocional do ciclo gravídico puerperal, transitório, marcada por choro fácil, fragilidade emocional e até irritabilidade.

QUESTÕES

1. (Unicamp 2020) Puérpera, 42 anos, comparece à Unidade Básica de Saúde com queixa de febre, que começou há dois dias, dor em baixo ventre e sangramento vaginal, que estava quase parando, aumentou muito, com odor fétido e muitos coágulos. Antecedente pessoal: oitavo dia de puerpério, parto cesárea, após 18 horas de trabalho de parto, com bolsa rota por 10 horas. Exame físico: FC = 110 bpm, T = 38°C, PA = 110 × 70 mmHg; toque vaginal: colo uma polpa folgada de dilatação, útero globoso, aumentado para 14 semanas; mamas: lactantes, sem alterações. A etiologia é:

A. *Streptococcus* do grupo A.
B. *Staphylococcus aureus*.
C. *Clostridium perfringens*.
D. Infecção polimicrobiana.

Resposta correta: alternativa D.
Justificativa: a infecção puerperal (endometrite) é polimicrobiana e as bactérias envolvidas habitam o intestino e colonizam períneo, vagina e colo uterino.

2. (Unicamp 2022) Puérpera, 20 anos, G1P1, amamentando recém-nascido de 20 dias de vida, comparece à Unidade Básica de Saúde com queixa de dor mamária e febre há dois dias. Exame físico: bom estado geral, FC = 100 bpm, FR = 18 irpm, PA = 125 × 88 mmHg, T = 38°C. Exame das mamas: ingurgitamento bilateral; mama direita avermelhada e dolorosa à palpação, com edema de pele, sem sinais de abscesso, com fissura mamilar. Além da ordenha das mamas, a conduta correta é:

A. Antibioticoterapia endovenosa; suspensão temporária da amamentação.
B. Antibioticoterapia oral; manutenção da amamentação.
C. Analgesia; manutenção da amamentação.
D. Antibioticoterapia oral; suspensão temporária da amamentação.

Resposta correta: alternativa B.
Justificativa: a mastite é uma condição inflamatória da mama, que pode, ou não, ser acompanhada de infecção, sendo o principal fator de risco a técnica inadequada de amamentação, que pode causar fissuras e desencadear a estase láctea. O principal agente infeccioso é o *Staphylococcus aureus*. O tratamento é ambulatorial, devendo ser orientado o esvaziamento adequado da mama. A prática da amamentação não deve ser suspensa.

3. (SUS – São Paulo 2021) A depressão pós-parto é uma condição que pode afetar até 20% das puérperas. As autoridades de Saúde recomendam:

A. O rastreamento com a autoavaliação feita com a Escala de depressão pós-natal de Edimburgo – o melhor ponto de corte foi o escore igual a 10 ou maior.
B. O rastreamento com a autoavaliação feita com a PTSD-C em português – o melhor ponto de corte foi o escore igual a 44 ou maior.
C. O rastreamento com o especialista em psiquiatria, para não perder o diagnóstico dessa importante patologia do puerpério.
D. O rastreamento com enfermeira obstetriz especializada em puerpério que identifique sinais de depressão pós-parto.
E. O alarme de suspeita diante de fadiga, alterações alimentares e distúrbios do sono, que não são comuns no pós-parto.

Resposta correta: alternativa A.
Justificativa: a chamada Escala de depressão pós-parto de Edimburgo (EPDS) é um instrumento de autoavaliação que não confirma diagnóstico, porém ressalta a necessidade de atenção e cuidado, sendo indicada nas primeiras oito semanas de puerpério. A sintomatologia desse quadro inclui sentimentos de culpa excessiva, distúrbios de sono, anedonia, irritabilidade, fadiga, alterações alimentares, adinamia e ideação suicida.

4. (HEDA – Hospital Estadual Dirceu Arcoverde 2022) No acompanhamento do puerpério, durante o aleitamento materno, o contraceptivo hormonal, deverá conter:

A. Somente progestágenos, enquanto durar o aleitamento, não importando o período.
B. Somente estrógenos.
C. Pílulas combinadas de estrógenos e progestágenos com dose ultrabaixa.
D. Não é indicado o uso de contraceptivo hormonal no aleitamento.
E. Contraceptivos hormonais de qualquer composição, durante o período de amamentação.

Resposta correta: alternativa A.
Justificativa: deve-se evitar o uso de contraceptivos hormonais combinados no período puerperal, sendo indicado apenas o uso de progestágenos isolados. Estrógenos apresentam risco de transmissão via leite materno, podendo desencadear alterações, como distúrbios ginecológicos em meninas e feminização de meninos.

REFERÊNCIAS

1. Fernandes CE, Sá MFS. Febrasgo – Tratado de obstetrícia. Rio de Janeiro: Guanabara Koogan; 2018.
2. Silva CHM, Laranjeira CLS, Osanan GC. Manual SOGIMIG – Assistência ao parto e puerpério. Rio de Janeiro: MedBook Editora; 2020.
3. American College of Obstetricians and Gynecologists. Thromboembolism in pregnancy – Committee on Practice Bulletins – Obstetrics. ACOG Practice Bulletin n. 196. Obstet Gynecol. 2018;132(1):e1-e17.
4. Saad A, Safarzadeh M, Shepherd M. Anticoagulation regimens in pregnancy. Obstet Gynecol Clin North Am. 2023;50(1):241-9
5. Faure K, Dessein R, Vanderstichele S, Subtil D. Post-partum endometritis: CNGOF and SPILF Pelvic Inflammatory Diseases Guidelines. Gynecol Obstet Fertil Senol. 2019;47(5):442-50.
6. Santos DF, Silva RP, Tavares FL, Primo CC, Maciel PMA, Souza RS, et al. Prevalência de sintomas depressivos pós-parto e sua associação com a violência: estudo transversal. Epidemiol Serv Saúde. 2021;30(4).
7. Cox JL, Holden JM, Sagovsky R. Detection of postnatal depression: development of the 10-item. Edinburgh Postnatal Depression Scale. Br J Psychiatry. 1987;150:782-6.
8. American College of Obstetricians and Gynecologists. Postpartum depression. [Internet]. 2021. Disponível em: https://www.acog.org/womens-health/faqs/postpartum-depression. Acesso em: jun 2025.
9. American College of Obstetricians and Gynecologists. Optimizing postpartum care [Internet]. 2021. Disponível em: https://www.acog.org/clinical/clinical-guidance/committee-opinion/articles/2018/05/optimizing-postpartum-care. Acesso em: jun 2025.

SEÇÃO III

Obstetrícia patológica e medicina materno-fetal

18

Ameaça de abortamento

Clara Sanches Bueno
Jose Pedro Parise Filho

CASO CLÍNICO

M.A.P., 37 anos, branca, primigesta, IG de 4 semanas + 5 dias segundo a DUM, apresenta-se ao pronto-socorro obstétrico com queixa de sangramento vaginal de leve intensidade há um dia, associado a cólicas leves. Refere 5 dias de atraso menstrual e afirma ter realizado teste de gravidez de farmácia com resultado positivo há 2 dias.

Exame físico geral: BEG, corada, eupneica, vígil e orientada. PA 115 × 85 mmHg.

Peso: 62 kg; altura: 1,65 m.

Exame físico abdominal: abdome flácido, ruídos hidroaéreos presentes, indolor à palpação superficial e profunda, descompressão brusca negativa.

Exame ginecológico especular: sangramento ativo de leve intensidade, colo uterino impérvio. À realização do toque bimanual: útero de tamanho compatível com o atraso menstrual, colo uterino indolor à movimentação e palpação de estruturas anexiais sem alterações.

Exame ultrassonográfico transvaginal: não é possível visualizar saco gestacional. Não são visualizadas massas anexiais extraovarianas.

1. **Quais são os diagnósticos obstétricos?**
2. **Qual é a sua conduta?**

INTRODUÇÃO

A ameaça de abortamento é uma complicação gestacional frequente e corresponde a um quadro que pode ou não evoluir para um abortamento. É caracterizada por sangramento genital com ou sem dor abdominal, na presença de colo impérvio e vitalidade fetal preservada em paciente com amenorreia e gonadotrofina coriônica sérica positiva.[1,2,3]

A distinção entre ameaça de abortamento e os diferentes tipos de abortamento é imprescindível para a compreensão deste capítulo. Essa distinção classificatória é apresentada na Tabela 1.

TABELA 1 Classificação dos tipos de abortamento

Ameaça de abortamento	Gravidez complicada por sangramento antes de 20 semanas, na presença de colo impérvio e com evidência de vitalidade embrionária ou fetal
Abortamento inevitável	Sangramento com colo dilatado, dor pélvica intensa ou amniorrexe sem eliminação dos produtos da concepção, antes da viabilidade fetal. Corresponde à evolução de uma ameaça de abortamento
Abortamento completo	Eliminação completa dos produtos da concepção, sem necessidade de intervenção médica ou cirúrgica
Abortamento incompleto	Parte dos produtos da concepção foram eliminados, mas não em sua totalidade; feto, placenta ou membranas podem estar retidos. Ao exame especular, podem ser evidenciados restos ovulares exteriorizando-se pelo orifício externo do colo uterino, que pode estar pérvio ou impérvio
Abortamento infectado	Abortamento complicado, com infecção intrauterina de restos ovulares
Abortamento retido	Gravidez em que já existe morte fetal (em geral, por semanas), mas sem a sua expulsão. O diagnóstico é ultrassonográfico, e as pacientes podem permanecer assintomáticas
Abortamento habitual	Dois ou mais abortamentos consecutivos

Fonte: adaptada de Faig et al. (2021)[3] e Rezende et al. (2017).[4]

EPIDEMIOLOGIA

A ameaça de abortamento, também classificada como abortamento evitável, é uma complicação comum no início da gravidez, acometendo cerca de 15 a 20% das gestações diagnosticadas. A maioria dos casos ocorre nas primeiras 12 semanas de gestação, sendo que a incidência de sangramento no primeiro trimestre de gravidez é de aproximadamente 25 a 30%, diminuindo de maneira significativa no segundo trimestre.[2,5]

ETIOLOGIA

A etiologia exata da ameaça de abortamento permanece desconhecida. Acredita-se, no entanto, que a maior parte dos abortos não possa ser evitada ou modificada, uma vez que decorrem de alterações cromossômicas em ao menos metade dos casos. Considera-se que a ameaça de abortamento esteja dentro do espectro dos abortamentos que não chegam a se concretizar, compartilhando, portanto, as mesmas causas subjacentes.[6]

Apesar da etiologia não definida, estudos evidenciam a associação entre a ameaça de abortamento e abortamentos com diversos fatores genéticos, imunológicos, endocrinológicos, maternos e parentais. Entre os fatores genéticos, destacam-se as anormalidades cromossômicas e alterações relacionadas à parentalidade. No grupo dos fatores imunológicos, ressalta-se a presença da síndrome do anticorpo antifosfolípide. Entre os fatores endocrinológicos, incluem-se o diabetes materno não controlado, distúrbios tireoidianos, síndrome dos ovários policísticos e concentrações séricas mais baixas de progesterona. Os fatores maternos compreendem idade materna avançada, abortamento espontâneo anterior, vaginose bacteriana, extremos de peso corporal e hábitos como o consumo de álcool, tabaco e outras drogas. A idade paterna superior a 40,8 anos também apresenta relação.[6-13]

Por outro lado, a etiologia do sangramento característico da ameaça de abortamento é conhecida: sua origem se dá no rompimento de vasos deciduais na interface materno-fetal. Essa separação não é visualizada no ultrassom, mas pode se manifestar, algumas vezes, como hematoma subcoriônico (Figura 1). Quando em volume superior a 25 a 50% do volume do saco gestacional, há associação com maior risco de abortamento.[14-16]

QUADRO CLÍNICO

Apresentação típica

A ameaça de abortamento apresenta-se como uma hemorragia em pequena quantidade, que pode ou não estar acompanhada de dor abdominal em região hipogástrica, dor lombar baixa e contrações uterinas. Esses sintomas podem persistir por dias a semanas e, ao exame especular, observam-se associados a colo uterino impérvio.[1,4,17]

Hemorragia

A hemorragia constitui o sinal mais comum e, geralmente, é o primeiro indicativo de um desvio na evolução normal da gravidez. Estima-se que cerca de 30% das gestações apresentam sangramento no 1º trimestre, e 40 a 50% dessas evoluirão para aborto. Algumas descrições clínicas buscam separar características do sangramento fisiológico daquele que evolui para o abortamento. Descreve-se, por exemplo, que o sangramento de implantação e outros não abortivos costumam apresentar coloração vermelha-viva, enquanto o sangue

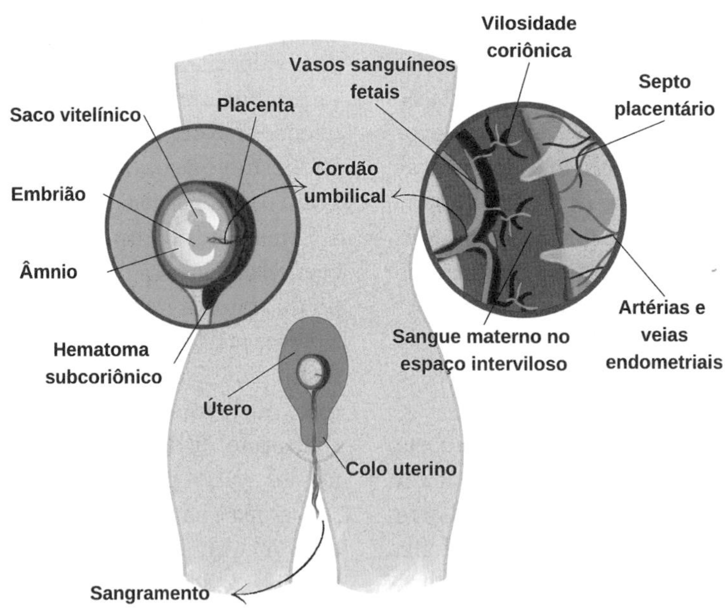

FIGURA 1 Formação de hematoma subcoriônico.
Fonte: autoria própria.

relacionado ao aborto apresenta tons mais acastanhados e escuros. Além disso, o curso de um sangramento que progride para aborto costuma evoluir para sangramentos mais intensos e com passagem de coágulos, por mais que inicie em pequena quantidade.[18]

Comumente, sangramentos iguais ou maiores que um período menstrual estão associados a um maior risco de perda gestacional.[19]

Dores

A dor abdominal, na ameaça de abortamento, pode apresentar-se como cólicas intermitentes, dor suprapúbica, pressão pélvica ou dor lombar. As dores da ameaça de abortamento são leves e necessariamente incapazes de promover modificações cervicais.[2] Ressalta-se que os sangramentos acompanhados de dores estão associados a maior risco de abortamento.[19]

ABORDAGEM INICIAL

Local da avaliação

O local de escolha para avaliação, entre pronto-socorro e ambulatório, depende do volume de sangramento apresentado. Pacientes que apresentem sangramentos volumosos, com possível repercussão hemodinâmica, necessitam de avaliação intensiva e rápida em pronto atendimento, a fim de evitar atrasos desnecessários no tratamento.[15]

Contudo, o perfil de sangramento menos intenso, como se espera para uma ameaça de abortamento, pode ser avaliado ambulatorialmente.

Anamnese

A obtenção de história estruturada, detalhada e direcionada à queixa principal, com atenção especial à idade gestacional, ao tempo de início e à intensidade dos sintomas, é essencial ao estabelecimento do diagnóstico correto. Algumas perguntas podem auxiliar no norteamento do raciocínio diagnóstico, como:

1. Há gravidez intrauterina documentada?

   É importante excluir a hipótese de gravidez ectópica, um dos principais diagnósticos diferenciais graves da ameaça de abortamento. Para isso, deve-se verificar a presença de ultrassonografia prévia e revisar os resultados do exame que comprovem a localização tópica da implantação. Caso não haja ultrassonografia realizada ou permaneça a dúvida sobre a localização intrauterina da gestação, um novo exame ultrassonográfico deve ser realizado.

   Na presença de ultrassonografia prévia demonstrando localização intrauterina normal, a princípio, exclui-se a possibilidade de gravidez ectópica.

   As dosagens seriadas de beta-hCG exercem um papel importante junto à ultrassonografia para discriminar entre abortamento completo, ameaça de abortamento e gravidez ectópica.[15]

   Casos excepcionais podem fugir à análise ultrassonográfica inicial, como a presença de uma gravidez heterotópica – quando há, concomitantemente, uma gravidez intrauterina e outra extrauterina – ou, ainda, a ocorrência de diagnóstico errôneo em ultrassonografia prévia, classificando uma gravidez intersticial como intrauterina, por exemplo.
2. Os sintomas apresentados são mais característicos de uma gravidez ectópica ou de um abortamento espontâneo do que de uma ameaça de abortamento?

Para responder a essa pergunta, deve-se investigar a intensidade do sangramento, detalhando, na anamnese, a presença de coágulos e se houve encharcamento das roupas com sangue. Também é importante perguntar ativamente se a paciente apresenta turvação visual e sensação de tontura, além de verificar a presença de dor pélvica importante e cólicas. Na presença de ao menos um desses sintomas, o abortamento ou a gravidez ectópica se tornam diagnósticos mais prováveis do que a ameaça de abortamento. No entanto, ressalta-se que a presença de sangramentos leves e indolores não excluem a possibilidade de uma gravidez ectópica.[15]

3. Quais fatores de risco para abortamento e para gravidez ectópica a paciente apresenta?

   Avaliar o histórico médico e obstétrico da paciente, focando na existência de história pregressa de gravidez ectópica ou de fatores de risco para seu desenvolvimento, como gestação ectópica prévia, uso de DIU, gravidez atual por fertilização *in vitro*, doença tubária prévia, cirurgia tubária, entre outros mais bem detalhados no Capítulo 20.[15]

4. Paciente diz que "não se sente mais grávida".

   Por mais que seja subjetivo, as pacientes podem notar que os sintomas associados à gestação diminuíram, indicando uma maior probabilidade de abortamento.

5. Há história de parto cesáreo prévio?

   A gravidez subsequente a um parto cesáreo pode favorecer a implantação embrionária em cicatriz uterina, condição conhecida por gravidez em cicatriz de cesariana. Esse tipo de implantação está associado a um risco aumentado de desfechos adversos da gravidez e relacionado a sangramentos no início da gestação, que podem se assemelhar aos sintomas comuns de uma ameaça de abortamento.[15]

Exame físico

Após a análise do estado geral da paciente, deve-se realizar um exame físico direcionado, iniciando-se pelo exame abdominal previamente ao exame interno. A palpação abdominal deve começar pelo quadrante em que a paciente refere menos dor, progredindo gradualmente para a área dolorida, para causar menor defesa abdominal. Algumas fontes relatam que dores abdominais na linha média, em comparação às lateralizadas, estão mais relacionadas a abortamentos, enquanto as dores laterais são mais consistentes com gravidez ectópica. Além disso, outras causas de dor abdominal não ginecológicas devem ser consideradas.[15]

No exame físico ginecológico especular característico da ameaça de abortamento, deve-se encontrar colo uterino impérvio e, possivelmente, sangramento coletado ou ativo de leve intensidade. À realização do toque vaginal combinado, encontra-se útero de tamanho compatível ao atraso menstrual e colo impérvio, podendo haver sangramento em pequena quantidade.[1,2]

Qualquer tecido expelido deve ser examinado, uma vez que as pacientes podem confundir coágulos sanguíneos com produtos da concepção. A presença de membranas fetais, saco gestacional, vilosidades placentárias, embrião ou feto são diagnósticos de abortamento e devem ser encaminhados para avaliação histopatológica.

Caso haja dificuldade em distinguir a placenta de um coágulo organizado durante o exame físico, pode-se lançar mão do teste de vilosidade placentária (Figura 2). Nesse método, o produto (placenta ou coágulo) é enxaguado com água e, em seguida, colocado sobre uma placa transparente com água, sob boa iluminação inferior, até que flutue. Ao observar o tecido, caso haja vilosidades, elas se apresentarão como folhagens ou algas marinhas flutuando no oceano.

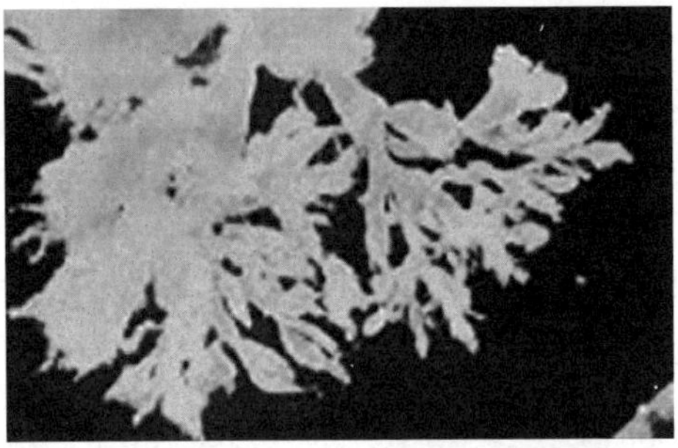

FIGURA 2 Teste da vilosidade placentária.
Fonte: autoria própria.

Achados ultrassonográficos

A ultrassonografia transvaginal é uma importante aliada no estabelecimento de diagnósticos diferenciais dos sangramentos de primeiro trimestre. Por meio desse exame, é possível estabelecer parâmetros que indiquem que o embrião está vivo. A partir de 7 semanas, essa avaliação pode ser feita com base na identificação dos batimentos cardíacos fetais (BCF); já em idade gestacional inferior a 6 semanas, utiliza-se a regularidade do saco gestacional como principal parâmetro para avaliação de ameaça de abortamento, devendo estar preservada no caso de ameaça. Nos casos em que o exame ultrassonográfico revela atividade cardíaca do concepto, a taxa de abortamento entre as mulheres com sangramento vaginal no início da gestação reduz para 4 a 10%. Outro possível achado são os hematomas subcoriônicos, que podem ser encontrados em 4 a 40% dos casos de ameaça de abortamento e estão relacionados a um maior risco de perda, principalmente quando envolvem mais de 50% do saco gestacional. Os critérios ecográficos de gestação inviável devem ser descartados para o diagnóstico de ameaça de abortamento.[15] As Tabelas 2 e 3 resumem os marcos gestacionais e achados ultrassonográficos.

TABELA 2 Momento da primeira aparição dos marcos gestacionais ao exame ultrassonográfico transvaginal

Marco gestacional	Primeira aparição
Saco gestacional	4,5 a 5 semanas
Saco vitelínico	5 semanas
Atividade cardíaca	5,5 a 6 semanas
Comprimento cabeça-nádega	6 semanas
Observação: o saco vitelínico é visível quando o diâmetro médio do saco gestacional (MSD) atinge 8 mm, e a atividade cardíaca fetal pode ser observada quando o MSD mede 16 mm.	

Fonte: adaptada de Murta et al. (1998).[13]

TABELA 3 Achados ultrassonográficos e sua correspondência clínica.

Ameaça de abortamento	Variável. Costuma-se encontrar saco gestacional regular e BCF presente. Pode ser observar hematoma subcoriônico
Risco de abortamento	Fluxo interviloso ao Doppler colorido antes de 10 semanas
Hematoma subcoriônico	Área anecoica entre a membrana coriônica e o útero

Fonte: adaptada de Rezende et al. (2017).[4]

TABELA 4 Critérios a serem descartados para o diagnóstico de ameaça de abortamento

Critérios diagnósticos de gestação inviável	Embrião com CCN ≥ 7 mm e batimentos cardíacos ausentes
	Presença do diâmetro médio do saco gestacional ≥ 25 mm, sem embrião em seu interior
	Ausência de embrião com batimentos após 14 dias de ecografia, demonstrando saco gestacional tópico

Fonte: adaptada de Faig et al. (2021).[3]

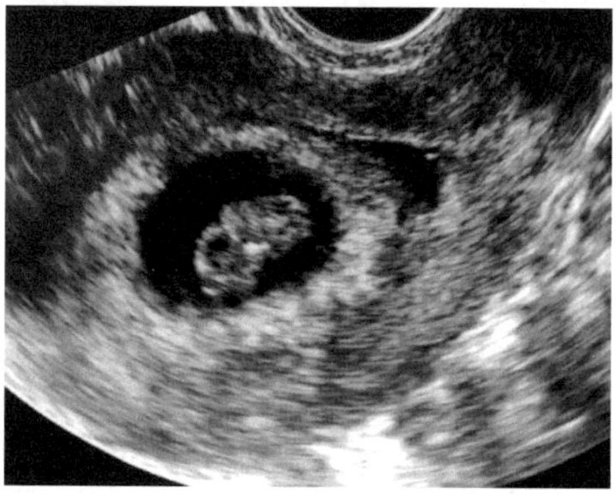

FIGURA 3 Hematoma subcoriônico em ultrassonografia transvaginal.
Fonte: imagem cedida pelo Prof. Dr. Eduardo Santana.

Achados laboratoriais

Dosagem seriada de beta-hCG

A dosagem seriada de gonadotrofina coriônica (beta-hCG) sérica é útil principalmente em locais onde a ultrassonografia transvaginal não está disponível, bem em casos em que há dúvida quanto ao diagnóstico de gestação. Sua curva apresenta aplicabilidade prognóstica nos casos de ameaça de abortamento, e seu valor pode apontar para diagnósticos diferenciais mais prováveis.[20]

O beta-hCG passa a ser detectado a partir de 9 a 11 dias da ovulação, atingindo o valor de 200 mUI/mL no período correspondente ao da menstruação. Níveis de beta-hCG entre 1.500 e 2.000 mIU/mL são associados à presença de saco gestacional ao ultrassom e, em 85% das gestações, o valor do beta-HCG dobra a cada 48 horas.[20]

Desse modo, uma queda nos valores de gonadotrofina coriônica em 48 horas indicam mau prognóstico e sugere evolução para um quadro de abortamento espontâneo. Por outro lado, valores de gonadotrofina coriônica que dobrem a cada nesse intervalo são um sinal de gestação evolutiva. Quando a paciente apresenta valores de beta-hCG acima de 2.000 a 3.000 mUI/mL e gestação de localização desconhecida ao ultrassom, o diagnóstico de gestação ectópica ou gestação não viável é sugerido.[20]

Outros achados laboratoriais úteis

1. A avaliação dos níveis de hemoglobina e do hematócrito auxilia na monitorização do grau de perda sanguínea.
2. As pacientes podem se beneficiar também de urina I e urocultura, uma vez que infecções do trato urinário têm sido associadas a sintomas de ameaça de abortamento.[21]
3. A tipagem sanguínea com determinação do fator Rh é importante, pois pode determinar a necessidade do uso de imunoglobulina anti-D para a prevenção de doença hemolítica do recém-nascido, tanto na presente quando nas próximas gestações.

DIAGNÓSTICOS DIFERENCIAIS

Compreendem os principais diagnósticos diferenciais para ameaça de abortamento as demais patologias que cursem com sangramento antes de 20 a 22 semanas de gestação (Tabela 5).

Diante de um quadro de sangramento no primeiro trimestre da gestação, diversos diagnósticos diferenciais precisam ser descartados antes de concluir tratar-se de uma ameaça de abortamento. Em geral, a anamnese e o exame físico detalhados, associados junto à ultrassonografia transvaginal, costumam ser suficientes para distinguir entre as principais etiologias.[22]

No manejo dessas pacientes, é importante priorizar a exclusão de diagnósticos diferenciais de potencial gravidade que possam impactar negativamente mãe e feto, caso não haja um diagnóstico precoce.[22]

Uma avaliação sistematizada, com base na árvore de decisão clínica, pode auxiliar na obtenção do diagnóstico. A avaliação inicial deve focar na história e nos sintomas apresentados, bem como na anamnese, nos exames físico e ultrassonográfico e nas evidências de gravidez intrauterina. O exame especular, por sua vez, deve avaliar o colo uterino quanto à sua perviedade e esvaecimento, buscando também averiguar se existem restos ovulares no canal e outras possíveis fontes de sangramento, como lesões vaginais ou cervicais.

Na ausência de gestação intrauterina confirmada, as dosagens de beta-hCG seriadas podem ser úteis para realizar o diagnóstico diferencial com abortamento completo, gravidez ectópica e ameaça de abortamento em gestação ainda muito recente. Caso haja confirmação de gravidez intrauterina, a avaliação dos batimentos

TABELA 5 Diagnósticos diferenciais para ameaça de abortamento

Diagnósticos comuns com possíveis consequências sérias	Gravidez ectópica	
	Abortamentos	
	Síndrome do gêmeo desaparecido	
Diagnósticos identificáveis ao exame especular	Insuficiência cervical	
	Laceração vaginal	
	Neoplasia vaginal	
	Verrugas vaginais	
	Secreção vaginal	
	Pólipos cervicais	
	Miomas cervicais	
	Cervicite aguda	
	Neoplasia cervical	
Diagnóstico de exclusão	Sangramento de implantação	
Diagnósticos menos comuns	Sangramento de implantação	
	Gravidez heterotópica	
	Gravidez em cicatriz de cesárea	
Diagnósticos raros	Gravidez cervical	
	Doença trofoblástica gestacional	Mola hidatiforme
		Coriocarcinoma

Fonte: autoria própria.

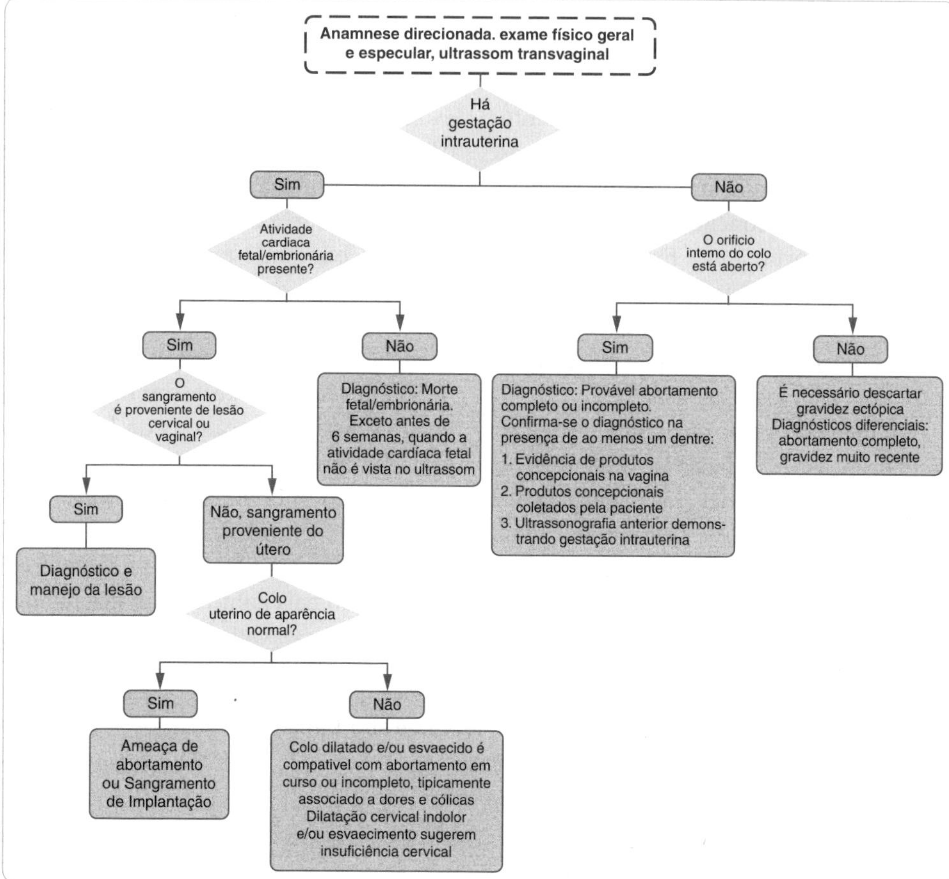

FLUXOGRAMA 1 **Avaliação e diagnóstico diferencial em sangramentos anteriores a 22 semanas gestacionais.**

Fonte: adaptado de Murta EF et al. (1998).[13]

cardíacos fetais por ultrassonografia é importante para excluir morte fetal após 6 semanas gestacionais. Entretanto, se batimentos fetais estiverem presentes e não houver outra causa aparente de sangramento, ameaça de abortamento, abortamento em curso e sangramento de implantação devem ser aventados.[17,22]

DIAGNÓSTICO

A ameaça de abortamento é um diagnóstico de exclusão na vigência de sangramento uterino anterior a 22 semanas gestacionais, com colo fechado, gravidez tópica e vitalidade do concepto preservada.[1]

O quadro clínico e o exame físico típicos contribuem para a confirmação da hipótese diagnóstica, porém a investigação ultrassonográfica é essencial para descartar abortamento em curso, gravidez ectópica e demais diagnósticos diferenciais. Exames laboratoriais, como dosagens seriadas de beta-hCG, também participam na exclusão de diagnósticos diferenciais e podem ter papel prognóstico.[1]

CONDUTA

O manejo da ameaça de abortamento é expectante e não há recomendação de internação hospitalar, mesmo na presença de hematoma retroplacentário. Ainda que amplamente utilizadas na clínica, não há evidências de alta qualidade que suportem recomendações de repouso no leito, suplementação de vitaminas, uso de relaxantes musculares e administração de gonadotrofina coriônica (beta-hCG) para melhora do prognóstico.[1]

A suplementação com progesterona permanece controversa, não sendo ainda recomendada pela Federação Brasileira das Associações de Ginecologia e Obstetrícia (Febrasgo) e pelas principais diretrizes obstétricas. Entretanto, alguns trabalhos têm evidenciado diminuição da taxa de abortamento em gestantes com ameaça de abortamento que fizeram uso de progesterona/progestágenos. Seu uso baseia-se no papel que a progesterona desempenha na manutenção da gestação, propiciando alterações imunológicas, miometriais e endometriais que favorecem a implantação e o desenvolvimento do zigoto.

Uma revisão sistemática com metanálise, realizada pela biblioteca Cochrane, avaliou os resultados de sete envolvendo um total de 660 gestantes, distribuídas em dois grupos: um com 335 pacientes, que foram medicadas com didrogesterona por via oral, e outro com 325 pacientes, que receberam placebo ou foram submetidas a repouso no leito. Houve redução estatisticamente significante na taxa de abortamento no grupo tratado com didrogesterona, com diminuição de 47% na probabilidade de abortamento no grupo tratado (*odds ratio* 0,47; IC 95% 0,31-0,7). Contudo, esse resultado deve ser recebido com cautela, uma vez que, dos sete estudos analisados, apenas um apresentou significância estatística nos resultados – e, por ser o estudo com maior número de casos, exerceu maior influência sobre o resultado final da metanálise, a qual, pelo sistema GRADE, apresenta moderada qualidade de evidência. Outros dois grandes estudos multicêntricos, realizados no Reino Unido e Holanda – os estudos PRISM e PRIME –, avaliaram o uso da progesterona micronizada via vaginal, na dose de 400 mcg duas vezes ao dia. Ambos identificaram, de maneira consistente, um benefício na taxa de nascidos vivos com o uso no subgrupo específico de mulheres com história prévia de abortos espontâneos e sangramento na gestação atual. Nenhum dos dois estudos encontrou resultados estatisticamente significantes quanto ao uso generalizado desse medicamento na ameaça de abortamento.[15,23]

Enquanto o uso da imunoglobulina anti-D é parte estabelecida da prática clínica no tratamento do abortamento, com o objetivo de prevenir a aloimunização Rh em mulheres com fator Rh negativo e não sensibilizadas, seu uso permanece controverso para os quadros de ameaça de abortamento. A recomendação fornecida pela Febrasgo é de que seja realizada a profilaxia, desde que não existam recomendações de qualidade. Por sua vez, o American College of Obstetricians and Gynecologists (ACOG) não fornece nenhuma recomendação, considerando o tema controverso e as evidências insuficientes para embasar uso da imunoglobulina anti-D antes de 12 semanas de gestação. Já o Royal College of Obstetricians and Gynecologists (RCOG) recomenda a profilaxia antes de 12 semanas de gestação apenas se houver sangramento acompanhado de dor severa; após 12 semanas, preconiza o uso, considerando-o prudente em idades gestacionais próximas a

12 semanas. Além disso, orienta doses suplementares a cada seis semanas, para sangramentos intermitentes após 12 semanas gestacionais.[2,24,25]

Recomenda-se seguimento das gestantes em ameaça de abortamento com ultrassonografias transvaginais seriadas até que a viabilidade intrauterina seja confirmada ou, então, até a concretização do abortamento inevitável, completo ou incompleto.

A dosagem seriada de beta-hCG quantitativo é recomendada em gravidez não diagnosticada ou de datação desconhecida, especialmente no cenário de gravidez intrauterina, em que a atividade cardíaca não tenha sido confirmada por ultrassom, e nos casos em que a gravidez ectópica seja uma possibilidade. Isso acontece porque, nesses casos, permanece a dúvida se a atividade cardíaca não foi identificada por inviabilidade da gestação ou por imaturidade de um feto que ainda não atingiu a idade gestacional (entre a 6ª e a 8ª semanas gestacionais) em que o BCF é esperado.[25]

A orientação sobre o quadro deve tranquilizar a gestante, evitando-se otimismo excessivo, já que 50% das pacientes podem evoluir para abortamento espontâneo. Deve ser explicado à paciente que provavelmente a gestação irá continuar, mas que também é possível que ocorra um abortamento. É importante esclarecer para a gestante que a maioria dos abortamentos não é evitável, uma vez que estão relacionados a erros genéticos, assegurando-a de que ela não tem culpa do que está acontecendo. Compartilhar de maneira clara e acolhedora os possíveis prognósticos e receber abertamente as inseguranças da paciente nesse momento de fragilidade são atitudes essenciais na consulta de ameaça de abortamento e fundamentais para a manutenção do vínculo médico-paciente.[25]

Resumidamente, para a prática clínica, as principais recomendações gerais são:

- Recomendar repouso relativo, evitando atividades extenuantes. Atenção: não está recomendado repouso no leito.
- Orientar abstinência sexual durante o sangramento.
- Administrar analgésicos e antiespasmódicos em pacientes com cólicas.
- Tranquilizar a gestante, dentro das possibilidades prognósticas.
- Educar a paciente quanto à importância do seguimento pré-natal.
- Orientar para retorno precoce em caso de sangramento vaginal excessivo, aumento/aparecimento de dores abdominais ou febre.[1,2,4,26]

PROGNÓSTICO

O prognóstico de uma gravidez em ameaça de abortamento é difícil de ser estabelecido, representando um motivo de ansiedade para médicos e pacientes. Quando uma gestação inicial é complicada por um ou mais episódios de sangramento transvaginal, cerca de metade evolui para abortamento espontâneo. Essa taxa reduz para 10 a 20% quando são identificados batimentos cardíacos fetais, sendo esse, portanto, um fator de bom prognóstico.[1]

Estudos demonstraram a associação entre sangramento uterino no primeiro trimestre da gravidez e risco aumentado de resultados adversos mais tarde na gestação, como placentação prévia, descolamento prematuro de placenta, necessidade de remoção manual da placenta após o parto, cesariana, ruptura prematura de membranas, parto prematuro, restrição de crescimento intrauterino, baixo peso ao nascer e morte neonatal.[26]

A dosagem seriada de beta-hCG sérico exerce papel prognóstico, como descrito anteriormente. Outros marcadores, como a progesterona e o CA-19.9, foram avaliados em estudos que demonstraram seu potencial valor na predição prognóstica; porém, são menos utilizados na prática clínica.[27]

PREVENÇÃO

A otimização da saúde materna, com bom aconselhamento pré-natal e pré-concepcional, é importante para minimizar fatores de risco para o abortamento espontâneo e a ameaça de abortamento. Fornecer atenção à saúde materna, de modo a controlar e tratar doenças crônicas maternas – como diabetes, patologias da tireoide, obesidade e baixo peso –, assim como realizar a correção de anormalidades estruturais do útero, evitar exposição a teratógenos, evitar o uso de álcool, derivados do tabaco, drogas ilícitas e infecções no início da gravidez, podem reduzir o risco de aborto espontâneo. Educar e orientar a respeito do aumento dos riscos de gravidez conforme o aumento da idade, tanto materna quanto paterna, são fatores importantes para um processo de gravidez mais consciente e seguro.[22,26-28]

COMPLICAÇÕES

As principais complicações relacionadas à ameaça de abortamento incluem:

- perdas gestacionais (abortamento inevitável, incompleto, completo, retido);
- abortamento séptico;
- endometrite;
- hemorragia profusa;
- complicações no decorrer da gestação (placentação prévia, descolamento prematuro de placenta, ruptura prematura de membranas, parto prematuro, restrição de crescimento intrauterino, entre outros já citados na seção Prognóstico).

COMENTÁRIOS SOBRE O CASO CLÍNICO

CASO CLÍNICO

M.A.P, 37 anos, branca, primigesta, IG de 4 semanas + 5 dias segundo a DUM, apresenta-se ao pronto-socorro obstétrico com queixa de sangramento vaginal de leve intensidade há um dia, associado a cólicas leves. Refere 5 dias de atraso menstrual e afirma ter realizado teste de gravidez de farmácia, com resultado positivo há 2 dias.

Exame físico geral: BEG, corada, eupneica, vígil e orientada. PA 115 × 85 mmHg.

Peso: 62 kg; Altura: 1,65m.

Exame físico abdominal: abdome flácido, ruídos hidroaéreos presentes, indolor à palpação superficial e profunda, descompressão brusca negativa.

Exame ginecológico especular: sangramento ativo de leve intensidade, colo uterino impérvio. À realização do toque bimanual: útero de tamanho compatível com o atraso menstrual, colo uterino indolor à movimentação e palpação de estruturas anexiais sem alterações.

Exame ultrassonográfico transvaginal: não é possível visualizar saco gestacional. Não são visualizadas massas anexiais extraovarianas.

1. Quais são os diagnósticos obstétricos?

2. Qual é a sua conduta?

1. Trata-se de uma paciente no início do primeiro trimestre de gestação, com sangramento vaginal discreto de início recente, associado a cólicas leves.

O diagnóstico obstétrico de normalidade (DON) é primigestação com idade gestacional de 4 semanas e 5 dias. O diagnóstico obstétrico patológico pregresso, a princípio, é ausente, já que a paciente é primigesta. O diagnóstico obstétrico patológico atual é de sangramento anterior a 20 semanas gestacionais, sendo necessário realizar mais investigações para compreender sua causa. O diagnóstico clínico cirúrgico é desconhecido.

Paciente com gravidez recente, anterior a 5 semanas de gravidez. Nesse momento, o saco gestacional pode ainda não ter se tornado visível ao ultrassom. Assim, dosagens seriadas de beta-hCG podem indicar, de maneira indireta, a evolução da gestação. Espera-se, em gestações fisiológicas, que os valores dobrem a cada dois dias, em média. A repetição da ultrassonografia quando o beta-hCG ultrapassar 1.500 mUI/mL também é útil nesses casos, além de auxiliar na diferenciação com o quadro de gravidez ectópica.

CASO CLÍNICO – CONTINUAÇÃO

Diante dos achados, solicitou-se dosagem seriada de beta-hCG quantitativo a cada 48 horas:

Dosagem beta-hCG quantitativo		
Na entrada	Após 48 horas	Após 96 horas
600 mUI/mL	1.500 mUI/mL	2.850 mUI/mL

Repetiu-se o exame ultrassonográfico transvaginal após 96 horas: saco gestacional intrauterino regular, com diâmetro médio de 8 mm.

Apesar do sangramento, o exame físico do orifício interno do colo uterino fechado associado à evidência de gravidez intrauterina em progressão de gonadotrofina coriônica indicam provável diagnóstico obstétrico patológico atual (DOPA) de ameaça de abortamento.

2. Como conduta, costuma-se orientar a paciente a realizar repouso relativo, evitando atividades extenuantes, além de indicar abstinência sexual durante o sangramento e administrar analgésicos e antiespasmódicos para melhora das cólicas, por mais que não haja evidência de melhor prognóstico quando essas orientações são seguidas. Tranquilizá-la e informá-la sobre o prognóstico, reforçando a importância do seguimento pré-natal, e orientar quanto a sinais de alarme que indiquem retorno precoce, como sangramento vaginal excessivo, aumento das dores abdominais e aparecimento de febre.

DEFINIÇÕES IMPORTANTES DO CAPÍTULO

- Ameaça de abortamento: gravidez complicada por sangramento antes de 20 semanas, na presença de colo impérvio e com evidência de vitalidade embrionária ou fetal.
- Gravidez ectópica: gestação cuja implantação do ovo ocorre fora da cavidade uterina.

QUESTÕES

1. (UNIFESP) Primigesta, 39 anos de idade, com gestação de 8 semanas, procura pronto-socorro por sangramento vaginal discreto há 3 horas. Ao exame: útero aumentado e amolecido, colo impérvio, discreto sangramento pelo orifício externo cervical. BhCG urinário +. Não há possibilidade local de ultrassom. Qual a conduta adequada?

A. Internação e reposição volêmica.
B. Prescrever 800 mcg de progesterona via vaginal.
C. Prescrever 400 mcg de misoprostol por via vaginal.
D. Encaminhar a paciente para pré-natal na UBS.

Resposta correta: alternativa D.
Justificativa: a paciente apresenta diagnóstico de ameaça de abortamento. Diante do quadro, a conduta ideal seria a realização de ultrassonografia e tipagem sanguínea com Coombs indireto em pronto-socorro. Na indisponibilidade, deve ser encaminhada ao pré-natal, para a realização de exames de rotina e acompanhamento da gestação.

2. (FAMERP) Paciente com atraso menstrual de 8 semanas, com queixa de sangramento via vaginal em pequena quantidade e dor pélvica há 2 horas. Foi solicitado, no serviço de emergência, a dosagem de B-hCG quantitativa, cujo valor foi superior a 2000 mUl/mL. Nessa mesma paciente, foi realizado ultrassom endovaginal, que mostrou cavidade uterina vazia. Esse quadro é sugestivo de:

A. Gravidez ectópica.
B. Aborto completo.
C. Mola hidatiforme.
D. Ovo anembrionado.

Resposta correta: alternativa A.
Justificativa: diante de paciente com sangramento em pequena quantidade, sem saco gestacional intrauterino ao ultrassom, é preciso considerar gravidez ectópica. No caso em questão, por apresentar beta-hCG > 1.500 UI (valor a partir do qual se espera visualização de saco gestacional ao ultrassom) e ausência de gravidez intrauterina confirmada por imagem, a hipótese de gestação ectópica se torna a mais provável.

3. (SMS SP) Gestante, 20 anos, G2P1, IG 10 semanas, apresenta sangramento com coágulos e dor pélvica há 2 dias. Ao exame: normocárdica e normotensão, especular com presença de sangue na cavidade vaginal oriunda do orifício do colo uterino. Ao toque vaginal: colo fechado.

Assinale a alternativa que indica CORRETAMENTE a melhor conduta para o caso:

A. Prescrever progesterona micronizada, pois trata-se de uma ameaça de abortamento.
B. Iniciar misoprostol 400 mcg para abertura do colo e posterior AMIU.
C. Proceder com cerclagem uterina, pois trata-se de incompetência istmocervical.
D. Solicitar ultrassom transvaginal para avaliação da vitalidade fetal e avaliar possibilidade de abortamento retido.
E. Solicitar beta-hCG para avaliação se trata-se de gestação ectópica em cicatriz de cesárea.

Resposta correta: alternativa D.
Justificativa: o caso clínico apresentado na questão sugere uma ameaça de abortamento. É importante lembrar que não há indicação para o uso de progesterona nos casos de ameaça de abortamento. Nesses casos, é importante a realização da ultrassonografia transvaginal, a fim de avaliar a vitalidade fetal e diferenciar do diagnóstico de abortamento.

4. (SURCE) Paciente de 18 anos, com história de ciclos menstruais irregulares e vida sexual ativa, sem uso de métodos contraceptivos, referindo última menstruação há 45 dias. Apresenta sangramento transvaginal e dor. Dosagem sérica de beta-hCG 200 mlU/mL, sem imagem de gestação intraútero na ultrassonografia transvaginal. Qual o diagnóstico mais

adequado e a melhor conduta a ser tomada nessa paciente?

A. Gravidez ectópica. Obter acesso venoso, reservar sangue e proceder à laparotomia exploradora.
B. Ameaça de aborto. Solicitar novo beta-hCG quantitativo após 48 horas e repetir ultrassom transvaginal quando beta-hCG > 1500 mlU/mL.
C. Doença trofoblástica gestacional. Solicitar tipagem sanguínea, hemograma e radiografia de tórax. Realizar curetagem uterina convencional.
D. Abortamento completo. Prescrever antiespasmódico e ferro oral. Solicitar hemograma e repetir ultrassom após 48 horas.

Resposta correta: alternativa B.
Justificativa: a paciente apresenta sintomas sugestivos de ameaça de abortamento. A conduta adequada é solicitar novo beta-hCG quantitativo após 48 horas e repetir o ultrassom transvaginal quando o beta-hCG for maior que 1.500 mlU/mL. Isso ajudará a monitorar a evolução da gravidez e a confirmar ou excluir a possibilidade de gravidez ectópica.

5. (SUS-BA) Paciente vem à emergência obstétrica referindo estar gestante – com exame de Beta HCG positivo. Relatou que apresentou sangramento vaginal e cólicas, ambos de leve intensidade. Baseada na data da última menstruação, a idade gestacional é de 8 semanas. Ao exame físico: PA: 120 × 80mmHg, FC: 80 bpm, temperatura axilar: 36,5°C; mucosas coradas. Abdome plano, flácido, sem visceromegalias. Toque vaginal: orifício externo pérvio a 1 polpa digital e orifício interno fechado. Indique o diagnóstico no momento do atendimento na emergência obstétrica.

A. Início de trabalho de abortamento.
B. Ameaça de abortamento.
C. Gravidez ectópica.
D. Abortamento retido.

Resposta correta: alternativa B.
Justificativa: paciente apresenta sangramento inicial com colo fechado, quadro sugestivo de ameaça de abortamento. No entanto, para confirmação diagnóstica, seria necessário realizar ultrassonografia transvaginal.

REFERÊNCIAS

1. Zugaib M, Pulcineli VFR. Doença trofoblástica gestacional. In: Zugaib M, Pulcineli VFR (eds.) Obstetrícia. 5. ed. São Paulo: Manole; 2023.
2. Moras Filho OB. Aborto: classificação, diagnóstico e conduta. São Paulo: Federação Brasileira das Associações de Ginecologia e Obstetrícia (FEBRASGO); 2018. (Protocolo FEBRASGO – Obstetrícia, n. 21 – Comissão Nacional Especializada em Assistência Pré-Natal).
3. Faig F, Novaes A, Negrini R. Guia do Episódio de Cuidado – Abortamento. 2021. Disponível em: https://medicalsuite.einstein.br/pratica-medica/Pathways/Abortamento.pdf. Acesso em: 19 jul. 2025.
4. Rezende J, Barbosa MCA. Obstetrícia fundamental. 15. ed. Rio de Janeiro: Guanabara Koogan, 2024.
5. Silva MT, Oliveira CNT, Marques LM, Souza CL, Oliveira MV. Fatores associados ao aborto espontâneo: uma revisão sistemática. Rev Bras Saude Mater Infant. 2020;20(2).
6. Yang L, Tao T, Zhao X, Tao H, Su J, Shen Y et al. Association between fetal chromosomal abnormalities and the frequency of spontaneous abortions. Exp Ther Med. 2020;19(4):2505-2510.
7. Ogasawara M, Aoki K, Okada S, Suzumori K. Embryonic karyotype of abortuses in relation to the number of previous miscarriages. Fertil Steril. 2000;73(2):300-304.
8. Chauleur C, Galanaud JP, Alonso S, Cochery-Nouvellon E, Balducchi JP, Mares P et al. Observational study of pregnant women with a previous spontaneous abortion before the 10th gestation week with and without antiphospholipid antibodies. J Thromb Haemost. 2010;8(4):699-706.

9. Chiodo LM, Bailey BA, Sokol RJ, Janisse J, Delaney-Black V, Hannigan JH. Recognized spontaneous abortion in mid-pregnancy and patterns of pregnancy alcohol use. Alcohol 2012;46(3):261-267.
10. Ekici AB, Strissel PL, Oppelt PG, Renner SP, Brucker S, Beckmann MW et al. HOXA10 and HOXA13 sequence variations in human female genital malformations including congenital absence of the uterus and vagina. Gene 2013;518(2):267-272.
11. Dunne F, Brydon P, Smith K, Gee H. Pregnancy in women with type 2 diabetes: 12 years outcome data 1990-2002. Diabetic Medicine 2003;20(9):734-738.
12. Wariki WMV, Goto Y, Ota E, Mori R. Cyclo-oxygenase (COX) inhibitors for threatened miscarriage. Cochrane Database Syst Rev. 2014;9:CD011310.
13. Murta EF, Carloni RA, Dair EL. Avaliação hormonal e de marcadores séricos em pacientes com abortamento. Rev Bras Ginecol Obstet. 1998;20(2):91-95.
14. Pearlstone M, Baxi L. Subchorionic hematoma: a review. Obstet Gynecol Surv. 1993;48(2):65-68.
15. Norwitz ER, Park JS. Evaluation and differential diagnosis of vaginal bleeding before 20 weeks of gestation [Internet]. UpToDate, 2023. Disponível em: https://www.uptodate.com/contents/evaluation-and-differential-diagnosis-of-vaginal-bleeding-before-20-weeks-of-gestation. Acesso em: 19 jul. 2025.
16. Tuuli MG, Norman SM, Odibo AO, Macones GA, Cahill AG. Perinatal outcomes in women with subchorionic hematoma. Obstet Gynecol. 2011;117(5):1205-1212.
17. Li L, Dou L, Leung PC, Wang CC. Chinese herbal medicines for threatened miscarriage. Cochrane Database of Systematic Reviews, 2021;11:CD008510.
18. Speert H, Guttmacher AF Frequency and significance of bleeding in early pregnancy. J Am Med Assoc. 1954;155(8):712-715.
19. Hasan R, Baird DD, Herring AH, Olshan AF, Jonsson Funk ML, Hartmann KE. Association between first--trimester vaginal bleeding and miscarriage. Obstet Gynecol. 2009;114(4):860-867.
20. Pereira PP, Cabar FB, Gomez UT, Francisco RPV. Pregnancy of unknown location. Clinics (São Paulo). 2019;74:e1111.
21. Qureshi H, Massey E, Kirwan D, Davies T, Robson S, White J et al. BCSH guideline for the use of anti--D immunoglobulin for the prevention of haemolytic disease of the fetus and newborn. Transfus Med. 2014;24(1):8-20.
22. Snell BJ. Assessment and management of bleeding in the first trimester of pregnancy. J Midwifery Womens Health. 2009:54(6):483-491.
23. Coomarasamy A, Devall AJ, Brosens JJ, Quenby S, Stephenson MD, Sierra S et al. Micronized vaginal progesterone to prevent miscarriage: a critical evaluation of randomized evidence. Obstet Gynecol Surv. 2020;75(12):743-744.
24. American College of Obstetricians and Gynecologists (ACOG). Prevention of Rh D alloimmunization [Internet]. ACOG Practice Bulletin, 2017. Disponível em: https://www.acog.org/clinical/clinical-guidance/practice-bulletin/articles/2017/08/prevention-of-rh-d-alloimmunization. Acesso em: 19 jul. 2025.
25. Diamanti A, Papadakis S, Schoretsaniti S, Rovina N, Vivilaki V, Gratziou C et al. Smoking cessation in pregnancy: an update for maternity care practitioners. Tob Induc Dis. 2019;17:57.
26. Mouri M, Hall H, Rupp TJ. Threatened miscarriage. StatPearls [Internet]. Treasure Island (FL): StatPearls Publishing; 2024. Disponível em: https://www.ncbi.nlm.nih.gov/books/NBK430747/. Acesso em: 19 jul. 2025.
27. du Fossé NA, van der Hoorn ML, van Lith JMM, Cessie S, Lashley EELO. Advanced paternal age is associated with an increased risk of spontaneous miscarriage: a systematic review and meta-analysis. Hum Reprod Update. 2020;26(5):650-669.
28. Devall AJ, Coomarasamy A. Sporadic pregnancy loss and recurrent miscarriage. Best Pract Res Clin Obstet Gynaecol. 2020;69:30-39.

19

Abortamento

Nicole Simões Marini
Évelyn Traina

CASO CLÍNICO

Paciente do sexo feminino, 21 anos, dá entrada na sala de emergência com queixa de sangramento vaginal moderado e cólica intensa. Não sabe informar data da última menstruação. Trouxe beta-hCG realizado há 15 dias, com valor de 5.500 mUI/mL.

Ao exame: hemodinamicamente estável, afebril. PA: 110 × 70 mmHg, FC 80 bpm.

Abdome: dolorido em andar inferior, sem sinais de irritação peritoneal.

Especular: presença de sangue em moderada quantidade e tecido sólido entremeado por coágulos; evolui com sangramento ativo discreto após.

Toque vaginal: colo uterino posteriorizado, amolecido, orifício interno pérvio para 1 cm, útero aumentado 1 vez, pouco dolorido, anexos não palpáveis.

Ultrassonografia transvaginal: o exame revela presença de conteúdo amorfo em cavidade uterina e canal endocervical. Miométrio homogêneo. Anexos normais. Sem outros achados significativos.

Beta-hCG realizado em pronto-socorro: 1.500 mUI/mL.

1. **Qual é o diagnóstico?**
2. **Qual seria a conduta mais adequada?**

INTRODUÇÃO

O abortamento é o termo utilizado para descrever a interrupção da gravidez antes da 22ª semana de gestação ou quando o embrião ou feto pesa até 500 g ou mede 16,5 cm.[1-3]

EPIDEMIOLOGIA

Apesar de preocupante, o sangramento é relativamente comum no início da gestação e acomete cerca de 25% das mulheres antes das 12 semanas.[4] No entanto, é indispensável a avaliação médica para o diagnóstico diferencial entre as síndromes hemorrágicas do 1º trimestre. A perda gestacional acomete 10 a 15% de todas as gestações clinicamente reconhecidas e cerca de 80% de todos os casos de abortamento ocorrem no 1º trimestre.[5-7]

QUADRO CLÍNICO E DIAGNÓSTICO

Por se tratar de uma síndrome hemorrágica do 1º trimestre, a perda gestacional cursa com sangramento vaginal e dor abdominal do tipo cólica. O sangramento pode ser leve ou intenso e pode haver a eliminação de tecidos fetais.[8-9]

No exame ginecológico, é necessário avaliar por meio do espéculo se há sangramento ativo, a quantidade do sangramento, a presença de coágulos ou restos ovulares; no toque vaginal, é preciso verificar se o colo está pérvio ou impérvio, o tamanho do útero, fazer palpação de anexos e verificar se há dor à mobilização durante o toque. Vale ressaltar a importância de pensar na possibilidade de gravidez em todas as mulheres em idade reprodutiva, mesmo que não refiram diagnóstico de gestação.

O diagnóstico da perda gestacional inclui, além de história e exame físico, avaliação laboratorial e de imagem.[8]

A ultrassonografia (USG) é exame primordial para o diagnóstico, sendo indispensável para avaliação da presença do saco gestacional (tópico ou ectópico), da vesícula vitelina, do embrião e dos batimentos cardíacos.

Os critérios ultrassonográficos que definem gestação inviável são: saco gestacional (SG) maior que 25 mm sem embrião (Figura 1), ou embrião ≥ 7 mm, sem batimentos cardíacos (Figura 2). Além disso: ausência de batimentos cardíacos em casos previamente documentados e ausência de embrião com batimentos cardíacos duas semanas após a visualização do SG sem saco vitelínico.[10-11] Os critérios que definem inviabilidade estão descritos na Quadro 1. Sempre que houver dúvidas ou quando os critérios não forem atingidos, o exame deve ser repetido em curto intervalo (7 a 10 dias).

Na ausência de SG tópico, deve-se correlacionar os achados clínicos e de imagem com a dosagem de beta-hCG e fazer avaliação criteriosa de anexos, pensando no diagnóstico diferencial com gravidez ectópica. Nos casos em que não se consegue fechar o diagnóstico, recomenda-se fazer dosagem seriada de beta-hCG quantitativo, a cada 48 horas.[12] Redução nos níveis do hormônio traduzem uma gestação inviável.

Ademais, é importante lembrar do hemograma e leucograma quando há sinais de infecção e também da tipagem sanguínea

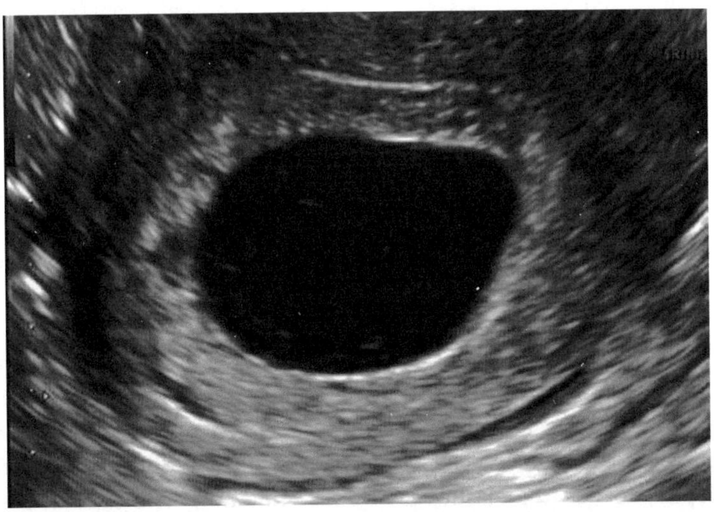

FIGURA 1 Imagem ultrassonográfica de saco gestacional maior que 25 mm sem embrião. Fonte: imagem cedida pela Profa. Dra. Évelyn Traina.

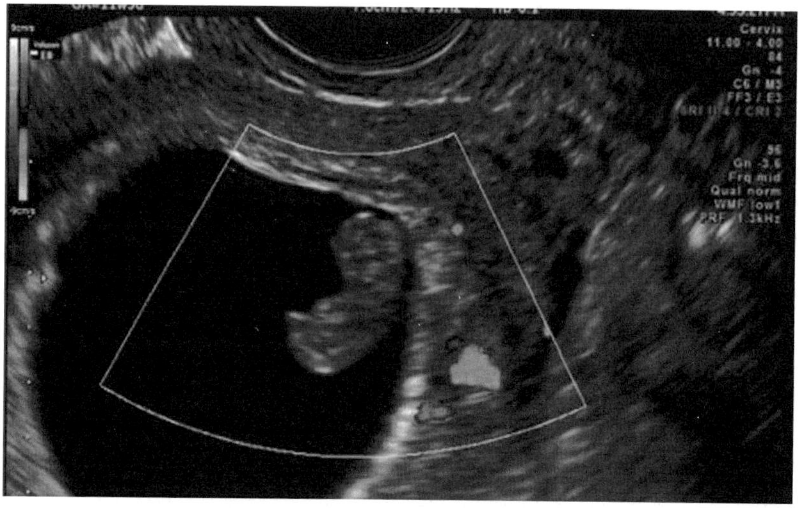

FIGURA 2 Imagem ultrassonográfica de embrião maior ou igual a 7 mm, sem batimentos cardíacos.

Fonte: imagem cedida pela Profa. Dra. Évelyn Traina.

QUADRO 1 Critérios ultrassonográficos de inviabilidade da gestação
Diâmetro médio do SG ≥ 25 mm sem vesícula ou embrião
CCN ≥ 7 mm sem BCE
Ausência de embrião com BCE duas semanas ou mais após visualização de SG sem SV
Ausência de embrião com BCE 11 dias ou mais após visualização de SG com SV

BCE: batimentos cardíacos do embrião; CCN: comprimento cabeça-nádega; SG: saco gestacional; SV: saco vitelínico.
Fonte: adaptado de Rodgers et al., 2015.[10]

(sistema ABO e Rh) para prevenção de aloimunização associada aos casos de abortamento.

Diagnósticos diferenciais

Os diagnósticos diferenciais mais comuns são sangramento fisiológico da implantação, gravidez ectópica, doença trofoblástica gestacional (mola hidatiforme) e doença cervical, vaginal ou uterina (Quadro 2).

QUADRO 2 Diagnósticos diferenciais comuns de sangramento durante a gestação
Sangramento fisiológico da implantação
Gravidez ectópica
Doença trofoblástica gestacional (mola hidatiforme)
Doença cervical, vaginal ou uterina

Fonte: adaptado de Hendriks et al., 2019.[9]

ETIOLOGIA

Na maioria das vezes, a perda gestacional é evento isolado. Apesar de comum, a recorrência é esporádica, o prognóstico reprodutivo é bom e as mulheres devem ser informadas sobre esse desfecho. A principal etiologia do abortamento esporádico são as cromossomopatias embrionárias. Os fatores de risco mais comumente encontrados em casos de mulheres que sofreram abortamento no 1º trimestre de gestação são a idade materna avançada e perda precoce de gravidez anterior.[13-14]

Anormalidades cromossômicas, sobretudo aneuploidias, estão entre as causas mais comuns de abortamentos, presentes em até 70% de perdas gestacionais < 20 semanas.[15] A proporção de abortamentos resultantes de cromossomopatias, no entanto, é reduzida à medida que a gestação evolui. A alteração mais frequentemente ligada ao abortamento espontâneo de 1º trimestre é a trissomia autossômica, seguida das monossomias X, poliploidias e anormalidades estruturais, respectivamente.[15-16] Com relação à idade materna, sabe-se que a taxa geral de anomalias é significativamente maior em mulheres ≥ 35 anos, em comparação às mais jovens. As mulheres devem ser orientadas sobre esse dado durante o planejamento reprodutivo.

Outros fatores associados à perda gestacional recorrente são anomalias congênitas ou adquiridas do útero, algumas endocrinopatias, como hipotireoidismo e diabetes *mellitus* **não controlados e síndrome do anticorpo antifosfolípide (SAF)**. Essas afeccções devem ser pesquisadas nos casos de abortamento de repetição (ou habitual), definido classicamente pela ocorrência de três ou mais perdas gestacionais precoces consecutivas. Apesar da definição clássica de recorrência ser de três perdas, sugere-se, atualmente, que a avaliação das causas seja feita após o segundo abortamento.[3,17] Nesses casos, os casais devem buscar avaliação médica especializada para investigação das possíveis causas e aconselhamento especializado para manejo e tratamento individualizados.

CLASSIFICAÇÃO

Quanto à idade gestacional

Em relação à cronologia, temos o abortamento precoce, nos casos com menos de 12 semanas de gestação; e o tardio, com mais de 12 semanas.

Quanto à motivação

O abortamento pode ser espontâneo, quando ocorre sem nenhuma intervenção externa; ou provocado, quando é resultante de intervenção externa e intencional. Este, por sua vez, pode ser considerado legal ou ilegal.

Aborto legal no Brasil

O aborto legal é a interrupção da gestação conforme estipulado pela legislação, dispensando, assim, a necessidade de requerer aprovação do sistema judiciário para a execução da intervenção, bem como não sendo exigida a elaboração de um boletim de ocorrência. No território brasileiro, a prática é amparada pela Lei nº 10.702 em três circunstâncias distintas:

1. Risco de vida à gestante.
2. Gestação decorrente de estupro.
3. Anencefalia fetal.

O abortamento provocado ilegal está relacionado, muitas vezes, a clínicas clandestinas com condições precárias e profissionais sem qualificação para realizar o procedimento, de maneira a colocar a saúde das mulheres em risco.

Quanto à apresentação clínica

As formas clínicas do abortamento estão representadas nas Figura 3 e 4.

Na Tabela 1 estão resumidas as apresentações clínicas e seus principais aspectos.

Abortamento evitável ou ameaça de abortamento

Ocorre quando o concepto mantém a vitalidade.[8] O quadro clínico costuma ser

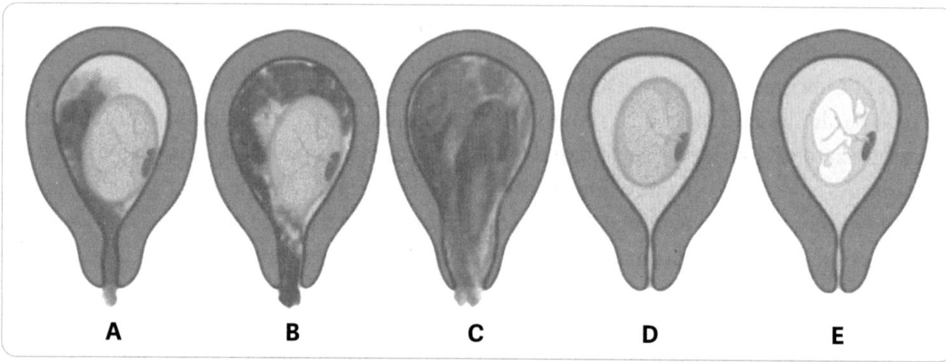

FIGURA 3 Apresentações do abortamento: A) abortamento evitável; B) abortamento inevitável; C) abortamento incompleto; D) abortamento retido; E) abortamento infectado.
Fonte: autoria própria.

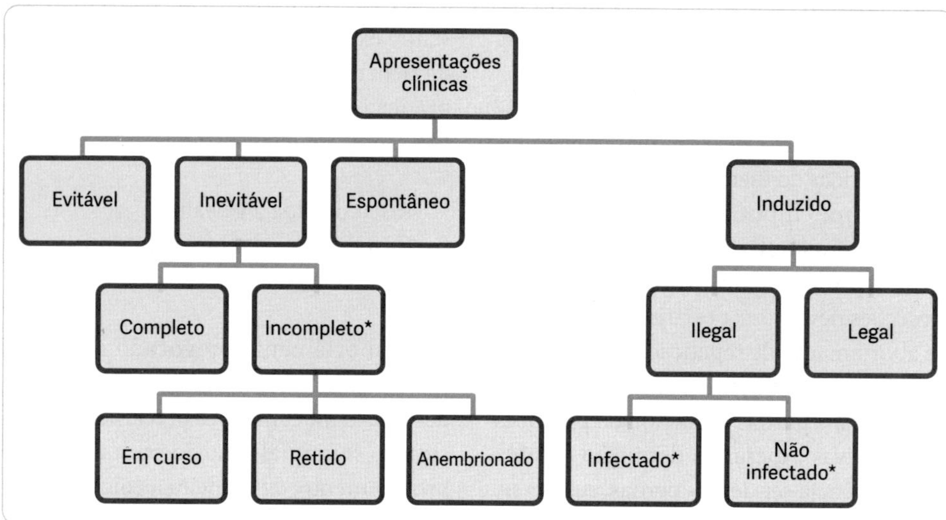

FIGURA 4 Apresentações clínicas do abortamento.
*O abortamento infectado e não infectado também se manifestam como incompleto.
Fonte: autoria própria.

discreto e a USG mostra embrião com atividade cardíaca. O prognóstico costuma ser bom.

Abortamento inevitável ou em curso

Quando não há mais possibilidade de salvar a gestação.[8-9] Pode ser completo ou incompleto.

Abortamento completo

É denominado abortamento completo quando ocorre a expulsão completa dos produtos da concepção,[10-11] sendo mais comum no 1º trimestre de gestação. A sintomatologia é representada pela redução ou pela cessação do sangramento e das cólicas após a expulsão e contração uterina. Ao exame, o orifício interno do colo uterino

TABELA 1 Principais aspectos dos tipos de abortamento

Sinais e sintomas	Evitável	Inevitável	Completo	Incompleto	Retido	Infectado
Sangramento	Discreto	Presente e pode ser intenso	Discreto ou ausente	Variável	Ausente	Variável e pode ter odor fétido
Dor	Leve ou ausente	Cólicas	Ausente	Cólicas	Ausente	Pode haver sinais de peritonite
Febre	Ausente	Ausente	Ausente	Ausente	Ausente	Presente
Útero	Compatível com a idade gestacional	Compatível ou não com a idade gestacional	Menor do que o esperado para a idade gestacional	Menor do que o esperado para a idade gestacional	Menor do que o esperado para a idade gestacional	Amolecido e doloroso à palpação
Orifício interno do útero	Fechado	Aberto ou fechado	Fechado	Aberto ou fechado	Fechado	Geralmente aberto
Beta-hCG	Positivo	Positivo na maioria dos casos	Negativo ou decrescente	Negativo ou decrescente	Negativo ou decrescente	Negativo ou positivo
Ultrassonografia	Embrião e batimentos cardíacos presentes	Critérios ultrassonográficos de inviabilidade	Útero vazio Espessura endometrial ≤ 15 mm	Restos ovulares (eco hiperecogênico) Espessura endometrial ≥ 15 mm	Embrião sem batimentos cardíacos Gestação anembrionária	Apresentação variável (clínica bem sugestiva)

Fonte: adaptada de Rodgers et al., 2015.[10]

tende a fechar-se em poucas horas. O exame ecográfico pode não evidenciar conteúdo uterino, porém, pode-se observar mínima quantidade de conteúdo heterogêneo e líquido. Embora não haja consenso, a medida da espessura endometrial considerada na USG transvaginal ≤ 15 mm sem evidência de heterogeneidade endometrial associada à ausência de dor abdominal e cessação de sangramento vaginal pode indicar abortamento completo.[18-19]

Abortamento incompleto

É considerado abortamento incompleto quando ocorre a eliminação parcial dos produtos da concepção (saco gestacional e/ou tecido fetal e/ou tecido placentário).[9] O sangramento vaginal persiste e pode tornar-se intermitente, no entanto, a ausência de sintomatologia não exclui a possibilidade de retenção tecidual. Ao exame, o volume uterino é menor do que o esperado para a idade gestacional e, no toque vaginal, o orifício interno do colo encontra-se pérvio, na maioria dos casos, embora possa se apresentar fechado. Neste último caso, o diagnóstico confirma-se pela presença de conteúdo uterino amorfo e heterogêneo, com presença ou não de líquido, na USG.

O abortamento incompleto pode ser classificado como retido, gestação anembrionada, infectado ou não infectado.

Abortamento retido

Considera-se abortamento retido quando o embrião ou feto morre dentro do útero, mas não é expelido espontaneamente.[3-9] O quadro clínico geralmente inclui a ausência de sintomas de abortamento, como sangramento vaginal ou cólicas uterinas, e a persistência de sinais de gravidez, como ausência de menstruação e aumento da sensibilidade mamária, embora tais sintomas possam diminuir ou desaparecer. No exame ginecológico, o orifício interno do colo do útero costuma estar fechado, e a medida do útero pode não estar de acordo com a idade gestacional esperada. A confirmação do abortamento retido é feita por meio de exame ultrassonográfico, em que é possível verificar a ausência de batimentos cardíacos fetais e a presença de um embrião ou feto sem movimentos.[8]

Gestação anembrionada

A gestação anembrionada ocorre quando o embrião não se desenvolve. Ao exame ultrassonográfico, caracteriza-se por SG maior que 25 mm sem embrião[9-11] e está ligada à alta incidência de anormalidades cromossômicas.

Abortamento infectado ou séptico

É uma complicação do abortamento em que ocorre uma infecção no útero decorrente da presença de restos fetais ou placentários retidos. É uma condição grave que requer atenção médica imediata.[20] O quadro clínico geralmente inclui sintomas, como febre, calafrios, mal-estar geral, dor abdominal intensa, sensibilidade uterina à palpação e odor fétido no corrimento vaginal. A presença desses sintomas sugere a possibilidade de infecção uterina relacionada ao abortamento. No exame ginecológico, podem ser observados sinais de inflamação, como vermelhidão, calor e aumento da sensibilidade do útero ao toque. O colo do útero também pode estar dilatado, permitindo a saída de material infectado. O corrimento vaginal pode ser excessivo, purulento e com odor desagradável. A USG deve avaliar a presença de coleções, restos fetais ou placentários no útero. Além disso, a USG pode ajudar a descartar outras complicações, como abscessos ou perfuração uterina. É mais comumente associado à manipulação uterina no abortamento provocado.

Abortamento não infectado

Abortamento não infectado é quando não ocorre infecção associada ao abortamento.

CONDUTA

A conduta pode ser expectante ou ativa, a depender das condições clínicas e preferências da paciente. A opções para esvaziamento uterino são conduta medicamentosa ou cirúrgica.[21]

Expectante

A conduta expectante pode ser oferecida para pacientes estáveis, sem sinais de infecção e que optem pela eliminação espontânea do produto conceptual. Não é aconselhável após a 11ª semana de gestação. A paciente deve ser orientada sobre sinais de eliminação (cólica e sangramento), sinais de alarme que indiquem avaliação em pronto-socorro e seguimento médico ambulatorial. No caso de sangramento, são indicadas avaliações clínica e ultrassonográfica. Se houver eliminação de material, ele pode ser encaminhado para estudo anatomopatológico, quando possível. A paciente deve receber prescrição de medicação para alívio da dor (analgésico e anti-inflamatórios). A possibilidade de mudança de conduta sempre é uma opção. A princípio, sugere-se aguardar por 15 dias, mas esse período pode ser prorrogado se a mulher estiver bem e for da preferência dela.

No caso de conduta expectante, pode-se repetir o beta-hCG após 30 dias da eliminação, para se ter certeza da finalização do processo e exclusão do diagnóstico de doença trofoblástica gestacional.

Medicamentosa

A conduta medicamentosa é indicada nos casos de pacientes que desejam conduta ativa e que não queiram ou tenham contraindicação à curetagem. A droga indicada nesses casos, disponível no Brasil, é o misoprostol, que é de uso exclusivo hospitalar. A paciente deve, portanto, ser internada e receber a medicação até resolução do quadro. Além disso, deve-se associar analgesia e orientar sobre evolução do quadro. As doses recomendadas estão na Tabela 2.

O misoprostol é sempre indicado para gestações de 2º trimestre, previamente ao esvaziamento cirúrgico.

Cirúrgica

A conduta cirúrgica é indicada nos casos de instabilidade hemodinâmica, hemorragia, sinais de infecção ou presença de comorbidades, como anemia grave, distúrbios hemorrágicos e doenças cardiovasculares. Também pode ser indicada quando é a conduta de preferência da mulher. Pode ser realizada por curetagem uterina convencional ou aspiração manual intrauterina (Amiu). Em ambas, é necessária a dilatação do colo uterino (se impérvio) com diltadores (vela de Hegar). Nesses casos, indica-se o preparo cervical com misoprostol 400 mcg VV, 4 a 6 horas antes do procedimento.[8] A Amiu é preferível sempre que disponível, uma vez que é menos traumática e tem menor risco de perfuração.

Para gestações com mais de 11 semanas, é sempre indicado o uso do misoprostol para eliminação fetal e posterior esvaziamento, uma vez que a presença de ossos fetais aumenta o risco de perfuração. Não se indica a antibioticoprofilaxia de rotina no abortamento não infectado. A ocitocina está indicada no caso de abortamento em curso, para ajudar na contração uterina, e também durante o esvaziamento uterino.

Profilaxia de aloimunização Rh

Embora o risco de aloimunização após abortamentos seja baixo, as consequências podem ser significativas, e a administração de imunoglobulina anti-Rh deve ser considerada em casos de perda precoce da gravidez. Mulheres Rh(D) negativas não sensibilizadas devem receber imunoglobulina Rh(D), preferencialmente até 72 horas após a perda.[22] A dose recomendada deve ser de 300 mcg.[8]

Antibioticoterapia

Para os casos de abortamento infectado, está indicada a internação hospitalar e antibioticoterapia empírica de amplo espectro. O esquema preferencial de tratamento é a associação de gentamicina com clindamicina, por 7 a 10 dias.[8] A ampicilina ou a penicilina cristalina também podem ser associadas ao esquema terapêutico em casos de falha de resposta ao tratamento proposto. Após a instituição da antibioticoterapia, deve-se proceder ao esvaziamento uterino. Se houver abscessos, devem ser drenados. Posteriormente, o esquema antibiótico deve

TABELA 2 Regimes de misoprostol

< 13 semanas	13 a 26 semanas	> 26 semanas	Pós-parto
Interrupção da gravidez 800 mcg VSI a cada 3 horas ou VV*/VB a cada 3-12 horas (2-3 doses)	**Interrupção da gravidez** 13-24 semanas: 400 mcg VV*/VSI/VB a cada 3 horas 25-26 semanas: 200 mcg VV*/VSI/VB a cada 4 horas	**Interrupção da gravidez** 27-28 semanas: 200 mcg VV*/VSI/VB a cada 4 horas > 28 semanas: 100 mcg VV*/VSI/VB a cada 6 horas	**Profilaxia HPP** 600 mcg VO (dose única) **ou prevenção secundária da HPP** (perda de sangue aprox. ≥ 350 mL) 800 mcg VSI (dose única)
Aborto retido 800 mcg VV* a cada 3 horas (×2) ou 600 mcg VSI a cada 3 horas (×2)	**Morte fetal** 200 mcg VV*/VSI/VB a cada 4-6 horas	**Morte fetal** 26-28 semanas: 100 mcg VV*/VSI/VB a cada 4 horas > 28 semanas: 25 mcg VV* a cada 6 horas ou 25 mcg VO a cada 2 horas	**Tratamento da HPP** 800 mcg VSI (dose única)
Aborto incompleto 600 µg VO (dose única) ou 400 mcg VSI (dose única) ou 400-800 mcg VV* (dose única)	**Aborto inevitável** 200 mcg VV*/VSI/VB a cada 6 horas	**Indução do parto** 25 mcg VV* a cada 6 horas ou 25 mcg VO a cada 2 horas	
Preparação cervical para aborto cirúrgico 400 mcg VSI 1 hora antes ou VV* 3 horas antes	**Preparação para aborto cirúrgico** 13-19 semanas: 400 mcg VV* 3-4 horas antes > 19 semanas: deve ser combinado com outras modalidades		

*Evitar via vaginal no caso de hemorragia e/ou sinais de infecção.
HPP: hemorragia pós-parto; VB: bucal (entre a bochecha); VO: oral; VSI: sublingual (por baixo da língua); VV: via vaginal.
Fonte: adaptada de Ministério da Saúde, 2022.[8]

ser direcionado de acordo com o resultado das culturas. Em casos graves, com peritonite e sepse, sem melhora após 48 horas do início da antibioticoterapia e esvaziamento uterino, pode ser necessária a histerectomia, além da abordagem extensa da cavidade peritoneal com lavagem exaustiva.

A prevenção do tétano está indicada, se o abortamento tiver sido provocado pela manipulação da cavidade uterina, de acordo com a situação vacinal prévia da paciente.

Seguimento

Deve-se oferecer acolhimento e apoio emocional, além de aconselhamento pós-aborto, que inclui: repouso relativo por cerca de 15 dias; anticoncepção, se desejado, e orientações sobre o beta-HCG negativar em 2 a 4 semanas. Apesar da literatura não recomendar o seguimento com beta-hCG de rotina nas pacientes que re-estabeleçam ciclos menstruais regulares, recomendamos ao menos uma dosagem para aquelas que evoluíram com eliminação espontânea e sem exame anatomopatológico, dada a importância do diferencial com doença trofoblástica e a potencial evolução desfavorável dessa doença.

CONSIDERAÇÕES FINAIS

A perda gestacional é sempre um evento frustrante que impacta a saúde emocional da paciente e parceria sexual. A equipe de Saúde deve estar preparada para fazer o atendimento desses casos com delicadeza e empatia. Entender o luto envolvido na perda, a quebra de expectativa e o medo em relação ao futuro reprodutivo são pontos cruciais para o acolhimento necessário. É sempre importante a escuta ativa, permitindo que o casal expresse suas angústias e preferências na resolução do processo, desde que assegurada a saúde da mulher. É comum a sensação de culpa estar atrelada à perda, uma vez que a gestante imagina que algo que ela tenha feito ou deixado de fazer possa ter causado o insucesso da gravidez. Ela deve ser tranquilizada nesse aspecto e orientada sobre as principais causas de aborto e quanto ao bom prognóstico reprodutivo. Atendimento multiprofissional, com o envolvimento de profissionais não médicos, como psicólogos e enfermeiros, também é bastante benéfico. A mulher deve manter seguimento no serviço de Saúde após a perda, pois não são incomuns quadros depressivos e abandono do planejamento reprodutivo.

O aborto provocado também é uma situação complexa, uma vez que reflete o fracasso do planejamento reprodutivo e a gravidez indesejada. Elaborar políticas públicas que possam garantir à população o acesso e a escolha de métodos contraceptivos eficazes é condição relevante para evitar essa situação avassaladora, que atualmente ainda é causa de morbimortalidade, principalmente nas populações menos favorecidas.

O entendimento do processo da perda gestacional, seja em qualquer um dos contextos, é crucial para melhorar a assistência à saúde reprodutiva.

COMENTÁRIO SOBRE O CASO CLÍNICO

O caso apresentado é um abortamento em curso – dor e sangramento, colo aberto e eliminação incompleta evidenciada pelo achado ultrassonográfico. O diagnóstico é evidente pelo achado clínico, ultrassonográfico e queda do beta-hCG. Como a paciente está clinicamente estável, pode ser prosposta conduta expectante ou cirúrgica. No primeiro caso, recomenda-se medicação analgésica e ocitocina endovenosa. Deve-se manter a paciente hospitalizada até melhora do quadro agudo. Se optado pelo esvaziamento, programar procedimento após decisão compartilhada com a paciente e orientar jejum adequado. Não esquecer de checar a tipagem de sangue ABO e Rh, fazer imunoglobulina, se indicado, e orientar seguimento em serviço de saúde. Em momento oportuno, a mulher deve ser orientada sobre as causas da perda e futuro reprodutivo.

DEFINIÇÕES IMPORTANTES DO CAPÍTULO

- **Abortamento**: interrupção da gravidez antes da 22ª semana de gestação ou quando o embrião ou feto pesa até 500 g ou mede 16,5 cm.
- **Aborto**: refere-se ao produto da concepção eliminado durante o abortamento.

- **Natimorto**: definido como o nascimento de um feto sem sinais vitais após a 20ª semana completa de gestação ou 500 gramas. O feto é considerado natimorto quando não apresenta qualquer sinal de vida, como batimentos cardíacos, respiração ou movimentos espontâneos, após expulsão ou extração do útero materno.
- **Óbito fetal**: morte do produto da concepção, antes da expulsão ou da extração completa do corpo da mãe, independentemente da duração da gravidez.[1] No Brasil, quando o óbito ocorre a partir das 20 a 22ª semanas gestacionais, ou peso fetal ≥ 500 g e/ou estatura ≥ 25 cm, o feto recebe declaração de óbito e faz parte do cálculo do coeficiente de natimortalidade.

QUESTÕES

1. (Secretaria Estadual de Saúde Goiás 2017) Leia o caso clínico a seguir: mulher de 34 anos, com queixa de dor em região hipogástrica e sangramento há cerca de 12 horas antecedida por amenorreia de oito semanas. Ao exame físico, verifica-se colo grosso, fechado, útero com discreto aumento e sangramento leve e escuro. A ultrassonografia mostra útero com 160 cm³, saco gestacional intrauterino com contornos irregulares, limites precisos, com maior diâmetro de 30 mm, com vesícula vitelínica em seu interior e embrião com 10 mm, sem batimentos cardíacos. Diante desse quadro, o diagnóstico é de:

A. Gestação incipiente.
B. Ameaça de aborto.
C. Aborto incompleto.
D. Aborto retido.

Resposta correta: alternativa D.
Justificativa: a resposta da questão é "Aborto retido" uma vez que descreve embrião sem sinais de vitalidade e colo fechado. Não pode ser ameaça de aborto (o embrião teria vitalidade normal), nem aborto completo (eliminação completa), tampouco aborto incompleto, em que parte da gestação já teria sido eliminada.

2. (Unicamp 2022) Mulher, 22 anos, G1P0, idade gestacional de 10 semanas procurou o pronto atendimento com dor em baixo ventre e sangramento. Exame físico: hidratada; FR 14 irpm; PA 88 × 56 mmHg; FC 112 bpm; descorada +/4+; 36,4°C. Exame especular: sangramento ativo com coágulos. Toque vaginal: colo pérvio para 1 polpa digital com útero aumentado para 8 semanas. A conduta é:

A. Progesterona.
B. Ultrassonografia.
C. Misoprostol.
D. Curetagem.

Resposta correta: alternativa D.
Justificativa: o caso descreve um quadro de aborto em curso incompleto em paciente com sagramento ativo e repercussão hemodinâmica, portanto, a conduta deve ser resolução com curetagem uterina imediata.

3. (Faculdade de Medicina de Marília 2020) Na assistência a uma gestante com quadro de perda da gestação no 1º trimestre, é importante caracterizar, de forma clara, qual é o tipo de abortamento que se está referindo. Assim, é correto afirmar que:

A. É abortamento precoce quando a gestação terminar até 8 semanas; tardio, de 8 a 16 semanas; e fetal, até 22 semanas.
B. Na presença de doenças de comprometimento sistêmico, como insuficiência renal,

o abortamento pode ser considerado provocado, pela gravidade da doença.

C. Esse será evitável quando o colo do útero se apresentar impérvio, e isso independe dos sintomas.

D. Pequenos sangramentos podem qualificar uma ameaça de abortamento, porém o médico deve estar atento à possibilidade de se tratar de uma gravidez ectópica.

Resposta correta: alternativa D.

Justificativa: as alternativas a, b e c estão erradas, pois:

- aborto precoce: até 12 semanas;
- doenças sistêmicas não configuram aborto provocado;
- o colo pode estar impérvio no aborto inevitável (gestação anembrionada, morte do produto conceptual, por exemplo).

A alternativa D está correta, uma vez que a gestação ectópica é parte dos diagnósticos diferenciais das hemorragias de 1º trimestre.

4. (Associação Médica do Rio Grande do Sul 2016) Primigesta, com 12 semanas de gestação, por ultrassonografia de 8 semanas assintomática, vem realizar ultrassonografia morfológica de 1º trimestre. Ao exame, observa-se ausência de batimentos cardíacos fetais e feto com estimativa de 10 semanas de gestação. Faz-se o diagnóstico de gestação interrompida. Qual a causa mais comum de aborto espontâneo?

A. Insuficiência de corpo lúteo.
B. Alterações cromossômicas.
C. Alterações gênicas.
D. Infecção materna.
E. Síndrome do anticorpo antifosfolipídeo.

Resposta correta: alternativa B.

Justificativa: as anormalidades cromossômicas são as causas mais comuns de abortamento. Respondem por cerca de 50 a 80% dos abortamentos espontâneos clínicos ou subclínicos, sendo as aneuploidias a causa mais frequente. As trissomias são as aneuploidias mais encontradas em casos de abortamento, correspondendo a cerca de 50% dos casos. As mais frequentes são as do cromossomo 16, seguida pelas trissomias do 22, 21, 15, 13, 2 e 14. Após as trissomias, a segunda causa de alteração cromossômica mais relacionada ao abortamento é a monossomia do cromossomo X, presente em 7 a 10% dos abortamentos do 1º trimestre. As triploidias e as tetraploidias também são encontradas, mas em menor frequência.

5. (Unesp 2019) Primigesta de 16 anos, apresenta dor abdominal e febre há 1 dia. Refere atraso menstrual. Exame físico: REG, PA 110 × 60 mmHg, FC 110 bpm, temperatura axilar de 38,3°C, abdome plano, depressível, dolorido em região de hipogástrio. Exame ginecológico: colo pérvio 2 cm, doloroso à palpação, presença de secreção fétida. Exames laboratoriais: hematócrito – 32%; hemoglobina – 10,9 g/dL; plaquetas – 155 mil/mm^3; glóbulos brancos – 21 mil/mm^3; presença de bastões; urina tipo I – normal; teste de gravidez – positivo. O diagnóstico e a conduta são:

A. Aborto incompleto; curetagem uterina.
B. Doença inflamatória pélvica; laparotomia exploradora.
C. Doença inflamatória pélvica; iniciar antibioticoterapia.
D. Aborto séptico; antibioticoterapia e curetagem uterina.

Resposta correta: alternativa D.

Justificativa: o caso descreve um quadro tipico de aborto séptico: teste de gravidez positivo, febre e leucocitose. Como o colo está pérvio, significa que há material dentro do útero, portanto, a conduta é antibiótico e curetagem.

6. (Unifesp 2023) Paciente com atraso menstrual de 7 semanas, assintomática, realiza ultrassonografia obstétrica inicial, visibilizado saco gestacional tópico e regular, embrião vivo compatível com a idade gestacional, vesícula vitelínica presente, ausência de áreas de descolamento ovular. Em região anexial, visibilizada formação cística anecoica de aproximadamente 6 cm de diâmetro, com reforço acústico posterior, sem septos ou áreas sólidas, vascularização periférica exuberante ao estudo Doppler. Diante desses achados, qual é a conduta recomendada?

A. Expectante, reavaliar imagem anexial em ultrassom seriado.
B. Laparotomia exploradora ainda no 1º trimestre da gestação.
C. Videolaparoscopia eletiva após a 12ª semana de gestação.
D. Solicitar ressonância nuclear magnética e marcadores tumorais.

Resposta correta: alternativa A.
Justificativa: trata-se de uma paciente com atraso menstrual cuja ultrassonografia demonstra saco gestacional tópico, com embrião vivo, sem alterações, no entanto, há uma formação incomum em região anexial (cística, anecoica, aproximadamente 6 cm de diâmetro, reforço acústico posterior, sem septos ou áreas sólidas, vascularização periférica exuberante ao estudo Doppler). Sabe-se que a imagem descrita não é compatível com gestação ectópica, pois está associada à massa complexa heterogênea. A gestação heterotópica, por sua vez, pode ser um diagnóstico diferencial, porém, é rara, normalmente resultante de fertilização *in vitro* (fato que não foi comentado no enunciado da questão). Dessa forma, a principal hipótese diagnóstica seria um cisto lúteo ou outro tipo de massa complexa, logo, faz-se necessário uma investigação mais detalhada para confirmação diagnóstica, com vigilância clínica, ultrassonografia seriada e novas dosagens de beta-hCG.

REFERÊNCIAS

1. World Health Organization. Abortion care guideline. Genebra: WHO; 2022.
2. World Health Organization. WHO reproductive health indicators: guidelines for their generation, interpretation and analysis for global monitoring. Genebra: WHO; 2022.
3. Zegers-Hochschild F, Adamson GD, Dyer S, Racowsky C, de Mouzon J, Sokol R, et al. The International Glossary on Infertility and Fertility Care, 2017. Fertil Steril. 2017;107(3):533-48.
4. Hasan R, Baird DD, Herring AH, Olshan AF, Jonsson Funk ML, Hartmann KE. Association between first-trimester vaginal bleeding and miscarriage. Obstet Gynecol. 2009;114(4):860-7.
5. Wilcox AJ, Weinberg CR, O'Connor JF, Baird DD, Schlatterer JP, Canfield RE, et al. Incidence of early loss of pregnancy. N Engl J Med. 1988;319(4):189-94.
6. Du Fossé NA, van der Hoorn MP, le Cessie S, Lashley EELO, Limpens J, Repping S, et al. Influence of time to pregnancy on the risk of adverse pregnancy outcomes: a systematic review and meta-analysis. Hum Reprod Update. 2020;26(6):814-31.
7. du Fossé NA, van der Hoorn MP, Lashley EELO, Repping S, Mastenbroek S, Goddijn M. Global incidence of pregnancy loss: a systematic review and meta-analysis. BMJ Glob Health. 2021;6(11):e006838.
8. Brasil. Ministério da Saúde. Secretaria de Atenção Primária à Saúde. Departamento de Ações Programáticas Estratégicas. Manual de Gestação de Alto Risco [recurso eletrônico]. 1. ed. Brasília: Ministério da Saúde; 2022.
9. Hendriks E, MacNaughton H, MacKenzie MC. First trimester bleeding: evaluation and management. Am Fam Physician. 2019;99(3):166-174.
10. Rodgers SK, Chang C, DeBardeleben JT, Horrow MM. Normal and abnormal US findings in early first-trimester pregnancy: review of the Society of Radiologists in Ultrasound 2012 Consensus Panel Recommendations. Radiographics. 2015;35(7):2135-48.

11. Doubilet PM, Benson CB, Bourne T, Blaivas M, Society of Radiologists in Ultrasound Multispecialty Panel on Early First Trimester Diagnosis of Miscarriage and Exclusion of a Viable Intrauterine Pregnancy, Barnhart KT, et al. Diagnostic criteria for nonviable pregnancy early in the first trimester. N Engl J Med. 2013;369(15):1443-51.
12. Devall AJ, Coomarasamy A, Quenby S, Gallos ID. Biomarkers for prediction and diagnosis of early pregnancy complications. Best Pract Res Clin Obstet Gynaecol. 2022;82:3-16.
13. Practice Committee of the American Society for Reproductive Medicine. Evaluation and treatment of recurrent pregnancy loss: a guideline. Fertil Steril. 2023;119(1):15-27.
14. Andersen AMN, Wohlfahrt J, Christens P, Olsen J, Melbye M. Maternal age and fetal loss: population based register linkage study. BMJ. 2000;320(7251):1708-12.
15. Zhang T, Zhang Y, Sun L, Wang X, Yu X, Zhang J, et al. Comprehensive chromosomal analysis of products of conception from spontaneous miscarriage: a prospective study. Mol Cytogenet. 2022;15(1):23.
16. Popescu-Hobeanu G, Riza AL, Streață I, Tudorache Ș, Comănescu A, Tănase F, et al. Cytogenetic analysis of sporadic first-trimester miscarriage specimens using karyotyping and QF-PCR: a retrospective romanian cohort study. Genes (Basel). 2022;13(12):2246.
17. Regan L, Rai R, Saravelos S, Li TC. Recurrent Miscarriage Green-top Guideline n. 17. BJOG. 2023;130(12):e9-e39.
18. Gallos ID, Al-Memar M, Kirk E, Van Calster B, Campo R, Bourne T. Management of miscarriage: expectant, medical, or surgical? Best Pract Res Clin Obstet Gynaecol. 2019;58:27-41.
19. National Institute for Health and Care Excellence (NICE). Ectopic pregnancy and miscarriage: diagnosis and initial management. NICE Guideline [CG154]. Updated 2023.
20. Schreiber CA, Creinin MD, Atrio J, Sonalkar S, Levy DP. Septic abortion: current clinical management. Clin Obstet Gynecol. 2022;65(3):584-92.
21. FIGO Consensus Statement: Uterine Evacuation. 2024. [Internet]. Available from: https://www.figo.org/news/figo-consensus-statement-uterine-evacuation. Acesso em jun 2025.
22. American College of Obstetricians and Gynecologists. ACOG Practice Bulletin No. 199: Rh Alloimmunization. Obstet Gynecol. 2018;131(1):e55-e69.

20

Gestação ectópica

Fernanda Salomão Amaral
Julio Elito Junior

CASO CLÍNICO

F.V.I., 25 anos, previamente hígida, solteira, sexualmente ativa com uso irregular de preservativos, utilizou contracepção de emergência recentemente, após uma relação desprotegida. Relata que teve sua última menstruação há aproximadamente um mês. Vem apresentando, há duas semanas, quadro de dor abdominal leve, parecida com tipo cólica, e sangramento vaginal discreto, que acreditava se tratar de sua menstruação.

Hoje, veio ao pronto-socorro com quadro de dor abdominal difusa e intensa, náuseas, três episódios de vômitos e dor em ombro esquerdo. Ao exame físico, está com frequência cardíaca de 132 bpm, pressão arterial de 83 × 56 mmHg, descorada e sudoreica. No exame abdominal, apresenta abdome distendido, com dor à palpação e descompressão brusca positiva em fossa ilíaca esquerda. No exame ginecológico, apresenta colo grosso, posterior, impérvio, doloroso a mobilização, com abaulamento do fundo de saco posterior e dor intensa à sua palpação. No exame especular, verifica-se presença de pequena quantidade de sangue escurecido coletado em vagina.

INTRODUÇÃO

A gravidez ectópica é uma condição obstétrica potencialmente grave em que a implantação e o desenvolvimento do embrião ocorrem fora da cavidade uterina.[1] Em condições normais, a fertilização ocorre nas tubas e o embrião é transportado até o útero, no qual ocorre a sua implantação. Entretanto, na gestação ectópica, a implantação ocorre em outros locais, sendo o mais frequente a localização tubária (aproximadamente 96% dos casos),[2] em situações mais raras, as implantações podem ocorrer no ovário, na cavidade abdominal, no colo uterino e na cicatriz uterina de uma cesárea prévia. Neste capítulo, abordaremos as definições, as principais características e a importância da gestação ectópica para o meio médico.

EPIDEMIOLOGIA

A gestação ectópica possui uma incidência de cerca de 1 a 2% em países industrializados. Apesar de ser uma condição relativamente rara, representa a principal causa de mortalidade materna no 1º trimestre da gestação, correspondendo a aproximadamente 6 a 13% das mortes no período gestacional.[3] Assim, representa um problema relevante de saúde pública que requer atenção médica cuidadosa, visando principalmente o diagnóstico precoce, antes de ocorrer a ruptura tubária. O diagnóstico precoce, possibilita que o tratamento seja realizado fora de uma situação de emergência, garantindo maior segurança para a paciente.

É importante conduzir uma anamnese detalhada e obter informações sobre os antecedentes ginecológicos e obstétricos de cada paciente, pois existem diversos fatores de risco associados à gestação ectópica. Entre esses fatores estão a doença inflamatória pélvica, especialmente as infecções por *Chlamydia*, endometriose, cirurgia tubária prévia, uso de dispositivo intrauterino (DIU), anticoncepção de emergência, tabagismo e a utilização de técnicas de fertilização assistida. Contudo, é essencial ressaltar que o principal fator de risco para essa condição é ter vivenciado uma gestação ectópica anteriormente, com uma taxa de recorrência de aproximadamente 15%. No caso de mulheres que tiveram dois ou mais episódios, essa taxa de recorrência aumenta para 25%.[4]

QUADRO CLÍNICO

O quadro clínico pode ser dividido em dois momentos: gravidez ectópica íntegra, sem comprometimento de estruturas, e gravidez tubária rota com abdome agudo hemorrágico.

Na gravidez ectópica íntegra, o quadro pode se apresentar com poucos e inespecíficos sintomas ou de maneira assintomática. Os mais comuns são: dor abdominal, atraso menstrual e sangramento vaginal. Desconfortos de início da gravidez podem estar presentes, como náuseas, enrijecimento dos seios e aumento da frequência urinária.

O sangramento vaginal pode se apresentar de maneiras variadas, desde uma pequena mancha marrom até sangramento vaginal, pode ser um episódio isolado ou vários episódios, intermitente ou contínuo. Esse sangramento pode ser confundido com menstruação normal e pode atrasar a procura de atendimento médico. No exame físico não são observadas alterações relevantes. A paciente está corada, normotensa, o abdome é inocente e no toque pode haver dor a palpação dos anexos.

Na ruptura tubária, quando ocorre o comprometimento das estruturas, a paciente evolui com hemorragia dentro da cavidade abdominal, configurando um quadro de abdome agudo hemorrágico. O principal sintoma dessa fase é dor abdominal intensa e lancinante, em caráter de cólicas e generalizada. Com a dor, a paciente também pode apresentar náuseas e vômitos. Além da dor, a depender do volume do sangramento abdominal, a paciente pode apresentar sinais de instabilidade hemodinâmica por hipovolemia, com taquicardia, hipotensão, palidez e rebaixamento do nível de consciência.

No exame físico abdominal, os principais achados são descompressão brusca dolorosa, decorrente de irritação peritoneal causada pelo sangue, diminuição ou parada dos ruídos hidroaéreos, equimose periumbilical (sinal de Cullen) e dor subescapular referida causada por irritação do nervo frênico pelo sangue que escorre pela goteira parietocólica (sinal de Laffont).

No exame físico ginecológico, pode-se encontrar útero aumentado e amolecido, abaulamento e dor intensa à palpação do fundo de saco de Douglas (sinal de Proust) e tumoração palpável em anexos (apenas em alguns casos).[1]

DIAGNÓSTICO

O diagnóstico da gravidez ectópica deve ser preferencialmente feito de forma precoce, antes do rompimento e comprometimento das estruturas, a fim de evitar complicações graves, como abdome agudo hemorrágico.

Para pacientes com suspeita de gravidez ectópica, é importante avaliar se a gestação ectópica está íntegra ou rota por meio do exame clínico. Se houver sinais de instabilidade hemodinâmica e irritação peritoneal, estamos diante de uma urgência médica, uma provável ectópica rota. Nesses casos, o diagnóstico e o tratamento devem ser realizados de forma invasiva, por meio de laparotomia exploradora em caráter de urgência.

Em pacientes hemodinamicamente estáveis, o diagnóstico pode ser realizado de forma não invasiva, utilizando a ultrassonografia transvaginal (USTV) e a dosagem da fração beta da gonadotrofina coriônica (beta-hCG) sérica.[5]

O beta-hCG qualitativo é utilizado como exame de triagem, sendo que o resultado negativo descarta a hipótese de uma gestação ectópica ou uterina. Caso o resultado seja positivo, confirma-se a presença de uma gestação e o valor do beta-hCG está diretamente correlacionado com o prognóstico e a conduta.

O USTV é utilizado, primeiramente, para avaliar se é uma gestação tópica por meio da visualização do saco gestacional ou restos ovulares no interior da cavidade uterina. A identificação do saco gestacional pode ser feita a partir de cinco semanas de atraso menstrual.[6] Posteriormente, são avaliados os ovários em busca do corpo lúteo e outros locais para a possível implantação e presença de massas anexiais. Caso seja visualizada uma massa paraovariana, ela deve ser caracterizada conforme o seu tamanho e aspecto (hematossalpinge, anel tubário e se há ou não evidência de embrião vivo). A presença de líquido livre na cavidade peritoneal é um achado comum no exame.

Se o beta-hCG for positivo e o USTV não visualizar uma massa anexial ou saco gestacional na cavidade uterina, considera-se uma gravidez de localização desconhecida, sendo necessário realizar a dosagem quantitativa do beta-hCG. O valor discriminatório do beta-hCG para se visibilizar a gestação intrauterina na USTV é de 2.000 mUI/mL. Para gestações gemelares, o valor de corte para o beta-hCG aumenta para 3.500 mUI/mL.[7] Se o saco gestacional com níveis de beta-hCG superiores ao valor discriminatório não for visualizado, há alta probabilidade de uma gravidez ectópica ou uma gestação anormal.[8]

Se a dosagem do beta-hCG for inferior ao valor discriminatório e não for visualizada nenhuma gestação ectópica ou uterina, é necessário realizar a dosagem seriada do beta-hCG. Nas gestações ectópicas viáveis, espera-se um aumento de 50% no beta-hCG a cada 48 horas. Quando os valores do beta-hCG ultrapassarem o valor discriminatório, um novo USTV deve ser realizado para confirmar a presença ou ausência de uma gestação intrauterina. A ausência de saco gestacional intrauterino associado a um beta-hCG alto, com curva de evolução anormal ou em declínio, sugere uma gravidez inviável.[9]

DIAGNÓSTICOS DIFERENCIAIS

A gestação ectópica está agrupada, de maneira didática, entre os diagnósticos diferenciais dos sangramentos presentes no 1º trimestre da gestação, ou seja, aqueles que ocorrem até a 20ª semana. Nesse grupo de patologias, temos como principais representantes, o abortamento (ameaça, em andamento, completo e incompleto) e a doença trofoblástica gestacional.

CONDUTA

Dentre as possíveis opções de tratamento para a gestação ectópica, temos os métodos clínicos e os cirúrgicos. O tratamento clínico vem sendo cada vez mais utilizado nos últimos anos, podendo ser realizado pela conduta expectante ou pelo tratamento farmacológico com metotrexato (MTX). Cada uma das opções de tratamento conta com diferentes critérios de inclusão de pacientes e diferentes vantagens e desvantagens.

Tratamento cirúrgico

O tratamento cirúrgico é a conduta-padrão nos casos de gravidez ectópica. Como já discutido anteriormente, em casos de ectópica rota com abdome agudo hemorrágico e instabilidade hemodinâmica, a única opção terapêutica válida é a laparotomia exploradora em caráter de urgência. Nos casos de ectópica íntegra, a conduta cirúrgica deve ocorrer preferencialmente pela via laparoscópica, em virtude das inúmeras vantagens, como melhores resultados estéticos, menor perda sanguínea, menor incidência de infecção, menos tempo de internação, menor desconforto pós-operatórios, menos custos e recuperação mais rápida com retorno precoce às atividades.[10]

Os tipos de cirurgia que podem ser empregadas são a salpingectomia total (tipo Fritsch) e a salpingostomia. Na cirurgia radical (salpingectomia), realiza-se a exérese total da tuba acometida. Na técnica conservadora (salpingostomia), realiza-se incisão na tuba na porção mais dilatada e remoção do tecido trofoblástico preservando a tuba. A cirurgia radical está indicada em pacientes com prole constituída, lesão tubária irreparável, nas tentativas de salpingostomia com sangramento persistente, recidiva da gravidez ectópica na mesma tuba e em títulos elevados de beta-hCG. Valores acima de 5.000 mUI/mL estão associados à invasão do trofoblasto na serosa da tuba e, consequentemente, maior possibilidade de ruptura tubária e obstrução tubária, comprometendo sua funcionalidade.[10]

A técnica conservadora, apesar de preservar o futuro reprodutivo da mulher, apresenta como principal risco a persistência do tecido trofoblástico (acometendo cerca de 3 a 20%).[8,11] Por isso, é importante acompanhar a queda dos títulos do beta-hCG no pós-operatório; títulos em ascensão requerem tratamento com dose única de MTX intramuscular (50 mg/m^2).[12,13]

Conduta expectante

A conduta expectante foi desenvolvida a partir de estudos que observaram que alguns casos de gestação ectópica evoluem espontaneamente para abortamento e reabsorção, sem que haja sangramento relevante ou rompimento de estruturas, seu índice de sucesso varia de 48 a 100%.[14] Essa conduta na gravidez ectópica ainda não está bem estabelecida como com o tratamento com MTX. Estudo duplo-cego de 2015 sobre o tema, comparando o tratamento com MTX com o placebo, demonstrou que não houve diferença estatisticamente significantiva entre os dois métodos, com relação ao sucesso do tratamento e o tempo necessário para a queda dos títulos do beta-hCG.[14]

Os critérios preditores de sucesso para a conduta expectante são: valores iniciais baixos de beta-hCG (2.000 mUI/mL), ausência de saco gestacional avaliado pelo USTV e período prolongado desde a data da última menstruação. O principal critério de seleção para a conduta expectante é o declínio dos títulos de beta-hCG em 48 horas, esse fator reflete a involução da gestação e é o principal fator preditivo de sucesso da conduta. O tempo necessário para a regressão dos títulos de beta-hCG para valores antes da gestação é ao redor de três semanas.[15]

Pacientes com títulos baixos e declínio em 48 horas do beta-hCG apresentam maior segurança para serem submetidos a conduta expectante, sem a necessidade de expor a paciente ao uso de um quimioterápico.

Tratamento com metotrexato

O MTX é um antagonista do ácido fólico que inativa a síntese do DNA celular, agindo nas células trofoblásticas de divisão rápida e impedindo sua multiplicação. Com esse tratamento, existe o risco da persistência do tecido trofoblástico, por esse motivo, é obrigatório o monitoramento rigoroso e seriado dos níveis séricos de beta-hCG.[16]

Os principais critérios para a indicação do MTX são: estabilidade hemodinâmica, diâmetro da massa anexial < 3,5 cm, beta-hCG inicial ≤ 5.000 mUI/mL, ausência de dor abdominal, desejo de gravidez futura e termo de consentimento assinado. As contraindicações são: gravidez intrauterina, imunodeficiência, anemia, leucopenia (leucócitos < 2.000 células/mm^3) ou trombocitopenia (plaquetas < 100.000 mm^3), sensibilidade prévia ao MTX, na vigência de doença pulmonar, relevante disfunção hepática e renal, amamentação, imagem de gravidez ectópica com embrião apresentando batimentos cardíacos, declínio dos títulos da beta-hCG no intervalo de 24/48 horas antes do tratamento, recusa em receber transfusão sanguínea e impossibilidade de dar continuidade ao acompanhamento. Antes de iniciar o tratamento, devem ser realizados os seguintes exames de rotina: hemograma completo, enzimas hepáticas (TGO e TGP), creatinina e tipagem sanguínea ABO-Rh.[17]

Existem dois esquemas para a administração do MTX: dose única e múltiplas doses. No esquema de dose única, é administrado o MTX na dose de 50 mg/m^2 via intramuscular (IM). O acompanhamento é feito por meio de dosagens de beta-hCG no 4 e 7º dia após o uso da droga. Pacientes com redução dos títulos de beta-hCG acima de 15% entre o 4 e o 7º dia apresentam bom prognóstico e devem ser acompanhadas com dosagens semanais de beta-hCG até que os níveis pré-gravídicos sejam atingidos. Se a redução for menor que 15% no 7º dia, é administrada uma nova dose de MTX, seguindo a mesma abordagem. Caso não ocorra queda nos títulos, a cirurgia é indicada.[18]

O protocolo de múltiplas doses envolve a aplicação intramuscular de MTX na dose de 1 mg/kg nos dias 1, 3, 5 e 7, alternando com leucovorina (ácido folínico) na dose de 0,1 mg/kg nos dias 2, 4, 6 e 8. O acompanhamento é feito com dosagem de beta-hCG no dia da aplicação inicial do MTX e antes de cada dose subsequente. O ácido folínico é antagonista do MTX, sendo utilizado nessa terapia combinada para reduzir os efeitos colaterais causados pelas doses mais elevadas do quimioterápico.[16] Se os títulos caírem mais de 15% nesse intervalo, uma nova dose de MTX não é necessária. Nesse protocolo, não são administradas mais que quatro doses de MTX. Caso os títulos de beta-hCG estejam 40% acima do valor inicial (dia 0) no 14º dia, outro ciclo de quatro doses é iniciado. Cerca de metade das pacientes não precisarão do tratamento completo de quatro doses do MTX.[18]

O acompanhamento nos dois protocolos (dose única e múltiplas doses), quando os títulos estão em declínio, é realizado com dosagens semanais de beta-hCG até que os títulos fiquem negativos. Geralmente, os títulos se tornam negativos em 4 a 6 semanas, mas casos com títulos iniciais elevados podem levar de 6 a 8 semanas para regredir.

A taxa de sucesso do MTX varia de 75 a 96% na literatura, independentemente do modo de administração. Estudos prospectivos e randomizados não encontraram diferenças estatisticamente significantes entre grupos que receberam MTX em dose única ou múltiplas doses. O protocolo de dose única é mais comumente utilizado, por ser mais simples, requer menos dias de internação e apresenta menos efeitos colaterais. É a primeira opção nos casos de gravidez tubária com títulos de beta-hCG inferiores a 5.000 mUI/mL. No entanto, nos casos de localização atípica da gravidez ectópica, como a gestação intersticial, cervical ou a da cicatriz de cesárea, que geralmente cursam com títulos elevados de beta-hCG (acima de 5.000 mUI/mL), o protocolo de múltiplas doses é recomendado por causa da maior morbimortalidade da doença e das intervenções cirúrgicas.[18]

Recomenda-se evitar durante o tratamento: relações sexuais até os títulos de beta-hCG ficarem negativos; exposição solar para diminuir o risco de dermatites pelo MTX; bebidas alcoólicas; aspirina; comidas e vitaminas que contenham ácido fólico. Deve-se também evitar nova concepção até o desaparecimento da gravidez ectópica na USTV e por período de três meses após a utilização do MTX, pelo risco de teratogenicidade. Os efeitos adversos mais observados do tratamento com MTX são: distensão abdominal, aumento de beta-hCG entre o 1 e o 4º dia após o MTX, sangramento genital e dor abdominal. Os efeitos colaterais mais relatados são: irritação gástrica, náusea, vômitos, estomatites, tontura, neutropenia, alopecia reversível e pneumonite. Em relação à profilaxia anti-D na gravidez ectópica, a recomendação é de realizar a profilaxia com imunoglobulina anti-D em todas as pacientes que sejam Rh negativo.[16-17]

Existem inúmeros preditores de falha da terapia medicamentosa, dentre eles: atividade cardíaca embrionária, tamanho da massa maior que 4 cm, concentração inicial de beta-hCG maior que 5.000 mUI/mL, presença de sangue na cavidade peritoneal, taxa de aumento de beta-hCG acima de 50% nas 48 horas que antecedem o uso do MTX e aumento rápido e contínuo de beta-hCG durante o uso do MTX. Dentre eles, o parâmetro mais importante é o beta-hCG. As taxas de sucesso caem significativamente conforme aumenta a titulação inicial de beta-hCG. Alguns estudos comprovam também a relação da espessura endometrial visualizada no USTV com o sucesso do tratamento com MTX. Isso ocorre porque a espessura endometrial reflete os níveis hormonais e que, quanto maior for o valor de beta-hCG, mais espesso será o endométrio e, portanto, pior o prognóstico com o tratamento com MTX.[19]

Em geral, o MTX é seguro e efetivo no tratamento da gravidez ectópica íntegra. O principal efeito adverso relacionado com seu uso é a dor abdominal, que aparece entre o 3 e o 7º dias após a aplicação. Quando a dor é intensa e persistente, deve-se levantar a hipótese de ruptura tubária e realizar um exame clínico detalhado com exames laboratoriais e USTV. Sinais de falha do tratamento ou suspeita de ruptura tubária são situações que indicam o abandono do tratamento clínico. Entre eles, destacamos: instabilidade hemodinâmica, aumento da dor abdominal e elevação dos títulos da beta-hCG após o tratamento com MTX.[20]

O MTX pode ser ministrado localmente em uma dose de 1 mg/kg, em um procedimento realizado sob sedação e guiado por USTV. Essa técnica, comparada ao tratamento sistêmico, apresenta desvantagens, pois o tratamento sistêmico é mais prático, fácil de ser realizado, menos dependente das habilidades do especialista e totalmente não invasivo. A principal indicação para o tratamento local é a presença de embrião vivo e nos casos de localização atípica da gravidez ectópica.[21]

LOCALIZAÇÃO ATÍPICA

As gestações ectópicas não tubárias representam menos de 10% de todos os casos, apesar de serem mais raras, representam maior risco para a mulher e estão associadas à elevada mortalidade.[22] A conduta usual é a cirurgia, contudo, ante a alta morbidade relacionada aos procedimentos cirúrgicos, o tratamento clínico com MTX com múltiplas doses passou a ser uma alternativa terapêutica relevante. Os principais locais atípicos de implantação são: intersticial, cervical, cicatriz de cesárea, ovariana e abdominal.

Gestação ectópica intersticial

A gestação ectópica intersticial é aquela em que a implantação e desenvolvimento do embrião ocorre no segmento tubário que penetra a parede uterina. Ocorre em aproximadamente 4,7% dos casos de ectópicas e tem mortalidade de cerca de 2,2%. As opções terapêuticas nesse caso incluem: MTX sistêmico em múltiplas doses no caso de ausência de batimento cardíaco fetal, tratamento local com cloreto de potássio e MTX em caso de presença de batimentos cardíacos fetais (BCF) e a cirurgia, com ressecção da ectópica ou histerectomia, em casos de emergência.[23]

Gestação ectópica cervical

Na gestação ectópica cervical, a implantação do embrião ocorre dentro do canal endocervical. Representa cerca de 0,4% de todas as gestações ectópicas e é acompanhada de elevada mortalidade por causa da elevada vascularização do colo e da presença de poucas fibras musculares, levando à hemorragia intensa. A etiologia ainda não está bem estabelecida, mas se acredita que alguns fatores predisponentes sejam: antecedentes de cirurgia no útero e colo do útero como curetagens e cesáreas prévias, síndrome de Asherman e fertilização *in vitro*. No exame físico, o colo pode estar aumentado e congesto, com tumoração dolorosa (colo em tonel).[22]

Gestação ectópica em cicatriz de cesariana prévia

A gestação ectópica em cicatriz de cesariana prévia (GECC) localiza-se na região do istmo, total ou parcialmente fora da cavidade uterina, envolta em tecido miometrial e fibrótico, com taxa de incidência entre 1:1800 a 1:2216. Representa 6,1% de todas as ectópicas em mulheres com cesariana prévia. Ela ocorre em decorrência da invasão do blastocisto no miométrio por meio de uma comunicação mínima entre a cicatriz de cesárea anterior e a cavidade endometrial. Seu comportamento tende a ser mais agressivo, pelo risco de ruptura uterina. Os fatores de risco incluem o número de cesarianas anteriores, curto intervalo de tempo entre a cesariana e a gravidez atual e útero retrovertido.[1] A GECC apresenta sintomatologia genérica, sem achados clínicos patognomônicos. A suspeita e a confirmação diagnósticas dependem de exames complementares. Beta-hCG associada à USTV de 1º trimestre compõem a metodologia mais comumente utilizada. O valor de beta-hCG é compatível com gestação associado aos seguintes achados ultrassonográficos: útero vazio com canal cervical normal, saco gestacional (SG) implantado na parede anterior uterina, em região ístmica, envolto por miométrio e fibrose cicatricial, com miométrio fino ou ausente entre SG e bexiga, foram os primeiros dados preconizados para o diagnóstico da GECC. Não existe até o momento consenso para conduta diante de um caso de GECC. A conduta expectante é uma alternativa, porém, é raro que evolua sem complicações, visto o risco de ruptura uterina, acretismo placentário e/ou hemorragia. Tratamentos mais intervencionistas e mutiladores, como a histerectomia, já foram priorizados diante das possíveis graves consequências da doença. Atualmente, a cirurgia radical ainda permanece como opção, porém métodos conservadores, ou seja, menos invasivos e que tendem a preservar a fertilidade da mulher vêm sendo preconizados. A escolha pelo método terapêutico deve ser individualizada e é comum haver associação entre as opções disponíveis. Quanto antes o tratamento for instituído, melhor imagina-se ser o prognóstico.[24]

O tratamento conservador divide-se em dois grupos gerais: medicamentoso e cirúrgico. Como possibilidade de adjuvância, a embolização de artéria uterina pode ser associada, principalmente em casos de implantação trofoblástica miometrial profunda, reduzindo sangramento. O MTX é a principal droga de escolha para o tratamento medicamentoso. Descrito pela primeira vez em 1949 como quimioterápico, atua competindo com o ácido fólico, inibindo a divisão celular. Na década de 1980, foi administrado com sucesso no tratamento de gastroenterite (GE) e ganhou popularidade em obstetrícia a partir dos anos 1980-1990, graças ao maior acesso e melhor qualidade dos exames ultrassonográficos e diagnóstico precoce dessa doença. É indicado em pacientes hemodinamicamente estáveis e a forma de aplicação depende principalmente da atividade cardíaca embrionária. Caso o embrião esteja vivo, é preferido o uso local; se vitalidade ausente, a escolha fica pela via sistêmica. Pode, ainda, haver associação das vias de administração, em única ou múltiplas doses. É o método preferido quando o SG está implantado no recesso vesicouterino, em íntimo contato com a bexiga, por evitar uma provável intervenção cirúrgica extensa.[24]

Tratamento medicamentoso

O tratamento medicamentoso da GECC depende de seguimento rigoroso. Após a administração do MTX, acompanha-se habitualmente a queda dos níveis de beta-hCG por meio de dosagem semanal, bem como a reabsorção da massa gestacional por USTV periódica. Em virtude do maior tempo médio para conclusão do quadro com uso de MTX, quando há urgência para a resolução da doença, a conduta cirúrgica conservadora é defendida. Com excisão da massa na GECC exogênica (tipo II), é possível, ainda, a coleta de tecido para avaliação histopatológica, identificação e sutura do local de implantação da GECC, com redução da taxa de recorrência. Ambas as abordagens, laparotômica ou laparoscópica, são eficazes, com vantagem da laparoscópica, em virtude do menor sangramento, tempo de internação reduzido e recuperação pós-operatória mais rápida. Entretanto, os riscos inerentes do procedimento cirúrgico permanecem. Ou seja, sangramento com necessidade de histerectomia, desenvolvimento de aderências intra-abdominais, espectro de placenta acreta em gestação futura são complicações possíveis e que impactam drasticamente no sucesso reprodutivo subsequente.[25]

A via histeroscópica pode ser aplicada em GECC endogênica (tipo I), porém com maiores taxas de sangramento intra e pós-operatório, demora para resolução do quadro e necessidade de novo tratamento. A dilatação cervical com curetagem uterina evacuadora tem sido evitada pelo risco de perfuração uterina, lesão de órgãos adjacentes e hemorragia. Por outro lado, há a possiblidade de manejo com aspiração manual intrauterina (Amiu) em adjuvância ao MTX sistêmico e à embolização de artéria uterina, terapêutica com ótimos resultados, porém ainda em estudo.[25]

A GECC, apesar de rara, teve aumento substancial de incidência nos últimos anos. É complicação tardia do parto cesariano por patogenia ainda não totalmente elucidada. Tem, ainda, como fator de risco, qualquer cicatriz miometrial decorrente de outras cirurgias uterinas e fertilização assistida. O acréscimo na realização de tais procedimentos, associado à evolução dos métodos diagnósticos, contribui para o aumento contínuo da frequência.[26]

Gestação abdominal

Outras localizações atípicas incluem a gravidez ovariana e abdominal. Na gestação abdominal (cerca de 1,5% dos casos), a implantação do embrião ocorre de maneira livre na cavidade peritoneal. Na maior parte dos casos, como não existem condições adequadas para o desenvolvimento do concepto, eles involuem espontaneamente. Quando a gestação evolui, a placenta pode se implantar em qualquer órgão da cavidade abdominal, gerando sintomas digestivos, dor abdominal e suboclusão. No exame físico abdominal, é possível notar a superficialidade do feto por meio da sua palpação e da ausculta do BCF. A conduta será expectante, caso o feto esteja vivo, até a 36ª semana, após esse período, ou em caso de fetos mortos, a conduta é a laparotomia.[1]

Gestação heterotópica

A gestação heterotópica ocorre quando existe uma gestação intrauterina concomitante a uma extrauterina. A incidência é de 1/30.000 em gestações espontâneas, e 1% dos casos de ectópica com as técnicas de reprodução assistida. Infelizmente, metade dos casos é diagnosticada após a ruptura tubária. A conduta mais utilizada é a cirurgia; caso o diagnóstico seja feito com a tuba íntegra, a laparoscopia é a via preferencial. O tratamento clínico com MTX está contraindicado.[1]

PROGNÓSTICO: FUTURO REPRODUTIVO

O futuro reprodutivo das mulheres pós-gestação ectópica pode ser avaliado, de forma indireta, pela histerossalpingografia ou, direta, pelas futuras gestações. Os estudos mais recentes sobre o tema concluíram que as condutas conservadoras contribuem para um melhor porvir obstétrico,[27] quando bem indicadas. Como já explicado anteriormente, casos com valores de beta-hCG superiores a 5.000 mUI/mL estão associados a maior invasão do trofoblasto na camada serosa e, consequentemente, maior obstrução tubária. Por isso, em casos com valores altos de beta-hCG o tratamento clínico com MTX e a salpingostomia não são recomendados, sendo preferível a salpingectomia. Com relação aos tratamentos clínicos, a permeabilidade tubária, após o tratamento com MTX, é de 84% e, após a conduta expectante, de 78%.[28]

É recomendável que após o tratamento da gestação ectópica seja realizada a histerossalpingografia, um exame contrastado para avaliar a permeabilidade das tubas e a cavidade uterina. Nas condutas conservadoras, recomenda-se realizar a histerossalpingografia após dois meses da salpingostomia e após três a seis meses do tratamento com MTX ou conduta expectante. Caso no exame sejam observadas tubas obstruídas, está indicada fertilização *in vitro*. Por outro lado, na presença de tubas pérvias, cada caso é avaliado individualmente. Em pacientes jovens, sem história prévia de infertilidade, podemos aguardar a gestação espontânea e para pacientes com mais de 35 anos e história de infertilidade, está indicada a reprodução assistida.[29]

COMENTÁRIOS SOBRE O CASO CLÍNICO

No caso apresentado, temos uma mulher jovem, com fatores de risco (uso irregular de preservativos e uso de contracepção de emergência), que apresenta a tríade clássica de sintomas de gestação ectópica: dor abdominal, atraso menstrual e sangramento vaginal. Muitas mulheres confundem o sangramento vaginal com a menstruação, o que pode atrasar o diagnóstico.

Ao evoluir com ruptura tubária decorrente da gestação ectópica não diagnosticada precocemente, apresentando um quadro de abdome agudo hemorrágico e instabilidade hemodinâmica, a conduta mais adequada, nesse contexto, seria encaminhar a paciente para o centro cirúrgico e realizar a laparotomia exploradora urgente.

PERSPECTIVAS FUTURAS

Com o advento de novos métodos diagnósticos não invasivos, o diagnóstico da gestação ectópica tem sido realizado, na maior parte dos casos, de forma mais precoce. Esse fato muda a apresentação clínica da doença, de uma situação com risco de vida e necessidade de cirurgia de urgência para o diagnóstico em fases mais precoces, muitas vezes assintomáticas.

Com isso, existe a tendência do desenvolvimento de condutas clínicas, como o MTX e até expectantes. Além disso, nas intervenções cirúrgicas, destacam-se os métodos minimamente invasivos como a salpingectomia ou a salpingostomia por via laparoscópica.

DEFINIÇÕES IMPORTANTES DO CAPÍTULO

- O quadro clínico pode variar desde assintomático (gestação ectópica íntegra) até dor intensa e irritação peritoneal (gestação ectópica rota).
- O diagnóstico em pacientes estáveis pode ser realizado por meio de ultrassonografia transvaginal e dosagem de beta-hCG.
- Tratamento cirúrgico: salpingectomia total ou salpingostomia.
- Tratamento clínico: expectante e/ou metotrexato.

QUESTÕES

1. (FMABC-SP 2021 R1) Paciente G2A1 (ectópica anterior, com realização de metotrexate), comparece em consulta no pronto atendimento, com queixa de sangramento há 4 dias, sem outros sintomas. Realizou dosagem de beta-hCG há 2 dias = 1.200 mUI/mL, com ultrassonografia sem evidência de gestação. Repetiu exames após 48 horas: beta-hCG = 1.600 mUI/mL e ultrassonografia com imagem paraovariana à direita, heterogênea, com fluxo ao estudo Doppler. Cavidade endometrial vazia. Sem líquido livre em pelve. Qual a conduta apropriada para o caso?

A. Videolaparoscopia.
B. Laparotomia exploradora.
C. Novo beta-hCG em 48h.
D. Ressonância magnética de pelve.

Resposta correta: alternativa A.
Justificativa: estamos diante de uma paciente com o diagnóstico de gravidez ectópica (beta-hCG positivo, sangramento e USG paraovariana) e o examinador quer saber qual a conduta mais adequada.

A. Correta: a videolaparoscopia permite realizar o diagnóstico definitivo e o tratamento precoce da gestação ectópica, de maneira minimamente invasiva.
B. Incorreta: a laparotomia exploradora estaria indicada se a paciente estivesse com sinais de ectópica rota com instabilidade hemodinâmica, o que não é evidenciado no caso.
C. Incorreta: a paciente já realizou uma nova coleta de beta-hCG após 48 h e o seu valor aumentou, descartando a possibilidade de conduta expectante com beta-hCG seriado.
D. Incorreta: a ressonância da pelve não seria necessária nesse caso, a USG já nos mostra a presença de uma massa paraovariana.

2. (USP-SP 2022 R1) Mulher de 28 anos de idade, chega ao pronto-socorro com queixa de dor de forte intensidade em hipogástrio acompanhada de sangramento vaginal de pequena quantidade. Na anamnese relata um abortamento espontâneo há 18 meses. Relata data da última menstruação em 08/10/2021. Informa ser diabética tipo I há 15 anos. Ao exame clínico: descorada ++/4, PA 90 × 51 mmHg, FC 110 bpm, FR 23 rpm. Dor à palpação profunda com sinal de descompressão brusca presente em fossa ilíaca direita. No toque vaginal, o colo do útero é posterior, levemente amolecido, impérvio e com dor à mobilização. Foram recebidos os seguintes resultados de exames: Hb 9,1g/dL, Ht 28,2%, leucocitos 12.83 mil/mm^3, plaquetas 175 mil/mm^3 e beta-hCG 1.820 mUI/mL. A imagem da ultrassonografia é apresentada.

Com base no quadro clínico e ultrassonográfico, qual é o diagnóstico?

A. Abortamento tubário.
B. Gravidez de sítio desconhecido.
C. Gravidez ectópica.
D. Gravidez incipiente.

Resposta correta: alternativa C.
Justificativa: temos uma paciente com a tríade de atraso menstrual, dor abdominal e sangramento vaginal. Ao exame físico, apresenta sinais de instabilidade hemodinâmica (taquicardia, hipotensão, descorada) e descompressão brusca positiva em fossa ilíaca direita, remetendo-nos a um quadro de gestação ectópica rota. Além disso, apresenta beta-hCG positivo e USG com imagem sugestiva de massa anexial.

A. Incorreta: o aborto tubário é um processo de involução espontânea da gestação ectópica, com queda dos títulos de beta-hCG.
B. Incorreta: a imagem de USG mostra um sítio conhecido de gestação. O diagnóstico de gravidez de sítio desconhecido se dá quando temos beta-hCG positivo sem imagem sugestiva de gestação.
C. Correta.
D. Incorreta: em uma gravidez incipiente, não teríamos um quadro de abdome agudo hemorrágico, com sinais de instabilidade hemodinâmica.

3. (Einstein-SP 2023 R1) Mulher, 26 anos de idade, profissional do sexo, dá entrada em pronto-socorro com dor tipo cólica suprapúbica de moderada intensidade e sangramento genital discreto. DUM: há 6 semanas. Uso irregular de preservativo. 2G1P normal 1A provocado. Refere IST prévias com tratamentos adequados. Faz uso de PREP devido a exposição de risco. Exame físico: bom estado geral, hidratada, FR: 20 irpm, FC: 98 bpm, PA: 90 × 50 mmHg. Abdome doloroso à palpação, sinal de Laffont positivo. Exame especular: pequena quantidade de sangramento acastanhado coletado em fundo vaginal. Toque vaginal: colo grosso, posterior, impérvio, amolecido, doloroso. O diagnóstico mais provável, dentre as opções abaixo, é:

A. Sangramento por implantação.
B. Ameaça de aborto.
C. Abortamento em curso.
D. Prenhez ectópica rota.

Resposta correta: alternativa D.
Justificativa: paciente com a tríade de atraso menstrual, dor abdominal e sangramento vaginal, nos faz levantar a hipótese de uma gestação ectópica. Ao exame físico, apresenta-se tendendo a taquicardia e hipotensa, com sangramento e dor em fundo vaginal, com sinal de Laffont (dor referida em ombro). Todos esses sinais sugerem sangramento dentro da cavidade abdominal e abdome agudo hemorrágico proveniente de uma gestação ectópica rota. Além disso, a paciente apresenta fatores de risco, como as IST prévias e o uso irregular de preservativos.

A. Incorreta: o sangramento por implantação pode ocorrer no início da gestação pela nidação do embrião no endométrio, é um sangramento em pequena quantidade, autolimitado e que não cursa com dor abdominal e nem instabilidade hemodinâmica.
B. Incorreta: na ameaça de abortamento, a paciente não teria sangramento dentro da cavidade abdominal, ou seja, não teria um quadro de abdome agudo hemorrágico.
C. Incorreta: no abortamento em curso, o colo uterino da paciente teria que estar aberto, dilatado para a eliminação do concepto.
D. Correta.

4. (SCMSP-SP 2022 R1) Uma mulher com atraso menstrual de oito semanas deu entrada no pronto-socorro, com dor abdominal de forte intensidade há duas horas. Ao exame, dor à palpação profunda em fossa ilíaca direita, com descompressão brusca positiva. Sua frequência cardíaca era de 132 bpm e sua pressão arterial era de 80 × 40 mmHg, com pulso filiforme. O beta-hCG na urina era positivo. A ultrassonografia endovaginal mostrou cavidade uterina com eco endometrial de 14 mm, massa anexial heterogênea de 5,4 cm e grande quantidade de líquido livre na cavidade abdominal. Com base nesse caso hipotético, assinale a alternativa que apresenta a conduta adequada.

A. Curetagem uterina.
B. Laparoscopia.
C. Laparotomia exploradora.
D. Tratamento clínico com metotrexato intramuscular.
E. Tratamento clínico com metotrexato diretamente em massa anexial.

Resposta correta: alternativa C.
Justificativa: aqui estamos diante de um caso de gravidez ectópica rota com abdome agudo hemorrágico. A paciente apresenta atraso menstrual e dor abdominal intensa com descompressão brusca positiva. Além disso, possui um beta-hCG positivo e USG mostrando massa anexial e líquido livre na cavidade, não há dúvidas quanto ao diagnóstico. A conduta, diante de uma paciente com instabilidade hemodinâmica (taquicardia, hipotensão e pulsos finos) é a laparotomia exploradora.

5. (Unicamp-SP 2019 R1) Mulher, 20a, G1P0A0C0, idade gestacional 8 semanas e 3 dias, comparece ao pronto atendimento com queixa de sangramento vaginal em pequena quantidade e dor em fossa ilíaca esquerda há 1 dia. Traz beta-hCG sérico de 1.800 mUI/mL coletado há dois dias. Exame físico: abdome pouco doloroso à palpação com descompressão brusca dolorosa negativa. Toque vaginal: útero discretamente aumentado de volume e anexo esquerdo palpável e doloroso. Ultrassonografia transvaginal: saco gestacional de 3 cm em anexo à esquerda, sem visualização de batimentos cardiofetais, sem líquido livre na cavidade. Beta-hCG sérico, colhido hoje, é de 4.000 mUI/mL. A conduta é:

A. Expectante com retorno em 24 horas para ultrassonografia.
B. Expectante com retorno em 72 horas para beta-hCG.
C. Prescrever metotrexato e colher beta-hCG em 72 horas.
D. Cirúrgica de salpingectomia à esquerda.

Resposta correta: alternativa C.
Justificativa: a paciente apresentou aumento do valor de beta-hCG em 48 horas, de 1.800 para 4.000 mUI/mL, esse aumento já descarta a possibilidade de realizar a conduta expectante, portanto descartamos as alternativas A e B. A paciente possui critérios que permitem o tratamento clínico com MTX, beta-hCG menor que 5.000 mUI/mL, ausência de batimentos cardíacos fetais e massa anexial menor que 3,5 cm. Sempre que possível, é preferível que seja realizada a conduta menos invasiva, nesse caso, o tratamento com MTX seria a melhor opção.

6. (SES-RJ 2022 R1) Com o diagnóstico precoce da gestação ectópica, a utilização do tratamento medicamentoso com metotrexato é uma opção cada vez mais empregada na condução desses casos. Entre os indicadores de sucesso dessa terapia, aquele que isoladamente se apresenta como o melhor é o(a):

A. Nível inicial de beta-hCG.
B. Tamanho da massa anexial.
C. Ausência de líquido livre na pelve.
D. Ausência de atividade cardíaca embrionária.

Resposta correta: alternativa A.
Justificativa: o nível inicial e os resultados seriados dos níveis de beta-hCG são os melhores indicadores para o sucesso da terapia com MTX. O tamanho da massa anexial (B) e a (D) ausência de BCF são pré-requisitos para a utilização do MTX, mas não são indicadores do sucesso da terapia.

7. (HPM-MG 2021 R1) Mulher na menacme chega ao pronto-atendimento com

queixa de dor pélvica, sangramento genital e atraso menstrual. Foi submetida a exames de beta-hCG e ultrassonografia transvaginal, que levantaram a hipótese de gravidez ectópica.

Assinale a alternativa que CONFIRMA essa hipótese diagnóstica:

A. Diminuição do beta-hCG quantitativo em 48 h e cavidade uterina vazia.
B. Beta-hCG maior que 1.000 mUI/mL e líquido livre na pelve.
C. Beta-hCG quantitativo maior ou igual a 2.000 mUI/mL e cavidade uterina vazia.
D. Aumento do beta-hCG quantitativo maior que 50% em 24 h e cisto ovariano maior que 10 mL.

Resposta correta: alternativa C.
Justificativa: com beta-hCG de aproximadamente 2.000 mUI/mL é esperado visualizar uma gestação dentro da cavidade uterina. No entanto, diante de um beta-hCG com esse valor e uma cavidade uterina vazia, confirma-se a hipótese diagnóstica de gestação ectópica.

REFERÊNCIAS

1. Fernandes CE, Sá MFS. Tratado de obstetrícia Febrasgo. Rio de Janeiro: Elsevier; 2019.
2. Bouyer J, Coste J, Fernandez H, Pouly JL, Job-Spira N. Sites of ectopic pregnancy: a 10 year population-based study of 1800 cases. Hum Reprod. 2002; 17(12):3224.
3. Barnhart KT, Guo W, Cary MS, Morse CB, Chung K, Takacs P, et al. Differences in serum human chorionic gonadotropin rise in early pregnancy by race and value at presentation. Obstet Gynecol. 2016; 128:504-11.
4. Butts S, Sammel M, Hummel A, Chittams J, Barnhart K. Risk factors and clinical features of recurrent ectopic pregnancy: a case control study. Fertil Steril. 2003;80(6):1340-4.
5. Elito Junior J, Montenegro NA, Soares Rda C, Camano L. Unruptured ectopic pregnancy: diagnosis and treatment. State of art. Rev Bras Ginecol Obstet. 2008;30(3):149-59.
6. Brady PC. New evidence to guide ectopic pregnancy diagnosis and management. Obstet Gynecol Surv. 2017;72:618-25.
7. Barnhart KT, Sammel MD, Rinaudo PF, Zhou L, Hummel AC, Guo W. Symptomatic patients with an early viable intrauterine pregnancy: hCG curves redefined. Obstet Gynecol. 2004;104(1):50-5.
8. Cabar FR, Pereira PP, Schultz R, Zugaib M. Predictive factors of trophoblastic invasion into the ampullary region of the tubal wall in ectopic pregnancy. Hum Reprod. 2006;21(9):2426-31.
9. Chung K, Sammel MD, Coutifaris C, Chalian R, Lin K, Castelbaum AJ, et al. Defining the rise of serum HCG in viable pregnancies achieved through use of IVF. Hum Reprod. 2006;21(3):823-8.
10. Ozcan MCH, Wilson JR, Frishman GN. A systematic review and meta-analysis of surgical treatment of ectopic pregnancy with salpingectomy versus salpingostomy. J Minim Invasive Gynecol. 2021; 28:656-67.
11. Natale A, Candiani M, Merlo D, Izzo S, Gruft L, Busacca M. Human chorionic gonadotropin level as a predictor of trophoblastic infiltration into the tubal wall in ectopic pregnancy: a blinded study. Fertil Steril. 2003;79(4):981-6.
12. Elito Jr J, Han KK, Camano L. Values of beta-human chorionic gonadotropin as a risk factor for tubal obstruction after tubal pregnancy. Acta Obstet Gynecol Scand. 2005;84(9):864-7.
13. Lund CO, Nilas L, Bangsgaard N, Ottesen B. Persistent ectopic pregnancy after linear salpingotomy: a non-predictable complication to conservative surgery for tubal gestation. Acta Obstet Gynecol Scand. 2002; 81(11):1053-9.
14. Silva PM, Araújo Júnior E, Cecchino GN, Ventura P, Elito Júnior J, Zugaib M. Effectiveness of expectant management versus methotrexate in tubal ectopic pregnancy: a double-blind randomized trial. Arch Gynecol Obstet. 2015;291(5):939-43.
15. Naveed AK, Anjum MU, Hassan A, Mahmood SN. Methotrexate versus expectant management in ectopic pregnancy: a meta-analysis. Arch Gynecol Obstet. 2022;305:547-53.
16. Barnhart K, Coutifaris C, Esposito M. The pharmacology of methotrexate. Expert Opin Pharmacother. 2001;2(3):409-17.
17. Soares RC, Elito Junior J, Camano L. Increment in beta-hCG in the 48-h period prior to treatment: a

new variable predictive of therapeutic success in the treatment of ectopic pregnancy with methotrexate. Arch Gynecol Obstet. 2008;278(4):319-24.

18. Barnhart KT, Gosman G, Ashby R, Sammel M. The medical management of ectopic pregnancy: a meta--analysis comparing "single dose" and "multidose" regimens. Obstet Gynecol. 2003;101(4):778-84.
19. Levin G, Ohayon A, Weissbach T, Burke YZ, Meyer R. Ectopic first pregnancy treated by methotrexate versus salpingectomy – maternal and perinatal outcomes in a subsequent pregnancy: a retrospective study. Int J Gynecol Obstet. 2023;160:823-8.
20. Cepni I, Ocal P, Erkan S, Erzik B. Conservative treatment of cervical ectopic pregnancy with transvaginal ultrasound-guided aspiration and single-dose methotrexate. Fertil Steril. 2004;81(4):1130-2.
21. Cecchino GN, Araujo Júnior E, Elito Júnior J. Methotrexate for ectop pregnancy: when and how. Arch Gynecol Obstet. 2014;290(3):417-23
22. Jourdain O, Fontanges M, Schiano A, Rauch F, Gonnet JM. Management of other ectopic pregnancies (cornual, interstitial, angular, ovarian). J Gynecol Obstet Biol Reprod (Paris). 2003;32(7 Suppl): S93-100.
23. Tulandi T, Al-Jaroudi D. Interstitial pregnancy: results generated from the Society of Reproductive Surgeons Registry. Obstet Gynecol. 2004;103(1):47-50.
24. Kaelin Agten A, Jurkovic D, TimorTritsch I, Jones N, Johnson S, Monteagudo A, et al. First-trimester cesarean scar pregnancy: a comparative analysis of treatment options from the international registry. Am J Obstet Gynecol. 2024;230:669.e1-19.
25. Verberkt C, Lemmers M, de Leeuw RA, van Mello NM, Groenman FA, Hehenkamp WJK, et al. Effectiveness, complications, and reproductive outcomes after cesarean scar pregnancy management: a retrospective cohort study. AJOG Glob Rep. 2023;3:100143.
26. Jurkovic D, Hillaby K, Woelfer B, Lawrence A, Salim R, Elson CJ. First-trimester diagnosis and management of pregnancies implanted into the lower uterine segment Cesarean section scar. Ultrasound Obstet Gynecol. 2003;21:220-7.
27. Fernandez H, Gervaise A. Ectopic pregnancies after infertility treatment: modern diagnosis and therapeutic strategy. Hum Reprod Update. 2004;10(6):503-13.
28. Seror V, Gelfucci F, Gerbaud L, Pouly JL, Fernandez H, Job-Spira N, et al. Care pathways for ectopic pregnancy: a population-based cost-effectiveness analysis. Fertil Steril. 2007;87(4):737-48.
29. Baggio S, Garzon S, Russo A, Ianniciello CQ, Santi L, Laganà AS, et al. Fertility and reproductive outcome after tubal ectopic pregnancy: comparison among methotrexate, surgery and expectant management. Arch Gynecol Obstet. 2021;303:259-68.

21

Doença trofoblástica gestacional (DTG)

Rachel Carmona
Sue Yazaki Sun

CASO CLÍNICO

Paciente de 17 anos chegou ao pronto atendimento com queixa de sangramento vaginal vermelho-vivo, acompanhado de cólica, há 1 dia. Referiu ter feito teste de gravidez urinário há 2 dias, com resultado positivo. Há aproximadamente 4 meses usou pílula do dia seguinte e, desde então, sua menstruação ficou irregular. Há 15 dias, percebeu corrimento marrom-escuro em pequena quantidade, que aumentou há 5 dias. Há 1 mês, procurou atendimento na Unidade Básica de Saúde em função de dor de estômago, enjoo e vômitos, com perda de peso de 6 kg, tendo sido medicada com medicamentos para gastrite. Desde então, referiu, ainda, nervosismo e dificuldade para dormir. Não fazia uso de métodos contraceptivos e negou gravidez anterior. Ao exame físico geral: descorada +/4, pulso 100 bpm, temperatura = 36,7 °C. Pressão arterial = 140 × 90 mmHg. Ao exame abdominal: altura uterina = 20 cm; não se percebeu partes fetais à palpação e não foi detectado batimento cardíaco fetal ao sonar Doppler. Ao exame especular: observou-se sangramento ativo vermelho-vivo exteriorizando-se pelo orifício externo do colo, acompanhado de material comaspecto de vesículas translúcidas. Ao toque bimanual: paredes vaginais rugosas, colo voltado para parede vaginal posterior, amolecido e impérvio. Corpo uterino amolecido e aumentado, estendendo-se até a cicatriz umbilical. Fundo de saco vaginal esquerdo abaulado por massa de consistência cística, que se estende para hipocôndrio esquerdo, acima do limite do fundo uterino.

INTRODUÇÃO

A doença trofoblástica gestacional (DTG) pode ser subdividida em dois grupos: mola hidatiforme e neoplasia trofoblástica gestacional.

A mola hidatiforme (MH) apresenta-se sob duas formas: (1) mola hidatiforme completa (MHC) e (2) mola hidatiforme parcial (MHP). Ambas apresentam, embora em graus diferentes, proliferação trofoblástica exagerada e degeneração hidrópica dos vilos coriais, mas diferem substancialmente nos aspectos genéticos, histopatológicos e de quadro clínico.[1,2]

Já a forma maligna da DTG é representada pela neoplasia trofoblástica gestacional (NTG), que abrange (1) mola invasora (sempre proveniente de mola hidatiforme), (2) coriocarcinoma gestacional, (3) tumor trofoblástico do sítio placentário e (4) tumor trofoblástico epitelioide.

A maioria dos casos de NTG são provenientes de mola hidatiforme. No entanto, há casos de NTG após qualquer tipo de gravidez (em todas as gestações, há desenvolvimento de tecido placentário – trofoblasto – e, portanto, todas são capazes de originar NTG), que também podem se manifestar como sangramento genital e, por esse motivo, devem ser incluídos no diagnóstico diferencial dos sangramentos de causa obstétrica. Além disso, devem ser considerados como hipótese diagnóstica em mulheres com metástases sem causa primária conhecida e que tenham engravidado durante a vida. A nomenclatura exposta pode ser visualizada abaixo no fluxograma da Figura 1.

O reconhecimento precoce de uma gestação molar é importante sob dois aspectos principais. O primeiro é a possibilidade de diagnosticar a mola hidatiforme ainda no primeiro trimestre, minimizando o risco de complicações maternas como hemorragia, pré-eclâmpsia, hipertireoidismo, insuficiência respiratória e cistos teca-luteínicos. O segundo é que, feito o diagnóstico e iniciado o tratamento da mola hidatiforme, torna-se possível estabelecer imediatamente o seguimento pós-molar para detecção precoce e tratamento oportuno da NTG.

Este capítulo busca destacar os pontos pertinentes quanto ao tema, com foco no nível de graduação.

EPIDEMIOLOGIA

A incidência de mola hidatiforme ao redor do mundo varia entre 0,57 e 2 por 1.000 gestações.[3] É influenciada por diversos fatores, como a dificuldade de se obter dados precisos. No Brasil, não existe registro oficial de DTG,[4] e, em trabalhos realizados em hospitais considerados referência para o tratamento da doença, a incidência varia de 1 mola hidatiforme para cada 215[5] a 800 gestações.[4] Embora, no passado, tenha se atribuído maior incidência entre as pacientes asiáticas, publicações mais recentes

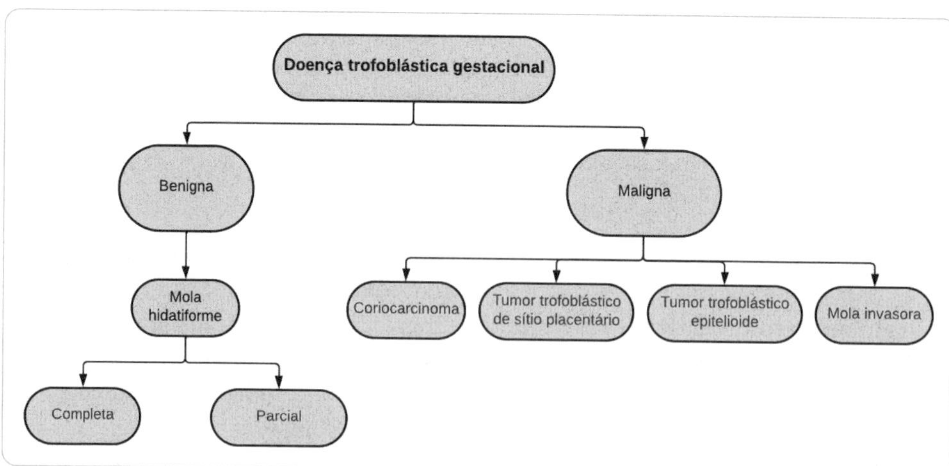

FIGURA 1 Nomenclatura da doença trofoblástica gestacional.
Fonte: autoria própria.

mostraram que a incidência de mola hidatiforme na Coreia do Sul e no Japão são comparáveis às da Europa e dos Estados Unidos.[3]

Os fatores de risco estabelecidos para mola hidatiforme completa são a gestação nos extremos da vida reprodutiva e gravidez molar anterior. Embora a maior parte das gestações com MH ocorra em pacientes jovens, em função do número de gestações nessa população, mulheres acima de 40 anos têm 5 a 10 vezes mais chance de desenvolver a doença.[5] Isso sugere aumento de risco de gametogênese e fecundação anormais em oócitos produzidos nos extremos da vida reprodutiva.

ASPECTOS GENÉTICOS E HISTOPATOLÓGICOS

Mola hidatiforme

A MHC tem cariótipo diploide 46 XX (monospérmico, um espermatozoide X com duplicação do seu haploide em 75 a 85% dos casos) ou 46 XY (dispérmico, fecundação por dois espermatozoides), sendo todos os cromossomos de origem exclusivamente paterna. O momento e o mecanismo da perda dos cromossomos maternos na MHC permanecem controversos, podendo ocorrer antes ou após a fecundação.[6] Em função da ausência de material genético nuclear materno, não há desenvolvimento de embrião, cordão e membranas. Ao exame histológico, observa-se hiperplasia intensa e difusa do trofoblasto vilositário (sinciciotrofoblasto e citotrofoblasto) e edema do estroma do vilo corial, levando ao seu aspecto hidrópico. Em síntese, os aspectos histopatológicos da MC são: ausência de embrião, intensa hiperplasia difusa e circunferencial do citotrofoblasto e do sinciciotrofoblasto, degeneração hidrópica do vilo corial e pobre vascularização do vilo corial.[1] Ressalte-se que o aspecto hidrópico do vilo se inicia por volta da nona semana de gestação, o que pode dificultar o diagnóstico histopatológico da MHC nos casos em que o esvaziamento ocorre no primeiro trimestre, gerando confusão com com MHP ou abortamento não molar.[7]

A MHP tem cariótipo triploide 69 XXX, 69XXY ou 69XYY, havendo um haploide materno e dois paternos, resultante, em geral, da fecundação do óvulo por dois espermatozoides ou, algumas vezes, por um espermatozoide diploide. Em poucos casos pode ocorrer tetraploidia. Há desenvolvimento de embrião, que, por ser triploide, comumente perece ainda no primeiro trimestre. As vilosidades coriônicas das MP têm tamanhos variados, com contornos recortados, e a hiperplasia trofoblástica é focal e não tão intensa quanto na MC.[1]

O padrão ouro para diagnóstico de MHC e MHP é o exame histopatológico. Entretanto, com a melhora da assistência pré-natal e da disponibilidade de aparelhos de ultrassonografia, o diagnóstico de falência da gravidez tem sido possível antes de 10 semanas de gravidez. Nessa fase, tanto a MHC quanto a MHP podem ser confundidas ao exame histopatológico, entre si e com outros tipos de perda gestacional (aborto incompleto e aborto retido). Assim, técnicas complementares ao diagnóstico histopatológico podem ser necessárias para diferenciar MHC de MHP e abortamentos não molares. O exame imuno-histoquímico para pesquisa da proteína p57, por exemplo, é capaz de fazer essa distinção. O gene CDKN1C é localizado no cromossomo 11 e maternalmente expresso no núcleo das células do citotrofoblasto e do estroma do vilo corial. Como não está impresso no trofoblasto extravilositário, isso serve como controle interno de grande utilidade. Esse gene regula a produção da proteína p57 identificável por exame imuno-histoquímico. A expressão de p57 é mantida no trofoblasto extravilositário (uma vez que o gene CDKN1C não é impresso nesse trofoblasto) de qualquer tipo de gravidez. Assim, na MHC, o p57 é positivo no trofoblasto extravilositário e negativo no citotrofoblasto e estroma do vilo da MC (pela ausência de cromossomos maternos). Na MHP, o p57 é positivo no trofoblasto extravilositário, no citototrofoblasto e no estroma do vilo. As gestações não molares têm expressão de p57 igual à MP.[6] A Figura 2 ilustra a fecundação que resulta em mola parcial e mola completa.

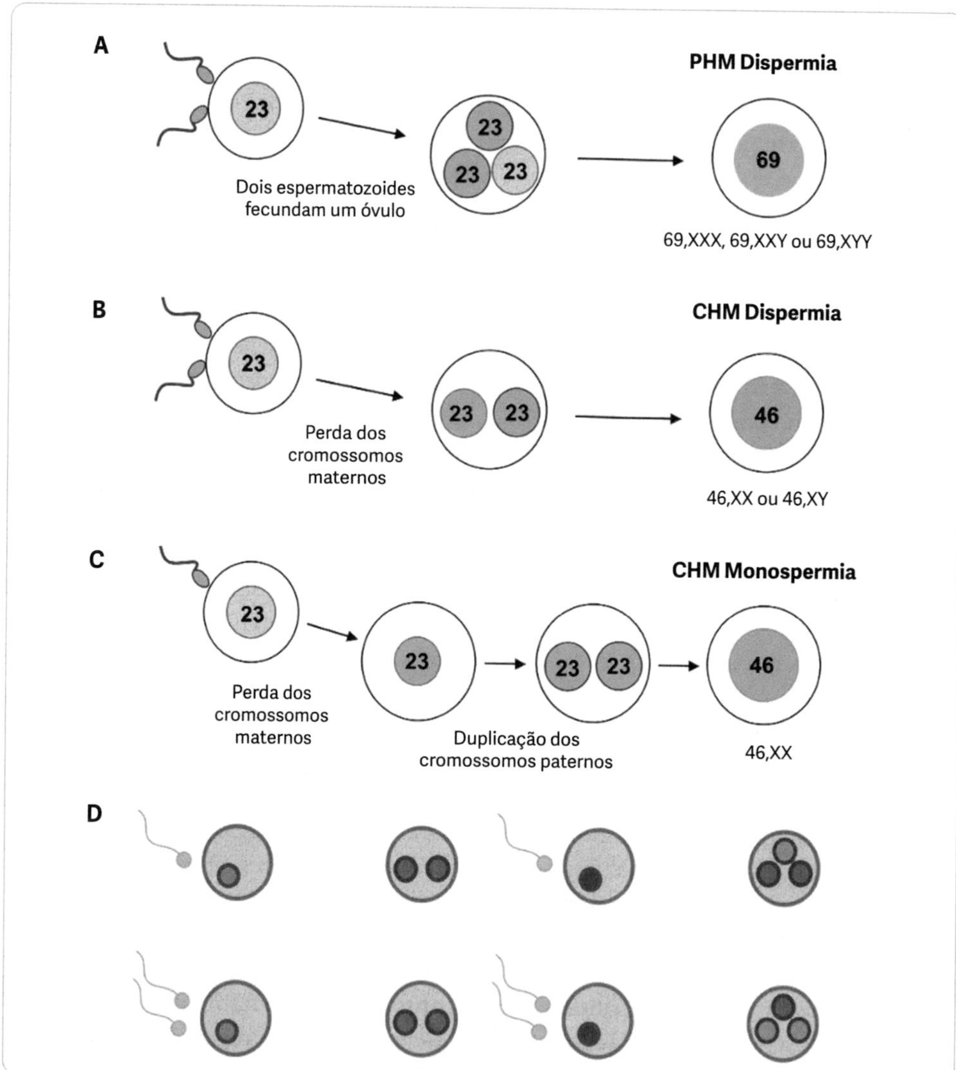

FIGURA 2 Fecundação que resulta em mola parcial e mola completa.
Fonte: Fisher e Maher, 2021.[6]

Neoplasia trofoblástica gestacional

Na maioria dos casos, o tratamento da NTG é feito sem o conhecimento de sua histopatologia.

O diagnóstico de **mola invasora** caracteriza-se pela presença de vilosidades coriônicas hidrópicas, com proliferação trofoblástica que invade diretamente o miométrio, com estrutura vilositária preservada. Esse diagnóstico só é possível em peça uterina proveniente de histerectomia.[8-10]

O **coriocarcinoma** apresenta um padrão dimórfico com sincício e citotrofoblasto, sem estroma, mas não apresenta estrutura vilosa, caracterizando-se por invasão miometrial. É o tumor que mais apresenta sangramentos, metástases e necroses.[8-10]

Já o **tumor trofoblástico do sítio placentário**, condição rara, também não apresenta vilosidades coriônicas, mas tem células trofoblásticas intermediárias (citotrofoblasto extravilositário do sítio de implantação). Invade o miométrio sem o destruir e raramente apresenta metástases.[8-10]

Por fim, o **tumor trofoblástico epitelioide,** ainda mais raro, se desenvolve a partir do trofoblasto intermediário coriônico, com padrão nodular de crescimento.[8-10]

A Tabela 1 sintetiza as principais diferenças entre a mola completa e a mola parcial.

QUADRO CLÍNICO

Mola hidatiforme completa (MHC)

O quadro clínico típico da MHC é constituído por sangramento genital, útero aumentado para a idade gestacional, hiperêmese gravídica, hipertireoidismo, cistos tecaluteínicos, pré-eclâmpsia e insuficiência respiratória.[11]

Além disso, na MHC, há proliferação exagerada do trofoblasto vilositário, ocasionando produção exacerbada do hormônio gonadotrofina coriônica humana (hCG), que é constituído por duas subunidades

TABELA 1 Diferenças entre mola completa e mola parcial

Característica	Mola parcial	Mola completa
Cariótipo	69 XXX, 69XXY ou 69XYY	46XX ou 46XY
Diagnóstico	Aborto retido	Gestação molar
Tamanho do útero	Pequeno para idade gestacional	Grande para idade gestacional
Cistos tecaluteínicos	Raros	25-30% dos casos
Níveis iniciais de HCG	< 100.000 mUI/L	> 100.000 mUI/L
Complicações clínicas	Raras	Incomuns
Incidência de NTG subsequente	1-5% dos casos	15-20% dos casos
Embrião	Geralmente presente	Ausente
Âmnio, eritrócitos fetais	Geralmente presente	Ausente
Edema das vilosidades	Focal	Generalizado
Proliferação trofoblástica	Focal, discreta a moderada	Discreta a grave
Atipia trofoblástica	Leve	Acentuada
Imunocoloração para p57	Positiva	Negativa

Fonte: adaptada de Williams, Rezende e Protocolos HC.

(α e β). A subunidade alfa (α-hCG) do hormônio hCG tem estrutura muito semelhante às subunidades alfa dos hormônios tireoestimulante (TSH), luteinizante (LH) e foliculoestimulante (FSH). Quando o nível de hCG é superior a 400.000 UI/L, pela similaridade de sua fração alfa com esses outros hormônios, a tireoide e os ovários recebem hiperestimulação.[11]

Sangramento genital: alterna entre episódios de pequena quantidade, quando tem coloração marrom-escura, e períodos de maior volume, com sangue vermelho-vivo. A visualização de vesículas (expulsão espontânea do material molar) é sinal patognomônico de mola completa, porém é tardio em relação à idade gestacional (meados do segundo trimestre).[11]

Hiperêmese gravídica: o nível elevado de hCG intensifica as náuseas e os vômitos, sintoma comum nas gestações evolutivas não molares, podendo levar a quadros severos de hiperêmese gravídica. Uma associação interessante reside no fato de a hiperêmese gravídica também ser mais comum em gestações gemelares, ambas explicadas pelo alto nível de hCG circulante.[11]

Útero aumentado: o útero tem tamanho aumentado em decorrência da proliferação exagerada do trofoblasto. A avaliação do tamanho do útero (realizada objetivamente por meio da altura uterina) é importante, pois visa comparar a altura esperada para a idade gestacional com a altura encontrada na vigência da MHC. Considera-se útero aumentado quando a altura uterina é 4 cm acima do esperado para a idade gestacional. A não detecção de batimento cardíaco fetal nessas situações é outro indício de MHC.

Cistos tecaluteínicos: em razão da similaridade estrutural do FSH e do LH com o hCG, especialmente quanto à subunidade alfa, pode ocorrer hiperestimulação ovariana. Os ovários se transformam em tumores funcionais bilaterais, constituídos por cistos tecaluteínicos, podendo ultrapassar a marca dos 10 cm. Esses cistos tendem a regredir após o esvaziamento molar. A ooforectomia é indicada somente em casos de torção do ovário.

Hipertireoidismo: a paciente pode apresentar taquicardia, exoftalmia, agitação e sudorese acompanhada de pele quente.

Hipertensão gestacional: é uma doença obstétrica que se manifesta habitualmente no terceiro trimestre da gravidez. Seu aparecimento antes de 20 semanas de gestação leva à hipótese diagnóstica de mola hidatiforme. Observa-se aumento de proteínas antiangiogênicas, *fms-like tyrosine kinase receptor* 1 (Flt1) e sua forma solúvel (sFlt1) em mola hidatiforme, o que pode estar relacionado ao aparecimento de pré-eclâmpsia.[12]

Insuficiência respiratória: embora rara, pode indicar uma complicação grave da doença, decorrente de edema pulmonar ou embolia pulmonar. Essa embolia resulta da obliteração de vasos pulmonares por tecido molar, não tendo relação com alterações da coagulação.

Atualmente, o quadro clínico típico da MHC tem se tornado menos comum em função do seu diagnóstico precoce, ainda no primeiro trimestre da gravidez, o que diminui suas complicações clínicas, obstétricas e ginecológicas.

A identificação precoce de gestações não evolutivas, entre elas, a mola hidatiforme, foi se tornando possível a partir da década de 1990, com o avanço da tecnologia e a maior disponibilidade de exames complementares (ultrassonografia e hCG). No primeiro trimestre, o sintoma mais frequente da MHC é o sangramento vaginal isolado; contudo, em muitos casos, até mesmo esse sintoma é ausente, sendo o diagnóstico realizado por meio de exame ultrassonográfico.

Mola hidatiforme parcial (MHP)

Em cerca de 73% dos casos, a MHP é diagnosticada clinicamente como abortamento retido, sendo seu diagnóstico realizado de modo retrospectivo, por meio do exame histopatológico do produto de curetagem uterina.[13]

A idade média do esvaziamento uterino em casos de MHP é de 12 semanas, geralmente coincidente com a ultrassonografia morfológica de 1º trimestre, quando se detecta óbito embrionário após ultrassonografia prévia com embrião vivo.[13] Quando o feto ultrapassa o primeiro trimestre com vitalidade, podem ser observados sinais sugestivos de mola parcial à ultrassonografia (alterações hidrópicas, aumento do tamanho placentário, malformação fetal). Nessa situação, com a progressão da idade gestacional, surgem os sintomas típicos da MHC, aumentando a morbidade materna. Assim, na suspeita de mola parcial com feto vivo, deve-se realizar investigação cautelosa, incluindo estudo genético quando a ultrassonografia não for conclusiva quanto às malformações fetais. A conduta recomendada é a interrupção da gestação.

CENÁRIO ATUAL

A idade gestacional para diagnóstico de MHC em um centro de referência em doença trofoblástica gestacional nos EUA caiu de 12 semanas (entre 1988 a 1993) para 9 semanas (1994 a 2013).[14] Nos casos de MHP, essa média caiu de 14,9 semanas para 12 semanas.[13] Essa tendência também tem se reproduzido em outros lugares do mundo,[13] incluindo centros de referência no Brasil.[11] O diagnóstico precoce diminui a ocorrência de hemorragia, hipertiroidismo, insuficiência respiratória, pré-eclâmpsia, cistos tecaluteínicos e, consequentemente, a morbidade por mola hidatiforme. No entanto, a falta de acesso a um pré-natal de qualidade e aos exames iniciais da gestação ainda representa uma barreira para a melhora do diagnóstico no Brasil – onde, apesar da elevada cobertura e do início precoce do acompanhamento pré-natal, persistem falhas no acesso a aconselhamentos e realização de exames, como o de sífilis.[15] Além disso, a diminuição da idade gestacional média de diagnóstico mundialmente não resultou em diminuição na evolução para uma doença maligna. Especula-se que a evolução para NTG é determinada genética e intrinsecamente à natureza do trofoblasto.[14]

Neoplasias trofoblásticas gestacionais

A neoplasia trofoblástica gestacional (NTG) pode se originar do trofoblasto (placenta) de qualquer tipo de gravidez. A maioria dos casos de NTG são provenientes de mola hidatiforme (NTG pós-molar).

Nos casos de NTG pós-molar, o diagnóstico deve ser realizado pela curva de hCG (estabilização ou elevação do hCG em medidas consecutivas semanais, conforme critérios da FIGO), antes mesmo do aparecimento de sintomas clínicos.[3] O sintoma mais comum, quando presente, é o sangramento genital, que pode ser decorrente da invasão do miométrio ou de metástases vaginais.

Quanto à NTG proveniente de gravidez não molar, os sintomas podem ser decorrentes de infiltração tumoral uterina e de metástases (pulmonar, cerebral, hepática, renal etc.). Os sítios mais comuns de metástase incluem a vagina, o fígado, o baço, o intestino, os pulmões e o cérebro.[3] Desse modo, mulheres com antecedente de gravidez em qualquer momento da vida e que apresentam sangramento uterino anormal – logo após o parto ou mesmo anos mais tarde – ou metástases de sede primária não conhecida devem realizar exame de hCG para excluir a possibilidade de NTG.

DIAGNÓSTICO

Mola hidatiforme

O diagnóstico de MHC e MHP é baseado no quadro clínico, na ultrassonografia e na dosagem do nível de hCG, que levam ao tratamento da MH. A confirmação do diagnóstico é feita pelo exame histopatológico e imuno-histoquímico pelo marcador p57.

Neoplasias trofoblásticas gestacionais

Diferentemente da gestação molar, cujo diagnóstico, muitas vezes, é confirmado pelo exame histopatológico, na NTG não se recomenda a realização de biópsias do material em função do risco de sangramento incontrolável. Assim, nesses casos, o diagnóstico deve se basear apenas nos níveis de hCG.

Ultrassonografia na mola completa: a ultrassonografia da MHC com 4 semanas de gestação apresenta saco gestacional com aparência normal e cavidade coriônica, podendo conter também vesícula vitelínica. O desenvolvimento embrionário não acontece na MHC, sendo interrompido logo após a formação do disco germinativo, isto é, logo após a vesícula vitelínica se formar.[7] Em gestações normais, a formação da placenta primitiva se inicia logo após a implantação, com o desenvolvimento do vilo primário. Esses vilos são constituídos por projeções de sinciciotrofoblasto em direção à decídua materna. Entre os dias 13 e 15 após a concepção, eles são invadidos por colunas de citotrofoblasto e mesênquima extraembrionário, para formar os vilos placentários secundários. Em seguida, as células mesodérmicas derivadas do mesoderma extraembrionário invadem as trabéculas, trazendo com elas os hemangioblastos, a partir dos quais os capilares fetais normalmente se desenvolvem. Na MHC, entre 5 e 7 semanas de gestação, o tecido vilositário da placenta primitiva prolifera e forma uma massa heterogênea e, principalmente, densa, frequentemente com aspecto polipoide, descrito como "*bump* coriônico" à ultrassonografia. Esse achado ultrassonográfico corresponde microscopicamente ao tecido mesenquimal denso, cercado por trofoblasto com hiperplasia. A partir do final do segundo mês de gestação, o edema progressivo do mesênquima do vilo dá o aspecto típico de alteração cística ao vilo corial, encontrado na ultrassonografia da MHC a partir de 9 semanas de gestação. Esse achado sugere que o sinciciotrofoblasto na MHC permite a transferência de água a partir do espaço interviloso materno. Como a circulação fetal nunca se desenvolve, a água acumula progressivamente dentro do mesênquima do vilo, criando o aspecto macroscópico de vesículas hidrópicas típicas da MHC. Assim, a partir de 9 a 10 semanas de gestação, o exame ultrassonográfico é capaz de identificar corretamente a cavidade uterina preenchida por múltiplas áreas anecoicas, correspondentes aos vilos coriais hidrópicos, típicos da MHC. Antes de 9 semanas, a maioria das MHC não apresentam vilosidades hidrópicas e, portanto, não são facilmente identificáveis à ultrassonografia. Nessa idade gestacional, as MHC são passíveis de serem confundidas ultrassonograficamente com abortamento incompleto ou aborto retido.[7]

Ultrassonografia na mola parcial: a ultrassonografia da MHP no primeiro trimestre é inespecífica, e aproximadamente dois terços dos casos não são identificados entre aqueles considerados como abortamento nessa idade gestacional.[16] Ou seja, diante de ultrassonografia sugestiva de gravidez não evolutiva, com hCG elevado ou em progressão, a hipótese de mola hidatiforme deve ser considerada. Em casos com feto vivo, a placenta mostra áreas císticas distribuídas difusamente, e o feto apresenta alterações morfológicas evidentes, decorrentes da triploidia.[17] Em casos de placenta com áreas císticas e feto vivo, além da MHP, o diagnóstico diferencial com displasia mesenquimal placentária e gestação gemelar de feto normal com mola hidatiforme completa deve ser feito. Nas duas últimas situações, a morfologia fetal é normal.[18]

CONDUTA

Mola hidatiforme

Laboratorial

A dosagem do hCG basal é imprescindível. Assim como em quadros de abortamento e gestação ectópica, é necessário realizar tipagem sanguínea e pesquisa de anticorpos irregulares a fim de prevenir aloimunização e consequências que impactem gestações futuras (eritroblastose fetal). Deve-se solicitar também hemograma, a fim de auxiliar no diagnóstico de potencial anemia causada por sangramento uterino, e dosagem de hormônios tireoidianos, além de coagulograma. Uma radiografia de tórax também deve ser solicitada antes do procedimento, com a finalidade de realizar um rastreio inicial de metástases

Esvaziamento molar

A aspiração a vácuo é o método de escolha para esvaziamento uterino de MH. No Brasil, poucos hospitais dispõem de vácuo-aspirador elétrico, e a aspiração manual intrauterina (AMIU) tem sido praticada na maioria deles, com resultados equiparáveis à aspiração elétrica, prevalente nos países desenvolvidos.[19] Em úteros maiores que 20 cm, recomenda-se que o procedimento seja guiado por ultrassonografia. A anestesia preferencial é a raquianestesia. O uso de ocitocina é recomendado após a dilatação do colo uterino. A avaliação da histerometria inicial é indireta, sem uso do histerômetro, que, por ser fino, aumenta o risco de perfuração uterina. Após a aspiração, para confirmação do completo esvaziamento da cavidade uterina, utiliza-se a cureta fenestrada (Recamier) delicadamente, a fim de evitar sinéquias uterinas futuras. O uso de misoprostol (prostaglandina E1 sintética) para amadurecimento do colo uterino previamente à curetagem poderá ser feito em casos selecionados, antes do aparecimento de sangramento vaginal. A dose não deve ultrapassar 400 mcg, e o intervalo de tempo entre a introdução do comprimido de misoprostol na vagina e o esvaziamento uterino deve ser de, no máximo, 3 horas.[18,20] A dosagem quantitativa do hCG antes do esvaziamento molar é imprescindível. Nos casos de MH, o hCG pode estar acima de 100.000 UI/L. Em situações em que o quadro clínico e ultrassonográfico são compatíveis com MH e o hCG for negativo, deve-se solicitar diluição da amostra, para excluir falso negativo (efeito Hook).

Histerectomia

Frente a uma paciente com prole constituída e idade superior a 40 anos, a histerectomia é uma opção a ser considerada, uma vez que o risco de transformação maligna é maior nessa faixa etária. No entanto, a realização da histerectomia não exclui o risco de doença metastática, sendo mantida a necessidade de realizar o seguimento pós-molar.

Seguimento pós-molar

A MHC tem 20% chance de evoluir para NTG, enquanto na MHP esse risco varia de 0,5 a 5%. O seguimento é de fundamental importância para o diagnóstico precoce e oportuno da NTG pós-molar, devendo, portanto, iniciar na semana seguinte ao esvaziamento molar. Esse seguimento baseia-se na dosagem semanal do hCG e na prescrição imediata de método contraceptivo, preferentemente hormonal. Não deve ser utilizado dispositivo intrauterino. O uso de contracepção eficaz é fundamental, visto que a elevação dos níveis de hCG consequentes a uma nova gestação podem representar um fator importante de confusão para o seguimento, causando atraso em um potencial tratamento, no caso de evolução para neoplasia.É importante ressaltar a importância de realizar todas as dosagens do hCG com o mesmo *kit* e, preferencialmente, no mesmo laboratório, a fim de padronizar os resultados. De acordo com a International Federation of Gynecology and Obstetrics (FIGO),[3] deve-se realizar o hCG semanalmente até obter hCG normal (< 5 UI/L) por três semanas consecutivas. Nos casos de MHC, deve-se manter a dosagem mensal do hCG por mais seis meses. Em caso de MHP, deve-se fazer o controle por mais um mês.

Será considerado diagnóstico de neoplasia trofoblástica gestacional quando houver:

- (1) quatro valores ou mais de hCG em **platô** em um período superior a três semanas, ou seja, nos dias 1, 7, 14 e 21, ou;
- (2) **aumento** nos níveis de hCG por três medidas consecutivas ou mais, ao menos por duas semanas, ou seja, nos dias 1, 7, e 14, ou;
- (3) diagnóstico histopatológico de coriocarcinoma.

Define-se **platô** como uma variação menor que 10% entre os valores de hCG, e **aumento** como uma elevação de pelo menos 10% entre os valores de hCG.[3]

Para o diagnóstico de NTG pós-molar, é suficiente a presença de um dos três critérios supramencionados. É importante ressaltar que, na maioria dos casos, o diagnóstico de NTG é químico-hormonal (critérios 1 e 2), sem necessidade de exame histopatológico. As lesões de NTG costumam ser altamente vascularizadas e friáveis, tornando sua abordagem por biópsia um risco desnecessário. Em média, a regressão ocorre em 8 a 10 semanas,[8] e as pacientes que evoluem para NTG apresentam alteração da curva do hCG em torno de 4 a 7 semanas após o esvaziamento.[16]

Atualmente, não há indicação para a realização de quimioterapia profilática após a terapêutica molar nos principais centros do Brasil e do mundo.

Involução das mudanças provocadas pela mola hidatiforme

O tempo de involução das estruturas alteradas pela mola hidatiforme varia, como mostra a Tabela 2.

TABELA 2 Desaparecimento de mudanças provocadas pela mola hidatiforme em relação ao tempo

Alteração	Tempo
Sangramento vaginal	1 semana
Involução uterina	2-3 semanas
Involução dos cistos tecaluteínicos	8-16 semanas
Negativação do beta-hCG	6-10 semanas

Fonte: autoria própria.

Neoplasias trofoblásticas gestacionais

Em situações ideais, a NTG pós-molar, conforme destacado anteriormente, tem o seu diagnóstico feito pela curva de hCG, antes mesmo do aparecimento de sintomas. A NTG pós-gestação não molar apresenta-se com sangramento uterino anormal, associado a sintomas relacionados ao sítio de metástase. Os sítios mais comuns de metástases incluem pulmão, vagina, cérebro e fígado.[3] Seu diagnóstico é baseado na detecção do hCG em níveis elevados, acompanhado ou não de lesão uterina e/ou vaginal e lesões metastáticas identificadas por exames de imagem. Na NTG, não há necessidade de diagnóstico histopatológico para o tratamento da doença, uma vez que a biópsia se relaciona a um risco elevado de sangramento incontrolável. Para o tratamento de NTG, é necessário avaliar a extensão da doença.

Rastreamento de metástases

Na investigação relativa a NTG pós-molar, o rastreamento resume-se ao exame ginecológico detalhado (metástase vaginal/vulvar), ultrassonografia pélvica transvaginal com Doppler e radiografia de tórax em incidência de frente e perfil. Na ausência de alterações, a investigação dá-se por concluída. Diante de metástase pulmonar ou em casos de dúvida diagnóstica, completa-se a investigação com tomografia de tórax. Confirmada a metástase pulmonar com a tomografia de tórax, deve-se progredir à investigação com tomografia ou ressonância de abdome/pelve e ressonância magnética de sistema nervoso central.[21]

Em caso de suspeita de NTG pós-gestação não molar (ou seja, após uma gestação comum) ou em casos de recidiva de NTG, a investigação deve ser ampliada, incluindo, desde o início, além da ultrassonografia pélvica com Doppler, ressonância nuclear magnética de pelve, tomografia de tórax e abdome, ressonância magnética de sistema nervoso central e, eventualmente, PET-CT.

A Figura 3 ilustra um possível fluxograma de investigação de metástases.

Classificação da neoplasia trofoblástica gestacional – Estadiamento tumoral

A NTG tem um sistema próprio de estadiamento, classificação anatômica e prognóstico, padronizado pela FIGO.[22] O estádio da doença é indicado por algarismos romanos, que indicam a classificação anatômica (Tabela 3), seguido por um valor resultante do cálculo dos fatores prognósticos OMS/FIGO (Tabela 4), grafado em algarismo arábico.[3]

Exemplo de estadiamento: paciente de 42 anos com diagnóstico de NTG pós-molar. Realizou esvaziamento molar há 4 meses e apresenta uma metástase pulmonar medindo 1,3 cm. O valor de hCG antes do

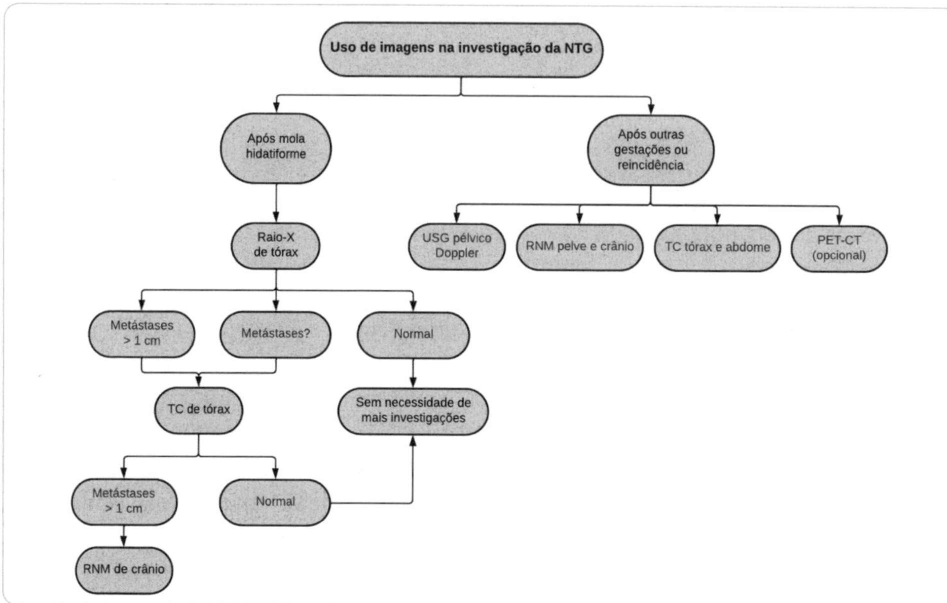

FIGURA 3 Fluxo para investigação de metástases.
Fonte: adaptada de Seckl et al., 2013.[21]

TABELA 3 Classificação anatômica da NTG

Estádio	Características
Estádio I	Doença restrita ao corpo do útero
Estádio II	NTG em pelve, vagina, anexos, ligamento largo
Estádio III	NTG com extensão para os pulmões, com ou sem envolvimento genital
Estádio IV	Todos os outros locais de metástases

Fonte: adaptada de Brasil, 2022.[18]

TABELA 4 Classificação prognóstica

Escore de risco	0	1	2	4
Idade (anos)	< 40	> 40	–	–
Gestação anterior	Mola	Aborto	Gestação a termo	–
Intervalo (meses) entre gestação antecedente e NTG	< 4	4 – 6	7 – 12	> 12
hCG (UI/L) pré-tratamento da NTG	$< 10^3$	$10^3 - 10^4$	$10^4 - 10^5$	$> 10^5$
Maior tumor (cm), incluindo útero	–	3 – 4 cm	≥ 5 cm	–
Sítio de metástase	Pulmão	Baço, rim	Gastrointestinal	Cérebro, fígado
Número de metástases	–	1 – 4	5 – 8	> 8
Falha de QT	–	–	Agente único	2 ou mais agentes

Fonte: adaptada de Brasil, 2022.[18]

esvaziamento molar era de 130.000 UI/L e, no momento do diagnóstico, de 15.000 UI/L. Apresenta lesão focal no útero medindo 3 cm. Apresenta NTG pós-molar estádio III:6 (42 anos = 1 ponto; gestação anterior: mola hidatiforme = 0 ponto; intervalo de 4 meses entre a mola e o diagnóstico de NTG = 1 ponto; hCG antes do tratamento da NTG: 15.000 UI/L = 2 pontos; tamanho da maior lesão encontrada: 3 cm no útero = 1 ponto; local de metástase: pulmão = 0 ponto; número de metástases: 1 metástase pulmonar = 1 ponto).

A NTG pode ser classificada em NTG de baixo risco, alto risco e ultra-alto risco:

- NTG de baixo risco: estádios FIGO I, II, III, com escore de risco < 7;
- NTG de alto risco: estádio FIGO IV, com escore de risco 7 a 12;
- NTG ultra-alto risco: escore de risco ≥ 13.

Tratamento das neoplasias trofoblásticas gestacionais

A cura da NTG ocorre em quase 100% dos casos de baixo risco, que representam 95% dos casos de NTG pós-molar, e em torno de 94% dos casos de alto risco. Mesmo em casos avançados, com metástase cerebral, a sobrevida em 5 anos é de 70%. A presença de metástase hepática reduz a sobrevida para 27% em 5 anos.[21]

Quimioterapia (primeira escolha de tratamento)

Os casos de **NTG de baixo risco** são tratados com monoquimioterapia. Atualmente, a maioria dos centros de referência em doença trofoblástica do Brasil e do mundo utilizam o esquema de metotrexato (MTX) 1 mg/kg, via intramuscular, alternado com ácido folínico 15 mg, via oral, com duração de 8 dias, a cada 14 dias (MTX em D1, D3, D5 e D7, e ácido folínico em D2, D4, D6 e D8). Deve-se continuar a aplicação por três ciclos após a normalização do hCG (inferior a 5 mUI/mL), como quimioterapia de consolidação.[18] Outro quimioterápico que pode ser utilizado, porém como agente único, é a actinomicina D (não mais disponível no Brasil isoladamente).

Os casos de **NTG de alto risco** são tratados com poliquimioterapia, com índices de cura próximos a 90%.[9] O esquema de maior destaque é o EMA-CO (etoposídeo, metotrexato, actinomicina D, ciclofosfamida e vincristina).

Já os casos de **NTG de ultra-alto risco** são tratados com poliquimioterapia, mas, antes, a fim de reduzir a mortalidade precoce, é recomendado um esquema de indução com etoposídeo e cisplatina em baixas doses.

Em todos os casos, o seguimento após a normalização deve ser de, no mínimo, um ano, período durante o qual é recomendada a contracepção.[3]

Radioterapia

Pode ser usada na presença de algumas metástases hepáticas ou do sistema nervoso central.[3]

Cirurgia

A histerectomia é tratamento de exceção na NTG. Está indicada na presença de hemorragia uterina grave, perfuração uterina, doença localizada resistente à quimioterapia e redução da carga tumoral em paciente sem desejo de novas gestações. No entanto, é o tratamento de eleição quando há diagnóstico histopatológico de tumor trofoblástico de sítio placentário (TTSP) e tumor trofoblástico epitelioide (TTE), que são pouco sensíveis à quimioterapia.

Contracepção pós-quimioterapia

Devem ser seguidas as mesmas orientações adotadas para a gestação pós-molar, conforme citado anteriormente.

COMENTÁRIOS SOBRE O CASO CLÍNICO

O caso descrito no início do capítulo ilustra uma paciente no extremo da vida reprodutiva: 17 anos, com mola hidatiforme completa e idade gestacional avançada (menstruação irregular após uso de pílula do dia seguinte e altura uterina de 20 cm). Alguns comemorativos do caso devem ser destacados e compõem a apresentação clássica: útero aumentado para a idade gestacional, perda de peso em função de dor de estômago, enjoo e vômitos (hiperêmese gravídica), e pré-eclâmpsia na primeira metade da gravidez (PA = 140 × 90 mmHg). Ao exame físico, a saída de vesículas, embora sinal tardio, corrobora o diagnóstico, além da ausência de batimento cardíaco fetal em útero aumentado para 20 semanas. Também se nota a presença de massa tumoral aumentada, além do útero, que deve corresponder ao ovário (cisto tecaluteínico).

Nesse momento, deve ser realizada a estabilização da paciente (monitorização, dois acessos calibrosos e verificação da necessidade de fornecimento de oxigênio), bem como o protocolo ABCDE da emergência. Deve-se iniciar reposição volêmica com soro fisiológico aquecido e realizar medidas para conter o sangramento (ácido tranexâmico). Solicitar exames laboratoriais, incluindo tipagem sanguínea, hemograma, hCG, TSH e T4L. Em seguida, a depender da estabilidade hemodinâmica da paciente, deve-se realizar ultrassonografia por via transvaginal e suprapúbica. Preparar a paciente para ser submetida ao esvaziamento uterino por aspiração uterina. Neste caso em particular, em função do útero aumentado de volume e da presença de cistos tecaluteínicos, depreende-se que deve haver hipertiroidismo por estímulo da tireoide, pela fração alfa do hCG; portanto, recomenda-se o uso de propranolol para evitar crise tireotóxica durante o esvaziamento molar. Não se pode esquecer de enviar o material para avaliação anatomopatológica. Checar a tipagem sanguínea e a necessidade de realizar imunoglobulina anti-Rh.

Após as condutas iniciais, deve-se proceder ao seguimento pós-molar, com medição de hCG semanalmente, até sua normalização. Checar o resultado histopatológico e seguir a paciente por no mínimo seis meses, em caso de MHC. Instruí-la quanto aos métodos contraceptivos indicados, orientando-a sobre os riscos de uma nova gestação durante o seguimento.

PROGNÓSTICO

Quanto às molas hidatiformes, a evolução para neoplasia ocorre em aproximadamente 15 a 20% das molas completas e em 1 a 5% das molas parciais.[4] A taxa de cura de pacientes acometidas por neoplasia trofoblástica gestacional ultrapassa 99%, sendo de 100% nos casos de baixo risco e de 94% nos de alto risco.[18]

PERSPECTIVAS FUTURAS

Quanto à doença molar, destacam-se os avanços em relação ao uso de biomarcadores, à melhora de dados epidemiológicos em nível mundial e ao uso de imunoterapia específica para cada paciente.[10] O uso de biomarcadores permite a definição de terapias mais específicas e assertivas para cada neoplasia trofoblástica, impactando o sucesso do tratamento. A melhora nos sistemas de registro e identificação adequada dos casos de NTG permite definir cada vez melhor o panorama atual da doença, além de melhorar o acesso ao tratamento e levantar hipóteses sobre a fisiopatologia e outros aspectos da doença. Quanto ao uso de imunoterapia, atualmente destaca-se o pembrolizumabe (anti-PD1) e o avelumabe (anti-PDL1).[23]

DEFINIÇÕES IMPORTANTES DO CAPÍTULO

- **Mola hidatiforme**: forma benigna da DTG → sangramento de 1º trimestre.
  - **Completa**: diploide, com material genético nuclear exclusivamente paterno, sem embrião, sintomas mais intensos, maior chance de malignização.
  - **Parcial**: triploide, com excesso de material genético nuclear paterno (1 haploide materno e dois paternos), com embrião, sintomas menos intensos, menor chance de malignização.
  - **Exames subsidiários**: ultrassonografia, hCG quantitativo, tipagem sanguínea. Em gestações molares avançadas: TSH, T4 livre, hemograma completo, provas de função hepática e renal, radiografia de tórax.
  - **Esvaziamento molar**: vácuo aspiração uterina é o método de escolha. Ocitocina só deve ser iniciada no início da dilatação mecânica do colo.
  - **Seguimento pós-molar**: dosagens semanais até atingir valores normais por três semanas consecutivas. Depois: mensalmente por seis meses na MHC e por mais um mês na MHP.
  - **Evolução para NTG**: (1) elevação em pelo menos 10% dos valores de hCG em 3 dosagens (dias 1, 7 e 14); (2) estabilização dos valores (variação menor que 10%) em 4 dosagens consecutivas (dias 1, 7, 14 e 21); (3) resultado histopatológico de neoplasia trofoblástica gestacional.
  - **Orientação quanto à contracepção**: hormonal, iniciando na alta hospitalar. Não há necessidade de aguardar a menstruação para iniciar o uso. DIU não é indicado.
- **Neoplasia trofoblástica gestacional**: forma maligna da DTG. Pode se originar de mola hidatiforme (NTG pós-molar) ou de qualquer tipo de gravidez (NTG pós-gestação não molar).
  - **Tipos histológicos**: não é necessário o exame histopatológico para tratamento da NTG. Quando disponíveis, são eles:
    - Mola invasora
    - Coriocarcinoma
    - Tumor trofoblástico do sítio placentário
    - Tumor trofoblástico epitelioide

Os dois primeiros são constituídos predominantemente por trofoblasto vilositário (cito e sinciciotrofoblasto), e os dois últimos, por trofoblasto intermediário.

  - **Investigação de metástases**:
    - **NTG pós-molar**: são suficientes exame físico, USG de pelve com Doppler e radiografia de tórax. Complementar com TC/RNM de abdome e RNM de crânio apenas se houver metástases pulmonares presentes na radiografia de tórax.
    - **NTG pós-gestação não molar**: exame físico, USG de pelve com Doppler, TC/RM de abdome, tórax e RNM de crânio.
  - **Estadiamento tumoral**:
    - estádio I a IV (classificação anatômica);
    - escore de risco FIGO 2000 (fatores prognósticos).
  - **Classificação de risco**:
    - **Baixo risco**: estádios I a III, com pontuação < 7.
    - **Alto risco**: estádio IV ou I a III com pontuação ≥ 7.
    - **Ultra alto risco**: pontuação ≥ 13.

- **Quimioterapia**:
  - **Baixo risco**: terapia com único agente metotrexato ou actinomicina D. Após a normalização do hCG, deve-se realizar mais 2 a 3 ciclos.
  - **Alto risco**: poliquimioterapia, EMA-CO (etoposídeo, metotrexato, actinomicina D, ciclofosfamida e vincristina).
  - **Ultra-alto risco**: quimioterapia de indução com etoposídeo e cisplatina em baixa dose antes de iniciar a poliquimioterapia.

Após tratamento quimioterápico, realizar seguimento por pelo menos um ano. Liberar para nova gravidez após um ano do término do tratamento.

- **Radioterapia**: metástases hepáticas ou SNC.
- **Cirurgia**: hemorragia uterina grave, perfuração uterina, doença localizada resistente à quimioterapia e redução de carga tumoral em paciente sem desejo de novas gestações. Primeira linha de tratamento para PSTT e ETT.
- **Contracepção**: deve seguir as mesmas orientações do seguimento pós-molar.

QUESTÕES

1. (UNIFESP 2016 – R1) Primigesta foi submetida à aspiração manual intrauterina em 07/05/2015 e anatomopatológico do material aspirado compatível com mola hidatiforme completa. Apresentou esta curva de hCG, e ultrassonografia pélvica em 29/05/15 evidenciou lesão expansiva e heterogênea na cavidade uterina, sem plano de clivagem nítido com o miométrio.

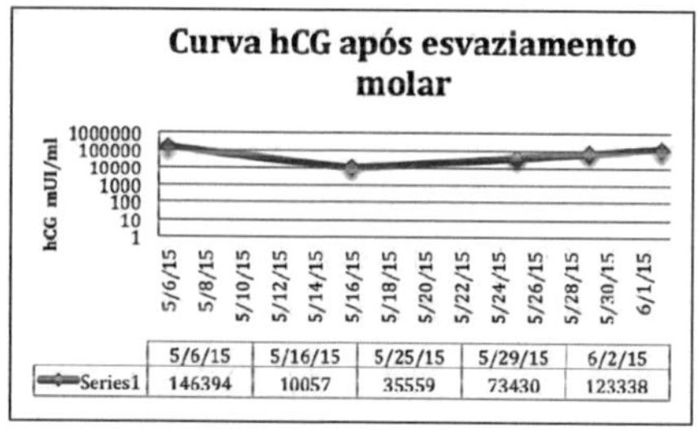

Qual o diagnóstico mais provável?

A. Mola hidatiforme em regressão.
B. Restos molares pós-aspiração.
C. Mola hidatiforme recidivante.
D. Neoplasia trofoblástica gestacional.
E. Neoplasia germinativa primária.

Resposta correta: alternativa D.

Justificativa: conforme explorado no capítulo, os critérios para diagnóstico de neoplasia trofoblástica gestacional após um episódio molar incluem: (1) variação positiva superior a 10% dos valores de HCG em três dosagens (dias 1, 7 e 14); (2) estabilização dos valores em quatro dosagens consecutivas (dias 1, 7, 14 e 21); (3) hCG detectável por seis meses após a terapêutica inicial. No gráfico, podemos detectar uma ascensão superior a 10% dos valores em mais de três dosagens consecutivas. Assim, essa paciente precisa iniciar a investigação de metástases e o tratamento de NTG, de acordo com sua classificação de risco.

2. (USP-RP 2021 – R1) Mulher, 40 anos, G4P2A1, TA = 13 semanas, refere sangramento vaginal com coágulos há 4 horas, acompanhado de dor hipogástrica em cólica de moderada intensidade. Apresenta náuseas e vômitos frequentes. Ao exame: BEG, eupneica, afebril, hipocorada (2+/4+), consciente e orientada. Ao exame: PA = 140 × 90 mmHg. Abdome flácido, indolor, altura uterina = 18 cm, BCF = ausente, colo pérvio uma polpa, útero aumentado de

volume e amolecido. Avalie e assinale a opção CORRETA:

A. Dentre as hipóteses diagnósticas, estão mola hidatiforme, polidrâmnio e abortamento completo.
B. Na mola parcial, o cariótipo é geralmente diploide e tem menor chance de evoluir para coriocarcinoma que a mola completa.
C. Esse pode ser um caso de mola hidatiforme completa, cujo cariótipo diploide favorece maior número de vilosidades e mais risco de coriocarcinoma.
D. Não há necessidade de curetagem uterina nesse caso, e o tratamento será ambulatorial.
E. Nesse caso, após o procedimento vácuo-aspiração e curetagem uterina, sempre há necessidade de tratamento complementar.

Resposta correta: alternativa C.
Justificativa: a paciente em questão apresenta um quadro sugestivo de doença molar hidatiforme, que deve ser inicialmente tratada com aspiração a vácuo e seguimento dos níveis de hCG. Na alternativa A, apesar de citar a MH, há dois outros diagnósticos que não são compatíveis. A letra B estaria correta, não fosse pelo fato de a mola parcial ser caracteristicamente triploide, enquanto a mola completa é diploide. De fato, a mola parcial tem menor chance de evoluir para coriocarcinoma do que a mola completa. A alternativa C está correta. Conforme já explicado, a letra D está incorreta (a paciente deve ser submetida à aspiração a vácuo ou curetagem). Por fim, a letra E está incorreta, pois, na maioria dos casos, o hCG chega a valores negativos espontaneamente, não sendo necessária a aplicação de quimioterapia.

3. (SCMSP 2016 – R1) Mulher, 35 anos, com beta-hCG positivo, iniciou sangramento vaginal com 13 semanas de atraso menstrual. Ao exame, a altura uterina era de 15 cm e havia saída de sangue escurecido, com vesículas de permeio pelo colo. A ultrassonografia transvaginal revelou imagem em "flocos de neve" no interior uterino, sem caracterização de feto. Procedeu-se curetagem uterina e, após, foi realizada dosagem semanal de B-hCG; no entanto, os valores desse hormônio foram ascendentes. Nova ultrassonografia transvaginal mostrava mesma imagem da anterior, porém com a concomitância de cistos ovarianos de 8 cm. Ultrassom de abdome total e radiografia de tórax eram normais. Sobre tal caso, assinale a alternativa correta:

A. Deve-se realizar histerectomia com ooforectomia bilateral, dada a presença de cistos gigantes.
B. Embora não seja obrigatória, a histerectomia associa-se a redução na dose total de quimioterápico necessário para remissão da doença.
C. O tratamento deve incluir quimioterapia com múltiplas drogas e histerectomia adjuvante.
D. Caso se opte pela preservação do útero, deve-se garantir contracepção segura durante o tratamento, seja com anticoncepcionais hormonais ou introdução imediata de dispositivo intrauterino.
E. O melhor tratamento consiste em nova curetagem e ooforectomia bilateral.

Resposta correta: alternativa B.
Justificativa: com a informação de que não se deve ter condutas ativas em relação aos cistos tecaluteínicos em função de sua regressão espontânea, conseguimos eliminar as alternativas A e E. A paciente em questão apresenta neoplasia trofoblástica gestacional, mas, uma vez que o estadiamento não foi concluído, não

podemos caracterizá-la como de alto ou baixo risco, não sendo possível, desse modo, determinar se a paciente deve ser submetida ao tratamento com múltiplas drogas ou uma única medicação (alternativa C incorreta). Em relação à alternativa D, o erro consiste na citação de DIU, uma vez que métodos que manipulam a cavidade uterina são contraindicados no seguimento pós-molar. A alternativa B está correta.

4. (USP RP 2022 – R1) Paciente 22 anos, G1P0A0, tempo de amenorreia de 8 semanas e 2 dias, dá entrada na unidade de emergência com queixa de sangramento vaginal há 4 horas. Ao exame, a paciente está em bom estado geral, descorada +/4+, afebril, pressão arterial = 110/50 mmHg, frequência cardíaca = 90 bpm. Especular: presença de sangue em fundo de saco com saída ativa pelo orifício externo do colo em pequena quantidade. Ao toque, o colo está amolecido, fechado. O útero é globoso, amolecido e palpável 2 centímetros acima da sínfise púbica. Foi realizado exame ultrassonográfico transvaginal (imagem abaixo). Qual a conduta terapêutica mais adequada no momento?

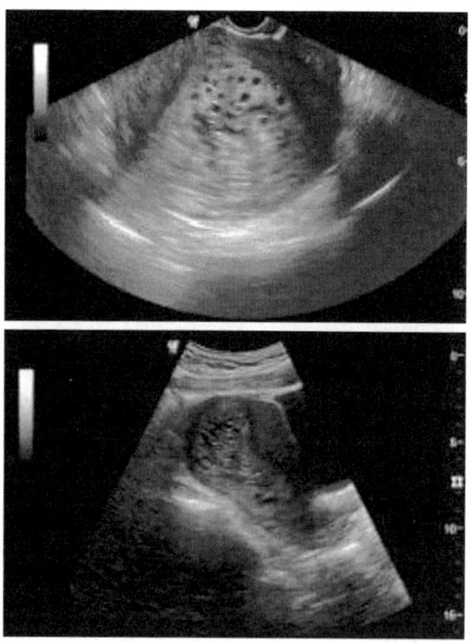

A. Dilatação cervical seguida de vácuo aspiração uterina
B. Dilatação cervical seguida de curetagem uterina fracionada
C. Misoprostol e vácuo-aspiração uterina.
D. Repouso físico e sexual e antiespasmódicos

Resposta correta: alternativa A.
Justificativa: conforme discutido no capítulo, a aspiração a vácuo é um método superior à curetagem para o esvaziamento da cavidade uterina em função da menor chance de perfuração. O uso da dilatação cervical deve ser preferido em relação ao uso de misoprostol. É interessante destacar que a questão menciona a paciente estar com idade gestacional de 8 semanas, mas a altura uterina se encontra 2 cm acima da sínfise púbica, ou seja, mais de 12 semanas.

5. (UNIFESP 2017 – R1) Paciente com 19 anos de idade refere que estava grávida de 10 semanas quando teve, há 30 dias, sangramento abundante, interpretado como abortamento espontâneo, sem necessidade de curetagem uterina. Continuou apresentando sangramento vaginal, sendo submetida à ultrassonografia pélvica por via transvaginal, que mostrou a seguinte imagem em cavidade uterina. Indique a alternativa que contém, RESPECTIVAMENTE, a principal hipótese diagnóstica e conduta:

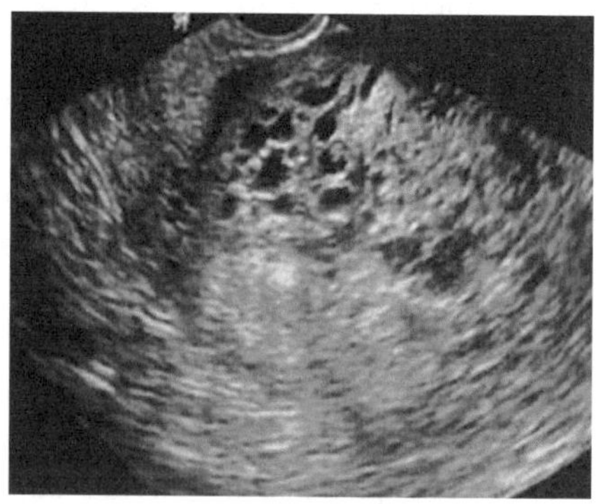

A. Abortamento incompleto / Esvaziamento uterino por vácuo-aspiração.
B. Mola hidatiforme invasora / Estadiamento e tratamento quimioterápico.
C. Mola hidatiforme parcial / Esvaziamento uterino com uso de misoprostol.
D. Mola hidatiforme completa / Esvaziamento uterino por vácuo-aspiracão.
E. Abortamento retido / Esvaziamento uterino por curetagem uterina

Resposta correta: alternativa D.
Justificativa: conforme a história e a imagem, sabemos que se trata de um quadro de gestação molar (excluímos letras A e E), cujo tratamento mais adequado é por vácuo aspiração (excluímos letras B e C).

6. Primigesta, 23 anos de idade, foi submetida à aspiração manual intrauterina por diagnóstico de doença trofoblástica. O exame histopatológico do material aspirado revelou diagnóstico de mola hidatiforme completa. O hCG pré-esvaziamento foi 101.000 mUl/mL. Apresenta os valores de hCG 5.405; 4.383; 6.154 e 8.324 mUI/mL, respectivamente, nos 7º, 14º, 21º e 28º dias após o esvaziamento. Nega sangramento genital desde o 10º dia pós-operatório. O diagnóstico e tratamento proposto, respectivamente, são:

A. Neoplasia trofoblástica gestacional, quimioterapia.
B. Restos molares, curetagem uterina.
C. Mola invasora, quimioterapia.
D. Coriocarcinoma, histerectomia.
E. Tumor trofoblástico de sítio placentário, histeroscopia.

Resposta correta: alternativa A.
Justificativa: aqui, a sequência lógica após o esvaziamento uterino está correta. Foi realizado o seguimento pós-molar adequadamente, sendo que houve aumento maior do que 10% entre os títulos, caracterizando uma neoplasia trofoblástica gestacional. Em casos de baixo risco, o tratamento é feito com apenas um agente: em caso de alto risco, com dois agentes.

REFERÊNCIAS

1. Gonzalez J, Popp M, Ocejo S, Abreu A, Bahmad HF, Poppiti R. Gestational trophoblastic disease: complete versus partial hydatidiform moles. Diseases. 2024;12(7):159.
2. Bahutair SNM, Dube R, Kuruba MGB, Salama RAA, Patni MAMF, Kar SS, Kar R. Molecular Basis of Hydatidiform Moles — A Systematic Review. Int J Mol Sci. 2024 Aug;25(16):8739.
3. Ngan HY, Seckl MJ, Berkowitz RS, Xiang Y, Golfier F, Sekharan PK et al. Diagnosis and management of gestational trophoblastic disease: 2021 update. Int J Gynecol Obstet. 2021;155(S1):86-93.
4. Braga A, Obeica B, Moraes V, Da Silva EP, Amim-Junior J, Rezende-Filho J. Doença trofoblástica gestacional. Revista HUPE. 2014;13(3):54-60.
5. Sun SY, Amed A, Bertini A, Camano L. Incidência da mola hidatiforme na Escola Paulista de Medicina. Rev Ass Med Bras. 1992;38(4):217-220.
6. Fisher RA, Maher GJ. Genetics of gestational trophoblastic disease. Best Pract Res Clin Obstet Gynaecol. 2021;74:29-41.
7. Jauniaux E, Memtsa M, Johns J, Ross JA, Sebire NJ, Jurkovic D. Ultrasound diagnosis of complete and partial hydatidiform moles in early pregnancy failure: An inter-observer study. Placenta. 2020;97:65-67.
8. Zugaib M, Pulcineli VFR. Doença trofoblástica gestacional. In: Zugaib M, Pulcineli V FR (eds.). Obstetrícia. 5. ed. São Paulo: Manole; 2023.
9. Cunningham F, Leveno KJ, Bloom SL, Dashe JS, Hoffman BL, Casey BM et al. (eds). Williams. Obstetrics. 25. ed. New York: McGraw-Hill Education; 2023.
10. Hancock BW, Tidy J. Placental site trophoblastic tumour and epithelioid trophoblastic tumour. Best Pract Res Clin Obstet Gynaecol. 2021;74:131-148.
11. Braga A, Moraes V, Maestá I, Amim Júnior J, Rezende-Filho JD, Elias K et al. Changing trends in the clinical presentation and management of complete hydatidiform mole among brazilian women. Int J Gynecol Cancer. 2016;26(5):984-990.
12. Kanter D, Lindheimer MD, Wang E, Borromeo RG, Bousfield E, Karumanchi SA et al. Angiogenic dys-

function in molar pregnancy. Am J Obstet Gynecol. 2010;202(2):184.e1-5.

13. Sun SY, Melamed A, Goldstein DP, Bernstein MR, Horowitz NS, Moron AF et al. Changing presentation of complete hydatidiform mole at the New England Trophoblastic Disease Center over the past three decades: does early diagnosis alter risk for gestational trophoblastic neoplasia? Gynecol Oncol. 2015;138(1):46-49.
14. Sun SY, Melamed A, Joseph NT, Gockley AA, Goldstein DP, Bernstein MR et al. Clinical presentation of complete hydatidiform mole and partial hydatidiform mole at a regional trophoblastic disease center in the United States over the past 2 decades. Int J Gynecol Cancer. 2016;26(2):367-370.
15. Flores TR, Neves RG, Mielke GI, Bertoldi AD, Nunes BP. Desigualdades na cobertura da assistência pré-natal no Brasil: um estudo de abrangência nacional. Ciênc. Saúde Coletiva. 2021;26(2):593-600.
16. Memtsa M, Johns J, Jurkovic D, Ross JA, Sebire NJ, Jauniaux E. Diagnosis and outcome of hydatidiform moles in missed-miscarriage: a cohort-study, systematic review and meta-analysis. Eur J Obstet Gynecol Reprod Biol. 2020;253:206-212.
17. Brito LM, Ribeiro AFT, Costa ALTG, Poli J, Braga A. O papel da ultrassonografia na doença trofoblástica gestacional. Femina. 2022;50(10):624-630.
18. Brasil. Ministério da Saúde. Secretaria de Atenção Primária à Saúde. Linha de cuidados para doença trofoblástica gestacional. Brasília, DF: Ministério da Saúde; 2022.
19. Padrón L, Rezende Filho J, Amim Junior J, Sun SY, Charry RC, Maestá I et al. Manual Compared with electric vacuum aspiration for treatment of molar pregnancy. Obstet Gynecol. 2018;131(4):652-659.
20. Morris JL, Winikoff B, Dabash R, Weeks A, Faundes A, Gemzell-Danielsson K et al. FIGO's updated recommendations for misoprostol used alone in gynecology and obstetrics. Int J Gynaecol Obstet. 2017;138(3):363-366.
21. Seckl MJ, Sebire NJ, Fisher RA, Golfier F, Massuger L, Sessa C; ESMO Guidelines Working Group. Gestational trophoblastic disease: ESMO Clinical Practice Guidelines for diagnosis, treatment and follow-up. Ann Oncol. 2013;24(Suppl.6):vi39-50.
22. Kohorn EI. The new FIGO 2000 staging and risk factor scoring system for gestational trophoblastic disease: description and critical assessment. Int J Gynecol. 2001;11:73-77.
23. Braga A, Balthar E, Souza LCS, Samora M, Rech M, Madi JM et al. Immunotherapy in the treatment of chemoresistant gestational trophoblastic neoplasia – systematic review with a presentation of the first 4 Brazilian cases. Clinics (Sao Paulo). 2023;78:100260.

22

Placenta de inserção baixa

Beatriz de Oliveira Farias
Christiane Simoni

CASO CLÍNICO

A.B.C., 37 anos, secundigesta, 30 semanas de gestação, procura atendimento em função de sangramento vermelho-vivo, em moderada quantidade, indolor. Tem como antecedente pessoal um abortamento anterior, com necessidade de realização de curetagem uterina. Sinais vitais: PA 110 × 70 mmHg, FC 80 bpm, temperatura axilar 37,2°C, FR 20 ipm, saturação de oxigênio em ar ambiente 98%. Ao exame físico, abdome gravídico, altura uterina 29 cm, tônus uterino preservado, cardiotocografia categoria II. Ao exame especular, sangramento uterino ativo em moderada quantidade. À ultrassonografia transvaginal, tecido placentário recobrindo o orifício interno do colo uterino.

1. **Qual é o diagnóstico?**
2. **Quais são os diagnósticos diferenciais?**
3. **Qual é a sua conduta?**

INTRODUÇÃO

Placenta prévia é aquela inserida, total ou parcialmente, no segmento inferior do útero, localizando-se próxima ou sobre o orifício interno do colo uterino (OIC) a partir da 20ª semana de gestação. É a principal causa de sangramento no 3º trimestre da gestação, podendo causar também hemorragia puerperal.[1]

Segundo a classificação atual, a placenta prévia divide-se em dois tipos:

- placenta prévia propriamente dita, na qual o tecido placentário recobre total ou parcialmente o OIC;
- placenta de inserção baixa, na qual a borda placentária se insere no segmento inferior do útero, em um raio de 2 cm de distância do OIC (Figura 1).[1]

A placenta prévia está relacionada a um aumento da morbimortalidade materna e fetal. As principais complicações maternas associadas são hemorragia anteparto, intraparto e pós-parto, acretismo placentário, septicemia, tromboembolismo, necessidade de transfusão sanguínea e histerectomia. Entre as complicações fetais, podem ser citadas a restrição de crescimento fetal, a prematuridade, a anemia fetal e a hipóxia.[1]

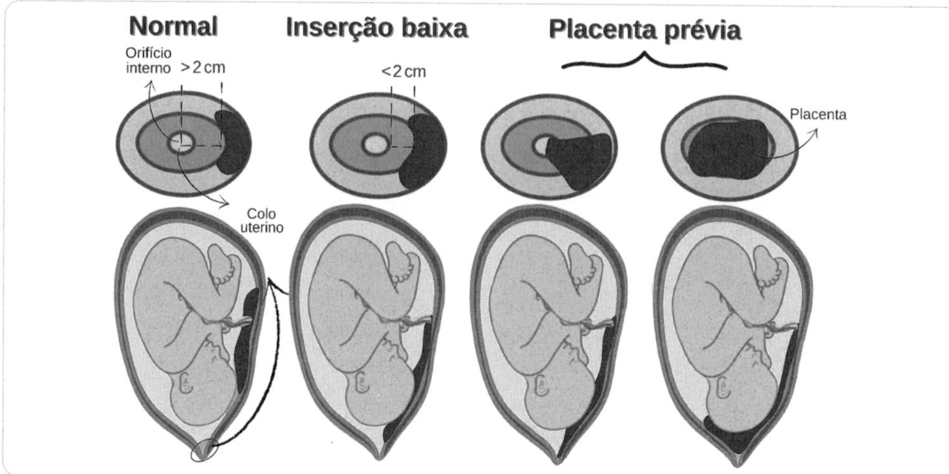

FIGURA 1 Diferenças entre placenta normal, placenta de inserção baixa e placenta prévia. Fonte: autoria própria.

EPIDEMIOLOGIA

No Brasil, de acordo com o último Boletim Epidemiológico do Ministério da Saúde,[2] a hemorragia materna foi a segunda principal causa de óbito materno em 2022, atrás apenas da hipertensão gestacional.

A incidência de placenta prévia é de 4 a 5 casos a cada 1.000 gestações,[3] com diferenças expressivas entre as regiões. No Brasil, há estudos que indicam uma incidência de 1,9% desse quadro, possivelmente em decorrência do aumento do número de cesáreas nos últimos anos.[1] A condição acomete 1,8 a cada 1.000 gestações simples e 3,9 a cada 1.000 gestações múltiplas.

ETIOLOGIA

A causa exata da implantação da placenta no segmento inferior do útero não é clara. Alguns autores sugerem que a maturação tardia do ovo poderia ser responsável, levando o embrião a atingir a fase de implantação (blastocisto) apenas quando já estivesse em posição baixa, próximo ao segmento inferior do útero.[1]

Outra teoria é de que danos ao endométrio (provocados por processos infecciosos, curetagens ou gestações anteriores) levariam à deficiência de vascularização na região fúndica do útero, local de implantação habitual, e, consequentemente, à inserção do tecido placentário em locais onde a vascularização estivesse mais preservada e com melhor área para nidação. Sabe-se que a presença de cicatriz uterina anterior predispõe à implantação da placenta no segmento inferior, provavelmente em decorrência da neovascularização que se desenvolve nesse local.[1]

Em 90% dos casos de placenta de inserção baixa identificados no início da gestação, observa-se que, com o avanço da idade gestacional, ocorre uma aparente "migração" do tecido placentário para regiões distantes do colo uterino. Esse fenômeno ocorre em função do crescimento do segmento uterino inferior, cuja expansão pode variar de 0,5 cm, por volta da 20ª semana de gestação, até 5 cm, ao termo.[4]

Cesarianas anteriores constituem o fator de risco mais importante, e a taxa de implantação anômala da placenta é proporcional ao número de procedimentos.

Entre os fatores de risco, destacam-se:[4]

- antecedente de cesárea (sendo mais prevalente em paciente com três ou mais cesáreas);
- multiparidade;
- placenta prévia em gestação anterior (aumentando em até oito vezes o risco de um novo episódio);
- antecedente de curetagem uterina;
- idade materna avançada (incidência 15 vezes maior em gestantes acima de 35 anos);
- tabagismo materno (a hipoxemia induzida pelo monóxido de carbono pode resultar em vascularização tecidual deficiente).

MANIFESTAÇÕES CLÍNICAS

O quadro clínico clássico é de sangramento na segunda metade da gestação – incidente, indolor e vermelho-vivo –, com tônus uterino normal e ausência de sofrimento fetal, o que diferencia essa condição do descolamento prematuro de placenta (DPP), outra causa importante de hemorragia na segunda metade da gravidez.[1]

É comum que o sangramento apresente início e cessar súbitos, sendo recorrente e, em geral, progressivo.

Em relação ao exame físico, a palpação abdominal revela útero com tônus normal. O exame especular permite avaliar a intensidade do sangramento e as condições do colo uterino.

É importante ressaltar que o toque vaginal não deve ser realizado quando há suspeita de placenta prévia, uma vez que pode levar ao descolamento da decídua basal e agravar o sangramento.[1]

De acordo com alguns estudos,[5,6] 33% das gestantes com menos de 30 semanas apresentarão sintomas de sangramento e, consequentemente, um maior risco de prematuridade e mortalidade perinatal. Em outros 33% das gestantes, o sangramento estará presente entre a 30ª e a 36ª semanas. Apenas 10% das gestantes não apresentarão sangramento, sendo este um achado ultrassonográfico após 24 semanas de gestação.

Há evidências de que gestações complicadas por placenta de inserção anômala estão diretamente relacionadas ao aumento de casos de rotura prematura de membranas ovulares (RPMO), apresentações fetais anômalas[4] e aumento de taxas de anomalias congênitas.

Ressalta-se que essa condição está diretamente associada à morbimortalidade, tanto materna quanto fetal, sendo de grande importância seu diagnóstico precoce.

DIAGNÓSTICO

O diagnóstico definitivo de placenta prévia é feito a partir de 28 semanas de gestação, pela identificação, por meio da ultrassonografia (USG), do tecido placentário recobrindo ou se aproximando do OIC.

Atualmente, a ultrassonografia transvaginal é o padrão-ouro no diagnóstico, pois permite avaliar com precisão as relações entre o colo do útero e a placenta. Estudos demonstraram que não há risco de sangramento durante o exame, tendo em vista que o transdutor é posicionado em um ângulo contra o fórnice anterior, sobre o colo uterino, e não diretamente no OIC, como o dedo durante o toque.[7] Vale ressaltar que o exame deve ser realizado por profissionais experientes para melhor confiabilidade dos resultados.

Na maioria das gestações assintomáticas, a placenta de inserção anômala é identificada como um achado incidental ainda no 2º trimestre, durante ultrassonografia de rotina. Entretanto, é importante considerar que, entre 10 e 20 semanas, a prevalência de placenta prévia é até 10 vezes maior do que no 3º trimestre.[8] Isso decorre da "migração" placentária, citada anteriormente, em que o crescimento do segmento uterino inferior, com o avanço da gestação, promove uma mudança na localização do tecido placentário.

O Hospital Israelita Albert Einstein (HIAE) adota uma política de rastreamento de parto prematuro, oferecendo rotineiramente a ultrassonografia transvaginal para avaliação do colo uterino a todas as gestantes por ocasião do exame morfológico de segundo trimestre, entre 20 e 24 semanas de gestação. Por conseguinte, casos de placenta de inserção baixa assintomáticos ou não suspeitados pela ultrassonografia via abdominal podem ser rastreados nesse momento. No entanto, é preciso ressaltar a possibilidade de modificação do sítio placentário ao longo da gestação, devendo ser recomendada a realização de exames seriados. O médico obstetra e a paciente devem ser orientados, e a conduta deve ser individualizada.[9]

Já no terceiro trimestre, é possível determinar a localização do tecido placentário e, consequentemente, classificar o quadro, o que permite antever a probabilidade da permanência da placenta prévia até o parto e estabelecer a melhor conduta para cada caso.[9]

Um estudo realizado em um centro obstétrico no Brasil concluiu que, quando o tecido placentário recobre totalmente o orifício interno do colo uterino entre 11 e 14 semanas de gestação, a probabilidade de esse quadro se manter até o parto é maior.[9]

FIQUE ATENTO!

Uma das complicações mais graves da placenta prévia é o acretismo placentário, condição em que a placenta se insere além da decídua basal, invadindo camadas mais profundas. Pode ser classificada quanto ao grau de invasão do tecido placentário (Figura 2) em:

- **placenta acreta**: adere de forma superficial ao miométrio, sem o invadir;
- **placenta increta**: invade o miométrio, mas sem ultrapassar a serosa;
- **placenta percreta**: invasão ultrapassa a serosa (podendo invadir também tecidos e órgãos adjacentes, como a bexiga).

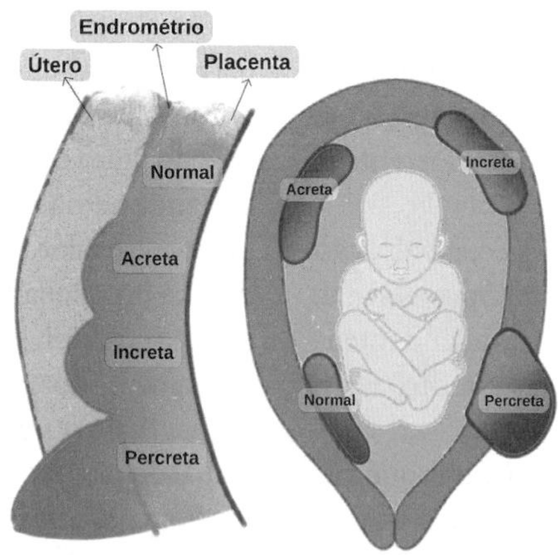

FIGURA 2 Classificação do acrestismo placentário.
Fonte: autoria própria.

De acordo com o Congresso Americano de Obstetras e Ginecologistas (ACOG), a incidência de acretismo placentário aumentou em função do crescimento do número de cesáreas nos últimos anos (Committee on Obstetric Practise, 2012).[10]

O diagnóstico dessa patologia, realizado por exame de imagem durante o pré-natal (ultrassonografia ou ressonância magnética), é muito importante para o planejamento do parto, tendo em vista que uma das principais complicações dessa condição é a hemorragia puerperal.

Com o diagnóstico precoce ou com suspeita de acretismo durante o 3º período do parto, a conduta inicial inclui manejo dos sinais vitais, tentativa de retirada dos restos placentários e, se não houver resolução do sangramento, histerectomia puerperal com placenta *in loco*.

Estima-se uma perda sanguínea de 2,5 L durante o parto, muitas vezes ocasionando a necessidade de realização de transfusão maciça.[2]

Outra condição associada à placenta de implantação baixa é a vasa prévia, na qual vasos sanguíneos da superfície fetal da placenta atravessam o segmento inferior do útero sobre a membrana amniótica e recobrem o OIC. É achado clássico a presença, nessa região, de vasos não circundados por tecido placentário ou pela geleia de Wharton. Segundo a literatura, a incidência de vasa prévia é de 1 a cada 1.300 gestações, estando a condição relacionada a alta taxa de mortalidade perinatal quando não diagnosticada por ultrassonografia durante a rotina do pré-natal.[11]

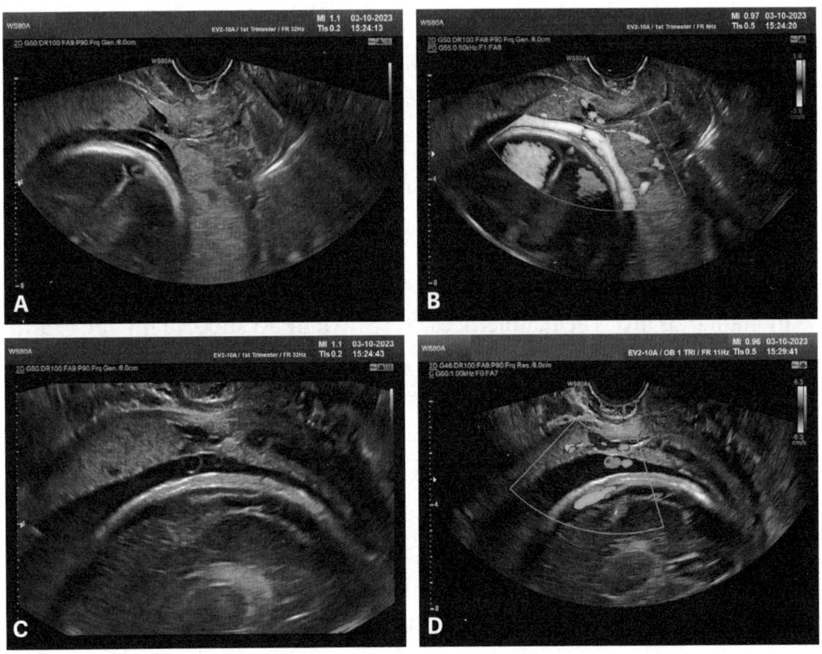

FIGURA 3 (A) Ultrassonografia transvaginal evidencia placenta prévia recobrindo o OIC. (B) Mesma imagem de (A) ao estudo Power Doppler, evidenciando a presença de vasos na superfície fetal da placenta sobre o OIC, a chamada vasa prévia. (C) Ultrassonografia transvaginal na vasa prévia: corte transversal dos vasos na superfície fetal da placenta demonstra o achado clássico de vasos não circundados pela geleia de Wharton. (D) Mesma imagem de (C) ao estudo Power Doppler, evidenciando os vasos fetais.

Fonte: acervo dos autores.

CONDUTA

Pacientes assintomáticas com suspeita de implantação placentária baixa na ultrassonografia de rotina entre 20 e 24 semanas podem ser orientadas da seguinte forma:[1]

- Placenta distando mais de 2,0 cm do OIC: afastada a placenta prévia, orienta-se seguimento habitual.
- Placenta distando ≤ 2,0 cm do OIC, inclusive nos casos que recobrem o colo: na ausência de sintomas, sugere-se uma nova USGTV de controle entre 32 e 36 semanas.
- Placenta que ultrapassa o OIC em mais de 2,0 cm: recomenda-se que seja realizado USGTV seriado. Os intervalos dependerão da idade gestacional e das intercorrências clínicas. Nesses casos, é mais provável que a placenta permaneça baixa até o parto, sendo indicado programar cesárea eletiva.

No pré-natal de pacientes assintomáticas ou com episódios de sangramento discretos, é preciso monitorar os níveis hematimétricos e realizar a suplementação com ferro sempre que necessário. A recomendação de repouso relativo e abstinência sexual pode ser útil em alguns casos, ainda que não haja estudos que validem a eficácia dessas medidas.[1]

Já para as gestantes que, na segunda metade da gestação, se apresentam ao pronto atendimento com queixa de sangramento vaginal, tônus uterino normal e vitalidade fetal preservada, a hipótese de placenta prévia deve ser sempre considerada.[1]

Além disso, é fundamental classificar a gestante quanto à estabilidade hemodinâmica, à intensidade da hemorragia e à presença ou não de contrações, assim como avaliar a vitalidade fetal.[1]

O toque vaginal deve ser evitado até que se defina a origem do sangramento. O exame especular deve ser realizado para que se possa avaliar a intensidade do sangramento e a dilatação do colo, quando presente (em alguns casos, é possivel observar a placenta sobre o orifício interno do colo).[1]

Para gestantes hemodinamicamente estáveis, a conduta inicial consiste na realização de uma ultrassonografia, a fim de diagnosticar a etiologia do quadro e localizar o tecido placentário. Confirmado o diagnóstico de placenta prévia, recomenda-se a internação da gestante para monitoramento materno e fetal.[1]

Em caso de instabilidade hemodinâmica, além de monitorar os sinais vitais da paciente, é essencial obter acesso venoso periférico calibroso, a fim de administrar fluidos para expansão volêmica, e, se necessário para a manutenção da estabilidade hemodinâmica, realizar transfusão sanguínea. Recomenda-se, ainda, posicionar a gestante em decúbito lateral esquerdo, favorecendo o retorno venoso.[5,6]

Além do suporte inicial, exames laboratoriais devem ser solicitados, como hemograma (avaliação da hemoglobina e hematócrito), tipo sanguíneo e exames de avaliação da função renal. Não esquecer que mulheres Rh negativo devem receber imunoglobulina anti-D, a fim de evitar a sensibilização da gestante.[5,6]

Para adotar conduta expectante ou ativa em relação à interrupção da gestação, além de avaliar os parâmetros supracitados, é importante levar em consideração a idade gestacional.[5,6]

É indicado adotar conduta expectante em gestações pré-termo com sangramento materno leve (sem alteração hemodinâmica da paciente), desde que haja bom controle materno-fetal. Sabe-se que 75% dos episódios de sangramento são autolimitados, sem risco imediato. Adotando essa conduta, é possível chegar a termo, por exemplo, e obter melhores resultados em relação ao prognóstico materno-fetal. É recomendado, para esses casos, que a gestante permaneça em repouso relativo, mantenha abstinência sexual e receba suplementação de ferro elementar (60 mg por via oral, 3 a 4 vezes ao dia). Se a idade gestacional for menor que 34 semanas, recomenda-se administração de corticoide para auxiliar na maturação pulmonar do feto. O controle domiciliar pode ser realizado em gestantes com diagnóstico de placenta prévia e sem histórico de sangramento, mas cada caso deve ser avaliado individualmente pelo profissional que acompanha a gestante.[5,6]

Já nos casos de instabilidade hemodinâmica materna, vitalidade fetal alterada e idade gestacional acima de 37 semanas, indica-se conduta ativa, ou seja, interrupção da gestação.[5,6]

Indica-se cesárea em casos de placenta prévia com óbito fetal. Para um melhor planejamento do procedimento cirúrgico, é importante realizar um exame de imagem pré-operatório, a fim de localizar com precisão a placenta. Essa medida permite que o cirurgião consiga evitar incisões sobre o tecido placentário, reduzindo o risco de perda sanguínea importante e possíveis complicações graves, como histerectomia.[5,6]

Quando há sangramento do sítio placentário, a conduta inicial consiste na administração de ocitocina endovenosa e na compressão da região com compressas. Em caso de insucesso, indica-se a realização de capitonagem ou até mesmo ligadura das artérias uterinas ou da artéria ilíaca interna. Em casos mais graves, esgotadas todas as possibilidades, a histerectomia deve ser realizada.[5,6]

O parto vaginal se encaixa nesse cenário quando a gestante apresenta o diagnóstico de placenta de inserção baixa, desde que haja um controle rigoroso do sangramento materno.[5,6]

CONSIDERAÇÕES FINAIS

Sabe-se que, em países desenvolvidos, com abundância de recursos, a taxa de mortalidade materna associada à placenta prévia é inferior a 1%.[12] Entretanto, essa taxa permanece alta em países em desenvolvimento, onde a anemia materna, a falta de recursos médicos e os partos domiciliares são mais comuns. A morbidade materna grave e a mortalidade materna em pacientes com placenta prévia geralmente decorrem da perda rápida e significativa do volume intravascular, causando instabilidade hemodinâmica, hipoxemia, hipóxia, falência orgânica e morte.

Em relação à morbimortalidade fetal, o principal fator causal é a prematuridade e as complicações relacionadas a esse quadro. Sabe-se, porém, que a taxa de mortalidade neonatal tem diminuído nos últimos anos em função das melhorias no manejo obstétrico, como a administração de corticoide para maturação pulmonar em gestações com menos de 34 semanas.

Assim, recomenda-se que, na suspeita de inserção baixa da placenta durante o ultrassom obstétrico de rotina, a avaliação de sua relação com o colo uterino pela via transvaginal seja discutida com o obstetra e oferecida às pacientes, para esclarecimento e diagnóstico final.

COMENTÁRIOS SOBRE O CASO CLÍNICO

O quadro clínico apresentado diz respeito a uma gestante com sangramento na segunda metade da gestação. Primeiramente, é preciso considerar as possíveis etiologias desse sangramento. É importante lembrar quais são os principais diagnósticos diferenciais nesse cenário: descolamento prematuro de placenta, rotura de vasa prévia, rotura de seio marginal e placenta prévia. Com esses diagnósticos em mente, é preciso avaliar os possíveis fatores de risco da paciente. Sabe-se que a gestante tem mais de 35 anos e apresenta antecedente pessoal de curetagem uterina.

A partir desse ponto, já é possível identificar uma possível causa para o sangramento da paciente: a placenta prévia. Em seguida, deve-se observar o quadro clínico da paciente e o exame físico. O sangramento indolor com moderada quantidade, a estabilidade hemodinâmica e o tônus uterino normal são fatores que corroboram a principal hipótese. Para confirmação, deve-se realizar uma ultrassonografia transvaginal (padrão-ouro), procurando-se obter a imagem do tecido placentário sobre o orifício interno do colo uterino.

Respondendo às perguntas:

1. Qual é o diagnóstico?

   Placenta prévia. Depois do resultado do exame de imagem, não há mais dúvida quanto ao diagnóstico.

2. Quais são os diagnósticos diferenciais?

   Descolamento prematuro de placenta, rotura de vasa prévia e rotura de seio marginal (que será abordado em outros capítulos deste livro).

3. Qual é a sua conduta?

   Como a gestante apresenta idade gestacional de 30 semanas e sangramento no momento da avaliação, é necessário internar a paciente para acompanhamento materno-fetal, realização de exames laboratoriais e administração de corticoide antenatal. A conduta expectante é possível neste caso, uma vez que a paciente não está em trabalho de parto e apresenta estabilidade hemodinâmica.

PERSPECTIVAS FUTURAS

Tendo em vista o grande impacto da hemorragia materna decorrente de complicações do quadro de placenta prévia nas taxas de mortalidade materna, é importante pensar em ações para tentar modificar esse cenário. Entre as possíveis estratégias, destaca-se a realização de *workshops* para obstetras não especializados em imagem ultrassonográfica, a fim de aperfeiçoar suas técnicas e ampliar sua *expertise* na realização desse exame de imagem. Além disso, é fundamental planejar iniciativas que objetivem aumentar o acesso da população usuária do sistema público de saúde aos exames de imagem, principalmente a partir das 28 semanas de gestação, como a realização de mutirões.

DEFINIÇÕES IMPORTANTES DO CAPÍTULO

- Placenta prévia: localizada em um raio de 2 cm de distância do OCI.
- Placenta acreta: tecido placentário aderido ao miométrio.
- Placenta increta: tecido placentário invadindo o miométrio.
- Placenta percreta: tecido placentário invadindo a serosa uterina (podendo também invadir tecidos e órgãos adjacentes, como a bexiga).

QUESTÕES

1. (SUS-SP) Gestante, após 28 semanas de gestação, ao ultrassom via vaginal, apresenta tecido placentário parcialmente inserido no segmento inferior do útero, que não chega a atingir o orifício interno e se localiza em um raio de 2 cm de distância dessa estrutura anatômica. Considerando a atual definição e classificação da inserção da placenta, é correto afirmar que, nesse caso, trata-se de placenta:

A. De inserção baixa.
B. Prévia.
C. Prévia centro total.
D. Prévia marginal.
E. Prévia centro parcial.

Resposta correta: alternativa A.
Justificativa: como explicado neste capítulo, a placenta prévia recobre total ou parcialmente o OCI; já na placenta de inserção baixa, a borda placentária se insere no segmento inferior do útero, não chega a atingir o orifício interno e se localiza em um raio de 2 cm de distância dessa estrutura anatômica.

2. (EINSTEIN-SP 2021) Em relação aos sangramentos genitais que podem acometer a gestante,

A. O descolamento corioamniótico, a neoplasia trofoblástica gestacional e vasa prévia são as principais causas de sangramento da primeira metade da gestação.
B. O sangramento ocasionado pelo descolamento prematuro da placenta costuma ser insidioso e indolor.
C. O descolamento prematuro da placenta, o abortamento tardio e a placenta prévia são as principais causas de sangramento da segunda metade da gestação.
D. Os principais fatores de risco para placenta prévia são cesárea anterior, miomectomia e curetagem uterina.
E. O descolamento corioamniótico é diagnosticado por meio de ultrassonografia e o tratamento é feito com progesterona e anti-inflamatórios.

Resposta correta: alternativa D.
Justificativa: relembrando os principais fatores de risco:

- idade > 35 anos;
- tabagismo;
- gemelaridade:
- antecedente de placenta prévia:
- multiparidade;
- cesárea e curetagem prévias – lesão endometrial.

3. (SCMSP-SP) A ocorrência de sangramento na segunda metade da gestação é responsável pelo aumento da morbidade gestacional. Entre as causas de hemorragia na gestação, está a placenta prévia. Quanto à placenta prévia, assinale a alternativa correta.

A. A placenta prévia é definida como a presença de tecido placentário total ou parcialmente inserido no segmento inferior do útero após a 28ª semana de gestação.
B. O diagnóstico clínico da placenta prévia inclui sangramento único, indolor, imotivado, com tônus uterino aumentado.
C. O toque vaginal e a ultrassonografia transvaginal não são recomendados à paciente com placenta prévia, pelo risco de hemorragia.
D. O parto cesáreo está sempre indicado nos casos de placenta de inserção baixa.
E. A invasão da placenta no miométrio é denominada acretismo placentário, que pode ser total ou parcial.

Resposta correta: alternativa A.

Justificativa: (B) É importante lembrar que o tônus uterino é normal na maioria das vezes. (C) O toque vaginal é proscrito. A placenta recobre o orifício interno do colo uterino, e o toque vaginal pode precipitar o sangramento. Já a ultrassonografia transvaginal não é contraindicada, podendo ser realizada para auxiliar no diagnóstico de placenta prévia. (D) Placenta de inserção baixa não é sinônimo de placenta prévia. Nos casos de placenta prévia, há, sim, contraindicação ao parto vaginal. Entretanto, nos casos de placenta de inserção baixa, a placenta não recobre o orifício interno do colo uterino, estando a menos de 2 cm dele; desse modo, não há contraindicação ao parto vaginal. (E) O acretismo placentário – adesão anormal da placenta ao miométrio – pode variar em três graus: placenta acreta (aderida ao miométrio), placenta increta (invade o miométrio) e placenta percreta (perfura o miométrio). Mesmo sem invasão, o fato de estar aderida já caracteriza acretismo placentário.

4. (UNIFESP-SP) Gestante de 33 anos, G4P3A0C2, e idade gestacional de 27 semanas e 4 dias, apresenta sangramento vaginal há 1 hora. Nega outras queixas. Exame físico: PA 120 × 70 mmHg, FC 88 bpm, altura uterina 25 cm, tônus uterino normal, dinâmica uterina negativa, situação transversa, BCF144 bpm. Exame especular: presença de pequena quantidade de sangue se exteriorizando pelo orifício cervical externo. A conduta é:

A. solicitar ultrassonografia.
B. realizar toque vaginal.
C. solicitar ressonância magnética.
D. realizar toque e solicitar ultrassonografia.

Resposta correta: alternativa A.

Justificativa: quando uma paciente, na 2ª metade da gestação, chega ao pronto atendimento com sangramento indolor e estabilidade hemodinâmica, devemos sempre identificar a etiologia do sangramento e excluir possíveis diagnósticos diferenciais. Para tanto, a melhor conduta é solicitar ultrassonografia transvaginal, a fim de localizar o tecido placentário, considerando a hipótese diagnóstica de placenta prévia (sangramento indolor + tônus uterino normal).

5. Gestante de 35 semanas, 2G 1P (1 cesárea), apresenta sangramento vaginal de moderada intensidade há 30 minutos. Refere episódios prévios de sangramento com 29 e 31 semanas. Ao exame físico: regular estado geral, afebril, PA 90 × 60 mmHg, FC 110 bpm, altura uterina 32 cm, FCF 140 bpm, tônus uterino normal, ausência de contrações. Ao exame especular, observa-se sangramento intenso pelo colo uterino e coágulos em fundo de saco. O diagnóstico e a conduta obstétrica são:

A. rotura de seio marginal; reposição volêmica e repouso.
B. placenta prévia; reposição volêmica e cesárea.
C. placenta prévia; corticoterapia e repouso.
D. descolamento prematuro da placenta; amniotomia e cesárea.
E. hemorragia de segunda metade da gestação; indução de parto.

Resposta correta: alternativa B.

Justificativa: a conduta depende da idade gestacional, da classificação da placenta prévia, da intensidade do sangramento e da presença ou não de trabalho de parto.

- Termo: interrupção da gestação (independentemente da intensidade do sangramento).
- Prematuro: depende da intensidade de sangramento e da presença de instabilidade hemodinâmica.

- Sangramento intenso (instável): interrupção (é preciso retirar a placenta para interromper o sangramento, pois a mãe pode entrar em choque, levando a sequestramento de sangue fetal e SFA).
- Sangramento leve-moderado: conservador (corticoterapia < 34 semanas).

REFERÊNCIAS

1. Zugaib M (ed.). Zugaib Obstetrícia. 5. edição. Barueri: Manole; 2023.
2. Brasil. Ministério da Saúde. Boletim epidemiológico Vol. 53 N.20. Brasília (DF): MS; 2023. Disponível em: https://www.gov.br/saude/pt-br/centrais-de-conteudo/publicacoes/boletins/epidemiologicos/edicoes/2022/boletim-epidemiologico-vol-53-no20/view. Acesso em: 21 jul. 2025.
3. Cresswell JA, Ronsmans C, Calvert C, Filippi V. Prevalence of placenta previa by world region: a systematic review and meta-analysis. Trop Med Int Health. 2013;18(6):712-724. doi:10.1111/tmi.12100.
4. Sheiner E, Shoham-Vardi I, Hallak M, Hershkowitz R, Katz M, Mazor M. Placenta previa: obstetric risk factors and pregnancy outcome. J Matern Fetal Med. 2001;10(6):414-419.
5. Cotton DB, Read JA, Paul RH, Quilligan EJ. The conservative aggressive management of placenta previa. Am J Obstet Gynecol 1980;137(6): 687-695.
6. Silver R, Depp R, Sabbagha RE, Dooley SL, Socol ML, Tamura RK. Placenta previa: aggressive expectant management. Am Obstet Gynecol. 1984;150(1): 15-22.
7. Leerentveld RA, Gilberts EC, Arnold MI, Wladimitrol W. Accuracy and safety of transvaginal sonographic placental localization. Obstet Gynecol. 1990; 76(5 Pt 1):759-762.
8. Farine D, Peisner DB, Timor-Tritsch IR. Placenta previa: is the traditional diagnostic approach satisfactory? J Clin Ultrasound. 1990;18(4):328-330.
9. Mustafa SA, Brizot ML, Carvalho MH, Watanabe L, Kahhale S, Zugaib M. Transvaginal ultrasonography in predicting placenta previa ar delivery: a longitudinal study. Ultrasound Obstet Gynecol. 2002;20(4):356-359.
10. Committee on Obstetric Practice. Placenta accreta. Obstet Gynecol. 2012 Jul;120(1):207–211.
11. Zhang W, Geris S, Beta J, Ramadan G, Nicolaides KH, Akolekar R. Prevention of stillbirth: impact of two--stage screening for vasa previa. Ultrasound Obstet Gynecol. 2020;55(5):605-612. doi:10.1002/uog.21953.
12. Clark SL. Placenta previa and abruptio placentae. In: Creasy RK, Resnik R (eds.). Creasy & Resnik's maternal fetal medicine: principles and practice. Philadelphia: WB Saunders; 1999. p.616.

23

Descolamento prematuro de placenta

Rafaela Nunes Garcia
Juliane Agarinakamura Serrano

CASO CLÍNICO

A.B.C., 36 anos, negra, quartigesta de feto único vivo, IG 29 semanas. Paciente se apresenta no pronto atendimento em razão de sangramento vaginal, de moderada quantidade e coloração escura há 2 dias. Além disso, refere ter iniciado quadro de cólicas em baixo ventre nesta manhã em piora progressiva até a chegada ao atendimento.

Antecedentes pessoais: nas últimas duas gestações teve hipertensão gestacional, controlada com alfa-metildopa 750 mg 3× ao dia.

A última gestação teve que ser interrompida antes de 39 semanas devido a picos pressóricos de difícil controle.

Exame físico: REG, corada, taquipneica, vigil e orientada. PA 90 × 56 mmHg, FC 121 bpm. Peso 98 kg. Altura 1,64 m.

Exame obstétrico: abdome gravídico, adequado para idade gestacional. AU 25 cm. Não foram notados movimentos fetais na palpação. Feto em situação longitudinal, apresentação cefálica, dorso à esquerda, não insinuado. Tônus uterino aumentado sem dinâmica uterina. Toque vaginal com presença de sangue em canal vaginal, colo grosso e entreaberto e exame especular sem presença de lesões em canal vaginal, com saída ativa de sangue do orifício do colo uterino. BCF 100 bpm.

1. **Quais diagnósticos obstétricos?**
2. **Qual é a sua conduta?**

INTRODUÇÃO

Durante a gestação, a placenta é o principal órgão extracorpóreo para o feto. O artigo *The placenta in lore and legend* descreve como alguns grupos sociais enxergavam a placenta, tratando-a como outro feto, um gêmeo e até mesmo como um anjo guardião do feto.[1] Dentre as suas funções, a principal é o suprimento do feto com nutrientes e oxigênio, além de fornecer-lhe proteção. Dessa forma, a placenta é adaptada para tais funções no ambiente uterino possuindo uma ampla superfície de troca e uma fina membrana separando as circulações materna e fetal (Figura 1).[2,3] Assim, a separação prematura da placenta do corpo uterino acarreta disfunções gestacionais importantes.

Em situações normais a placenta cresce e se estabelece na parte superior do corpo uterino até o nascimento do feto. Após o nascimento, há o momento de dequitação da placenta que deve ocorrer em até 30 minutos de forma natural. Porém, quando essa separação ocorre antes do nascimento do feto, é denominada descolamento prematuro de placenta (DPP).[4]

O DPP é definido como a separação da abrupta de uma placenta normoposicionada do corpo uterino com 20 ou mais semanas de gestação e antes do nascimento do feto. Essa separação pode ocorrer de forma total ou parcial em classificação de graus de descolamento, o que determina o nível de sangramento e as repercussões fetais. Quando o descolamento ocorre, o feto pode ficar sem oxigênio suficiente, sendo essa umas das principais repercussões observada durante o exame da gestante, mudando a condução do quadro clínico.[5]

O quadro clínico de descolamento representa uma causa importante na morbimortalidade materna e perinatal.[6] A perda materna excessiva de sangue pode acarretar distúrbios de coagulação e dificuldades de contração uterina no período pós-parto.[7] No compartimento fetal, a hipóxia causada por essa condição aumenta em até 20 vezes as taxas de mortalidade perinatal quando comparadas a gestações saudáveis. Por fim, como o quadro pode ocorrer antes do termo, a prematuridade influencia muito na morbimortalidade fetal.[8]

EPIDEMIOLOGIA

Estima-se que 1% das gestações resultem na complicação do descolamento prematuro de placenta, sendo que 40 a 60% ocorrem antes de 37 semanas de gestação e 14% antes de 32 semanas. Dessas gestações, dois terços são caracterizados como grave, quando levadas em consideração a mortalidade materna, fetal e neonatal.[8] Um estudo finlandês mostrou que, quando comparadas a gestantes saudáveis, pacientes que evoluíram com DPP tiveram maior taxa de prematuridade, com uma diferença média na idade gestacional ao nascimento de duas semanas. Esse mesmo estudo mostrou ainda uma alta incidência de partos realizados antes das 32 semanas. Além disso, houve maior taxa de bebês com baixo peso, com uma média de 494 g a menos que em mulheres sem descolamento, aumento de natimortos e uma maior taxa de restrição de crescimento fetal.[9]

Dessa forma, é importante pontuar alguns fatores de risco para o DPP.[10] Dentro dos fatores sociodemográficos nota-se que o aumento da paridade e a raça negra têm relação positiva com essa complicação. Durante a gestação, o fator mais associado com o DPP são as síndromes hipertensivas, que aumentam em cinco vezes a chance da doença. Vale ressaltar que a terapia medicamentosa não possui muito efeito no prognóstico nessa população. Existem outros fatores gestacionais associados, porém menos observados, como trombofilias, diabetes pré-gestacional e rotura prematura de membranas ovulares (RPMO), sobretudo em pacientes com polidrâmnio. Em relação aos fatores modificáveis é importante ressaltar o tabagismo e o uso de drogas com potencial ação vasoconstritora, principalmente cocaína (Quadro 1). A carga tabágica tem efeito importante no risco de DPP, sendo que cada maço de cigarro consumido ao dia aumenta as chances de descolamento em 40%. Por fim, um antecedente obstétrico de DPP em gestações anteriores também é um importante fator de risco para uma nova complicação.[11]

QUADRO 1 Fatores de risco

Fatores sociodemográficos
Aumento da paridade
Raça negra
Fatores maternos na gestação atual
Síndrome hipertensiva
Trauma
Gestações múltiplas
Tabagismo ou uso de drogas ilícitas
Malformações uterinas
RPMO
Trombofilia
Diabetes pré-gestacional
Hipotireodismo
Fatores maternos em gestações anteriores
DPP em gestações anteriores (aumenta o risco em 3-15%)
Pré-eclâmpsia
Cesárea anterior

DPP: descolamento prematuro de placenta; RPMO: rotura prematura de membranas ovulares.
Fonte: Fernandes, 2018;[4] Rezende Filho, 2024.[6]

Normalmente, as gestações em mulheres acima de 35 anos e abaixo de 20 anos são consideradas de maior risco, porém, no caso do descolamento prematuro de placenta, não houve uma associação significativa entre a idade e a presença da complicação. Já no caso da presença do DPP prévio, há um aumento cumulativo de 10 a 15 vezes no risco de recorrência do quadro, sendo maior a cada gestação subsequente.

QUADRO CLÍNICO

Definição básica da fisiopatologia do DPP é a interrupção dos vasos maternos na decídua basal que leva ao sangramento. O sangue que se estabelece entre a decídua e a placenta a impede que realize suas funções de fornecimento de nutrientes e oxigênio. Entretanto, o motivo dessa ruptura dos vasos ainda não é muito bem estabelecido na literatura e leva em consideração diversos fatores. É importante ressaltar que não apenas as artérias espiraladas podem estar rompidas nesse processo, também pode ocorrer a interrupção de componentes venosos.[4-6]

Há algumas especulações sobre fatores imunológicos, vasculares e inflamatórios que podem levar à interrupção dos vasos maternos. Existem pesquisas que identificaram algumas combinações de antígenos leucocitários humanos que são significativamente reduzidas em mulheres com descolamento prematuro de placenta em relação a gestantes sem o desfecho, apesar de não haver uma relação causal explícita.[9,12,15] Também foram encontrados número aumentado de macrófagos e neutrófilos em placentas de mulheres com DPP e presença de processo inflamatório associado de forma aguda ou crônica ao quadro. Além disso, também há a possibilidade de uma invasão trofoblástica defeituosa das artérias espiraladas que podem predispor a ruptura dos vasos maternos.[13]

Avançando na fisiopatologia, o sangramento dos vasos maternos é a fonte do descolamento prematuro da placenta. Uma vez que o sangue invade o espaço retroplacentário, ele causa uma reação irritativa no miométrio que gera hipertonia uterina e leva ao descolamento de novas áreas. Parte do sangue pode coagular e formar um hematoma, mantendo-se "oculto", sendo eliminado somente após o parto, e a outra parte do sangue pode ser exteriorizada, o que ocorre em 80% dos casos. Esse processo pode ocorrer de forma aguda ou crônica. Na forma aguda, há uma manifestação de sintomas mais proeminentes e é mais grave, tanto para o feto quanto para a mãe. Na forma crônica, há necrose da decídua basal e

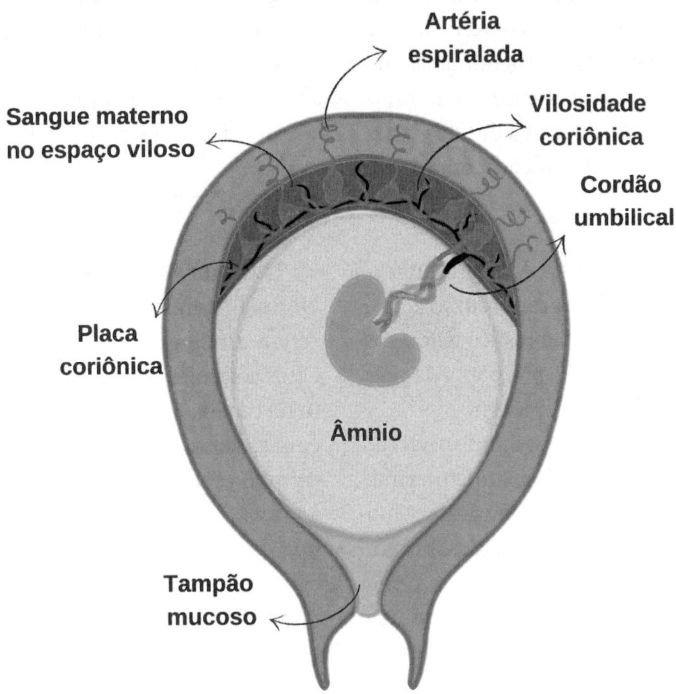

FIGURA 1 Representação anatômica do útero durante a geração de um feto englobando estruturas como placenta, líquido amniótico e vasos envolvidos no processo de invasão trofoblástica da placenta.

Fonte: adaptada de Moore KL, Persaud TVN, Torchia MG. Embriologia clínica. 9. ed. Rio de Janeiro: Elsevier; 2013.

inflamação da placenta, sendo um processo muitas vezes autolimitado que, na maioria das vezes, não gera tantas repercussões evidentes, vale ressaltar, porém, que esse quadro crônico pode agudizar, evoluindo para um DPP sintomático.

Além do sangramento, pode-se ressaltar o papel da trombina nas consequências do DPP. Há duas formas de produção de trombina, a primeira é o sangramento na decídua que acarreta a liberação da tromboplastina pelas células deciduais e gera a trombina; e a segunda, é que a hipóxia tecidual induz a produção de fator de crescimento endotelial vascular (VEGF) e induz as células deciduais a produzir excessivamente tromboplastina gerando a trombina. A trombina está relacionada com a indução da hipertonia e das contrações uterinas. Com o aumento da liberação de citocinas pró-inflamatórias que provoca aumento da permeabilidade vascular, pode ocorrer sobrecarga do controle hemostático levando a hemorragia sistêmica com deposição de fibrina intravascular (CIVD) e deficiência na ação da progesterona desencadeando contratilidade uterina.[6]

Dessa forma, os sintomas mais clássicos do DPP são sangramento vaginal em quantidade variável, a depender da porção de descolamento; e hipertonia uterina com presença de dor moderada a forte na região do abdome ou nas costas. Além disso, pode ocorrer anormalidade de frequência cardíaca fetal e diminuição de movimentação, ou seja, sinais de sofrimento fetal. Há geralmente óbito fetal quando o descolamento é maior que 50% da superfície de contato da decídua basal.

O DPP pode ser classificado em quatro graus:[4,6]

- **Grau 0**: assintomático ou com sangramento discreto. Sem repercussões hemodinâmicas, com diagnóstico feito após o nascimento do bebê, por conta da presença de coágulo retroplacentário.
- **Grau 1**: sangramento genital moderado com presença de hipertonia uterina. Há repercussões hemodinâmicas, como aumento de frequência cardíaca, porém o feto não é prejudicado.
- **Grau 2**: sangramento genital moderado com presença de hipertonia uterina e repercussão hemodinâmica da mãe com alteração de vitalidade fetal.
- **Grau 3**: óbito fetal com hipotensão arterial materna e hipertonia uterina importante.
  - **3A**: sem coagulopatia instalada.
  - **3B**: com coagulopatia instalada.

DIAGNÓSTICO

O diagnóstico é eminentemente clínico. Normalmente, o quadro apresenta-se florido sendo difícil de ser confundido, porém em casos com menor proporção de descolamento há dúvidas e geralmente só são resolvidas com clareza após o parto, com a presença de trombo escuro, firme e organizado aderido à placenta. Porém a ausência desses achados no pós-parto também não exclui a possibilidade de DPP. Em um estudo multicêntrico, a avaliação da placenta só conseguiu confirmar o diagnóstico 30% das vezes.[15]

Os achados laboratoriais para o quadro clínico são relacionados com a porcentagem

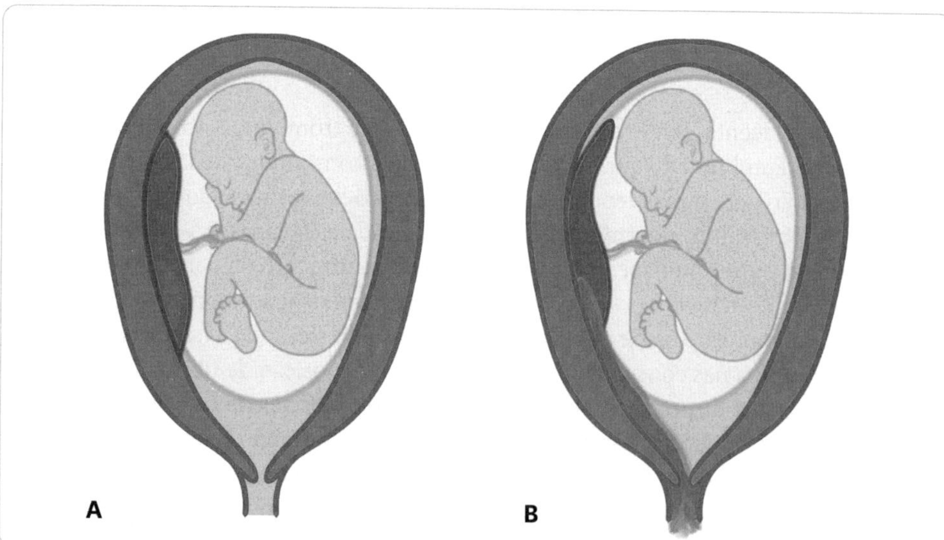

FIGURA 2 Tipos de descolamento prematuro de placenta: A com hemorragia oculta; e B com hemorragia externa.

Fonte: adaptada de Rezende Filho, 2024.[6]

de separação da placenta, ou seja, pequenos descolamentos podem não resultar em anormalidades e um descolamento de mais de 50% está associado a maiores chances de CIVD. O achado mais bem relacionado com a severidade do sangramento é a dosagem de fibrinogênio. Níveis de fibrinogênio inferiores ou igual a 200 mg/dL têm correlação de 100% com hemorragia pós-parto severa, enquanto valores iguais ou acima de 400 possuem um valor preditivo negativo de 79%.[18]

A ultrassonografia permite, em alguns casos, a visualização de hematoma retroplacentário que contribui fortemente para o diagnóstico. Entretanto, a sua ausência não exclui a possibilidade de descolamento, uma vez que é mais provável de ser visto em separações mais extensas e em pacientes que já possuem alterações clínicas aparentes.

A ressonância magnética realiza o diagnóstico 100% das vezes, mas é necessário levar em consideração que é um exame caro e de difícil acesso e que, a depender do quadro clínico, é desnecessário. Porém, o exame de imagem correlaciona a intensidade do hematoma com o prognóstico clínico, podendo-se caracterizar a DPP como instável ou estável e é indicado apenas em casos restritos de descolamento subclínico.[6]

Nesse momento, é importante também descartar diagnósticos diferenciais. Os principais são placenta prévia, rotura de vasa prévia e rotura uterina. Na placenta prévia, há sangramento, porém geralmente em maior quantidade, de coloração mais intensa e indolor, e cursa com contrações uterinas em apenas 10 a 20% dos casos. Já na rotura de vasa prévia, o sangramento se dá por um rompimento de um vaso de origem fetal, geralmente logo após a rotura das membranas, causando importante comprometimento da vitalidade do concepto. Tal achado está associado com inserção velamentosa de cordão e placentas anômalas como a *succenturiata*. A rotura uterina evolui com um quadro de dor abdominal de início agudo, geralmente durante o trabalho de parto, com presença de sangramento vaginal e alterações não tranquilizadoras da frequência cardíaca do feto. Um sinal sugestivo de iminência de rotura uterina é o sinal de Bandl, em que o útero fica dividido por um anel, na altura da cicatriz umbilical, que separa o corpo uterino do segmento inferior (Quadro 2). Outro sinal clínico da rotura uterina

QUADRO 2 Diagnósticos diferencias (DPP × placenta prévia × rotura uterina)

DPP	Placenta prévia	Rotura uterina
Instalação aguda	Instalação dolorosa	Instalação aguda
Dor local forte	Indolor	Dor precedente
Hemorragia interna ou externa com sangue escurecido	Hemorragia externa com sangue vermelho-nutilante	Hemorragia variável, pode não haver
Aumento de tônus uterino (hipertonia uterina)	Tônus uterino normal	Mudança no status de contração
Cardiotocografia anormal	Cardiotocografia normal	Cardiotocografia anormal
Apresentação fetal não tem significado	Apresentação fetal não insinuada. Situações anômalas são comuns	Perda da apresentação fetal. Feto pode ser deslocado

Fonte: Fernandes, 2018;[4] Rezende Filho, 2024.[6]

é a subida da apresentação fetal que se encontrava insinuada durante o trabalho de parto. Isso se dá por conta da subida do feto para a cavidade abdominal materna.[16,17]

CONDUTA

O DPP, como já dito anteriormente, é uma importante causa de complicações fetais, neonatais e maternas. Portanto, é necessária uma avaliação inicial adequada e eficiente até o estabelecimento do diagnóstico. É importante lembrar que mesmo gestantes que parecem estáveis podem ter um quadro clínico deteriorado muito rápido e o manejo adequado é essencial na diminuição de comorbidades (Figura 3). Dessa forma, a conduta clínica do quadro deve ser individualizada para cada caso e é embasado em variedades que incluem idade gestacional, severidade do descolamento e a condição materna e fetal.[4-6,19]

As ações iniciais que devem ser levadas em consideração na abordagem são: realizar monitorização de batimento cardíaco fetal, visando avaliar sofrimento fetal ou mudança de padrão; obter acesso venoso da gestante e proceder com uma avaliação laboratorial contendo hemograma, tipagem sanguínea, coombs e coagulograma. Um teste que pode ser realizado para avaliar o estado de coagulação da paciente é coletar 10 mL de sangue em tubo de ensaio e após 7 a 10 minutos verificar formação de coágulo, caso isso não ocorra, há uma coagulopatia instalada.[6]

Em geral, nos casos de feto viável com 23 ou mais semanas, deve-se escolher a via de parto mais rápida. Se o parto vaginal não for iminente, a via preferida é a abdominal por cesárea de emergência. Nos casos de feto com cardiotocografia (CTG) categoria III e parto vaginal em até 20 minutos, pode-se optar por essa via. Entretanto, em casos

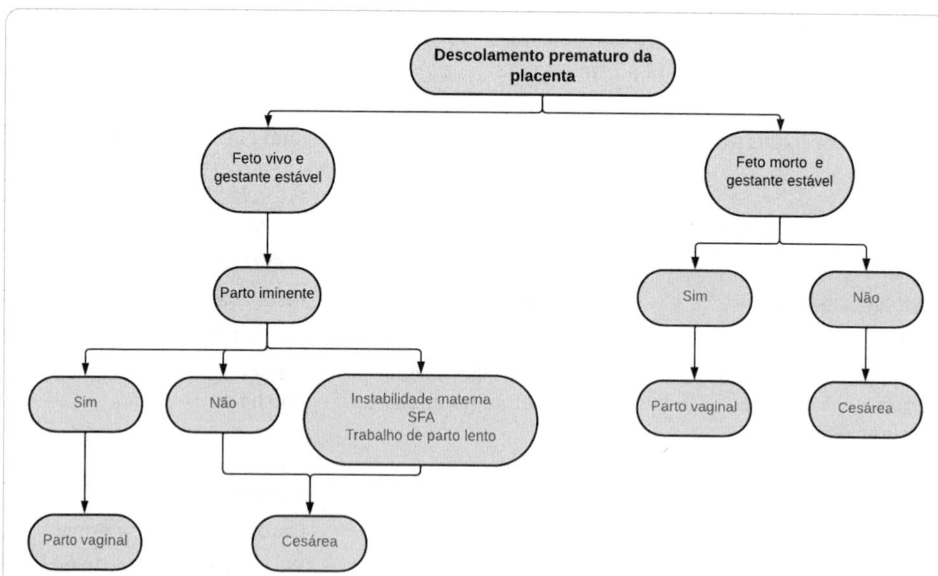

FIGURA 3 Fluxograma
Fonte: Fernandes, 2018.[4]

de feto com CTG categoria II, a via de parto dependerá dos fatores individuais maternos (idade gestacional, dilatação, instabilidade, entre outros). Por fim, nos fetos com CTG categoria I, a via de parto depende da estabilidade hemodinâmica da gestante e idade gestacional.

Em casos de morte fetal ou feto inviável, a via de parto mais indicada é a vaginal, caso não haja instabilidade hemodinâmica materna. Nesses casos, a realização de uma amniotomia ajuda na diminuição da pressão intrauterina e na progressão do trabalho de parto, que deve ocorrer dentro de 4 a 6 horas e o quadro clínico deve ser reavaliado a cada hora. A amniotomia também pode ser realizada em casos de fetos viáveis em gestantes que estão estáveis, porém com sinais de descolamento prematuro da placenta, individualizando sempre cada caso. O procedimento acelera o trabalho de parto caso o parto vaginal seja iminente, sendo um processo indicado para ser realizado também antes do parto via abdominal, visando benefícios à gestante e ao feto, uma vez que a ruptura artificial da membrana amniótica, ao reduzir a pressão intrauterina, melhora a hipertonia, reduz a compressão na veia cava inferior, além de dificultar o aumento da área de descolamento e diminuir a hemorragia.[22-24] Por fim, nas gestações pré-termo abaixo de 34 semanas, e quando o descolamento não é grave, há possibilidade de uma conduta conservadora com uma vigilância rigorosa materno-fetal. Dentro dessa condição, é prescrito corticoide para maturação pulmonar associado a tocólise.[4,6,17]

PROGNÓSTICO

A monitorização materna após o parto é muito importante nos casos de DPP por conta da possibilidade de hemorragia, responsável por 20% das mortes. Principalmente quando se leva em consideração a possibilidade de ocorrência de útero de Couvelaire. Nesse quadro clínico, o sangue extravasado alcança o miométrio alocando-se entre as fibras de actina e miosina e impedindo a contração uterina, ou seja, causando hipotonia e, consequentemente, hemorragia pós-parto.

Assim, é necessário um manejo adequado visando impedir que o quadro evolua para uma CIVD ou um choque hemorrágico. Porém, devido a gravidade, existe um risco aumentado da necessidade de histerectomia para contenção.

Além disso, o descolamento prematuro de placenta é responsável por 10% da natimortalidade, principalmente em partos pré-termo. Dos fetos que sobrevivem, 34% evoluem com leucomalácia periventricular ou hemorragia intraventricular. Vale lembrar também que o descolamento está associado com menor peso ao nascer, com restrição de crescimento fetal e aumento do risco de parto prematuro.[7,8,19]

As mulheres que evoluem com DPP também têm maior risco de reincidência na gravidez subsequente, 3 a 15% de incidência em comparação a 0,4 a 1,3% das gestantes que nunca tiveram o desfecho. Após dois episódios de DPP consecutivos, o risco de um terceiro evento aumenta para 20 a 25%. Episódios mais graves, que desencadearam morte fetal, por exemplo, tem correlação com maior taxa de recorrência do que episódios leves. Há demonstração de aumento de doença vascular, metabólica e inflamatória após o quadro de DPP.[5,8]

O descolamento crônico também pode ocorrer. As gestantes apresentam quadro de hemorragia leve, podendo ser intermitente e crônica; e as manifestações da doença se desenvolvem com o tempo, podendo

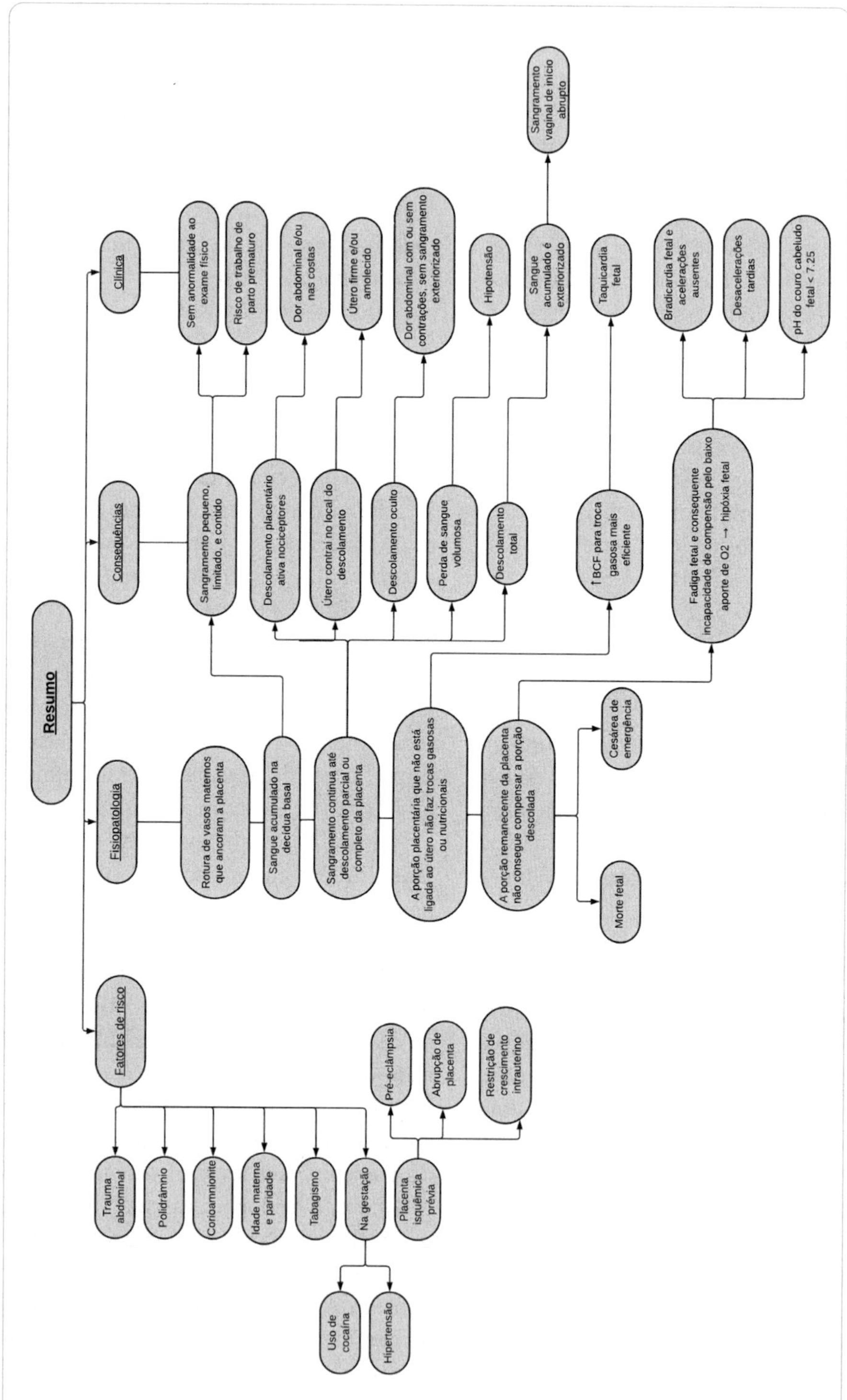

FIGURA 4 **Fluxograma**
Fonte: Nelson et al., 2023.[21]

gerar restrição de crescimento fetal, oligoâmnio e pré-eclâmpsia. Nesses casos, o uso do ultrassonografia para avaliar presença de hematoma e até mesmo realização de ressonância magnética podem ser úteis para monitorização do quadro.[13]

COMENTÁRIOS DO CASO CLÍNICO

O caso clínico apresentado no capítulo é o mais típico, com presença de sinais claros de descolamento, como o aumento do tônus uterino e a presença de sangramento em moderada quantidade e de uma coloração mais escura. Além disso, os antecedentes pessoais são importantes nesse caso, a presença de hipertensão gestacional é um dos fatores de risco para desenvolvimento do DPP, principalmente quando associado a pré-eclâmpsia.

O diagnóstico obstétrico de normalidade da paciente é quartigesta de feto único e idade gestacional de 29 semanas. Os diagnósticos patológicos progressos são doença hipertensiva específica da gestação e pré-eclâmpsia. O diagnóstico obstétrico patológico atual é doença hipertensiva específica da gestação e DPP. Como diagnósticos diferenciais para o caso temos placenta prévia e rotura uterina.

A conduta depende da idade gestacional, da vitalidade fetal e da estabilidade hemodinâmica da mãe. A idade gestacional ainda é precoce. Entretanto, no caso apresentado, há diminuição de movimentação fetal, o que precede uma perda de vitalidade do feto além dos batimentos cardíacos diminuídos. Além disso, a mãe está hipotensa e taquicárdica, ou seja, com sinais de choque provavelmente hipovolêmico (sangramento oculto?). Além disso, a paciente apresenta dor e tônus uterino aumentado, que indica um sangramento importante dos vasos maternos na decídua basal. Assim, a conduta nesse caso seria a realização de cesárea de emergência, uma vez que a mãe não está em trabalho de parto, e para aliviar a pressão intrauterina poderia ser realizada amniotomia.

DEFINIÇÕES IMPORTANTES DO CAPÍTULO

- Os principais fatores de risco para DPP são trauma abdominal, polidrâmnio, tabagismo, hipertensão, entre outros.
- A fisiopatologia decorre da rotura de vasos maternos que ancoram a placenta.
- Sinais de alerta para DPP são hipertonia uterina ou útero amolecido associados a sangramento vaginal de início abrupto.
- A conduta depende do *status* fetal e iminência de parto.

QUESTÕES

1. (Unesp 2021) Secundigesta de 22 anos, com 36 semanas e 2 dias, procura a maternidade com desconforto abdominal e pequeno sangramento vaginal há 1 dia. Exame físico: BEG, eupneica, hidratada, FC 110 bpm, PA 150 × 100 mmHg, tônus uterino aumentado, BCF 170 bpm. Presença de discreta quantidade de sangue coletado em fundo de saco vaginal, colo grosso, impérvio. O diagnóstico e a conduta são respectivamente:

A. Rotura de seio marginal; ultrassonografia e observação de sangramento.
B. Trabalho de parto prematuro; inibição do trabalho de parto.
C. Placenta prévia; ultrassonografia e observação de sangramento.
D. Descolamento prematuro de placenta; cesárea de emergência.

Resposta correta: alternativa D.

Justificativa: paciente com presença de sangramento e tônus uterino aumentado corroborando na hipótese de descolamento prematuro de placenta. Colo grosso e impérvio e ausência de dinâmica uterina indicam que está fora do trabalho de parto e a conduta seria cesárea de emergência.

2. (Einstein 2018) Primigesta de 36 semanas refere sangramento vaginal em moderada quantidade, com alguns coágulos, associado a dor em cólica contínua e sudorese, há 30 minutos. Ao exame físico, a pressão arterial é de 130 × 80 mmHg, pulso de 110 bpm, altura uterina de 30 cm, útero hipertônico, BCF = 120 bpm. Ao toque, o colo é pérvio para 2 cm e observa-se sangue escuro com coágulos na vagina. Está indicado:

A. Inibição do parto e administração de corticoide.
B. Amniotomia e indução do parto.
C. Monitorar a evolução do parto.
D. Realizar cesárea.
E. Profilaxia de sepse neonatal, ocitocina e monitorar evolução do parto.

Resposta: alternativa D.

Justificativa: paciente apresenta-se com aumento de pressão arterial, presença de dor e sangramento em moderada quantidade com presença de coágulos, além de hipertonia uterina. Nesses casos, o quadro pode se deteriorar muito rápido levando à perda de vitalidade fetal, então está indicada cesárea de emergência. Além disso, seria possível realização de amniotomia para diminuição de pressão intrauterina.

3. (UFRJ 2018) Descolamento prematuro de placenta (DPP) é a separação intempestiva da placenta do seu sítio de implantação no corpo uterino antes do nascimento do feto, em uma gestação de 20 ou mais semanas completas, sendo responsável por altos índices de mortalidade perinatal e materna. Nesse sentido, é correto afirmar que:

A. Ao exame obstétrico, o útero, em geral, encontra-se hipotônico, indolor às manobras palpatórias; os batimentos cardíacos fetais não estão alterados ou ausentes; não há comprometimento variável das condições gerais maternas.
B. Os principais fatores predisponentes incluem: estados hipertensivos, fatores mecânicos, como traumas, retração uterina após o esvaziamento rápido do polidrâmnio e alterações placentárias (infartos placentários decorrentes do tabagismo).
C. Apesar do quadro grave, não traz como consequência o sofrimento fetal, uma vez que não há alteração dos batimentos cardíacos fetais e nenhum outro comprometimento para o recém-nascido.
D. Inicia-se com um sangramento discreto no interior da decídua que não chega a formar um hematoma e, por esse motivo, na maioria dos casos, o sangue fica totalmente retido atrás da placenta, caracterizando a hemorragia oculta.

Resposta: alternativa B.

Justificativa: os fatores de risco para DPP incluem traumas, doença hipertensiva da gestação e alterações placentárias de origem isquêmica.

4. (TEGO 2018) Paciente G1P0, de 37 semanas, chega ao pronto-socorro em estado de choque hipovolêmico, com quadro de coagulopatia e ausência de BCF. Ao exame transvaginal, há discreto sangramento escuro. A hipótese diagnóstica é:

A. Rotura de vasa prévia.
B. Descolamento prematuro de placenta.
C. Rotura uterina.
D. Placenta prévia.

Resposta: alternativa B.
Justificativa: Quando não há manejado no tempo hábil, o DPP pode evoluir para uma CIVD devido ao sangramento intrauterino oculto e não necessariamente esse sangramento precisa ser extravasado para o meio exterior.

5. (UFMG 2006) Na assistência ao parto vaginal, a situação que indica a realização da amniotomia precoce é:

A. Gemelaridade monocoriônica.
B. Suspeita de descolamento prematuro de placenta.
C. Prematuridade.
D. Apresentação córmica.

Resposta: alternativa B.
Justificativa: a amniotomia pode ajudar na redução da pressão intrauterina e melhorar o tônus uterino, dando maior conforto para a gestante.

REFERÊNCIAS

1. Long EC. The placenta in lore and legend. Bull Med Libr Assoc. 1963;51(2):233-41.
2. Burton GJ, Fowden AL. The placenta: a multifaceted, transient organ. Philos Trans R Soc Lond B Biol Sci. 2015;370(1663):20140066.
3. March of Dimes. Placental abruption [Internet], 2021. Disponível em https://www.marchofdimes.org/find-support/topics/pregnancy/placental-abruption. Acesso em jun. 2025.
4. Fernandes CE, Sá MFS. Febrasgo - Tratado de obstetrícia. Rio de Janeiro: Guanabara Koogan; 2018.
5. Ananth CV , Kinzler WL. Acute placental abruption: pathophysiology, clinical features, diagnosis, and consequences. UpToDate. 2022.
6. Rezende Filho J. Rezende obstetrícia fundamental. 15 ed. Rio de Janeiro: Guanabara Koogan; 2024.
7. Shek JWN, So PL, Kwong LT, Wong SF, et al. Independent risk factors for placental abruption: a systematic review and meta-analysis. BMC Pregnancy Childbirth. 2025;25:105.
8. Ananth CV, Berkowitz GS, Savitz DA, Lapinski RH. Placental abruption and adverse perinatal outcomes. JAMA. Placental abruption and adverse perinatal outcomes. JAMA. 1999;282(17):1646-51.
9. Tikkanen M. Placental abruption: epidemiology, risk factors and consequences. Acta Obstet Gynecol Scand. 2011;90(2):140-9.
10. Schmidt P, Skelly CL, Raines DA. Placental abruption. StatPearls. [Internet]. Treasure Island (FL): StatPearls Publishing; 2025.
11. Tikkanen M. Etiology, clinical manifestations, and prediction of placental abruption. Acta Obstet Gynecol Scand. 2010;89(6):732-40.
12. Steinborn A, Rebmann V, Scharf A, Sohn C, Grosse-Wilde H. Placental abruption is associated with decreased maternal plasma levels of soluble HLA-G. J Clin Immunol. 2003;23(4):307-14.
13. Ananth CV, Oyelese Y, Prasad V, Getahun D, Smulian JC. Evidence of placental abruption as a chronic process: associations with vaginal bleeding early in pregnancy and placental lesions. Eur J Obstet Gynecol Reprod Biol. 2006;128(1-2):15-21.
14. Ananth CV, Getahun D, Peltier MR, Smulian JC. Placental abruption in term and preterm gestations: evidence for heterogeneity in clinical pathways. Obstet Gynecol. 2006;107(4):785-92.
15. Dommisse J, Tiltman AJ. Placental bed biopsies in placental abruption. Br J Obstet Gynaecol. 1992; 99(8):651-4.
16. Togioka BM, Tonismae T. Uterine rupture. StatPearls [Internet]. Treasure Island (FL): StatPearls Publishing; 2025.
17. Oyelese Y, Ananth CV. Acute placental abruption: management and long-term prognosis [Internet]. UpToDate; 2022. Disponível em: https://www.uptodate.com/contents/acute-placental-abruption-management-and-long-term-prognosis. Acesso em jun. 2025.
18. Wagner SM, Ural SH. An examination of the causes, diagnosis and management of placental abruption. The University of Alabama; 2015. Disponível em: http://jfmo.cchs.ua.edu/files/2015/05/placental_abruption.pdf. Acesso em jun. 2025.
19. Ananth CV, Lavery JA, Vintzileos AM, Skupski DW, Varner M, Saade G, et al. Severe placental abruption: clinical definition and associations with maternal

complications. Am J Obstet Gynecol. 2016;214(2): 272.e1-272.e9.

20. Ananth CV, Cnattingius S. Influence of maternal smoking on placental abruption in successive pregnancies: a population-based prospective cohort study in Sweden. Am J Epidemiol. 2007;166(3): 289-95.
21. Nelson K, Spence S, Yu Y, Schachar J. Placental abruption: risk factors, pathogenesis and clinical findings. The Calgary Guide; 2023.
22. Smyth RMD, Markham C, Dowswell T. Amniotomy for shortening spontaneous labour. Cochrane Database Syst Ver. 2013;2013(6):CD006167.
23. Souza E, Camano L. Federação Brasileira das Associações de Ginecologia e Obstetrícia. Descolamento prematuro da placenta. Rev Assoc Med Bras. 2006; 52(3).
24. Anjos GS, Beloni MCL, Camargos PVM, Giostri PG, Moura DV, Oliveira PHF, et al. Descolamento prematuro de placenta (DPP). Revista Médica de Minas Gerais 2008;18(3 Supl 4):S11-S15.

24

Rotura uterina

Beatriz Scatolini Carrascoza
Fernanda Sawaguchi Faig Leite

INTRODUÇÃO

A rotura uterina é uma complicação obstétrica rara[1] com alta morbidade materna e perinatal, podendo levar ao óbito fetal.[2] Trata-se da ruptura abrupta completa ou incompleta das camadas da parede uterina.[3] É uma complicação altamente relevante pelas suas graves complicações, como choque hemorrágico materno, histerectomia puerperal[4] e morbidade neonatal decorrente de hipóxia intrauterina.[2] Por isso, deve-se investir na vigilância de gestantes que têm fatores de risco conhecidos,[2] manter um limiar de suspeição baixo em gestantes que não tem fatores de risco identificáveis,[1] proficiência no diagnóstico precoce e abordagem imediata.[5]

CASO CLÍNICO

A.B.C., 32 anos, secundigesta com cesariana prévia há 4 anos, diabética desde sua última gestação, feto único, IG 38 semanas internada em trabalho de parto há 6 horas, ligada à bomba de ocitocina. Encontra-se com 7 cm de dilatação, apresentação cefálica no plano zero de De Lee e 5 contrações que duram 30 segundos em 10 minutos. Relata intensa dor constante que não melhora no intervalo entre as contrações, e é visível um anel bem delimitado ao longo do abdome da paciente que remete a uma ampulheta. Após determinada contração, a paciente sente um súbito alívio da dor.

Exame físico geral: REG, descorada +/4+, taquipneica, agitada. FC 120 bpm, FR 22 ipm, PA 100 × 60 mmHg.

Exame obstétrico: abdome gravídico, à palpação são reconhecidas partes fetais à esquerda, BCF não audíveis. Ao toque vaginal, a apresentação fetal não é alcançável e há presença de sangramento moderado.

1. **Quais são os diagnósticos obstétricos e quais são os principais fatores de risco associados?**
2. **Qual é a sua conduta?**

EPIDEMIOLOGIA

A incidência é mais frequente em mulheres com cicatriz uterina prévia (325:100.000 nascimentos),[2] sendo a cesariana[4] e a miomectomia laparoscópica[6] os principais procedimentos associados. É possível a ocorrência de roturas completas em pacientes sem cicatriz uterina prévia, e estão associadas a pior desfecho materno e neonatal,[7] com maiores taxas de perda sanguínea, transfusões, histerectomia puerperal e mortalidade perinatal.[1] Acredita-se que roturas nesse contexto são mais catastróficas porque ocorrem fora do segmento uterino inferior e se estendem para além do cérvix.[8] Não foram claramente identificados fatores de risco para a ocorrência espontânea de rotura, apesar de terem sido observados casos em multíparas que fizeram uso de anestesia epidural ou ocitocina durante o trabalho de parto[7] e em pacientes primigestas sem cicatriz uterina com parto obstruído,[9] principalmente em países em que o acesso ao parto cesáreo ou parto instrumentalizado é insuficiente. Por isso, a rotura uterina representa a causa de morte mais relevante em países em desenvolvimento.[2,10] Portanto, precauções devem ser tomadas em todas as gestantes, dado que há a possibilidade de ocorrer a rotura em pacientes sem fatores de risco aparentes.[5]

Além da presença de cicatriz uterina, os principais fatores de risco associados são:

- Antecedente de rotura uterina em gestação anterior.[2]
- Sobredistensão da cavidade uterina (gestação gemelar,[2] polidrâmnio,[4] macrossomia fetal).[1]
- Uso de uterotônicos (ocitocina) ou trabalho de parto prolongado (decorrente de exaustão miometrial).[2]
- Indução de parto com misoprostol[7] em mulheres com cicatriz uterina prévia.[9]
- Traumatismos (acidentes automobilísticos, manobra de Kristeller, ferimentos penetrantes no abdome).[10]
- Intervalo interpartal < 12 e 24 meses.[11]
- Idade gestacional > 40 semanas.[7]
- Idade materna > 35 anos.[1,12]
- Anestesia epidural.[4]
- Posição fetal anormal.[4]
- Placentação anormal.[13]
- Alterações uterinas.[13]
- Fragilidade miometrial intrínseca (deficiência de colágeno – síndrome de Ehlers-Danlos tipo IV).[2]

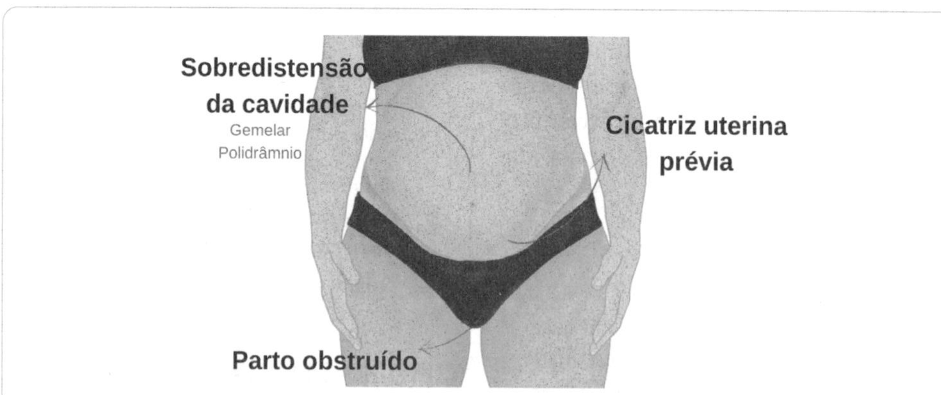

FIGURA 1 Fatores de risco para rotura uterina. Representação gráfica das principais condições associadas à rotura uterina: cicatriz uterina prévia (como em cesariana anterior), sobredistensão da cavidade uterina (gestação gemelar, polidrâmnio) e trabalho de parto obstruído.
Fonte: autoria própria.

É importante salientar o aumento considerável nos últimos anos da tentativa de trabalho de parto após cesariana anterior (*trial of labor after cesarean*, Tolac), que reduziu a taxa total de cesarianas, mas aumentou complicações como a rotura uterina sintomática,[14] elevando o risco perinatal se comparado com cesarianas de repetição.[4] Dentro do contexto de Tolac, mulheres que utilizaram ocitocina apresentaram ainda mais chance de desenvolver rotura uterina. Acredita-se que existe associação entre a ocitocina e o método de indução com prostaglandinas juntamente com a própria condição desfavorável do colo (traduzida pelo índice de Bishop).[14] Dito isso, a monitorização do uso da ocitocina é valiosa dado que seu uso seguro ajuda a evitar complicações maternas e neonatais.

FISIOPATOLOGIA

O útero é dividido entre região fúndica, corporal (porção superior) e inferior. Existe um anel de constrição fisiológico que divide o segmento superior do inferior do útero que é naturalmente identificável no trabalho de parto. A região fúndica e corporal são compostas por fibras musculares longitudinais, que são espessas e fortes e fazem parte da dinâmica do tríplice gradiente descendente. A região inferior é composta por fibras oblíquas que se afilam até a região cervical.[2]

Em situações de estresse e fragilidade muscular, juntamente com outros fatores que sobredistendem o útero, o segmento inferior pode se distender por causa da maior pressão. Essa pressão exacerbada e a sobrecarga propiciam o rompimento das fibras musculares. Nessa situação, as porções superior e inferior do útero se dividem em decorrência da formação do anel de constrição patológico, conhecido como anel de Bandl.[2]

Em roturas complicadas, pode-se atingir órgãos vizinhos, como bexiga, vagina, reto e ureteres.[10]

Na literatura, não há uma definição bem consolidada que diferencie a rotura uterina completa e incompleta na prática clínica. Considera-se uma rotura uterina completa a ruptura total de todas as camadas uterinas, inclusive a serosa, com comunicação com a cavidade peritoneal. Uma rotura uterina incompleta pode ser considerada a deiscência da parede uterina que não afeta a serosa.[4] É necessária uma definição precisa para a diferenciação adequada entre os casos, pois há subestimação da incidência e possibilidade de existirem fatores de risco distintos para cada tipo de rotura, além de haver maior morbimortalidade dentro do grupo de roturas completas.[4]

QUADRO CLÍNICO

O caso suspeito de rotura uterina pode ser identificado precocemente por meio da alteração da vitalidade fetal (bradicardia sustentada < 110 bpm precedida de desacelerações tardias).[1] Observa-se subdistensão do segmento inferior (sinal de Bandl) e palpação do ligamento redondo retesado (sinal de Frommel). Tais sinais indicam iminência de rotura uterina e podem ou não ser acompanhados de sintomas. Quando aparecem sintomas, há aumento da dor relacionada à contração e agitação. O anel de constrição patológico de Bandl-Frommel desaparece com as contrações, o que o difere do anel de constrição fisiológico.[2]

Quando a rotura é consumada, há sinais muito claros e característicos. Interrompem-se as contrações e há aparente melhora da dor. A ausculta fetal pode estar ausente e,

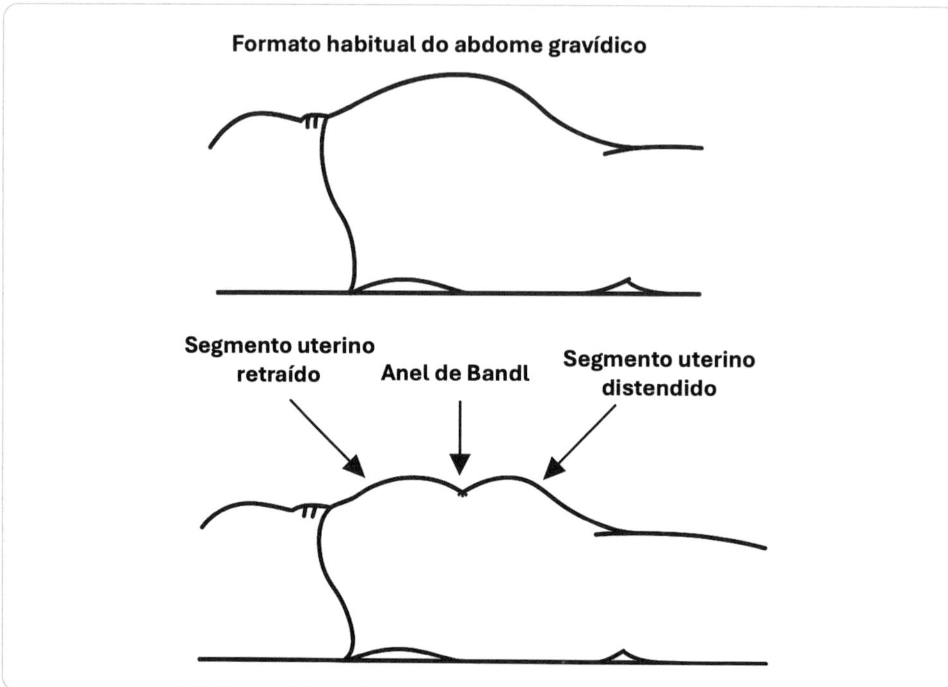

FIGURA 2 Representação esquemática do Anel de Bandl. A imagem compara o abdome gestacional em situação normal (acima) com a deformidade observada no trabalho de parto (abaixo), caracterizada pelo surgimento de um sulco de retração uterina patológica – o anel de Bandl – entre o segmento uterino superior contraído e o segmento inferior distendido, indicativo de risco iminente de rotura uterina.

Fonte: adaptada de The Open University. Labour and Delivery Care Module: 9. Management of Prolonged Labour. OpenLearnCreate. [Internet]. Disponível em: https://www.open.edu/openlearncreate/mod/oucontent/view.php?id=277&section=1.5.2". Acesso em: jun 2025.

ao toque vaginal, não é mais possível sentir a apresentação decorrente da subida fetal, com extrusão total ou parcial pelo local da ruptura.[3] Pode-se associar ao quadro os sinais de Laffont (dor escapular), Cullen (hematoma periumbilical) e Clark (crepitações que indicam passagem de ar pelo peritônio)[10] e pode acontecer deslocamento da placenta.

DIAGNÓSTICO

O diagnóstico é predominantemente clínico; idealmente deve ser feito antes da rotura uterina consumada. Pacientes que apresentam fatores de risco conhecidamente associados à rotura uterina devem ser acompanhadas de perto e instaurada uma rigorosa vigilância durante a condução do trabalho de parto.

CONDUTA

O manejo inicial deve ter como prioridade a estabilização hemodinâmica materna, por meio do rápido reconhecimento e abordagem do quadro clínico, visto que quadros graves evoluem com choque hemodinâmico e necessidade de suporte de oxigênio, reposição volêmica e eventual transfusão de hemoderivados. A resolução da gestação é pela via mais rápida (cesariana de emergência na maioria dos casos, a não ser que o parto vaginal seja iminente).[2] É relatado que se a abordagem cirúrgica for realizada dentro de 10 a 37 minutos após o diagnóstico, há grandes chances de não haver morbidade fetal permanente.[5]

Durante a correção cirúrgica, deve-se avaliar se existem condições de reparo uterino ou não. Se os danos forem irreparáveis ou se houver hemorragia materna incontrolável, deve-se prosseguir para a histerectomia puerperal.[2]

PROGNÓSTICO

O prognóstico materno traduz-se em internações prolongadas em UTI, histerectomia e transfusão sanguínea em até 33% dos casos, lesões de trato urinário, infecções de sítio cirúrgico e raramente óbito.[2]

O prognóstico perinatal é reservado, considerando que taxas de mortalidade alcançam entre 50 e 75% dos casos[3] e encefalopatia hipóxico-isquêmica representa 6% dos casos.[2]

Em casos de mulheres que tiveram rotura uterina e foi feito reparo sem histerectomia, há maior chance de recorrência se a rotura for fúndica ou corporal, com 8,6% de chance de rotura de repetição após rotura completa ou incompleta prévia.[15] Mulheres com rotura ou deiscência uterina prévia têm baixo risco para desfechos adversos em gestações subsequentes se forem manejadas com cesariana eletiva antes do trabalho de parto[16] com 36 a 38 semanas,[2,15] segundo protocolos mais atuais.

COMENTÁRIOS SOBRE O CASO CLÍNICO

Na parte inicial do caso, é possível identificar três fatores de risco importantes para rotura uterina: cesariana prévia, que indica que há cicatriz uterina; diabetes *mellitus*, que indica que há sobredistensão provável da cavidade uterina, seja por polidrâmnio seja por macrossomia fetal; e, por fim, uso de uterotônico. A evolução do trabalho de parto é aparentemente normal, até a visualização do sinal clássico de iminência de rotura uterina, visualizada no intervalo entre contrações: sinal de Bandl-Frommel. O diagnóstico é corroborado pela melhora da dor abruptamente, que indica que houve consumação da ruptura; assim como a subida da apresentação ao toque vaginal, a palpação de partes fetais no abdome, sangramento vaginal e alteração de sinais vitais traduzidos pela taquicardia, taquipneia e pressão arterial limítrofe.

A conduta prioritária consiste na estabilização hemodinâmica materna, que se traduz no suporte de oxigênio, reposição volêmica e transfusão de hemoderivados, caso haja necessidade. Apesar de estar em trabalho de parto, o parto vaginal não é iminente, considerando que a paciente se encontra com dilatação de 7 cm e apresentação inicialmente no plano zero de De Lee. Portanto, a conduta é a resolução da gestação por meio de cesariana de emergência. Durante o procedimento cirúrgico, deve-se verificar a extensão do dano uterino decorrente da rotura e o grau de sangramento materno para avaliar a necessidade ou não de histerectomia puerperal. É necessário também o acompanhamento e a prontidão da equipe de neonatologia para prover os cuidados necessários ao recém-nascido após o parto.

PERSPECTIVAS FUTURAS

Com o aumento progressivo do número de cesarianas sendo realizadas tanto no Brasil quanto no mundo, torna-se inevitável o aumento de casos de rotura uterina nos próximos anos dentro desse grupo de pacientes.[14] Portanto, é responsabilidade dos profissionais e dos serviços de Saúde serem vigilantes não apenas para pacientes com fatores de risco claros, mas para todas as gestantes, já que há a possibilidade de existirem outros fatores de risco ainda não evidenciados envolvidos na fisiopatologia da doença.[1]

Recentemente, estão sendo produzidas evidências robustas sobre a utilidade do acompanhamento de mulheres com cicatriz uterina por meio da ultrassonografia. O intuito é analisar o segmento inferior do útero pela presença ou não de deiscências e a espessura da cicatriz.[4] Se aplicada técnica padronizada, considera-se que espessura maior que 3,65 mm está associada a menor chance de rotura no futuro.[17] Por ter uma premissa promissora, instituições e profissionais deveriam introduzi-lo como um método adicional para ajudar a identificar possíveis riscos e orientar gestantes a realizar escolhas a respeito de seu próprio parto.[17]

DEFINIÇÕES IMPORTANTES SOBRE O CAPÍTULO

Apesar de ser uma complicação obstétrica potencialmente fatal para o binômio materno-fetal,[2] a rotura uterina é difícil de ser identificada e, se for subdiagnosticada e marginalizada, pode acarretar em complicações maternas graves e óbito fetal ou morbidade perinatal.[4] Dito isso, é necessária a identificação de fatores de risco associados,[2] mas, acima de tudo, é necessária a abordagem global e contínua de todas as gestantes tanto no pré-natal quanto no intraparto;[1] assim como o treinamento dos profissionais de Saúde para terem um baixo limiar de suspeita para que o manejo da complicação seja veloz e resolutivo.[5]

QUESTÕES

1. (Einstein-SP 2019) Secundigesta, a termo, em trabalho de parto há mais de 12 horas, apresenta dor intensa súbita em baixo ventre. Ao exame, observa-se queda acentuada da pressão arterial e sangramento vaginal moderado. Ao toque, observa-se dilatação total e a cabeça fetal encontra-se acima do estreito superior. Os batimentos cardíacos fetais não são audíveis. Nesse momento, a conduta é:

A. Infusão de ocitocina.
B. Hiperflexão das coxas e compressão do fundo uterino.
C. Laparotomia.
D. Fórceps de Kielland.
E. Fórceps de Simpson-Brown.

Resposta correta: alternativa C.
Justificativa: paciente em trabalho de parto há 12 horas, apresentando súbita dor intensa em baixo ventre, sangramento vaginal e hipotensão. Além disso, a cabeça fetal está acima do estreito superior, o que indica que a apresentação não é alcançável ao toque vaginal e BCF não é audível. Indicação de laparotomia pela rotura uterina e instabilidade hemodinâmica materna.

2. (Iamspe-SP 2021) Uma gestante de 40 anos de idade, secundigesta, com antecedente de miomectomia há cinco anos sem acompanhamento pré-natal prévio, e com altura uterina de 42 cm, deu entrada

no pronto-socorro da maternidade. Encontrava-se em trabalho de parto normal com bolsa rota e contrações uterinas frequentes e intensas, caracterizando parto taquitócito. Houve rápida progressão até a dilatação total, quando se observou sangramento vaginal moderado, sem descida de apresentação.

Com base nesse caso hipotético, assinale a alternativa que apresenta, correta e respectivamente, o diagnóstico mais provável e a conduta a ser adotada.

A. Desproporção cefalopélvica e parto vaginal por vácuo-extração.
B. Deslocamento prematuro de placenta e parto a fórcipe de Simpson-Braun.
C. Rotura uterina e parto a fórcipe de Simpson--Braun.
D. Rotura do seio marginal e parto cesáreo emergencial.
E. Rotura uterina e parto cesáreo emergencial.

Resposta correta: alternativa E.
Justificativa: paciente com fatores de risco para rotura uterina (miomectomia prévia e altura uterina elevada para a idade gestacional, o que sugere macrossomia e risco de parto obstruído). A conduta na iminência de rotura ou na rotura instalada é sempre laparotomia de emergência para parto e controle de hemorragia materna (na maioria das vezes, com histerectomia puerperal).

3. (SCMP-SP 2019) Uma secundigesta com cesariana anterior internada com 36 semanas foi encaminhada para indução de parto decorrente de oligoâmnio. Foi realizada a dilatação do colo com sonda Foley, seguida da administração de ocitocina, quando da expulsão da sonda, momento em que o colo era pérvio para 3 cm e ocorreu a ruptura das membranas espontaneamente. A dilatação evoluiu então para total em quatro horas. Nesse momento, já com a apresentação em +2 de De Lee, a paciente foi colocada em posição ginecológica e solicitou-se que realizasse puxos. Após 10 minutos nessa condição, não era possível notar a presença de contrações uterinas, a apresentação estava em +1 de De Lee e havia sangramento vaginal, dor abdominal e bradicardia fetal (60 bpm). Nesse caso hipotético, o diagnóstico mais provável é de:

A. Ruptura de vasa prévia.
B. Ruptura de seio marginal.
C. Deslocamento prematuro de placenta.
D. Ruptura uterina.
E. Prolapso de cordão.

Resposta correta: alternativa D.
Justificativa: quadro clínico com dor aguda e intensa, parada súbita das contrações uterinas, sangramento vaginal, subida da apresentação fetal ao toque vaginal, sofrimento fetal agudo traduzido pela bradicardia fetal, fácil palpação abdominal de partes fetais e choque hipovolêmico materno.

4. (Eisntein-SP 2022) Parturiente de 38 semanas, secundigesta com uma cesárea anterior, apresenta duas contrações em 10 minutos, colo medianizado, bolsa rota há 2 horas e 5 cm de dilatação há 1 hora. A equipe decide introduzir ocitocina endovenosa em dose baixa. Após uma hora, a paciente relata dor intensa, 5 contrações longas em 10 minutos, batimentos cardíacos fetais de 160 bpm, dilatação de 7 cm e distensão da região segmentar do útero, que apresenta forma de ampulheta. Nesse momento, está indicado interromper imediatamente a ocitocina.

A. E realizar cesárea por desproporção cefalopélvica.
B. E realizar cesárea por rutura uterina instalada.
C. Pelo risco iminente de rotura uterina.
D. E indicar analgesia de parto para corrigir a distocia funcional.

Resposta correta: alternativa C.
Justificativa: paciente com parto taquitócito após início de ocitocina com quadro de dor intensa e distensão do segmento uterino em forma de ampulheta (sinal de Bandl-Frommel), o que indica a iminência de rotura uterina. A conduta é interromper a ocitocina e cesárea de emergência para impedir que o quadro se torne uma rotura uterina consumada.

5. (Iamspe-SP 2022) Uma gestante de 40 anos de idade, G5P3A1, estava em fase ativa de trabalho de parto induzido, caracterizado por cinco contrações de 40 segundos em 10 minutos, batimentos cardíacos fetais de 148 bpm e, ao toque, apresentação cefálica, no plano zero de De Lee, bolsa amniótica rota e colo com 8 cm de dilatação. Subitamente, referiu dor escapular intensa, acompanhada de interrupção da contratilidade uterina. Foi examinada novamente e, ao toque vaginal, observou-se apresentação cefálica alta e móvel e sangramento vaginal discreto. Ao exame físico: frequência cardíaca de 130 bpm; e pressão arterial de 80 × 40 mmHg.

Trata-se de um caso de:

A. Deslocamento prematuro de placenta, com a presença do sinal de Bandl.
B. Rotura de vasa prévia, com a presença do sinal de Clark.
C. Rotura uterina, com a presença do sinal de Hastings.
D. Rotura uterina, com a presença do sinal de Laffont.
E. Rotura do seio marginal, com a presença do sinal de Frommel.

Resposta correta: alternativa D.
Justificativa: quadro clínico compatível com rotura uterina – interrupção súbita da contratilidade uterina com dor escapular e subida da apresentação fetal. O sinal de Laffont é descrito como dor escapular ou no ombro, que é secundária à presença de líquido livre (no caso, sangue) na cavidade peritoneal e consequente irritação do nervo frênico.

REFERÊNCIAS

1. Chang Y. Uterine rupture over 11 years: a retrospective descriptive study. Aust N Z J Obstet Gynaecol. 2020;60(5):709-13.
2. Fernandes CE, Sá MFS. Febrasgo – Tratado de obstetrícia. Rio de Janeiro: Elsevier; 2019. p. 935-43.
3. Cunningham FG, Leveno KJ, Bloom SL, Dashe JS, Hoffman BL, Casey BM, Spong CY. Obstetrícia de Williams. 24. ed. Porto Alegre: AMGH; 2016. p. 617-18.
4. Savukyne E, Bykovaite-Stankeviciene R, Machtejeviene E, Nadisauskiene R, Maciuleviciene R. Symptomatic uterine rupture: a fifteen year review. Medicina. 2020;56(11):574.
5. Tinelli A, Kosmas IP, Carugno J Tony, Carp H, Malvasi A, Cohen SB, et al. Uterine rupture during pregnancy: The URIDA (uterine rupture international data acquisition) study. Int J Gynaecol Obstet. 2021;157(1).
6. Gil Y, Badeghiesh A, Suarthana E, Mansour FW, Perrine Capmas, Volodarsky-Perel A, et al. Risk of uterine rupture after myomectomy by laparoscopy or laparotomy. J Gynecol Obstet Hum Reprod. 2020; 49(8):101843.
7. Dimitrova D, Kästner AL, Kästner AN, Paping A, Henrich W, Braun T. Risk factors and outcomes associated with type of uterine rupture. Arch Gynecol Obstet. 2022;306(6):1967-77.
8. Al-Zirqi I, Daltveit AK, Vangen S. Maternal outcome after complete uterine rupture. Acta Obstet Gynecol Scand. 2019;98(8):1024-31.

9. Zugaib M, Francisco RPV. Doença trofoblástica gestacional. In: Zugaib M, Francisco RPV. Obstetrícia. 5. ed. Barueri: Manole; 2023.
10. Rezende Filho J. Rezende obstetrícia fundamental. 14. ed. Rio de Janeiro: Guanabara Koogan; 2018. p. 749-54.
11. Cunningham S, Algeo CE, De Franco EA. Influence of interpregnancy interval on uterine rupture. J Matern Fetal Neonatal Med. 2019;1-6.
12. Hochler H, Wainstock T, Lipschuetz M, Sheiner E, Ezra Y, Yagel S, et al. Grandmultiparity, maternal age, and the risk for uterine rupture – A multicenter cohort study. Acta Obstet Gynecol Scand. 2019; 99(2):267-73.
13. Sharon N, Maymon R, Pekar-Zlotin M, Betser M, Melcer Y. Midgestational pre-labor spontaneous uterine rupture: a systematic review. J Matern Fetal Neonatal Med. 2022;35(25):5155-60.
14. Zhang H, Liu H, Luo S, Gu W. Oxytocin use in trial of labor after cesarean and its relationship with risk of uterine rupture in women with one previous cesarean section: a meta-analysis of observational studies. BMC Pregnancy Childbirth. 2021;21(1):11.
15. Thisted DLA, Rasmussen SC, Krebs L. Outcome of subsequent pregnancies in women with complete uterine rupture: A population-based case – control study. Acta Obstet Gynecol Scand. 2022;101(5):506-13.
16. Fox NS. Pregnancy outcomes in patients with prior uterine rupture or dehiscence: a 5-year update. Obstet Gynecol. 2020;135(1):211-2.
17. Swift BE, Shah PS, Farine D. Sonographic lower uterine segment thickness after prior cesarean section to predict uterine rupture: a systematic review and meta-analysis. Acta Obstet Gynecol Scand. 2019; 98(7):830-41.

25

Hemorragia pós-parto

Mariana Dall'Osto Duarte
Felipe Favorette Campanharo

CASO CLÍNICO

L.M.T., 35 anos, sextigesta, com cinco partos vaginais prévios, IG de 36 semanas e 6 dias, portadora de diabetes gestacional em uso de insulina, com evidência em último USG obstétrico de índice de líquido amniótico de 25 cm, é admitida em PS Obstétrico com queixa de contrações há 1 hora e perda de líquido há 30 minutos. Nega demais queixas.

Exame físico geral da admissão: BEG, corada, eupneica, vigil e orientada. PA 115 × 73 mmHg. FC 67 bpm. Peso: 95 kg; Altura: 1,60m.

Exame obstétrico: abdome gravídico, AU 36 cm, boa movimentação fetal, tônus uterino normal; feto longitudinal, apresentação cefálica; BCF 143 bpm. Dinâmica uterina presente, com 3 contrações a cada 10 minutos. Colo uterino medianizado, médio, pérvio para 4 cm. Bolsa rota, líquido claro sem grumos.

1. **Quais são os fatores de risco para sangramento aumentado observados?**

CONTINUAÇÃO DO CASO

Admitida em centro obstétrico, com reavaliação médica em 1 hora. Evoluiu com parto taquitócico, com nascimento de bebê de 4 kg. Após 20 minutos da dequitação da placenta, a equipe foi chamada pelo acompanhante, preocupado com sangramento persistente. O alarme do monitor evidencia os seguintes sinais vitais:

– SO_2 98%. FC 128 bpm. PA 82 × 50 mmHg.

Ao exame, observa-se acúmulo de sangue em todo o lençol da maca, associado a útero amolecido, palpável acima da cicatriz umbilical.

1. **Qual é o diagnóstico sindrômico da paciente pós-parto? E a provável etiologia?**
2. **Quais são as principais medidas iniciais para o manejo da paciente?**

INTRODUÇÃO

Hemorragia é uma das principais causas de morte materna no mundo,[1] totalizando 27% dos óbitos, com dois terços ocorrendo após o parto, representando grande morbidade tanto em países desenvolvidos quanto em desenvolvimento. Em casos não fatais pode ser também responsável por diversas complicações, como choque hipovolêmico com necessidade de histerectomia, transfusão, coagulopatias, tromboembolismo, insuficiência renal, síndrome de Sheehan e síndrome de Asherman.[2]

Atualmente, sabe-se que a prevenção, o reconhecimento oportuno do quadro e a resposta rápida do serviço são medidas essenciais na redução da mortalidade por hemorragia pós-parto (HPP), podendo evitar até 90% dos óbitos por tal causa.[3] Desse modo, é imprescindível a compreensão dos médicos e profissionais de saúde acerca do tópico, visando prever quais pacientes estão em risco aumentado, bem como identificar e tratar precocemente o quadro[4] e sua etiologia, como reforçado pelo *trial* e mnemônico E-MOTIVE.[4]

Uma grande limitação envolvendo o tema é a existência de diversas definições de hemorragia pós-parto, a depender da fonte estudada. Tradicionalmente, define-se como sangramento acima de 500 mL em partos vaginais e acima de 1.000 mL em partos cesáreos, mas atualmente considera-se uma definição problemática, uma vez que grande parte das mulheres em trabalho de parto perdem essa quantidade de sangue, sem necessariamente manifestar o quadro de HPP.[5] Ademais, a morbidade pós-parto é relativamente infrequente entre pacientes com perda sanguínea inferiores a 1 L.[6]

Dessa forma, em 2017, o Colégio Americano de Ginecologia e Obstetrícia (ACOG) redefiniu hemorragia pós-parto como o quadro cujo sangramento ultrapassa 1.000 mL ou qualquer sangramento nas primeiras 24 horas pós-parto acompanhado de instabilidade hemodinâmica, independentemente se parto vaginal ou cesárea.[7] Para a prática clínica, esta última definição talvez seja a mais aceita.

EPIDEMIOLOGIA

A hemorragia geralmente está presente em 1 a 3% dos partos,[8,9] mas tal incidência pode variar a depender do contexto geoeconômico e das condições obstétricas. No Brasil, de acordo com o relatório do Ministério da Saúde de 2020, a hemorragia é a segunda principal causa de óbito materno.[10] Ademais, foi demonstrado a ascensão mundial da incidência de hemorragia pós-parto, como Estados Unidos e outros países desenvolvidos,[11] especialmente em razão da atonia uterina.[12]

Algumas comorbidades e características, como HPP prévia, trabalho de parto prolongado e sobredistensão uterina, estão associadas ao aumento da incidência da hemorragia (Tabela 1), de modo que pacientes com fatores de risco conhecidos merecem atenção intensificada no periparto.[3] No entanto, uma proporção significativa de hemorragias pós-parto ocorre na ausência de fatores de risco reconhecíveis,[13] assim, todas as instituições que recebem pacientes em trabalho de parto devem possuir um protocolo, com profissionais capacitados, para diagnóstico e tratamento do quadro de HPP.[3]

CAUSAS

As causas mais comuns de hemorragia pós-parto são descritas pelo mnemônico dos 4Ts – tônus, tecido, trauma e trombina (Figura 1).[14]

TABELA 1 Estratificação do risco para HPP

Risco	Características maternas
Baixo	Sem cicatriz uterina Gravidez única ≤ 3 partos vaginais prévios Sem distúrbio de coagulação Sem história de HPP
Médio	Histórico de HPP Cicatriz uterina ≥ 4 partos vaginais prévios IMC > 35 kg/m² Corioamnionite Indução de parto Miomatose Pré-eclâmpsia ou HAS gestacional leve Gestação múltipla ou polidrâmnio
Alto	Placenta prévia ou inserção baixa Acretismo placentário DPP Pré-eclâmpsia grave Coagulopatias ou uso de anticoagulação Hematócrito < 30% Plaquetas < 100.000/mm³ Presença de dois ou mais fatores de médio risco
ATENÇÃO: grande parte dos casos de HPP ocorrem em mulheres sem fatores de risco identificáveis.	

DPP: data provável de parto; HAS: hipertensão arterial sistêmica; HPP: hemorragia pós-parto; IMC: índice de massa corporal.
Fonte: Organização Pan-Americana da Saúde, 2018.[3]

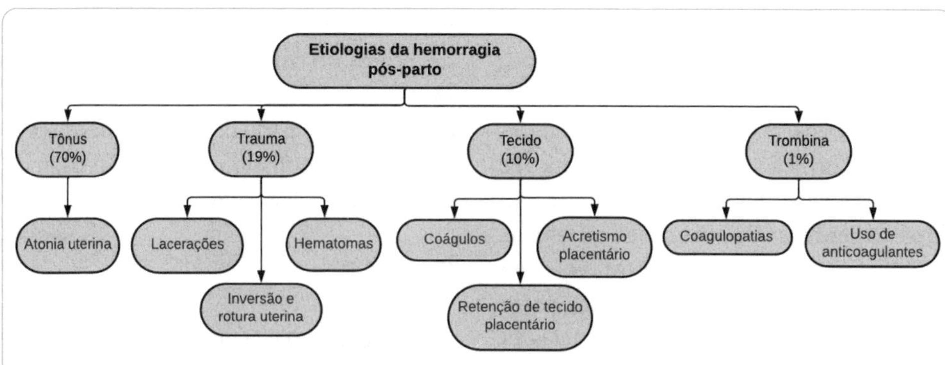

FIGURA 1 Causas da hemorragia pós-parto.
Fonte: Evensen, 2017.[14]

A etiologia mais frequente da HPP é a atonia uterina, sendo responsável por 70% dos casos.[3] Ocorre por conta de uma incapacidade do útero de contrair suficientemente pós-parto, com consequente incapacidade hemostática, visto que sem contrações efetivas, não há constrição das artérias espiraladas da parede uterina. O sangramento pode ser profuso e evidente pelo canal vaginal, ou permanecer oculto por trás das membranas placentárias.[5] Reconhece-se a atonia pela palpação bimanual de um útero flácido e amolecido, subinvoluido, mesmo após a dequitação placentária.

Em seguida à atonia uterina, lacerações do canal de parto (períneo, vaginal e colo uterino), são responsáveis por 19% dos quadros de hemorragia pós-parto, junto com hematomas, inversões e rotura uterina.[3] Lacerações vaginais e cervicais podem ser consequências da passagem do feto pelo canal ou resultado de intervenções, como de episiotomias.[15] O exame físico minucioso, incluindo o períneo, como protocolo após parto vaginal é necessário para diagnóstico das lacerações, e da necessidade de suturas, como abordado em detalhes no Capítulo 16. Adicionalmente, a rotura uterina, evento agudo, potencialmente ameaçador à vida materna e fetal,[16] é uma importante etiologia de hemorragia peri e pós-parto, como descrito no Capítulo 24.

Alterações de tecido, principalmente as placentárias, referidas no Capítulo 22, incluindo placenta de inserção baixa e acretismo placentário, causam HPP ao impedir a contração uterina efetiva, assim como a hemostasia dos vasos deciduais, seja de forma focal ou difusamente. Na placenta prévia, conforme há dilatação do orifício interno cervical há desprendimento de parte da placenta, com sangramento subsequente que se amplia pela incapacidade de contração do miométrio no segmento inferior uterino.[5]

Por fim, coagulopatias representam apenas 1% dos casos de hemorragia pós-parto.[3] Condições médicas adquiridas ou hereditárias, como doença de Von Willebrand, trombocitopenia ou disfunção plaquetária, assim como uso de medicações anticoagulantes podem precipitar ou intensificar quadros hemorrágicos no pós-parto.[17] Mulheres sem doenças prévias podem sofrer com o consumo e a hemodiluição de fatores de coagulação durante hemorragias massivas no intraparto, prejudicando a hemostasia pós-parto e exacerbando sangramentos. Adicionalmente, podem apresentar-se em coagulopatia como consequência de patologias obstétricas, como síndrome HELLP, falência hepática aguda da gravidez ou descolamento prematuro de placenta. Mais raramente, com incidência descrita de 7,7 casos por 100 mil nascimentos nos Estados Unidos,[18] a coagulopatia pode ser desencadeada por embolia de líquido amniótico. O diagnóstico da coagulopatia como responsável pela hemorragia pós-parto ocorre por meio de exames laboratoriais, principalmente pela dosagem de fibrinogênio, contagem de plaquetas, INR (*international normalized ratio*) e tempo de tromboplastina parcial ativado (TTPA).[17] Em serviços em que há disponibilidade, pode-se lançar mão do tromboelastograma.

PREVENÇÃO

As medidas de prevenção da hemorragia pós-parto devem ser incorporadas na rotina dos serviços obstétricos, de modo a reduzir a incidência e morbidade do quadro.

O uso profilático de uterotônicos deve ser incorporado em todos os partos, sejam eles vaginais ou cesárea, independente dos fatores de risco prévios. A ocitocina após o parto, constitui a principal droga de escolha, com evidência de redução de mais de 50% dos casos de HPP devido a atonia uterina.[3] Sua administração deve ocorrer após saída fetal, idealmente antes da dequitação placentária. Um dos esquemas mais utilizados orienta que deve ser administrado 10 UI, via intramuscular,[19] independentemente da via de parto, ou 5 UI, em infusão lenta endovenosa, seguido de dose de manutenção (20 UI de ocitocina diluídas em 500 mL de SF 0,9% a 125 mL/h) por 4 a 12 horas, em bomba de infusão contínua, em partos cesáreos.[3]

Uma metanálise recente[20] indicou que o uso da profilaxia dupla, com ergotamina mais ocitocina, e do misoprostol mais ocitocina pode trazer alguns benefícios a mais do que o uso da ocitocina isolada, reduzindo em aproximadamente 50% a necessidade de uterotônicos adicionais e de transfusão sanguínea, de modo que seria interessante em pacientes de alto risco de HPP. Porém, as duas combinações de uterotônicos estão associadas ao aumento de efeitos colaterais, como vômitos e febre.[20]

Medidas adicionais não farmacológicas envolvem o manejo ativo do terceiro período do trabalho de parto, com clampeamento oportuno do cordão umbilical, considerando neonato com condições adequadas e ausência de contraindicações, como doença materna infectocontagiosa. Em cenários com profissionais capacitados, a tração controlada de cordão deve ser realizada, conjuntamente com a manobra de Brandt-Andrews com a outra mão (para estabilização uterina), com evidência de redução do sangramento e da necessidade de remoção manual da placenta.[21] Guidelines recentes[22,23] não recomendam a massagem uterina de forma contínua após o parto, considerando ausência de redução de sangramento, além de ser responsável por grande desconforto materno. No entanto, é imprescindível a avaliação precoce e repetida do tônus uterino, via palpação abdominal, durante os 3 e 4º períodos do parto em todas as mulheres, de modo a garantir o diagnóstico de atonia, o mais cedo possível.

DIAGNÓSTICO

O sangramento em pacientes pós-parto é geralmente evidente, com exceção de casos de acúmulos intrauterinos não perceptíveis ou rotura uterina, com sangramento para dentro da cavidade, ou seja, intra-abdominal. No entanto, a avaliação acurada da perda sanguínea permanece um grande desafio.[24]

O atraso em diagnosticar a hemorragia pós-parto culmina em aumento da morbidade e mortalidade materna.[25] Existem, atualmente, diversas técnicas para estimar a perda sanguínea, cada um com determinadas vantagens e desvantagens.

A estimativa visual do sangramento é um dos métodos mais utilizados, sendo rápida, fácil e barata, de modo a relacionar o tamanho e a aparência de sangue coletado em determinados dispositivos, como cubas, ou absorvido em lençóis e poças, com um volume específico de sangue perdido.[26,27] O conhecimento e treinamento acerca dessas estimativas é essencial para os profissionais envolvidos no manejo de partos, mas, por ser subjetivo, frequentemente subestima a perda sanguínea.[28] Adicionalmente, possui menor aplicação em cesáreas.

Um método objetivo que quantifica a hemorragia pós-parto é a pesagem de compressas pré-parto (secas) e pós-parto (sujas), considerando a densidade de sangue muito próxima à da água e assim, que 1 mL de sangue

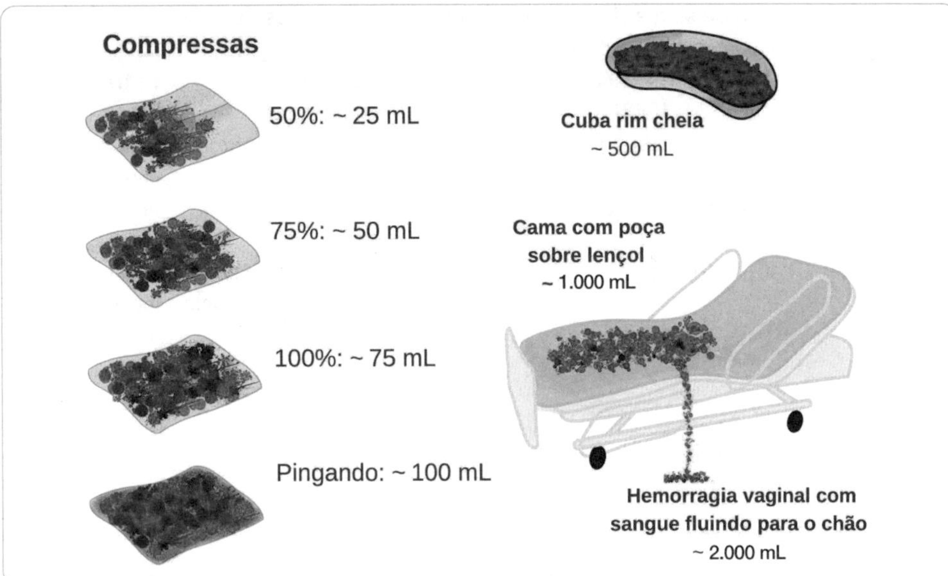

FIGURA 2 Estimativa de perda sanguínea.
Fonte: Organização Pan-Americana da Saúde, 2018.[3]

equivale a aproximadamente 1 g de peso. Semelhantemente, o uso de dispositivos coletores volumétricos, como bolsas ou sacos, atua como outra forma de avaliação objetiva. Ambos os métodos podem ser influenciados por mistura de líquido amniótico ao sangue, com interferência na acurácia, superestimando o sangramento.[25]

Conjuntamente ao reconhecimento da quantidade de sangue perdido, deve-se permanecer atento às alterações clínicas no pós-parto imediato, de modo a possuir uma visão mais ampla do quadro e das repercussões cardiovasculares às perdas volêmicas. Os componentes imediatamente aferíveis incluem frequência cardíaca, pressão arterial, frequência respiratória e saturação periférica de O_2, entre outros parâmetros. Os sintomas e sinais relacionados ao sangramento variam conforme as pacientes, mas podem atuar como preditivos do volume perdido, como descrito na Tabela 2. No entanto, as adaptações fisiológicas da gravidez, como aumento de volume circulante e débito cardíaco,[24] podem postergar mudanças de sinais vitais até que uma grande quantidade tenha sido perdida (usualmente > 1.000 mL),[24] de modo que, na suspeita, não se deve esperar por sinais clássicos de instabilidade hemodinâmica para agir.

Nesse contexto, o índice de choque, definido pela divisão da frequência cardíaca pela pressão arterial, é apontado como marcador de instabilidade hemodinâmica mais precoce que parâmetros clínicos isolados, além de estar relacionado à previsibilidade de desfechos adversos da HPP, como necessidade de internação em UTI. Quanto maior for o índice de choque (IC), maiores serão as chances de complicações e pior o prognóstico.[29] Assim, é utilizado não apenas para diagnóstico, mas também para predição de eventual necessidade de transfusão maciça,[3] como observado na Tabela 2.

TABELA 2 Alteração de sinais vitais, índice de choque e sintomas de HPP

Estimativa do sangramento (mL)	Pulso (bpm)	Pressão arterial sistólica (mmHg)	Índice de choque (FC/PAS)	Sinais e sintomas possíveis	Necessidade de transfusão?
500 – 1.000	60 – 90	> 90	0,7 – 0,9	Palpitações, tontura	Geralmente não
1.000 – 1.500	91 – 100	80 - 90	1,0 – 1,3	Fraqueza, sudorese, taquipneia	Possível
1.500 – 2.000	101 – 120	70 – 79	1,4 – 1,7	Agitação, confusão, palidez, oligúria, pele fria e pegajosa	**Trasfusão maciça**
> 2.000	> 120	< 70	> 1,7	Letargia, dispneia, anúria, síncope	

FC: frequência cardíaca; PAS: pressão arterial sistólica; HPP: hemorragia pós-parto.
Fonte: Organização Pan-Americana da Saúde, 2018.[3]

O diagnóstico sindrômico de HPP deve ocorrer concomitantemente à busca pela sua causa, levando em consideração os 4T e sua prevalência. Como mencionado anteriormente, deve-se concluir um exame físico completo, na busca de lacerações ou hematomas cervicais e vaginais, exame bimanual abdominal para avaliar o tônus uterino e procurar sinais de hemorragia intra-abdominal. Na suspeita de retenção placentária, uma ultrassonografia à beira-leito, se disponível, pode ser utilizada. Ainda assim, o tratamento não deve ser postergado para esclarecimento etiológico, considerando uma situação de urgência e altíssimo risco materno.[3]

CONDUTA

Ao diagnóstico de HPP é mandatório uma intervenção precoce, agressiva e sem atrasos. Para que o tratamento seja eficaz, é necessária uma abordagem multiprofissional, integrada entre enfermagem, obstetras, hematologistas, banco de sangue e laboratório. O início das intervenções deve ser concomitante à busca pela causa, seguindo a ordem de prevalência dos 4T. O controle eficaz e precoce do local do sangramento é a medida mais eficaz para combater o choque hipovolêmico e para reduzir o risco da tríade letal de acidose, coagulopatia e hipotermia.[4]

Independentemente da etiologia, todas as pacientes devem ser monitorizadas e avaliadas para necessidade de suporte circulatório com cristaloide ou com hemoderivados. O cuidado deve ser coordenado para garantir dois acessos venosos calibrosos e oxigenoterapia, se em hipóxia ou choque hemorrágico. Recomenda-se também a coleta de hemograma, coagulograma e fibrinogênio, além de tipagem sanguínea, caso não tenha sido coletada à admissão, e tromboelastograma, caso disponível no serviço.[3]

Ademais, ao diagnóstico de HPP, deve-se iniciar a administração do ácido tranexâmico, visto que, de acordo com o WOMAN *trial*,[30] há redução de 20% na mortalidade por HPP após sua administração. A medicação deve ser feita na dosagem de 1 g, via intravenosa, em 10 a 20 minutos, repetindo-se a dose caso o sangramento persista após 30 minutos.

As medidas de ressuscitação devem ocorrer de modo síncrono à administração de drogas uterotônicas ao diagnóstico de atonia uterina como causa da HPP. Em caso de insucesso, uma próxima intervenção no sequenciamento deve ser prontamente instituída, como demonstrado na Figura 3.

A realização de compressão uterina bimanual, denominada manobra de Hamilton é recomendada, principalmente como medida temporária até que o tratamento apropriado esteja disponível.[23] A bexiga deve ser

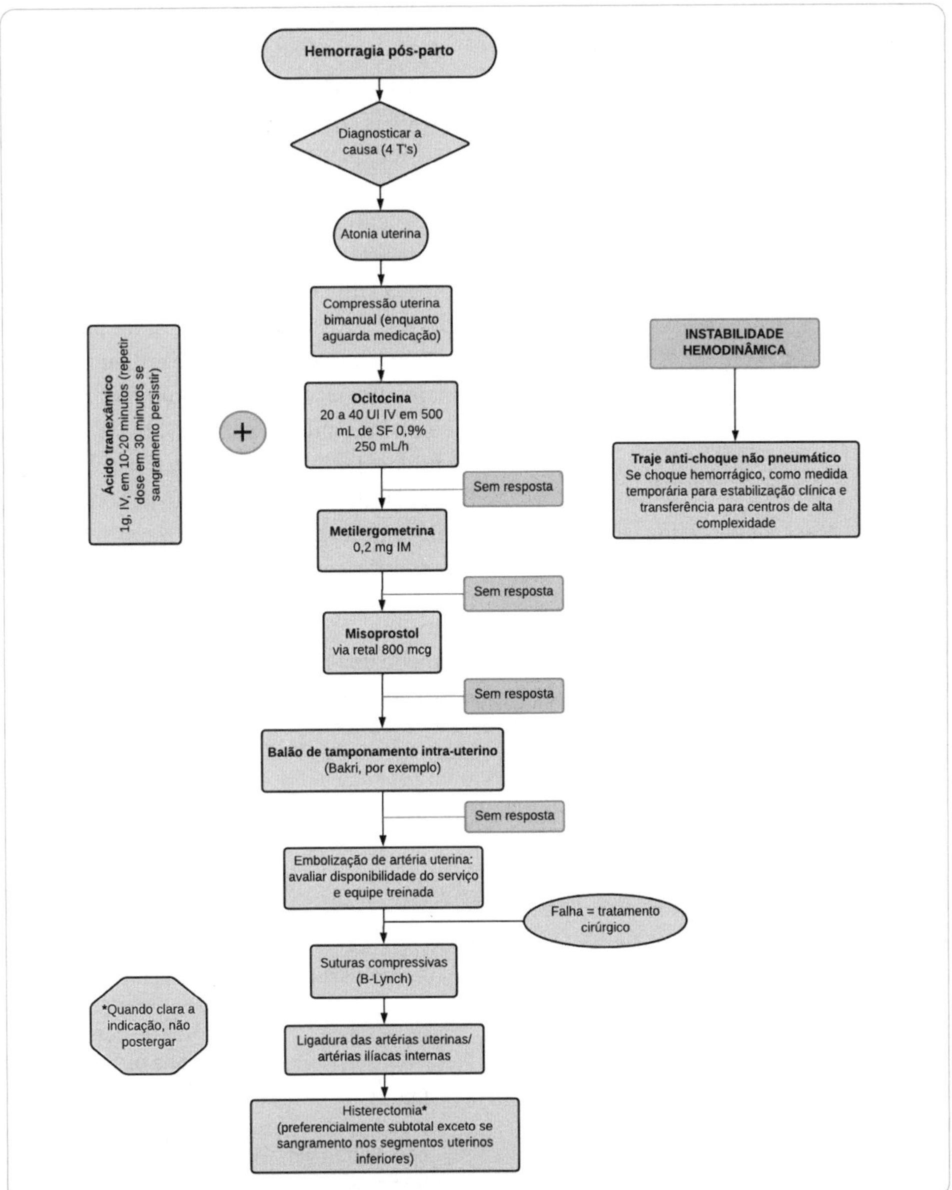

FIGURA 3 Conduta na HPP.
Fonte: autoria própria.

esvaziada, com cateterismo vesical, para permitir a maior contratilidade uterina. Uma das mãos posiciona-se no fundo uterino, enquanto a outra insere-se na vagina, realizando pressão na porção anterior uterina e vaginal, como demonstrado na Figura 4.

Assim que disponível, o tratamento medicamentoso para atonia uterina deve ser prontamente iniciado. Considerações e doses estão expostas na Tabela 3.[9,23]

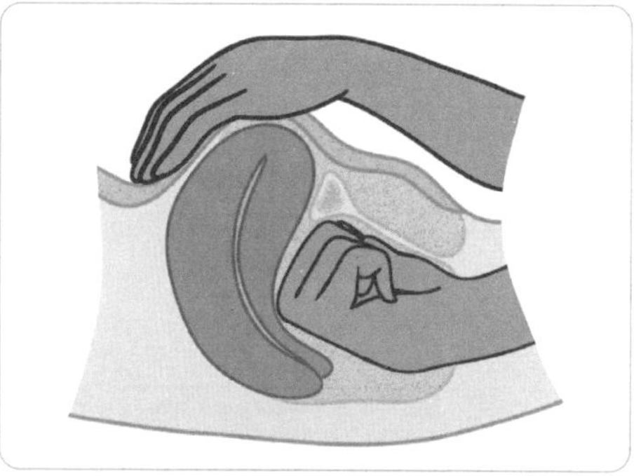

FIGURA 4 Massagem uterina bimanual.
Fonte: autoria própria.

Em casos de sangramento severo, em mulheres com sinais de choque e instabilidade hemodinâmica, especialmente em serviços com poucos recursos, é recomendado o uso, de forma temporária, do traje antichoque não pneumático (TAN), demonstrado na Figura 5, até o cuidado apropriado estar disponível ou enquanto aguarda-se transferência para serviços de maior complexidade.[31] Seu uso redistribui o fluxo sanguíneo, promovendo melhora dos sinais vitais e valores de lactato, reduzindo a perda volêmica e, consequentemente, o número de histerectomias necessárias.[32]

Na falha das condutas farmacológicas, deve-se prosseguir para medidas para tamponamento uterino. Antes de realizar o tamponamento, lacerações do colo ou da vagina como causa do quadro devem ter sido excluídas. Geralmente, utiliza-se o balão de Bakri (Figura 6), mas o balão de Sengstaken-Blakemore também pode ser utilizado. Os dois apresentam a vantagem de possuírem

TABELA 3 Tratamento medicamentoso da hemorragia pós-parto

Ácido tranexâmico: iniciar administração assim que diagnosticado o quadro de hemorragia **Dose: 1g IV em 20 minutos** *Repetir dose se sangramento persistir após 30 minutos* **Atenção a contraindicações**			
Medicação	**Dose**	**Via**	**Considerações**
Ocitocina	Dosagem varia conforme Guideline **20 a 40 UI + 500 mL de SF 0,9%** Infundir 250 mL/h por 2h e considerar manutenção de 125 mL/h por 4h	Endovenosa	Doses em bólus podem ocasionar hipotensão e colapso cardiovascular
Metilergometrina	**0,2 mg** IM, repetir em 2 a 4 horas, se necessário	Intramuscular	Contraindicado em pacientes hipertensas, portadoras de doença coronariana ou cerebral
Misoprostol	**800 mcg** em dose única	Retal (sublingual não disponível no Brasil)	Tempo para início de ação via retal por volta de 15 a 20 minutos, mais efeito é mais prolongado

Fonte: Federação Brasileira das Associações de Ginecologia e Obstetrícia (FEBRASGO). FEBRASGO Position Statement: Hemorragia Pós-parto: prevenção, diagnóstico e manejo não cirúrgico. [S. l.]: FEBRASGO, 2024. Disponível em: https://www.febrasgo.org.br/images/pec/FPS---Edicao-Especial-2024_1_Portugues-1.pdf. Acesso em jun. 2025.

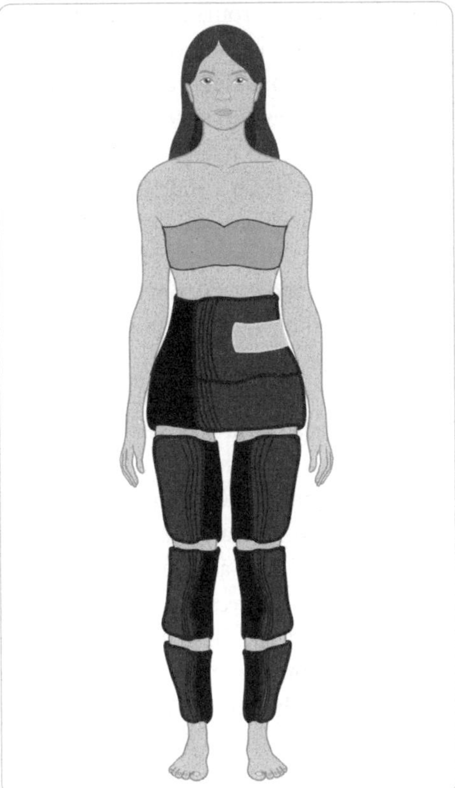

FIGURA 5 Traje antichoque não pneumático.
Fonte: autoria própria.

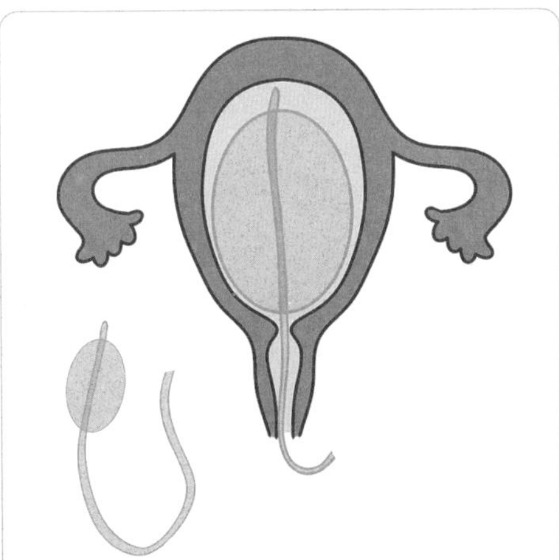

FIGURA 6 Balão de Bakri para tamponamento uterino.
Fonte: autoria própria.

uma via de saída, que permite a avaliação da continuidade do sangramento.[2] Há ação no controle do sangramento por meio do estímulo direto aos receptores da parede uterina, que estimulam a contração, assim como pela pressão hidrostática aplicada contra os vasos sangrantes.[23] A efetividade da técnica é cerca de 75%, com redução do número de histerectomias.[33] O tempo máximo de permanência é de 24 horas, e sugere-se a realização de antibioticoprofilaxia e a manutenção de uterotônicos durante o uso.

Uma medida adicional para o tamponamento uterino, aprovada pelo Food and Drug Administration (FDA) em 2020, é o JADA System, um dispositivo inserido por via transvaginal que induz a contração uterina em casos de atonia, por meio da criação de um vácuo na cavidade uterina, o que facilita a constrição dos vasos miometriais. Assim como os balões intrauterinos, pode permanecer na cavidade por até 24 horas e permite o monitoramento do sangramento residual por meio de seu canal de saída.[34] Estudos recentes indicaram uma taxa de sucesso na interrupção do sangramento de 92,5[35] a 94%[36] em partos vaginais. O dispositivo é de fácil manuseio,[36] com poucas contraindicações e sem casos relatados de perfuração uterina,[35] constituindo, portanto, uma opção eficaz e segura para o manejo da atonia uterina, apesar de seu uso ainda não ser amplamente difundido e da necessidade de estudos comparativos adicionais com os métodos atualmente utilizados.

Se os recursos necessários estiverem disponíveis, a embolização da artéria uterina pode ser uma opção para o tratamento da HPP por atonia uterina que persiste após tamponamento uterino, preservando a fertilidade da puérpera.[23] É necessário equipe de cirurgia vascular ou radiologista intervencionista e equipamento apropriado no serviço. Foram reportadas taxas de sucesso acima de 90%, com baixíssimos índices de complicações após a embolização.[37] Destaca-se que a intervenção cirúrgica não deve ser postergada se a paciente não estiver estável o suficiente para aguardar o procedimento.

Indica-se a intervenção cirúrgica na falha do tratamento medicamentoso e de outras medidas conservadoras citadas, ou quando, por avaliação de equipe experiente, a abordagem operatória for a única opção para controle hemorrágico. Como na cesárea já ocorre laparotomia, mediante atonia uterina, intervenções cirúrgicas são mais precocemente consideradas, e foram apontadas como efetivas no controle do sangramento em 85 a 90% dos casos.[38]

Na abordagem cirúrgica, inicialmente aplicam-se suturas compressivas, sendo a mais utilizada a Sutura de B-lynch, que consiste em envelopar e comprimir o útero, com resultado semelhante a compressão uterina manual, preservando futuro reprodutivo. Destaca-se que seu uso é restrito ao caso de atonia uterina, não sendo efetiva em controle hemorrágico de placenta acreta. Ademais, não reduz a ocorrência de HPP em gestações posteriores.[39] As suturas são aplicadas com fio cromado 2, comprimindo as paredes uterinas anteriores e posteriores, como observado na Figura 7. Com base na literatura existente, o sucesso atingido no controle da hemorragia pelas suturas compressivas varia de 76 a 100%.[38,40,41]

Outro método cirúrgico consiste na ligadura das artérias que fornecem aporte sanguíneo para o útero, com intuito de minimizar a hemorragia. As mais comumente abordadas são as artérias uterinas, mas também as artérias ilíacas internas. O procedimento de ligação da artéria uterina é descrito como simples e rápido, com capacidade de reduzir o sangramento, enquanto outras intervenções são utilizadas, como as suturas compressivas.[42] Para a ligadura das artérias ilíacas internas é necessário um profissional com experiência em abordar o espaço retroperitoneal,[19] considerando risco de lesão de ureter, principalmente em cenário de útero puerperal, incisão pequena e potencial acúmulo significativo de sangue no campo cirúrgico.[43] Por essas razões, outros métodos previamente citados, como embolização arterial, têm sido o procedimento de escolha em detrimento deste.[19]

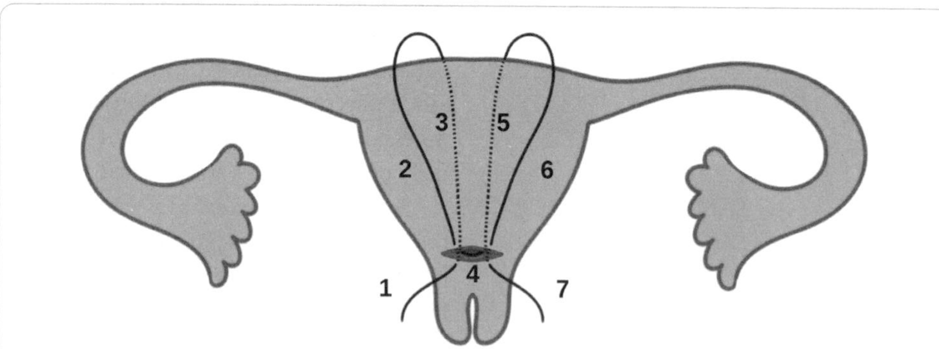

FIGURA 7 **Sutura compressiva de B-Lynch.**

Fonte: adaptada de B-Lynch C, Coker A, Lawal AH, Abu J, Cowen MJ. The B-Lynch surgical technique for the control of massive postpartum haemorrhage: an alternative to hysterectomy? Five cases reported. British Journal of Obstetrics and Gynaecology, [s. l.], v. 104, n. 3, p. 372-375, mar. 1997.

Por fim, em falha de tratamento por todos os outros recursos, performa-se uma histerectomia periparto.[23] A decisão de realizá-la deve ser tomada por obstetra experiente e preferencialmente discutida com outro profissional. Apesar de apontada como último recurso, não deve ser postergada para quando a paciente estiver em clara coagulopatia, em quadro extremo, ou adiada enquanto procedimentos menos definitivos nos quais o cirurgião tem pouca experiência são realizados. Considerando-se atonia uterina a abordagem de escolha é uma histerectomia subtotal, poupando o colo uterino, exceto na presença de neoplasia cervical, trauma ao colo ou placenta aderida no segmento inferior uterino.[19] Considera-se, muitas vezes, a histerectomia pós-parto como cirurgia mais difícil em comparação a úteros não gravídicos, por causa do útero maior, com colo uterino de difícil visualização, em caso de dilatação e o sangramento intenso dificultar a exploração do campo cirúrgico, entre outros fatores.[2]

PROGNÓSTICO

O prognóstico da hemorragia pós-parto, assim como as morbidades decorrentes dela, pode variar a depender de vários fatores, incluindo a causa e a gravidade do sangramento, a qualidade e velocidade da intervenção médica, assim como das condições prévias de saúde da paciente.

Pacientes com HPP usualmente têm uma queda de 10 pontos no hematócrito, em comparação aos níveis pré-parto, manifestando comumente anemia, cujo tratamento e repercussões clínicas variam a depender da gravidade. É comum a necessidade de transfusão em puérperas sintomáticas, com Hb < 7.[7] Concomitantemente, na maioria dos casos de hemorragia, a suplementação com ferro é necessária.

Adicionalmente, como morbidade do quadro de HPP, citam-se as consequências para os órgãos da instabilidade hemodinâmica e da possível hipoperfusão, como falência renal, cardíaca, respiratória ou hepática. No WOMAN *trial*, 4% das pacientes apresentaram esses quadros.[30]

Considerando sequelas a longo prazo, citam-se a síndrome de Sheehan e a síndrome de Asherman. A síndrome de Sheehan é caracterizada por variados níveis de hipopituitarismo, desenvolvido a partir da isquemia da hipófise decorrente de hemorragia ou choque hemodinâmico pós-parto severo. Tal condição pode se desenvolver imediatamente no puerpério ou ocorrer gradualmente, em meses ou anos após o parto. A apresentação comum resume-se a falha na lactação e amenorreia, mas pode ocorrer redução da secreção de todos os hormônios da hipófise, com hipotensão, hiponatremia e hipotireoidismo, entre outros sintomas.[44] O uso de suturas cirúrgicas compressivas, utilizadas em alguns casos para o tratamento de HPP, pode ser sucedido pelo desenvolvimento de adesões intrauterinas/sinequias,[45] levando à amenorreia e infertilidade, o que caracteriza a síndrome de Asherman.

COMENTÁRIOS SOBRE O CASO CLÍNICO

Paciente com importantes fatores de risco para sangramento: com mais de quatro partos vaginais prévios, com diagnóstico de diabetes gestacional e possuindo provável repercussão do descontrole glicêmico, evidenciado pelo polidrâmnio ao último USG (ILA ≥ 24 cm), responsável por sobredistensão uterina. Adicionalmente, é obesa, com IMC > 35 kg/m². Admitida sem alterações de sinais vitais, em início de trabalho de parto. Evolui em 2 horas do início referido das contrações para expulsão fetal, caracterizando um parto taquitócico (< 4 horas). Considerando os fatores de risco presentes, deveria ter um manejo mais cauteloso do pós-parto, não tendo sido deixada sozinha em sala de parto.

Apresenta-se após o parto com um quadro de hemorragia pós-parto, em franca instabilidade hemodinâmica de acordo com os sinais vitais, com um índice de choque de 1,5, indicando alta probabilidade de transfusão. O útero amolecido à palpação sugere a etiologia do sangramento, responsável por 70% dos casos: atonia uterina. As medidas iniciais devem seguir um fluxograma de cuidado, como abordado neste capítulo e sugerido pelo mnemônico E-MOTIVE, do *trial* de mesmo nome,[4] envolvendo diagnóstico precoce, massagem uterina bimanual, suporte hemodinâmico, manejo farmacológico progressivo com ocitocina, ácido tranexâmico, metilergometrina e misoprostol e eventuais medidas cirúrgicas, a depender da resposta da paciente a cada uma das intervenções.

A detecção precoce e o uso do pacote de tratamento reduzem em 60% o risco de hemorragia pós-parto severa, necessidade de laparotomia e morte materna secundária ao sangramento.[4]

DEFINIÇÕES IMPORTANTES DO CAPÍTULO

- Hemorragia pós-parto (HPP) é a principal causa de morte materna no mundo. Define-se HPP como sangramento > 1.000 mL ou qualquer sangramento nas primeiras 24 horas pós-parto acompanhado de instabilidade hemodinâmica, segundo a ACOG.
- Causas de HPP = 4T (Tônus, trauma, tecido e trombina). A atonia uterina representa 70% dos casos e é evidenciado por útero amolecido e não contraído após dequitação placentária.
- A prevenção da HPP deve ser feita em todos os partos, com administração de ocitocina IM, antes da dequitação placentária, após extração fetal. Medidas adicionais incluem clampeamento oportuno e tração controlada do cordão umbilical. A possibilidade de profilaxia dupla deve ser considerada em pacientes de alto risco para HPP.
- O diagnóstico pode ocorrer por estimativa visual de perda volêmica, pesagem de compressas ou dispositivos coletores. A avaliação clínica pelo índice de choque (FC/PAS) é importantíssima – prediz a necessidade de transfusão.
- Ao diagnóstico de HPP, inicia-se o manejo, com esclarecimento da causa (4T). Administra-se ácido tranexâmico em todos os quadros.
- Considerando atonia uterina, a conduta é : ocitocina EV → ergotamina IM (exceto em hipertensas) → misoprostol retal → tamponamento uterino → embolização arterial (se disponível) → medidas cirúrgicas (Figura 3).

QUESTÕES

1. (Unesp 2015) Primípara, nas primeiras horas após parto vaginal, apresenta sangramento aumentado e persistente. Na investigação diagnóstica, a primeira conduta é:

A. Avaliar a consistência uterina.
B. Revisar o canal de parto.
C. Pesquisar distúrbios de coagulação.
D. Investigar a presença de restos placentários

Resposta correta: alternativa A.
Justificativa: o manejo deve seguir a epidemiologia, em ordem de prevalência das causas de hemorragia pós-parto, de modo a sempre avaliar primeiro a possibilidade de atonia uterina.

2. (FMUSP 2023) Gestante primigesta de 24 anos, 32 semanas e 5 dias de gestação, chega ao Pronto-Socorro da Obstetrícia referindo dor de cabeça de forte intensidade associada a náuseas e mal-estar gástrico. Ao exame clínico: PA de 152 × 115 mmHg, FC 82 bpm, dinâmica uterina presente e fraca, altura uterina de 34 cm, batimentos cardíacos fetais de 150 bpm, edema +++/4 de MMII, hiperreflexia patelar. Recebeu hidralazina endovenosa e dose de ataque de sulfato de magnésio pelo esquema de Pritchard. Após 1 hora, refere dor abdominal de forte intensidade. Ao exame obstétrico, útero hipertônico e BCF 98 bpm. Foi encaminhada para o parto cesáreo com feto vivo, masculino, peso de 1.748 g e placenta com aspecto de descolamento de 20% de sua área total. Após histerorrafia, útero mostrava-se bastante amolecido, pastoso, hipoinvoluído. Foi realizada massagem uterina, seguida de infusão de ocitocina. Qual é o próximo passo?

A. Ergotamina.
B. Balão de Bakri.
C. Misoprostol.
D. Sutura de B-Lynch.

Resposta correta: aternativa C.
Justificativa: paciente com antecedente de iminência de eclâmpsia, com quadro atual de hemorragia pós-parto, com atonia uterina por conta do útero amolecido e hipoinvoluído. Seguindo o fluxograma de manejo farmacológico, já foi realizado ocitocina e a paciente tem contraindicação a ergotamina (hipertensão), logo, o próximo passo é o misoprostol. As alternativas B e D seriam após falha de manejo medicamentoso.

3. (HIAE 2022) Uma mulher de 34 anos de idade teve parto fórcipe por apresentação occípito-sacra, realizado com bloqueio de pudendo. O recém-nascido pesou 3.560 g e foi realizada episiotomia mediolateral direita, sem intercorrências. Na enfermaria, após 1,5 hora do parto, começou a apresentar sangramento vaginal importante. Ao exame, encontra-se corada, com sinais vitais normais, abdome flácido, útero palpável 3 cm abaixo da cicatriz umbilical, contraído. Observa-se sangramento com coágulos em grande quantidade no absorvente. Entre as condutas, a melhor para este caso é:

A. Massagem uterina e pesquisa de distúrbios de coagulação sanguínea.
B. Misoprostol por via vaginal.
C. Infusão rápida de ocitocina por via endovenosa.
D. Revisão imediata do canal de parto.

Resposta correta: alternativa D.
Justificativa: quadro de hemorragia pós-parto, evidenciado pela grande quantidade de coágulos em absorvente, em paciente que apresentou necessidade de episiotomia. Ao exame, o útero está contraído, abaixo da cicatriz umbilical, afastando a possibilidade de atonia uterina. Logo, a primeira conduta deve ser procurar por causas relacionadas a trauma, revisando o canal de parto e a própria episiotomia.

4. (Unifesp 2022) Primípara, 34 anos de idade, pós-parto vaginal imediato, induzido com 38 semanas por pré-eclâmpsia, apresenta sangramento vaginal em moderada intensidade. Exame físico: corada, PA 100 × 60 mmHg, FC 110 bpm, sangramento

vaginal moderado, útero amolecido na altura da cicatriz umbilical. Foi iniciada a administração de volume por via intravenosa em acesso calibroso, administrada ocitocina e realizada massagem uterina. As próximas medidas, para o melhor cuidado da paciente, incluem:

A. Misoprostol e inserção de balão intrauterino.
B. Ergotamina e tamponamento uterino com compressas.
C. Misoprostol e histerectomia.
D. Ergotamina e realização de sutura de B-Lynch.

Resposta correta: alternativa A.
Justificativa: paciente em quadro de hemorragia pós-parto, devido a atonia uterina, com útero amolecido e na cicatriz uterina. Portadora de antecedente de hipertensão, com pré-eclâmpsia, possuindo clara contraindicação à ergotamina, e já tendo recebido ocitocina, logo, a próxima conduta é o misoprostol, que será seguido, caso necessário, por inserção de balão uterino, lembrando que a histerectomia, indicada pela alternativa C, seria a última opção.

5. (HIAE 2020) Vinte minutos após parto normal e dequitação adequada, paciente primípara apresenta intenso sangramento vaginal. Providencia-se acesso venoso calibroso e infusão endovenosa de fluidos e revisão do canal de parto, que não mostra lacerações. Deve-se realizar:

A. Massagem uterina por laparotomia com sutura hemostática uterina, se necessário.
B. Ergotamina, ocitocina ou misoprostol por via endovenosa associados à compressão abdomino-vaginal do útero.
C. Compressão e massagem uterina, administração endovenosa de ocitocina, intramuscular de ergotamina ou retal de misoprostol.
D. Curetagem uterina fracionada, administração de misoprostol vaginal ou intramuscular ou ocitocina intramuscular.
E. Ocitocina endovenosa e embolização de artérias uterinas.

Resposta correta: alternativa C.
Justificativa: em um quadro de hemorragia pós-parto, o fluxograma de atendimento deve ser seguido, com a administração das medicações indicadas pela via correta, sendo ocitocina via endovenosa, ergotamina intramuscular e misoprostol via retal.

6. (Unesp 2023) Puérpera de 28 anos apresenta sangramento uterino em grande quantidade, quarenta minutos pós-parto vaginal sem intercorrências. AP: diabetes gestacional, polidrâmnio e feto GIG. Exame físico: FC 110 bpm, PA 100 × 60 mmHg, útero com tônus diminuído. O índice de choque, o principal fator de risco para hemorragia pós-parto e o tratamento inicial recomendado são, respectivamente:

A. 1,83; diabetes gestacional; infusão de metilergometrina.
B. 1,1; sobredistensão uterina; infusão de ocitocina + ácido tranexâmico.
C. 1,83; sobredistensão uterina; infusão de ocitocina + misoprostol.
D. 1,1; diabetes gestacional; infusão de ocitocina + ácido tranexâmico.

Resposta correta: alternativa B.
Justificativa: calcula-se o índice de choque dividindo a FC pela pressão arterial sistólica, de onde obtemos o valor de 1,1. Considerando a atonia como principal causa de hemorragia pós-parto, sabe-se que a sobredistensão uterina é um dos fatores de risco mais aceitos.

7. (FMUSP-RP 2019) Multigesta, G5P3A1 (três partos normais anteriores), 36 anos, 38 semanas de gestação, com diagnóstico de pré-eclâmpsia, chega à maternidade em fase ativa de trabalho de parto que evoluiu espontaneamente sem distócias. Após 2,5 horas de período expulsivo, ocorreu nascimento de um neonato de 3.780 gramas com auxílio de vácuo-extrator. A dequitação placentária ocorreu espontânea e completamente em 15 minutos, após a realização do manejo ativo do terceiro período. Durante o quarto período de Greenberg, a paciente apresentou sangramento genital de grande volume, associado a tonturas, mal-estar geral e náuseas. Exame físico geral: regular estado geral, confusa, descorada +2/+4, índice de choque de 1,7, saturação de oxigênio em ar ambiente de 92%. Exame obstétrico: fundo uterino acima da cicatriz umbilical, consistência amolecida, sem sinais de tocotraumatismos. Segundo as atuais recomendações da Organização Mundial da Saúde, a prescrição imediata mais adequada neste momento associada à hidratação endovenosa com cristaloides é:

A. Noradrenalina, ocitocina, maleato de ergometrina.
B. Misoprostol, noradrenalina, ácido tranexâmico.
C. Hemocomponentes, maleato de ergometrina, misoprostol.
D. Hemocomponentes, ocitocina, ácido tranexâmico.

Resposta correta: alternativa D.
Justificativa: quadro grave de hemorragia pós-parto, com índice de choque de 1,7, indicando provável necessidade de transfusão maciça. Ao exame físico constata-se útero atônico, amolecido, acima da cicatriz umbilical, devendo ser iniciado as medidas para manejo farmacológico. Deve-se atentar para o fato de que a paciente apresentava pré-eclâmpsia, assim, há contraindicação ao maleato de ergometrina.

REFERÊNCIAS

1. Souza JP, Day LT, Rezende-Gomes AC, Zhang J, Mori R, Baguiya A, et al. A global analysis of the determinants of maternal health and transitions in maternal mortality. Lancet Glob Health. 2024;12(2):e306-16.
2. Zugaib M, Francisco RPV. Obstetrícia. 5 ed. Barueri: Manole; 2023.
3. Organização Pan-Americana da Saúde. Recomendações assistenciais para prevenção, diagnóstico e tratamento da hemorragia. Brasília: OPAS; 2018.
4. Gallos I, Devall A, Martin J, Middleton L, Beeson L, Galadanci H, et al. Randomized trial of early detection and treatment of postpartum hemorrhage. N Engl J Med. 2023;389(1):11-21.
5. Cunningham FG, Leveno KJ, Bloom SL, Dashe JS, Hoffman BL, Casey BM, Spong CY. Obstetrícia de Williams. 25 ed. São Paulo: McGraw Hill Brasil; 2021. 1.344 p.
6. Anger H, Durocher J, Dabash R, Winikoff B. How well do postpartum blood loss and common definitions of postpartum hemorrhage correlate with postpartum anemia and fall in hemoglobin? PLoS One. 2019;14(8).
7. Committee on Practice Bulletins-Obstetrics. Practice Bulletin n. 183: postpartum hemorrhage. Obstet Gynecol. 2017;130(4). Disponível em: https://pubmed.ncbi.nlm.nih.gov/28937571/. Acesso em: jun 2025.
8. Marshall AL, Durani U, Bartley A, Hagen CE, Ashrani A, Rose C, et al. The impact of postpartum hemorrhage on hospital length of stay and inpatient mortality: a National Inpatient Sample-based analysis. Am J Obstet Gynecol. 2017;217(3):344.e1-344.e6.
9. Bienstock JL, Eke AC, Hueppchen NA. Postpartum hemorrhage. N Engl J Med. 2021;384(17):1635-45.
10. Brasil. Ministério da Saúde. Boletim Epidemiológico Vol. 53 – n. 20. Disponível em: https://www.gov.br/saude. Acesso em: jun 2025.
11. Pettersen S, Falk RS, Vangen S, Nyfløt LT. Exploring trends of severe postpartum haemorrhage: a hospital-based study. BMC Pregnancy Childbirth. 2023; 23(1):363.
12. Patek K, Friedman P. Postpartum hemorrhage – Epidemiology, risk factors, and causes. Clin Obstet Gynecol. 2023;66(2):344.

13. Ende HB, Lozada MJ, Chestnut DH, Osmundson SS, Walden RL, Shotwell MS, et al. Risk factors for atonic postpartum hemorrhage: a Systematic review and meta-analysis. Obstet Gynecol. 2021;137(2):305-23.
14. Evensen A, Anderson JM, Fontaine P. Postpartum hemorrhage: prevention and treatment. Am Fam Physician. 2017;95(7):442-9.
15. Conrad LB, Groome LJ, Black DR. Management of persistent postpartum hemorrhage caused by inner myometrial lacerations. Obstet Gynecol. 2015; 126(2):266-9.
16. Xie J, Lu X, Liu M. Clinical analysis of complete uterine rupture during pregnancy. BMC Pregnancy Childbirth. 2024;24(1):255.
17. McNamara H, Mallaiah S. Managing coagulopathy following PPH. Best Pract Res Clin Obstet Gynaecol. 2019;61:106-20.
18. Fitzpatrick KE, van den Akker T, Bloemenkamp KWM, Deneux-Tharaux C, Kristufkova A, Li Z, et al. Risk factors, management, and outcomes of amniotic fluid embolism: a multicountry, population-based cohort and nested case-control study. PLoS Med. 2019;16(11):e1002962.
19. Prevention and management of postpartum haemorrhage. BJOG. 2017;124(5):e106-49.
20. Gallos ID, Williams HM, Price MJ, Merriel A, Gee H, Lissauer D, et al. Uterotonic agents for preventing postpartum haemorrhage: a network meta-analysis. Cochrane Database Syst Rev. 2018;4(4):CD011689.
21. Hofmeyr GJ, Mshweshwe NT, Gülmezoglu AM. Controlled cord traction for the third stage of labour. Cochrane Database Syst Rev. 2015;1(1):CD008020.
22. World Health Organization. WHO recommendations on the assessment of postpartum blood loss and use of a treatment bundle for postpartum haemorrhage. [Internet]. Disponível em: https://www.who.int/publications/i/item/9789240085398. Acesso em: jun 2025.
23. Escobar MF, Nassar AH, Theron G, Barnea ER, Nicholson W, Ramasauskaite D, et al. FIGO recommendations on the management of postpartum hemorrhage 2022. Int J Gynaecol Obstet. 2022;157: 3-50.
24. Andrikopoulou M, D'Alton ME. Postpartum hemorrhage: early identification challenges. Semin Perinatol. 2019;43(1):11-7.
25. Wang T, Li H, Liu Y, Min X. Quantitative blood loss measurement methods for early detection of primary postpartum haemorrhage following vaginal birth: a scoping review. J Clin Nurs. 2024;33(10):3869-85.
26. Athar MW, Abir G, Seay RC, Guo N, Butwick A, Carvalho B. Accuracy of visual estimation of blood loss in obstetrics using clinical reconstructions: an observational simulation cohort study. Int J Obstet Anesth. 2022;50:103539.
27. Lemée J, Scalabre A, Chauleur C, Raia-Barjat T. Visual estimation of postpartum blood loss during a simulation training: a prospective study. J Gynecol Obstet Hum Reprod. 2020;49(4).
28. Borovac-Pinheiro A, Pacagnella RC, Cecatti JG, Miller S, El Ayadi AM, Souza JP, et al. Postpartum hemorrhage: new insights for definition and diagnosis. Am J Obstet Gynecol. 2018;219(2):162-8.
29. Ushida T, Kotani T, Imai K, Nakano-Kobayashi T, Nakamura N, Moriyama Y, et al. Shock index and postpartum hemorrhage in vaginal deliveries: a multicenter retrospective study. Shock. 2021;55(3): 332-7.
30. WOMAN Trial Collaborators. Effect of early tranexamic acid administration on mortality, hysterectomy, and other morbidities in women with post-partum haemorrhage (WOMAN): an international, randomised, double-blind, placebo-controlled trial. Lancet. 2017;389(10084):2105-16.
31. Pacagnella RC, Borovac-Pinheiro A. Assessing and managing hypovolemic shock in puerperal women. Best Pract Res Clin Obstet Gynaecol. 2019;61:89-105.
32. Escobar MF, Füchtner CE, Carvajal JA, Nieto AJ, Messa A, Escobar SS, et al. Experience in the use of non-pneumatic anti-shock garment (NASG) in the management of postpartum haemorrhage with hypovolemic shock in the Fundación Valle Del Lili, Cali, Colombia. Reprod Health. 2017;14(1):58.
33. Xiao C, Wang Y, Zhang N, Sun GQ. Bakri Balloon for treatment of postpartum hemorrhage: a real-world 2016-2020 Study in 279 women from a single center. Med Sci Monit. 2023;29:e938823.
34. D'Alton M, Rood K, Simhan H, Goffman D. Profile of the Jada® System: the vacuum-induced hemorrhage control device for treating abnormal postpartum uterine bleeding and postpartum hemorrhage. Expert Rev Med Devices. 2021;18(9):849-53.
35. Goffman D, Rood KM, Bianco A, Biggio JR, Dietz P, Drake K, et al. Real-world utilization of an intrauterine, vacuum-induced, hemorrhage-control device. Obstet Gynecol. 2023;142(5):1006-16.
36. Jackson TL, Tuuli MG. Intrauterine postpartum hemorrhage-control devices. Obstet Gynecol. 2023; 142(5).
37. Gambhir M, Gamanagatti S, Sharma R, Manchanda S, Hemachandran N, Kriplani A, et al. Uterine artery embolization: interventional radiologist's perspective in management of uncontrolled obstetric

hemorrhage. J Obstet Gynaecol India. 2021;72(Suppl 1):126.

38. Klangsin S, Booncharoen P, Suwanrath C. Conservative surgical management of early postpartum hemorrhage: a 12-year experience in a tertiary care center in the South of Thailand. J Obstet Gynaecol India. 2022;72(Suppl 1):180-5.
39. Nalini N, Kumar A, Prasad MK, Singh AV, Sharma S, Singh B, et al. Obstetric and maternal outcomes after B-lynch compression sutures: a meta-Analysis. Cureus. 2022;14(11):e31306.
40. Moleiro ML, Braga J, Machado MJ, Guedes-Martins L. Uterine compression sutures in controlling postpartum haemorrhage: a narrative review. Acta Medica Portuguesa. 2022;35(1).
41. Nagahama G, Korkes HA, Sass N. Clinical experience over 15 years with the B-lynch compression suture technique in the management of postpartum hemorrhage. Rev Bras Ginecol Obstet. 2021;43(09).
42. Alves ÁLL, Nagahama G, Nozaki AM. Surgical management of postpartum hemorrhage. Rev Bras Ginecol Obstet. 2020;42(10):679-86.
43. Darawade SP, Wagle AA, Trivedi S, Manwani S. Bilateral internal iliac artery ligation: the procedure of choice in life threatening postpartum haemorrhage. Int J Reprod Contracept Obstet Gynecol. 2020;9(9):3607-10.
44. Karaca Z, Kelestimur F. Sheehan syndrome: a current approach to a dormant disease. Pituitary. 2025;28(1):20.
45. Jamard A, Turck M, Chéret-Benoist A, Dreyfus M, Benoist G. Risk of uterine synechiae following uterine compression sutures during postpartum haemorrhage. Gynecol Obstet Fertil. 2014;42(10):681-5.

26

Rotura prematura de membranas ovulares

Natália Pilati Matta
Romulo Negrini

CASO CLÍNICO

M.P.S., 29 anos, 2G 1PV, IG de 31 semanas (conforme ultrassonografia realizada com 9 semanas de idade gestacional), feto único. Não sabe referir DUM. Comparece ao pronto atendimento com queixa de perda súbita de líquido via vaginal em moderada quantidade, há 2 horas. Relata saída de líquido claro, fluido, com odor semelhante à "água sanitária". Nega quaisquer outros sintomas.

Na gestação anterior, há 3 anos, teve parto vaginal às 40 semanas gestacionais. Parto e gestação sem intercorrências.

Nega comorbidades ou cirurgias prévias. Está em uso de sulfato ferroso em dose profilática.

Exame físico geral: BEG, corada, hidratada, anictérica, acianótica, eupneica. Temperatura axilar 36,6°C; PA: 100 × 65 mmHg; FC: 87 bpm.

Exame obstétrico: abdome gravídico, AU 29 cm, boa movimentação fetal, tônus uterino normal, dinâmica uterina ausente, feto em situação longitudinal, apresentação cefálica, dorso à esquerda; BCF 141 bpm.

Exame especular: vagina normocorada, sem lesões, com rugosidades presentes. Orifício externo do colo (OEC) em fenda, evidenciando saída espontânea de líquido claro, além de pequena quantidade de líquido coletada em fundo de saco de Douglas.

1. **Quais são os diagnósticos obstétricos?**
2. **Qual é a conduta adequada?**

INTRODUÇÃO

Rotura prematura de membranas ovulares (RPMO) é o rompimento espontâneo das membranas coriônica e amniótica previamente ao trabalho de parto. Pode ser classificada em dois subtipos, conforme sua temporalidade: RPMO a termo, quando ocorre a partir das 37 semanas de gestação; ou pré-termo, quando antes da 37ª semana.[1]

EPIDEMIOLOGIA

A RPMO é uma intercorrência obstétrica de extrema relevância, por conta de sua prevalência e de seu impacto na morbimortalidade materno-fetal. Estima-se que a doença ocorra em até 10% das gestações[1] e seja a causa de 30 a 33% dos casos de parto prematuro.[2]

As infecções de trato genital inferior são a principal causa do quadro. O processo inflamatório subjacente, com a produção de colagenases e proteases, parece levar ao enfraquecimento e consequente rotura das membranas.[3] *E. coli, Gardnerella vaginalis, N. Gonorrhoeae* e estreptococos beta-hemolíticos do grupo B (SGB) são os agentes mais prevalentes.[1]

Além disso, a sobredistensão do útero e o aumento da pressão intrauterina estão relacionados à maior incidência da doença.[3] Assim, polidrâmnio, gestação múltipla, macrossomia e miomatose uterina podem ser considerados fatores de risco.[1]

Para além das causas supracitadas, doenças do colágeno (como síndrome de Ehlers-Danlos), sangramento gestacional, tabagismo, antecedentes de parto prematuro ou de RPMO, procedimentos invasivos (como amniocentese e cerclagem) e distúrbios cervicais (colo curto e incompetência istmo cervical) são os demais agentes predisponentes do quadro.[2]

QUADRO CLÍNICO

Na vigência de RPMO, a perda súbita de líquido via vaginal é a queixa mais típica relatada pelas gestantes. O conteúdo, habitualmente, é fluido, claro e com odor característico semelhante à "água sanitária", o que permite sua diferenciação de corrimento vaginal e urina. A depender da localização e extensão da rotura, a sintomatologia pode ser branda, incluindo perda de líquido em pequena quantidade, intermitente ou apenas relato de sensação de vagina e região perineal úmidas.[1,2]

Ao exame especular, observa-se acúmulo de líquido em fundo de saco posterior e/ou exteriorização do conteúdo pelo orifício externo do colo. A compressão do fundo uterino e a manobra de Valsalva podem auxiliar na constatação desses sinais, quando ausentes à primeira visualização. Prolapso de cordão ou até de partes fetais podem estar presentes.[1,2,4]

Em razão do risco iminente de infecção materno-fetal, o toque vaginal deve ser evitado na suspeita de RPMO.

DIAGNÓSTICO

O diagnóstico da RPMO é fundamentalmente clínico. Uma história típica associada à visualização do líquido amniótico (LA) ao exame especular confirma o diagnóstico. Em caso de dúvida, a complementação da avaliação com exames laboratoriais e radiológicos se faz necessária.[1,2,4]

A "prova do forro" configura-se como um teste clínico alternativo em caso de exame físico duvidoso e ausência de outros recursos disponíveis. Coloca-se um forro sobre a vulva da paciente e solicita-se que ela deambule por cerca de 30 minutos para avaliar a possível perda de líquido. Se observado o conteúdo característico depositado no forro, o teste é considerado positivo.[4]

A avaliação do pH vaginal também é um método útil para o diagnóstico. Diferentemente do pH vaginal normal, que se encontra em torno de 4,0, o líquido amniótico é discretamente alcalino, e tem seu pH entre 7,1 e 7,3. Assim, a constatação de um ambiente intravaginal básico ($pH > 7,0$)

pode corroborar para o diagnóstico. Tanto o teste de fenol (que mostra mudança de coloração laranja para vermelha/rosa), quanto o papel de nitrazina (que adquire coloração azul) podem ser utilizados. Entretanto, o exame tem moderada taxa de falso-positivos, especialmente se houver sangue ou sêmen no canal vaginal.[1,4]

A visualização microscópica do esfregaço de conteúdo vaginal em padrão de "folha de samambaia" (teste de Fern) também sugere RPMO.[1]

Nos últimos anos, os testes imunocromatográficos têm adquirido maior relevância e disponibilidade. Sua elevada sensibilidade e especificidade tornam esses métodos os mais confiáveis diante da dúvida diagnóstica.

- **AmniSure® (Figura 1)**: teste qualitativo que permite a detecção da alfa-1-microglobulina placentária (PAMG-1), proteína é produzida pela decídua e, portanto, apresenta-se em altas concentrações no

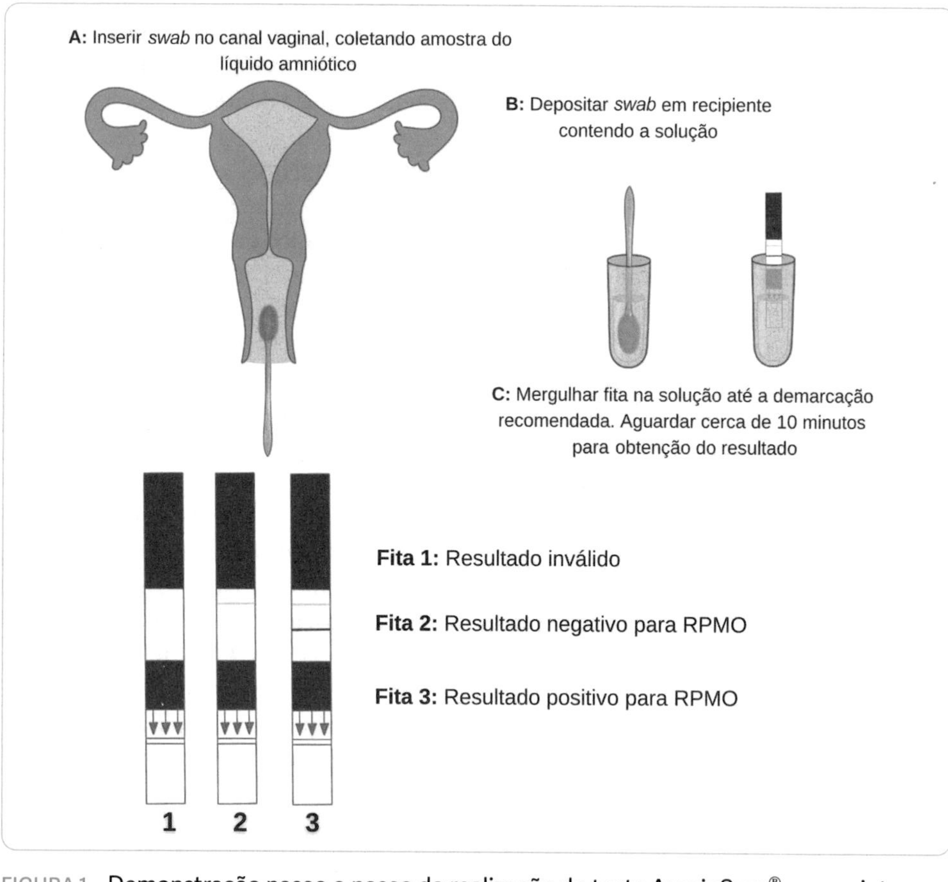

FIGURA 1 Demonstração passo a passo da realização do teste AmnioSure®, com a interpretação dos possíveis resultados.

Fonte: QIAGEN. AmniSure® ROM Test Quick Reference Guide. [S. l.]: QIAGEN, [s.d.]. Disponível em: https://www.qiagen.com/mr/resources/download.aspx?id=21e0736b-c042-4d9a-bff4-e9368410ff12&lang=en. Acesso em jun. 2025.

LA e em pequena quantidade no canal vaginal, tornando sua detecção nessa região altamente sugestiva de RPMO.[1,3] Sua sensibilidade varia de 68,4 a 100%, enquanto sua especificidade encontra-se entre 89,4 e 100%, sendo esse o teste mais específico para diagnóstico de RPMO.

- **Actim-PROM®**: teste qualitativo que permite a detecção da IGFBP-1 (proteína de ligação ao fator de crescimento semelhante à insulina 1). Da mesma forma que a PAMG-1, a IGFBP-1 presente no LA está em concentrações 100 a 1.000 vezes maiores do que no sangue materno. Sua sensibilidade e especificidade variam entre 68,4 e 97,7% e entre 75 e 98,9%, respectivamente.

A ultrassonografia (USG) obstétrica, além de ser necessária para avaliação do bem-estar fetal, pode auxiliar na confirmação do quadro ao permitir a quantificação do LA. A constatação de oligoâmnio, sem outra etiologia plausível, eleva o valor preditivo positivo para RPMO. No entanto, níveis de LA dentro da normalidade não excluem o diagnóstico. Cerca de 30 a 50% dos casos ocorrem na ausência de oligoâmnio.[4] A presença de polidrâmnio, por sua vez, torna a rotura das membranas improvável.

CONDUTA

O manejo de gestantes com RPMO é pautado inicialmente no reconhecimento de complicações. Corioamnionite, descolamento prematuro de placenta (DPP), prolapso de cordão e sofrimento fetal indicam resolução da gestação. O trabalho de parto prematuro (TPP), em caso de RPMO pré-termo, por significar possivelmente infecção materna subjacente, é conduzido normalmente e a tocólise não está indicada.[5,6] Se essas condições estiverem ausentes, a conduta então é determinada conforme a idade gestacional (Figura 2).

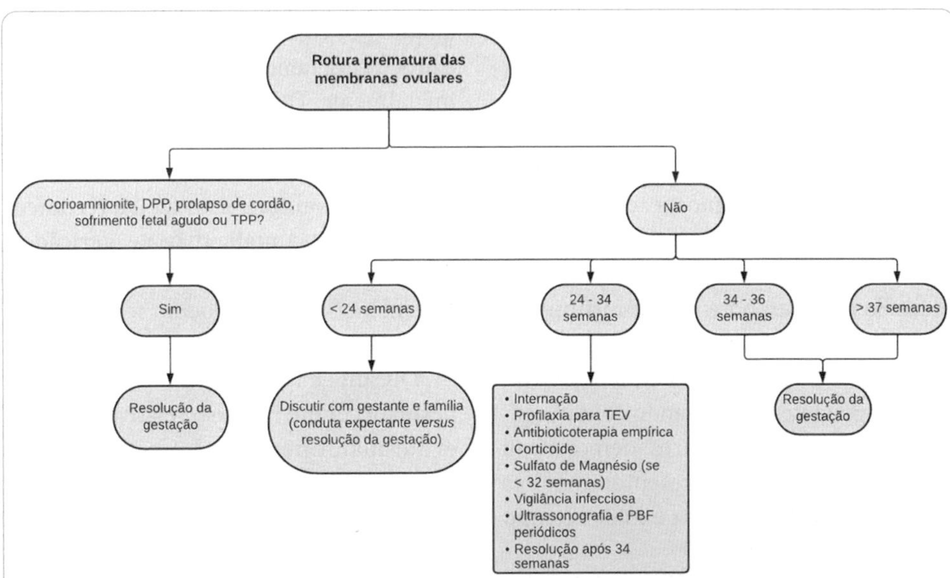

FIGURA 2 Fluxograma.

O fluxograma da Figura 2 resume o manejo de pacientes com diagnóstico de RPMO.

Termo (≥ 37 semanas)

Diante de um quadro de RPMO a termo, a conduta ideal é a resolução da gestação.[6] A baixa taxa de complicações neonatais diante de um parto a termo, associado à elevada morbimortalidade materno-fetal da RPMO, especialmente em decorrência das complicações infecciosas, torna a conduta expectante mais danosa quando comparada ao parto.

Uma metanálise publicada em 2021, evidenciou que a indução do parto em menos de 12 horas do diagnóstico reduziu a incidência de corioamnionite em 38%, de sepse neonatal em 54% e de admissões em UTI neonatal em 46%, em comparação à conduta expectante (definida como indução iniciada após 12 horas da RPMO).[7]

A via de parto indicada é a obstétrica, sendo indicada a cesariana em caso de contraindicação habitual ao parto vaginal.

Entre 34 e 36+6 semanas

De forma semelhante à RPMO a termo, quando a rotura é diagnosticada entre 34 e 36 semanas gestacionais, os principais protocolos internacionais preconizam a realização do parto, embora muitas instituições optem por manter uma conduta expectante.

Um ensaio clínico randomizado que avaliou 120 gestantes comparando conduta expectante e indução de parto, demonstrou que o grupo controle apresentou maiores taxas de infecção materna e maior tempo de internação hospitalar.[5,6]

Portanto, nesse intervalo gestacional, a Faculdade Israelita de Ciências da Saúde Albert Einstein (FICSAE) também recomenda a conduta ativa.

Entre 24 e 34 semanas

Nos casos de RPMO antes da 34ª semana, há benefício significativo em manter a gestação, a fim de garantir o desenvolvimento fetal, especialmente pulmonar e, assim, reduzir as complicações neonatais da prematuridade. Dessa forma, o manejo dessas pacientes é pautado em condutas ativas, cujos objetivos incluem o aumento do período de latência (definido como período entre o diagnóstico da RPMO e o trabalho de parto), a maturação pulmonar fetal e a vigilância de possíveis complicações.

Diante do diagnóstico, a internação se faz necessária.[8] Para o rastreio infeccioso, hemograma e proteína C reativa (PCR) devem ser coletados na admissão e de forma periódica durante o regime hospitalar. Cultura de secreção vaginal e pesquisa de SGB com *swab* anal e vaginal são mandatórios, tanto para investigação etiológica, quanto por conta do risco de TPP. Urina 1 e urocultura também podem ser coletados inicialmente. Deve haver atenção especial aos sinais vitais maternos, na busca de febre ou taquicardia.

Para a monitorização fetal é recomendado cardiotocografia diária e aferição de batimento cardíaco fetal periódicos. USG e perfil biofísico fetal podem ser realizados a cada 3 dias.[6]

Durante a internação, a paciente deve permanecer em repouso relativo, a fim de evitar maior perda de LA e oligoâmnio. Portanto, a tromboprofilaxia é indispensável e a escolha entre mecânica ou química deve ser avaliada caso a caso.

Tendo em vista que a infecção de trato genital inferior é a principal causa de RPMO, e objetivando o aumento do período de latência, recomenda-se antibioticoterapia empírica iniciada na admissão, com cobertura para os principais agentes relacionados ao quadro. Os esquemas de antibiótico estão representados na Tabela 1.

A ampicilina e a amoxicilina são utilizadas especialmente para a cobertura de SGB. O uso de macrolídeos tem como alvo *Ureaplasma, Mycoplasma* e *Chlamydia trachomatis*.

O tratamento empírico não exclui a necessidade de profilaxia contra SGB durante o trabalho de parto que, mesmo diante da RPMO, segue suas indicações habituais.

O uso de corticoide também é recomendado entre 24 e 34 semanas, graças a seu benefício comprovado, não só para a maturação pulmonar e estímulo à produção de surfactante, como para a redução das taxas de hemorragia intracraniana, enterocolite necrosante e mortalidade neonatal (Tabela 2).[1,4,6,8] Na vigência de corioamnionite, a corticoterapia está contraindicada.

Apesar de controverso, segundo a American College of Obstetricians and Gynecologists (ACOG), pode-se considerar a aplicação de um segundo curso de corticoterapia em pacientes cujo primeiro esquema foi aplicado há pelo menos 14 dias, que estejam em idade gestacional (IG) elegível (entre 24 e 34 semanas) e que apresentem alto risco de entrarem em trabalho de parto dentro de 7 dias.[8] O uso da medicação não demonstrou aumento das taxas de corioamnionite e infecção neonatal.[6,8] Entretanto, vale ressaltar que o corticoide pode acarretar alteração dos parâmetros laboratoriais maternos, levando à leucocitose e desvio à esquerda. Novas repetições do ciclo de corticoide não estão indicadas.

Por fim, o uso de sulfato de magnésio em gestantes com menos de 32 semanas gestacionais e risco de parto iminente deve ser considerado. Há benefício do uso da medicação na redução da incidência de paralisia cerebral.[1,8]

A detecção de quaisquer uma das complicações supracitadas (corioamnionite, sofrimento fetal, TPP ou DPP), mesmo em

TABELA 1 Esquema recomendado pela Febrasgo

Ampicilina 2 g EV de a cada 6 horas + eritromicina 250 mg EV a cada 6 horas por 48 horas, seguido de: amoxicilina 500 mg VO a cada 8 horas + eritromicina 333 mg VO a cada 8 horas por 5 dias	
Esquema recomendado pela ACOG	
Habitual	**Alternativo**
▪ **Ampicilina** 2 g EV a cada 6 horas + **Eritromicina** 250 mg EV a cada 6 horas por 48 horas, seguido de ▪ **Amoxicilina** 250 mg VO a cada 8 horas + **Eritromicina** 333 mg VO a cada 8 horas por 5 dias	▪ **Azitromicina** 1 g VO dose única, seguido de ▪ **Ampicilina** 2 g EV a cada 6 horas por 48 horas, seguido de ▪ **Amoxicilina** 250/500 mg VO a cada 8 horas, por 5 dias

ACOG: American College of Obstetricians and Gynecologists; Febrasgo: Federação Brasileira das Associações de Ginecologia e Obstetrícia.
Fonte: Fernandes, 2018.[1]

TABELA 2 Esquemas de corticoterapia

Betametasona 12 mg IM a cada 24 horas, por 2 dias
Dexametasona 6 mg IM a cada 12 horas, por 2 dias

Fonte: Fernandes, 2018.[1]

vigência de conduta ativa, indicará a resolução da gravidez, independentemente da idade gestacional.

Antes das 24 semanas

A viabilidade é definida como a IG em que, se ocorrer o parto, sobreviverão ao menos 50% desses recém-nascidos. Dessa forma, seu valor varia em cada país e serviço médico. Atualmente, considerando dados globais, a média da viabilidade encontra-se por volta da 24ª semana gestacional.

Quando a RPMO ocorre antes da viabilidade, o prognóstico torna-se extremamente reservado. Uma coorte prospectiva publicada em 2024 evidenciou uma taxa de 44% de nascidos vivos após conduta expectante em caso de RPMO estabelecida antes da 23ª semana gestacional. Dentre os recém-nascidos sobreviventes, a maioria apresentou algum tipo de complicação, sendo as mais graves pneumopatia, com necessidade de suporte de oxigênio, e hemorragia intraventricular grau 3 e 4.[9] Entre as complicações maternas, a mais frequente é a corioamnionite, com incidência variando entre 6,6 e 50%.[3]

Pela ausência de estudos específicos nessa idade gestacional, não há condutas ativas diante do diagnóstico nesse período. O uso de corticoide, sulfato de magnésio e antibioticoterapia restringe-se apenas às pacientes com mais de 24 semanas de gestação.

Em razão do prognóstico neonatal reservado e do risco materno associado, a conduta preconizada perpassa a discussão conjunta com a paciente e seus familiares, pela escolha entre conduta expectante ou indução do trabalho de parto.

PROGNÓSTICO

O período de latência é inversamente proporcional à idade gestacional. Dessa forma, observa-se que, na RPMO a termo, 90% das gestantes entram em trabalho de parto dentro de 24 horas.[1,2] Em contraposição, a média de tempo até o parto em pacientes com diagnóstico pré-termo é de cerca de uma semana.[5]

A rotura das membranas, ao eliminar a barreira mecânica entre tratos genitais inferior e superior, permite a ascensão de agentes infecciosos, tornando a corioamnionite a principal complicação materna da RPMO (Quadro 1). Até 50% dos quadros evoluem com essa complicação,[3] sendo ela a causa mais frequente de suspensão da conduta conservadora e ultimação da gestação. O descolamento prematuro de placenta também pode ser precipitado pela RPMO e é outro responsável pela elevação da morbimortalidade materna.

Dentre as complicações fetais, a prematuridade é a mais prevalente. Apesar de a rotura a termo ser mais frequente do que a pré-termo,[1] cerca de um terço dos casos de parto prematuro decorrem dessa doença.[2] Por consequência, há associação com maiores taxas de hemorragia intracraniana, enterocolite necrosante e síndrome do desconforto respiratório do recém-nascido.

A exposição prolongada ao oligoâmnio, nos casos de RPMO precoce, acarreta prejuízo ao desenvolvimento de estruturas, especialmente pulmão e membros. Dessa forma, pode levar à hipoplasia pulmonar e à síndrome de Potter (caracterizado pela presença de malformações faciais, hipoplasia pulmonar e pé torto congênito).[1,4]

A associação do quadro com infecção do trato genital inferior e superior propicia também a ocorrência de sepse neonatal precoce. Sofrimento fetal agudo pode acontecer, principalmente, decorrente da compressão do cordão umbilical, por conta de seu prolapso ou do oligoâmnio.

QUADRO 1 **Corioamnionite**

Corioamnionite ou infecção intra-amniótica é definida como a infecção de uma ou mais das seguintes estruturas: decídua, líquido amniótico, placenta, membrana fetal ou feto. Tem etiologia polimicrobiana e decorre, em sua maioria, da ascensão dos patógenos do trato genital inferior para o trato genital superior. Dessa forma, o tempo prolongado de amniorrexe, seja por RPMO ou durante trabalho de parto, configura-se como o principal fator de risco.[10]

A sintomatologia pode apresentar-se em espectros divergentes, variando entre quadros subclínicos, sinais e sintomas típicos de infecção (como febre e taquicardia), até sepse.

O diagnóstico e tratamento precoce do quadro são imprescindíveis. A progressão da doença associa-se a elevadas taxas de atonia uterina e hemorragia pós-parto, infecção neonatal (com bacteremia, sepse, pneumonia e meningite) e sepse materna.

Os testes considerados padrão-ouro para o diagnóstico são o anatomopatológico de placenta e a análise do líquido amniótico, evidenciando cultura positiva, baixos níveis de glicose ou coloração de Gram-positiva. No entanto, por conta da indisponibilidade desses métodos e ao tempo prolongado entre coleta e resultado, podem ser utilizados critérios clínicos diante da suspeição do quadro.

Critérios clínicos	
Febrasgo[11,12]	**Acog[10]**
Febre materna (≥ 37,8°C) + pelo menos dois dos seguintes critérios: • Taquicardia materna (≥ 100 bpm) • Taquicardia fetal (≥ 160 bpm) • Útero amolecido/irritável • Secreção cervical purulenta ou LA de odor fétido	Febre materna (≥ 39°C ou duas medições com intervalo de 30 minutos entre 38 e 38,9°C) + pelo menos um dos seguintes critérios: • Leucocitose materna (≥ 15.000 cél/mm³) • Taquicardia fetal (≥ 160 bpm) • Secreção cervical purulenta

Diante do diagnóstico, os pilares do tratamento incluem resolução da gestação e antibioticoterapia. Preconiza-se o uso de ampicilina (2 g EV a cada 6 horas), associada à gentamicina (5 mg/kg a cada 24 horas).[10]

Fonte: Fernandes, 2018.[1] e Committee Opinion, 2017.[10]

COMENTÁRIOS SOBRE O CASO CLÍNICO

No caso supracitado, é apresentada uma paciente de 29 anos, secundigesta, com idade gestacional de 31 semanas, que seguia com o acompanhamento pré-natal sem intercorrências. Há cerca de duas horas, notou perda súbita de líquido via vaginal, quando procurou atendimento. Ao exame especular, foi visualizado o conteúdo descrito. Não foram identificadas outras alterações ao exame físico. A partir desse cenário, é possível estabelecer os seguintes diagnósticos:

- **Diagnóstico obstétrico de normalidade (DON)**: secundigesta, parto vaginal anterior, 31 semanas de gestação, feto único vivo.
- **Diagnóstico obstétrico patológico pregresso (DOPP)**: ausente.
- **Diagnóstico obstétrico patológico atual (DOPA)**: rotura prematura de membranas ovulares pré-termo.
- **Diagnóstico clínico cirúrgico**: ausente.

Diante de uma história clínica típica, associada à visualização do líquido amniótico ao exame especular, está confirmado o diagnóstico de RPMO e não são necessários exames adicionais.

A partir disso, devem ser identificadas as possíveis complicações do quadro para a determinação da conduta subsequente. A paciente em questão, encontra-se afebril, normocárdica, com dinâmica uterina ausente, tônus uterino normal e sem outras queixas. Além disso, não foi observado prolapso de estruturas ao exame especular e havia boa movimentação fetal, com batimento cardíaco fetal (BCF) normal. Portanto, a princípio, estão descartados corioamnionite, TPP, prolapso de cordão e DPP. É necessária a solicitação de USG e cardiotocografia a fim de assegurar o bem-estar fetal e quantificar o líquido amniótico. É provável também que seja observado líquido reduzido ou oligoâmnio, já que ao exame físico constatou-se altura uterina de 29 cm, enquanto, às 31 semanas, esperaria-se uma altura de cerca de 31 cm.

No quadro de RPMO pré-termo entre 24 e 34 semanas, sem complicações associadas, como é o caso dessa paciente, há benefício na manutenção da gestação para garantir o desenvolvimento fetal e evitar as possíveis complicações da prematuridade. Objetiva-se o prolongamento do período de latência até a 34ª semana de gestação.

Portanto, para esta gestante, está recomendado: (1) internação hospitalar com repouso relativo; (2) profilaxia para tromboembolismo venoso; (3) corticoterapia para maturação pulmonar; (4) antibioticoterapia empírica para aumento do período de latência; (5) sulfato de magnésio para prevenção de paralisia cerebral, se parto iminente; e (6) vigilância infecciosa para identificação precoce em caso de corioamnionite.

A corticoterapia deverá ser iniciada o mais precocemente possível e poderá ser realizada tanto betametasona 12 mg a cada 24 horas por 2 dias, quanto dexametasona 6 mg a cada 12 horas, por 2 dias. Na ausência de trabalho de parto após duas semanas da aplicação do corticoide, pode-se considerar a administração de novo ciclo da medicação.

A antibioticoterapia será iniciada após a admissão e compreende o uso de amoxicilina, ampicilina e azitromicina (ou eritromicina), conforme mostra a Tabela 1.

Hemograma e PCR devem ser coletados periodicamente na busca por sinais de corioamnionite. Exame físico minucioso e aferição dos sinais vitais também são necessários. Na admissão, deve ser coletada a pesquisa de SGB com *swab* anal e vaginal, além da cultura de secreção vaginal. Cardiotocografia e BCF precisam ser realizados diariamente. Já a USG e o perfil biofísico fetal podem ser feitos a cada 3 dias.

Em caso de risco iminente de parto e paciente ainda em IG menor do que 32 semanas, deve-se administrar sulfato de magnésio.

Ao atingir 34 semanas de gestação ou se forem apresentadas quaisquer das complicações supracitadas, é recomendada a resolução da gestação.

PERSPECTIVAS FUTURAS

Profilaxia secundária

A fim de reduzir a recorrência de parto pré-termo, está recomendado o uso de progesterona profilática durante a gestação em pacientes com história de parto prematuro, incluindo aquelas em que o evento foi decorrente de RPMO (nível B de recomendação).[8]

Apesar de as pesquisas sobre medidas preventivas específicas para a rotura de membranas ainda estarem em desenvolvimento, os estudos sobre a profilaxia de parto prematuro, muitas vezes, incluem pacientes com diagnóstico de RPMO. Portanto, a despeito da ausência de análises exclusivas acerca dessa subpopulação, os estudos já existentes permitem a inferência de certas recomendações.

Um ensaio clínico randomizado publicado em 2003, por exemplo, evidenciou que o uso de progesterona em gestantes com antecedente de parto prematuro (por TPP ou RPMO) diminuiu em 34% o risco de parto com menos de 37 semanas gestacionais (RR = 0,66 [95% IC 0,54-0,81]).[13] Nesse caso, a intervenção foi definida como a administração semanal de caproato de 17 alfa-hidroxiprogesterona 250 mg IM da 16ª/20ª a 36ª semana de gestação.

Maior incentivo às pesquisas nessa área será imprescindível para o surgimento de novas condutas e consequente redução da incidência da RPMO.

TESTES DIAGNÓSTICOS

De forma semelhante ao AmniSure® e ao Actim-PROM®, novos marcadores para testes imunocromatográficos têm sido alvo de estudos, a fim de ampliar e otimizar o arsenal de métodos diagnósticos da RPMO.

Mais recentemente, foi iniciada a comercialização do teste denominado ROM plus®, que se pauta na identificação de duas proteínas que, quando detectadas no canal vaginal, sugerem a ocorrência de rotura da membrana amniótica. Entre elas está a alfa-feto proteína (AFP), que é produzida pelo fígado e encontra-se em concentrações séricas elevadas, especialmente durante o desenvolvimento embrionário e fetal. A segunda proteína avaliada é a denominada PP12 (*placental protein* 12) que, por ser sintetizada na decídua, também se apresenta em níveis elevados no LA.[14]

Em 2013, foi publicada uma coorte prospectiva que visava avaliar a confiabilidade desse novo método comparado à metodologia diagnóstica tradicional (exame físico, avaliação do pH vaginal e teste de Fern).[15] Após a análise de 285 gestantes, o ROM-plus® demonstrou sensibilidade de 99% e especificidade 91%, comprovando-se comparável e, muitas vezes, mais acurado que os demais testes considerados no estudo.[15]

DEFINIÇÕES IMPORTANTES DO CAPÍTULO

- **Rotura prematura de membranas ovulares**: rotura espontânea das membranas coriônica e amniótica, antes do trabalho de parto. Pode ser classificada em termo (≥ 37 semanas) ou em pré-termo (< 37 semanas).
- **Período de latência**: período entre a RPMO e o início do trabalho de parto. É inversamente proporcional à idade gestacional.
- **Viabilidade**: idade gestacional em que pelo menos 50% dos recém-nascidos sobrevivem, em caso de parto. Varia conforme localidade.

QUESTÕES

1. (HCPA-RS 2020) Considere as assertivas sobre a ruptura prematura de membranas.

I. Tabagismo, poli-hidrâmnio e amniocentese são fatores de risco.
II. Por definição, ruptura prematura de membranas ocorre antes da 37ª semana de gestação.

III. Se não houver contraindicação materno-fetal, a conduta conservadora deve ser adotada até a 34ª semana de gestação.

Quais estão corretas?

A. Apenas I.
B. Apenas II.
C. Apenas III.
D. Apenas I e III.
E. I, II e III.

Resposta correta: alternativa D.

Justificativa: o termo "prematura" em rotura prematura de membranas ovulares refere-se à ocorrência de rompimento das membranas previamente ao trabalho de parto. Dessa forma, a RPMO pode ser considerada a termo, quando após as 37 semanas gestacionais; ou pré-termo, quando antes da 37ª semana.

Tabagismo, polidrâmnio e amniocentese são considerados fatores de risco. Além deles, infecções de trato genital inferior, gestação múltipla e doenças do colágeno são outros dos fatores mais relevantes.

Diante de uma rotura de membranas pré-termo (entre 24 e 34 semanas), na ausência de complicações materno-fetais, há benefício em manter a gestação para garantir um adequado desenvolvimento fetal e evitar as complicações da prematuridade. Dessa forma, preconiza-se a internação, vigilância materno-fetal, o uso de antibioticoterapia empírica, corticoterapia e sulfato de magnésio (se < 32 semanas). Após 34 semanas, recomenda-se a resolução da gestação.

2. (FAMEMA-SP 2023) Mulher com 32 semanas de idade gestacional procura o pronto-socorro com história de ter perdido água pela vagina. Diante dessa queixa é correto:

A. Fazer o exame de toque para avaliar se é perda de líquido mesmo ou é urina.
B. Confirmar a perda de água pela história, exame especular, avaliar a presença de dinâmica uterina e vitalidade fetal para discutir a conduta.
C. Que, em um exame em microscópio do conteúdo vaginal, a presença de cristalização afasta a rotura de membranas.
D. Se confirmada a rotura de membranas, é indicativo de administrar betamimético com a finalidade de evitar que ocorra parto prematuro.

Resposta correta: alternativa B.

Justificativa: a paciente em questão procurou atendimento médico com queixa típica de rotura prematura de membranas ovulares. Para a confirmação do diagnóstico, é necessária a visualização direta do líquido pelo exame especular. Por conta do risco de infecção, o toque vaginal está contraindicado.

Se exame físico duvidoso, outros testes podem ser utilizados para auxiliar na confirmação diagnóstica. O denominado teste de Fern, com a visualização ao microscópio de cristalização do conteúdo vaginal em forma de "folha de samambaia", confirma a RPMO.

Uma vez estabelecido o diagnóstico, a determinação da idade gestacional e a identificação de complicações se faz necessária. A presença de corioamnionite, prolapso de cordão, sofrimento fetal agudo ou DPP indicam resolução da gestação. Se houver quadro de TPP associado à RPMO, o parto deve ser conduzido normalmente, e a tocólise não está indicada.

Betamiméticos, como a terbutalina, podem ser utilizados para inibição do trabalho de parto, na ausência de RPMO ou outras complicações. No entanto, a medicação tem função terapêutica, e não profilática como sugere a alternativa D.

3. (UEL 2019) Tercigesta, 31 anos de idade, 29 semanas de gestação, chega ao pronto atendimento referindo perda líquida via

vaginal em moderada quantidade, há 1 hora, que escorrera pelas pernas. Ao exame especular, apresentava presença de pequena quantidade de secreção na vagina com cheiro de peixe podre, ausência de saída ativa de líquido pelo orifício endocervical à manobra de Valsalva. A ultrassonografia obstétrica demonstrou medida do maior bolsão amniótico de 3 cm. Ante a propedêutica de amniorrexe prematura, considere as afirmativas a seguir.

I. A pesquisa de alfa-1-microglobulina placentária (AmniSure®) seria um exame adequado nesse caso duvidoso.
II. A medida ecográfica de maior bolsão amniótico normal exclui o diagnóstico de amniorrexe prematura com precisão.
III. O corante mais indicado para instilação intra-amniótica guiada por ultrassonografia seria o azul de metileno.
IV. O teste ActimPROM® que detecta a proteína de crescimento insulina-like-1 (IGFBP-1) seria uma opção diagnóstica útil nesse caso.

Assinale a alternativa correta.

A. Somente as afirmativas I e II são corretas.
B. Somente as afirmativas I e IV são corretas.
C. Somente as afirmativas III e IV são corretas.
D. Somente as afirmativas I, II e III são corretas.
E. Somente as afirmativas II, III e IV são corretas.

Resposta correta: alternativa B.

Justificativa: a paciente apresenta história típica de RPMO, sendo ainda identificado corrimento sugestivo de vaginose bacteriana ao exame especular e que pode corresponder à etiologia do quadro.

Como não foi visualizado líquido amniótico coletado em fundo de saco posterior, nem exteriorizando pelo orifício externo do colo, devem ser usados outros recursos para a confirmação diagnóstica. À ultrassonografia, apesar de o oligoâmnio ser sugestivo de RPMO, a presença de níveis de LA dentro da normalidade não exclui o diagnóstico, já que 30 a 50% dos casos ocorrem sem evidência de alteração do LA.

Os testes imunocromatográficos, como AmniSure® e ActimPROM®, por conta de sua alta sensibilidade e especificidade, são boas alternativas para confirmação do quadro.

A instilação intra-amniótica de corante é um recurso pouco utilizado atualmente para o diagnóstico da RPMO. Entretanto, sua realização compreende a infusão de corante índigo-carmim e não de azul de metileno, como referido na alternativa.

4. (FMABC-SP 2023) Gestante com 33 semanas procura a maternidade com queixa de perda de líquido pela vagina há 2 horas, sem referir dores. Diante desse quadro, é correto:

A. Proceder ao exame clínico para confirmar o diagnóstico de perda de líquido, com toque protegido por luva estéril.
B. Trata-se de rotura prematura de membranas ovulares, pois essa gestação é pré-termo, com 33 semanas.
C. Pesquisar infecção clínica e laboratorial, introduzir corticoide e resolver o parto após 48 horas.
D. Se afirmar que o período de latência é inversamente proporcional à idade gestacional.
E. Fazer pesquisa de estreptococos do grupo B e se for positivo, entrar com antibiótico e resolver até 37 semanas.

Resposta correta: alternativa D.

Justificativa: a paciente apresenta quadro típico de rotura de membranas e que, por ter ocorrido antes do início do trabalho de parto, é definida como RPMO. É necessária a avaliação pelo exame especular para a confirmação diagnóstica e toque vaginal está contraindicado pelo risco de infecção de trato genital superior.

Como a paciente encontra-se em idade gestacional entre 24 e 34 semanas e não foram identificadas complicações, a conduta ideal compreende internação, rastreio infeccioso, pesquisa de SGB, antibioticoterapia empírica (independente do resultado da pesquisa de SGB) e corticoterapia. O objetivo das medidas, além do diagnóstico precoce de complicações e da maturação pulmonar fetal, é o aumento do período de latência, que se comporta de forma inversamente proporcional à idade gestacional. Uma vez atingida a 34ª semana de idade gestacional, recomenda-se a resolução da gestação.

5. (HNMD-RJ 2021) Gestante de 32 anos, G2/P1 (parto normal), IG: 31 semanas + 3 dias, sem comorbidades, foi internada na maternidade com diagnóstico de amniorrexe prematura, com saída de líquido claro. Ao exame: tônus uterino normal, atividade uterina ausente e toque vaginal evidenciando colo posterior, grosso e fechado, apresentação cefálica e bolsa rota. Após ser hospitalizada, qual das opções abaixo representa a melhor conduta.

A. Ampicilina 2 g intravenosa a cada 6 horas por 48 horas, azitromicina 1 g em dose única, amoxicilina 500 mg a cada 8 horas por 5 dias, corticoterapia para maturação pulmonar e interrupção da gestação após 7 dias.
B. Ampicilina 2 g intravenosa em dose de ataque, seguido de 1 g a cada 4 horas, tocólise, corticoterapia para maturação pulmonar e interrupção da gestação após 48 horas.
C. Ampicilina 2 g intravenosa em dose de ataque, seguido de 1 g a cada 4 horas, corticoterapia para maturação pulmonar, tocólise por 48 horas, rastreio infeccioso, avaliação do bem-estar fetal e interrupção da gestação com 34 semanas.
D. Ampicilina 2 g intravenosa a cada 6 horas por 48 horas, azitromicina 1 g em dose única, amoxicilina 500 mg a cada 8 horas por 5 dias, corticoterapia para maturação pulmonar, rastreio infeccioso, avaliação do bem-estar fetal e interrupção da gestação com 34 semanas.
E. Interrupção da gestação por cesariana.

Resposta correta: alternativa D.
Justificativa: diante de uma paciente com diagnóstico de RPMO com 31 semanas e 1 dia de gestação, sem complicações associadas, a conduta adequada inclui: internação hospitalar, rastreio infeccioso, vigilância materno-fetal, corticoterapia e antibioticoterapia empírica. A conduta conservadora objetiva o prolongamento da gestação até as 34 semanas, a partir de quando é recomendada a resolução da gestação.

O esquema de antibióticos recomendado pela ACOG é o mesmo descrito na alternativa D.

REFERÊNCIAS

1. Fernandes CE, Sá MFS. Febrasgo - Tratado de obstetrícia. Rio de Janeiro: Guanabara Koogan; 2018.
2. Zugaib M, Francisco RPV. Obstetrícia. 4 ed. Barueri: Manole; 2020.
3. Tchirikov M, Schlabritz-Loutsevitch N, Maher J, Buchmann J, Naberezhnev Y, Winarno AS, et al. Mid-trimester preterm premature rupture of membranes (PPROM): etiology, diagnosis, classification, international recommendations of treatment options and outcome. J Perinat Med. 2018;46(5):465-88.
4. Urbanetz AA. Ginecologia e obstetrícia Febrasgo para o médico residente. Barueri: Manole; 2020.
5. Souto CO, Chaves ALRM, Borges LRC, Dias HR de S, Aquino IP, Hollunder RG, et al. Rotura prematura de membranas ovulares na gestação: aspectos

etiopatogênicos, métodos diagnósticos e condutas terapêuticas. Braz J Dev. 2022;8(10):65628-42.

6. Federação Brasileira de Ginecologia e Obstetrícia. Rotura prematura de membranas. In: Associação Médica Brasileira, Conselho Federal de Medicina. Projeto diretrizes. Rio de Janeiro: Febrasgo; 2008.
7. Bellussi F, Seidenari A, Juckett L, Di Mascio D, Berghella V. Induction within or after 12 hours of ≥ 36 weeks' prelabor rupture of membranes: a systematic review and meta-analysis. Am J Obstet Gynecol. 2021;3(5):100425.
8. Siegler Y, Weiner Z, Solt I. ACOG Practice Bulletin n. 217: Prelabor Rupture of Membranes. Obstet Gynecol. 2020;136(5):1061-1.
9. Goodfellow L, Care A, Curran C, Roberts D, Turner MA, Knight M, et al. Preterm prelabour rupture of membranes before 23 weeks' gestation: prospective observational study. BMJ Med. 2024;3(1): e000729.
10. Committee Opinion n. 712: intrapartum management of intraamniotic infection. Obstet Gynecol. 2017;130(2):e95-e101.
11. Newton ER. Preterm labor, preterm premature rupture of membranes, and chorioamnionitis. Clin Perinatol. 2005;32(3):571-600.
12. Silva SMM, Mattos LCG, Macedo LF, Araújo TS. Morbidade e mortalidade perinatal em gestações que cursaram com amniorrexe prematura em maternidade pública do Norte do Brasil. Rev Bras Ginecol Obstet. 2014;36(10):442-8.
13. Meis PJ, Klebanoff M, Thom E, Dombrowski MP, Sibai B, Moawad AH, et al. Prevention of recurrent preterm delivery by 17 alpha-hydroxyprogesterone caproate. N Engl J Med. 2003;348(24):2379-85.
14. Koistinen R, Kalkkinen N, Huhtala M, Seppälä M, Bohn H, Rutanen EM. Placental protein 12 is a decidual protein that binds somatomedin and has an identical N-terminal amino acid sequence with somatomedin-binding protein from human amniotic fluid. Endocrinol. 1986;118(4):1375-8.
15. Thomasino T, Levi C, Draper M, Neubert AG. Diagnosing rupture of membranes using combination monoclonal/polyclonal immunologic protein detection. J Reprod Med. 2013;58(5-6):187-94.

27

Prematuridade

Ana Clara Burgos
Maria Claudia Nogueira Affonso

CASO CLÍNICO

M.C.T., 41 anos, G4P2A1, idade gestacional de 30 semanas e 1 dia, vem ao pronto atendimento relatando dor abdominal, tipo cólica, de moderada intensidade, de início há duas horas.

Relata seguimento pré-natal incompleto, sem consultas pré-natais ou exames desde o 2º trimestre.

Antecedentes obstétricos: aborto anterior espontâneo sem curetagem há 14 anos, primeiro parto vaginal sem intercorrências há 10 anos e último há 8 anos prematuro "7 meses" com bolsa rota.

1. **Quais são os fatores de risco de prematuridade dessa gestante?**
2. **Quais exames podem ser feitos para rastreamento e diagnóstico de parto prematuro? Explique.**
3. **O que fazer diante de diagnóstico de trabalho de parto prematuro (TPP)?**

INTRODUÇÃO

De acordo com a Organização Mundial da Saúde (OMS), a duração média de uma gestação única é de 40 semanas (282 dias). Por isso, um lactente que nasce antes das 37 semanas gestacionais é considerado prematuro, excluindo o período considerado como de abortamento.[1] No entanto, o problema vai muito além de simplesmente nascer antes, uma vez que isso vem associado à maior mortalidade e morbidade proporcionais à idade gestacional.[2]

Desse modo, pode-se fazer uma subdivisão de acordo com a idade gestacional, para a estratificação do risco neonatal: prematuridade extrema, de 22 a 28 semanas; prematuridade severa, de 28 a 32 semanas, e prematuridade moderada a tardia, de 32 a 37 semanas.[3]

Considerando o cenário mundial de avanços da Medicina aliada à tecnologia, o parto prematuro persiste como um dos principais problemas ainda não resolvidos na medicina perinatal.[2] Dessa forma, tal tema atinge importância global envolvendo a Saúde Pública de modo a, anualmente, os gastos nesse setor serem consideráveis. O evidente impacto econômico causado pelo nascimento prematuro tem sido demonstrado em estudos de diversos países, os quais compararam os custos entre o nascimento prematuro e o nascimento a termo.

Recém-nascidos pré-termo (RNPT) acarretaram, ao longo dos primeiros anos de vida, custos maiores comparados aos recém-nascidos a termo (RNT). Em geral, os custos são atribuídos à hospitalização, emergência, atendimentos ambulatoriais e prescrição de medicamentos. Desse modo, verifica-se que o sistema de saúde pode ser afetado direta ou indiretamente pelas demandas em saúde advindas do nascimento prematuro.[4]

EPIDEMIOLOGIA

Estimativas de 2020 apontam para cerca de 13,4 milhões de bebês nascidos antes das 37 semanas gestacionais, o que mostra que mais de 1 em cada 10 bebês no mundo são prematuros.[5]

No Brasil, houve uma tendência crescente na proporção de prematuros entre 1994 e 2005, que ficou em torno de 11% no período de 2005 a 2011, sendo considerada elevada quando comparada à dos países europeus, que registraram 8,7% de prematuridade.[3]

Existem disparidades raciais, étnicas e socioeconômicas significativas, persistentes e muito preocupantes nas taxas de parto prematuro. Em países subdesenvolvidos, quase metade dos bebês nascidos antes das 32 semanas morreram devido a complicações e falta de recursos. Em contrapartida, em países desenvolvidos, quase todos os bebês com a mesma idade gestacional sobreviveram.[5]

QUADRO CLÍNICO

Os RNPT têm peso e altura muito variáveis. Dependendo da idade gestacional em que nasceram, alguns podem ter somente 500 g.

Os sintomas apresentados ao nascimento também variam muito de acordo com a imaturidade dos sistemas e, por isso, a grande maioria necessita de suporte nas unidades de terapia intensiva (UTI) neonatais logo nos primeiros minutos de vida. Além disso, o sistema imunológico de todos os RPTN está subdesenvolvido e, portanto, são suscetíveis a infecções.[6]

DIAGNÓSTICO

Para conseguirmos fazer o diagnóstico, é preciso entender algumas das causas possíveis para um bebê nascer prematuro.

Trabalho de parto prematuro

Define-se como trabalho de parto prematuro a presença de contrações intensas, frequentes e ritmadas (pelo menos duas contrações de 30 segundos em um período de 10 minutos) capazes de modificar o colo do útero na gestante (amolecimento, esvaecimento e dilatação) com idade gestacional (IG) entre 20 e 37 semanas.[7] Esse quadro é de causa complexa e multifatorial, o que dificulta muitas vezes medidas de prevenção efetivas.

Podemos identificar alguns fatores de risco que podem ajudar no diagnóstico do trabalho de parto prematuro. O de maior risco é o antecedente de parto pré-termo espontâneo, por isso deve ser questionado ativamente durante o pré-natal da paciente. Alguns fatores de menor risco também podem ser citados, como intervalo interpartal curto (menor que 18 meses), baixo índice de massa corporal (IMC), sangramento por via vaginal no início da gestação, gravidez múltipla, malformações uterinas e fetais, infecções do trato geniturinário e colo curto (< 25 mm).[1]

Rotura prematura de membranas ovulares

Condição que acomete cerca de até 10% de todas as gestações. Pode ser definida como a saída espontânea de líquido amniótico pela vagina, após perda considerável da integridade das membranas ovulares e na ausência de sinais de trabalho de parto em gestações acima de 20 semanas. Dentre os fatores de risco que podem nos auxiliar a fazer o diagnóstico, temos: condições que aumentam a pressão intrauterina (p. ex., polidrâmnio) e infecções do trato geniturinário, que é considerado o fator mais influente.[3]

Prematuridade terapêutica

Acontece quando alguma condição materna ou fetal ocasiona a antecipação do parto.[1] Nesse sentido, é importante garantir um pré-natal adequado e bem assistido à gestante, de forma a minimizar e prevenir possíveis complicações. Engloba-se nesse grupo as gestações de alto risco, gestantes com pré-eclâmpsia, fetos malformados, infecções congênitas maternas e fetais, gravidez múltipla e miomas uterinos.

CONDUTA

Considerando as diversas causas possíveis que podem resultar em um recém-nascido (RN) prematuro, é de fundamental importância o reconhecimento precoce da causa base, de modo a agir ativamente e permitir uma conduta direcionada.

No cenário hospitalar, diante de um caso de TPP, é recomendado:

- Internação hospitalar.
- Avaliação completa da mãe e estabilização hemodinâmica, se necessário.
- Avaliação da vitalidade fetal: cardiotocografia e frequência cardíaca (FC) fetal.

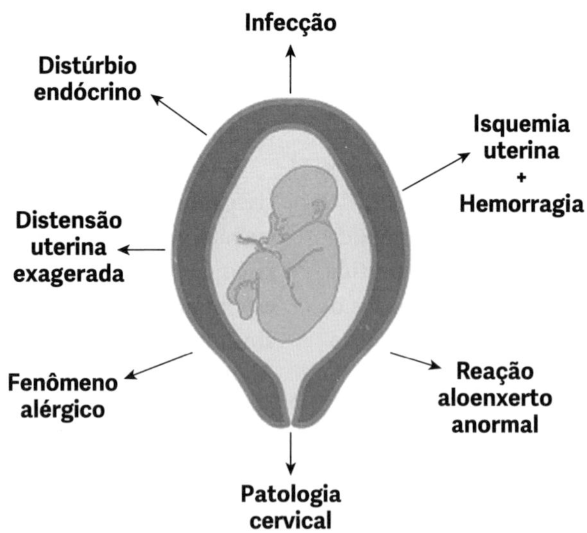

FIGURA 1 Causas possíveis de prematuridade.
Fonte: autoria própria.

- Coleta de hemograma, urina I, urocultura e cultura para GBS (Estreptococo do Grupo B) nos casos em que não for sabido o *status* de colonização.[7]

Após a definição dessas medidas e confirmação do diagnóstico de TPP, pode-se escolher usar medicamentos tocolíticos nos casos em que os riscos para o feto são maiores do que os de manter a gravidez. Esses medicamentos atuam inibindo a atividade contrátil do útero, sendo uma estratégia essencial para diminuir os índices de nascimentos prematuros. Contudo, é essencial estar ciente das contraindicações[1] desses medicamentos antes de usá-los:

- Óbito fetal.
- Infecção (p. ex., corioamnionite).
- Sofrimento fetal.
- Instabilidade materna.
- Malformações incompatíveis com a vida.
- IG > 34 semanas.

A tocólise se destaca como uma medida que altera os desfechos perinatais, uma vez que permite tempo hábil para administração e efeito dos corticoides (visando ao amadurecimento pulmonar num contexto de nascimento em 48 horas). Vale ressaltar que a tocólise é contraindicada em casos de RPMO e iminência de trabalho de parto. Dentre alguns agentes tocolíticos mais usados, destacam-se:[7]

- Bloqueadores dos canais de cálcio (p. ex., nifedipino).
- Betamiméticos (p. ex., terbutalina).
- Inibidores da síntese de prostaglandinas (p. ex., indometacina).
- Antagonista dos receptores de ocitocina (atosibana).

Os corticoides, por sua vez, agem nos pneumócitos tipo II do pulmão, aumentando a produção de surfactantes e, consequentemente, permitindo a maturação pulmonar.[1] No entanto, a importância do corticoide também se deve a outros motivos, como:

- Reduz a mortalidade neonatal.
- Reduz o risco de enterocolite necrotizante.
- Reduz os casos de hemorragia intracraniana.
- Reduz o risco de sepse.

Seu uso é recomendado entre a 24 a 34 semana gestacional e, já é comprovado que sua administração no pré-termo tardio (> 34 semanas) pode aumentar a mortalidade e o risco de hipoglicemia neonatal. A opção de escolha é a betametasona na dose de 12 mg IM 1×/dia por 2 dias, uma vez que ela é a droga que desempenha maior redução no risco de hemorragia intracraniana. A dexametasona também pode ser uma escolha na dose 6 mg IM a cada 12 horas por 2 dias. A hidrocortisona não é capaz de ultrapassar com máxima eficiência a barreira placentária e, por isso, não chega integralmente ao feto. Assim, seu uso deve ser somente nos casos em que outros corticoides não estejam disponíveis. Importante ponderar que o uso de corticoides não é recomendado nos casos de corioamnionite, assim como em gestantes com diabetes.[7]

Associado a esses medicamentos, destaca-se também a necessidade do sulfato de magnésio para os casos de trabalho de parto prematuro. Sua administração visa a neuroproteção fetal, tendo a capacidade de reduzir em cerca de 32% o risco de paralisia cerebral.[2] Ele pode ser utilizado entre a 24 a 32 semanas gestacionais em mulheres com:

- TPP com tocólise e dilatação > 5 cm.
- RPMO com TPP ou corioamnionite.
- Parto prematuro previsto nas próximas 24 horas.

Sua administração deve ser realizada dentro de um serviço de UTI, uma vez que requer monitorização constante da diurese, frequência respiratória e reflexos da gestante pelo risco de intoxicação com essa substância.

O ideal é iniciar o sulfato 24 horas antes do nascimento (sendo o mínimo tolerado de 6 horas) na dose de ataque de 4 mg IV em 20 min com posterior manutenção na dose de 1 g/h. Além disso, recomenda-se interromper após o nascimento ou após 24 horas de uso se o parto ainda não ocorreu, não devendo ser administrado uma segunda vez.[6]

Em um contexto de altíssima morbimortalidade, medidas de prevenção e rastreamento da prematuridade são de âmbito de grande interesse na saúde populacional. O rastreamento se baseia em três pilares principais:

- **Rastreamento clínico**: importante colher uma anamnese detalhada da paciente em que conste antecedente de parto pré-termo, infecções prévias e atuais e história de gravidez gemelar anterior.[3]
- **Rastreamento bioquímico**: consiste em testes rápidos feitos em *swab* vaginal e coletados do fundo de saco posterior. Eles detectam proteínas do líquido amniótico (p. ex., fibronectina) que estão na cavidade vaginal.[2]
  - **Recomendações**: mulheres sintomáticas ou com alto risco para parto pré-termo, sem história de RPMO, dilatação cervical < 3 cm e IG entre 24 a 35 semanas (a fibronectina fetal pode ser encontrada normalmente na secreção vaginal nas primeiras 22 semanas e após a 35ª semana, não indicando risco e parto prematuro nesse período).
  - **Importante**: o exame pode ser falseado se houver sangramento, atividade sexual recente ou uso de lubrificantes. Além disso, trata-se de um exame de alto custo e com altas taxas de falso-positivo, por isso, seu uso não é recomendado de rotina em gestantes sem fatores de risco e assintomáticas, pois aumentaria o risco de intervenções desnecessárias.
- **Rastreamento ultrassonográfico**:
  - **Medida do colo uterino**: envolve a medida transvaginal do colo uterino (distância entre os orifícios externo e interno). Para as gestantes de risco habitual, o rastreamento da medida do colo do útero pode ser feito durante o morfológico de segundo trimestre (entre 19 e 24 semanas gestacionais). Para as gestantes com maiores fatores de risco, ele pode ser realizado a partir da 16 semana.[7]
    - Distância do colo < 25 mm = colo curto → maior risco de parto antes das 35 semanas gestacionais.
  - **Sinal do sludge**: *sludge* são partículas que se acumulam perto do colo uterino e podem indicar infecção, o que funciona como fator de risco para o parto prematuro. Ainda é controverso na literatura a necessidade de tratamento, mas, geralmente, é recomendado quando associado com o colo curto.[7]
    - **Tratamento**: cefalexina 1 g VO a cada 12 horas + metronidazol 500 mg VO a cada 8 horas + claritromicina 500 mg 1×/dia, durante 7 dias.

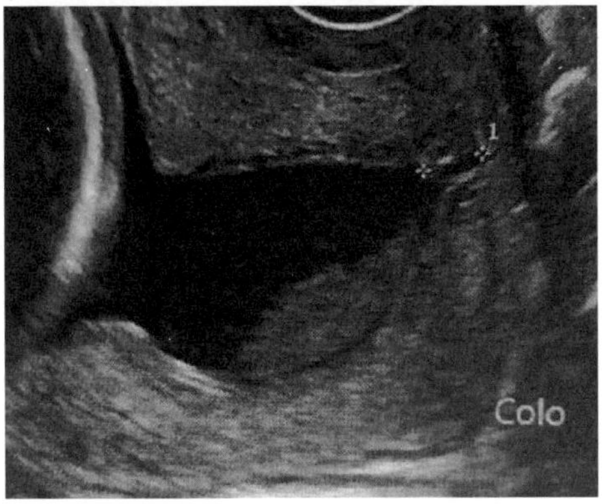

FIGURA 2 Ultrassonografia transvaginal com presença de colo curto, sinal do afunilamento e sinal do *sludge*.
Fonte: Vale, 2019.[12]

A prevenção envolve diversas medidas integradas que variam de acordo com a sua causa.

- **Progesterona vaginal**: mostrou reduzir o risco de parto pré-termo e melhorar as condições perinatais em gestações únicas com colo curto, sem quaisquer efeitos deletérios no neurodesenvolvimento infantil.[8] Salienta-se que, em gemelares, o tratamento universal com progesterona vaginal não reduziu a incidência de partos espontâneos, mas pode contribuir para reduzir a prematuridade em gemelares de mães com o colo curto.[9]
  - Supositório vaginal 200 mcg 1 vez ao dia e a noite, até a 34 a 36 semanas de gestação.
- **Cerclagem uterina**: procedimento cirúrgico que tem por objetivo reforçar a cérvice por meio de uma sutura interna.[6] É reservado para os casos típicos de incompetência istmo cervical (perdas fetais recorrentes no segundo trimestre) e, desse modo, deve ser realizada de forma oportuna entre 12 e 16 semanas gestacionais.
  - **Cerclagem de emergência**: pode ser realizada até 25 semanas somente

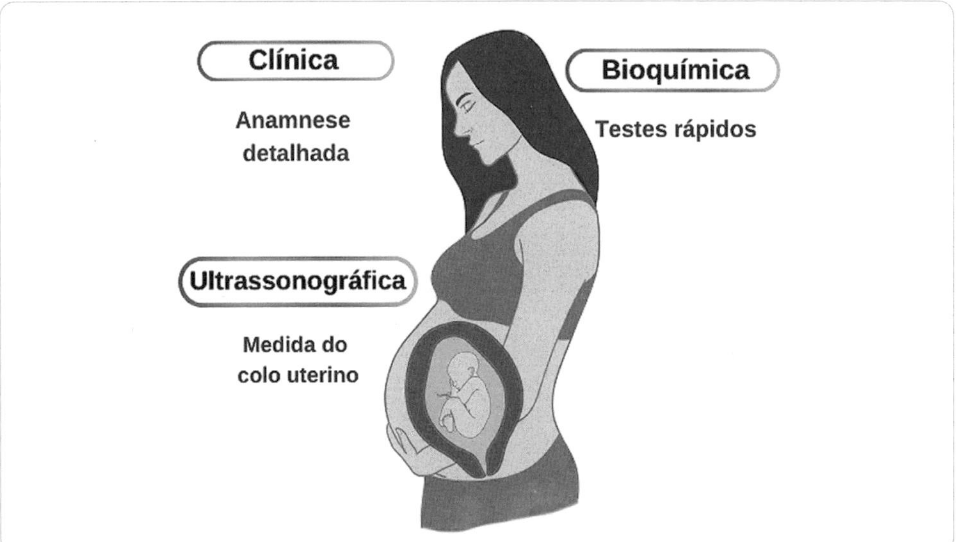

FIGURA 3 Rastreamento da prematuridade.
Fonte: autoria própria.

para casos isolados (encurtamento do colo ou alteração ao exame físico). Geralmente, está associada a maior risco de RPMO por conta de avanço da gestação. Antes do procedimento, deve-se descartar trabalho de parto e infecção.
  - **Riscos da cerclagem**: se feita muito precocemente (< 12 semanas) pode aumentar o risco de abortamento. Quanto mais avançada for a gestação (> 25 semanas), maior será o risco de RPMO.
- **Pessário**: é um anel de silicone com diâmetro interno igual ao do colo uterino. Funciona como alternativa a cerclagem cirúrgica. As evidências atuais não apoiam o uso do pessário cervical para prevenir o parto prematuro ou para melhorar os resultados perinatais em gestações únicas ou gemelares com colo curto e em gestações gemelares não selecionadas.[10]

PROGNÓSTICO

O prognóstico desses RN é único, depende da idade gestacional com a qual nasceram e da assistência médica oferecida à mãe.

A maior morbidade relacionada à prematuridade é decorrente da imaturidade de alguns sistemas que o RN pode apresentar. Assim, destacam-se algumas complicações frequentes:

- Problemas respiratórios.
- Hipotermia.
- Sepse.
- Desidratação.
- Hiperbilirrubinemia.
- Imaturidade cerebral.
- Imaturidade imunológica.
- Atrasos no desenvolvimento neuropsicomotor (DNPM).

Assim, ao identificar uma gestante em risco de ter um bebê prematuro, é fundamental

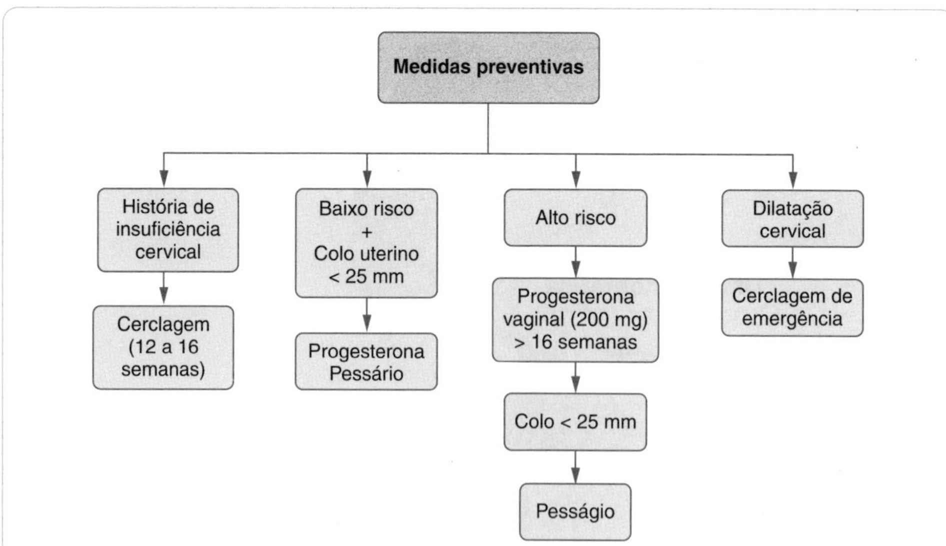

FIGURA 4 Medidas de prevenção para a prematuridade.
Fonte: autoria própria.

uma conduta ativa de modo a proporcionar melhores desfechos para o feto.

Em gestantes de até 32 semanas em trabalho de parto prematuro é necessária a administração de sulfato de magnésio intravenoso de modo a proporcionar neuroproteção fetal, diminuindo em até 32% a chance de paralisia cerebral. É importante que esse medicamento seja iniciado 24 horas antes do nascimento previsto (ou no mínimo 6 a 12 horas antes).[7]

Outro medicamento de importância inestimável é o corticoide intramuscular em mulheres em trabalho de parto prematuro entre 24 e 34 semanas gestacionais. Sua administração é capaz de reduzir a mortalidade neonatal em até 50%, promover a maturação pulmonar, diminuir o risco de hemorragia intracraniana, sepse e enterocolite necrosante.[7]

COMENTÁRIOS SOBRE O CASO CLÍNICO

No caso apresentado no começo deste capítulo temos uma gestante de 41 anos, ou seja, em um extremo de idades (< 18 ou > 40 anos). Além disso, podemos citar como outros fatores de risco para prematuridade nessa gestação a história de RPMO prévia, parto prematuro anterior e assistência pré-natal inadequada.[9]

O rastreamento para parto prematuro deve ser feito através de ultrassonografia (USG) transvaginal entre 20 e 24 semanas para avaliação do comprimento do colo uterino, com risco aumentado para colos curtos (< 25 mm). O diagnóstico de trabalho de parto prematuro é clínico e leva em consideração a presença de contrações rítmicas e constantes capazes de modificar o colo uterino (amolecimento, esvaecimento e dilatação). Desse modo, seria adequado realizar uma palpação para caracterizar o colo uterino dessa gestante. Além disso, podemos utilizar testes rápidos bioquímicos para diagnosticar a rotura prematura de membranas ovulares (RPMO). Esses testes detectam a presença da proteína fibronectina fetal no líquido vaginal.[8]

Diante do diagnóstico de TPP, é importante realizar a internação dessa gestante. De acordo com a idade gestacional, a administração de alguns medicamentos é altamente recomendada:

- **Sulfato de magnésio**: até 32 semanas gestacionais.
- **Corticoide**: entre 24 e 34 semanas gestacionais. Importante se atentar para o fato de que o uso do corticoide é contraindicado no caso de gestantes infectadas.
- **Agentes tocolíticos (nifedipina/terbutalina)**: pode ser feita preferivelmente até 34 semanas de forma a inibir a atividade contrátil do miométrio.[11]

PERSPECTIVAS FUTURAS

Com o avanço da medicina, o prognóstico dos RN que nascem prematuros é muito melhor hoje do que anos atrás, principalmente por conta do avanço da assistência das UTI neonatal. No entanto, mesmo com todos esses recursos, muitos inevitavelmente ainda tem um desfecho desfavorável, com altos índices de morbidade e mortalidade. Nesse sentido, já existem alguns estudos realizados em animais que visam a criação de uma placenta artificial na tentativa de garantir a continuidade do desenvolvimento do feto em um ambiente similar ao intrauterino, principalmente quando a gestação não for mais possível (p. ex., corioamnionite e doenças maternas de alto risco). Apesar de serem estudos pioneiros e ainda experimentais, trabalhos semelhantes já estão sendo desenvolvidos em humanos.[13]

DEFINIÇÕES IMPORTANTES DO CAPÍTULO

- Prematuridade = RN com menos de 37 semanas gestacionais.
- Quanto menor for a idade gestacional, maior será a morbidade e mortalidade neonatal.
- **Complicações frequentes**: morte, tempo de internação prolongado em UTI neonatal, sepse e problemas respiratórios devido a imaturidade pulmonar.
- **Principais causas**: trabalho de parto prematuro e rotura prematura das membranas ovulares. Ambos podem ser decorrentes de:
  - Infecções maternas e fetais.
  - Malformações fetais.
  - Uso de medicamentos e de outras drogas.
  - Gravidez múltipla.
- **Rastreamento**:
  - USG transvaginal (tamanho do colo e sinal do sludge).
  - Anamnese detalhada.
  - Exames bioquímicos (fibronectina).
- **Prevenção**:
  - Progesterona vaginal.
  - Pessário.
  - Cerclagem uterina.
- **Conduta**:
  - Tocólise (visando proporcionar tempo hábil para administração de corticoides).
  - Corticoide.
  - Sulfato de magnésio.

QUESTÕES

1. (Famerp 2022) Paciente na 28ª semana de gestação com rotura prematura pré-termo de membranas. Optou-se pelo uso de corticoide para acelerar a maturidade pulmonar fetal. Antes do início dessa terapia, deve ser afastado o diagnóstico de:

A. Oligodramnia.
B. Corioamnionite.
C. Insuficiência placentária.
D. Restrição de crescimento intrauterino.

Resposta correta: alternativa B.
Justificativa: utilizamos o corticoide para a maturação pulmonar fetal até a 34ª semana de gestação. Para isso, é importante descartar a possibilidade de infecção materna, o que contraindicaria seu uso.

2. (Famema 2020) A prematuridade é a maior causa de mortalidade neonatal e, assim, contribui significativamente com a taxa de mortalidade infantil. Na assistência à gestante, é correto afirmar que:

A. Essa prematuridade é decorrente de parto espontâneo ou eletivo por indicação médica e, nos casos de partos espontâneos, correspondendo a 50% dos casos e, em 90% das vezes, sendo precedidos e determinados por trabalho de parto prematuro.
B. O teste da fibronectina, na avaliação do risco de prematuridade, quando positivo, indica, com grande precisão, que deverá ocorrer parto prematuro (alto valor preditivo positivo).
C. A administração de corticoterapia antenatal tem o intuito de melhorar a performance respiratória neonatal, além de benefícios adicionais como diminuição das hemorragias cerebrais e a enterocolite necrosante.
D. As medicações biomiméticas passaram a ser contraindicadas no tratamento do trabalho de parto prematuro pelos seus efeitos hemodinâmicos adversos e pelo surgimento de novas drogas específicas.

Resposta correta: alternativa C.
Justificativa: a administração do corticoide até 34 semanas gestacionais traz inúmeros benefícios para o feto como: desenvolvimento pulmonar, diminuição da chance de sepse, hemorragia cerebral e enterocolite necrosante.

3. (Famerp 2020) Durante o atendimento de gestante na 26ª semana com queixa de dor no baixo ventre, foi realizado o teste da fibronectina fetal. O resultado foi positivo e é considerado um fator preditivo para a ocorrência de:

A. Amniorrexe prematura.
B. Malformação fetal.
C. Descolamento placentário.
D. Parto prematuro.

Resposta correta: alternativa D.
Justificativa: a fibronectina fetal é uma glicoproteína adesiva complexa da matriz extracelular que ocupa o espaço entre trofoblasto e decídua materna, funcionando como material responsável pela adesão entre as membranas fetais e os tecidos uterinos. Estudos comprovaram que quando essa proteína é detectada nas secreções cervicovaginais de gestantes entre a 22ª e a 34ª semana de gestação, há um maior risco de parto pré-termo, sendo esse teste utilizado como biomarcador em pacientes sintomáticas ou assintomáticas com fatores de risco.

4. (Unesp 2020) Tercigesta de 32 anos, com idade gestacional de 20 semanas, assintomática, apresenta antecedente de prematuridade, dois partos vaginais com 34 e 30 semanas, respectivamente. Exame físico normal. USG: comprimento do colo de 40 mm. Nesse momento, a conduta é:

A. Cerclagem.
B. Progesterona.
C. Inibina.
D. Carbonato de cálcio.

Resposta correta: alternativa B.
Justificativa: na prevenção do trabalho de parto prematuro, a principal medida adotada para pacientes de alto risco é o uso de progesterona via vaginal. São consideradas pacientes de alto risco aquelas com história prévia de trabalho de parto prematuro, com ou sem evidência de colo curto na gestação atual, ou ainda, pacientes com diagnóstico de colo curto no rastreio em USG de segundo trimestre.

5. (UFPB) A predição do parto prematuro pode ser estabelecida pelos seguintes métodos, exceto:

A. Medida do colo uterino.
B. Pesquisa da interleucina-6 no líquido amniótico.
C. Pesquisa do estradiol plasmático.
D. Dosagem da alfa feto proteína.
E. Pesquisa da fibronectina fetal.

Resposta correta: alternativa C.
Justificativa: a medida do colo uterino funciona como um dos métodos para rastreamento e predição do parto prematuro, mostrando risco aumentado quando o colo é < 25 mm. A pesquisa da interleucina 6, alfa feto proteína e fibronectina fetal funcionam do mesmo modo, sendo testes rápidos que podem ser feitos no cenário hospitalar. A pesquisa do estradiol plasmático é o único que não funciona como tal, uma vez que é utilizado para dosar o nível desse hormônio no sangue das mulheres já na menopausa.

REFERÊNCIAS

1. Brasil. Ministério da Saúde. Manual de gestação de alto risco. Brasília: Ministério da Saúde; 2022. Disponível em: https://portaldeboaspraticas.iff.fiocruz.br/wp-content/uploads/2022/03/manual_gestacao_alto_risco.pdf. Acesso em jun. 2025.
2. Creasy R, Resnik R. Medicina materno fetal. 9 ed. Philadelphia: Elsevier; 2022.
3. Martinelli K, Almeida B, Dias S, Lemos Leal M, Belotti L, Garcia EM. Neto ETS. Prematuridade no Brasil entre 2012 e 2019: dados do Sistema de Informações sobre Nascidos Vivos. Rev Bras Estud Popul. 2021;38. Disponível em: https://www.scielo.br/j/rbepop/a/6L36BD8CVYczcXZ63gs7Cdj/?lang=pt&format=pdf. Acesso em jun. 2025.
4. Melo TFM, Carregaro RL, Araújo WN, Silva EM, Toledo AM. Custos diretos da prematuridade e fatores associados ao nascimento e condições maternas. Rev Saúde Pública. 2022;56. Disponível em: https://rsp.fsp.usp.br/artigo/custos-diretos-da-prematuridade-e-fatores-associados-ao-nascimento-e-condicoes-maternas/. Acesso em jun. 2025.
5. World Health Organization. Preterm birth. Genebra: WHO; 2022. Disponível em: https://www.who.int/news-room/fact-sheets/detail/preterm-birth.
6. Balest AL. Recém-nascido prematuro. Manual MSD versão saúde para a família. Manuais MSD; 2021. Disponível em: https://www.msdmanuals.com/pt-br/casa/problemas-de-sa%C3%BAde-infantil/problemas-gerais-em-rec%C3%A9m-nascidos/rec%C3%A9m-nascido-prematuro. Acesso em jun. 2025.
7. Barbosa L, Kasper K, Gregolim B, Germany L, Unitermos P. Trabalho de parto prematuro: diagnóstico e manejo. [S. l.: s. n.], [entre 2010 e 2018]. Disponível em: https://docs.bvsalud.org/biblioref/2018/04/883055/30-trabalho-de-parto-pre-termo.pdf. Acesso em jun. 2025.
8. Romero R, Conde-Agudelo A, da Fonseca E, O'Brien JM, Cetingoz E, Creasy GW, et al. Vaginal progesterone for preventing preterm birth and adverse perinatal outcomes in singleton gestations with a short cervix: a meta-analysis of individual patient data. Am J Obstet Gynecol. 2018;218(2):161-80.
9. Rehal A, Benkő Z, Matallana CP, Syngelaki A, Janga D, Cicero S, et al. Early vaginal progesterone versus placebo in twin pregnancies for the prevention of spontaneous preterm birth: a randomized, double-blind trial. Am J Obstet Gynecol. 2021;224(1):86.e1-19.
10. Conde-Agudelo A, Romero R, Nicolaides KH. Cervical pessary to prevent preterm birth in asymptomatic high-risk women: a systematic review and meta-analysis. Am J Obstet Gynecol. 2020;223(1):42-65.e2.
11. Borges VT. Trabalho de parto prematuro. Rio de Janeiro: Federação Brasileira das Associações de Ginecologia e Obstetrícia (Febrasgo); 2023.
12. Vale DF. SLUDGE – O que é sludge e o que significa. [Internet]. Plena Ultrassonograf. 2019. Disponível em: https://www.plenaultrassonografia.com.br/post/2019/08/23/sludge-o-que-%C3%A9-sludge-e-o-que-significa. Acesso em jun. 2025.
13. Usuda H, Watanabe S, Saito M, Sato S, Musk GC, Fee ME, et al. Successful use of an artificial placenta to support extremely preterm ovine fetuses at the border of viability. Am J Obstet Gynecol. 2019;221(1):69.e1-17. Disponível em: https://www.ajog.org/article/S0002-9378(19)30472-7/fulltex. Acesso em jun. 2025.

28

Alterações do líquido amniótico

Letícia Miho Hamada
Felipe Augusto Morales da Silva

CASO CLÍNICO

Identificação: L.M.T., 35 anos, amarela, 2G1PN, 32 semanas de idade gestacional. Paciente queixa-se de dor abdominal constante há três dias. Realizou pré-natal adequado sem intercorrências até o momento.

Faz uso de sulfato ferroso e ácido fólico. Nega comorbidades. Exames de ultrassonografia de 1º e 2º trimestres sem alterações. Refere boa movimentação fetal e nega perdas vaginais.

Exame físico geral: bom estado geral, corada, eupneica, vígil e orientada. PA 120 × 80 mmHg. Peso 78 kg; altura: 1,65 m.

Exame obstétrico: abdome gravídico, altura uterina de 38 cm, tônus uterino discretamente aumentado e dor discreta à palpação do útero; dinâmica uterina ausente. Boa movimentação fetal, feto longitudinal, dorso à direita, apresentação cefálica. BCF 145 bpm.

1. **Quais são as principais hipóteses diagnósticas?**
2. **Quais exames complementares são necessários?**

INTRODUÇÃO

O que é líquido amniótico?

O líquido amniótico (LA) envolve e protege o feto desde as primeiras semanas de gestação, e tanto sua composição quanto suas fontes de produção variam com a idade gestacional. No início da gestação, o LA consiste basicamente em ultrafiltrado do plasma materno. A partir do segundo trimestre, a pele fetal apresenta difusão do líquido extracelular, tornando a composição do LA semelhante à do plasma fetal. A partir da vigésima semana de gestação, em decorrência da queratinização da pele do feto, as fontes de LA passam a ser outras. A principal corresponde à urina fetal, com uma produção de 800 a 1.200 mL/dia, além de fluido pulmonar e secreções oral e nasal.[1] Sua reabsorção consiste, principalmente, na deglutição fetal, além de reabsorção intestinal e trocas entre as superfícies que revestem o cordão umbilical, o feto, a parede uterina e a placenta.[2] Compreender as fontes de líquido amniótico é fundamental para identificar as causas e consequências das alterações em seu volume e, consequentemente, desenvolver estratégias efetivas para o manejo dos distúrbios relacionados ao LA.

O LA envolve o embrião e o feto ao longo do desenvolvimento intrauterino, desempenhando diversos papéis importantes. Fisicamente, protege o feto em caso de traumas, agindo como uma "almofada" entre o feto e o cordão umbilical, protegendo-o, e reduz o risco de compressão do feto contra a parede uterina.[3] Além disso, ajuda a proteger o feto contra infecções, exerce função de reserva de fluidos e nutrientes, e fornece líquido, espaço e fatores de crescimento essenciais para o desenvolvimento e maturação dos órgãos fetais, como os sistemas musculoesquelético, gastrointestinal e pulmonar.[4] Portanto, alterações no volume do líquido amniótico, tanto aumento quanto redução, têm repercussões importantes e estão associadas a desfechos adversos na gestação. Para ilustrar, um estudo que compara desfechos nas gestações com oligoâmnio *versus* líquido amniótico normal encontrou associação maior entre oligoâmnio e aumento nas taxas de indução de parto, bebês natimortos, padrão de frequência cardíaca fetal não tranquilizador (CAT II), maior número de internações em UTI neonatal, síndrome de aspiração meconial e óbito neonatal.[5] Já em relação ao polidrâmnio, há maior risco de prematuridade, mau posicionamento fetal, rotura prematura de membranas ovulares, descolamento de placenta e/ou prolapso de cordão uterino e atonia uterina no pós-parto.[6,7]

Entre os mecanismos reguladores do volume de líquido amniótico, podemos citar as variações da homeostase fetal, que interferem na produção de urina, deglutição e secreções pulmonares. Destacam-se, ainda, os distúrbios maternos, como desidratação e alterações de glicemia, levando a alterações na produção de urina fetal.

POLIDRÂMNIO

Polidrâmnio refere-se ao excesso de líquido amniótico e corresponde a um volume de 1.500 a 2.000 mL. Suspeita-se clinicamente quando a altura uterina é superior ao esperado para a idade gestacional.[6]

Etiologia

A etiologia do polidrâmnio pode ser idiopática ou relacionada a problemas fetais e/ou maternos (Figura 1).[8-10] Sua incidência na população obstétrica varia entre 1 e 2%.[11-12] O volume do líquido amniótico reflete o balanço entre sua produção e a saída do líquido do saco amniótico. Os mecanismos mais comuns para ocorrência de polidrâmnio decorrem da diminuição na deglutição do feto ou do aumento da micção fetal. Anomalias fetais estão mais relacionadas a casos severos de polidrâmnio, enquanto diabetes *mellitus* gestacional (DMG), gestação múltipla e fatores idiopáticos estão relacionados a casos moderados.[76]

Idiopáticos

Aproximadamente 40 a 60% dos polidrâmnios têm etiologia idiopática. No entanto, após o nascimento, em 25% dos casos é identificado algum diagnóstico que não fora detectado no pré-natal. Anemia fetal, síndrome de Bartter, infecções do grupo TORCH (toxoplasmose, rubéola, citomegalovírus, herpes simples e outras) e problemas neuromusculares são diagnósticos diferenciais quando anomalias e DMG são excluídos.[13]

Fatores maternos

O diabetes gestacional está associado a polidrâmnio, e alguns mecanismos podem explicar o desenvolvimento do excesso de líquido nessas gestantes. O mais aceito é de que a hiperglicemia fetal leva a polaciúria. Outra explicação seria que há aumento do gradiente osmótico do LA em função da hiperglicemia, que causa migração de água para a cavidade amniótica.

Há também fatores maternos, incluindo aloimunização e infecções maternas, como as do grupo TORCH (toxoplasmose, rubéola, citomegalovírus, herpes vírus simples e outras, como sífilis).

Fatores fetais

As anomalias congênitas são associadas a 20% dos casos do polidrâmnio. Aproximadamente 50% dos casos das anomalias têm relação com o sistema nervoso central, como anencefalia, microcefalia, encefalocele, mielomeningocele e hidrocefalia. As anomalias do trato gastrointestinal, como atresia esofágica e obstruções gastrointestinais, correspondem a 30% dos casos. Também pode haver agenesia no trato geniturinário. Alguns quadros de alto débito cardíaco fetal, como aloimunização, corioangiomas, gestações gemelares com quadro de síndrome de transfusão feto-feto e infecção por parvovírus B19, estão associados ao aumento do líquido amniótico. Aneuploidias, como trissomia do 21, trissomia do 13 (síndrome de Patau) e trissomia do 18 (síndrome de Edwards), além de problemas musculoesqueléticos e hérnia diafragmática congênita.

O polidrâmnio pode ser classificado em agudo ou crônico, a depender da idade gestacional em que é detectado. O agudo ocorre antes da 24ª semana de gestação. Nesses casos, geralmente há um aumento excessivo de LA em curto espaço de tempo,

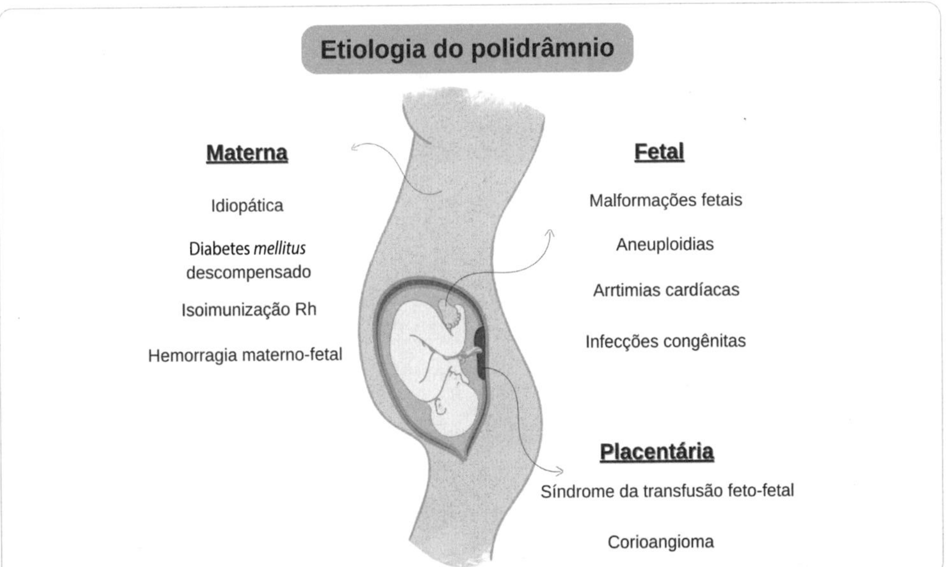

FIGURA 1 Etiologia do polidrâmnio.

Fonte: autoria própria.

condição que está associada a malformações fetais incompatíveis com a vida. A forma crônica ocorre a partir da 24ª semana gestacional e, em geral, o líquido amniótico aumenta gradualmente ao longo do tempo.

Quadro clínico

O quadro clínico do polidrâmnio corresponde a uma altura uterina maior que a idade gestacional. As gestantes com aumento abrupto do volume do LA podem apresentar dispneia acentuada, palpitação, edema de membros inferiores, taquicardia, cianose, polaciúria e obstrução intestinal em decorrência do aumento do volume uterino. No exame físico, a distensão abdominal fica mais evidente em polidrâmnios severos, com palpação de partes fetais dificultada em função da grande quantidade de líquido.

Diagnóstico

O diagnóstico de polidrâmnio é realizado associando-se quadro clínico e exame de imagem ecográfico.

A ultrassonografia é o método de escolha principal para a avaliação do volume do LA, pois não é invasivo, garantindo mais segurança à mãe e ao feto. Por meio do exame, avalia-se o índice de líquido amniótico (ILA) e a medida do maior bolsão (Figuras 2 a 4). Utilizando a cicatriz umbilical como ponto de referência, divide-se o útero transversalmente, em porções superior e inferior, enquanto a linha média divide o útero nas porções esquerda e direita. A soma dos quatro bolsões resulta na medida do ILA. Em gestações gemelares, utiliza-se a técnica do maior bolsão vertical de líquido (Figura 5).

O polidrâmnio é diagnosticado com um ILA ≥ 24 cm ou medida do maior bolsão ≥ 8 cm.[14]

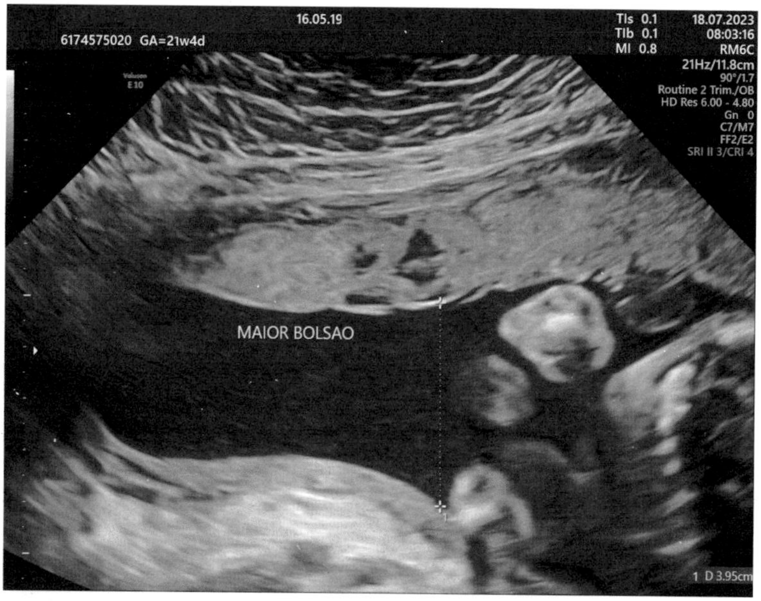

FIGURA 2 Maior bolsão – gestação de 21 semanas.
Fonte: acervo dos autores.

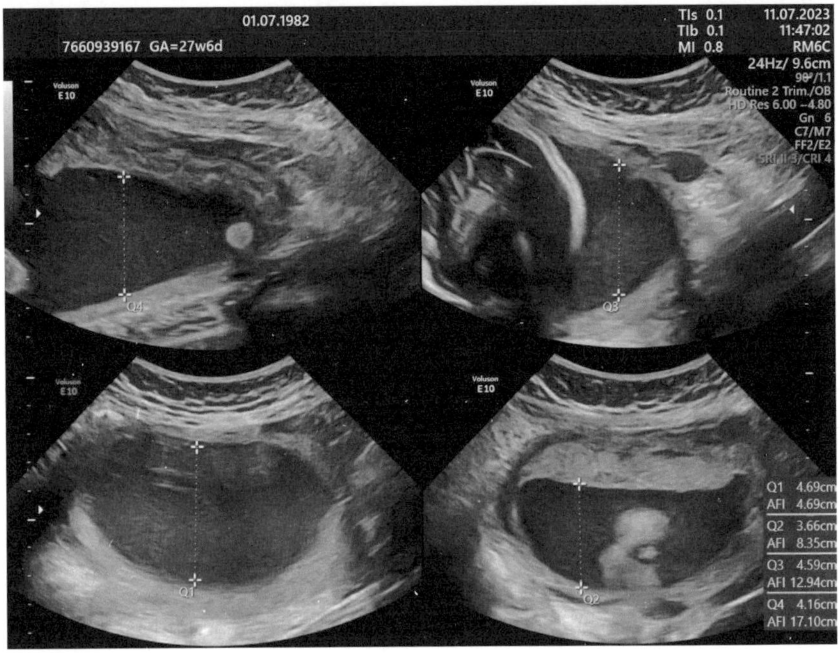

FIGURA 3 ILA – gestação de 27 semanas.

Fonte: acervo dos autores.

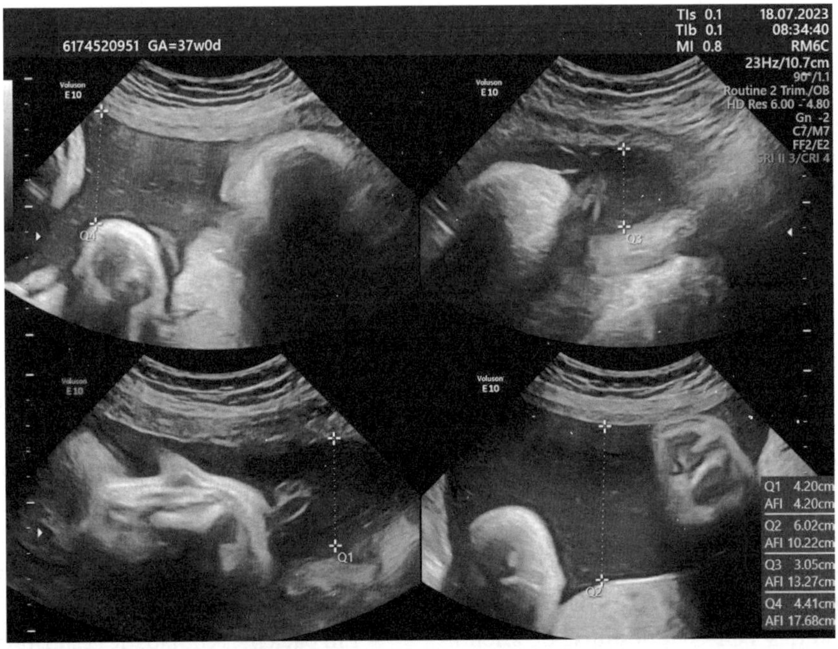

FIGURA 4 ILA – gestação de 37 semanas.

Fonte: acervo dos autores.

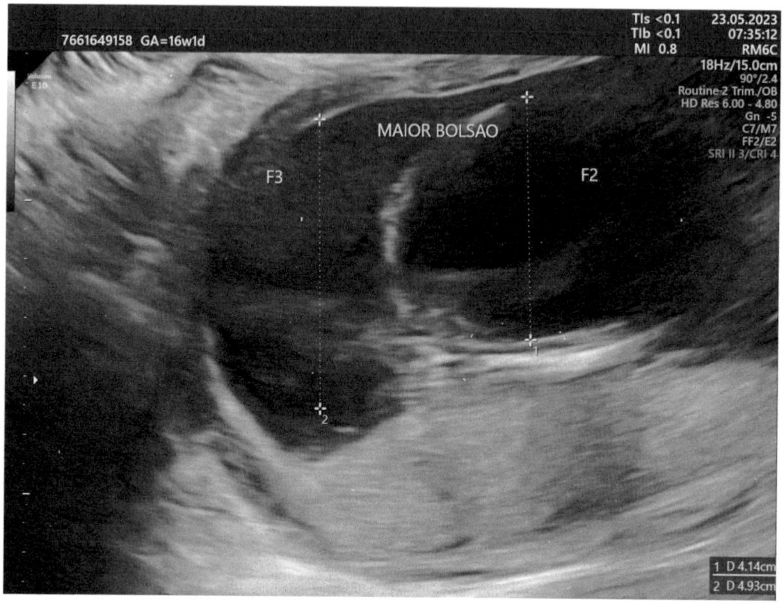

FIGURA 5 **Medida do líquido amniótico em gestação gemelar (maior bolsão).**
Fonte: acervo dos autores.

Exames complementares

A ultrassonografia morfológica deve ser realizada com o objetivo de rastrear malformações fetais relacionadas ao polidrâmnio. A amniocentese pode ser indicada para a realização do cariótipo fetal ou para a confirmação de infecção fetal por PCR, em casos suspeitos.

Recomenda-se a análise do cariótipo fetal quando são detectadas anomalias congênitas fetais associadas a polidrâmnio severo, pelo alto risco de aneuploidias.

Avaliação laboratorial materna

A avaliação laboratorial pode ser solicitada para investigar outras etiologias, incluindo glicemia materna, Coombs indireto, teste Kleihauer-Betke, sorologias para rastreio das TORCH, pesquisa de anemia fetal e avaliação do risco de cromossomopatias.

Diagnósticos diferenciais

Outras causas de aumento de volume abdominal devem ser descartadas, como doença trofoblástica gestacional, macrossomia, gemelaridade, ascite materna, leiomiomas uterinos ou cistos de ovários.

Conduta

A etiologia do polidrâmnio deve guiar o acompanhamento pré-natal, o manejo intraparto e a definição da idade gestacional de nascimento. Em pacientes com sintomas severos, o manejo é semelhante para as pacientes com polidrâmnios idiopáticos.

Polidrâmnios de etiologia idiopática têm o tratamento definido com base na idade gestacional, na severidade e na presença de sintomas.

Em pacientes com idade gestacional menor que 32 semanas e polidrâmnio severo, indica-se a amniorredução, que consiste na drenagem de LA por meio de uma punção uterina e da cavidade amniótica. Esse método possibilita a prevenção de trabalho pré-termo, rotura prematura das membranas, hipóxia e acidemia fetal. Deve-se remover de 3 a 6 mL/minuto até chegar a um índice de líquido amniótico normal para a idade gestacional. Algumas complicações do procedimento incluem descolamento prematuro de placenta, ruptura prematura de membranas, corioamnionite e trabalho de parto em cerca de 1 a 3% dos procedimentos. Já a indometacina, um inibidor da síntese de prostaglandinas, reduz o fluxo sanguíneo renal do feto, o que diminui o fluxo da urina fetal e, consequentemente, o volume do líquido amniótico, sendo utilizado para tratar o polidrâmnio. A dose inicial é de 100 mg via retal de 8/8 h, por 72 horas. O uso desse fármaco está relacionado a hipertensão pulmonar e *shunt* sanguíneo por meio do forame oval no feto, o que pode acarretar hipóxia neonatal. Por isso, é necessário realizar acompanhamento com ecocardiografia fetal nas primeiras 24 horas após início da medicação e, depois, semanalmente, caso o ecocardiograma esteja normal. Além disso, utiliza-se indometacina como tocolítico apenas em pacientes com contrações.

Em pacientes com mais de 32 semanas de idade gestacional e que apresentam polidrâmnio sintomático, recomenda-se realizar unicamente a amniorredução. O uso de indometacina pode ser considerado entre 32 e 34 semanas de idade gestacional, caso permaneçam sintomas graves mesmo após a amniorredução.

Quando a paciente está em trabalho de parto prematuro ou contratilidade uterina frequente, há um fluxograma a ser seguido.

Se a idade gestacional for menor que 32 semanas e não houver critérios para amniorredução, mas houver encurtamento da respiração e desconforto abdominal importante, administra-se indometacina por 48 horas para reduzir atividade contrátil e postergar o nascimento. Além disso, administra-se também corticoterapia, pelo risco de nascimento pré-termo.

Se a idade gestacional for menor que 32 semanas e houver critérios para amniorredução, realiza-se indometacina num curso de 48 horas antes ou depois do procedimento, tanto para tocólise quanto efeitos terapêuticos, reduzindo o acúmulo de LA e a recorrência de polidrâmnios. A amniorredução também favorece redução na atividade uterina.[15]

Se a idade gestacional estiver entre 32 e 34 semanas, não se utiliza indometacina em razão dos eventos adversos fetais e neonatais. Nesses casos, é recomendado utilizar outros tocolíticos, como nifedipina ou beta-2-agonistas.

Se a idade gestacional for maior que 34 semanas, não se administra tocolítico.

Manejo do trabalho de parto

Durante o trabalho de parto, é necessário checar frequentemente se a posição fetal é cefálica, já que LA em excesso permite grande mobilidade ao feto. Também é necessário monitorizar continuamente a frequência cardíaca fetal em função do risco aumentado de morbidade.[16-17]

O tempo de nascimento é influenciado pela etiologia e intensidade dos sintomas. Nos casos de polidrâmnios leves ou moderados, pode-se induzir o nascimento com 39+0 a 40+6 semanas de gestação, em virtude do aumento de risco de morte fetal.[18-19] Em pacientes com polidrâmnio idiopático severo, induz-se o nascimento com 37+0 semanas gestacionais para reduzir o risco de prolapso de cordão ou ruptura prematura de membranas ovulares.

Em suma, o polidrâmnio pode estar associado a complicações maternas e fetais. O diagnóstico é realizado com base no quadro clínico e na ultrassonografia, que quantifica o LA. A amniocentese e a aminorredução são utilizadas para reduzir o desconforto materno, bem como reduzir a probabilidade de parto pré-termo. A resolução da gestação deve ser realizada preferencialmente em hospital terciário e com equipe especializada, em função do risco de prematuridade e hemorragia pós-parto.

Prognóstico

O trabalho de parto prematuro ou ruptura prematura de membranas ovulares estão associados à prematuridade.

Quando comparadas com gestações com volume de líquido amniótico normal, as gestações com polidrâmnio têm risco maior de morte fetal ou neonatal. Quanto mais grave for o polidrâmnio e a depender da etiologia, maior será o risco de óbito fetal.

Os polidrâmnios idiopáticos também estão associados a um risco maior de morbidades a termo, especialmente problemas respiratórios neonatais, como displasia broncopulmonar.[20]

Comentários do caso clínico

No exame obstétrico, é possível observar uma discrepância entre a altura uterina de 38 cm e a idade gestacional de 32 semanas. Geralmente, entre 18 e 32 semanas gestacionais, a altura uterina coincide com o valor da semana correspondente. Por exemplo, paciente com 28 semanas de idade gestacional apresentará 28 cm de altura uterina.

Como hipóteses diagnósticas para a altura uterina aumentada, temos:

- polidrâmnio;
- gestação gemelar;
- macrossomia fetal;
- erro de medição (p. ex., em pacientes com obesidade);
- leiomiomas;
- cisto de ovários;
- malformações fetais (p. ex., teratoma sacrococcígeo).

O exame complementar de escolha é a ultrassonografia obstétrica (Figura 6), tanto para a avaliação fetal quanto para diagnósticos diferenciais.

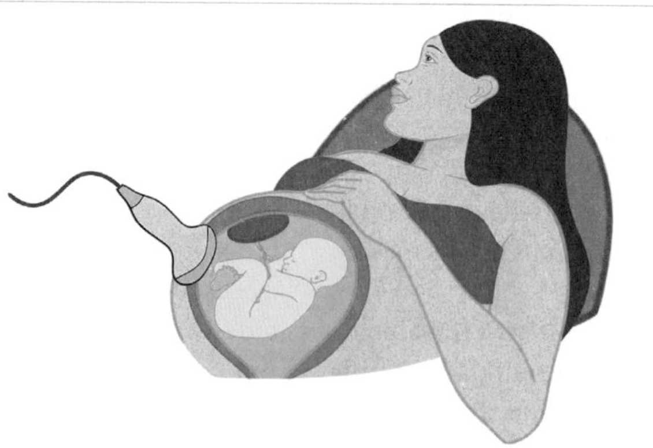

FIGURA 6 Ultrassonografia obstétrica.
Fonte: autoria própria.

CASO CLÍNICO

Identificação: LMT, 35 anos, amarela, 2G1PN, 32 semanas de idade gestacional. Paciente queixa-se de dor abdominal constante há 3 dias. Realizou pré-natal adequado sem intercorrências até o momento.

Faz uso de sulfato ferroso e ácido fólico. Nega comorbidades. Exames de ultrassonografia de 1º e 2º trimestres sem alterações. Refere boa movimentação fetal e nega perdas vaginais.

Exame físico geral: bom estado geral, corada, eupneica, vígil e orientada. PA 120 × 80 mmHg. Peso 78 kg; altura: 1,65 m.

Exame obstétrico: abdome gravídico, altura uterina de 38 cm, tônus uterino discretamente aumentado e dor discreta à palpação do útero; dinâmica uterina ausente. Boa movimentação fetal, feto longitudinal, dorso à direita, apresentação cefálica. BCF 145 bpm.

CASO CLÍNICO – CONTINUAÇÃO

Ao realizar o US obstétrico, foi observado índice de líquido amniótico (ILA) de 30 cm.

1. **Qual é a principal hipótese diagnóstica?**
2. **Qual é o valor de referência para um ILA normal?**
3. **Quais perguntas devem ser feitas à paciente?**

1. A principal hipótese diagnóstica com um ILA de 30 cm seria o polidrâmnio.
2. Considera-se polidrâmnio ILA acima de 24 cm (Figura 7).
3. É necessário realizar uma anamnese detalhada para investigar as possíveis etiologias do polidrâmnio. Podem ser feitas perguntas como:
   - A outra gestação foi normal? Houve intercorrências?
   - Tem diabetes? Realizou exame de glicemia de jejum ou teste de tolerância oral à glicose entre 24 e 28 semanas?
   - Fez rastreio infeccioso no pré-natal? Toxoplasmose, hepatites, rubéola, citomegalovírus, sífilis?
   - Qual é o tipo sanguíneo (ABO Rh) da paciente e do parceiro? Importante lembrar que a anemia fetal por aloimunização pode gerar polidrâmnio.
   - Houve suspeita de aneuploidias nos ultrassons morfológicos de 1º e 2º trimestres? Foi encontrada alguma anomalia fetal como atresia de esôfago, atresia duodenal, onfalocele ou gastrosquise? Alguma anomalia de SNC foi encontrada?

É importante lembrar que polidrâmnio de origem idiopática é o mais comum, mas é necessário investigar as outras etiologias para viabilizar o tratamento da causa.

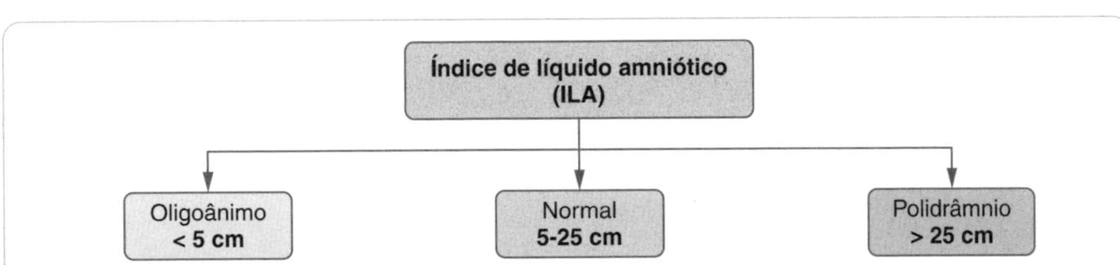

FIGURA 7 Índice de líquido amniótico (ILA).
Fonte: autoria própria.

OLIGOÂMNIO

CASO CLÍNICO

Paciente M.D.G., IIGIPN, 32 semanas de idade gestacional e pré-natal sem intercorrências. Traz à consulta um ultrassom demonstrando oligoâmnio ILA 1,5 cm.

Exame físico geral: BEG, corada, eupneica, vígil e orientada. PA 110 × 70 mmHg. Peso 67 kg; altura: 1,54 m.

Exame obstétrico: abdome gravídico, altura uterina de 27 cm, tônus uterino normal e abdome indolor à palpação do útero. Boa movimentação fetal, feto longitudinal, dorso à direita, apresentação cefálica. BCF 136 bpm.

1. **Quais são as principais hipóteses diagnósticas?**
2. **Quais exames complementares devem ser solicitados?**

Oligoâmnio corresponde a um volume de líquido amniótico abaixo do esperado para a idade gestacional, geralmente menor que 400 mL. É diagnosticado por exame de ultrassom quando ILA é menor ou igual a 5 cm ou medida do maior bolsão menor que 2 cm. Assim como o polidrâmnio, há fatores maternos, fetais, placentários e idiopáticos.

Etiologia

Fatores maternos

Insuficiência uteroplacentária decorrente de pré-eclâmpsia, hipertensão crônica, colagenoses, nefropatias, trombofilias, uso de medicamentos, como diuréticos e inibidores de síntese de prostaglandina, e diabetes *insipidus*.

Fatores placentários

Descolamento placentário, síndrome de transfusão feto-fetal em gestações gemelares monocoriônicas, trombose ou infarto da placenta.

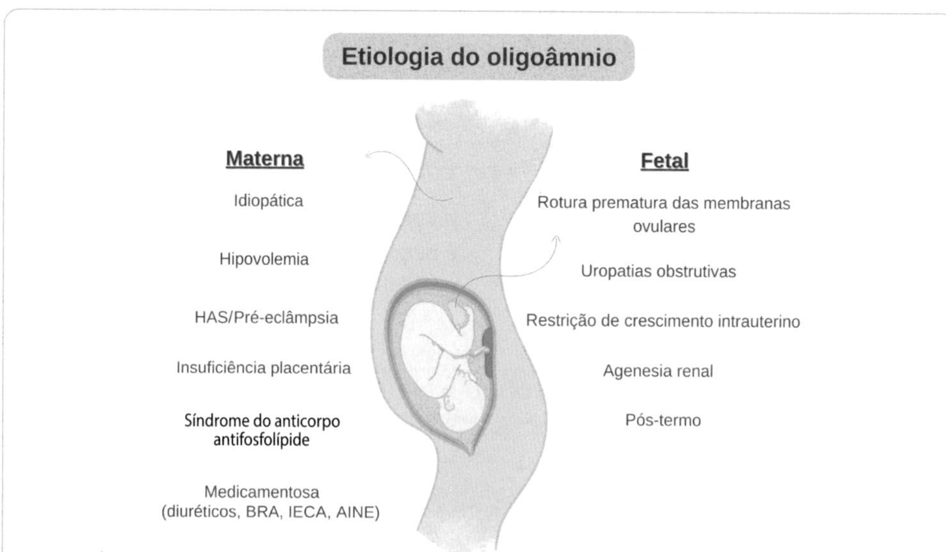

FIGURA 8 Etiologias do oligoâmnio.
Fonte: autoria própria.

Fatores fetais

Anomalias cromossômicas, anomalias congênitas (em especial alterações renais), restrição de crescimento, gravidez pós-termo, ruptura de membranas uterinas e infecções.

O prognóstico fetal depende da etiologia do oligoâmnio, da severidade da redução do LA e da idade gestacional de ocorrência. O volume do líquido amniótico adequado é essencial para a movimentação fetal normal e o desenvolvimento pulmonar no segundo e terceiro trimestres, bem como para proteger o cordão umbilical e o feto da compressão uterina. Portanto, oligoâmnios podem acarretar hipoplasia pulmonar, alterações musculoesqueléticas e compressão do cordão umbilical.[21]

Epidemiologia

Na população obstétrica, o oligoâmnio ocorre em menos que 1% das gestações pré-termo e em 2 a 10% das gestações entre 40 e 42 semanas gestacionais.[22-25]

Como mencionado anteriormente, o volume do líquido amniótico reflete o balanço entre o que aumenta o LA (micção, secreções pulmonares) e o que o reduz (deglutição, absorção intramembranosa, ruptura de membranas). As causas mais comuns de oligoâmnios incluem redução da micção, em decorrência de doença renal fetal ou obstrução do trato urinário baixo (válvula de uretra posterior), e perda de líquido amniótico, em função de ruptura de membranas.

A gravidade do oligoâmnio depende da etiologia e da idade gestacional em que se instala.

No primeiro trimestre, o LA reduzido é raro e, muitas vezes, de etiologia desconhecida. Ao final do primeiro trimestre, inicia-se a liberação de urina fetal na cavidade amniótica e a deglutição de líquido pelo feto. Assim, problemas relacionados ao trato urinário fetal passam a ter maior relevância na etiologia durante essa fase da gestação.

No segundo trimestre, além dos distúrbios relacionados ao sistema urinário fetal, há anomalias fetais, rotura prematura de membranas ovulares, descolamento de placenta, restrição de crescimento fetal e origem idiopática.[26]

Já no terceiro trimestre, o oligoâmnio é frequentemente associado à rotura prematura de membranas ovulares ou insuficiência placentária, pós-datismo[27] e causas idiopáticas.

Quadro clínico

A suspeita de oligoâmnio ocorre quando a altura uterina é menor do que o esperado para a idade gestacional ou quando a paciente apresenta ruptura de membranas antes do trabalho de parto. A paciente pode apresentar perda de líquido claro e sem grumos pela vagina, em pequena ou grande quantidade.

Diagnóstico

O diagnóstico é baseado em um ILA menor ou igual a 5 cm, medida do maior bolsão menor que 2 cm ou diagnóstico subjetivo a partir de um examinador de ultrassom experiente.

O anidrâmnio, ou ausência completa do líquido amniótico, é caracterizado quando não é possível mensurar ILA.

Conduta

A história materna e familiar detalhada é essencial, incluindo medicações ou doenças maternas que possam estar associadas ao quadro de oligoâmnio.

Também é fundamental realizar uma ultrassonografia obstétrica detalhada para avaliar possíveis anomalias fetais, como alterações nos rins e na bexiga, além da determinação do sexo do bebê, uma vez que fetos do sexo masculino apresentam maior risco para displasia ou agenesia renal e valva uretral posterior. A avaliação deve ainda contemplar marcadores de segundo trimestre que sugerem aneuploidia, restrição de crescimento fetal e anormalidades placentárias.

Quando detectadas anomalias fetais, realiza-se amniocentese para avaliação genética. Entre as causas genéticas, a trissomia do cromossomo 13 e triploidia são as anormalidades cromossômicas mais associadas a oligoâmnio precoce.

Se o oligoâmnio impedir uma boa visualização do feto ao ultrassom, é recomendado realizar amnioinfusão de solução salina até atingir um ILA normal, a fim de alcançar uma melhor visualização anatômica e consequente precisão diagnóstica.[28,29]

Também se pode realizar ressonância magnética, que auxilia a determinar anomalias mais complexas.

Além disso, é possível realizar hidratação oral materna com 1 a 2 litros de água, o que aumenta o volume do líquido amniótico por 48 h. A hidratação oral é mais segura e fácil do que administração intravenosa de fluidos ou a própria amnioinfusão.

Prognóstico

O prognóstico perinatal depende da etiologia, gravidade, idade gestacional em que o oligoâmnio foi instalado e sua duração.

Em um estudo realizado por Shipp et al. (1996), entre a 13ª e a 24ª semana gestacional, na vigência de oligoâmnio, as taxas de sobrevivência fetal variaram conforme a etiologia: 9 em cada 43 fetos com ruptura prematura de membranas ovulares sobreviveram, assim como 2 de 9 com descolamento de placenta, 1 em 5 com causa idiopática e 1 em 65 com anomalias congênitas; no entanto, nenhum dos 6 fetos com restrição de crescimento sobrevieu.[26] Muitas das mortes foram decorrentes da interrupção da gestação decorrente do mau prognóstico.

No segundo trimestre, o volume reduzido de líquido amniótico pode gerar anormalidades anatômicas e funcionais no feto, como contraturas, deformações esqueléticas e hipoplasia pulmonar.[30] Nessa fase, a frequência de óbito fetal ou neonatal é maior. No entanto, gestações com líquido amniótico reduzido geralmente tem bom prognóstico.

No terceiro trimestre, os resultados adversos decorrentes do volume reduzido do líquido amniótico estão relacionados a fatores como compressão do cordão umbilical, insuficiência uteroplacentária e aspiração meconial.

Uma metanálise avaliando desfechos adversos em gestações com oligoâmnio, quando comparados com volume normal de líquido amniótico ou gestações de baixo risco com oligodrâmnio isolado, concluiu que há maior risco de síndrome de aspiração meconial, parto cesárea em função de padrão de frequência cardíaca anormal e admissão na unidade intensiva neonatal.[31]

Tratamento

O prognóstico ruim de oligoâmnio severo no segundo trimestre tem levado a investigações de intervenções que favoreçam o desenvolvimento pulmonar, previnam a morte pós-natal decorrente de hipoplasia pulmonar e reduzam as sequelas ortopédicas. Essas intervenções apresentam mais chances de sucesso em gestações com oligoâmnios idiopáticos ou rotura de membranas. Fetos com oligúria ou anúria provavelmente apresentam um problema renal primário, com necessidade de intervenção pós-natal.

Hidratação materna

Como mencionado anteriormente, a hidratação oral com 1 a 2 litros de água pode aumentar temporariamente o volume de líquido amniótico, principalmente em pacientes com desidratação.[32]

Amnioinfusão

A amnioinfusão transabdominal pode ser realizada, embora seja pouco utilizada em virtude de sua limitada disponível. O procedimento consiste na injeção de solução salina no interior da bolsa amniótica, aumentando temporariamente o volume de líquido. Tem demonstrado bons resultados em oligoâmnios idiopáticos, oligoâmnios precoces decorrente de rotura prematura de membranas e oligoâmnios decorrentes de obstrução do trato urinário baixo ou de doenças renais fetais.[33-35]

Shunt vesicoamniótico

Em fetos com obstrução do trato urinário baixo, como valva uretral posterior, é possível realizar cistoscopia, para confirmação diagnóstica, seguida de *shunt* vesicoamniótico, para aumentar o volume do líquido amniótico. Esse procedimento consiste numa intervenção cirúrgica intrauterina que desvia a urina fetal do sistema urinário obstruído para a cavidade amniótica. O objetivo é prevenir hipoplasia pulmonar e aumentar a sobrevida neonatal. Além disso, diminui a sobrecarga renal do feto, o que leva a um melhor prognóstico pós-natal em relação à função renal. No entanto, estudos realizados durante as três últimas décadas sugerem que a intervenção está associada a uma maior morbidade materna e fetal, sem o benefício comprovado para o desfecho renal a longo prazo.[36]

Cuidado pré-natal

Patologias associadas ao oligoâmnio são manejadas de acordo com a respectiva doença, por exemplo, anomalias cromossômicas ou congênitas, ruptura de membranas ovulares, uso materno de medicamentos, pré-eclâmpsia, descolamento de placenta, doenças renais etc.

Realiza-se cardiotocografia com medida do maior bolsão ou ILA uma a duas vezes por semana, até o nascimento, de acordo com as condições materno-fetais. A frequência da avaliação do crescimento fetal deve ser individualizada, podendo ocorrer semanalmente se houver restrição de crescimento associado.

Resolução da gestação

De acordo com a American College of Obstetricians and Gynecologists, gestações com oligoâmnio idiopático podem ser interrompidas com 36+0 a 37+6 semanas gestacionais.[19] Não há evidências suficientes para assegurar desfechos favoráveis com conduta expectante da gestação, mesmo na presença de crescimento adequado, feto sem comprometimentos e ausência de doenças maternas.

A paciente pode ser acompanhada com cardiotocografia e perfil biofísico fetal até 39 semanas gestacionais, em razão do aumento de morbidade materna e perinatal com a conduta expectante.

Todos os riscos e benefícios devem ser discutidos com a paciente, para que uma decisão compartilhada seja tomada.

Ainda que existam altas chances de compressão de cordão umbilical e maiores taxas de partos cesáreas, o parto vaginal geralmente apresenta bons resultados. Além disso, recomenda-se monitorização cardíaca fetal contínua no intraparto.

Comentários do caso clínico

No exame físico obstétrico, é possível observar uma altura uterina menor do que a esperada para a idade gestacional.

Como hipóteses diagnósticas para a altura uterina diminuída, é preciso considerar as seguintes hipóteses:

- oligoâmnio;
- rotura prematura de membranas ovulares;
- anomalias urinárias (p. ex., agenesia renal, displasias renais, obstrução da válvula de uretra posterior, estenose de uretra, agenesia de uretra);
- insuficiência placentária;
- restrição de crescimento fetal;
- uso de fármacos (p.ex., anti-inflamatórios não esteroides [AINEs]);
- infecções como citomegalovírus, que pode gerar tanto polidrâmnio como oligoâmnio.

Os exames complementares que devem ser solicitados são:

- ultrassonografia obstétrica, para confirmar o oligoâmnio e observar possíveis anomalias e exame físico;
- exame especular, que possibilita identificar se há saída de líquido claro e sem grumos pelo orifício externo do colo uterino quando a paciente realiza manobra de Valsalva, aumentando a suspeição de rotura prematura de membranas ovulares.

DEFINIÇÕES IMPORTANTES DO CAPÍTULO

- ILA: divide-se o útero em quatro quadrantes. Utilizando a cicatriz umbilical como ponto de referência, divide-se o útero transversalmente em porções superior e inferior, enquanto a linha nigra o divide em porções esquerda e direita. A soma dos 4 bolsões resulta na medida do ILA.
- Polidrâmnio: corresponde ao aumento do volume de líquido amniótico, sendo definido por um ILA maior ou igual a 24 cm, ou por uma medida do maior bolsão maior ou igual a 8 cm.
- Oligoâmnio: corresponde à redução do volume de líquido amniótico, sendo definido por um ILA menor ou igual a 5 cm ou medida do maior bolsão menor que 2 cm.
- Rotura prematura de membranas ovulares (RPMO): rotura espontânea das membranas antes do início do trabalho de parto, independentemente da idade gestacional. Por exemplo, é possível apresentar RPMO com 40 semanas de gestação se não houver entrado em trabalho de parto.
- Diagnóstico de RPMO é sinônimo de internação hospitalar.

QUESTÕES

1. Indique verdadeiro ou falso e assinale a alternativa correta:

( ) O diagnóstico de polidrâmnio é confirmado quando o volume de líquido amniótico ultrapassa 2.000 mL.

( ) A principal causa de polidrâmnio na gestação é a diabetes *mellitus* gestacional.

( ) A infecção por citomegalovírus pode gerar tanto polidrâmnio quanto oligoâmnio.

( ) A principal causa de oligoâmnio é idiopática.

A. V-F-V-F
B. V-V-F-V
C. F-V-F-V
D. F-F-V-F

Resposta correta: alternativa D.
Comentários: o diagnóstico de polidrâmnio é confirmado por meio do exame ultrassonográfico, ao realizar a medida do ILA. A principal causa de polidrâmnio na gestação é idiopática. A infecção por citomegalovírus pode gerar tanto polidrâmnio quanto oligoâmnio. A principal causa de oligoâmnio é a rotura prematura de membranas ovulares.

2. Paciente de 30 anos, quartigesta, 2 partos normais e 1 cesárea, apresenta atraso menstrual de 30 semanas. Refere perda de líquido claro via vaginal há 5 horas. Ao exame físico obstétrico, apresenta altura uterina de 24 cm e BCF 143 bpm. Qual é a melhor conduta?

A. Realizar exame especular e colher líquido para provas laboratoriais.
B. Realizar toque vaginal para avaliar dilatação e bolsa.
C. Solicitar hemograma, iniciar antibioticoterapia e realizar ultrassom para confirmar bolsa rota.
D. Fazer teste do forro.

Resposta correta: alternativa A.
Comentários: a gestante apresenta altura uterina menor que a esperada para a idade gestacional, sugerindo um quadro de oligoâmnio, e queixa-se de perda vaginal de líquido claro. É necessário avaliar se não houve rotura prematura de membranas ovulares por meio do exame especular, o Cerca de 90% dos casos são diagnosticados com o exame especular, enquanto os outros 10% são diagnosticados com provas laboratoriais, como o Amnisure.

3. São causas de oligoâmnio:

A. Pré-eclâmpsia, tabagismo e diabetes mellitus gestacional.
B. Transfusão feto-fetal em gêmeos, coarctação de aorta fetal e anomalias cromossômicas, como trissomia do 21.
C. Malformações do trato urinário fetal, hipertensão arterial crônica e pós-datismo.
D. Aneuploidias, estenose de esôfago e toxoplasmose.

Resposta correta: alternativa C.
Comentário: a diabetes *mellitus* gestacional, a coarctação de aorta fetal, a trissomia do 21 e a toxoplasmose são causas de polidrâmnio.

4. São causas de polidrâmnio:

A. Poliúria fetal, anencefalia, atresia de esôfago.
B. Hipertensão arterial crônica da mãe, trissomia do cromossomo 18, hérnia diafragmática congênita.
C. Mielomeningocele, pré-eclâmpsia, restrição de crescimento fetal.
D. Síndrome de Bartter, anemia fetal, uso de IECA.

Resposta correta: alternativa A.
Comentários: hipertensão arterial crônica da mãe, pré-eclâmpsia e uso de IECA geram oligoâmnio.

REFERÊNCIAS

1. ten Broek CM, Bots J, Varela-Lasheras I, Bugiani M, Galis F, Van Dongen S. Amniotic fluid deficiency and congenital abnormalities both influence fluctuating asymmetry in developing limbs of human deceased fetuses. PLoS One. 2013;8(11):e81824.
2. Casey BM, McIntire DD, Bloom SL, Lucas MJ, Santos R, Twickler DM et al. Pregnancy outcomes after antepartum diagnosis of oligohydramnios at or beyond 34 weeks' gestation. Am J Obstet Gynecol. 2000;182(4):909-912.
3. Bauer D, Brace RA, Stonestreet BS. Fluid and electrolyte metabolism. In: Polin RA, Fox WW, Abman SH (eds.). Fetal and neonatal physiology. 4. ed. v.2. Philadelphia: Elsevier; 2011. p.1436-1444.
4. Tong XL, Wang L, Gao TB, Qin YG, Qi YQ, Xu YP. Potential function of amniotic fluid in fetal development – novel insights by comparing the composition of human amniotic fluid with umbilical cord and maternal serum at mid and late gestation. J Chin Med Assoc. 2009;72(7):368-373.
5. Ross MG. Physiology of amniotic fluid volume regulation [Internet]. Uptodate. [cited 2025 Jun 30]. Disponível em: https://www.uptodate.com/contents/physiology-of-amniotic-fluid-volume-regulation/. Acesso em: 24 jul. 2025.
6. Beloosesky R, Ross MG. Polyhydramnios: etiology, diagnosis, and management in singleton gestations [Internet]. UpToDate. [cited 2024 Jan 16]. Disponível em: https://www.uptodate.com/contents/polyhydramnios-etiology-diagnosis-and-management-in-singleton-gestations#references. Acesso em: 24 jul. 2025.
7. Fernandes C, Silva de Sá M (eds.). Tratado de obstetrícia FEBRASGO. Rio de Janeiro: Elsevier; 2019.
8. Golan A, Wolman I, Sagi J, Yovel I, David MP. Persistence of polyhydramnios during pregnancy – its significance and correlation with maternal and fetal complications. Gynecol Obstet Invest. 1994;37(1):18-20.
9. Many A, Hill L, Lazebnik N, Martin J. The association between polyhydramnios and preterm delivery. Obstet Gynecol. 1995;86(3):389-391.
10. Smith CV, Plambeck RD, Rayburn WF, Albaugh KJ. Relation of mild idiopathic polyhydramnios to perinatal outcome. Obstet Gynecol. 1992;79(3):387-389.
11. Biggio JR, Wenstrom KD, Dubard MB, Cliver SP. Hydramnios prediction of adverse perinatal outcome. Obstet Gynecol. 1999;94(5 Pt 1):773-777. Disponível em: https://pubmed.ncbi.nlm.nih.gov/10546727/. Acesso em: 24 jul. 2025.
12. Bauserman M, Nathan R, Lokangaka A, McClure EM, Moore J, Ishoso D et al. Polyhydramnios among women in a cluster-randomized trial of ultrasound during prenatal care within five low and low-middle income countries: a secondary analysis of the first look study. BMC Pregnancy Childbirth. 2019;19(1):258.
13. Pasquini L, Seravalli V, Sisti G, Battaglini C, Nepi F, Pelagalli R et al. Prevalence of a positive TORCH and parvovirus B19 screening in pregnancies complicated by polyhydramnios. Prenatal Diagnosis. 2016;36(3):290-293.
14. Dashe JS, Pressman EK, Hibbard JU. SMFM consult series #46: evaluation and management of polyhydramnios. Am J Obstet Gynecol. 2018;219(4):B2-8. Disponível em: https://www.sciencedirect.com/science/article/pii/S0002937818305891. Acesso em: 24 jul. 2025.
15. Jauniaux E, Holmes A, Hyett J, Yates R, Rodeck C. Rapid and radical amniodrainage in the treatment of severe twin-twin transfusion syndrome? Prenatal Diagnosis. 2001;21(6):471-476.
16. Aviram A, Salzer L, Hiersch L, Ashwal E, Golan G, Pardo J et al. Association of isolated polyhydramnios at or beyond 34 weeks of gestation and pregnancy outcome. Obstet Gynecol. 2015;125(4):825-832.
17. Khan S, Donnelly J. Outcome of pregnancy in women diagnosed with idiopathic polyhydramnios. Aust N Z J Obstet Gynaecol. 2017;57(1):57-62.
18. Pilliod RA, Page JM, Burwick RM, Kaimal AJ, Cheng YW, Caughey AB. The risk of fetal death in nonanomalous pregnancies affected by polyhydramnios. Am J Obstet Gynecol. 2015;213(3):410.e1–6. Disponível em: https://www.sciencedirect.com/science/article/pii/S0002937815004858. Acesso em: 24 jul. 2025.
19. American College of Obstetricians and Gynecologists' Committee on Obstetric Practive; Societyfor Maternal-Fetal Medicine. Medically indicated late-preterm and early-term deliveries. Obstet Gynecol. 2021; 138(1):e35-39.
20. Campbell MS, Bastarache LA, Van Driest SL, Adgent MA, Goldstein JA, Weitkamp JH et al. Bronchopulmonary dysplasia is associated with polyhydramnios in a scan for novel perinatal risk factors. Pediatr Res. 2023;93(1):154-159. Disponível em: https://pubmed.ncbi.nlm.nih.gov/35393523/. Acesso em: 24 jul. 2025.
21. Beloosesky R, Ross MG. Oligohydramnios: etiology, diagnosis, and management in singleton gestations [Internet]. .UpToDate. [cited 2023 Jul 9]. Disponível em: https://www.uptodate.com/contents/oligohydramnios-etiology-diagnosis-and-management-in-singleton-gestations. Acesso em: 24 jul. 2025.

22. Locatelli A, Zagarella A, Toso L, Assi F, Ghidini A, Biffi A. Serial assessment of amniotic fluid index in uncomplicated term pregnancies: prognostic value of amniotic fluid reduction. J Matern Fetal Neonatal Med. 2004;15(4):233-236.
23. Hou L, Wang X, Hellerstein S, Zou L, Ruan Y, Zhang W. Delivery mode and perinatal outcomes after diagnosis of oligohydramnios at term in China. J Matern Fetal Neonatal Med. 2018;33(14):2408-2414.
24. Morris JM, Thompson K, Smithey J, Gaffney G, Cooke I, Chamberlain P et al. The usefulness of ultrasound assessment of amniotic fluid in predicting adverse outcome in prolonged pregnancy: a prospective blinded observational study. BJOG 2003; 110(11):989-994. Disponível em: https://pubmed.ncbi.nlm.nih.gov/14592583/. Acesso em: 24 jul. 2025.
25. Murzakanova G, Räisänen S, Jacobsen AF, Sole KB, Bjarkø L, Laine K. Adverse perinatal outcomes in 665,244 term and post-term deliveries — a Norwegian population-based study. Eur J Obstet Gynecol Reprod Biol. 2020;247:212-218.
26. Shipp TD, Bromley B, Pauker S, Frigoletto FD, Benacerraf BR. Outcome of singleton pregnancies with severe oligohydramnios in the second and third trimesters. Ultrasound Obstet Gynecol. 1996;7(2):108-113.
27. Clement D, Schifrin BS, Kates RB. Acute oligohydramnios in postdate pregnancy. Am J Obstet Gynecol. 1987;157(4Pt1):884-886. Disponível em: https://pubmed.ncbi.nlm.nih.gov/3674162/. Acesso em: 24 jul. 2025.
28. Pryde PG, Hallak M, Lauria MR, Littman L, Bottoms SF, Johnson MP et al. Severe oligohydramnios with intact membranes: an indication for diagnostic amnioinfusion. Fetal Diagn Ther. 2000;15(1):46-49.
29. Fisk NM, Ronderos-Dumit D, Soliani A, Nicolini U, Vaughan J, Rodeck CH. Diagnostic and therapeutic transabdominal amnioinfusion in oligohydramnios. Obstetr Gyneco. 1991;78(2):270-278. Disponível em: https://pubmed.ncbi.nlm.nih.gov/2067774/. Acesso em: 24 jul. 2025.
30. Ulkümen BA, Pala HG, Bulbul Baytur Y, Koyuncu FM. Outcomes and management strategies in pregnancies with early onset oligohydramnios and premature preterm rupture of membranes. Clin Exp Obstet Gynecol. 2015;42(3):355–7.
31. Rabie N, Magann E, Steelman S, Ounpraseuth S. Oligohydramnios in complicated and uncomplicated pregnancy: a systematic review and meta-analysis. Ultrasound Obstet Gynecol. 2017;49(4):442-449.
32. Luton D, De Spirlet M, Sibony O, Oury JF, Blot P. Effect of maternal hydration on amniotic fluid volume. Obstet Gynecol. 2004;103(2):281–5.
33. Turhan NO, Atacan N. Antepartum prophylactic transabdominal amnioinfusion in preterm pregnancies complicated by oligohydramnios. Int J Gynaecol Obstet. 2002;76(1):15-21. Available from: https://pubmed.ncbi.nlm.nih.gov/11818089/. Acesso em: 24 jul. 2025.
34. Locatelli A, Ghidini A, Verderio M, Andreani M, Strobelt N, Pezzullo J et al. Predictors of perinatal survival in a cohort of pregnancies with severe oligohydramnios due to premature rupture of membranes at <26 weeks managed with serial amnioinfusions. Eur J Obstet Gynecol Reprod Biol. 2006;128(1-2):97-102.
35. Polzin WJ, Lim FY, Habli M, Van Hook J, Minges M, Jaekle R et al. Use of an amnioport to maintain amniotic fluid volume in fetuses with oligohydramnios secondary to lower urinary tract obstruction or fetal renal anomalies. Fetal Diagn Ther. 2016;41(1):51-57.
36. Holmes N. Management of posterior urethral valves [Internet]. UpToDate. [cited 2024 Jan 16]. Disponível em: https://www.uptodate.com/contents/management-of-posterior-urethral-valves. Acesso em: 24 jul. 2025.

29

Aloimunização RH

Sabrina Menes Ares
Eduardo Felix Martins Santana
Paulo Martin Nowak

CASO CLÍNICO

Gestante de 25 anos, 12 semanas e 3 dias de gestação, G2P0A1, comparece à segunda consulta de pré-natal após ter realizado os primeiros exames, referindo estar muito preocupada, pois sua tipagem sanguínea é O negativo. Relata ter tido um abortamento prévio com nove semanas de gestação há um ano e manifesta muito medo de perder mais um bebê. Nega sangramento, contrações ou outras queixas.

Exame físico geral: bom estado geral, corada, hidratada, anictérica, acianótica, afebril, eupneica. Peso 62 kg, altura 1,65 m. FC 97 bpm, FR 15 irpm, PA 126 × 82 mmHg. Sem alterações dignas de nota.

1. **Quais dados da anamnese são essenciais para a condução do caso?**
2. **Considerando apenas tipagem sanguínea da mãe, quais são os principais tipos de incompatibilidade sanguínea que podem ocorrer nessa gestação?**
3. **Caso haja incompatibilidade, a que riscos o feto está exposto?**

INTRODUÇÃO

Aloimunização é a produção de anticorpos contra um antígeno específico não produzido pelo organismo, mas presente em animais da mesma espécie. No contexto obstétrico, está bem descrita a aloimunização contra antígenos eritrocitários. Isto é, a exposição materna a determinados antígenos não próprios de células vermelhas leva à produção de anticorpos que, ao ultrapassarem a barreira placentária, ligam-se às hemácias fetais, causando-lhes prejuízo. A consequência imediata é a hemólise que, quando clinicamente significativa, é denominada doença hemolítica do feto e do neonato (DHFN).

Embora mais de 50 aloantígenos associados à DHFN já tenham sido documentados,[1] o principal relacionado a essa doença é o Rhesus (Rh) D.[2] Tipicamente, ocorre em fetos portadores de RhD+ cujas mães apresentam RhD–. A prevalência de fenótipo RhD–, conforme a população, pode variar de 0,1 a 17%, aproximadamente.[3]

Se não tratada, a DHFN pode causar morte ou graves sequelas ao neonato. Contudo, felizmente, existem estratégias pré-natais e pós-natais para a prevenção e o manejo dessa doença. A administração de imunoglobulina anti-D leva a uma redução importante na incidência de aloimunização RhD.[4] Além disso, já existem recomendações de monitorização e tratamento de DHFN efetivos.

FISIOPATOLOGIA

Diversos antígenos de células vermelhas são capazes de causar aloimunização. Entre eles, podem-se citar os pertencentes aos seguintes grupos sanguíneos: Rh, ABO, Kell, Duffy, Kidd, MNS, entre outros.[5] Como supracitado, o Rh é o mais importante deles e, por isso, será abordado com maior ênfase neste capítulo.

Inicialmente, é necessário que haja uma exposição prévia aos antígenos eritrocitários mediante o contato com sangue incompatível. Geralmente, isso se dá via sangramento materno-fetal, transfusões ou compartilhamento de agulhas.[3] É importante lembrar que o sangramento materno-fetal pode ocorrer em diversas situações, como: abortamento, gestação ectópica, óbito fetal, trauma abdominal materno, hemorragia anteparto, procedimentos intraútero durante a gestação, parto, versão cefálica externa, entre outras causas.[6-9] A sensibilização durante a primeira gestação é um evento raro, ocorrendo em aproximadamente 0,8 a 1,5% dos casos.[10]

Caso o feto seja positivo para o antígeno em questão e a mãe, negativa, essa exposição leva à formação de anticorpos. Aqueles pertencentes à classe IgM não fazem mal ao feto por não atravessarem a barreira placentária, enquanto os do tipo IgG ultrapassam essa barreira e se ligam aos eritrócitos do feto, ocasionando sua destruição no baço fetal. Isso pode causar anemia fetal, resultando em DHFN. Quando grave, a doença leva à ocorrência de hidropsia fetal, caracterizada por anemia grave, hematopoiese hepática e esplênica, insuficiência cardíaca e edema.[10] A Figura 1 apresenta um esquema do processo de aloimunização eritrocitária.

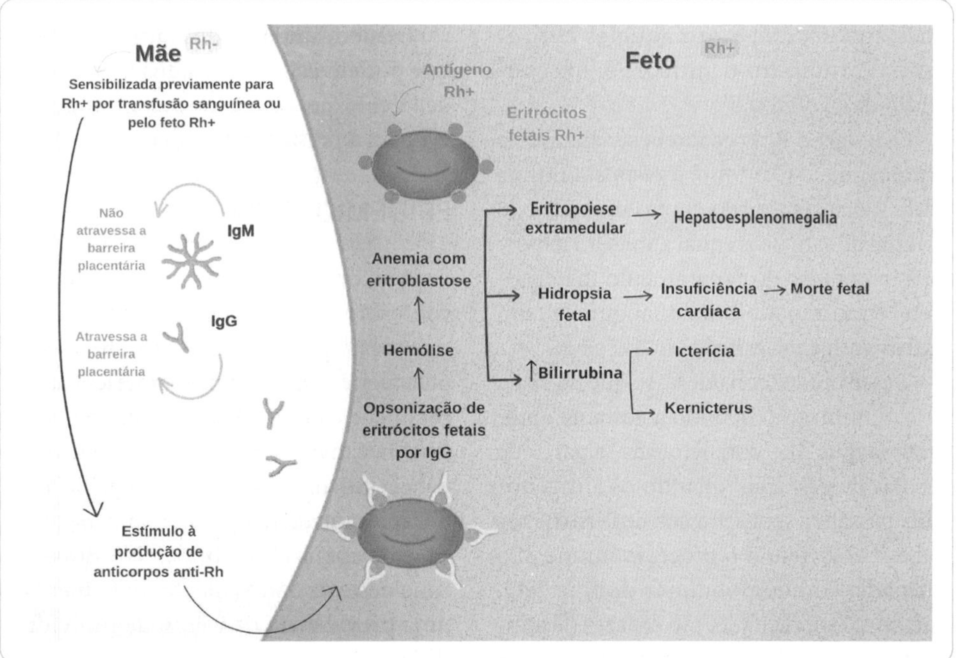

FIGURA 1 Esquematização do processo de aloimunização eritrocitária.
Fonte: autoria própria.

Grupo Rh

O grupo Rh conta com mais de 40 grupos de antígenos descritos,[11] sendo o RhD o de maior importância. Trata-se de uma proteína codificada por um gene localizado no braço curto do cromossomo 1, de herança autossômica dominante, denominado RHD.[12-13] Assim, os dois fenótipos possíveis são classicamente representados como Rh+ e Rh–, referindo-se, respectivamente, à presença e à ausência do antígeno RhD. Há também o gene RHCE, responsável pelos antígenos C, c, E, e. Esses antígenos apresentam capacidade imunogênica muito menor e são menos associados à DHFN.[1,14-16]

As variações fenotípicas entre os indivíduos que expressam o antígeno RhD são variadas, podendo ser classificadas como D parcial, D fraco e DEL17. A maioria dos pacientes com D fraco não produze anti-D, enquanto aqueles com D parcial produzem o anticorpo, necessitando da profilaxia.[12]

O antígeno RhD costuma ser altamente imunogênico. Contudo, a resposta imune pode variar de acordo com o indivíduo, o volume de sangue ao qual a mãe foi exposta, a frequência do sangramento materno-fetal e a compatibilidade sanguínea com outros antígenos eritrocitários.[17-20]

Desse modo, considera-se que há risco de aloimunização quando a gestante apresenta sangue Rh– com feto Rh+, a partir de 38 dias de gestação, quando os antígenos RhD passam a ser expressos nos eritrócitos fetais.[21] Ocorrendo o processo imune, são formadas imunoglobulinas do tipo IgG, que, como supracitado, são capazes de atingir a circulação fetal a partir de 10 semanas de gestação.

Outros grupos sanguíneos

Outros grupos sanguíneos também são capazes de causar aloimunização com significância clínica. Entre eles, destacam-se, principalmente, os grupos ABO, Kell, MNS, Kidd e Duffy.

O grupo ABO deve ser enfatizado, uma vez que é o causador mais comum de aloimunização, ainda mais prevalente que a própria aloimunização Rh. No entanto, apenas 1% das gestações com esse tipo de incompatibilidade sanguínea cursam com DHFN — e, quando esta ocorre, raramente é grave.[22]

Outro grupo que merece destaque é o Kell. Embora menos comum, a DHFN por anticorpos anti-Kell costuma ser grave, pois, além da ação hemolítica, esses anticorpos têm a capacidade de causar supressão da eritropoiese fetal, resultando em anemia grave.[1,23]

Existem ainda muitos outros antígenos que podem estar associados à ocorrência de DHFN, porém são de menor importância para a prática clínica diária.

EPIDEMIOLOGIA

A ocorrência de aloimunização varia conforme a prevalência dos grupos de antígenos na população. Estima-se, nas populações europeia e norte-americana, uma prevalência de 15 a 17% de indivíduos com RhD negativo. Já na população com ascendência indiana e africana, a frequência é de 8% aproximadamente, enquanto, na asiática, é de apenas 0,1 a 0,3%.[3] No Brasil, na zona oeste de São Paulo, foi documentada uma prevalência de 9,66% de indivíduos RhD–, dos quais 82% apresentam alto risco para aloimunização.[24]

Ter fenótipo RhD– e carregar um feto Rh+ não necessariamente significa, para a mãe, complicações gestacionais ou neonatais. Nem todas as mulheres Rh– e com recém-nascidos Rh+ tornam-se imunizadas, visto que até um terço dos indivíduos não produzem anticorpos anti-D. Além disso, existe um efeito protetor conferido pela incompatibilidade ABO entre a mulher suscetível e o feto imunizante.[10]

Ademais, um dos fatores que mais impactou a redução da prevalência de aloimunização RhD foi a distribuição da imunoglobulina anti-D. Se a profilaxia não for realizada com 28 semanas ou mediante qualquer contato do sangue fetal com o materno, 14% das mulheres desenvolverão anticorpos anti-D em 6 meses após o parto ou durante a próxima gestação sorodiscordante. Por outro lado, quando fornecida a imunoglobulina pós-parto, apenas 1,8% o desenvolve.[24] Estima-se que, em países ocidentais, por exemplo, a incidência de aloimunização RhD caiu de 16 para 0,3% graças a essa medida.[4]

Percebe-se, portanto, que o advento da imunoprofilaxia reduziu em grande monta a ocorrência de DHFN, sobretudo em países desenvolvidos, nos quais a distribuição da imunoglobulina é ampla e há maior assistência pré-natal. Enquanto isso, os países subdesenvolvidos ainda enfrentam dificuldades na prevenção da doença, mas, felizmente, costumam ter menor prevalência de fenótipo RhD–.[25]

QUADRO CLÍNICO

Pelo fato de a DHFN se tratar de um processo fetal, a gestante costuma ser assintomática. Isto é, a doença afeta essencialmente o feto e o neonato, cursando com diversas manifestações, que podem ser detectadas ao nascimento ou pela medicina fetal. As principais consequências fetais e neonatais podem ser visualizadas na Figura 2.

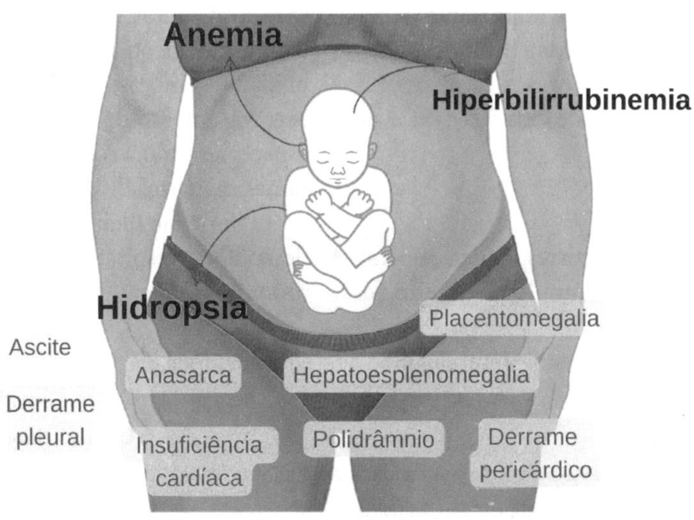

FIGURA 2 Complicações perinatais da doença hemolítica do feto e neonato.
Fonte: autoria própria.

Anemia hemolítica e hiperbilirrubinemia

A opsonização dos eritrócitos fetais leva à hemólise. Consequentemente, pode ocorrer anemia hemolítica, configurando a DHFN, sendo esta a causa mais comum de anemia fetal.[26] Sua progressão pode ocasionar insuficiência cardíaca, hidropsia e, até mesmo, óbito fetal.

A anemia é classificada conforme o grau de variação em relação ao nível de hemoglobina esperado para determinada idade gestacional (medido em g/dL). Também pode ser estimada por múltiplos de mediana (medido em MoM) do pico de velocidade sistólica da artéria cerebral média (PVS-ACM) para a idade gestacional, conforme será discutido mais adiante. Além disso, considera-se anemia fetal casos em que o valor do hematócrito é inferior a 30%.[27] A gravidade da anemia é dada conforme a Tabela 1.[28]

Além disso, a hemólise pode prejudicar o feto, pois é causa de hiperbilirrubinemia e consequente icterícia neonatal. A doença hemolítica é uma causa importante de hiperbilirrubinemia indireta prolongada em neonatos. Costuma ser precoce, aparecendo antes de 24 horas de vida.[29]

Hidropsia fetal

A hidropsia fetal corresponde ao edema do feto, ou seja, o acúmulo de líquido em diversos tecidos e cavidades, frequentemente acompanhado de placentomegalia e polidrâmnio.[27] O diagnóstico antenatal é definido pela presença de pelo menos dois dos seguintes itens vistos na ultrassonografia: anasarca, derrame pleural, derrame pericárdico e ascite.

Quando existe um déficit de pelo menos 7 g/dL em relação ao valor referência de hemoglobina fetal para a idade gestacional ou, então, um valor absoluto de hemoglobina menor que 5 g/dL, pode ocorrer hidropsia.[30] Com esse grau de anemia, na tentativa de compensar a queda de hemoglobina, inicia-se um processo de hiperplasia eritroide na medula óssea e hematopoiese extramedular — principalmente hepática e esplênica, podendo causar hepato e esplenomegalia. Consequentemente, ocorre hipertensão portal, condição que pode comprometer a síntese de proteínas pelo fígado, causando redução da pressão coloidosmótica plasmática. Ademais, a anemia causa hipóxia tecidual — o que, por sua vez, aumenta a permeabilidade capilar — e aumenta a pressão venosa central. Juntos, a hipervolemia, a redução da pressão oncótica, o aumento de permeabilidade e a hipertensão venosa propiciam o extravasamento de líquido para o terceiro espaço, levando a edema subcutâneo e derrames cavitários.[31]

O derrame pleural pode causar desde desconforto respiratório até hipoplasia pulmonar e doenças circulatórias. Em casos

TABELA 1 Graus de anemia fetal segundo diferentes parâmetros

Parâmetro	Gravidade		
	Leve	Moderado	Grave
Variação de Hb em relação à média para a idade gestacional (g/dL)	< 2	2–7	> 7
Valores de Hb estimados pela PVS-ACM (MoM)	0,84–0,65	0,64–0,55	≤ 0,54
Ht (%)		< 30	

Legenda: Hb: hemoglobina; Ht: hematócrito.
Fonte: Nicolaides et al., 1988.[30]

mais raros, pode haver pneumotórax e quilotórax, que costumam estar associados a maior gravidade.[31]

Já a ascite é, muitas vezes, precoce e, quando grave, pode causar compressão de alças intestinais e hipoplasia pulmonar. Felizmente, porém, alguns pacientes apresentam resolução espontânea.[31]

Como supracitado, outro tipo de derrame possível é o pericárdico, que costuma ser transitório. Ainda em relação ao coração, a insuficiência cardíaca pode ser também uma consequência da hidropsia, porém costuma ser tardia e ocorrer apenas em casos graves.[31]

Trombocitopenia

Uma possível complicação da DHFN grave causada por aloimunização RhD é a trombocitopenia e, mais raramente, a neutropenia. Acredita-se que a doença possa levar à diminuição na produção dessas células. Essas citopenias são mais comuns em fetos com hidropsia, mas podem ocorrer mesmo na ausência de hidropsia fetal.[32]

Outras consequências e complicações

As manifestações já mencionadas, quando graves, podem trazer prejuízos devastadores para o feto ou neonato. Entre as possíveis complicações, devem ser citadas: abortamento, óbito fetal, parto prematuro, morte perinatal e morte neonatal precoce.

DIAGNÓSTICO

CASO CLÍNICO: CONTINUAÇÃO

Ao investigar melhor a anamnese, a paciente relata que não recebeu imunoglobulina anti-D na última gestação. Conta que está grávida de outro parceiro e que não sabe a tipagem sanguínea de nenhum dos parceiros.

Você solicita a tipagem sanguínea do parceiro atual, cujo resultado é A+, e Coombs indireto da paciente, que vem com resultado negativo.

1. **Há risco de aloimunização?**
2. **Com que frequência deve-se repetir o Coombs indireto?**
3. **Caso o Coombs se mantenha negativo, quando se deve realizar a imunoglobulina anti-D?**

Rastreamento

Para todas as gestantes, a partir da primeira consulta de pré-natal, está recomendada a realização da tipagem sanguínea ABO e do fator Rh. Para gestantes Rh–, é importante realizar acompanhamento específico, conforme elucidado a seguir.[33]

Inicialmente, é necessário investigar o passado de exposição a antígenos RhD por meio da anamnese. Deve-se obter informações sobre histórico de abortamentos, partos prévios de fetos incompatíveis, transfusões sanguíneas em situações de emergência, DHFN prévias, uso de drogas ilícitas injetáveis, traumas durante a gestação e uso prévio de profilaxia anti-Rh em gestações anteriores e na atual.[33]

Além disso, realiza-se o teste de Coombs indireto (CI) já na primeira consulta. Se negativo, o teste deve ser repetido mensalmente e está indicada a profilaxia. Se positivo, realiza-se a pesquisa de anticorpos irregulares.[33]

Investigação

Identificado um anticorpo envolvido com a ocorrência de DHFN, obtém-se sua titulação e a genotipagem do sangue paterno. Se o pai tem sangue Rh–, não é necessário prosseguir a investigação, uma vez que não há risco de acometimento fetal.[10] Se o pai for Rh+ e heterozigoto, ou se a paternidade for desconhecida, realiza-se preferencialmente teste de DNA fetal livre no sangue materno, um exame menos invasivo e com alta sensibilidade e especificidade.[1] Também é possível realizar reação em cadeia da polimerase (PCR) em líquido amniótico obtido por amniocentese, ponderando seus riscos; já a biópsia de vilo coriônico deve ser preferencialmente evitada, em função dos riscos de complicação.[34] Se o pai for Rh+ e homozigoto ou se os testes supracitados confirmarem a produção do antígeno pelo feto, deve-se encaminhar a gestante para um centro especializado para a monitorização de complicações.

Para as gestações com feto produtor do antígeno em questão, é necessário realizar a titulação dos anticorpos anti-RhD. Entende-se que há risco de anemia moderada a grave em titulações maiores ou iguais a 1:16, sendo necessária avaliação adicional nesses casos.[33]

Avaliação de anemia fetal

Como mencionado, titulações maiores ou iguais ao valor crítico indicam a necessidade de avaliação de anemia fetal. Para isso, utiliza-se o PVS-ACM (pico de velocidade sistólica da artéria cerebral média) por meio da dopplervelocimetria. Trata-se de uma medida convertida em múltiplos da mediana para a idade gestacional (MoM), conforme ilustrado na Figura 3. Valores elevados de PVS-ACM sugerem redução da viscosidade sanguínea, que podem sugerir anemia fetal antes da instalação de quadros graves. Entende-se que há risco de anemia fetal moderada a grave na presença de medidas superiores a 1,5 MoM.[35] Na presença de valores superiores a este, deve-se obter amostra de sangue fetal para confirmação da anemia e avaliação da necessidade de transfusão.

É importante mencionar que a avaliação da PVS-ACM é um método bastante acurado e muito menos invasivo que a dosagem de hemoglobina de amostra sanguínea obtida por cordocentese, método ainda considerado como padrão-ouro. No entanto, a sensibilidade do PVS-ACM cai significativamente após transfusões intrauterinas,[10] e a taxa de falso-positivos aumenta significativamente após 35 semanas gestacionais.[26]

Além disso, a ultrassonografia com Doppler pode acrescentar outras informações à avaliação, como aumento do líquido

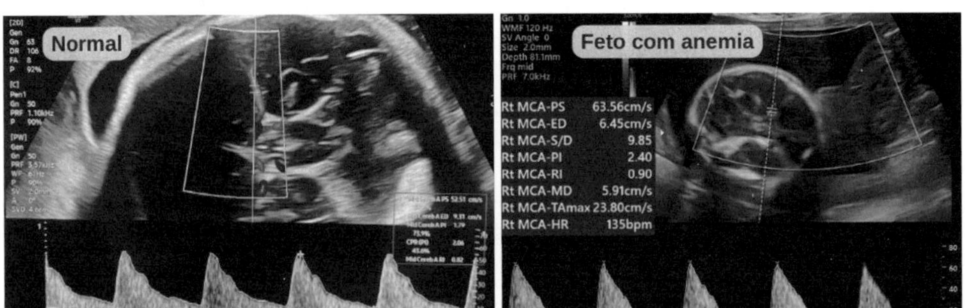

FIGURA 3 Avaliação do pico de velocidade sistólica da artéria cerebral média na dopplervelocimetria.

Fonte: acervo dos autores.

amniótico, aumento da espessura e ecogenicidade da placenta, aumento da circunferência abdominal fetal, duplo contorno da bexiga, estômago ou vesícula biliar, derrame pericárdico, ascite e hidropsia.[10,33]

Seguimento

O seguimento da gestante com aloimunização deve ser individualizado,[28] e os títulos devem ser avaliados mensalmente. Entretanto, havendo aumento maior ou igual a duas titulações, recomenda-se a avaliação quinzenal das titulações.[33] Já em relação à avaliação da anemia fetal, recomenda-se, principalmente, o monitoramento da PVS-ACM. Para gestantes com primeira sensibilização, títulos iguais a 1:16 ou história prévia leve (recém-nascido apenas com necessidade de fototerapia) indicam necessidade de acompanhamento mensal até 30 semanas de idade gestacional e quinzenal a partir de então. Já para aquelas com títulos maiores ou história prévia grave (necessidade de transfusão intrauterina, hidropsia fetal, parto prematuro), recomenda-se iniciar o acompanhamento a partir de 16 semanas gestacionais.[33] Além disso, em alguns casos, pode ser necessário também seriar dosagens de bilirrubina em líquido amniótico ou amostras de sangue fetal.[26]

CONDUTA

Profilaxia

A imunoglobulina anti-D é um método bastante efetivo para reduzir o risco de aloimunização durante a gestação, com falha de apenas 1,5%.[33] Para pacientes Rh–, com parceiro Rh+ ou desconhecido, recomenda-se realizar o CI, que deve ser repetido mensalmente. Para fins práticos, mulheres com D fraco são consideradas Rh+, enquanto aquelas com D parcial e DEL são consideradas Rh–.[10]

Deve-se administrar a imunoglobulina anti-D 300 μg via intramuscular na 28ª semana gestacional se a gestante ainda não tiver sido sensibilizada, ou seja, se permanecer com CI negativo para anticorpos anti-RhD.[10,33] Essa mesma gestante também deve receber profilaxia em até 72 horas após o parto se o recém-nascido apresentar Rh+ ou desconhecido.[33] Em caso de falta ou omissão do produto, esse intervalo pode ser estendido até 28 dias.[10] É importante se ater ao fato de que, após a primeira administração da imunoglobulina, o CI se torna positivo, de modo que as profilaxias subsequentes devem ser fornecidas mesmo que a gestante apresente CI positivo no periparto. Em caso de procedimento ou evento que apresente risco de sensibilização materna — sangramentos, abortamento, trauma, procedimento invasivo intrauterino, óbito fetal, versão cefálica externa, entre outros —, deve-se realizar a profilaxia em até 72 horas e repeti-la a cada 12 semanas até o fim da gestação.[10]

CASO CLÍNICO: CONTINUAÇÃO

Com 28 semanas de gestação, a paciente traz novo resultado de Coombs indireto negativo. Você realiza a profilaxia com imunoglobulina anti-D e novo Coombs indireto.

Na semana seguinte, a paciente volta desesperada ao consultório, trazendo um resultado positivo para o teste solicitado na consulta anterior. Refere que acha que vai perder a gestação, pois, como você havia explicado, o resultado positivo significa que ela está produzindo anticorpos que matam o bebê.

1. **A conduta da consulta anterior foi correta? O que poderia ter sido diferente?**
2. **A imunoglobulina anti-D deve ser repetida?**

Manejo

Se, durante o acompanhamento com exames de PVS-ACM, houver alteração indicando anemia fetal moderada ou grave — isto é, valores maiores que 1,5 MoM ou alteração na ultrassonografia sugestiva de acometimento fetal —, é necessário realizar intervenções de acordo com a idade gestacional.[33]

Em idades gestacionais maiores que 34 semanas, indica-se resolução da gestação. Já naquelas com menos de 34 semanas, torna-se necessária a cordocentese para obtenção de amostra de sangue fetal. Em casos de alteração de PVS-ACM apenas, dosa-se hemoglobina e hematócrito fetais na amostra obtida. Havendo outras alterações ultrassonográficas sugestivas de hidropsia fetal ou confirmação de anemia fetal grave com hematócrito fetal menor que 30%, realiza-se transfusão intrauterina (TIU) através da própria cordocentese (Figura 4).[33]

A TIU é realizada com sangue O–, com hematócrito hiperconcentrado e irradiado. Há risco de complicações, que pode ser maior em idades gestacionais menores, placentas posteriores e se houver hidropsia fetal, sendo as mais comuns: bradicardia, tamponamento ou hematoma do cordão, sangramento para o líquido amniótico, rotura prematura de membranas ovulares, descolamento prematuro de placenta e óbito fetal.[33] A sobrevida fetal após TIU depende da técnica utilizada, da experiência do serviço e do grau de acometimento fetal já existente.[11] No entanto, considerando que a TIU pode salvar a vida de fetos com comprometimento grave, os riscos não devem ser considerados impeditivos para o tratamento.[26]

É importante lembrar que, após a TIU, a sensibilidade do PVS-ACM na predição de anemia fetal cai, não sendo um bom método de seguimento a partir da transfusão.

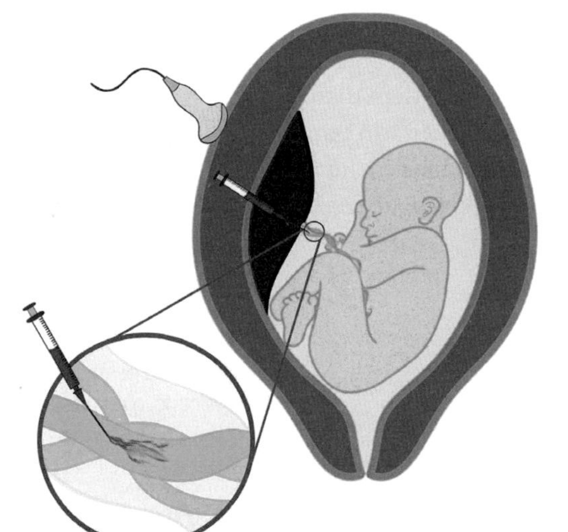

FIGURA 4 Cordocentese e transfusão intrauterina.
Fonte: autoria própria.

Nas gestações em que se prossegue com TIU, a idade gestacional do parto varia conforme o momento da última transfusão. Contudo, o parto costuma ocorrer entre 34 e 37 semanas de gestação.[33]

Por fim, existem medidas gerais que diminuem o risco de troca sanguínea materno-fetal, como: evitar procedimentos invasivos, priorizar parto por via vaginal quando possível, evitar uso excessivo de ocitocina, realizar amniotomia oportuna, evitar remoção manual da placenta e não manter clampeamento do cordão umbilical durante a dequitação.[10]

PROGNÓSTICO

Para a gestante

Para as gestantes que sofreram processo de aloimunização, há um alto risco de recorrência nas gestações futuras. Para aquelas com histórico de perdas fetais recorrentes, necessidade de TIU ou exsanguinotransfusão neonatal, a probabilidade de necessitarem de TIU em idade gestacional precoce nas próximas gestações é mais alta.[10]

Para o recém-nascido

A taxa de sobrevida geral após a TIU é alta, beirando 90%, sendo um pouco menor nos casos em que o procedimento foi realizado antes de 20 semanas de gestação, chegando a 80%. Já nas gestações em que ocorreu hidropsia fetal, a sobrevida cai para aproximadamente 75%. Em cerca de 66% desses casos, há resolução da hidropsia após a transfusão. Entre os casos com resolução, a sobrevida é de 95%; entretanto, nos casos em que a hidropsia persiste, a sobrevida é de apenas 40%.[26]

Posteriormente, crianças submetidas à TIU que não tiveram hidropsia não costumam apresentar alterações físicas ou do desenvolvimento neuropsicomotor (DNPM), exceto por uma maior ocorrência de surdez neurossensorial, provavelmente decorrente de exposição a altos níveis de bilirrubina. Esses pacientes também podem apresentar, no primeiro mês de vida, anemia sintomática decorrente da supressão hematopoiética induzida pela transfusão.[10] Entre aqueles que chegaram a desenvolver hidropsia fetal e sobreviveram, pode-se observar rotura do apêndice, higroma cístico, obstrução intestinal e grave comprometimento de DNPM.

QUESTÕES

1. (ENARE-2021) Assinale a alternativa que tem orientação do uso de imunoglobulina anti-D na profilaxia da aloimunização.

A. Mulher Rh negativo, com teste de Coombs indireto negativo.
B. Mulher Rh negativo, com teste de Coombs indireto positivo.
C. Mulher Rh positivo, com teste de Coombs indireto negativo.
D. Mulher Rh positivo, com teste de Coombs indireto positivo.
E. Parceiro Rh negativo ou com tipagem indeterminada.

Resposta correta: alternativa A.
Justificativa: a imunoglobulina anti-D é indicada como profilaxia da aloimunização para gestantes com Rh negativo e que não estão sensibilizadas ainda, ou seja, que apresentam Coombs indireto negativo.

2. (USP-RP-2022) Primigesta, 28 anos, O Rh negativo, triagem de anticorpos: negativo, recebeu imunoglobulina anti-D 300 mcg

com 28 semanas. Evoluiu para parto vaginal sem intercorrências com 37 semanas.
Exames no puerpério:
Tipagem sanguínea da mãe: O Rh negativo.
Triagem de anticorpos: positivo.
Tipagem sanguínea do recém-nascido: O Rh positivo.
Qual a melhor conduta?

A. Prescrever imunoglobulina anti-D.
B. Considerar diagnóstico de isoimunização Rh.
C. Solicitar a titulação de anticorpos.
D. Encaminhar ao hematologista.

Resposta correta: alternativa A.
Justificativa: a paciente recebeu a profilaxia adequadamente com 28 semanas de gestação, pois era Rh– e não sensibilizada. Após a administração da imunoglobulina, é esperado que o Coombs indireto se torne positivo, não significando que houve isoimunização Rh. Essa gestante deve receber imunoglobulina anti-D 300 mcg IM até 72 horas após o parto. Não é necessário solicitar titulação de anticorpos nem encaminhar ao hematologista.

3. (UNICAMP-2018) Mulher, 32a, G3P2A0C0, idade gestacional de 23 semanas, é encaminhada para o ambulatório de gravidez de alto risco por ser Rh negativa e apresentar prova de Coombs indireto positivo com identificação de anticorpo anti-Lewis A, classe IgM. O pai da criança é Rh positivo, com fenotipagem de heterozigoto para o sistema Rh. Refere não ter recebido imunoglobulina anti-D profilática após o último parto. A conduta é:

A. Realizar estudo de dopplerfluxometria de artérias cerebrais fetais e, se alterado, indicar investigação de anemia fetal.
B. Indicar cordocentese, já que há 50% de chance o feto atual ser Rh negativo.
C. Se persistir o mesmo resultado de Coombs indireto, há indicação de imunoglobulina anti-D no pós parto.
D. Repetir a prova de Coombs indireto e indicar investigação de anemia fetal, apenas se houver titulação elevada de anticorpos.

Resposta correta: alternativa C.
Justificativa: embora a paciente apresente Rh negativo e o pai, Rh positivo, a sensibilização, nesse caso, foi para o antígeno Lewis A, e não para o RhD. Esse anticorpo é da classe IgM, ou seja, não atravessa a barreira placentária e, portanto, não é motivo de preocupação. Contudo, ainda é necessário proteger a gestante contra a aloimunização RhD. Assim, como a paciente apresenta Coombs indireto negativo para anti-D, há indicação de imunoglobulina anti-D com 28 semanas de gestação se ela permanecer não sensibilizada para esse antígeno e após o parto.

4. (UNIFESP-2017) Secundigesta, primípara, 25 anos, idade gestacional de 16 semanas, comparece em consulta de pré-natal com os seguintes exames laboratoriais: tipagem sanguínea A, Rh negativo e exame de Coombs indireto negativo. Tipagem sanguínea do marido A e Rh positivo. As orientações a serem oferecidas à gestante sobre o seguimento laboratorial e a profilaxia da sensibilização ao fator Rh, RESPECTIVAMENTE, são:

A. Exame de determinação do Rh fetal em sangue materno / imunoglobulina anti-D no pós-parto, se o feto apresentar Rh positivo e Coombs indireto positivo.
B. Exames seriados do Coombs indireto / imunoglobulina anti-D na 28ª semana e no pós-parto, se o recém-nascido apresentar Rh positivo e Coombs direto negativo.

C. Exames seriados do Coombs indireto / imunoglobulina anti-D na 28ª semana e no pós-parto, se o recém-nascido apresentar Rh positivo e Coombs direto positivo.
D. Exames seriados do Coombs indireto / imunoglobulina anti-D no pós-parto, se o recém-nascido apresentar Rh positivo e Coombs direto negativo.
E. Exame de determinação do Rh fetal em sangue materno / imunoglobulina anti-D no pós-parto, se o feto apresentar Coombs direto positivo.

Resposta correta: alternativa B.
Justificativa: no pré-natal de gestante Rh negativo, estão indicados exames de Coombs indiretos seriados. Se a paciente não for sensibilizada, ou seja, se os resultados do Coombs indireto permanecerem negativos, a paciente deve receber profilaxia com 28 semanas de gestação, devendo repetir a profilaxia ao nascimento caso o recém-nascido apresente Rh positivo, independentemente do resultado do Coombs ao nascimento.

5. (UNICAMP-2021) Mulher, 33a, G3P2A1, em alojamento conjunto com 24h de puerpério, tipo sanguíneo A e Rh negativo, com Coombs indireto positivo anti-D (coletados na admissão hospitalar para o parto). Recém-nascido (RN): tipo sanguíneo O e Rh positivo. Antecedente pessoal: imunoglobulina anti-Rh após o primeiro parto, após o aborto e às 28 semanas desta gestação. A CONDUTA É:

A. Imunoglobulina anti-Rh indicada por Coombs indireto positivo.
B. Prescrever imunoglobulina anti-Rh, por RN Rh positivo.
C. Contraindicar nova gestação, pois paciente isoumunizada.
D. Solicitar Coombs direto para orientar uso de imunoglobulina anti-Rh.

Resposta correta: alternativa B.
Justificativa: a paciente seguiu o pré-natal adequadamente ao receber profilaxia com 28 semanas de gestação. É esperado que o Coombs indireto esteja positivo no momento do parto, não significando que a paciente está isoimunizada. Assim, deve-se realizar a profilaxia pós-parto, pois o RN é Rh+, independentemente do resultado do Coombs.

REFERÊNCIAS

1. Moise KJ. Fetal anemia due to non-Rhesus-D red-cell alloimmunization. Semin Fetal Neonatal Med. 2008; 13(4):207-214. Disponível em: https://doi.org/10.1016/j.siny.2008.02.007. Acesso em: 24 jul. 2025.
2. Castleman JS, Kilby MD. Red cell alloimmunization: a 2020 update. Prenat Diagn. 2020;40(9):1099-1108. Disponível em: https://doi.org/10.1002/pd.5674. Acesso em: 24 jul. 2025.
3. Webb J, Delaney M. Red blood cell alloimmunization in the pregnant patient. Transfus Med Rev. 2018;32(4):213-219. Disponível em: https://doi.org/10.1016/j.tmrv.2018.07.002. Acesso em: 24 jul. 2025.
4. De Hass M, Finning K, Massey E, Roberts DJ. Anti-D prophylaxis: past, present and future. Transfus Med. 2014;24(1):1-7. Disponível em: https://doi.org/10.1111/tme.12099. Acesso em: 24 jul. 2025.
5. De Hass M, Thurik FF, Koelewijin JM, van der Schoot CE. Haemolytic disease of the fetus and newborn. Vox Sang. 2015;109(2):99-113. Disponível em: https://doi.org/10.1111/vox.12265. Acesso em: 24 jul. 2025.
6. Bowman J, Harman C, Manning F. Intravenous drug abuse causes Rh immunization. Vox Sang. 1991;61(2):96-98. Disponível em: https://doi.org/10.1111/j.1423-0410.1991.tb00253.x. Acesso em: 24 jul. 2025.
7. Lappen JR, Stark S, Gibson KS, Prasad M, Bailit JL. Intravenous drug use is associated with alloimmunization in pregnancy. Am J Obstet Gynecol. 2016; 215(3):344.e1-6. Disponível em: https://doi.org/10.1016/j.ajog.2016.03.019. Acesso em: 24 jul. 2025.
8. Markham KB, Scrape SR, Prasad M. Hemolytic disease of the fetus and newborn due to intravenous drug use. AJP Rep. 2016;6(1):e129-e132. Disponível em: https://doi.org/10.1055/s-0036-1579646. Acesso em: 24 jul. 2025.
9. Cid J, Lozano M, Fernández-Avilés F, Carreras E, Pereira A, Mazzara R et al. Anti-D alloimmunization

after D-mismatched allogeneic hematopoietic stem cell transplantation in patients with hematologic diseases. Transfusion. 2006; 46(2):169-173. Disponível em: https://doi.org/10.1111/j.1537-2995.2006.00698.x. Acesso em: 24 jul. 2025.

10. Eduardo Baiochi E, Nardozza LMM. Aloimunização. Rev Bras Ginecol Obstet. 2009;31(6). Disponível em: https://doi.org/10.1590/s0100-72032009000600008. Acesso em: 24 jul. 2025.
11. International Society of Blood Transfusion. Upload history of blood group alleles [Internet]. [cited 2023 Nov]. Disponível em: https://www.isbtweb.org/resource/upload-history-of-blood-group-alleles.html. Acesso em: 24 jul. 2025.
12. Nardozza LMM, Szulman A, Barreto JA, Junior EA, Moron AF. The molecular basis of rh system and its applications in obstetrics and transfusion medicine. Rev Assoc Med Bras (1992). 2010;56(6):724-728. Disponível em: https://doi.org/10.1590/s0104-42302010000600026. Acesso em: 24 jul. 2025.
13. Dean L. Blood groups and red cell antigens [Internet]. Bethesda (MD): National Center for Biotechnology Information (US); 2005. Disponível em: https://www.ncbi.nlm.nih.gov/books/NBK2275/. Acesso em: 24 jul. 2025.
14. Le Van Kim C, Mouro I, Brossard Y, Chavinié Y, Cartron JP, Colin Y. PCR-based determination of Rhc and RhE status of fetuses at risk of Rhc and RhE haemolytic disease.Br J Haematol.1994;88(1):193-195. Disponível em: https://doi.org/10.1111/j.1365-2141.1994.tb04996.x. Acesso em: 24 jul. 2025.
15. Das S, Shastry S, Murugesan M, Baliga P. What is it really? Anti-G or Anti-D plus Anti-C: clinical significance in antenatal mothers. Indian J Hematol Blood Transfus. 2017;33(2):259-263. Disponível em: https://doi.org/10.1007/s12288-016-0729-0. Acesso em: 24 jul. 2025.
16. Bowell PJ, Brown SE, Dike AE, Inskip MJ. The significance of anti-c alloimmunization in pregnancy. Br J Obstet Gynecol. 1986;93(10):1044-1048. Disponível em: https://doi.org/10.1111/j.1471-0528.1986.tb07829.x. Acesso em: 24 jul. 2025.
17. Kumpel BM. On the immunologic basis of Rh immune globulin (anti-D) prophylaxis. Transfusion. 2006;46(9):1652-1656. Disponível em: https://doi.org/10.1111/j.1537-2995.2006.00924_1.x. Acesso em: 24 jul. 2025.
18. Zipursky A, Israels LG. The pathogenesis and prevention of Rh immunization. Can Med Assoc J. 1967; 97(21):1245-1257. Disponível em: https://www.ncbi.nlm.nih.gov/pmc/articles/PMC1923510/?page=1. Acesso em: 24 jul. 2025.
19. Pollack W, Ascari WQ, Kochesky RJ, O'Connor RR, Ho TY, Tripodi D. Studies on Rh prophylaxis. 1. Relationship between doses of anti-Rh and size of antigenic stimulus. Transfusion. 1971;11(6):333-339. Disponível em: https://doi.org/10.1111/j.1537-2995.1971.tb04424.x. Acesso em: 24 jul. 2025.
20. Kumpel BM. On the mechanism of tolerance to the Rh D antigen mediated by passive anti-D (Rh D prophylaxis). Immunol Lett. 2002;82(1-2):67-73. Disponível em: https://doi.org/10.1016/s0165-2478(02)00020-2. Acesso em: 24 jul. 2025.
21. Bergström H, Nilsson LA, Nilsson L, Ryttinger L. Demonstration of Rh antigens in a 38-day-old fetus. Am J Obstet Gynecol. 1967;99(1):130-133. Disponível em: https://doi.org/10.1016/s0002-9378(16)34502-1. Acesso em: 24 jul. 2025.
22. Kurian R. To Study the Prevalence of ABO Incompatibility in O Blood Group Mothers and Assessment of IgG Subclasses (IgG1 and IgG3) in them and its Correlation with Occurrence and Severity of ABO Hemolytic Disease of Newborn (ABO-HDN) in a Tertiary Health Care Centre in South India [Tese de Doutorado]. Vellore: Christian Medical College; 2020. Disponível em: http://repository-tnmgrmu.ac.in/13436/1/200301120reshma_kurian.pdf. Acesso em: 24 jul. 2025.
23. Lee S, Russo D, Redman CM. The Kell blood group system: Kell and XK membrane proteins. Semin Hematol. 2000;37(2):113-121. Disponível em: https://doi.org/10.1016/s0037-1963(00)90036-2. Acesso em: 24 jul. 2025.
24. Baiochi E, Camano L, Sass N, Colas OR. Frequências dos grupos sanguíneos e incompatibilidades ABO e RhD em puérperas e reus recém-nascidos. Rev Assoc Med Bras. 2007;53(1):44-46. Disponível em: https://www.scielo.br/j/ramb/a/4tcGJLN9nZ3GPzPpFpTqsdh/?format=pdf&lang=pt. Acesso em: 24 jul. 2025.
25. Zipursky A, Paul VK. The global burden of Rh disease. Arch Dis Child Fetal Neonatal Ed; 2011;96(2): F84-85. Disponível em: https://doi.org/10.1136/adc.2009.181172. Acesso em: 24 jul. 2025.
26. Cunningham FG, Leveno KJ, Dashe JS, Hoffman BL, Spong CY, Casey BM. Obstetrícia de Williams. 26. ed. Nova York: McGraw Hill Education; 2022.
27. Prefumo F, Fichera A, Fratelli N, Sartori E. Fetal anemia: diagnosis and management. Best Pract Res Clini Obstet Gyneacol. 2019;58:2-14. Disponível em: https://doi.org/10.1016/j.bpobgyn.2019.01.001. Acesso em: 24 jul. 2025.
28. Abbasi N, Johnson JA, Ryan G. Fetal anemia. Ultrasound Obstet Gynecol; 2017;50(2):145-153. Disponível

em: https://doi.org/10.1002/uog.17555. Acesso em: 24 jul. 2025.
29. Amanullah A. Neonatal jaundice. Am J Dis Child. 1976;130(11):1274-1280. Disponível em: https://doi.org/10.1001/archpedi.1976.02120120108023. Acesso em: 24 jul. 2025.
30. Nicolaides KH, Thilaganathan B, Rodeck CH, Mibashan RS. Erythroblastosis and reticulocytosis in anemic fetuses. Am J Obstet Gynecol.1988;159(5):1063-1065. Disponível em: https://doi.org/10.1016/0002-9378(88)90413-9. Acesso em: 24 jul. 2025.
31. Vanaparthy R, Mahdy H. Hydrops fetalis [Internet]. Treasure Island (FL): StatPearls Publishing; 2023. Disponível em: https://www.ncbi.nlm.nih.gov/books/NBK563214/. Acesso em: 24 jul. 2025.
32. Koenig JM, Christensen RD. Neutropenia and thrombocytopenia in infants with Rh hemolytic disease. J Pediatr. 1989;114(4 Pt 1):625-631. Disponível em: https://doi.org/10.1016/s0022-3476(89)80709-7. Acesso em: 24 jul. 2025.
33. Brasil. Ministério da Saúde. Secretaria de Atenção Primária à Saúde. Departamento de Ações Programáticas. Manual de gestação de alto risco [Recurso eletrônico]. Brasília: MS; 2022. 692p. Disponível em: https://bvsms.saude.gov.br/bvs/publicacoes/manual_gestacao_alto_risco.pdf. Acesso em: 24 jul. 2025.
34. ACOG Practice bulletin No. 192: management of alloimmunization during pregnancy. Obstet Gynecol. 2018;131(3):e82-e90. Disponível em: https://doi.org/10.1097/aog.0000000000002528. Acesso em: 24 jul. 2025.
35. Mari G, Deter RL, Carpenter RL, Rahman F, Zimmerman R, Moise KJ et al. Noninvasive diagnosis by Doppler ultrasonography of fetal anemia due to maternal red-cell alloimmunization. Collaborative Group for Doppler Assessment of the Blood Velocity in Anemic Fetuses. N Engl J Med. 2000;342(1):9-14. Disponível em: https://doi.org/10.1056/nejm200001063420102. Acesso em: 24 jul. 2025.

30

Citomegalovírus e gestação

Bruna Marques Tofaneto
Hérbene José Figuinha Milani

CASO CLÍNICO

B.C.R, 32 anos, branca, primigesta, feto único, IG 30 semanas (corrigida pela ecografia do 1º trimestre). Paciente está em acompanhamento de pré-natal em UBS e foi encaminhada ao centro de Medicina Fetal por conta da suspeita de ventriculomegalia e hepatoesplenomegalia observados em ultrassonografia (USG) de rotina do 3º trimestre. Diante das alterações encontradas, foi realizada uma avaliação morfológica detalhada associada à neurossonografia fetal.

Exame físico geral: BEG, corada, eupneica, vigil, orientada. PA 110 × 70 mmHg, FC 76 bpm. Peso 70 kg; altura 1,60 m.

Exame obstétrico: abdome gravídico com AU 30 cm; feto único, situação longitudinal, apresentação cefálica com dorso à direita. BCF 144 bpm (ao sonar).

Exame ultrassonográfico: ventriculomegalia e calcificações periventriculares bilateral, hepatoesplenomegalia, diminuição do parênquima cerebral e circunferência craniana abaixo de dois desvios-padrão da média, configurando risco para microcefalia. Peso, líquido amniótico e doppler normais.

1. **Quais são os diagnósticos obstétricos?**
2. **Qual é a sua conduta?**

INTRODUÇÃO

O citomegalovírus (CMV) é um herpesvírus constituído de DNA que infecta a maioria dos seres humanos e é considerado o agente etiológico mais comum de infecção congênita e perinatal.[1] Estima-se que o CMV congênito seja uma causa significativa de perda auditiva neurossensorial e atraso no desenvolvimento neuropsicomotor, acometendo 1 em 750 dos recém-nascidos (RN) vivos.[2]

EPIDEMIOLOGIA

A infecção pelo CMV é endêmica e sem variação sazonal. A Sociedade de Medicina Materno Fetal (SMMF) evidenciou que a prevalência de RN com infecção por CMV no Brasil corresponde a 1,08%.[3] Dados epidemiológicos de regiões distintas do mundo demonstram que a infecção pelo CMV apresenta maior prevalência em países em desenvolvimento, alcançando em torno de até 85% de imunidade em gestantes com baixo nível socioeconômico.[4]

O risco de infecção primária por CMV em gestantes é de aproximadamente 1 a 4% e, como em outros sorotipos de herpes-vírus, pode ocorrer a reativação por uma infecção latente de CMV ou por exposição a uma nova cepa viral distinta. Dessa forma, o contato prévio com o CMV não garante proteção imunológica,[5] sendo a probabilidade de reativação da doença de 0,5 a 2%.

Infecções primárias em gestantes apresentam maior risco de transmissão intraútero fetal, alcançando até 50% dos casos e elevando o risco de comprometimento fetal grave. Dos fetos infectados por infecção primária, 10 a 15% desenvolverão sintomatologia da doença e por volta de 90% destes apresentarão sequelas graves.[4]

Um fator de risco importante para a infecção materna é a exposição a crianças pequenas, especialmente menores de dois anos de idade, uma vez que elas apresentam secreção prolongada do vírus na saliva e na urina.[6] Outros fatores de risco descritos associados à doença são: citologia cervicovaginal alterada,[4] primeira gravidez antes dos 15 anos,[4] antecedente de infecção sexualmente transmissível (IST),[4] multiparidade,[4] e pessoas de etnia negra.[7]

De acordo com a SMMF e com a American College of Obstetricians and Gynecologists (ACOG), o rastreamento sorológico universal do CMV em gestantes não é recomendado, uma vez que ainda não há consenso na literatura acerca do seu prognóstico e efetividade de tratamento.[2] Estudos mostram que apesar da possibilidade de detecção da doença, é baixa a acurácia para predizer as sequelas fetais após a infecção.[8]

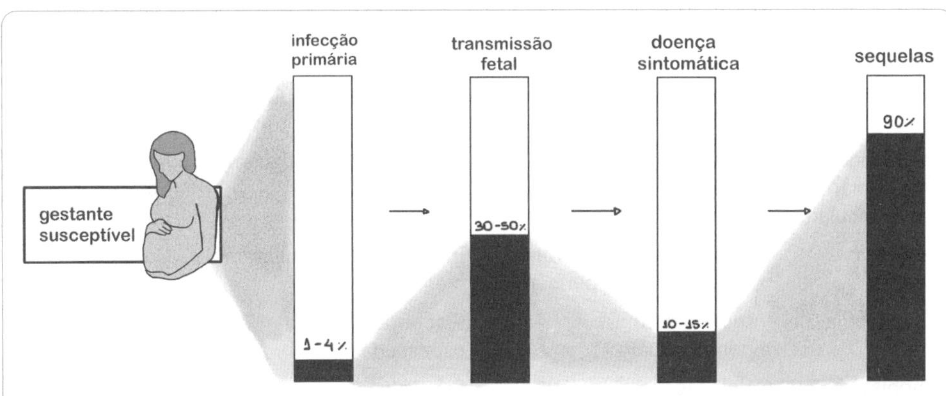

FIGURA 1 História natural da infecção primária por citomegalovírus.
Fonte: adaptada de Fernandes, 2018.[4]

QUADRO CLÍNICO

Na infecção primária, o organismo, diante do vírus, desencadeia uma resposta humoral inicialmente por meio da imunoglobulina IgM específica anti-CMV. Após cerca de 30 a 60 dias, haverá a conversão da imunoglobulina IgM para IgG. O CMV permanece então na forma latente, e sua reativação poderá ocorrer a depender do estado imunológico do paciente. Caso ocorra a reativação da doença ou nova exposição por uma cepa distinta, considera-se uma infecção secundária ou recorrente.[4]

A infecção primária do CMV em gestantes com função imunológica normal é assintomática em aproximadamente 90% dos casos, mas pode se manifestar com sintomas similares a um quadro viral, com febre, tosse, faringite, mialgia, fadiga e cefaleia.[9] Além disso, também podem apresentar leucocitose com predomínio de linfócitos e função hepática alterada.[10]

Infecções secundárias normalmente cursam com menos sintomas e, em muitos casos, podem ser assintomáticas. Porém, apesar de raros, quadros graves podem ocorrer, ocasionando inclusive sequelas no feto. Portanto, gestantes soropositivas não estão isentas de riscos e podem reinfectar e transmitir o CMV.[11]

A transmissão do vírus ocorre pelo contato com fluidos infectados, como saliva, sangue, sêmen, urina e secreções nasofaríngeas. Na gestação, os fetos podem ser infectados por via transplacentária (transmissão vertical), via canal de parto ou amamentação. Infecções primárias apresentam maior risco de transmissão fetal e, consequentemente, maior risco de sequelas quando comparadas às infecções recorrentes.[12]

Os fetos com infecção congênita costumam ser assintomáticos, mas podem apresentar diversas manifestações clínicas, como hepatoesplenomegalia, ascite, intestino hiperecogênico, calcificações hepáticas, icterícia colestática, anemia hemolítica e púrpura trombocitopênica. Alterações cardíacas podem estar presentes, como cardiomegalia e derrame pericárdico, assim como alterações do sistema nervoso central (SNC), como calcificações intracranianas periventriculares, ventriculomegalia e microcefalia.[4]

QUADRO 1 Manifestações clínicas da infecção congênita pelo citomegalovírus

Neurológicas	Abdominais	Cardíacas	Placentárias	Líquido amniótico	Outros
Calcificações intracranianas periventriculares	Hepatoesplenomegalia	Cardiomegalia	Placenta pequena	Oligoâmnio	Restrição de crescimento uterino
Ventriculomegalia	Ascite	Derrame pericárdico	Placentomegalia	Polidrâmnio	Coriorretinite
Microcefalia	Intestino fetal hiperecogênico		Placenta espessada		Icterícia colestática
Hipoplasia cerebelar	Calcificações hepáticas		Placenta heterogênea		Anemia hemolítica
Cisterna magna alargada			Calcificações placentárias		Púrpura trombocitopênica

Fonte: Fernandes, 2018.[4]

Além disso, os fetos podem apresentar restrição de crescimento fetal, hidropsia, oligoâmnio ou polidrâmnio e placenta pequena ou placentomegalia. A coriorretinite e as perdas auditivas também podem se manifestar. Os RN podem evoluir com perda auditiva neurossensorial, deficiência intelectual, psicomtora e visual.[13]

Deve-se ressaltar que as malformações fetais são mais graves quando são adquiridas em estágios iniciais da gestação, notadamente até 20 semanas. Por outro lado, a taxa de transmissão vertical aumenta de acordo com a idade gestacional, ou seja, gestantes no terceiro trimestre apresentam maior risco de transmitir o vírus para os fetos quando comparadas às gestantes do primeiro trimestre.[14]

DIAGNÓSTICO

O diagnóstico materno é feito principalmente por meio de exames sorológicos, especialmente o ELISA, quando há indicação de investigação. Gestantes que têm contato direto com crianças, que manifestaram sintomas gripais ou que apresentaram alterações ultrassonográficas sugestivas de infecção congênita, são candidatas a receber investigação.[2]

Ao realizar o teste sorológico, a infecção primária pelo CMV é definida pela soroconversão do anticorpo IgM anti-CMV, que pode, inclusive, permanecer positivo por até 1 ano, de forma residual. Infecções secundárias, por outro lado, ocorrem quando há aumento dos títulos de IgG ou nova soroconversão de IgM com IgG previamente positivo.[1]

Para uma melhor avaliação do padrão imunológico no caso de ambos os anticorpos virem positivos, é indicado realizar o teste de avidez, que mede a força entre a ligação antígeno-anticorpo. Infecções mais recentes, com 3 a 4 meses de evolução, apresentam fraca avidez, ou seja, uma baixa afinidade entre o antígeno e os anticorpos IgG recém-sintetizados.[15] Infecções mais tardias apresentarão alta avidez, com IgG com alta afinidade com o antígeno.[16,17] Os valores de corte para os testes de avidez não apresentam uma referência bem estabelecida, uma vez que eles variam de acordo com o *kit* utilizado.[18]

Deve-se considerar que o anticorpo IgM em alguns casos será falso-positivo, uma vez que ele pode positivar em outras doenças, como Epstein-Barr-virus.[19] Dessa forma, a análise sorológica deve considerar tanto o padrão do IgM quanto do IgG para um diagnóstico mais acurado. Idealmente, quando apenas o IgM estiver positivo, deve-se realizar novo teste em 15 dias. Caso o IgG mantenha-se negativo, indica falso-positivo; caso haja soroconversão de IgG, indica infecção primária. Por fim, destaca-se que a soroconversão não implica necessariamente em transmissão vertical para o feto, inclusive, na maioria dos casos, isso não ocorre.

Se ambos os anticorpos vierem negativos, como a gestante está suscetível a infecções, idealmente deve-se realizar sorologias mensalmente até a 18ª semana de gestação. Infecções latentes, com IgM negativo e IgG positivos, também devem ser monitoradas, uma vez que a gestante poderá ser reinfectada.

Como diagnósticos diferenciais para infecção materna, tem-se: síndromes gripais e *mono-like*, como Epstein-Barr-Vírus, rubéola, toxoplasmose, infecção aguda por HIV, entre outras.

O diagnóstico da infecção fetal é feito inicialmente por meio da ultrassonografia (USG), que pode detectar anormalidades sugestivas de infecção congênita do CMV. Alterações no sistema nervoso central, como calcificações cerebrais, podem estar presentes em até 17% dos casos,[3] porém um número importante dos fetos infectados não apresenta nenhuma particularidade ecográfica.

Os achados na USG podem ser identificados durante o pré-natal de rotina ou podem ser feitos em casos em que há suspeita de infecção materna. Esse exame, apesar de pouco invasivo, apresenta baixa sensibilidade e seu resultado sem alterações não prediz um desfecho de neurodesenvolvimento normal.[20] Além disso, apenas um terço dos casos os achados ultrassonográficos predizem infecção congênita sintomática.[21]

Caso haja necessidade de prosseguir com a investigação, a amniocentese é o exame de escolha.[22] Com a coleta do líquido amniótico, pode-se realizar cultura viral ou PCR para confirmação da infecção, sendo este último considerado o exame ideal, com sensibilidade que varia entre 77 a 100%.[23] Porém, se o resultado do PCR vier positivo, não significa que o RN terá obrigatoriamente complicações e anomalias.[4] Para que se

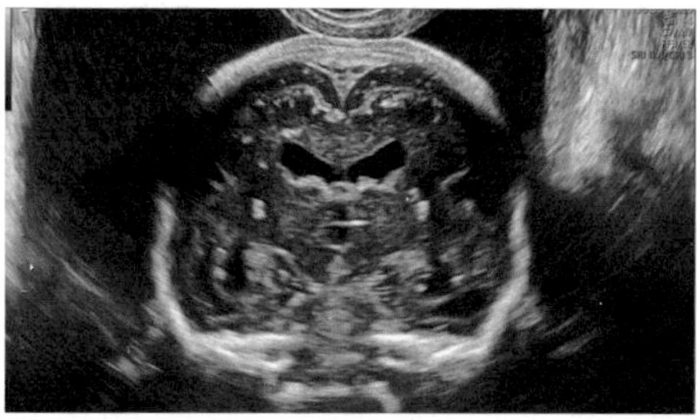

FIGURA 2 Imagem ultrassonográfica de cérebro fetal com diagnóstico de citomegalovírus. Ultrassonografia com corte coronal do cérebro (plano transtalâmico) evidenciando focos hiperecogênicos no parênquima cerebral.
Fonte: acervo do autor.

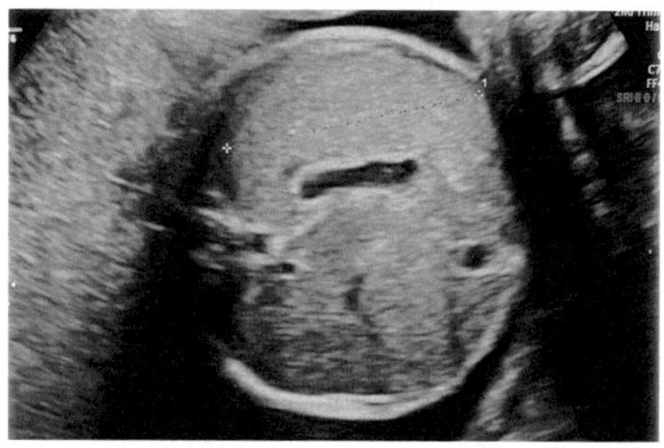

FIGURA 4 Imagem ultrassonográfica do abdome fetal com diagnóstico de citomegalovírus. Ultrassonografia com corte axial do abdome fetal evidenciando esplenomegalia.
Fonte: acervo do autor.

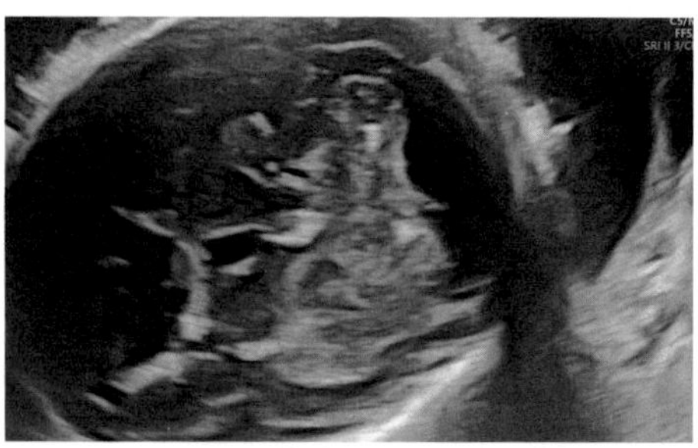

FIGURA 3 Imagem ultrassonográfica do cérebro fetal com diagnóstico de citomegalovírus. Ultrassonografia com corte axial do cérebro (plano transcerebelar) mostrando focos hiperecogênicos no cerebelo e aumento da cisterna magna.
Fonte: acervo do autor.

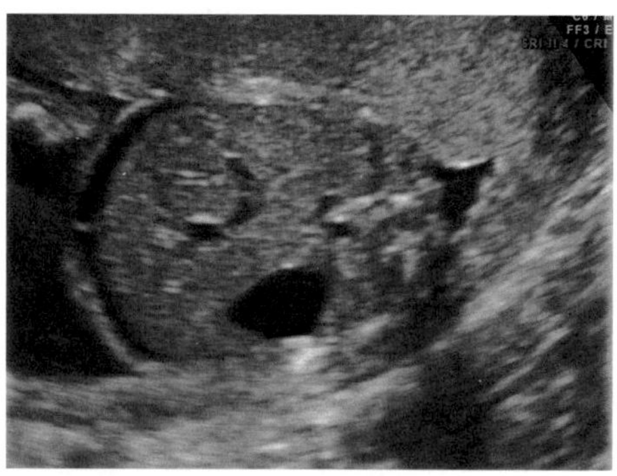

FIGURA 5 Imagem ultrassonográfica do abdome fetal com diagnóstico de citomegalovírus. Ultrassonografia com corte axial do abdome fetal mostrando ascite leve.
Fonte: acervo do autor.

tenha melhores resultados, é recomendado que a amniocentese seja feita pelo menos seis semanas após a infecção materna e após 21 semanas de gestação.[3]

> **AMNIOCENTESE**
>
> Pelo menos 6 semanas após a infecção materna
>
> *e*
>
> após 21 semanas de gestação.

Por fim, os diagnósticos diferenciais para a infecção congênita pelo CMV incluem as chamadas TORCHES, doenças que cursam com quadro clínico similar. Podem-se citar: toxoplasmose, sífilis, varicela-zóster, zika vírus, rubéola e herpes simples. Caso haja suspeita de alguma dessas infecções, todas devem ser consideradas e, caso necessário, investigadas.[24]

CONDUTA

O tratamento mais atual, de acordo com uma revisão narrativa publicada em 2024, inclui o uso dos antivirais valaciclovir e ganciclovir, ambos atuando ao inibir a síntese de DNA viral. O valaciclovir está indicado nos casos de infecção materna primária diagnosticados no início da gravidez, idealmente até a 18ª semana de gestação, para evitar a transmissão vertical. Além disso, pode ser utilizado também em gestantes com sorologia ou PCR no líquido amniótico positivos associado a alterações ultrassonográficas sugestivas de CMV.[25]

O ganciclovir, por outro lado, mostrou-se eficaz no tratamento de neonatos que apresentaram ao nascimento comprometimento do SNC, hepatite, pneumonia ou trombocitopenia. O antiviral diminui as sequelas a longo prazo, em especial a perda auditiva.[26] Porém, deve-se atentar a seus possíveis efeitos colaterais, dentre elas a toxicidade renal e a possibilidade de causar neutropenia.

Ademais, as imunoglobulinas específicas contra a citomegalovirose parecem ser uma opção de tratamento, porém estudos indicam que tal medicamento não diminui a incidência de infecção, quando comparada com placebo.[27]

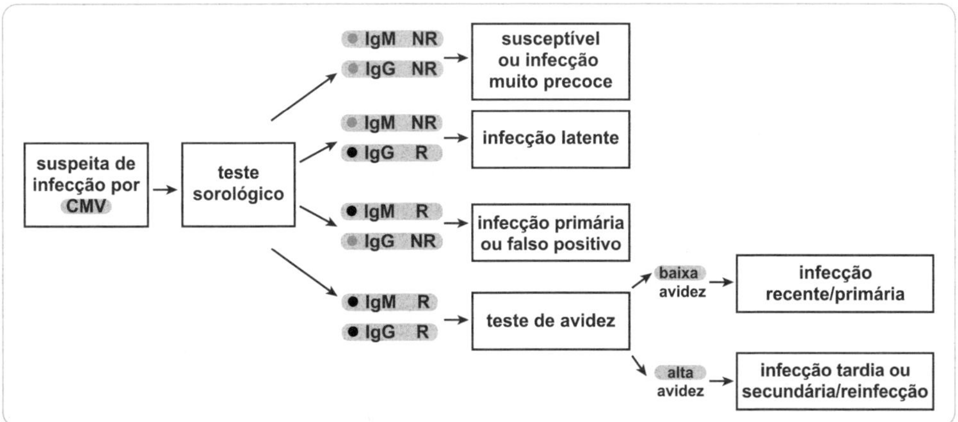

FIGURA 6 **Fluxograma de diagnóstico sorológico de citomegalovírus.**
CMV: citomegalovírus; NR: não reagente; R: reagente.
Fonte: autoria própria.

Outra forma de diminuir o risco de transmissão vertical consiste em medidas de prevenção, que podem reduzir o risco de infecção materna.[28] Realizar higiene adequada das mãos, evitar o contato com grupos de risco e outras medidas exemplificadas no Quadro 2 se mostraram eficazes na prevenção contra o CMV.[29]

Além das medidas citadas, é fundamental no período pré-natal indicar as vacinas disponíveis para prevenir outras infecções. Concomitantemente, em caso de gestantes suscetíveis a CMV, repetir as sorologias periodicamente para acompanhamento e realizar outros exames quando necessário.

É importante destacar que a infecção aguda por CMV pode ser transmissível através da amamentação, sendo importante considerar seus riscos e benefícios. No caso de RN a termo, a amamentação deve ser recomendada, exceto quando a mãe apresentar IgG positivo. Em RN com idade gestacional < 32 semanas ou peso ≤ 1,5 kg, a amamentação é contraindicada. Neste caso, deve-se ofertar preferencialmente leite materno pasteurizado e, quando não disponível, fórmula artificial.

QUADRO 2 Medidas de prevenção para gestantes ou mulheres que desejam engravidar

Lavar as mãos com água e sabão por 15-20 segundos, principalmente após contato com fraldas ou secreções salivares e nasais de crianças.
Evitar beijar crianças menores de 6 anos na boca e bochecha.
Evitar compartilhar comidas, bebidas e utensílios (garfos, facas, colheres) com crianças.
Lavar objetos e outras superfícies que entram em contato com secreções salivares e nasais de crianças.

Fonte: adaptado de Centers for Disease Control and Prevention (CDC). Cytomegalovirus (CMV) and Congenital CMV Infection. [Atualizado em 19 de julho de 2024]. Atlanta, GA: U.S. Department of Health and Human Services, CDC; Disponível em: https://www.cdc.gov/cmv/index.html. Acesso em jun. 2025.

PROGNÓSTICO

Anormalidades ecográficas, especialmente cerebrais, como calcificações intraventriculares, consistem em fator prognóstico, porém ainda sem valor estabelecido. Vale ressaltar, contudo, que a ausência de anormalidades não indica prognóstico favorável.[8]

Marcadores virais, como imunoglobulina M, e não virais, como nível sérico de plaquetas, apresentam discordância na literatura em relação ao seu valor prognóstico, sendo necessários, portanto, mais estudos para elucidar tais marcadores e sua relação com o desfecho perinatal de infecção.[30,31]

COMENTÁRIOS SOBRE O CASO CLÍNICO

Trata-se de uma paciente jovem, no terceiro trimestre da gestação, primigesta, encaminhada ao centro de medicina fetal por conta da suspeita de ventriculomegalia e hepatoesplenomegalia observados em USG de rotina do terceiro trimestre.

O diagnóstico obstétrico de normalidade é a primigestação de feto único com idade gestacional de 30 semanas. O diagnóstico obstétrico patológico pregresso é ausente e o diagnóstico clínico cirúrgico é desconhecido. O diagnóstico obstétrico patológico atual inclui uma possível doença infecciosa congênita, uma vez que a USG apresenta os seguintes achados: ventriculomegalia e calcificações periventriculares bilateral, hepatoesplenomegalia, diminuição do parênquima cerebral e circunferência craniana abaixo de dois desvios-padrão da média, configurando risco para microcefalia.

A conduta deve ser solicitar sorologias para doenças infecciosas congênitas, como CMV, rubéola, sífilis, toxoplasmose e herpes simples. A depender dos resultados das sorologias, avaliar a possibilidade de realizar amniocentese para melhor avaliação do quadro, podendo ser utilizado PCR ou cultura da amostra. Por fim, caso seja necessário, discutir com a equipe de infectologia possíveis tratamentos para o feto.

PERSPECTIVAS FUTURAS

Atualmente não existem vacinas disponíveis para prevenir a infecção pelo CMV, apesar dos inúmeros estudos acerca do tema. Em um estudo de fase 2, randomizado e duplo cego, uma vacina de glicoproteína B apresentou 50% de eficácia em prevenir a infecção pelo vírus.[32] Outro estudo, ao analisar a mesma vacina, concluiu que ela é capaz de aumentar a produção de anticorpos e de células T CD4 em pacientes previamente soropositivas.[33]

DEFINIÇÕES IMPORTANTES DO CAPÍTULO

- **Infecção primária**: primeira resposta imunológica contra o CMV.
- **Infecção secundária/recorrente/reinfecção**: reativação da doença ou nova infecção por uma cepa distinta.
- **Teste de avidez**: indica a força de ligação entre antígeno e anticorpo. Testes com baixa avidez estão relacionados à infecção mais recente; testes com alta avidez indicam infecção mais antiga.

QUESTÕES

1. (Heci 2021 – adaptada) Em relação às infecções por citomegalovírus (CMV) durante a gravidez, assinale a alternativa INCORRETA:

A. O CMV é um vírus de DNA ubíquo. Tal como acontece com outros herpes-vírus, torna-se latente após uma infecção primária, mas pode ser reativado com nova disseminação viral.
B. O CMV é a infecção viral congênita mais comum, com prevalência de nascimento de 0,48 a 1,30% nas últimas décadas, sendo que a maioria dos recém-nascidos (RN) com essa infecção, é assintomática.
C. As mulheres grávidas imunocompetentes com infecção por CMV devem receber cuidados de suporte para alívio sintomático, conforme necessário, sendo que, o uso de medicamentos antivirais é raramente indicado e os medicamentos disponíveis como o ganciclovir, foscarnet e o cidofovir não demonstraram diminuir a transmissão perinatal e, ainda, as informações sobre os riscos fetais são limitadas.
D. Os achados clínicos em RN sintomáticos incluem, pequeno para a idade gestacional, microcefalia, ventriculomegalia, coriorretinite, icterícia, hepatoesplenomegalia, trombocitopenia e petéquias, e a taxa de mortalidade entre os RN sintomáticos é de aproximadamente 80%.

Resposta correta: alternativa D.
Justificativa: a grande maioria dos fetos infectados são assintomáticos, com apenas 10-15% dos recém-nascidos apresentando sintomas. A taxa de mortalidade entre os sintomáticos é por volta de 30%.

2. (Einstein 2023) Primigesta, 15 anos, com pré-natal tardio, dá à luz um recém-nascido com 38 semanas e peso de 1.894 g. Ao exame na sala de parto observou-se hepatoesplenomegalia, petéquias e púrpuras por todo o corpo. A criança evoluiu com icterícia precoce e a ultrassonografia transfontanela indicou calcificações periventriculares. Entre as seguintes hipóteses diagnósticas, a mais provável para esse recém-nascido é:

A. Toxoplasmose congênita.
B. Sífilis congênita.
C. Infecção pelo vírus Zika.
D. Infecção pelo citomegalovírus.

Resposta correta: alternativa D.
Justificativa: recém-nascido pequeno para a idade gestacional, com hepatoesplenomegalia, petéquias, púrpura, icterícia e calcificações periventriculares. Tais características são típicas da infecção congênita pelo CMV.

3. (SES-DF 2020) Uma criança de três meses de idade, avaliada em consulta de puericultura, é classificada, pelas curvas de crescimento da Organização Mundial da Saúde, como portadora de muito baixo peso e com perímetro cefálico abaixo do esperado para a idade. É internada para investigação do quadro, sendo solicitada tomografia de crânio que demonstrou calcificações intracranianas periventriculares. Acerca desse caso clínico e considerando os conhecimentos médicos correlatados, julgue o item a seguir. O rastreio dessa infecção durante a gestação é preconizado pelas diretrizes do Ministério da Saúde.

A. Certo.
B. Errado.

Resposta correta: alternativa B.
Justificativa: trata-se de um caso de infecção congênita pelo CMV, uma vez que os achados incluem muito baixo peso, perímetro cefálico abaixo do esperado para a idade e calcificações periventriculares. O rastreio não é recomendado tanto pelo Ministério da Saúde como pela SFFM e ACOG, já que não há um consenso acerca do seu prognóstico e efetividade do tratamento.

4. (Unifesp 2019) Você atende uma parturiente com idade gestacional de 39 semanas, sem alterações no exame clínico, que foi tratada adequadamente para sífilis, antes da gestação. As sorologias realizadas no primeiro trimestre mostram os seguintes resultados: toxoplasmose, citomegalovírus e rubéola – IgG positiva e IgM negativa; hepatite B – HBsAg negativo e anti-HBs positivo. A sorologia para sífilis realizada no terceiro trimestre mostrou VDRL negativo e hemaglutinação indireta positiva. Com esses resultados podemos afirmar que o recém-nascido tem risco de apresentar infecção congênita por qual dos seguintes agentes?

A. *Treponema pallidum.*
B. *Toxoplasma gondii.*
C. Vírus da rubéola.
D. Citomegalovírus.
E. Vírus da hepatite B.

Resposta correta: alternativa C.
Justificativa: o contato prévio com o CMV, diferente de outras TORCHE como toxoplasmose e rubéola, não garante proteção imunológica. Nesse caso, tem-se uma gestante com o perfil IgG positivo e IgM negativa, ou seja, apesar da paciente já ter sido exposta ao vírus, ainda apresenta risco de reinfecção, e consequentemente, risco de transmitir o CMV para o feto.

5. (Heci 2022) Em relação às infecções fetais, é CORRETO afirmar que:

A. A suspeita de placentite pode ocorrer devido a elevação da leucocitose moderada, observada logo após o relato de eliminação secreção vaginal, algo purulenta.
B. Os achados ecográficos, como a diminuição do líquido amniótico, após a 32ª semana de gestação, em associação à diminuição dos movimentos fetais são importantes no diagnóstico de infecção fetal por citomegalovírus.
C. Todos os casos de suspeita de infecção congênita devem ser avaliados no período neonatal, pois a propedêutica durante a gravidez ainda tem baixa eficiência diagnóstica.
D. A presença de IgM específica no sangue fetal tem valor importante para o diagnóstico de infecção fetal, porém, deve-se proceder sua repetição em duas semanas.

Resposta correta: alternativa C.
Justificativa: o diagnóstico do CMV no feto se dá pelas alterações ultrassonográficas sugestivas associadas a um resultado positivo na amniocentese, que deve ser feita preferencialmente pelo menos seis semanas após a infecção materna e após 21 semanas de gestação. Além disso, não é recomendado repetir a dosagem de IgM no sangue fetal para confirmação diagnóstica.

REFERÊNCIAS

1. Ssentongo P, Hehnly C, Birungi P, Roach MA, Spady J, Fronterre C, et al. Congenital cytomegalovirus infection burden and epidemiologic risk factors in countries with universal screening: a systematic review and meta-analysis. JAMA Netw Open. 2021; 4:e2120736.
2. Vos B, Noll D, Whittingham J, Pigeon M, Bagatto M, Fitzpatrick EM. Cytomegalovirus-a risk factor for childhood hearing loss: a systematic review. Ear Hear. 2021;42(6):1447-61.
3. Society for Maternal-Fetal Medicine (SMFM), Hughes BL, Gyamfi-Bannerman C. Diagnosis and antenatal management of congenital cytomegalovirus infection. Am J Obstet Gynecol. 2016;214(6):B5-B11.
4. Fernandes CE, Sá MFS. Febrasgo – Tratado de obstetrícia. Rio de Janeiro: Guanabara Koogan; 2018.
5. Pesch MH, Saunders NA, Abdelnabi S. Cytomegalovirus infection in pregnancy: prevention, presentation, management and neonatal outcomes. J Midwifery Womens Health. 2021;66(3):397-402.
6. Rawlinson WD, Boppana SB, Fowler KB, Kimberlin DW, Lazzarotto T, Alain S, et al. Congenital cytomegalovirus infection in pregnancy and the neonate: consensus recommendations for prevention, diagnosis, and therapy. Lancet Infect Dis. 2017;17(6): e177-e188.
7. Fowler KB, Ross SA, Shimamura M, Ahmed A, Palmer AL, Michaels MG, et al. Racial and ethnic differences in the prevalence of congenital cytomegalovirus infection. J Pediatr. 2018;200:196-201.e1.
8. Tavares MV, Domingues AP, Tavares M, Malheiro E, Tavares F, Moura P. Citomegalovírus: existe lugar para o rastreio durante a gravidez? Acta Med Port. 2011;24(Suppl 4):1003-108.
9. Cunningham FG, Leveno KJ, Bloom SL, Dashe JS, Hoffman BL, Casey BM, Spong CY. Obstetrícia de Williams. 25 ed. São Paulo: McGraw Hill Brasil; 2021.
10. Leruez-Ville M, Foulon I, Pass R, Ville Y. Cytomegalovirus infection during pregnancy: state of the science. Am J Obstet Gynecol. 2020;223(3):330-49.
11. Sartori P, Egloff C, Hcini N, Fellous CV, Périllaud-Dubois C, Picone O, et al. Primary, secondary, and tertiary prevention of congenital cytomegalovirus infection. Viruses. 2023;15(4):819.
12. Raynor EM, Martin HL, Poehlein E, Lee HJ, Lantos P. Impact of maternal cytomegalovirus seroconversion on newborn and childhood hearing loss. Laryngoscope Investig Otolaryngol. 2022;7(5):1626-33.
13. Boucoiran I, Yudin M, Poliquin V, Caddy S, Gantt S, Castillo E. Guideline n. 420: Cytomegalovirus infection in pregnancy. J Obstet Gynaecol Can. 2021; 43(7):893-908.
14. Chatzakis C, Ville Y, Makrydimas G, Dinas K, Zavlanos A, Sotiriadis A. Timing of primary maternal cytomegalovirus infection and rates of vertical transmission and fetal consequences. Am J Obstet Gynecol. 2020;223(6):870-883.e11.
15. Prince HE, Lapé-Nixon M. Role of cytomegalovirus (CMV) IgG avidity testing in diagnosing primary CMV infection during pregnancy. Clin Vaccine Immunol. 2014;21(10):1377-84.

16. Enders G, Daiminger A, Bäder U, Exler S, Schimpf Y, Enders M. The value of CMV IgG avidity and immunoblot for timing the onset of primary CMV infection in pregnancy. J Clin Virol. 2013;56(2):102-7.
17. Karageorgou I, Kossyvakis A, Jiménez J, Garcia I, Mentis AA. Cytomegalovirus DNA detection in pregnant women with a high IgG avidity index: a valuable tool for diagnosing non-primary infections? J Matern Fetal Neonatal Med. 2022;35(25):9399-405.
18. Revello MG, Genini E, Gorini G, Klersy C, Piralla A, Gerna G. Comparative evaluation of eight commercial human cytomegalovirus IgG avidity assays. J Clin Virol. 2010;48(4):255-9.
19. Fitzpatrick D, Holmes NE, Hui L. A systematic review of maternal TORCH serology as a screen for suspected fetal infection. Prenat Diagn. 2022;42(1):87-96.
20. Lazzarotto T, Guerra B, Gabrielli L, Lanari M, Landini MP. Update on the prevention, diagnosis and management of cytomegalovirus infection during pregnancy. Clin Microbiol Infect. 2011;17(9):1285-93.
21. Guerra B, Simonazzi G, Puccetti C, Lanari M, Farina A, Lazzarotto T, et al. Ultrasound prediction of symptomatic congenital cytomegalovirus infection. Am J Obstet Gynecol. 2008;198(4):380.e1-380.e3807.
22. Azam AZ, Vial Y, Fawer CL, Zufferey J, Hohlfeld P. Prenatal diagnosis of congenital cytomegalovirus infection. Obstet Gynecol. 2001;97(3):443-8.
23. Liesnard C, Donner C, Brancart F, Gosselin F, Delforge ML, Rodesch F. Prenatal diagnosis of congenital cytomegalovirus infection: prospective study of 237 pregnancies at risk. Obstet Gynecol. 2000;95(6 Pt 1):881-8.
24. Neu N, Duchon J, Zachariah P. TORCH infections. Clin Perinatol. 2015;42(1):77-103.
25. Pontes KFM, Nardozza LMM, Peixoto AB, Werner H, Tonni G, Granese R, et al. Cytomegalovirus and pregnancy: a narrative review. J Clin Med. 2024; 13(2):640.
26. Kimberlin DW, Lin CY, Sánchez PJ, Demmler GJ, Dankner W, Shelton M, et al. Effect of ganciclovir therapy on hearing in symptomatic congenital cytomegalovirus disease involving the central nervous system: a randomized, controlled trial. J Pediatr. 2003;143(1):16-25.
27. Hughes BL, Clifton RG, Rouse DJ, Saade GR, Dinsmoor MJ, Reddy UM, et al. A trial of hyperimmune globulin to prevent congenital cytomegalovirus infection. N Engl J Med. 2021;385(5):436-44.
28. Tol I, Heath PT, Khalil A. Prevention strategies for congenital cytomegalovirus infection. Curr Opin Infect Dis. 2021;34(5):546-551.
29. Barber V, Calvert A, Vandrevala T, Star C, Khalil A, Griffiths P, et al. Prevention of acquisition of cytomegalovirus infection in pregnancy through hygiene-based behavioral interventions: a systematic review and gap analysis. Pediatr Infect Dis J. 2020; 39(10):949-54.
30. Fabbri E, Revello MG, Furione M, Zavattoni M, Lilleri D, Tassis B, et al. Prognostic markers of symptomatic congenital human cytomegalovirus infection in fetal blood. BJOG. 2011;118(4):448-56.
31. Romanelli RM, Magny JF, Jacquemard F. Prognostic markers of symptomatic congenital cytomegalovirus infection. Braz J Infect Dis. 2008;12(1):38-43.
32. Pass RF, Zhang C, Evans A, Simpson T, Andrews W, Huang ML, et al. Vaccine prevention of maternal cytomegalovirus infection. N Engl J Med. 2009; 360(12):1191-9.
33. Sabbaj S, Pass RF, Goepfert PA, Pichon S. Glycoprotein B vaccine is capable of boosting both antibody and CD4 T-cell responses to cytomegalovirus in chronically infected women. J Infect Dis. 2011;203(11): 1534-41.

31

Toxoplasmose e gestação

Luísa Carlin dos Anjos
Fernando Moreira de Andrade

INTRODUÇÃO

A toxoplasmose é uma protozoose, doença ocasionada pelo protozoário intracelular chamado *Toxoplasma gondii*. Primoinfecções por esse protozoário são mais comuns na infância e na adolescência, no entanto, quando a primeira infecção ocorre durante a gestação, existe o risco de transmissão para o feto e, portanto, alguns cuidados extras são necessários para que o feto gestado não fique sujeito à infecção e a acometimentos associados.

Considerando as particularidades dessa infecção durante a gestação, torna-se essencial o acompanhamento da gestante e do feto desde o momento em que a gravidez é descoberta até os exames solicitados no último trimestre do pré-natal.

CASO CLÍNICO

M.V.F., 32 anos, branca, natural e procedente de São Paulo, primigesta, feto único, IG 15 semanas, chega à Unidade Básica de Saúde para consulta de pré-natal. Nega queixas atuais, mas refere não ter realizado os exames de primeiro trimestre.

O médico da UBS solicita os exames necessários, entre eles, sorologia para toxoplasmose e USG obstétrica.

Exame físico geral: BEG, corada, hidratada, eupneica. Peso: 70 kg; altura: 1,62 cm.

Exame obstétrico: abdome gravídico, com presença de linha nigra, AU 11 cm; feto longitudinal, dorso à direita, apresentação pélvica; BCF 132 bpm.

Na consulta seguinte, a paciente traz o resultado dos exames. Na sorologia para *Toxoplasma gondii*, detectou-se IgM positivo e IgG positivo. Na USG fetal, o laudo apresentou dilatação leve dos ventrículos cerebrais fetais.

1. **Quais são os diagnósticos obstétricos?**
2. **Quais exames solicitaria para prosseguir a investigação do caso?**
3. **Qual é a sua conduta?**

EPIDEMIOLOGIA

A infecção ocasionada pelo *Toxoplasma gondii* está disseminada por todo o mundo, mas é possível detectar diferenças de prevalência a depender da área geográfica dentro de um mesmo país. Não existe comprovação do motivo para as diferenças dentro de um mesmo território, no entanto, sabe-se que hábitos culturais e de higiene podem ter grande influência na disseminação da infecção. Os hábitos adotados em cada região do mundo afetam, não só as taxas de contaminação, mas também a forma como ocorre.[1]

O toxoplasma é um parasita intracelular obrigatório que pode se apresentar na forma de esporozoítas (presentes nas fezes de hospedeiros definitivos – família dos Felídeos), taquizoítas (forma com alta taxa de multiplicação, ocorre na fase aguda da infecção) ou bradizoítas (forma de multiplicação lenta, ocorre nos cistos intrateciduais).[1]

A partir da análise do ciclo de vida do *Toxoplasma gondii* (Figura 1), é possível inferir os meios de contágio mais prevalentes: ingestão de água e alimentos contaminados, contato com fezes de gato contaminadas com oocistos do protozoário ou ingestão de carne de carneiro crua contaminada com bradizoítas. Durante a gestação, além das formas de contágio citadas, pode ocorrer a transmissão vertical gestante-feto através da placenta, que acontece, principalmente, na fase aguda de infecção.[1]

No Brasil, a toxoplasmose é uma doença de notificação compulsória. O monitoramento com notificação deve ser semanal para as esferas municipal, estadual e federal. A partir da avaliação dos casos notificados e dos contatos próximos, é possível determinar os locais em que a contaminação ocorre mais frequentemente e quais são os principais grupos vulneráveis, possíveis fatores de risco que predispõem ao contágio e, por meio do acompanhamento dessas informações, pode-se orientar medidas profiláticas e evitar novos casos.[2]

PROFILAXIA

Considerando-se as formas mais comuns de transmissão, algumas medidas de prevenção e controle da disseminação do *Toxoplasma gondii* devem ser tomadas.

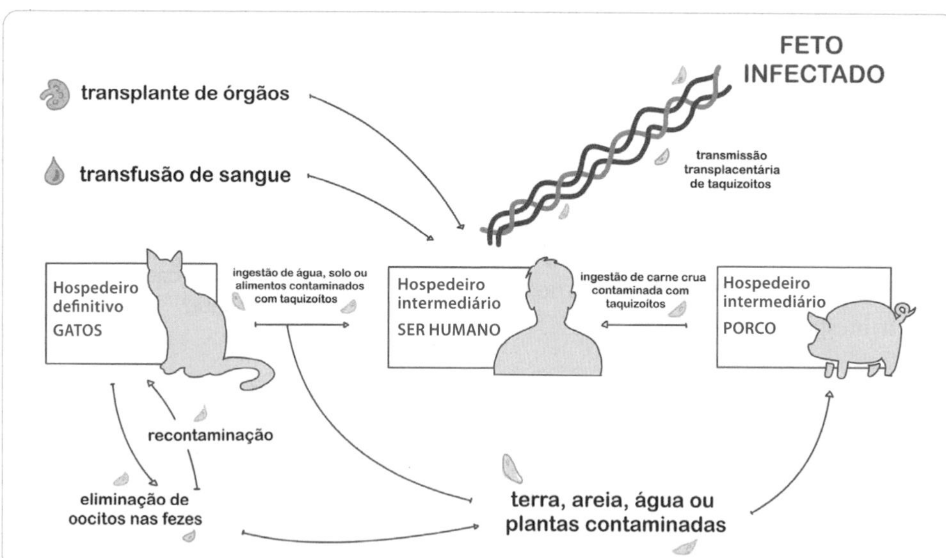

FIGURA 1 Ciclo de vida do *Toxoplasma gondii*.
Fonte: autoria própria.

Todas as gestantes, suscetíveis ou não a uma primoinfecção, devem ser orientadas sobre as principais medidas de higiene e adequação de dieta durante a gestação: evitar contato com gatos ou possíveis objetos contaminados por suas fezes, não ingerir carne ou ovos crus ou mal cozidos, além de utilizar luvas para manipular esses alimentos quando ainda crus, dar preferência para as carnes congeladas, beber apenas água filtrada, lavar adequadamente as frutas, verduras e legumes retirando as sujidades de forma química e mecânica (para retirar possíveis oocistos), alimentar gatos domésticos apenas com rações comerciais, usar luvas e máscaras para manipular terra (que pode estar contaminada com fezes de gato).[3]

FISIOPATOLOGIA DA INFECÇÃO CONGÊNITA

A infecção congênita ocorre a partir da passagem de taquizoítas da gestante para o feto através da placenta. Quando atinge o corpo do feto, essa forma do *Toxoplasma* migra para as células teciduais, sobretudo as musculares e cerebrais, onde pode permanecer na forma de cistos ou multiplicar-se rapidamente para outros locais do corpo logo após a infecção.

O risco de transmissão do protozoário por via transplacentária é maior nos casos de alta carga parasitária, infecções que ocorram nos estágios mais avançados da gestação ou por cepas de *T. gondii* muito virulentas e de acordo com a forma de contaminação da gestante (maior risco no caso de contaminação por esporozoítas das fezes de gatos).[4]

QUADRO CLÍNICO

Durante cada trimestre de gravidez, mudanças distintas ocorrem no corpo da gestante e, são essas mudanças que fazem com que os sintomas no feto sejam distintos dependendo do período da gestação em que ocorre o contágio. Em 80% dos casos de infecção aguda, as gestantes não têm sintomas associados e, quando presentes, são leves e apresentam-se na forma de febre, calafrios, faringite, hepatoesplenomegalia, sudorese, cefaleia, mialgias, *rash* maculopapular difuso e/ou linfonodomegalia indolor, bilateral e, em geral, na região cervical (sintoma mais prevalente).[5,6]

No feto, os sinais e sintomas dependem do período da gestação em que a infecção ocorreu. Ao longo da gestação, a chance de transmissão materno-fetal aumenta (Figura 2), no entanto, a gravidade dos

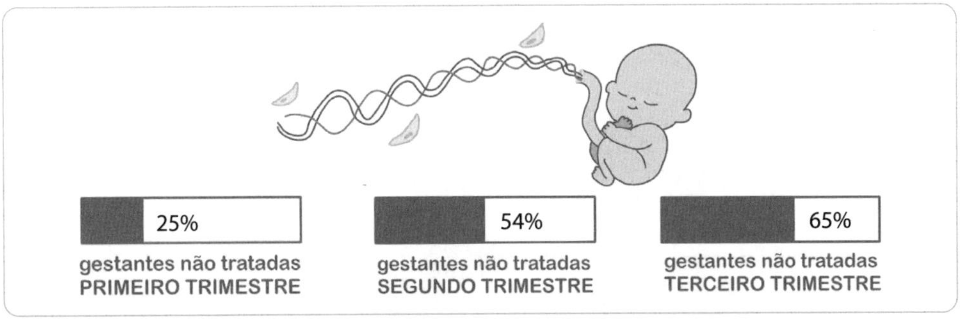

FIGURA 2 Taxas de transmissão de acordo com o trimestre de gestação.

Fonte: autoria própria.

acometimentos fetais são, em geral, gradativamente menores.[5,6] Caso a transmissão ocorra no primeiro trimestre de gestação, a toxoplasmose congênita pode ocasionar abortos espontâneos, doença com sintomas graves ou até fetos natimortos. Quando a infecção fetal ocorre no 2º ou 3º trimestres, sintomas comuns são: coriorretinite; cegueira; anemia; icterícia; diarreia; pneumonia e alterações neurológicas como hidrocefalia, epilepsia, encefalite, calcificações intracranianas, perdas auditivas e atraso psicomotor ou mental (Figura 3). Mesmo os neonatos que, em um primeiro momento, estão assintomáticos podem evoluir com alterações neurológicas ou coriorretinites.[3,4]

DIAGNÓSTICOS DIFERENCIAIS

Considerando o quadro clínico típico da infecção por *Toxoplasma gondii*, os principais diagnósticos diferenciais são as infecções classificadas como TORCHES (toxoplasmose, rubéola, citomegalovírus e herpes simples – conjunto de doenças infecciosas com quadros semelhantes) e outras doenças como sífilis, infecção por Epstein-Barr vírus ou vírus da imunodeficiência humana (HIV), sarcoidose e linfomas.

DIAGNÓSTICO

Quando se discute a necessidade de rastreamento durante a gestação, não existe um consenso mundial sobre as medidas a serem tomadas.[4] No entanto, considerando o grande número de gestantes que apresentam toxoplasmose assintomática e a elevada prevalência do *Toxoplasma gondii* no Brasil, o rastreamento da infecção tem papel essencial durante o pré-natal de todas as gestantes brasileiras. De acordo com a

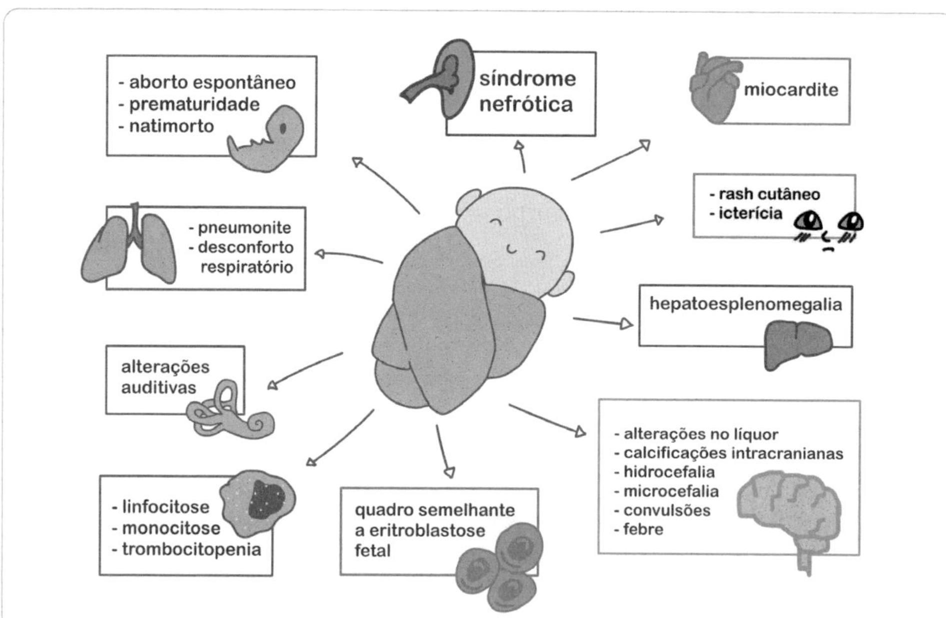

FIGURA 3 Principais manifestações fetais da toxoplasmose congênita.
Fonte: autoria própria.

6ª edição do *Manual técnico da gestação de alto risco* do Ministério da Saúde, a sorologia de toxoplasmose faz parte dos exames complementares a serem solicitados durante a avaliação de rotina do pré-natal.[3]

No Brasil, o diagnóstico pré-natal da toxoplasmose materna aguda é feito por meio da análise da presença de anticorpos imunoglobulina M (IgM) e imunoglobulina (IgG) contra o *Toxoplasma gondii* e, a depender dos resultados da sorologia preliminar e da idade gestacional em que a paciente se encontra, outros exames deverão ser solicitados.

Caso as sorologias apresentem como resultado IgM e IgG negativos, exclui-se infecção atual e conclui-se que a paciente não teve exposição prévia, mas está suscetível a adquirir toxoplasmose durante a gestação, sendo preconizado, de acordo com o protocolo do Sistema Único de Saúde de 2024, o rastreio mensal. Nos casos de IgM positivo e IgG negativo, repete-se a sorologia em 2 a 3 semanas e, caso persistência do mesmo resultado, conclui-se que o resultado de IgM é falso-positivo e que a gestante é suscetível a uma primoinfecção por *T. gondii* durante a gestação e deve repetir as sorologias mensalmente. Caso, ao repetir a sorologia, o IgG e o IgM passem a ser positivos, passamos a tratar como uma infecção recente com risco de transmissão para o feto. No caso de exame sorológico apontando IgM negativo e IgG positivo, conclui-se que a gestante foi exposta ao protozoário há pelo menos seis meses e não está mais suscetível a infecções por *T. gondii* (Figura 4). Resultados sorológicos com IgM e IgG positivos sem o conhecimento do perfil sorológico prévio da gestante têm uma peculiaridade: teste de avidez de IgG deve ser solicitado para avaliar qual o grau de avidez de ligação do anticorpo (IgG) ao antígeno do protozoário e que, no caso de avidez elevada, indica produção de anticorpos há mais de 12 a 16 semanas, possibilitando afastar a hipótese de uma infecção aguda. Caso o teste de avidez seja realizado até a

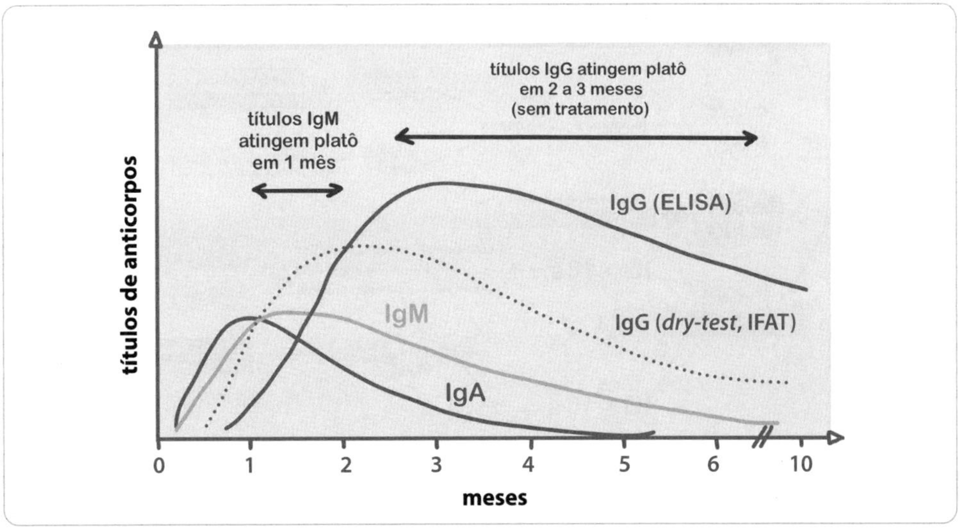

FIGURA 4 Cinética da produção de anticorpos das classes M, A e G na infecção por Toxoplasma.
Fonte: adaptada de Gangneux e Dardé, 2012.[7]

idade gestacional de 16 semanas e apresente alta avidez, é seguro descartar toxoplasmose aguda; no entanto, ao ultrapassar essa idade gestacional, não podemos nos apoiar no resultado da avidez para determinar o período de infecção (Figura 5).[3,8]

Nos casos de primoinfecção ou de suspeita de infecção durante a gestação, torna-se necessária a pesquisa de infecção fetal. No Brasil, quando disponível, a toxoplasmose congênita pode ser investigada por meio da realização de reação em cadeia de polimerase (PCR) no líquido amniótico, coletado a partir de amniocentese (Figura 6), em pacientes com idade gestacional (IG) maior do que 18 semanas e com um intervalo de, pelo menos, 4 semanas a partir da infecção materna. Por se tratar de um procedimento invasivo, é imprescindível que as gestantes submetidas à amniocentese tenham os resultados sorológicos para sífilis, HIV e hepatites B e C, além da tipagem do sistema Rh da mãe para, nos casos de mães Rh negativas, realizar uma dose de imunoglobulina anti-D antes de realizar a punção.[3]

A ultrassonografia (USG) fetal pode fornecer informações para diagnóstico e determinação de prognóstico de infecções fetais, no entanto, não é uma boa ferramenta de rastreamento, uma vez que alterações no ultrassom podem ser detectadas apenas em estágios mais tardios de infecção. Os achados ultrassonográficos mais comuns da toxoplasmose congênita são: calcificações intracranianas, hidrocefalia e restrição de crescimento fetal. Quando o rastreamento não é realizado, dois ou mais achados típicos na USG devem levantar a hipótese de infecção pelo *Toxoplasma gondii*. No caso de suspeição de toxoplasmose fetal, deve-se solicitar sorologias para a gestante a fim de avaliar a presença de anticorpos contra o protozoário e, nos casos de sorologia positiva, uma reação em cadeia de polimerase (PCR) do líquido amniótico deve ser realizada.[3,4]

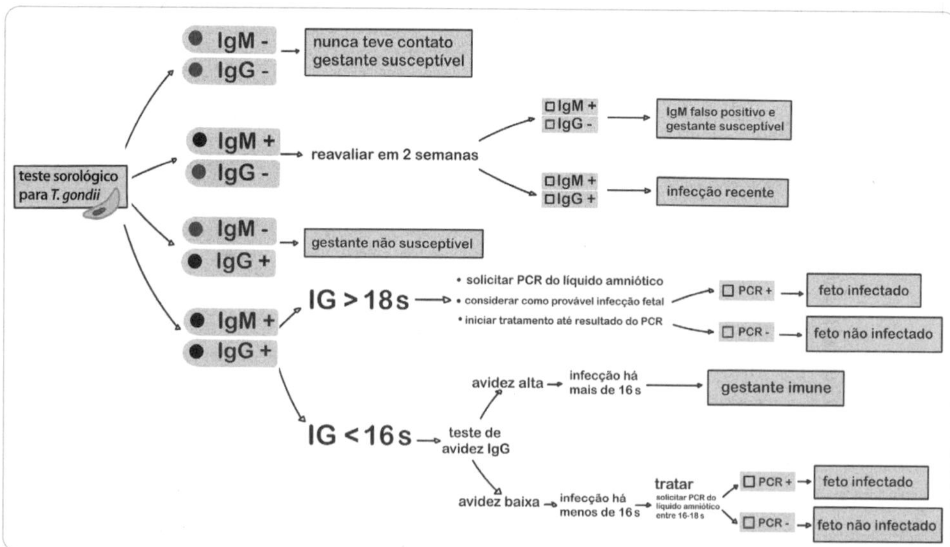

FIGURA 5 Acompanhamento sorológico da toxoplasmose na gestação.
Fonte: autoria própria.

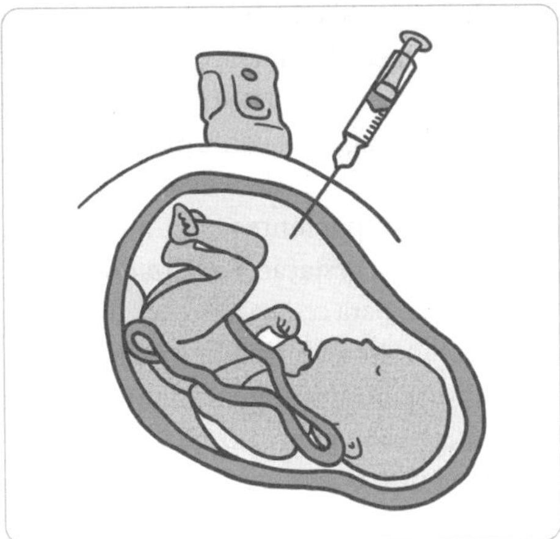

FIGURA 6 Esquema representativo do exame de amniocentese.
Fonte: Khera, 2018.[9]

CONDUTA

As condutas tomadas durante o pré-natal de cada gestante dependem do perfil sorológico apresentado nos exames de rastreamento e, caso tenha sido realizado, no resultado da PCR do líquido amniótico.

As gestantes classificadas como suscetíveis a uma primeira infecção durante a gravidez, devem ser orientadas quanto às medidas de profilaxia contra toxoplasmose, além de repetir os exames sorológicos a cada mês para detectar possíveis contaminações.

Diante de uma sorologia com IgM negativo, IgG positivo e realizada no tempo de gestação adequado (infecção há mais de seis meses), não é necessária a repetição da sorologia de rastreamento. No entanto, caso o rastreio tenha sido realizado de forma tardia, não é possível diferenciar uma infecção prévia à gestação de uma infecção aguda do primeiro trimestre gestacional e, portanto, no caso de alta suspeição, a investigação de infecção congênita pode ser realizada.[3]

Para sorologias com resultado IgM e IgG reagentes, assume-se toxoplasmose aguda e o tratamento com espiramicina é iniciado

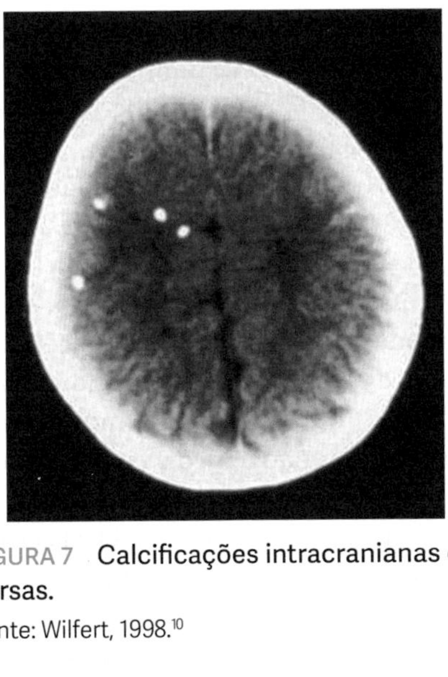

FIGURA 7 Calcificações intracranianas esparsas.
Fonte: Wilfert, 1998.[10]

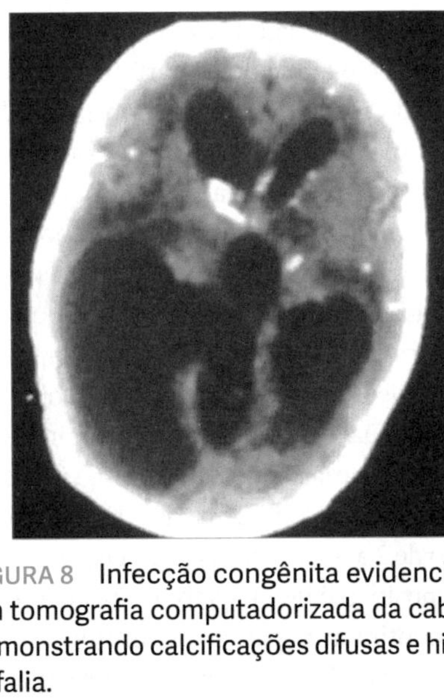

FIGURA 8 Infecção congênita evidenciada em tomografia computadorizada da cabeça demonstrando calcificações difusas e hidrocefalia.
Fonte: Baker, 2017.[11]

e, se a IG for de 16 semanas ou menos, solicita-se o teste de avidez de IgG. Caso o resultado de avidez seja alto, é possível afirmar que a infecção ocorreu há mais de 16 semanas e o tratamento medicamentoso pode ser interrompido. No entanto, em casos de avidez baixa ou intermediária, a infecção é considerada aguda e a paciente é encaminhada para serviço de referência em gestação de alto risco e a medicação é mantida. Nas gestantes com IgM e IgG positivos e mais de 16 semanas de gestação, assume-se infecção aguda e realiza-se farmacoterapia com esquema tríplice: associação entre sulfadiazina; ácido folínico, medicamento que reduz os efeitos adversos da pirimetamina na medula óssea; e pirimetamina. Nos casos de avidez baixa ou intermediária e disponibilidade de realização de amniocentese, deve-se realizar PCR do líquido amniótico a partir de 18 semanas e, caso apresente resultado negativo, é possível suspender o tratamento medicamentoso.[3,6]

Em sorologias com IgM positivo e IgG negativo, em um primeiro momento, considera-se infecção aguda e o tratamento medicamentoso é indicado. A partir do primeiro resultado sorológico de IgM positivo e IgG negativo, inicia-se o tratamento com espiramicina enquanto aguarda-se o período de 2 a 3 semanas (tempo médio para positivar IgG em uma infecção aguda) para repetir a sorologia e avaliar possível IgM falso-positivo. Espiramicina, um antibiótico do grupo dos macrolídeos, é o medicamento de escolha por conta de sua alta taxa de concentração na região placentária, o que reduz o risco de transmissão mãe-feto em cerca de 70%. Se, após o prazo de 2 a 3 semanas da primeira sorologia IgM positivo e IgG negativo, o resultado do IgG continuar negativo, assumimos que se tratava de IgM falso-positivo, interrompemos o fornecimento de espiramicina e orientamos medidas de profilaxia e repetição de sorologias a cada mês. No entanto, caso ocorra soroconversão e o IgG passe a ser reagente, a toxoplasmose aguda é confirmada e o tratamento é determinado de acordo com a IG da paciente. Em pacientes com menos que 16 semanas de gestação, é realizado o encaminhamento para centro referenciado de gestação de alto risco e é mantida a espiramicina. Caso a paciente apresente IG de 16 semanas ou mais, opta-se por realizar o encaminhamento e por trocar a espiramicina por um esquema tríplice.[2,3,6]

Em pacientes com PCR do líquido amniótico com resultado positivo, ou seja, com infecção congênita confirmada, deve-se realizar tratamento com esquema tríplice (sulfadiazina, pirimetamina e ácido folínico) até o momento do parto e, nos casos de PCR negativa, o tratamento é realizado apenas com espiramicina até o parto.[3]

No caso de gestantes com diagnóstico de infecção atual apenas no terceiro trimestre, a farmacoterapia com esquema tríplice é iniciada sem a solicitação de uma PCR do líquido amniótico, uma vez que, nessa fase da gestação, o risco de transmissão vertical é de cerca de 65% nas mulheres que não foram tratadas.[3]

As drogas sulfadiazina (antibiótico sistêmico) e pirimetamina (antiparasitário) têm efeito sinérgico e ocasionam alterações na metabolização do ácido fólico, o que faz com que ocorra redução da concentração da enzima (metiltetrahidrofolato redutase) que converte homocisteína, metabólito teratogênico e citotóxico, em metionina, aminoácido essencial, podendo ocasionar efeitos citotóxicos na paciente que recebe o tratamento. Nesse contexto, associa-se à sulfadiazina e à pirimetamina o ácido folínico (um precursor da síntese de folato e da enzima conversora de homocisteína) de modo a reduzir possíveis efeitos colaterais dessas duas medicações. No entanto, antes de 16 semanas de gestação, o tratamento medicamentoso preconizado ainda é a espiramicina, uma vez que, a pirimetamina apresenta alto potencial teratogênico e, quando usada no primeiro trimestre ou no início do segundo semestre de gestação, os riscos podem superar os benefícios do tratamento. Entre os efeitos colaterais mais documentados após o uso de sulfadiazina e pirimetamina estão: náuseas, vômitos, dor abdominal e exantemas papulares, vesiculares e bolhosos (Tabela 1).[2,3,4,6,12]

PERSPECTIVAS FUTURAS

Atualmente, ainda existem certas limitações nos exames diagnósticos e nos tratamentos disponíveis para toxoplasmose congênita. Em exames sorológicos com IgM e IgG positivos, por exemplo, o teste de avidez de IgG é capaz de diferenciar apenas infecções agudas e crônicas antes de 16 semanas de gestação. Os tratamentos utilizados no esquema tríplice, apresentam alto potencial teratogênico e, apesar da eficácia comprovada, estudos de novos medicamentos com menos efeitos adversos envolvidos são essenciais.

PROGNÓSTICO

Na literatura atual, a disponibilidade de dados sobre o prognóstico de fetos que contraíram toxoplasmose congênita são limitados por conta de diferentes tipos de tratamento aplicados no pré e pós-natal, número reduzido de fetos que apresentam alterações de imagem que indicam acometimento craniano e de pacientes com seguimento horizontal adequado.[4]

Para a determinação do prognóstico de fetos com toxoplasmose congênita, é necessária a análise da gravidade dos acometimentos neurológicos e o tempo para início da terapia medicamentosa. Achados ultrassonográficos como necrose cerebral, microcefalia, grandes abscessos cerebrais e dilatações ventriculares estão associados a piores prognósticos.[4]

TABELA 1 Resumo de condutas baseadas nos resultados de sorologias

Sorologia	Conduta
IgM e IgG negativos	Pacientes suscetíveis a primoinfecção. Necessário orientar medidas de profilaxia e repetir as sorologias a cada mês
IgM positivo e IgG negativo	Repetir as sorologias em 2 a 3 semanas. Caso o resultado persista: gestante suscetível, orientar profilaxia e repetir sorologia mensalmente. Caso a conversão para IgM e IgG for positiva, tratar como infecção recente: para idade gestacional < 16 semanas, inicia-se espiramicina; em casos de ≥ 16 semanas, inicia-se o esquema tríplice
IgM negativo e IgG positivo	Exposição prévia há pelo menos 6 meses, não susceptível a infecção. Sem necessidade de tratamento atual
IgM e IgG positivos	Se não houver conhecimento do *status* sorológico prévio, solicitar teste de avidez de IgG. Se o teste for realizado até 16 semanas e apresentar alta avidez, descarta-se infecção atual. Se resultado após 16 semanas, tem-se como teste de avidez não confiável, deve-se realizar tratamento com esquema tríplice

COMENTÁRIOS SOBRE O CASO CLÍNICO

O diagnóstico obstétrico de normalidade (DON) é primigestação de feto único e IG de 15 semanas. A paciente não apresenta diagnósticos obstétricos patológicos pregressos (DOPP) por se tratar de uma primigesta. Não existem dados sobre diagnósticos clínico cirúrgicos (DCC). O diagnóstico obstétrico patológico atual (DOPA) apresentado pela paciente é uma possível toxoplasmose com necessidade de investigação.

Considerando que a paciente apresenta menos que 16 semanas de gestação e uma sorologia com IgM positivo e IgG positivo, podemos solicitar o teste de avidez de IgG e, com base no resultado desse exame as condutas serão decididas. No caso de um primeiro cenário com o teste demonstrando alta avidez do IgG, assumimos tratar-se de uma infecção de mais de 16 semanas, ou seja, prévia à gestação e, neste caso, não é necessário iniciar o tratamento medicamentoso.

Considerando outro cenário, em que o teste apresenta avidez baixa ou intermediária, assumimos tratar-se de uma primoinfecção adquirida durante a gestação e, neste caso, deve-se iniciar o esquema tríplice. Como a gestante apresenta menos de 16 semanas de idade gestacional, ainda não é recomendada a realização da amniocentese (realizada com 18 semanas e 4 semanas após a infecção da mãe), e o tratamento deve ser iniciado apenas com espiramicina.

DEFINIÇÕES IMPORTANTES DO CAPÍTULO

- As infecções pelo *Toxoplasma gondii*, em sua maioria, são ocasionadas pelo contato com fezes de gatos ou por materiais contaminados com essas fezes e por consumo de alimentos crus e mal-cozidos.
- A maior parte das pessoas infectadas apresenta doença assintomática em imunocompetentes.
- No Brasil, a notificação dos casos de toxoplasmose é compulsória e o monitoramento com notificações deve ser semanal.
- O teste de avidez de IgG não tem poder de determinar o momento de infecção caso seja realizado após 16 semanas de gestação, por isso, deve-se tratar quadros com IgM e IgG positivos como infecção aguda (esquema tríplice até o parto).
- O tratamento medicamentoso deve ser iniciado, sobretudo nos casos de infecção congênita, em gestantes com primoinfecção e em imunocomprometidos.
- O esquema tríplice (pirimetamina, sulfadiazina e ácido folínico) deve ser iniciado apenas após 16 semanas de gestação devido ao alto potencial teratogênico da pirimetamina, antes disso, deve-se utilizar espiramicina.

QUESTÕES

1. (TEGO 2020) Primigesta, encaminhada ao pré-natal de alto risco para interpretação do resultado de sorologia de toxoplasmose: primeira sorologia com nove semanas de gestação IgM positivo e IgG negativo; segunda sorologia com 14 semanas de gestação IgM positivo e lgG negativo. Está em uso de espiramicina. A interpretação dos exames dessa paciente indica provável:

A. Resultado falso-positivo de lgM, considerar susceptível.
B. Infecção aguda, solicitar teste de avidez de IgG.
C. Infecção há mais de 16 semanas, considerar imune.
D. Infecção há menos de 16 semanas, programar amniocentese.

Resposta correta: alternativa A.

Justificativa: considerando que a paciente apresentou IgM positivo e IgG negativo, as duas únicas interpretações seriam: IgM falso-positivo ou infecção aguda. Para diferenciar os dois casos, deve-se repetir a sorologia para toxoplasmose de 2 a 3 semanas após o primeiro exame e, caso ocorra a soroconversão, ou seja, resultado sorológico IgM e IgG positivos, assumimos tratar-se de uma infecção aguda e iniciamos tratamento medicamentoso, caso contrário, o resultado é interpretado como sendo IgM falso-positivo.

2. (USP 2023) Recém-nascido a termo, adequado para idade gestacional, filho de mãe hígida com pré-natal adequado, ultrassom morfológico normal, sorologia de toxoplasmose com 7 semanas de gestação: IgM (método Elisa) positivo, IgG positivo, com alta avidez. Exame clínico normal ao nascimento.

   A conduta recomendada é:

A. Realizar avaliação de fundo de olho; ultrassonografia transfontanela e abdominal, hemograma, punção lombar e sorologias do recém-nascido, antes de indicar o tratamento.
B. Coletar sorologia para toxoplasmose do sangue do cordão e indicar o tratamento dependendo do resultado.
C. Iniciar tratamento com sulfadiazina, pirimetamina ácido folínico por um ano, independentemente do resultado de exames.
D. Realizar cuidados de rotina, não havendo necessidade de investigação diagnóstica ou de tratamento do recém-nascido.

Resposta correta: alternativa D.

Justificativa: considerando que a paciente realizou o exame sorológico antes de 16 semanas de gestação e que o resultado do teste de avidez de IgG teve como resultado uma alta avidez, assume-se que a infecção ocorreu há mais de 16 semanas, portanto, fora do período gestacional. Dessa forma, a paciente não está suscetível a uma primoinfecção durante a gestação e não é necessária investigação diagnóstica ou iniciar tratamento medicamentoso.

3. (UFPR) A toxoplasmose congênita é uma infecção crônica intrauterina que ocorre quando a gestante apresenta infecção primária pelo *Toxoplasma gondii* durante a gestação. Com relação a esse agravo, é incorreto afirmar:

A. Caso a infecção seja confirmada na gestante, os recém-nascidos devem ser triados com sorologia, avaliação oftalmológica e de imagem de SNC, independentemente de sua sintomatologia.
B. Quando sintomáticas, as crianças poderão apresentar microcefalia, coriorretinite, calcificações intracranianas.
C. O diagnóstico da doença aguda na gestante e seu tratamento específico podem reduzir significativamente a chance de a criança nascer acometida.
D. Na maior parte dos casos de doença congênita, a criança não apresenta sintomas ao nascimento.
E. O acometimento fetal pode ocorrer em qualquer fase da gestação, porém é mais frequente no primeiro trimestre.

Resposta correta: alternativa E.

Justificativa: o acometimento fetal pode ocorrer em qualquer fase da gestação, mas é mais frequente no último trimestre. Ao longo da gestação, a passagem de conteúdo da mãe para o feto é facilitada, inclusive, de microrganismos possivelmente prejudiciais ao feto.

4. (UFPR 2017) A toxoplasmose congênita é causada pela passagem do parasita

Toxoplasma gondii para o feto, através da placenta. Estudos indicam que em 90% dos casos a mãe não apresenta sintomas da infecção, indicando a importância dos estudos sorológicos durante o pré-natal. Sobre a toxoplasmose congênita, considere as seguintes afirmativas:

I. As alterações ou lesões fetais mais comuns em razão da toxoplasmose na gravidez variam conforme o período da gestação.
II. A criança pode nascer normal e apresentar evidências da doença alguns dias, semanas ou meses após o parto.
III. A infecção congênita da retina pode se manifestar apenas na vida adulta, levando a uma toxoplasmose ocular (de origem intrauterina).
IV. A toxoplasmose congênita é uma forma branda da doença, que leva a sintomas variados, mas comumente enquadrados dentro da "síndrome ou tétrade de Sabin", assim caracterizada: alterações hepáticas, oculares, neurológicas e otológicas.

A. Somente a afirmativa I é verdadeira.
B. Somente as afirmativas I e IV são verdadeiras.
C. Somente as afirmativas II e III são verdadeiras.
D. Somente as afirmativas I, II e III são verdadeiras.
E. As afirmativas I, II, III e IV são verdadeiras.

Resposta correta: alternativa D.
Justificativa: a tétrade clássica ou tétrade de Sabin da toxoplasmose congênita é constituída de hidrocefalia, coriorretinite, calcificações cranianas e deficiência intelectual. Apesar de possíveis, as alterações hepáticas não são as mais comuns nesse tipo de infecção.

5. (Einstein 2023) Primigesta, 15 anos, com pré-natal tardio, dá à luz um recém-nascido com 38 semanas e peso de 1.894 g. Ao exame na sala de parto, observou-se hepatoesplenomegalia, petéquias e púrpuras por todo o corpo. A criança evoluiu com icterícia precoce e o ultrassom transfontanela indicou calcificações periventriculares. Entre as seguintes hipóteses diagnósticas, a mais provável para esse recém-nascido é:

A. Toxoplasmose congênita.
B. Sífilis congênita.
C. Infecção pelo vírus Zika.
D. Infecção pelo citomegalovírus.

Resposta correta: alternativa D.
Justificativa: diferente das calcificações do citomegalovírus, concentradas na região periventricular, as calcificações intracranianas da toxoplasmose são classificadas como difusas ou em tipo"tiro de canhão".

REFERÊNCIAS

1. São Paulo. Secretaria de Saúde do Estado de São Paulo. Documento técnico da vigilância epidemiológica da toxoplasmose. [Internet]. Disponível em: https://portal.saude.sp.gov.br/resources/cve-centro-de-vigilancia-epidemiologica/areas-de-vigilancia/doencas-transmitidas-por-agua-e-alimentos/doc/2023/toxoplasmosedocteucnico.pdf2. Acesso em jun. 2025.
2. Brasil. Ministério da Saúde. Protocolo de notificação e investigação: toxoplasmose gestacional e congênita. [Internet]. Disponível em: https://bvsms.saude.gov.br/bvs/publicacoes/protocolo_notificacao_investigacao_toxoplasmose_gestacional_congenita.pdf. Acesso em jun. 2025.
3. Brasil. Ministério da Saúde. Departamento de ações programáticas estratégicas. Gestação de alto risco: manual técnico. Brasília: Ministério da Saúde; 2022.
4. Petersen E, Mandelbrot L. Toxoplasmosis and pregnancy. UpToDate [Internet]. Disponível em: https://www.uptodate.com/contents/toxoplasmosis-and-pregnancy. Acesso em jun. 2025.
5. Urbanetz AA. Ginecologia e obstetrícia Febrasgo para o médico residente. Barueri: Manole; 2020.

6. Schneider MO, Faschingbauer F, Kagan KO, Groß U, Enders M, Kehl S, et al. Toxoplasma *gondii* infection in pregnancy – Recommendations of the Working Group on Obstetrics and Prenatal Medicine (AGG – Section on Maternal Disorders). Geburtshilfe Frauenheilkd. 2023;83(12):1431-45.
7. Gangneux RF, Darde ML. Epidemiology of and diagnostic strategies for toxoplasmosis. Clin Microbiol Ver. [Internet]. 2012;25(2):264-96.
8. Brasil. Ministério da Saúde. Notas técnicas de 2024. Brasília: Ministério da Saúde; 2024.
9. Khera G. What is an amniocentesis? [Internet]. Scientific Animations. 2018. Disponível em: https://www.scientificanimations.com/what-is-amniocentesis/uncategorized/. Acesso em jun. 2025.
10. Wilfert CM. Atlas of infectious diseases: pediatric infectious diseases. Philadelphia: Current Medicine; 1998.
11. Baker CJ. Red Book ATLAS of pediatric infectious diseases. 3 ed. 2017. [Internet]. Disponível em: http://repository.stikesrspadgs.ac.id/38/1/Red%20Book%20Atlas%20of%20Pediatric%20Infectious%20Diseases-786hlm.pdf. Acesso em jun. 2025.
12. Martins ACM, Medeiros LEB, Oliveira EB, Roman R, Pfeil JN, Silva RS, et al. Toxoplasmose gestacional e congênita. 4 ed. Porto Alegre: Universidade Federal do Rio Grande do Sul; 2025. [Internet]. Disponível em: https://www.ufrgs.br/telessauders/documentos/telecondutas/tc_toxoplasmosegestacao.pdf. Acesso em jun. 2025.

32

Rubéola na gestação

Isadora Chen Rabello da Motta
Bruna Achar Soderberg Campos

CASO CLÍNICO

J. S., 23 anos, G1P0A0, 23 semanas de gestação, previamente hígida, vem à UBS para rotina de pré-natal com queixa de febre baixa há 3 dias e erupção cutânea leve. Também refere ter apresentado tosse e coriza, atribuindo todos os sintomas a uma gripe comum. Ela e seu marido, porém, estão preocupados com a febre persistente. Seu prontuário mostra que ela não possui história de vacinação recente contra rubéola e não recebeu a vacinação de rotina na infância. Ao exame físico, a inspeção da pele demonstra exantema maculopapular leve na região cervical, com linfonodos retroauriculares palpáveis, sem outras alterações.

INTRODUÇÃO

Rubéola, também chamada "sarampo alemão", é causada por um vírus de RNA do gênero *Rubivirus*, da família Matonaviridae.[1] É uma doença que afeta crianças e adultos no mundo inteiro e apresenta sua maior importância clínica em gestantes, por conta dos possíveis acometimentos fetais. Defeitos visuais, auditivos e cardíacos estão associados à ocorrência de síndrome da rubéola congênita (SRC). Quando uma mulher é infectada com o vírus da rubéola no início da gravidez, ela tem 90% de chance de transmitir o vírus ao feto.[2] Isso pode resultar em abortos espontâneos, mortes fetais/natimortos ou defeitos congênitos graves atribuídos a SRC, com consequências devastadoras.[3]

É um vírus altamente contagioso, transmitido por contato direto com secreções nasofaríngeas de pessoas infectadas, por meio da disseminação de gotículas respiratórias. A transmissão vertical ocorre principalmente pela via hematogênica transplacentária.[3] O período de incubação do vírus é de 2 a 3 semanas, permancendo no sangue e na nasofaringe por dias antes da erupção cutânea característica da doença. O período de transmissibilidade é de 7 dias antes e 7 dias após o aparecimento do exantema,[1] que se apresenta com outros sintomas que podem ser semelhantes a um estado gripal, podendo passar de forma despercebida pela gestante.

A profilaxia da doença por meio da vacinação contribui efetivamente para a redução da incidência da doença, mas é contraindicada durante a gestação. A vacina tríplice viral é atenuada e possui risco fetal teórico baixo, porém, embora não haja evidência de ocorrência da SRC pós-vacinal, o vírus atenuado pode atravessar a barreira placentária.[4]

EPIDEMIOLOGIA

Antes dos programas de vacinação, a rubéola era endêmica em todo o mundo. A incidência global era de 0,8 a 4 a cada 1 mil nascidos vivos; atualmente, é de 0,1 a 0,2.[5] A persistência dessa infecção parece ser causada pela não vacinação dos indivíduos suscetíveis, e não pela falta de imunogenicidade da vacina.[6]

No Brasil, o início da utilização da vacina tríplice viral foi em 1992. A rubéola é uma doença de notificação compulsória no país desde 1996. Dessa forma, a notificação à Secretaria Municipal de Saúde deve ser feita em até 24 horas para todos os casos suspeitos e a investigação deve ocorrer em até 48 horas. Entre 2000 e 2008, 37.663 casos de rubéola foram confirmados. Em 2008, ocorreu no Brasil a maior campanha de vacinação contra rubéola no mundo, na qual 67,9 milhões de brasileiros foram vacinados. A cobertura vacinal dessa campanha foi de 97%, incluiu homens e mulheres de 20 a 39 anos de todo o país e grupo de 12 a 19 anos em Minas Gerais, Maranhão, Rio de Janeiro, Rio Grande do Norte e Mato Grosso.[3]

Estratégias de vigilância epidemiológica em conjunto com a ampliação vacinal contribuíram para a redução de incidência da doença, reduzindo o número de casos de 2007 para 2008 em 273,6%. Alguns objetivos da vigilância incluem: detectar a circulação do vírus em determinado tempo e área, detectar e confirmar casos para monitorar o efeito da vacinação e implementar demais estratégias vacinais, investigar casos para determinar fontes e fatores relacionados à disseminação, identificar populações e áreas de alto risco, observar e analisar a incidência de SRC com base na incidência de rubéola e proteger a população suscetível. A incidência de síndrome da rubéola congênita chegou a zero desde 2009 no Brasil, diante dos esforços para controle da doença. Em abril de 2015, a Organização Pan-Americana da Saúde declarou a Região das Américas livre da rubéola e da SRC.[3]

QUADRO CLÍNICO

Infecções por rubéola acometem crianças e adultos e a maioria ocorre de forma subclínica nessa população. Entre aqueles que apresentam sintomas, a maioria possui clínica inespecífica como: estado gripal com coriza, sintomas respiratórios leves, mal-estar, cefaleia, mialgia, artralgia e febre baixa.[6]

A principal manifestação clínica é uma erupção cutânea maculopapular eritematosa não prurítica, amplamente disseminada e puntiforme, mas que frequentemente tem início na face, couro cabeludo e pescoço, posteriormente acomete tronco e membros. Adenopatia pós-auricular e conjuntivite leve também são comuns e geralmente ocorrem antes do exantema.[7]

Em gestantes infectadas por rubéola, além das taxas de abortamentos por consequência da moléstia, a síndrome da rubéola congênita, apresenta-se como um risco importante com consequências e sequelas potencialmente graves para o feto.[3] O vírus da rubéola atravessa a placenta por disseminação hematogênica, e a frequência de infecção congênita depende do tempo de exposição ao vírus. Estima-se que 90% dos fetos são infectados pelo vírus se a gestante o contrair no início da gestação, com uma

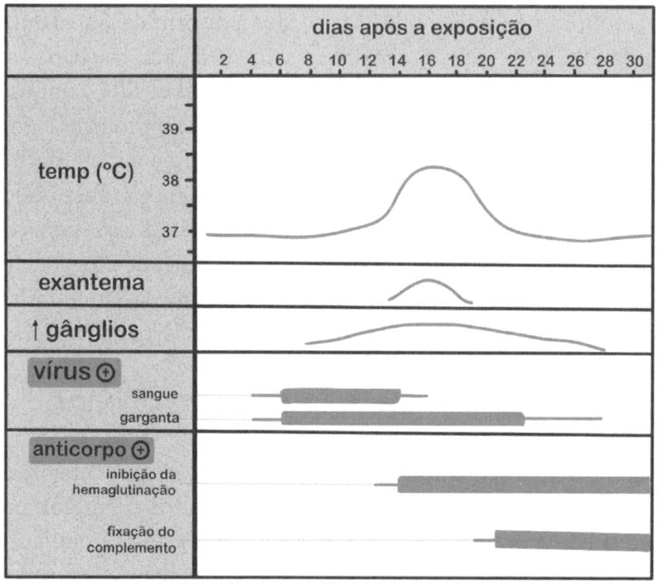

FIGURA 1 Diagrama esquemático do quadro clínico, achados virológicos e respostas imunológicas na infecção por rubéola.
Fonte: adaptada de Rezende Filho, 2024.[7]

redução significativa de SRC se a infecção ocorrer depois da 18ª semana gestacional.[2] A transmissão vertical de rubéola varia de acordo com a idade gestacional em que ocorreu à infecção materna, sendo a infecção precoce associada a maior comprometimento fetal.[8]

Entre as principais sequelas no feto, destaca-se catarata congênita, surdez e defeitos cardíacos.

A catarata congênita pode ser visível na avaliação ultrassonográfica, evidenciando-se uma opacidade acentuada no cristalino. Em relação à anormalidade cardíaca, a mais frequente é a persistência do canal arterial, sendo a estenose pulmonar supravalvar, um achado patognomônico da doença.[6]

Além da tríade de sequelas citadas, fetos com SRC podem apresentar alguns achados ultrassonográficos: hidrocefalia, microcefalia, placentomegalia, hepatoesplenomegalia, hidropsia fetal associada a polidrâmnio e restrição de crescimento fetal associada a oligoâmnio. Outros acometimentos pós-natais encontrados são: anemia hemolítica, trombocitopenia e pneumonia.[3]

DIAGNÓSTICO

Todo paciente que apresentar febre e exantema maculopapular, acompanhado de linfoadenopatia retroauricular e/ou occipital e/ou cervical, independentemente da idade e da situação vacinal, bem como todo indivíduo suspeito com história de viagem para locais com circulação do vírus da rubéola, nos últimos 30 dias, ou de contato no mesmo período com alguém que viajou para local com circulação viral, deve

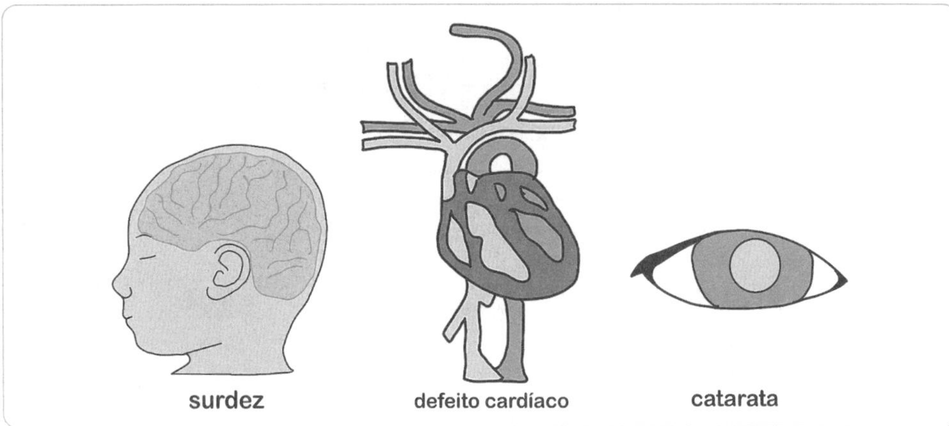

FIGURA 2 **Tríade de sequelas da síndrome de rubéola congênita.**
Fonte: adaptada de Rezende Filho, 2024.[7]

ser considerado suspeito para infecção de rubéola.[3]

A avaliação clínica sempre deve ser considerada, mas para confirmação diagnóstica, o exame sorológico de anticorpos específicos IgM e IgG reagente na 1ª e 2ª amostra, ou IgM reagente com soroconversão de IgG na segunda amostra devem ser solicitados.[7] O método diagnóstico de escolha é por meio da sorologia de anticorpos específicos utilizando-se a técnica de ensaio imunoenzimático (Elisa) e o *status* sorológico define a conduta. O vírus também pode ser identificado pela técnica de reação em cadeia da polimerase (RT-PCR), por meio de amostras coletadas por *swabs* de nasofaringe, orofaringe ou urina.[3]

A investigação de diagnósticos diferenciais de outras doenças exantemáticas febris agudas é recomendada, entre as quais destacam-se: sarampo, exantema súbito (herpes-vírus 6), dengue, eritema infeccioso (parvovírus B19), chikungunya, Zika, enteroviroses e riquetsiose, considerando o contexto epidemiológico.[3] Roséola e farmacodermias também são outros possíveis diagnósticos diferenciais.[6]

Em pacientes com infecção durante a gestação, a elucidação diagnóstica por meio da ultrassonografia (USG) e da amniocentese para PCR do líquido amniótico devem ser indicadas.[7] O diagnóstico indireto pode ser realizado pela visualização de sinais ecográficos na USG característicos de SRC e pesquisa de infecção materna concomitante.

CONDUTA

A conduta deve ser definida de acordo com as características de cada gestante, considerando a idade gestacional, quando e se ocorreu infecção por rubéola, bem como seu *status* sorológico, visando à minimização de riscos tanto da gestante quanto do feto. Se houver infecção aguda confirmada pela sorologia, o monitoramento fetal por meio da USG seriada e ecocardiografia fetal é essencial para avaliar o feto, além do encaminhamento da gestante para o pré-natal de alto risco.[8] A orientação da paciente em relação à infecção e suas possíveis complicações, além do manejo clínico de anormalidades

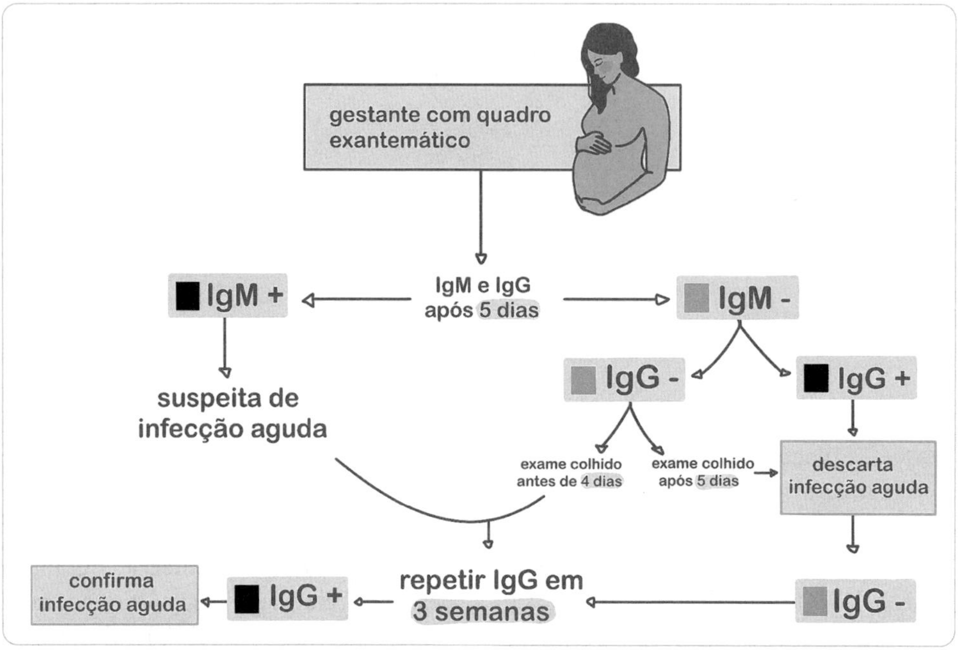

FIGURA 3 **Fluxograma do diagnóstico da rubéola materna.**

Fonte: adaptada de BRASIL. Ministério da Saúde. Secretaria de Atenção à Saúde. Departamento de Ações Programáticas Estratégicas. Gestação de alto risco: manual técnico. 5. ed. Brasília, DF: Ministério da Saúde, 2012.

congênitas relacionadas, bem como apoio psicológico, também são importantes, uma vez que não existe tratamento específico para SRC.[2]

Se a gestante apresentar um *status* sorológico negativo de IgG e IgM, ela deve ser orientada quanto à suscetibilidade à infecção. Considerando que a principal forma de profilaxia da doença é a vacinação, ela é contraindicada durante a gravidez. Dessa forma, a gestante deve ser orientada a ter cautela quanto a possíveis contatos com pessoas doentes, devendo-se verificar a história vacinal das pessoas próximas à gestante, orientando familiares e pessoas que moram com a paciente, a receberem o imunizante se não tiverem feito anteriormente, contribuindo assim para a redução do risco de exposição e transmissão do vírus para a gestante. O acompanhamento pré-natal deve ser mantido ao longo da gestação.

No puerpério, a vacinação pós-parto deve ser realizada e a puérpera deve ser orientada a não engravidar por quatro semanas após a administração da vacina.[9] Nesse contexto, uma orientação sobre contracepção é fundamental.[7]

PROGNÓSTICO

A infecção pós-natal com rubéola geralmente é leve, autolimitada e tem um prognóstico excelente. No entanto, o prognóstico de crianças com SRC é menos favorável e varia segundo a gravidade e o número de órgãos e sistemas afetados. O risco de mortalidade é alto em bebês com trombocitopenia, pneumonia intersticial,

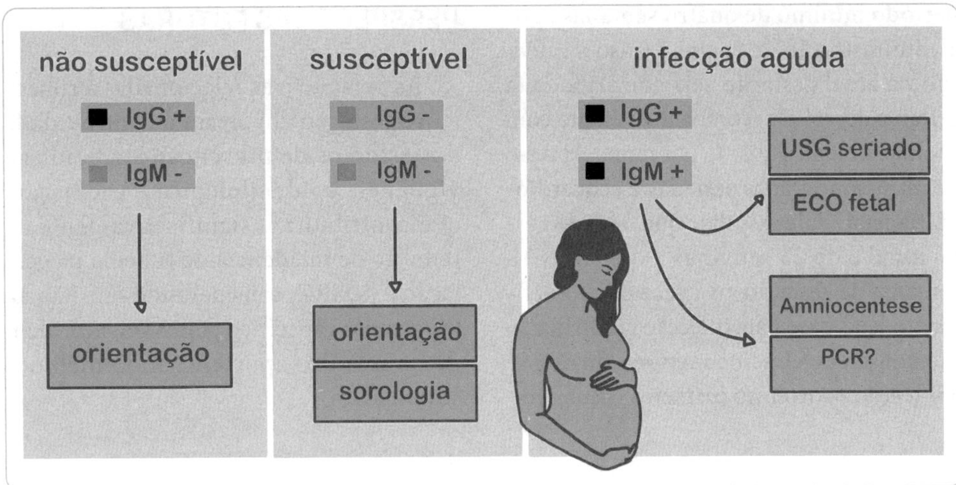

FIGURA 4 *Status* sorológico e condutas recomendadas.
Fonte: adaptada de Rezende Filho, 2024.[7]

hepatoesplenomegalia e hipertensão pulmonar. Além disso, indivíduos acometidos com SRC sofrem de condições permanentes como cegueira, insuficiência cardíaca, atrasos no desenvolvimento e redução da expectativa e qualidade de vida.[10] Aproximadamente 50% dos indivíduos afetados com SRC devem frequentar escolas para deficientes auditivos e cerca de 25% requerem pelo menos alguma educação especial por causa da deficiência auditiva, apenas 25% são capazes de frequentar escolas regulares.[6]

Quanto mais precoce é a detecção e a intervenção, seja clínica, cirúrgica ou de reabilitação, melhor será o prognóstico pós-natal.[3] O tratamento de crianças com SRC deve ser sintomático e específico para o órgão e envolve uma abordagem multidisciplinar, com avaliação pediátrica, oftalmológica, cardíaca, audiológica e de neurodesenvolvimento. O acompanhamento de longo prazo é necessário para monitorar as manifestações tardias que a SRC pode ocasionar.[10]

COMENTÁRIOS SOBRE O CASO CLÍNICO

O diagnóstico obstétrico patológico atual é de suspeita de infecção materna por rubéola. O diagnóstico obstétrico de normalidade é a primigestação de feto único com idade gestacional de 23 semanas. O diagnóstico clínico cirúrgico é desconhecido. Em relação à conduta, como a paciente apresenta sinais suspeitos de rubéola, como exantema maculopapular, febre, linfadenomegalia e sintomas gripais, é importante colher sorologias para avaliar se realmente há infecção aguda e, assim, realizar a orientação médica de acordo com os resultados. A paciente em questão tem um fator de risco importante, porque não foi vacinada contra rubéola previamente. A conduta médica será guiada pelos resultados sorológicos, independentemente do resultado da sorologia, a gestante deve ser orientada a se vacinar após a gestação e utilizar algum método de contracepção para evitar nova gravidez por um período mínimo de quatro semanas após a administração da vacina.[9] Caso a infecção na atual gestação seja confirmada, a gestante deverá ser acompanhada tanto com apoio psicológico quanto por monitorização de ultrassonografias seriadas e ecocardiografia fetal. Vale ressaltar que a idade gestacional é de 23 semanas e que após 18 semanas de gestação, os riscos de acometimento fetal, caso haja infecção confirmada, são consideravelmente menores do que se a infecção ocorrer no primeiro trimestre.

PERSPECTIVAS FUTURAS

As perspectivas relacionadas à rubéola na gestação envolvem a continuidade dos esforços de prevenção atribuídos a vigilância epidemiológica e vacinação, que contribuíram significativamente na redução de incidência de rubéola na gestação e de SRC, considerando que não há tratamento específico para a doença, além de terapia de suporte visando melhora sintomática.

DEFINIÇÕES IMPORTANTES DO CAPÍTULO

- A vacinação é a principal forma de profilaxia da doença. Existem duas formulações disponíveis de vacina, ambas combinadas: vacina tríplice viral e vacina tetra viral. A vacina é indicada para todas as pessoas a partir dos 12 meses de idade e a dose de reforço deve ser administrada com um intervalo mínimo de três meses, aos 15 meses. Crianças mais velhas, adolescentes e adultos que não foram vacinados ou não têm comprovação das doses aplicadas devem receber as duas doses da vacina com intervalo mínimo de um mês entre elas.[11]
- Gestantes não devem ser vacinadas durante a gestação.
- Após administração de vacina no puerpério ou antes de engravidar, as pacientes devem ser orientadas a utilizar métodos contraceptivos por 4 semanas antes de engravidar.[9]
- A vacina contra a rubéola tem risco fetal teórico baixo. Embora não haja evidência de ocorrência da SRC pós-vacinal, o vírus vacinal pode atravessar a barreira placentária e infectar o feto.[4]
- Anticorpos IgG produzidos após infecção por rubéola fornecem imunidade protetiva, mas a reinfecção pode ocorrer.[12]
- A sorologia de IgM específica de rubéola é a principal forma de diagnosticar infecção por rubéola.[12]
- A suspeita de infecção por rubéola se baseia no ***status*** sorológico por análise de classe de imunoglobulina e potencial de suscetibilidade. Rubéola é rara em países com programas de cobertura vacinal efetivos e medidas de vigilância epidemiológica eficientes. Entre pacientes imunizados, a suspeita de infecção por rubéola não é tão significativa, mesmo se ocorrer exposição. Entre pacientes não imunizados, deve haver suspeita de infecção por rubéola na presença de: *rash* maculopapular generalizado e difuso, história epidemiológica de exposição à rubéola (viagem recente a países endêmicos nas últimas três semanas, residência em país endêmico ou contato com infectado por rubéola), e sintomas como febre, linfadenopatia, artralgia, artrite e conjuntivite.[3]
- Não existe tratamento específico para rubéola. Terapia de suporte com antieméticos, hidratação vigorosa e controle sintomático de exantema e artralgias é recomendada.[12]
- O período de transmissibilidade é de 7 dias antes e 7 dias após o aparecimento do exantema. Assim, recomenda-se o isolamento por 7 dias após aparecimento do *rash* cutâneo entre pessoas infectadas.[1]

QUESTÕES

1. (AMRIGS 2015) Sobre as infecções pré-natais, analise as seguintes assertivas:

I. As pacientes atendidas e tratadas para trabalho de parto prematuro devem realizar, rotineiramente, profilaxia para estreptococo beta hemolítico do grupo B.
II. Pacientes que realizam vacinação para rubéola devem evitar gestação nos primeiros 28 dias após aplicação da dose.
III. Pacientes com primoinfecção herpética na gestação podem apresentar trabalho de parto pré-termo, crescimento intrauterino restrito e malformações fetais.
IV. O tratamento fetal da toxoplasmose diagnosticada por amniocentese não pode ser feito apenas com espiramicina.

Estão corretas:

1. I, II
A. II, III
B. II, IV
C. I, III, IV
D. I, II, III, IV

Resposta correta: alternativa E.
Justificativa: pacientes que tiveram trabalho de parto prematuro devem realizar profilaxia para estreptococo beta hemolítico do grupo B, a menos que já tenham resultado negativo de cultura perineal para estreptococo. Após administração de vacina contra rubéola no puerpério ou antes de engravidar, a paciente deve ser orientada a utilizar métodos contraceptivos por quatro semanas antes de engravidar, já que a vacina contra rubéola pode acometer o feto. A primoinfecção materna de herpes pode levar a complicações, como aborto, microcefalia, retardo do crescimento intrauterino, herpes congênito, herpes neonatal e óbito fetal. Para tratamento fetal da toxoplasmose, a espiramicina isolada não atravessa a barreira placentária, por isso deve ser realizado com sulfadiazina, pirimetamina e ácido folínico.

2. (SES-SC 2014) Sobre a infecção pré-natal pela rubéola, é possível afirmar que:

I. Recém-nascidos de mães infectadas durante a gestação podem apresentar, em função da rubéola congênita, microftalmia, cardiopatia, alterações auditivas, retardo mental, miocardite, hepatite e alterações ósseas.
II. O acometimento fetal será maior e mais grave quanto mais precoce for a infecção fetal.
III. O uso de gamaglobulina é controverso após o diagnóstico da infecção.
IV. Em caso de vacinação inadvertida de gestante para rubéola, há risco de infecção congênita.

Está(ão) correta(s):

A. Apenas I
B. Apenas II
C. I, II
D. II, IV
E. I, II, III, IV

Resposta correta: alternativa E.
Justificativa: recém-nascidos de mães infectadas durante a gestação podem ter complicações relacionadas a SRC, podendo apresentar uma série de anomalias congênitas. O acometimento fetal é mais grave principalmente no primeiro trimestre de gestação. Não há evidência científica a favor do uso de gamaglobulina após diagnóstico da infecção, uma vez que não há tratamento específico para infecção por rubéola, além de medidas de suporte para os sintomas. A vacina contra rubéola apresenta riscos se administrada durante a gestação, por isso é contraindicada nesse período.

3. (Cremesp 2013) A rubéola pode ocasionar malformação congênita, por isso uma paciente de 23 anos, no primeiro trimestre de gestação, está muito preocupada, com resultado recente de sorologia positiva para rubéola. A orientação médica deve ter, como base:

A. A análise da classe de imunoglobulina.
B. O exame sorológico para pesquisa de anticorpos IgG.
C. O exame sorológico diferencial de imunoglobulina vacinal e pós-infecção.
D. A anamnese para saber se a paciente já teve rubéola para evitar repetição do exame sorológico.
E. O exame clínico rigoroso para confirmar ausência de doença.

Resposta correta: alternativa A.
Justificativa: a análise da classe de imunoglobulina é essencial para determinar se há infecção aguda por rubéola. IgG+ indica que houve contato prévio com rubéola, seja por imunização pela vacina ou por infecção prévia, sendo a classe IgM+ a que indica infecção aguda.

4. (UFC 2011) Qual é o embasamento científico para a contraindicação da vacina da rubéola durante a gestação?

A. Quase nenhum, pois não são encontradas partículas virais no líquido amniótico após vacina.
B. Os riscos são teóricos, pois são encontradas partículas virais em 1 a 2% dos líquidos amnióticos avaliados após vacina.
C. Os riscos são teóricos, pois são encontradas partículas virais em 10 a 20% dos líquidos amnióticos avaliados após vacinação.
D. Os riscos são evidentes, afetando entre 5 e 10% dos fetos ou recém-nascidos de mães expostas inadvertidamente durante a gestação.
E. Os riscos são evidentes, afetando entre 10 e 20% dos fetos ou recém-nascidos de mães expostas inadvertidamente durante a gestação.

Resposta correta: alternativa B.
Justificativa: ainda que a vacina contra rubéola seja contraindicada durante a gestação, partículas virais após administração da vacina são encontradas em uma baixa porcentagem dos líquidos amnióticos. Assim, o risco é teórico, ainda que importante.

5. (Rio Saúde-SME 2020) A síndrome da rubéola congênita é causada pela infecção do vírus da rubéola durante a gestação, principalmente no primeiro trimestre. Essa síndrome pode acarretar os seguintes comprometimentos gestacional e fetal:

A. Aborto, morte fetal e anomalias congênitas.
B. Placenta prévia, diabetes gestacional, hemorragia interna.
C. Trabalho de parto prematuro, infecção urinária, atonia uterina.
D. Descolamento prematuro da placenta, hemorragia interna e sofrimento fetal.

Resposta correta: alternativa A.
Justificativa: a infecção por rubéola durante a gestação, principalmente no primeiro trimestre, pode levar a complicações como SRC e anomalias congênitas para o feto. Isso pode resultar em abortamento, morte fetal intrauterina e anomalias congênitas como catarata, cardiopatias, surdez, microcefalia e atrasos no desenvolvimento neuropsicomotor.

REFERÊNCIAS

1. Centers for Disease Control and Prevention. Rubella information for healthcare professionals. [Internet]. Atlanta: CDC; 2020. Disponível em: https://www.cdc.gov/rubella/hcp.html. Acesso em jun. 2025.

2. World Health Organization. Rubella. [Internet]. Genebra: WHO; 2019.Disponível em: https://www.who.int/news-room/fact-sheets/detail/rubella.
3. Brasil. Ministério da Saúde. Guia de vigilância em saúde. Brasília: Ministério da Saúde; 2022. Disponível em: https://bvsms.saude.gov.br/bvs/publicacoes/guia_vigilancia_saude_5ed_rev.pdf. Acesso em jun. 2025.
4. Mangtani P, Evans SJW, Lange B, Oberle D, Smith J, Drechsel-Baeuerle U, et al. Safety profile of rubella vaccine administered to pregnant women: a systematic review of pregnancy related adverse events following immunisation, including congenital rubella syndrome and congenital rubella infection in the foetus or infant. Vaccine. 2020;38(5):963-78.
5. Fundação Oswaldo Cruz. Rubéola na gestação. Rio de Janeiro: Fundação Oswaldo Cruz; 2021. Disponível em: https://portaldeboaspraticas.iff.fiocruz.br/atencao-mulher/rubeola-na-gestacao/. Acesso em jun. 2025.
6. Creasy RK, Resnik R, Lockwood C, Moore T, Greene M, Copel J, et al. Medicina materno-fetal [e-book]. 8 ed. Rio de Janeiro: Elsevier; 2019. Disponível em: https://tienda.elsevierhealth.com/creasy-resnik-medicina-maternofetal-9788491137481.html. Acesso em jun. 2025.
7. Rezende Filho J. Rezende obstetrícia fundamental. 15 ed. Rio de Janeiro: Guanabara Koogan; 2024.
8. Zugaib M, Francisco RPV. Zugaib obstetrícia. 5 ed. Barueri: Manole; 2023.
9. Centers for Disease Control and Prevention. Pregnancy and rubella. Atlanta: CDC; 2020. Disponível em: https://www.cdc.gov/rubella/pregnancy.html. Acesso em jun. 2025.
10. Leonor MC, Mendez MD. Rubella. Stat Pearls; 2020. Disponível em: https://pubmed.ncbi.nlm.nih.gov/35367004/. Acesso em jun. 2025.
11. Sociedade Brasileira de Imunizações. Vacina tríplice viral (sarampo, caxumba e rubéola). São Paulo: SBIm; 2023. Disponível em: https://familia.sbim.org.br/vacinas/vacinas-disponiveis/vacina-triplice-viral-sarampo-caxumba-e-rubeola-scr. Acesso em jun. 2025.
12. Riley LE. Rubella in pregnancy. [Internet]. UpToDate; 2023. Disponível em: https://www.uptodate.com/contents/rubella-in-pregnancy. Acesso em jun. 2025.

33

HIV e gestação

Antonio Phelipe Junior
Évelyn Traina

CASO CLÍNICO

N.C.A., gênero feminino, 22 anos, branca, secundigesta vivendo em situação de vulnerabilidade, IG 37 semanas, chega ao pronto-socorro do seu hospital de referência com queixa de perda de líquido em grande quantidade, sem dor e com boa movimentação fetal.

Trouxe cartão pré-natal, que mostrava início do seguimento com 27 semanas, apenas três consultas realizadas, teste rápido HIV reagente na primeira consulta, carga viral 80 mil cópias e CD4 de 600. Refere que foi prescrita medicação, porém o uso foi irregular e não repetiu exames. Vitalidade fetal preservada, confirmada rotura prematura de membranas. Foi, então, iniciado zidovudina (AZT) endovenoso e indicada resolução via alta.

INTRODUÇÃO

A sigla HIV corresponde, em inglês, à vírus da imunodeficiência humana. O HIV infecta as células do sistema imunológico levando a quadros de imunossupressão e suscetibilidade a infecções oportunistas.[1]

No que se refere ao HIV e à gestação, o contexto se torna ainda mais complexo, pois além dos riscos que a infecção traz para gestantes vivendo com o HIV (GVHIV), existe a possibilidade de transmissão vertical (TV). A testagem universal para HIV deve ser feita em todas as gestantes assim que iniciarem o pré-natal. Para as mulheres vivendo com HIV que engravidam, o seguimento também deve ser o mais precoce possível. Essas estratégias são fundamentais para a prevenção da transmissão vertical e a melhora do resultado perinatal.[2]

EPIDEMIOLOGIA

Apesar da disponibilidade das ferramentas para diagnóstico e da terapia antirretroviral (TARV), o controle da infecção pelo HIV ainda é um desafio. Entre os anos de 2000 e 2022 foram notificados 149.591 casos da doença em gestantes e puérperas, com aumento da taxa de detecção de 30% entre 2011 e 2019.[3]

O principal parâmetro que determina o risco de TV é a carga viral materna. Em gestantes com boa aderência ao tratamento, o risco de transmissão vertical diminui para menos de 1%, se a carga viral (CV-HIV) plasmática for menor do que 50 cópias/mL.[4-6] Em mulheres não tratadas e com CV (carga viral) alta esse risco varia de 15 a 45%, sendo que a transmissão pode ocorrer no parto, na gestação ou durante o aleitamento.

Sobre os riscos de transmissão do HIV por meio das práticas sexuais, já se tem evidências científicas suficientes que comprovam que pessoas vivendo com HIV (PVHIV) com carga viral indetectável mantida por pelo menos seis meses e em uso de TARV com boa aderência ao tratamento não transmite o HIV.[2]

FISIOPATOLOGIA

Existem dois tipos de vírus: HIV-1 e HIV-2. Entre as implicações das diferenças genéticas entre eles estão os mecanismos de transmissão, a reatividade aos testes de detecção de antígenos específicos do vírus e a evolução clínica.[7]

A infecção pelo HIV-1 pode acontecer por meio de relações sexuais em que há lesão da mucosa dos tratos genital e anal e por meio de agulhas compartilhadas. Graças à testagem em bancos de sangue, a transmissão por transfusões foi erradicada. O processo se inicia com o vírus infectando macrófagos, células dendríticas e, principalmente, linfócitos T CD4+. Posteriormente, o HIV se desloca para os linfonodos e, antes de se disseminar por todo o organismo, multiplica-se de maneira intensiva nos tecidos linfoides, fase conhecida como infecção aguda pelo HIV.[8] O pico de viremia, isto é, a carga viral na corrente sanguínea, ocorre às custas da diminuição dos níveis de linfócitos T CD4+ e é atingido entre 21 e 28 dias depois da infecção, período em que a pessoa contaminada se torna altamente infectante.[7]

Com o passar do tempo, o sistema imune é ativado e, anteriormente à produção de anticorpos anti-HIV, ocorre a produção de mais linfócitos T CD4+, que perpetuam a reprodução e as infecções pelo vírus, e de linfócitos T citotóxicos CD8+ específicos contra o HIV. Ainda que haja uma diminuição da viremia diante da ativação desse mecanismo de defesa, o sistema imune não é capaz de combater o vírus completamente, levando à cronicidade da infecção com um nível de carga viral que é específico de cada indivíduo.[7] Se a TARV não é implementada, inevitavelmente os indivíduos evoluem para um quadro de múltiplas infecções oportunistas e/ou neoplasias e, eventualmente, óbito.[8]

A transmissão vertical costuma ocorrer em três principais contextos: intraútero – mais provavelmente no terceiro semestre de gestação, – no momento do parto ou durante a amamentação. Alguns estudos mostram que infecções com acometimento placentário, como a corioamnionite e infecções do trato genital aumentam o risco de transmissão do HIV durante o período de gestação,[9] o que estaria relacionado com a quebra da integridade da placenta levando a microtransfusões de sangue infectado entre bebê e gestante.[10] No momento do parto, a transmissão ocorre principalmente pelo contato da mucosa dos neonatos com sangue e secreções contaminadas, mas as microtransfusões transplacentárias também desempenham papel importante na transmissão vertical além de haver risco elevado em quadros de RPMO (ruptura prematura de membranas ovulares) com mais de quatro horas de duração em parturientes sem TARV. Em relação ao contágio via amamentação, não se sabe ao certo como o mecanismo se sucede, mas estudos sugerem que a transferência de células infectadas através do leite desempenha papel importante na contaminação do recém-nascido (RN).[11] Por esse motivo, a amamentação deve ser evitada e essa conduta deve ser reforçada para pacientes infectadas.[2]

QUADRO CLÍNICO

O conjunto de sinais e sintomas que se manifestam no início do período de infecção pelo HIV constitui a chamada síndrome retroviral aguda (SRA), que costuma durar de 3 a 4 semanas. Os indivíduos infectados podem apresentar exantema, cefaleia, febre, mialgia, sudorese, linfadenomegalia, esplenomegalia, astenia, diarreia, vômitos, perda de peso e, mais raramente, acometimento do fígado e do pâncreas.[8]

Na fase de latência, é comum que persista o quadro de linfadenopatia ainda que com um exame físico normal, devendo ser considerados como diagnósticos diferenciais tuberculose ganglionar e doenças linfoproliferativas. É comum também, em relação aos achados de exames laboratoriais, plaquetopenia, leucopenia e anemia normocrômica e normocítica.[8]

Quando a contagem de linfócitos está acima de 350 cél/mm^3, as infecções que costumam acontecer são bacterianas, com apresentações atípicas à medida que a infecção progride. Com uma contagem de linfócitos entre 200 e 300 cél/mm^3, outras manifestações clínicas vão se tornando mais frequentes, como diarreia crônica, alterações neurológicas, perda de peso, sudorese noturna, fadiga e herpes-zóster. Alguns desses sintomas, como diarreia crônica e febre de origem indeterminada, assim como candidíase oral e pneumonia por *Pneumocystis jiroveci*, são importantes marcadores de imunossupressão grave e preditores de evolução para um quadro de Aids.[8]

DIAGNÓSTICO

Nos últimos anos, tem-se observado o desenvolvimento de estratégias tanto para otimizar a eficácia dos resultados quanto para disponibilizar o mais amplamente possível o acesso aos testes, uma vez que muitas pessoas ainda realizam o diagnóstico de HIV tardiamente. A Portaria n. 29, que validou o *Manual técnico para o diagnóstico da infecção pelo HIV*, foi publicada no dia 17 de dezembro de 2013 e, a partir dessa data, foi normatizada a testagem de HIV no Brasil com o intuito de assegurar cobertura abrangente e o diagnóstico precoce de HIV, com qualidade, rápida resposta e segurança na realização. É importante lembrar que os testes de HIV são recomendados a todos os pacientes com vida sexual ativa, especialmente em situações de exposição de risco.[8]

Durante a gestação, os testes de HIV devem ser realizados em quatro principais momentos, para proteção da pessoa gestante e para prevenção de transmissão vertical: na primeira consulta do pré-natal – idealmente no primeiro trimestre –, no terceiro trimestre, no momento do parto e em situações de exposição de risco/violência sexual.[2]

A testagem do HIV pode ser feita de acordo com os diferentes fluxogramas propostos pelo Ministério da Saúde.[12] No pré-natal, deve ser feito o teste rápido (TR) assim que a gestante chega ao serviço. Se a amostra vier não reagente, será definida como "Amostra não reagente para HIV", porém, nos casos em que a suspeita de infecção persistir, deverá ser colhida uma nova amostra após 30 dias da realização do teste. Mesmo nas pacientes com TR negativo, sugere-se a complementação por sorologia Elisa. No caso de teste rápido reagente, preconiza-se que sejam feitos outro TR de um fabricante diferente. Caso o resultado do TR2 seja reagente, essa amostra será classificada como "Amostra reagente para HIV". Se houver discordância entre os resultados do TR, os dois testes deverão ser repetidos. Persistindo a diferença, deverá ser colhida uma amostra por punção venosa e encaminhada para testagem em laboratório.[12]

A utilização dos TR para diagnóstico possibilita, em um único atendimento em serviços de saúde, um diagnóstico rápido e o encaminhamento das pacientes para seguimento do plano terapêutico, em que deve ser solicitado um teste de quantificação da CV-HIV. Em situações de dúvidas ou de discordância entre os resultados dos TR e da CV-HIV, recomenda-se que as pacientes sejam encaminhadas a centros de referência no tratamento de HIV para seguimento e elucidação diagnóstica (Figura 1).[12]

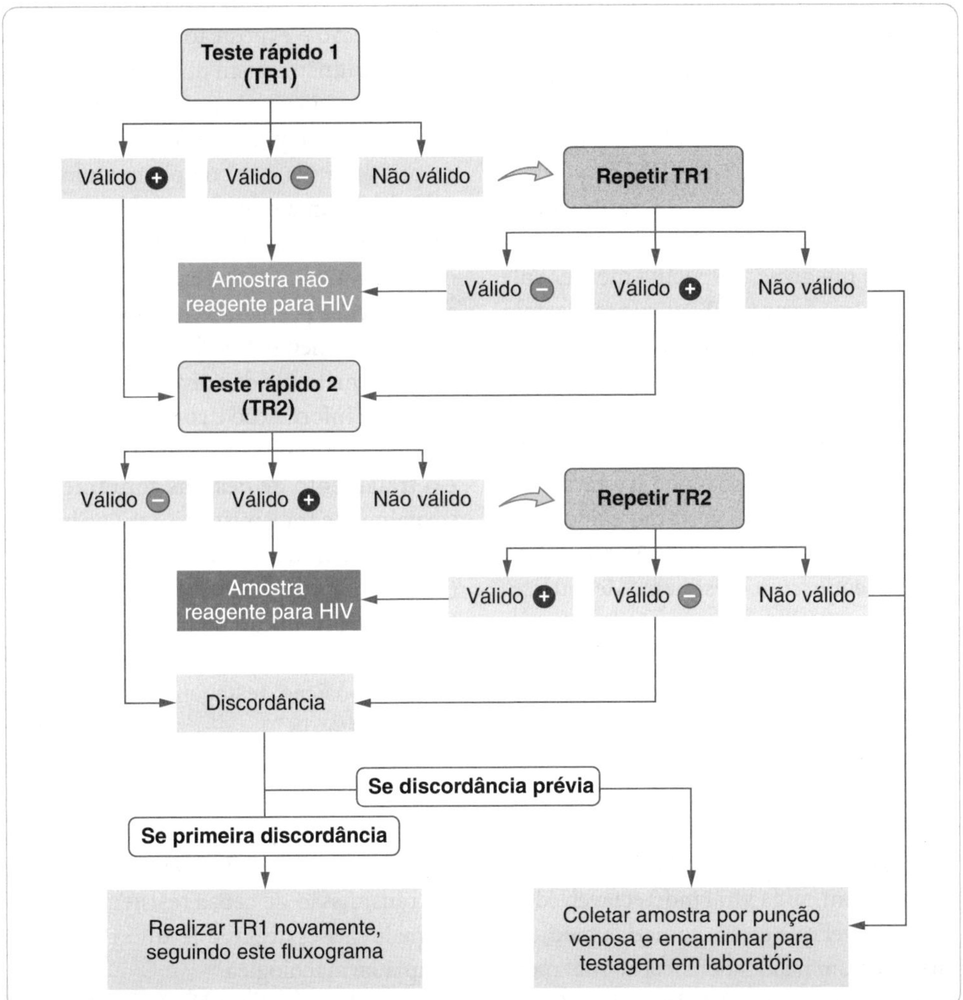

FIGURA 1 **Fluxograma diagnóstico.**
Fonte: Brasil, 2018.[12]

MANEJO

A abordagem da gestante vivendo com HIV deve se basear no acolhimento, orientação quanto à doença, atenção aos riscos obstétricos individuais e terapia antirretroviral.

A TARV tem por principal objetivo reduzir a carga viral a níveis indetectáveis já que esse parâmetro está diretamente relacionado à diminuição do risco de transmissão vertical.[13] Independentemente da contagem de linfócitos T CD4+ ou do estágio da doença, a terapia é recomendada para todas as GVHIV.[14] O esquema preferencial deve ser introduzido por meio da associação dos medicamentos tenofovir (TDF) + lamivudina (3TC) + dolutegravir (DTG), que consiste em dois inibidores da transcriptase reversa análogos de nucleosídeo e um inibidor de integrase, respectivamente. Vale ressaltar que o contexto em que se inserem as pessoas gestantes em todo o país é muito particular e, por isso, os planos terapêuticos, que incluem medidas que vão além do tratamento medicamentoso, devem ser individualizados. Pessoas que já estavam em TARV previamente à gestação e que apresentam carga viral abaixo de 50 cópias/mL devem seguir com o esquema de antirretrovirais (ARV), desde que não haja medicamentos contraindicados na gestação.[2] Se o uso dos medicamentos não está de acordo com os protocolos preconizados, é fundamental que o indivíduo seja orientado sobre os benefícios de um tratamento com evidências de maior segurança e efetividade. Nos casos em que a pessoa está em TARV, mas não tem carga viral indetectável, é imprescindível que sejam tomadas medidas que garantam maior aderência ao tratamento para que a supressão viral seja atingida o mais rapidamente possível. Caso esse objetivo não seja atingido em até oito semanas desde a intervenção, uma nova linha de tratamento deve ser implementada. Deve-se monitorar frequentemente a CV dos pacientes infectados.[13]

Outro pilar da conduta em casos de HIV na gestação é a abordagem de aspectos da saúde sexual e prevenção combinada para GVHIV. Segundo o *Protocolo clínico e diretrizes terapêuticas para manejo da infecção pelo HIV em adultos* do Ministério da Saúde, uma vez que os fatores de risco de transmissão, infecção e exposição ao vírus operam de forma dinâmica em diferentes contextos políticos, socioeconômicos e culturais, é de fundamental importância oferecer medidas de prevenção que se complementam, possibilitando uma prática sexual segura e diminuindo os riscos de aquisição do vírus no ciclo gravídico-puerperal. Dentre as possibilidades de prevenção combinada do HIV estão o tratamento de todas as PVHIV/Aids, o uso de métodos de barreira nas relações sexuais, a informação e conscientização das pessoas sobre essas doenças, o diagnóstico e o tratamento de pessoas com infecções sexualmente transmissíveis (IST) e hepatites, redução de danos, imunização para HBV (vírus da hepatite B) e HPV (papilomavírus humano), prevenção da transmissão vertical do vírus, fornecimento de profilaxia pré e pós-exposição, testagem regular para o HIV e outras IST.[8]

A genotipagem é indicada para pacientes no início do uso de TARV, com o intuito de guiar o esquema terapêutico.[2] Essa preocupação se justifica pela possibilidade de transmissão de cepas resistentes a uma ou mais classes de ARV, levando à falha na terapia farmacológica.[15-17]

Além das condutas já citadas, faz parte dos cuidados durante o pré-natal o manejo dos efeitos adversos da TARV. Provas de função renal e hepática devem ser solicitadas em razão dos riscos de lesão renal e disfunção hepática que alguns ARV acarretam. Deve-se atentar, também, ao risco de diabetes *mellitus* gestacional (DMG) por conta da associação entre os inibidores de proteases (IP) usados na TARV e o desenvolvimento de hiperglicemia.[8] Ademais, são recomendadas imunizações para GVHIV: pneumocócica, meningocócica conjugada (MncC), tétano e difteria (dT), vacina acelular para difteria, tétano e coqueluche (dTpa), hepatite A e B, influenza/H1N1 (INF) e covid-19. Para gestantes não vacinadas previamente até os 19 anos, é indicada a vacina para *Haemophilus influenzae* tipo b (Hib). Nos casos de gestantes suscetíveis, em que haja exposição ao vírus da hepatite B ou varicela-zóster, administra-se imunoglobulina. Para que a administração das vacinas seja segura, deve-se avaliar a necessidade por meio das condições clínicas e situações de risco às quais estão expostas as pacientes e, principalmente, avaliar a contagem de LT-CD4+.[8]

A CV-HIV deve ser solicitada na primeira consulta do pré-natal e acompanhada a cada quatro semanas até negativar. No período periparto, com 34 a 35 semanas, todas as gestantes deverão coletar o exame para auxílio no uso de profilaxias e estabelecimento da via de parto adequada. No caso de suspeita de má aderência ou falha do esquema terapêutico, a CV deve ser solicitada a intervalos menores. A genotipagem deve ser realizada a cada 3 meses para gestantes em início de tratamento ou com CV detectável no início do pré-natal. Para aquelas com CV negativa, solicitar genotipagem no início do pré-natal e por volta de 34 a 35 semanas.

Por fim, vale ressaltar que o HIV é uma doença de notificação compulsória (Figura 2). Dessa forma, todos os casos devem ser notificados por meio do Sistema de Informação de Agravos de Notificação (Sinan).[8,18]

Via de parto em gestantes vivendo com o HIV

O principal fator determinante para a decisão da via de parto é a carga viral periparto, que deve ser realizada entre 34 e 35 semanas de gestação, como já citado. Para mulheres com CV maior que 1.000 cópias/mL ou desconhecida, há benefício da cesárea eletiva na prevenção da TV, devendo ser agendada entre 38 e 39 semanas. Nesses casos, deve ser prescrito o AZT intraparto. As doses recomendadas são de 2 mg/kg na primeira hora ou fase de ataque e, depois, 1 mg/kg diluídos em 100 mL de soro glicosado 5%, durante 3 horas. No caso de CV suprimida e sustentada (< 50 cópias/mL), a via de parto pode seguir por indicação obstétrica, sendo que o uso do AZT é dispensável. Para gestantes com CV entre 50 e 1.000 cópias, há alguma controvérsia na literatura quanto à via de parto. O Ministério da Saúde recomenda que pode ser feito o parto vaginal, mas que é fundamental nesses casos o uso do AZT intraparto, nas mesmas doses citadas.[2]

Um ponto fundamental a ser ressaltado é a importância da inibição da lactação, que deve ser realizada antes da alta hospitalar por meio de 1 mg, via oral, de cabergolina. Ainda hoje, o aleitamento materno é contraindicado para todas as mulheres vivendo com HIV, mesmo se CV indetectável. É importante que essa orientação seja dada no pré-natal e que a equipe de saúde seja treinada para fazer isso com cuidado e empatia.[2]

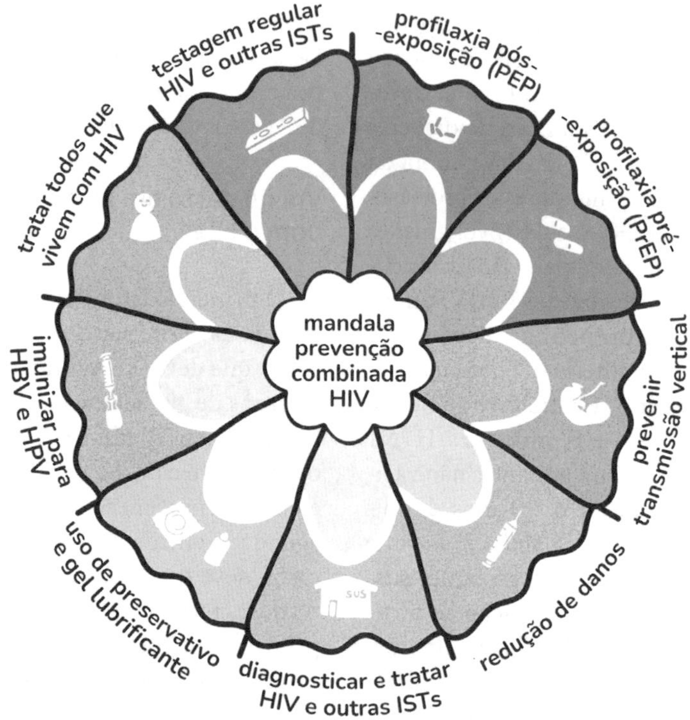

FIGURA 2 Prevenção combinada do HIV.
Fonte: Brasil, 2022.[2]

INTERCORRÊNCIAS OBSTÉTRICAS EM GESTANTES VIVENDO COM O HIV

Rotura prematura de membranas

Nos quadros de rotura prematura de membranas (RPM) com idade gestacional inferior a 34 semanas, caso não haja sofrimento fetal ou infecção intrauterina, pode-se indicar o uso de corticoide para maturação pulmonar do feto, conforme recomendações obstétricas. Antibioticoterapia profilática está indicada em todos os casos. Se a RPM ocorre com idade gestacional superior a 34 semanas, recomenda-se a resolução da gestação por cesárea nos casos em que a CV > 1.000 cópias/mL. Caso haja CV < 1.000 cópias/mL, boa adesão à TARV e condições favoráveis do colo do útero, pode-se considerar a via de parto vaginal.[2]

Trabalho de parto pré-termo

Nos casos de trabalho de parto pré-termo (TPP) em que se é possível optar pela conduta expectante visando à diminuição dos riscos da prematuridade para o bebê, a conduta consiste em administrar AZT endovenoso nos casos em que CV é > 1.000 cópias ou desconhecida, juntamente com a inibição farmacológica do parto.[19] Uma vez que o parto está inibido, o ARV pode ser descontinuado. Em casos de CV indetectável, o AZT não é necessário. Nos quadros em que se opte pela conduta ativa, a via de parto deve ser determinada pelas indicações obstétricas e pela CV-HIV da GVHIV. Não se contraindica o uso de corticoide para maturação pulmonar, antibioticoterapia para tratamento da colonização por estreptococo do grupo B nem o uso de sulfato de magnésio para proteção do encéfalo fetal, caso sejam necessários.[2]

Hemorragia pós-parto

Nas hemorragias pós-parto (HPP) em que parturientes estejam em uso de ARV indutores da enzima CYP3A4, contraindica-se o uso de ergot para controle do sangramento por conta dos riscos de isquemias centrais e periféricas graves, uma vez que essa interação medicamentosa leva a respostas vasoconstritoras exacerbadas.[2]

PROGNÓSTICO

Ainda que os programas de rastreio e tratamento do HIV possam ser mais otimizados a fim de cobrirem um número cada vez maior de pessoas, muitos avanços puderam ser observados nas últimas décadas em relação ao diagnóstico e o manejo precoces da doença. Esses avanços, somados à disponibilidade e à eficácia das opções de tratamento que se tem no Brasil, hoje, garantem que as PVHIV, incluindo gestantes, tenham um ótimo prognóstico e vivam uma vida como qualquer outra pessoa que não apresente a doença.[8]

PERSPECTIVAS FUTURAS

É inegável a discrepância de recursos que existe ainda hoje entre as diversas conformações sociais estabelecidas mundo afora. Essas disparidades constituem desafios muito relevantes para que se atinja o cenário ideal de controle da infecção por HIV e dos seus desdobramentos quando associada à gestação. Nesse contexto, a informação, o combate ao estigma contra a doença e o acesso aos serviços de Saúde constituem armas valiosas, associados à prevenção, diagnóstico precoce e tratamento adequado das PVHIV. Segundo o Programa Conjunto das Nações Unidas sobre HIV/Aids (Unaids), entre os países que são prioridade no combate à transmissão do vírus, a cobertura dos tratamentos com ARV aumentou de 36 para 85% de 2009 até 2020.

Apesar dos obstáculos persistentes para o cuidado integral de GVHIV, a perspectiva é que, com as pesquisas em andamento sobre a efetividade de outros ativos e com o esforço mundial que se tem feito para a disseminação de informações sobre o vírus, os mecanismos de transmissão e suas consequências e sobre os tratamentos disponíveis, as taxas de contaminação diminuam no futuro.

DEFINIÇÕES IMPORTANTES DO CAPÍTULO

- **Terapia antirretroviral (TARV):** tratamento por meio de um conjunto de medicamentos utilizados na abordagem de PVHIV.
- **Transmissão vertical:** transmissão que ocorre da gestante para o bebê, podendo se suceder durante o período gestacional, durante o parto ou no aleitamento.
- **Indetectável = intransmissível (I=I):** indivíduos em uso de ARV, com boa aderência ao tratamento e com carga viral indetectável há pelo menos seis meses não transmitem o vírus para a parceria por meio das práticas sexuais.

QUESTÕES

1. (TEGO 2022) Gestante de 39 semanas, portadora de HIV há três anos, com seguimento adequado em uso de terapia antirretroviral (TARV) com carga viral < 50 cópias/mL na 34ª semana. Queixa de perda de líquido há três horas e contrações. Ao exame: 6 cm de dilatação, esvaecimento de 60%, com saída de líquido claro com grumos, apresentação cefálica, BCF = 155 bpm. Nesse caso, qual é a conduta a ser adotada?

A. Via de parto vaginal, manter a TARV em uso, não administrar AZT injetável.
B. Via de parto vaginal e administrar AZT injetável, pelo menos três horas antes do parto até o clampeamento do cordão.
C. Realizar parto cesariano e administrar AZT injetável, pelo menos três horas antes do parto até o clampeamento do cordão.
D. Realizar parto cesariano, manter a TARV e não administrar AZT injetável.

Resposta correta: alternativa A.
Justificativa: a questão trata de uma gestante com carga viral suprimida (< 50 cópias/mL), portanto, a via de parto pode seguir por indicação obstétrica, preferencialmente a via vaginal, e o uso do AZT é dispensável.

2. (TEGO 2023) Gestante na 13ª semana foi ao pré-natal com exames solicitados na primeira consulta. Como o resultado da sorologia para HIV foi positivo, foi solicitada carga viral, genotipagem e CD4. Qual é a conduta adequada nesse momento, de acordo com as diretrizes brasileiras?

A. Iniciar tratamento com tenofovir, lamivudina e dolutegravir.
B. Aguardar resultado da genotipagem para iniciar a terapia antirretroviral.
C. Aguardar resultado da carga viral para avaliar início de tratamento.
D. Iniciar tratamento com efavirenz, ritonavir e raltegravir.

Resposta correta: alternativa A.
Justificativa: a TARV deve ser iniciada assim que o diagnóstico de HIV é realizado. Não se deve aguardar os resultados da genotipagem nem da carga viral.

O tratamento preconizado, hoje, é a associação de tenofovir, lamivudina e dolutegravir.

3. (UFCSPA – 2022) J.S.S., 36 anos, branca, casada, primípara, portadora de HIV. Apresentou carga viral indetectável com 34 semanas de gestação. Tem CD4 de 580 céls/mm^3 e possui boa adesão aos antirretrovirais, os quais ela segue uso regular no período puerperal. Qual seria a melhor orientação em relação à amamentação do seu bebê?

A. Poderá amamentar seu bebê enquanto a carga viral estiver indetectável.
B. Poderá amamentar seu bebê nos primeiros seis meses de vida, sendo indicado o uso de fórmula láctea após esse período.
C. Deve usar apenas fórmula láctea para seu bebê.
D. O bebê poderá ser amamentado por sua cunhada, que teve bebê recentemente.

Resposta correta: alternativa C.
Justificativa: a amamentação é uma contraindicação absoluta em pacientes com HIV em razão dos riscos de transmissão vertical, independentemente da via de parto, do uso de TARV ou mesmo do valor da carga viral. A amamentação cruzada também é contraindicada, tanto pelo Ministério da Saúde quanto pela Organização Mundial da

Saúde e pela Sociedade Brasileira de Pediatria, por conta dos riscos de transmissão de doenças infectocontagiosas para o bebê.

4. (Unifesp 2020) Secundigesta com parto normal anterior, 37 anos de idade, novo parceiro na gravidez atual. Recebeu resultado de sorologia positiva para HIV com 13 semanas de gestação. Indicada terapia antirretroviral. A paciente questiona quanto a melhor via de parto e aleitamento materno. Nesse caso, qual é a orientação e conduta adequadas?

A. A melhor opção na prevenção da transmissão vertical é a cesariana eletiva, independente da carga viral. O aleitamento materno está contraindicado.
B. Pelo antecedente obstétrico, o parto pode ser vaginal, mesmo que apresente carga viral maior que 1.000 cópias, mediante uso de AZT intraparto. O aleitamento materno está contraindicado.
C. Caso apresente carga viral indetectável no final do pré-natal (35 semanas), o parto pode ser vaginal e o aleitamento materno não está liberado.
D. Caso a carga viral seja indetectável no final do pré-natal (35 semanas), o parto pode ser vaginal, mas a gravidez não pode passar de 39 semanas. O aleitamento materno fica a critério da mãe.
E. Caso a carga viral seja indetectável no final do pré-natal (35 semanas), o parto pode ser vaginal, mas o aleitamento materno está contraindicado.

Resposta correta: alternativa E.

Justificativa: caso a carga viral nas 35 semanas esteja suprimida e sustentada (< 50 cópias/mL), a via de parto pode seguir por indicação obstétrica, preferencialmente a via vaginal. O aleitamento materno é uma contraindicação absoluta em pacientes com HIV por conta dos riscos de transmissão vertical.

REFERÊNCIAS

1. Brasil. Ministério da Saúde. Aids/HIV. [Internet]. Brasília: Ministério da Saúde. Disponível em: https://www.gov.br/saude/pt-br/assuntos/saude-de-a-a-z/a/aids-hiv. Acesso em jun. 2025.
2. Brasil. Ministério da Saúde. Protocolo clínico e diretrizes terapêuticas para prevenção da transmissão vertical de HIV, sífilis e hepatites virais. [Internet]. Brasília: Ministério da Saúde; 2022. Disponível em: https://bvsms.saude.gov.br/bvs/publicacoes/protocolo_clinico_hiv_sifilis_hepatites.pdf. Acesso em jun. 2025.
3. Brasil. Ministério da Saúde. Boletim epidemiológico – HIV/Aids 2022 –Departamento de HIV/Aids, tuberculose, hepatites virais e infecções sexualmente transmissíveis. [Internet]. Brasília: Ministério da Saúde; 2022. Disponível em: https://www.gov.br/aids/pt-br/centrais-de-conteudo/boletins-epidemiologicos/2022/hiv-aids/boletim_hiv_aids_-2022_internet_31-01-23.pdf/view. Acesso em jun. 2025.
4. Tubiana R, Le Chenadec J, Rouzioux C, Mandelbrot L, Hamrene K, Dollfus C, et al. Factors associated with mother-to-child transmission of HIV-1 despite a maternal viral load < 500 copies/mL at delivery: a case-control study nested in the French Perinatal Cohort (EPF-ANRS CO1). Clin Infect Dis. 2010; 50(4):585-96.
5. Townsend CL, Byrne L, Cortina-Borja M, Thorne C, De Ruiter A, Lyall H, et al. Earlier initiation of ART and further decline in mother-to-child HIV transmission rates, 2000-2011. Aids. 2014;28(7):1049-57.
6. Chappell CA, Cohn SE. Prevention of perinatal transmission of human immunodeficiency virus. Infect Dis Clin North Am. 2014;28(4):529-47.
7. Fernandes CE, Sá MFS. Febrasgo – Tratado de obstetrícia. Rio de Janeiro: Guanabara Koogan; 2018.
8. Brasil. Ministério da Saúde. Protocolo clínico e diretrizes terapêuticas para manejo da infecção pelo HIV em adultos. [Internet]. Disponível em: https://www.gov.br/aids/pt-br/centrais-de-conteudo/pcdts/2013/hiv-aids/pcdt_manejo_adulto_12_2018_web.pdf/view. Acesso em jun. 2025.
9. King CC, Ellington SR, Kourtis AP. The role of co-infections in mother-to-child transmission of HIV. Curr HIV Res. 2013;11(1):10-23.
10. Kourtis AP, Bulterys M, Nesheim SR, Lee FK. Understanding the timing of HIV transmission from mother to infant. JAMA. 2001;285(6):709-12.

11. Koulinska IN, Villamor E, Chaplin B, Msamanga G, Fawzi W, Renjifo B, et al. Transmission of cell-free and cell-associated HIV-1 through breast-feeding. J Acquir Immune Defic Syndr. 2006;42(5):650].
12. Brasil. Ministério da Saúde. Manual técnico para o diagnóstico da infecção pelo HIV em adultos e crianças. Disponível em: https://www.gov.br/aids/pt-br/central-de-conteudo/publicacoes/2018/manual_tecnico_hiv_27_11_2018_web.pdf. Acesso em jun. 2025.
13. Flynn MP, Abrams JE, Fowler GM. Prevention of vertical HIV transmission in resource-limited settings. UpToDate. Disponível em: https://www.uptodate.com/contents/prevention-of-vertical-hiv-transmission-in-resource-limited-settings. Acesso em jun. 2025.
14. World Health Organization. Consolidated guidelines on HIV prevention, testing, treatment, service delivery and monitoring: recommendations for a public health approach. [Internet]. www.who.int. Disponível em: https://www.who.int/publications/i/item/9789240031593. Acesso em jun. 2025.
15. Little SJ, Holte S, Routy JP, Daar ES, Markowitz M, Collier AC, et al. Antiretroviral-drug resistance among patients recently infected with HIV. N Engl J Med. 2002;347(6):385-94.
16. Kuritzkes DR, Lalama CM, Ribaudo HJ, Marcial M, Meyer WA, Shikuma C, et al. Preexisting resistance to nonnucleoside reverse-transcriptase inhibitors predicts virologic failure of an efavirenz-based regimen in treatment-naive HIV-1-infected subjects. J Infect Dis. 2008;197(6):867-70.
17. Moura MES, Reis MNG, Lima YAR, Eulálio KD, Cardoso LPV, Araujo SMM. Low rate of transmitted drug resistance may indicate low access to antiretroviral treatment in Maranhão State, Northeast Brazil. AIDS Res Hum Retroviruses. 2015;31(2):250-4.
18. Brasil. Ministério da Saúde. SINANWEB – AIDS Adulto [Internet]. portalsinan.saude.gov.br. Disponível em: https://portalsinan.saude.gov.br/aids-adulto. Acesso em jun. 2025.
19. Brasil. Ministério da Saúde. Manual de gestação de alto risco. Brasília: Ministério da Saúde; 2022. Disponível em: https://portaldeboaspraticas.iff.fiocruz.br/wp-content/uploads/2022/03/manual_gestacao_alto_risco.pdf. Acesso em jun. 2025.

34

Infecção urinária na gravidez

Andrea De Marcos
Rebeca Augusto Silvestre

INTRODUÇÃO

O trato urinário é um sítio comum de infecção na população em geral, principalmente em mulheres por conta de diferenças anatômicas como vagina e ânus mais próximos e menor tamanho da uretra.[1]

Atualmente, aceita-se que a gravidez não é um fator predisponente à infecção do trato urinário (ITU), e sim que mulheres bacteriúricas assintomáticas possuem maior predisposição a serem sintomáticas durante a gestação.

Neste capítulo discutiremos as principais características e consequências específicas da ITU na gravidez.

CASO CLÍNICO

P.J., 35 anos, tercigesta, secundípara, feto único, IG 10 semanas, em retorno após primeira consulta de pré-natal por causa de exames alterados. Nega qualquer tipo de sintoma ou desconforto urinário. Possui história de infecção do trato urinário sintomática há 1 ano, tratada ambulatorialmente com antibiótico via oral.

Exame físico geral: bom estado geral, corada, eupneica, vigil e orientada. Pressão arterial de 123 × 81. Peso: 65 kg; altura: 1,68 m. Glicemia de jejum: 82 mg/dL.

Exames laboratoriais: urina I com leucocitúria e urocultura total positiva para *E. coli*.

1. **Quais são os diagnósticos obstétricos?**
2. **Qual é a conduta?**

EPIDEMIOLOGIA

A incidência de bacteriúria assintomática durante a gestação é semelhante àquela em mulheres não gestantes, contudo, há maior prevalência de recorrência em gestantes quando comparada à população geral. Estudos indicam que 2 a 7% de todas as gestantes são bacteriúricas assintomáticas, das quais até 30% podem desenvolver infecção do trato urinário sintomático se não tratadas.[2]

A prevalência de bacteriúria assintomática aumenta com idade, atividade sexual, infecções urinárias prévias, maior paridade e menor nível socioeconômico, além de estar muito relacionada a anomalias do trato urinário, doenças maternas como diabetes, hemoglobinopatias, anemias e intervenções médicas durante a gravidez como cateterismo urinário ou manipulação uretral.[1-3]

QUADRO CLÍNICO

Durante a gravidez ocorrem mudanças fisiológicas como aumento do volume da bexiga, dilatação do ureter por conta da combinação da ação da progesterona e da pressão do útero aumentado, além de diminuição do tônus do músculo detrusor. A menor osmolaridade urinária, consequência de uma glicosúria combinada com aminoacidúria, que ocorre na maioria das mulheres grávidas, somada às demais mudanças, aumenta o potencial patogênico da colonização bacteriana. O trauma mecânico da atividade sexual também é considerado um fator de risco significativo, já que pode resultar em lesão epitelial da uretra distal.[1-4]

A maioria das infecções urinárias é causada por ascensão de bactérias Gram-negativas provenientes do trato gastrointestinal, sendo a vagina uma facilitadora da inoculação de tais microrganismos. O agente etiológico mais comum é *Escherichia coli*, sendo responsável por cerca de 70% dos casos, semelhante às infecções urinárias em mulheres não grávidas. *Klebsiella pneumoniae* e *Proteus mirabilis* também são uropatógenos presentes na infecção do trato urinário.[2] Algumas bactérias Gram-positivas são menos frequentes, porém também podem causar a infecção, e estão mais relacionadas a quadros complicados com litíase. Embora a gestação não seja um estado de imunodeficiência, estudos apontam que as modificações do sistema imune sofridas durante esse tempo, a favor da implantação e desenvolvimento do embrião, teoricamente também favorecem a colonização dos uropatógenos.[5]

A infecção pode se manifestar de diferentes formas, sendo categorizada em bacteriúria assintomática, cistite aguda ou pielonefrite aguda.

Bacteriúria assintomática (BAS) é a presença de um número significativo de bactérias em coleta não contaminada na ausência de sintomas de ITU.[3,6] Em geral, são detectadas na primeira consulta pré-natal, quando realizado o rastreio.[1]

A cistite aguda é a infecção da bexiga, sendo também denominada infecção do trato urinário baixo. É frequentemente não complicada, ou seja, não provoca febre ou alteração do estado geral.[2,6] Pode apresentar como sintomatologia urgência miccional, tenesmo vesical, nictúria, polaciúria, disúria e dor suprapúbica. A hematúria macroscópica pode ocorrer em decorrência da litíase ou pelo próprio processo inflamatório e, se presente, categoriza-se como cistite hemorrágica.[2] Importante salientar que disúria e polaciúria podem estar presentes fisiologicamente na gravidez.

Considera-se pielonefrite aguda quando há comprometimento dos sistemas urinários baixo e alto, sendo uma forma mais grave de ITU[2,6] e tendo piores prognósticos maternos e fetais. Pode correr ou não com os mesmos sintomas de cistite, além de dor em flanco uni ou bilateralmente, dor abdominal, febre, mal-estar geral, anorexia, náuseas e êmese. Pacientes podem apresentar desidratação, cefaleia, calafrios, taquipneia, anemia e insuficiência renal. Até 20% das pacientes desenvolvem insuficiência respiratória e septicemia quando em quadros de pielonefrite grave.[1,3]

Em suma, é de extrema importância que seja feito um exame físico e anamnese completos visto que os sinais e sintomas em teoria são característicos, mas podem ser confundidos na prática clínica.

DIAGNÓSTICO

O Ministério da Saúde recomenda realizar urocultura e urina I em rotina de pré-natal, no 1º e 3º trimestre, como forma de rastreamento. A urina I pode apontar piúria (> 5 leucócitos/campo), hematúria, presença de cilindros leucocitários e nitrito positivo por conta de inflamação, porém tais alterações não são específicas de infecção urinária, sendo necessário realizar pesquisa adicional em assintomáticas. Por possuir alta sensibilidade e especificidade, a urocultura é considerada padrão-ouro, identificando o patógeno e quantificando a concentração de bacteriúria.[2,4] O antibiograma deve sempre estar presente quando cultura positiva, para melhor escolha de tratamento.

A literatura indica que em mulheres assintomáticas são necessárias duas uroculturas consecutivas positivas com mesmo patógeno para fechar diagnóstico de bacteriúria assintomática, porém, na prática, apenas uma cultura em amostra de urina coletada por jato médio com mais de 100 mil colônias/mL é suficiente para que o tratamento seja iniciado.[4] A forma de coleta da amostra de urina pode alterar os parâmetros de normalidade do exame, sendo amplamente utilizados valores acima de 1 mil em cateterismo vesical e acima de 0 em aspiração suprapúbica para confirmação diagnóstica.[6]

O diagnóstico de pielonefrite pode ser feito por meio da combinação dos sintomas com resultado do hemograma, marcadores inflamatórios, testes de função renal e urocultura, sendo o padrão-ouro a biópsia renal, entretanto, esse exame possui maior risco, é custoso e de realização não prática.[6,7]

Adendos importantes: as uretrites gonocócica e não gonocócica são diagnósticos diferenciais importantes a serem considerados por apresentarem sintomatologia semelhante à cistite aguda, porém, podem ser excluídas por urocultura negativa; infecções não urinárias como vulvovaginite ou vaginite também devem ser pesquisadas e a taquicardia fetal pode ser um indicativo de infecção sistêmica, sendo de extrema importância que o feto seja sempre incluído na avaliação clínica.[2,3]

CONDUTA

Novos estudos apontam que qualquer infecção do trato urinário na gravidez deve ser classificada como complicada e tratada como tal, ou seja, a antibioticoterapia deve ser iniciada de forma empírica, antes mesmo da confirmação pela cultura.[2,3] Tendo isso em consideração, é de extrema importância considerar o potencial teratogênico e possíveis efeitos adversos dos antibióticos, principalmente quando no início da gestação. Entretanto, há uma falta de uniformização dos protocolos de antimicrobianos, fato que tem relação direta com o baixo número de estudos realizados em gestantes. Portanto, deve-se adotar conduta individualizada considerando história de alergias, uso prévio recente de antibiótico (ATB), protocolo local, padrão de resistência antimicrobiana da comunidade, disponibilidade e custo para escolha do medicamento.[1,2] É indicada a realização de culturas de acompanhamento para confirmação da esterilização urinária logo após o término do tratamento e mensalmente até o final da gestação.[4]

A eliminação de fármacos de excreção renal aumenta por conta da maior taxa de filtração glomerular durante a gravidez, somada ao estado de hemodiluição gravídico, levam a uma significativa alteração da biodisponibilidade e diminuição da concentração dos medicamentos, podendo levar a doses subterapêuticas. A farmacodinâmica é modificada, especialmente de beta lactâmicos, sendo preciso avaliar a necessidade de doses mais elevadas ou associação de fármacos hidrofílicos. É de extrema importância ressaltar que todas as quinolonas são contraindicadas durante a gestação em razão de seu potencial de atravessar a barreira hematoplacentária.[1,5,8]

Em gestantes com infecção urinária não complicada, é feito o tratamento empírico que pode ser adaptado após resultado de cultura. Há certa discrepância entre qual o tempo mínimo ideal, sendo 7 a 10 dias amplamente utilizado se bacteriúria assintomática ou cistite. As principais opções em cistite aguda são os betalactâmicos (cefalosporinas, penicilinas, clavulanato) e nitrofurantoína.[1,4]

Na maioria dos casos de pielonefrite, é necessário internar a paciente, sendo realizados hemocultura, *swab* vaginal, urocultura e reavaliação da terapia a cada 24 a 48 horas, quando os testes de cultura e sensibilidade ficarem prontos. Nesses casos, o tempo mínimo de ATB é de 10 dias e é indicado o uso de cefalosporina de terceira geração. Se fatores de risco estiverem presentes, como infecção prévia por bactéria produtora de betalactamase de espectro estendido, o tratamento com carbapenêmicos pode ser iniciado.[1,3,4] O uso de nitrofurantoína é contraindicado, pois o medicamento é incapaz de atingir concentrações renais suficientes.[2]

Pode-se ponderar o uso de ATB profiláticos em quadros de persistência ou recorrência da bacteriúria, quando mais de dois episódios em gestação atual ou um de pielonefrite somada à fatores de risco,[1,2,4] sendo recomendado profilaxia contínua até a 38ª semana de gestação.[7] Investigações invasivas são contraindicadas antes do terceiro mês pós-parto, período após o qual pode-se pesquisar alterações anatômicas do trato urinário da paciente sem a interferência das mudanças fisiológicas que ocorrem durante a gravidez.[2,7]

Para melhora do desconforto suprapúbico, é indicado inicialmente utilizar analgesia simples, se houver falha terapêutica, pode-se associar opioides fracos. Anti-inflamatórios não esteroides (AINEs) devem ser evitados durante a gestação em razão dos riscos fetais de oligoâmnio e fechamento precoce do ducto arterioso e maternos de úlcera gástrica e redução da perfusão renal.[2,3]

A ecografia de rins e vias urinárias é um exame complementar de extrema relevância, pois é barato, rápido, não causa riscos para a mãe ou para o feto e traz informações importantes como possível cálculo urinário ou dilatação do sistema coletor renal. É obrigatório que seja realizada sempre que houver falha da resposta terapêutica após 72 horas de tratamento, em infecção de repetição ou se houver patógeno incomum.[2,3]

PROGNÓSTICO

O dano tecidual em decorrência das endotoxinas bacterianas pode ser apontado como principal causador das complicações maternas.[1,2] Pode-se citar como possíveis complicações: pré-eclâmpsia, anemia, corioamnionite e endometrite. Em raros casos ocorre edema pulmonar por conta da maior permeabilidade da membrana alvéolo-capilar em quadros de pielonefrite, levando à insuficiência respiratória. Estudos mostraram que apesar de não reduzir a frequência de prematuridade, o tratamento da bacteriúria assintomática na gestação reduziu a frequência de baixo peso ao nascer e de pielonefrite materna. O risco de progressão para pielonefrite é o mesmo na infecção primária que em infecções recorrentes.[1,3]

Outras complicações perinatais relevantes são o trabalho de parto prematuro, rotura prematura de membranas ovulares (RPMO), restrição do crescimento intraútero, paralisia cerebral e óbito perinatal, ou seja, há aparente relação direta entre ITU durante a gestação e mortalidade fetal.[2,3,5]

COMENTÁRIOS SOBRE O CASO CLÍNICO

Trata-se de paciente sem queixa ativa em consulta de retorno com exames de pré-natal, os quais evidenciaram uma leucocitúria e urocultura positiva, com isso, podemos inferir que o diagnóstico patológico atual (DOPA) é de bacteriúria assintomática. A gravidez tardia (> 35 anos) e a multiparidade da paciente são considerados fatores de risco para a infecção. O agente patológico presente na cultura (*E. coli*) também é extremamente comum, sendo responsável por cerca de 70% dos casos de bacteriúria assintomática. O diagnóstico obstétrico de normalidade (DON) é a tercigestação de feto único com idade gestacional de 10 semanas e os diagnósticos patológico pregresso (DOPP) e clínico cirúrgico (DCC) são desconhecidos.

Deve-se realizar antibioticoterapia por via oral ambulatorialmente durante 7 dias, por conta das possíveis complicações materno-fetais, como pielonefrite materna e baixo peso fetal ao nascer, se a infecção não for tratada. Recomenda-se solicitar uroculturas de controle após o término do tratamento e mensalmente até o final da gravidez.

PERSPECTIVAS FUTURAS

Estudos recentes apontam a presença de nitrito e/ou aumento de leucócitos em urina de gestantes sintomáticas como indicadores de bacteriúria significativa e alteração suficiente para iniciar antibioticoterapia empírica até o resultado da cultura, porém não há consenso sobre sua utilização como *screening* sem associação de outros testes por possuírem baixa sensibilidade.[5,8] Se leucocitúria ou nitrito positivos na urina, há cerca de 80% de probabilidade de ITU, porém se negativos, não podemos excluir o diagnóstico, pois não são todas as bactérias que reduzem nitrato a nitrito ou se apresentam com leucocitúria. A coloração de amostra urinária pelo Gram tem se mostrado um teste promissor, pois possui sensibilidade e especificidade satisfatórias, é rápido e melhora a acurácia de uroanálise microscópica, que quando sozinha limita-se a *screening* de BAS.[2,7,8]

DEFINIÇÕES IMPORTANTES DO CAPÍTULO

Infecção do trato urinário: colonização persistente do sítio por um número significativo de bactérias, sendo amplamente utilizado o corte de 100 mil colônias/mL.

ITU baixa: cistite, afeta apenas o trato urinário inferior.[8]

ITU alta: pielonefrite, atinge tanto o trato urinário inferior quanto o superior.[8]

ITU não complicada: mantém estrutura e função do trato urinário normais, sendo frequentemente cistites.[8]

ITU complicadas: quando acompanhada de alterações estruturais ou funcionais do sistema urinário e/ou em ambiente hospitalar.[8]

ITU de recorrência: dois ou mais episódio de infecção em menos de 6 meses ou 3 ou mais episódios em 1 ano, podendo ser recidiva (mesmo microrganismo nas primeiras seis semanas após o término do tratamento) ou reinfecção (ocorre mais de seis semanas após a resolução e microrganismo diferente da infecção inicial).[7]

QUESTÕES

1. (Comperve 2018) A infecção do trato urinário (ITU) na gestante representa a intercorrência clínica mais comum durante a gravidez, acometendo cerca de 17 a 20% das mulheres. Essa infecção contribui, de forma significativa, para a morbimortalidade materna e perinatal (RN, 2015). No que se refere à ITU na gestação, considere as afirmativas abaixo.

I. A escolha antimicrobiana deve ser guiada pelo resultado do exame de elementos e sedimentos anormais da urina (EAS).
II. Cerca de 40% dos casos de ITU não tratados ou tratados de forma inadequada vão evoluir para pielonefrite.
III. Geralmente, a bactéria mais comumente isolada em pacientes com ITU é o *Staphylococcus aureus.*
IV. Encontra-se fortemente associada a outras complicações maternas e fetais, como a rotura prematura de membranas.

De acordo com o *Protocolo de Assistência Materno Infantil* do Rio Grande do Norte (2015), estão corretas as afirmativas:

A. I e II.
B. II e IV.
C. II e III.
D. I e IV.

Resposta correta: alternativa B.

A escolha do ATB deve ser baseada na urocultura e antibiograma ou empiricamente. A maioria dos casos tem *E. coli* como patógeno causador.

2. (SME 2020) A infecção do trato urinário (ITU) é uma complicação comum na gestação. Embora a prevalência das infecções baixas seja similar entre mulheres grávidas e não grávidas, elas representam um aumento do risco para o desenvolvimento de pielonefrite, decorrente das alterações fisiológicas e anatômicas que ocorrem na gestação. Em virtude dessa predisposição, deve ser rotina no pré-natal:

A. Solicitar obrigatoriamente urocultura na primeira consulta de pré-natal.
B. Aguardar por um período de observação, na presença de bacteriúria assintomática.
C. Manter o tratamento com antibiótico ambulatorialmente, na presença de pielonefrite.
D. Requerer tratamento com internação da gestante, caso haja presença de hidronefrose fisiológica da gravidez.

Resposta correta: alternativa A.

No 1º e 3º semestres de pré-natal são realizadas urina I e urocultura. Após confirmação de diagnóstico de bacteriúria assintomática inicia-se tratamento empírico. Na maioria dos casos de pielonefrite, o tratamento é hospitalar. Hidronefrose fisiológica da gravidez ocorre na maioria das mulheres e não requer hospitalização nem tratamento.

3. (Enare 2021) Gestante de 17 semanas, queixa-se de sintomas urinários durante um atendimento de pré-natal. O diagnóstico realizado foi de uma infecção do trato urinário (ITU) não complicada. Sobre as ITU na gestação, é correto afirmar que:

A. A conduta expectante com analgesia e hidratação é a primeira linha de tratamento.
B. ITU sintomática deve ser tratada somente após resultado da urocultura.
C. Nitrofurantoína deve ser evitada em ITU de terceiro trimestre por risco de hemólise em fetos com possível deficiência de G6PD.

D. Quinolonas são opções de primeira linha para o tratamento de cistite não complicada.
E. Tratando-se de uma gestante, a internação com medicamento endovenoso é mandatória.

Resposta correta: alternativa C.

Trata-se qualquer tipo de ITU durante a gestação com antibioticoterapia, podendo ser por via oral ou intravenosa, a depender do caso. Se sintomática, é indicado iniciar o tratamento antes do resultado da urocultura. Quinolonas são contraindicadas durante a gestação.

4. (Unifesp 2018) A infeção do trato urinário (ITU) é a complicação clínica mais frequente na gestação. Leia as assertivas relacionadas a ITU, na gestação:

I. Está associada ao parto pós-termo.
II. Está associada à rotura prematura de membranas ovulares e ao trabalho de parto prematuro.
III. É favorecida por modificações mediadas pelos hormônios.
IV. A pielonefrite, se não tratada, pode causar uma bacteriúria assintomática.

É correto somente o que se afirma em:

A. I, II, III e IV.
B. I, II e IV.
C. III e IV.
D. II e III.
E. IV.

Resposta correta: alternativa D.

A ITU está associada ao parto pré-termo, à rotura prematura de membranas ovulares e ao trabalho de parto prematuro, além de ser favorecida por modificações estruturais e hormonais que ocorrem fisiologicamente na gravidez. A bacteriúria assintomática, quando não tratada, pode causar uma pielonefrite.

5. (IBFC-EBSERH 2016) A infecção do trato urinário (ITU) representa a complicação clínica mais frequente na gestação, ocorrendo em 17 a 20% das grávidas. Leia as afirmativas a seguir e assinale a alternativa correta sobre a ITU.

I. Seu tratamento é difícil, visto que raramente os microrganismos envolvidos são da flora perineal normal.
II. Está associada à rotura prematura de membranas, ao aborto, ao trabalho de parto prematuro, à corioamnionite, ao baixo peso ao nascer e à infecção neonatal.
III. A bacteriúria assintomática da gravidez acomete entre 2 e 10% das gestantes, sendo que 25 a 35% delas desenvolvem pielonefrite aguda.
IV. O rastreamento da bacteriúria assintomática da gravidez deve ser feito obrigatoriamente pela urocultura, pois, com frequência, não há alteração no sedimento urinário.

A. Apenas I, II e III estão corretas.
B. Apenas II, III e IV estão corretas.
C. Apenas I, II e IV estão corretas.
D. Apenas I, III e IV estão corretas.
E. I, II, III e IV estão corretas.

Resposta correta: alternativa B.

A ITU durante a gestação está muito relacionada aos microrganismos da flora perineal normal e tem antibioticoterapia de fácil realização.

REFERÊNCIAS

1. Gonçalves PG, Catherine A, Guimarães G, Carolina M, Henrique P. Infecção urinária na gravidez. Cadernos da Medicina – Unifeso. [Internet]. 2019;2(1). Disponível em: https://revista.unifeso.edu.br/index.

php/cadernosdemedicinaunifeso/article/view/1289. Acesso em jun. 2025.
2. Gupta K. Urinary tract infections and asymptomatic bacteriuria in pregnancy. UpToDate [Internet]. Uptodate.com. 2025. Disponível em: https://www.uptodate.com/contents/urinary-tract-infections-and-asymptomatic-bacteriuria-in-pregnancy?search = infeccao%20trato%20urinario&source=search_result&selectedTitle=5%7E150&usage_type=default&display_rank=3. Acesso em jun. 2025.
3. Ansaldi Y, Martinez B. Urinary tract infections in pregnancy. Clin Microbiol Infect. 2022;29(10):1249-53. Disponível em: https://www.sciencedirect.com/science/article/pii/S1198743X22004311?utm_source=chatgpt.com. Acesso em jun. 2025.
4. Brasil. Ministério da Saúde. Secretaria de Estado de Saúde Subsecretaria de Atenção Integral À Saúde Comissão Permanente de Protocolos de Atenção à Saúde. [Internet]. Disponível em: https://www.saude.df.gov.br/documents/37101/51164/Protocolo+de+Infec%C3%A7%C3%A3o+do+Trato+Urin%C3%A1rio+na+Gesta%C3%A7%C3%A3o.pdf/eb695466-7c2a-1d47-6195-861fcbfc39fc?t=1664815067454#:~:text=O%20tratamento%20da%20bacteri%C3%BAria%20assintom%C3%A1tica. Acesso em jun. 2025.
5. Ndmason LM, Wiliane JT Marbou, Kuete V. Urinary tract infections, bacterial resistance and immunological status: a cross sectional study in pregnant and non-pregnant women at Mbouda Ad-Lucem Hospital. African Health Sciences [Internet]. 2019; 19(1): 1525-5.
6. Roriz-Filho JR, Vilar FC, Mota LM, Leal CL, Pisi PCB. Vista do infecção do trato urinário. [Internet]. Revistas.usp.br. 2023 [May]. Disponível em: https://www.revistas.usp.br/rmrp/article/view/166/167. Acesso em jun. 2025.
7. Masson LC, Martins LV, Gomes CM, Cardoso AM. Diagnóstico laboratorial das infecções urinárias: relação entre a urocultura e o EAS. Revista Brasileira de Análises Clínicas. 2020;52(1)Disponível em: https://docs.bvsalud.org/biblioref/2020/08/1116499/rbac-vol-52-1-2020-ref-861.pdf. Acesso em jun. 2025.
8. Bittencourt AA, Della M, Carolina A, Paula, Polis TJ. An integrative review on treatment guidelines for complicated urinary tract infections: a synthesis of evidence-based recommendations. Revista do Instituto de Medicina Tropical de São Paulo. 2025;67. Disponível em: https://pmc.ncbi.nlm.nih.gov/articles/PMC11808710/. Acesso em jun. 2025.

35

Gestação gemelar

Sofia Jardim Leandro Junqueira Franco
Eduardo Felix Martins Santana

CASO CLÍNICO

G.D.A., 37 anos, afrodescendente, primigesta. Relata ter descoberto a gestação há duas semanas por meio de teste de gravidez de farmácia. Foi encaminhada pelo médico obstetra à ultrassonografia para a datação gestacional. Durante a ultrassonografia, o médico observa a seguinte imagem:

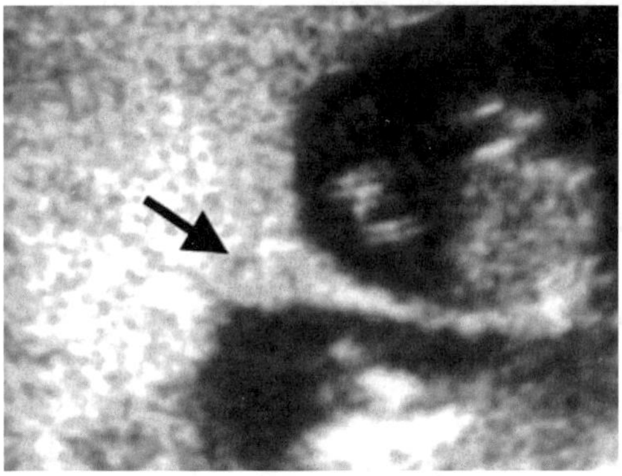

Fonte: acervo pessoal do Prof. Dr. Eduardo Santana.

Com base na imagem, qual diagnóstico o médico deverá informar à paciente?

INTRODUÇÃO

As gestações múltiplas, definidas como gestações com dois ou mais fetos, têm apresentado prevalência crescente nos últimos anos e são importante fator de risco para quase todas as complicações gestacionais e perinatais, tanto maternas – incluindo síndromes hipertensivas e diabetes *mellitus* gestacional –, quanto fetais, como prematuridade extrema, baixo peso, óbito fetal e sequelas neurológicas.[1]

Neste capítulo serão discutidos os tipos de gemelaridade e seu diagnóstico, particularidades do pré-natal gemelar, complicações mais comuns da gemelaridade e o desfecho gestacional.

EPIDEMIOLOGIA

Estima-se que as gestações gemelares correspondam a 3% dos nascidos vivos, enquanto 97,5% das gestações múltiplas são de dois fetos. Gêmeos dizigóticos são mais comuns do que os monozigóticos, com prevalência em torno de 70 e 30%, respectivamente, quando analisada a população não submetida às técnicas de reprodução assistida.

Os fatores que aumentam a probabilidade de uma gestação gemelar dizigótica são tratamentos para aumento da fertilidade, como a fertilização *in vitro* (FIV), indutores de ovulação e inseminação; idade materna avançada; etnia afrodescendente; multiparidade; história familiar – sendo que a herança familiar é destacada quando há parentesco de 1º e 2º graus, no lado materno do casal e para a modalidade dizigótica.

Gestações dizigóticas são mais comuns em técnicas de FIV do que em concepções naturais, já que durante o processo de fertilização, pode ser optado pela transferência de dois embriões simultaneamente. A fertilização *in vitro* parece aumentar o risco de clivagem do embrião, aumentando o risco de gemelaridade a partir de um único zigoto, sendo a FIV o único fator de risco conhecido para gestações monozigóticas.[2]

QUADRO CLÍNICO

A constatação da gemelaridade habitualmente ocorre na primeira ultrassonografia, seja para datação gestacional, avaliação de vitalidade, ou ainda, na realização dos exames morfológicos de 1º ou 2º trimestres. Em idades gestacionais precoces, não há sintomas ou sinais específicos que ajudem na diferenciação de uma gestação de feto único ou múltiplos, embora haja uma tendência para a elevação de episódios de náuseas e vômitos, pelos níveis aumentados de hCG. Com o passar das semanas, a avaliação propedêutica mostra altura uterina maior do que o esperado para a idade gestacional.[2]

DIAGNÓSTICO

Tipos de gemelaridade

As gestações gemelares podem ser mono ou dizigóticas, ou seja, advindas de um ou dois zigotos, podendo ser classificadas em relação à placentação (corionicidade) e número de cavidades amnióticas (amnionicidade).

As gestações monozigóticas são formadas por um único óvulo fertilizado, dando origem a um zigoto que irá se dividir. A depender do momento da divisão zigótica, pode ser formada uma gestação dicoriônica e diamniótica, com duas placentas e dois sacos amnióticos, um para cada concepto, quando o zigoto se divide até o 2º dia após a fecundação; monocoriônica e diamniótica, ou seja, uma placenta e dois sacos amnióticos, quando o zigoto se divide entre 3 e 7 dias após a fecundação; e monocoriônica monoamniótica, em que há apenas uma placenta e um saco amniótico para os dois conceptos, quando a divisão acontece entre o 8º e 13º dia a partir da fecundação. Por fim, caso a divisão dos embriões ocorra com mais de 13 dias da fecundação, haverá a chamada gemelaridade *imperfecta*, com a possibilidade de gêmeos conjugados ou coligados.

As gestações monozigóticas, uma vez formadas a partir de um único zigoto, com a fecundação de um óvulo por um espermatozoide, sempre gerarão crianças do mesmo sexo. Já as gestações dizigóticas, formadas por dois zigotos, em que dois espermatozoides fecundam dois óvulos diferentes, promovem crianças de sexo igual ou discordante, e sempre serão dicoriônicas e diamnióticas.

A determinação da corionicidade é de extrema importância e deve ser feita idealmente no 1º trimestre da gestação. Caso o diagnóstico seja incerto, a paciente deve ser referenciada a um serviço com profissional experiente antes de 14 semanas para realização de ultrassonografia. Caso persista dúvida em relação a corionicidade mesmo após a segunda avaliação, deve-se conduzir a gestação como monocoriônica.[3]

Diagnóstico de corionicidade

A corionicidade deve ser determinada o mais breve possível para estratificação de risco gestacional e determinação de cuidados no pré-natal e no parto. As gestações monocoriônicas, que representam 20% das gestações gemelares, possuem taxas 2 a 5 vezes maiores de mortalidade perinatal quando comparadas com as dicoriônicas.[3] Um dos fatores que influenciam a maior mortalidade é a frequência de malformações vasculares da placenta, que podem ocasionar diversas síndromes com impacto no prognóstico dos fetos, as quais serão exploradas adiante neste capítulo.

O exame padrão-ouro para a determinação da corionicidade durante o pré-natal é a ultrassonografia, devendo idealmente ser realizada antes de 13 semanas e 6 dias.[4]

Na ultrassonografia, quando são visibilizadas claramente duas placentas separadas, há o diagnóstico de dicorionicidade. Nas situações em que as placentas se encontram fundidas ou apenas uma placenta é visibilizada, o operador deve procurar o sinal do lambda (Figuras 1A e 2A) ou o sinal do T (Figuras 1B e 2B).

Os sinais do lambda e do T são referentes à corionicidade e consequência da espessura da membrana na base de separação dos fetos. A gestação dicoriônica apresenta uma membrana mais espessa, formada pelo

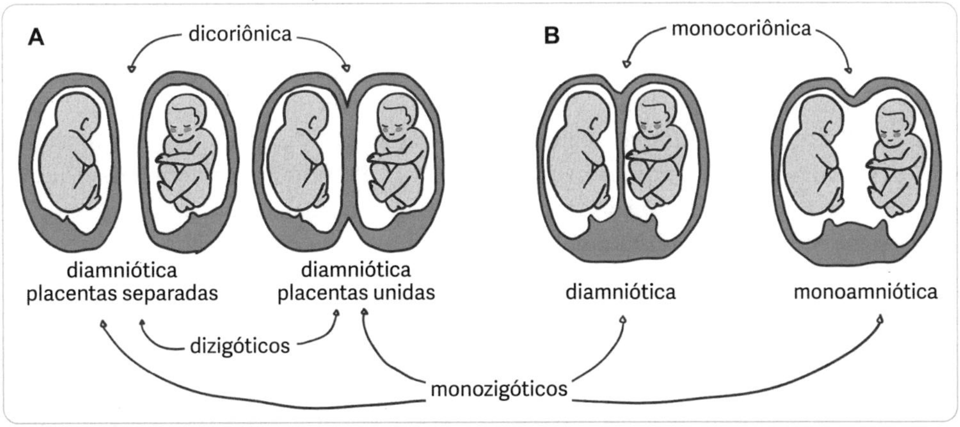

FIGURA 1 Corionicidade de uma gestação gemelar.
Fonte: autoria própria.

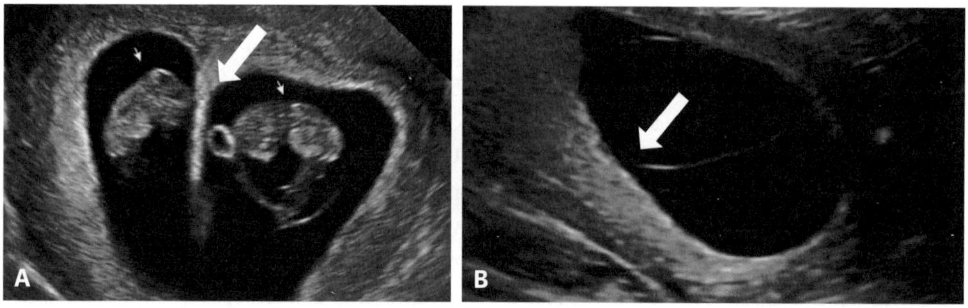

FIGURA 2 Imagens ultrassonográficas do 1º trimestre. A: gestação dicoriônica, com membranas espessas separando os fetos. B: gestação monocoriônica, com uma fina membrana na base de separação dos fetos.

Fonte: acervo do autor.

córion e âmnio de ambos os fetos (córion/âmnio//âmnio/córion). Já a gestação monocoriônica apresenta uma fina membrana, formada apenas pelos dois âmnios opostos na base de separação (âmnio//âmnio).[4]

CONDUTA

Assistência pré-natal

O cuidado pré-natal das gestações gemelares é similar ao de gestações únicas. No entanto, o aumento do risco de complicações obstétricas e neonatais, além das complicações exclusivas que podem ocorrer no contexto da gemelaridade, tornam necessários alguns cuidados específicos.[5]

O National Institute for Health and Clinical Excellence (Nice) *Guideline*, publicado em 2019, recomenda a multidisciplinaridade no pré-natal, que deve ser realizado por uma equipe composta por obstetras, enfermeiras obstetras ou obstetrizes, além de ultrassonografistas, experientes no cuidado a gestações múltiplas.[6]

Gestações dicoriônicas não complicadas devem ser seguidas com consultas mensalmente até 24 semanas, quinzenalmente até a 34ª semana e semanalmente até o parto. Já as monocoriônicas devem ser seguidas quinzenalmente até a 34ª semana e semanalmente até o parto.[3]

Assim como nas gestações únicas, o ganho de peso deve ser orientado pelo índice de massa corporal (IMC) pré-gestacional da paciente e permanecem orientações em relação à atividade física, que deve ser adaptada conforme as necessidades da gestante e sua tolerância ao exercício.

A atividade sexual pode ser mantida conforme hábito e desejo da paciente, caso não haja complicações que recomendem sua restrição, como sangramentos vaginais, vasa prévia, placenta de inserção baixa e colo curto.[7]

A profilaxia de pré-eclâmpsia com ácido acetilsalicílico (AAS) é indicada após estratificação de risco no exame morfológico do 1º trimestre, lembrando-se que as gestações gemelares elevam de 3 a 4 vezes o risco de pré-eclâmpsia. A dose de AAS, quando indicada, é a mesma usada em gestações únicas, 150 mg/dia.[7]

Recomenda-se que o rastreamento da colonização pelo *Streptococcus agalactiae* (grupo B) em gestações gemelares seja realizado com 33 semanas, por meio de *swab* vaginal e anal, diferentemente da gestação única, em que é feita a cultura entre 35 e 37 semanas no Brasil, e entre 36 e 37 6/7, preconizado pelo American College of Obstetricians and Gynecologists (Acog).[8]

Avaliações ultrassonográficas

A determinação da idade gestacional deve ser feita o mais precocemente possível, preferencialmente antes de 13 semanas e 6 dias, visando melhor acurácia na datação e, assim como em gestações únicas, pode ser feita a partir da medida do comprimento cabeça-nádega (CCN). Considerando a improbabilidade de ambos os fetos terem a mesma medida de CCN, a recomendação é de que a datação seja feita pela maior medida. Em situações em que a primeira ultrassonografia (USG) seja realizada após 14 semanas, a datação deverá ser feita pela maior circunferência craniana.[4]

A medida da transluscência nucal (TN) deve ser ofertada para o rastreamento de aneuploidias, sendo que a acurácia para a detecção é superior quando combinada com outras avaliações ultrassonográficas e marcadores séricos.[3] O valor aumentado dessa medida é marcador para as aneuploidias, incluindo síndrome de Down, além de malformações congênitas e síndrome da transfusão feto-fetal. Caso o rastreamento seja positivo, deve-se prosseguir investigação com amniocentese.[7]

O rastreamento para malformações deve ser realizado entre 18 e 22 semanas com a USG morfológica de 2º trimestre. Anomalias congênitas são 3 a 5 vezes mais frequentes em monozigóticos do que dizigóticos ou gestações únicas – ainda, entre os monozigóticos, a frequência é maior nas monocoriônicas do que nas dicoriônicas. Não há malformações específicas relacionadas à gemelaridade, no entanto, malformações cardíacas são mais prevalentes nas monocoriônicas.[7]

É recomendada a realização de ecocardiograma fetal entre 24 e 28 semanas nas gestações monocoriônicas pelo aumento do risco de doença cardíaca congênita, além de ser uma ferramenta para diagnóstico de síndrome de transfusão feto-fetal, complicação rara, porém grave dessa gemelaridade.[7] Esse exame pode eventualmente ser antecipado, entre 18 e 20 semanas, caso haja suspeita prévia de anomalias cardíacas ou outros defeitos fetais.

Apesar do rastreamento universal para colo curto ser controverso, deve-se considerar sua realização nas gestações gemelares, tendo-se em vista que metade delas evoluirão para parto prematuro. A medida do colo uterino é realizada por meio de USG transvaginal entre 20 e 24 semanas, preferencialmente na ocasião do exame morfológico do 2º trimestre. Uma medida inferior a 25 mm nessa idade gestacional é considerada diminuída e se apresenta como fator de risco para prematuridade.[4,10]

A avaliação placentária torna-se ainda mais importante nas gestações gemelares, considerando que anomalias placentárias, como placenta de inserção baixa e vasa prévia, têm frequência maior nas gestações gemelares quando comparadas com as gestações únicas. A determinação da inserção do cordão umbilical, visando excluir ou diagnosticar inserção velamentosa de cordão, é de extrema importância, dado que esse diagnóstico está associado a anomalias placentárias e ao aumento de desfechos perinatais negativos.[5]

O acompanhamento ultrassonográfico do crescimento fetal é fundamental nas gestações gemelares, especialmente diante da baixa acurácia da medida da altura uterina e da palpação abdominal em prever tamanho e crescimento fetal nas gestações múltiplas. Em geral, até a 28ª semana gestacional, o padrão de crescimento dos gêmeos se assemelha à gestação única. Após esse período, é frequente observar mudança nas curvas de crescimento. Avaliações seriadas podem diagnosticar precocemente restrição seletiva de crescimento ou, ainda, detectar complicações que demandem aumento da vigilância fetal.[4]

As gestações dicoriônicas devem ser avaliadas por meio da USG a cada quatro semanas, a partir do morfológico de 2º trimestre, visando avaliar o crescimento fetal, o volume de líquido amniótico e o Doppler fetal. As monocoriônicas, por sua vez, devem ser seguidas de a cada duas semanas a partir das 16 semanas até o parto. Na vigência de alguma complicação, torna-se necessário aumentar a vigilância, e cada caso deve ser avaliado individualmente para determinar a periodicidade das avaliações.[4]

Parto

Há um crescente aumento de riscos maternos e fetais com a progressão da gestação, os quais se tornam ainda mais evidentes a partir de 38 semanas, especialmente nas monocoriônicas. Diante disso, a maioria dos protocolos se pauta na resolução da gestação múltipla, entre 38 e 38+6 semanas para as dicoriônicas, entre 36 e 36+6 semanas para as monocoriônicas diamnióticas e entre 32 e 34 semanas para as monoamnióticas. Para trigemelares, recomenda-se interrupção limite na 34ª semana gestacional. Na presença de complicações, a idade gestacional ideal para interrupção da gestação pode variar, cabendo avaliação individualizada de cada caso.[9]

Em relação à via de parto, é necessário avaliar a amnionicidade, posição dos gemelares, pesos fetais, experiência da equipe de assistência e presença de complicações. O parto vaginal é preferível nas gestações diamnióticas, quando o primeiro gemelar encontra-se cefálico no início do trabalho de parto, na ausência de contraindicações para a via vaginal e seja garantida a presença de equipe experiente em versão cefálica externa ou interna e assistência ao parto pélvico. Caso a idade gestacional inferior a 28 semanas ou peso fetal estimado do segundo feto seja menor do que 1.500 gramas, a cesariana é recomendada. Ainda, caso o peso fetal estimado do segundo feto seja 20% a mais do que o primeiro, ou se a equipe avaliar que não é adequado, recomenda-se não tentar parto pélvico – caso o segundo gemelar encontre-se nessa apresentação, a versão cefálica ou a cesariana após o nascimento do primeiro gemelar são as opções.[9]

Quando o primeiro gemelar não se encontra cefálico nas diamnióticas, cuja frequência de ocorrência é em torno de 20% das gestações gemelares, a cesariana deve ser a via de escolha. Uma complicação rara nesse contexto, caso o segundo feto esteja cefálico, é a colisão dos mentos fetais. As monoamnióticas possuem indicação de nascimento pela via abdominal, visando evitar complicações secundárias ao possível enovelamento de cordões umbilicais.[9]

O manejo do trabalho de parto é bastante similar às gestações únicas. O preparo de colo pode ser realizado, caso indicado, com prostaglandinas e balão cervical (método de Krause). O uso de ocitocina também é rotineiro em gestações gemelares. A monitorização cardíaca fetal deve ser realizada e pode ser preferível o uso de cardiotocografia, em vez de ausculta intermitente, pela praticidade e pela maior confiabilidade na diferenciação dos dois conceptos. O bloqueio anestésico medular pode ser utilizado durante o trabalho de parto e pode ser necessário em contextos de manipulação uterina, como versão cefálica interna, externa ou parto operatório.

Quanto ao intervalo de nascimento entre o 1º e o 2º gemelar, a recomendação é a conduta expectante enquanto o trabalho de parto cursa de forma eutócica e com boa vitalidade materno-fetal.[9]

PROGNÓSTICO

As gestações gemelares são fatores de risco para quase todas as complicações nas esferas obstétrica e neonatal, com exceção do parto pós-termo e da macrossomia. Entre os principais riscos destacam-se: prematuridade, hiperêmese, abortamento, anemia, infecção urinária, polidrâmnio, amniorrexe prematura, pré-eclâmpsia, inserção baixa de placenta, descolamento prematuro de placenta, restrição de crescimento fetal, óbito fetal, hemorragia pós-parto, infecção puerperal e depressão.[3]

Prematuridade

A prematuridade é a principal complicação associada às gestações múltiplas, em virtude da alta morbimortalidade potencialmente associada.[2] A incidência de parto prematuro em gestações gemelares é alta; segundo uma coorte retrospectiva conduzida por 10 anos na Tailândia, 65,1% dos partos de gestações gemelares foram antes de 37 semanas. O parto pré-termo pode ser espontâneo ou por indicação obstétrica, como por distúrbios hipertensivos, anormalidades placentárias, restrição de crescimento intrauterino e alterações da vitalidade de um ou ambos os fetos.[10]

Para estimar o risco de parto prematuro, pode-se utilizar a medida transvaginal do colo uterino no 2º trimestre, como forma de rastreamento.[4] A fibronectina fetal apresenta uso incerto nos casos de gemelaridade, com possível papel na associação à medida USG transvaginal do colo uterino.[3]

O uso de progesterona via vaginal de rotina para prevenção de prematuridade em gestações gemelares não é recomendado. No entanto, seu uso em gestações gemelares com colo curto parece reduzir o risco de parto pré-termo e de complicações associadas. Ainda são necessários mais estudos para garantir o benefício dessa intervenção.[11]

O benefício da cerclagem cervical em gestações múltiplas permanece incerto.[11] Em contextos de emergência, como dilatação cervical e abaulamento das membranas ovulares, cerclar o colo uterino parece postergar o nascimento e aumentar a sobrevida fetal.[12] Dessa forma, a cerclagem não deve ser realizada de forma rotineira nas gestações múltiplas.[13]

As evidências atuais não apoiam o uso de pessário cervical para prevenção de parto prematuro ou melhora dos desfechos perinatais nas gestações únicas ou múltiplas com colo uterino curto ou gemelares não selecionadas.[14]

Os corticosteroides, assim como nas gestações únicas, também têm aplicação na gemelaridade, visando prevenir as complicações decorrentes da prematuridade. Na ausência de contraindicações, até dois ciclos de corticoide podem ser realizados, em caso de idade gestacional entre 24 e 34 semanas e previsão de parto nos próximos sete dias, independentemente do número de fetos. A dose de corticoide preconizada pela literatura é a mesma daquela recomendada para gestação única.[15]

Síndrome da transfusão feto-fetal

A síndrome da transfusão feto-fetal (STFF) é uma complicação exclusiva das gestações monocoriônicas, na qual há compartilhamento, entre os gêmeos, da circulação placentária. A síndrome consiste em um desbalanço no fluxo sanguíneo por meio das anastomoses arteriovenosas placentárias, gerando hipovolemia no feto doador e hipervolemia no feto receptor. O excesso de volume no segundo feto pode levar a policitemia, insuficiência cardíaca congestiva e hidropisia; enquanto o primeiro feto evolui com oligúria, anemia e restrição de crescimento intrauterino.[16]

O achado pré-natal inicial é a discordância do volume de líquido amniótico medido por meio do maior bolsão vertical em cada câmara amniótica – um feto apresenta oligoâmnio enquanto o outro apresenta polidrâmnio, após exclusão de diagnósticos diferenciais, como restrição seletiva de crescimento fetal e distúrbios de líquido amniótico. Sua prevalência estimada é de 9 a 15% nas gestações monocoriônicas diamnióticas e 6% nas monoamnióticas. Estudos consideram que a prevalência real dessa condição seja maior, no entanto, considerando que o diagnóstico é feito com base em nativivos e USG de 2º trimestre, perdas fetais mais precoces não serão relatadas, apesar de poderem estar associadas à STFF.[16]

Há, ainda, complicações secundárias à síndrome, como abortamento, rotura prematura de membranas ovalares, parto prematuro e óbito fetal de um ou de ambos os gêmeos.[3] A classificação de Quintero (Tabela 1) busca classificar o estágio da condição por meio de parâmetros clínicos e ultrassonográficos, visando ajudar na determinação de prognóstico para cada caso.[17]

O tratamento é guiado pelo estadiamento da síndrome. No estágio I, considerando a morbidade associada às intervenções disponíveis, costuma-se optar por conduta expectante com monitorização ultrassonográfica, devendo-se avaliar o volume de líquido amniótico semanalmente, o crescimento fetal a cada 3 a 4 semanas, Doppler fetal (a partir de 16 semanas) e perfil biofísico fetal (a partir de 30 semanas) semanalmente. Caso o estágio seja mantido e na ausência de outras complicações, é recomendado interrupção da gestação entre 34 e 37+6 semanas. Na vigência de sintomas maternos importantes (contrações excessivas ou dispneia) ou colo curto decorrente de sobredistensão uterina, deve-se ofertar ablação a *laser* por fetoscopia das anastomoses placentárias (se idade gestacional inferior a 26 semanas) ou amniodrenagem (quando maior que 26 semanas).[18]

Os estágios II a IV, se a idade gestacional estiver entre 16 e 26 semanas, devem ser tratados com ablação a *laser* por fetoscopia das anastomoses placentárias. Acima de 26 semanas, opta-se por amniorredução, diante das limitações técnicas da fetoscopia com a progressão da gravidez, ou a realização do parto.[18]

Quando há óbito de um dos fetos, estágio V, as maiores preocupações com o feto vivo são óbito (10%) e comprometimento neurológico (10 a 30% de risco) por conta da

TABELA 1 Classificação de Quintero da síndrome de transfusão feto-fetal

I	Maior bolsão vertical < 2 cm no doador e maior bolsão vertical > 8 cm no receptor (oligoâmnio e polidrâmnio respectivamente)
II	I + bexiga do doador não visualizada (anúria)
III	I + II + alteração de Doppler do doador
IV	I + II + III + hidropisia fetal
V	I + II + III + IV + óbito de um ou de ambos os fetos

circulação compartilhada na placenta. Nesse estágio, quando o feto é pré-termo, opta-se por conduta expectante com USG mensais seriadas, visando acompanhar crescimento fetal e desenvolvimento do sistema nervoso central. Entre 3 e 4 semanas após o óbito fetal, pode-se realizar uma ressonância magnética para avaliar injúria intracraniana.[18]

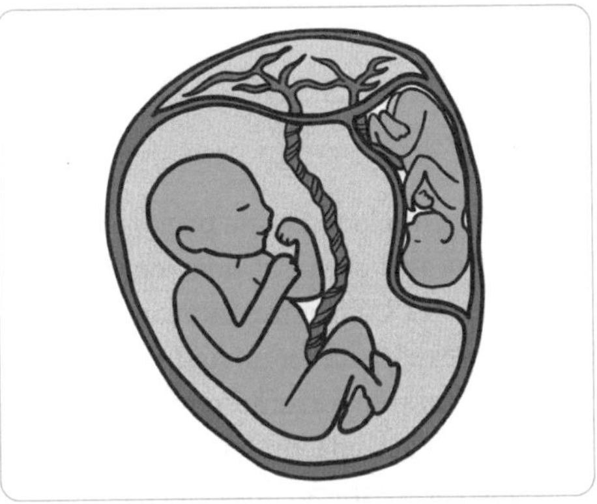

FIGURA 3 Representação do intraútero na síndrome de transfusão feto-fetal.
Fonte: autoria própria.

Restrição seletiva de crescimento fetal

Outra complicação das gestações gemelares é a restrição seletiva de crescimento fetal, que acomete similarmente mono e dicoriônicas. O diagnóstico é feito pelos critérios ultrassonográficos de Delphi, que consistem em peso fetal estimado abaixo do percentil 3 de um dos fetos ou pelo menos 2 dos 4 fatores seguintes: peso fetal estimado abaixo do percentil 10 de um dos fetos; circunferência abdominal abaixo do percentil 10 de um dos fetos; IP da artéria umbilical acima do percentil 95 do feto menor; discordância de peso maior ou igual a 25% entre os gêmeos. A provável causa da condição é a distribuição desigual do território placentário entre os fetos.

O Doppler da artéria umbilical é utilizado para classificar a restrição seletiva em tipo I, que apresenta Doppler normal; II com persistência de diástole ausente ou reversa; e III, com diástole ausente ou reversa de forma intermitente.

O manejo da condição depende da classificação de sua gravidade: o estágio I apresenta melhor prognóstico, enquanto o prognóstico dos estágios II e III é mais reservado, de forma que a escolha da conduta é variável. Opções disponíveis atualmente incluem fotocoagulação placentária a *laser* ou manejo expectante.[19]

Sequência de anemia-policitemia em gêmeos

Complicação exclusiva das gestações gemelares monocoriônicas, a sequência anemia-policitemia é caracterizada pela discordância do nível de hemoglobina entre os fetos, na ausência de oligoâmnio-polidrâmnio. A patologia pode ser explicada pelo fluxo sanguíneo unidirecional desequilibrado pelas anastomoses arteriovenosas pequenas, com diâmetro inferior a 1 mm, levando gradualmente a discordância dos níveis de hemoglobina. O gêmeo doador fica anêmico enquanto o receptor fica policitêmico.[20]

Por conta da velocidade de instauração da condição, que gradualmente vai se estabelecendo ao longo das semanas pelo leve desequilíbrio de fluxo, mecanismos de compensação hemodinâmica ocorrem, possivelmente explicando a ausência de diferença de líquido amniótico entre os gemelares.[20]

A frequência estimada dessa sequência, quando ocorre espontaneamente, é em torno de 3 a 6% em gemelares monocoriônicos diamnióticos no 3º trimestre. Ainda, a Taps (*twin anemia-polycythemia sequence*) pode ser sequela da ablação por *laser* das anastomoses placentárias, terapêutica da STFF; nesse contexto, sua frequência é em torno de 2 a 13% e, usualmente, ocorre entre 4 e 17 semanas após o procedimento.[20]

O diagnóstico pós-natal da síndrome consiste na diferença das hemoglobinas fetais maior ou igual a 8 g/dL e razão de reticulócitos maior do que 1,7 (reticulócitos do doador dividido pelos do receptor). Apesar de desnecessário para o diagnóstico, na análise placentária são observadas pequenas anastomoses arteriovenosas (menores do que 1 mm) com fluxo unidirecional.[20]

Por sua vez, o diagnóstico pré-natal é feito a partir de evidências de anemia em um feto e policitemia no outro, apesar de não ser recomendado teste confirmatório diante dos riscos associados ao procedimento para determinação de hemoglobina fetal. Outros achados sugestivos da condição incluem ecogenicidade discordante das placentas fetais (a do doador fica mais grossa e hiperecoica); cardiomegalia, ascite e regurgitação tricúspide no doador; alteração da ecogenicidade hepática do receptor.[20]

O tratamento depende da severidade dos achados e da idade gestacional ao diagnóstico. Opções ao manejo incluem conduta expectante, indução de parto, transfusão sanguínea intrauterina e fotocoagulação a *laser* por fetoscopia.[1]

Gemelaridade *imperfecta*

Complicação rara das gestações gemelares monoamnióticas, com prevalência estimada em 1,5 em 100 mil nascimentos e maior acometimento no sexo feminino, a gemelaridade *imperfecta* é consequência da divisão do zigoto após o 13º dia da fecundação.[21]

O diagnóstico comumente é feito na USG no 1º trimestre, por meio da visibilização direta da fusão dos gêmeos ou de seus órgãos ou, ainda, quando os fetos estão muito próximos e com limitação de movimento.[21]

O local da fusão dos fetos, órgãos envolvidos e presença de outras malformações associadas são fatores que interferem no prognóstico. Caso não seja interrompida, estima-se que apenas 25% das gestações tenham gêmeos vivos ao nascimento, quase todos com relevante morbidade associada.[1]

COMENTÁRIOS SOBRE O CASO CLÍNICO

O caso clínico traz uma paciente de idade materna avançada e afrodescendente que realizou uma USG para datação da idade gestacional após receber um teste de gravidez positivo. Durante o exame, o médico observa o sinal do lambda, ou seja, visualiza duas placentas e a separação dos gêmeos por uma membrana espessa formada a partir da fusão das membranas coriônicas, diagnosticando, portanto, uma gestação gemelar dicoriônica, que será obrigatoriamente diamniótica. Por sua vez, não é possível determinar a zigosidade da gestação; ela pode ser tanto dizigótica, quanto monozigótica com divisão dos embriões em até dois dias da fecundação.

PERSPECTIVAS FUTURAS

Com os avanços na Medicina, é crescente o estudo e a aplicação de técnicas não invasivas para diagnóstico e tratamento das mais diversas patologias. Na área da Obstetrícia, isso pode ser evidenciado pelo NIPT, sigla do inglês que significa *non-invasive prenatal testing*, que consiste em um exame colhido no pré-natal no qual, a partir do sangue materno, analisa-se o DNA fetal livre de células. Esse DNA é proveniente da apoptose dos trofoblastos placentários, sendo liberado na corrente sanguínea da mãe.[22]

O uso de exames pré-natais não invasivos é interessante por serem seguros, praticamente indolores e não apresentarem os riscos associados aos exames invasivos realizados no pré-natal, como amniocentese ou biópsia de vilo corial, em que se elevam riscos de abortamento e outros desfechos desfavoráveis.[22]

Atualmente, a principal aplicação do NIPT é o rastreamento de aneuploidias, uma vez que permite a análise cromossômica a partir do DNA fetal. No contexto da gemelaridade, novas aplicações têm sido estudadas.

A zigosidade pode ser informada pelo NIPT, tendo aplicação bastante importante especialmente nas situações em que não se pôde definir a corionicidade no início da gestação ou, ainda, para determinar se um ou ambos os fetos são afetados por determinada condição.[23]

DEFINIÇÕES IMPORTANTES DO CAPÍTULO

- As gestações gemelares podem ser mono ou dizigóticas. As gestações dizigóticas são resultado da fecundação de dois óvulos e, por sua vez, formarão dois embriões, cada um com seu cório, âmnio e placenta (serão sempre dicoriônicas e diamnióticas). Já as monozigóticas são resultado da fecundação de um único óvulo e, a depender da divisão celular, podem gerar gestações gemelares dicoriônicas e diamnióticas, monocoriônicas e diamnióticas, monocoriônicas e monoamnióticas.
- A definição da corionicidade deve ser feita o mais precocemente possível, preferencialmente antes das 14 semanas, por meio de USG. Caso as placentas estejam fundidas, ou seja, visualizada apenas uma placenta, o profissional deve procurar os sinais do lambda (característico da dicoriônica) ou do T (característico da monocoriônica).
- A prematuridade é a principal complicação nas gestações gemelares, com alta morbimortalidade. No entanto, não há benefício claro das medidas de prevenção ao parto prematuro gemelar na literatura. Foram estudados repouso em internação hospitalar, progesterona vaginal, cerclagem cervical e uso de pessário cervical.
- A gemelaridade aumenta o risco da ocorrência de quase todas as complicações obstétricas e perinatais, com exceção de parto pós-termo e macrossomia. Complicações exclusivas da gemelaridade monocoriônica incluem síndrome de transfusão feto-fetal, restrição de crescimento intrauterino seletiva e sequência de anemia-policitemia em gêmeos.

QUESTÕES

1. (Unicamp 2021 R1) Primigesta de 34 semanas, sem pré-natal, chega à maternidade com quadro de sangramento vaginal intenso. Exame obstétrico: altura uterina 39 cm; toque: colo fechado com apresentação inatingível. Submetida à cesárea de urgência. A foto apresenta um momento do intraparto:

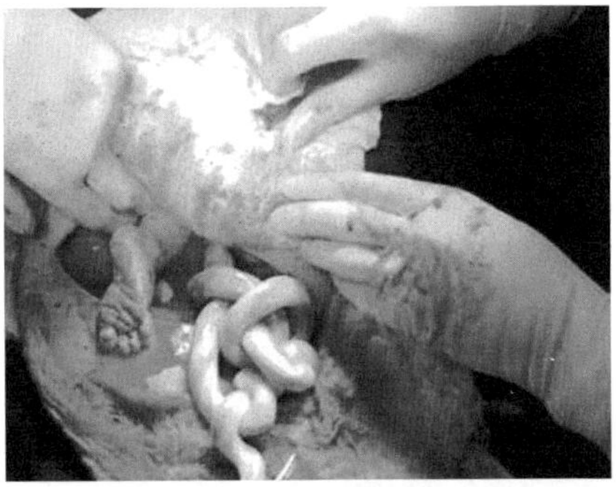

A condição apresentada na foto está associada à gestação:

A. Gemelar monocoriônica e diamniótica.
B. Pré-termo com polidrâmnio e prolapso de cordão.
C. Gemelar monocoriônica e monoamniótica.
D. Pré-termo complicada por rotura de vasa prévia.

Resposta correta: alternativa C.
Justificativa: a questão traz uma gestante sem pré-natal, com 34 semanas de gestação e altura uterina de 39 cm. Diante da altura uterina maior do que o esperado para a idade gestacional, deve-se levantar hipóteses diagnósticas, como polidrâmnio, macrossomia e gemelaridade. Na imagem apresentada do intraparto, observa-se enovelamento de cordões umbilicais, situação exclusiva da gemelaridade monoamniótica, já que ambos os fetos encontram-se na mesma câmara amniótica, possibilitando entrelaçamento de seus cordões. No caso descrito e na imagem apresentada, não há sinais de prolapso de cordão ou rotura de vasa prévia.

2. (ABC-SP 2020 R1) Sobre as gestações gemelares, é correto afirmar:

A. Há aumento do risco de complicações gestacionais, como a pré-eclampsia e a hiperêmese gravídica.
B. Toda gestação gemelar dicoriônica/diamniótica é obrigatoriamente dizigótica.
C. A síndrome de transfusão feto-fetal ocorre em gestações gemelares dicoriônicas.
D. O parto vaginal está contraindicado em todos os casos.

Resposta correta: alternativa A.
Justificativa: conforme explicado ao longo do capítulo, gestações gemelares aumentam o risco para quase todas as complicações e intercorrências gestacionais e perinatais, com exceção de macrossomia e parto pós-termo.

Toda gestação dizigótica é dicoriônica e diamniótica, já que é consequência da formação de dois zigotos, que formarão dois embriões, cada um com seu âmnio, cório e placenta. Por sua vez, uma gestação monozigótica pode ser dicoriônica e diamniótica se a divisão ocorrer em até dois dias após a fecundação.

A síndrome da transfusão feto-fetal é uma complicação exclusiva das gestações monocoriônicas e é decorrente de um desbalanço no fluxo sanguíneo por meio das anastomoses placentárias entre os fetos.

O parto vaginal é uma possibilidade nas gestações gemelares diamnióticas, na ausência de contraindicações (apresentação dos fetos, peso fetal, experiência da equipe assistencial).

3. (Hospital Universitário Antônio Pedro 2019 R1) É critério para diagnóstico da síndrome da transfusão feto-fetal:

A. Gemelar monocoriônica e diamniótica, em que observa-se a sequência polidramnia (maior bolsão vertical maior que 8 cm)/ oligodramnia (maior bolsão vertical menor que 2 cm) nos fetos considerados como receptor e doador, respectivamente.
B. Gestação dicoriônica e diamniótica, na qual observa-se discordância do crescimento fetal superior a 25% no feto considerado como receptor.
C. Gestação monocoriônica e diamniótica, em que observa-se Doppler umbilical normal e alterado nos fetos considerados como receptor e doador, respectivamente.
1. Gestação monocoriônica e monoamniótica, na qual observa-se diminuição do crescimento fetal superior a 25% no feto considerado doador.
D. Gestação monocoriônica e diamniótica, na qual observa-se o óbito de um dos fetos.

Resposta correta: alternativa A.

Justificativa: a síndrome de transfusão feto-fetal ocorre em 15% das gestações monocoriônicas; nas diamnióticas, observa-se um feto com polidrâmnio e outro com oligoâmnio. A fisiopatologia da doença envolve desequilíbrio no fluxo sanguíneo placentário por meio das anastomoses arteriovenosas.

A restrição de crescimento fetal seletiva, caracterizada pela discordância de peso maior ou igual a 25% entre os gêmeos, pode acometer mono e dicoriônicas e é diagnóstico diferencial da síndrome de transfusão feto-fetal.

Alterações de Doppler e óbito fetal podem ocorrer com a progressão da doença, no entanto, não são critérios diagnósticos da síndrome. O estágio I de Quintero consiste em um feto com polidrâmnio e o outro com oligoâmnio. O estágio V, em óbito fetal de um ou ambos os fetos.

4. (SUS-SP 2019 R1) Sobre a gestação gemelar, pode-se afirmar que a

A. Dizigótica pode ser diagnosticada somente após a USG morfológica de 12 semanas.
B. Monozigótica pode apresentar duas placentas e dois sacos amnióticos.
C. Monozigótica diamniótica resulta da fecundação simultânea de dois óvulos.
D. Monozigótica tem como característica fundamental ter placenta única.
E. Dizigótica corresponde à divisão da massa embrionária inicial em até 72 horas da fecundação.

Resposta correta: alternativa B.
Justificativa: se a divisão do zigoto ocorrer em até 2 dias da fecundação, a gestação monozigótica será dicoriônica e diamniótica.

Idealmente, a corionicidade deve ser definida antes de 14 semanas de idade gestacional, seja pelo achado de duas massas placentárias, seja pelo sinal do lambda. Na ausência desses sinais, ou na presença do sinal do T, há o diagnóstico de monocorionicidade.

A gestação monozigótica é formada a partir da divisão de um único zigoto, ou seja, um único óvulo fecundado. Ela pode ser mono ou dicoriônica, a depender do momento da divisão dos embriões. A dizigótica, por sua vez, é formada a partir da fecundação de dois óvulos, gerando dois zigotos.

5. (SUS-SP 2021 R1) Em uma gestação gemelar dicoriônica e diamniótica, a avaliação ultrassonográfica da quantidade normal de líquido amniótico será mais bem definida quando o:

A. Índice de líquido amniótico (ILA) for maior que 3 cm em ambas as cavidades amnióticas.
B. Índice de líquido amniótico (ILA) for maior que 8 cm em uma das cavidades amnióticas.
C. Índice de líquido amniótico (ILA) for maior que 10 cm em ambas as cavidades amnióticas.
D. Maior bolsão (MB) de líquido amniótico for maior que 2 cm em ambas as cavidades amnióticas.
E. Maior bolsão (MB) de líquido amniótico for maior que 5 cm em ambas as cavidades amnióticas.

Resposta correta: alternativa D.

A avaliação do líquido amniótico nas gestações gemelares pode ser realizado pelo ILA ou pela medida do maior bolsão vertical (MB), apesar de existir uma tendência para preferir o uso do MB, por ser mais específico e com menos falso positivo para oligoâmnio, reduzindo risco de intervenções desnecessárias.

Em relação aos valores, considera-se, no ILA, normal entre 8 e 18 cm; oligoâmnio se menor do que 5; e polidrâmnio se maior do que 18. Para a medida do maior bolsão vertical, considera-se normal a medida entre 2 e 8 cm, oligoâmnio menor do que 2 cm e polidrâmnio se for maior do que 8 cm, até a 20ª semana; e de 2 cm a 10 cm após a 20ª semana. A particularidade na gestação gemelar diamniótica é que a medida precisa ser feita de ambos os fetos, já que cada um possui seu próprio saco amniótico.

REFERÊNCIAS

1. Carvalho FD, Araújo Jr. E, Santana EF. The role of fetal surveillance in monochorionic twins: review of the current findings. Minerva Obstet Gynecol. 2022;74(6):530-41.
2. Chasen ST. Twin pregnancy: overview [Internet]. UpToDate; 2023. Disponível em: www.uptodate.com. Acesso em: jun 2025.
3. Elito Junior J, Santana EFM, Cecchino GN. Monochorionic twin pregnancy-potential risks and perinatal outcomes [Internet]. IntechOpen; 2015. Disponível em: www.intechopen.com. Acesso em: jun 2025.
4. Khalil A, Sotiriadis A, Baschat A, Bhide A, Gratacós E, Hecher K, et al. ISUOG Practice Guidelines (updated): role of ultrasound in twin pregnancy. Ultrasound Obstet Gynecol. 2025;65(2):253-76.
5. Wen L, Zhong Q, Mei L, Gao Li, Lan X, Xiong J, et al. Associations between velamentous or marginal cord insertion and risk of adverse perinatal outcomes in twin pregnancies: a retrospective cohort study. BMC Pregnancy Childbirth. 2023;23(1):648.
6. Nice. Twin and triplet pregnancy NICE guideline [Internet]. 2019. Disponível em: www.nice.org.uk/guidance/ng137. Acesso em: jun 2025.
7. Chasen ST. Twin pregnancy: routine prenatal care [Internet]. UpToDate; 2023. Disponível em: www.uptodate.com. Acesso em: jun 2025.
8. Santana EFM, Corrêa VM, Bottura I, Parise Filho JP. Time and mode of delivery in twin pregnancies. in: multiple pregnancy – New Challenges. IntechOpen; 2019.
9. Chasen ST. Twin pregnancy: labor and delivery [Internet]. 2022. Disponível em: www.uptodate.com. Acesso em: jun 2025.
10. Seetho S, Kongwattanakul K, Saksiriwuttho P, Thepsuthammarat K. Epidemiology and factors associated with preterm births in multiple pregnancy: a retrospective cohort study. BMC Pregnancy Childbirth. 2023;23:872.
11. Conde-Agudelo A, Romero R, Rehal A, Brizot ML, Serra V, Fonseca E, et al. Vaginal progesterone for preventing preterm birth and adverse perinatal outcomes in twin gestations: a systematic review and meta-analysis. Am J Obstet Gynecol. 2023;229(6):599-616.e3.
12. Hulshoff CC, Bosgraaf RP, Spaanderman MEA, Inthout J, Scholten RR, Van Drongelen J. The efficacy of emergency cervical cerclage in singleton and twin pregnancies: a systematic review with meta-analysis. Am J Obstet Gynecol MFM. 2023;5(7):100971.
13. Li C, Shen J, Hua K. Cerclage for women with twin pregnancies: a systematic review and meta-analysis. Am J Obstet Gynecol. 2019;220:543-557.e1.
14. Conde-Agudelo A, Romero R, Nicolaides KH. Cervical pessary to prevent preterm birth in asymptomatic high-risk women: a systematic review and meta-analysis. Am J Obstet Gynecol. 2020;223:42-65.e2.
15. Committee on Practice Bulletins – Obstetrics and the Society for Maternal-Fetal Medicine. Multifetal Gestations: twin, triplet, and higher-order multifetal pregnancies. Obstet Gynecol. 2021;137(6):e145-e162.
16. Papanna R, Bergh E. Twin-twin transfusion syndrome: screening, prevalence, pathophysiology, and diagnosis [Internet]. 2023. Disponível em: www.uptodate.com. Acesso em: jun 2025.
17. Quintero RA, Morales WJ, Allen MH, Bornick PW, Johnson PK, Kruger M. Staging of twin-twin transfusion syndrome [Internet]. J Perinatol. 1999. Disponível em: http://www.stockton-press.co.uk. Acesso em: jun 2025.
18. Papanna R, Bergh E. Twin-twin transfusion syndrome: management and outcome [Internet]. 2023. Disponível em: www.uptodate.com. Acesso em: jun 2025.
19. Prasad S, Khalil A, Kirkham JJ, Sharp A, Woolfall K, Mitchell TK, et al. Diagnosis and management of selective fetal growth restriction in monochorionic twin pregnancies: a cross-sectional international survey. BJOG. 2024;131(12):1684-93.
20. Papanna R, Bergh E. Twin anemia-polycythemia sequence (TAPS) [Internet]. 2022. Disponível em: www.uptodate.com. Acesso em: jun 2025.
21. Lockwood CJ, Odibo A. Monoamniotic twin pregnancy (including conjoined twins) [Internet]. 2021. Disponível em: www.uptodate.com. Acesso em: jun 2025.
22. Pös O, Budiš J, Szemes T. Recent trends in prenatal genetic screening and testing. F1000Res. 2019;31:8:F1000 Faculty Rev-764.
23. Benn P, Rebarber A. Non-invasive prenatal testing in the management of twin pregnancies. Prenat Diagn. 2021;41:1233-40.

36

Gestação prolongada

Sophia Bastos
Cíntia Ribeiro Silva

CASO CLÍNICO

A.C.B., 29 anos, branca, primigesta, feto único masculino, IG de 42 semanas e 1 dia pela DUM e 41 semanas completas pela USG de 12 semanas. Paciente vem à consulta obstétrica com questionamentos a respeito de indução de seu parto, uma vez que ouviu de amigas e familiares que gestações que ultrapassam 42 semanas podem apresentar riscos materno-fetais. Segue exame físico:

Exame físico geral: BEG, corada, eupneica, vigil e orientada. PA 100 × 75 mmHg. Peso: 65 kg; altura: 1,60 m.

Exame obstétrico: abdome gravídico, AU 35 cm; boa movimentação fetal; feto longitudinal, dorso à esquerda, apresentação cefálica; BCF 145 bpm.

1. **Qual idade gestacional deve ser levada em consideração?**
2. **Qual é a conduta?**

INTRODUÇÃO

A gestação pós-termo, também conhecida como gestação prolongada, é definida como aquela que se estende por 42 semanas ou mais, de modo mais específico, 294 dias a partir da data do primeiro dia da última menstruação.[1-5] Esse fenômeno tem recebido mais atenção em estudos recentes, em busca de definições de suas etiologia e consequências.

Neste capítulo, o tema será explorado, assim como as implicações materno-fetais de gestações de feto único que ultrapassam 41 semanas e 6 dias. Vale ressaltar que esse período refere-se a gestações únicas sem complicações médicas.

EPIDEMIOLOGIA E ETIOLOGIA

A incidência de gestações prolongadas varia entre 5 e 15% ao redor do mundo, dependendo de características populacionais e divergência de condutas médicas.[6]

A etiologia ainda é desconhecida, mas existem hipóteses. A principal delas é o erro na estimativa de datação gestacional. Há uma tendência de superestimar a idade gestacional quando baseada apenas na data da última menstruação, uma vez que esta é influenciada por fatores externos como regularidade do ciclo, uso recente de contraceptivo hormonal ou sangramentos durante o período gestacional. Consequentemente, isso aumenta a porcentagem de incidência de gestações prolongadas e pós-termos. Para redução desse tipo de erro, a avaliação ultrassonográfica aliada a data da última menstruação (DUM) torna a datação mais precisa.

Outra etiologia sugerida é genética, já que mulheres com gravidezes prolongadas prévias apresentam um risco entre 2 e 4 vezes maior de recorrência nas gestações subsequentes. Também existe uma hipótese que se relaciona à desregulação de eixos hormonais, entre eles o eixo hipotálamo-hipófise-suprarenal e a produção placentária de CRH (hormônio liberador de corticotrofina). No entanto, a etiologia dessas variações permanece desconhecida e suas relações com gestações prolongadas são ainda questionadas.

FATORES DE RISCO

Estudos mostram a associação de gestações prolongadas com algumas características materno-fetais.

Entre esses fatores de risco[7] foram estabelecidos os que se relacionam com aumento da incidência de gestações prolongadas: nuliparidade, idade materna acima de 40 anos, feto masculino,[8] gestante com antecedente de gestação prolongada,[9] predisposição genética, obesidade materna[10] (acredita-se que em decorrência de fatores endócrinos envolvidos no trabalho de parto) e outros fatores hormonais materno-fetais, como anencefalia,[11] hipoplasia adrenal fetal, deficiência de sulfatase placentária e ausência de pituitária fetal.

Todavia, uma vez que é, como citado, desconhecida a etiologia de gestações prolongadas, não se sabe ao certo a fisiopatologia de todos os fatores de riscos estabelecidos com o aumento da incidência de gestações prolongadas.

DIAGNÓSTICO

Para diagnóstico preciso de gestação prolongada, é essencial uma determinação rigorosa da idade gestacional.

Quando baseada somente na DUM, e considerando um ciclo regular com duração de 28 dias, presume-se que a concepção ocorreu no 14º dia do ciclo menstrual. Porém, o momento de ovulação no ciclo menstrual varia entre indivíduos.

É importante ressaltar que a segunda fase do ciclo menstrual é a parte fixa do processo. Embora comumente se oriente a determinação da ovulação com base na fase folicular, que é variável em duração, a verdade é que a ovulação ocorre durante a segunda fase do ciclo, conhecida como fase lútea, que tem duração fixa de aproximadamente 14 dias. Para ilustrar, em casos de ciclos menstruais mais longos, por exemplo, um ciclo de 35 dias, o cálculo da ovulação difere significativamente. Nesses casos, a ovulação tende a ocorrer mais tardiamente, aproximadamente 21 dias após o início da menstruação.

Logo, quando disponível, a associação da datação gestacional, segundo uma avaliação ultrassonográfica com a DUM, resulta em um diagnóstico mais provável. Para validação, é necessário que a ultrassonografia (USG) seja realizada precocemente no 1º trimestre gestacional, ou seja, antes de completar 14 semanas gestacionais. Com base na medida cabeça-nádega fetal até 14 semanas ou a do diâmetro biparietal entre 15 e 22 semanas, a USG é capaz de estimar a idade gestacional. Caso a datação determinada pela USG realizada nesse período difira entre 5 e 7 dias da datação calculada pela DUM, considera-se o valor obtido via USG.

Em casos de gestações resultantes de reprodução assistida, utiliza-se a data da concepção/implantação para o cálculo da idade gestacional.

PROGNÓSTICO

Estudos disponíveis acerca do tema demonstraram aumento do risco de consequências negativas para as mães e para o concepto com o avanço da idade gestacional. A maioria dessas sequelas relaciona-se com crescimento fetal excessivo ou com insuficiência placentária.[12]

Riscos fetais

Gestações pós-termo estão associadas com aumento significativo da morbimortalidade fetal (Figura 1) e perinatal até os 2 anos de vida.[13-14]

No período intraútero, há maior incidência de oligoidrâmnio resultante de possível relação com menor perfusão renal decorrente de hipoxemia fetal, gerando uma menor produção urinária. O oligoidrâmnio em gestações prolongadas está ligado a aumento de sofrimento fetal por diversos mecanismos, entre eles, o aumento do risco de compressão do cordão umbilical.

Nessa conjuntura, fetos de gestações prolongadas apresentam maior risco de macrossomia (recém-nascido > 4.000 a 4.500 g, a depender da fonte), em razão de maior duração do crescimento intrauterino, tendendo a serem maiores que fetos nascidos a termo. A macrossomia fetal associa-se a aumento de incidência de parto cirúrgico, trabalho de parto prolongado, desproporcão cefalopélvica, distocia de ombro, tocotraumatismos, distúrbios metabólicos neonatais e hemorragia pós-parto.

A pós-maturidade, termo usado para descrever fetos com características de desnutrição intrauterina crônica, é outra complicação de gestações prolongadas. Nessa situação, o feto deixa de se desenvolver adequadamente e o recém-nascido (RN) apresenta gordura subcutânea diminuída, carece de lanugem e vérnix, resultando em uma pele ressecada e

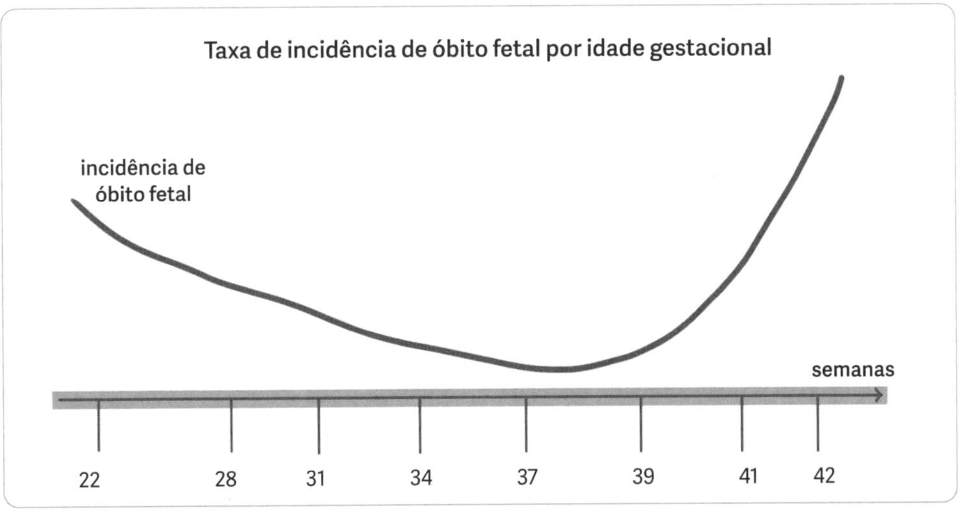

FIGURA 1 Gráfico relacionando a idade gestacional (eixo x) com a taxa de incidência de óbito fetal (eixo y).
Fonte: informações obtidas por meio de dados do Hospital Municipal Dr. Moysés Deutsch – M'Boi Mirim.

descamativa. Esses recém nascidos apresentam maior morbidade relacionada à restrição de crescimento, incluindo hipoglicemia, policitemia, asfixia perinatal e hipertensão pulmonar persistente, além de risco de complicações em seu neurodesenvolvimento.

Também se relacionam a tal cenário a incidência aumentada de líquido meconial. A aspiração do mecônio relaciona-se a comprometimento do sistema respiratório, podendo gerar uma complacência pulmonar diminuída, produção anormal de surfactante e pneumonia química no RN, observados inicialmente por taquipneia e cianose persistente.

Entre outros eventos que tem sua incidência aumentada em gestações que ultrapassam 294 dias, estão: hipóxia intraparto, acidose fetal, admissões em UTI neonatal, aumento da frequência de distúrbios no sistema nervoso (convulsão e encefalopatia neonatal) e baixo escore de Apgar no 5º minuto.

A longo prazo, não há evidências de comprometimento do crescimento e do desenvolvimento intelectual de RN frutos de gestações prolongadas.

Para finalizar os riscos fetais, é importante ressaltar que eles não têm distribuição homogênea de acordo com a idade gestacional. Alguns aumentam aceleradamente sua incidência após 41 semanas, outros crescem de maneira significativa a partir da 39ª semana gestacional.[15-17]

Riscos maternos

Gestações prolongadas também acarretam maiores riscos de morbidade materna no período intraparto decorrente de trauma, hemorragia intraparto e trabalho de parto prolongado.

Além disso, nessas gestações, observa-se maior incidência de partos cesárea (relacionados a maior incidência de eventos tromboembólicos) e vaginais com presença de lacerações perineais significativas (3º e 4º grau).

Outras consequências maternas que têm incremento de frequência em gestações prolongadas são corioamnionite, endometrite e hemorragia pós-parto, elevando a morbimortalidade das mães.

Ademais, deve-se considerar o impacto emocional que gestações prolongadas podem causar nas gestantes, como o aumento da ansiedade e outros prejuízos em sua rotina diária.

CONDUTA

Para manejar adequadamente gestações prolongadas é essencial, como já discorrido a respeito, uma avaliação precisa da idade gestacional. Ao conciliar a DUM com a USG precoce, reduz-se intervenções desnecessárias e manejo adequado.[18,19]

Observação

Em casos de gestação de feto único, sem complicações e na ausência de restrição de crescimento intrauterino, recomenda-se a observação pré-natal a partir das 40 semanas completas.[20] Entre 40 semanas gestacionais a 41+6 dias, é aconselhada vigilância a cada 2 a 3 dias.

A cardiotocografia e a USG com perfil biofísico fetal devem ser combinados, com intuito de avaliar a vitalidade fetal. Além disso, a avaliação do volume de líquido amniótico via USG, 2 vezes por semana, também deve ser realizada para descartar oligoâmnio. O fluido amniótico pode ser drasticamente reduzido entre 24 e 48 horas, por isso, a frequência estabelecida como ideal.

Caso algum dos exames utilizados não seja tranquilizador, é indicada internação e conduta ativa (indução de trabalho de parto ou cesárea, a depender do caso).

Conduta expectante ou indução de trabalho de parto?

Não existe indicação precisa em relação à conduta ideal ante gestações a termo tardio. Tanto a conduta expectante quanto a indução do trabalho de parto mostraram ser aceitáveis e a orientação é a análise caso a caso.

Deve-se avaliar a gestante e as características gestacionais para decidir qual a melhor conduta. O ideal é que seja uma decisão conjunta médico-paciente, com exposição de riscos tanto da indução do trabalho de parto quanto da conduta expectante.

Evidências sugerem que, no entanto, a conduta expectante para pacientes que atingiram 41 semanas só deve ser tomada na ausência de patologias maternas com vitalidade fetal preservada, na ausência de oligoâmnio e peso fetal estimado via USG < 4.000 g (macrossomia) decorrente de possíveis implicações negativas em tais casos. Na presença de patologias maternas, a conduta deve ser intervencionista de acordo com cada patologia.

Em resumo, a espera pressupõe curso sem intercorrências da gestação e vitalidade fetal assegurada.

A indução do trabalho de parto nas gestações prolongadas está indicada quando os benefícios da realização ultrapassam os riscos do procedimento. As principais preocupações relacionadas à indução em pacientes sem patologias específicas são a hiperestimulação uterina, estresse fetal, falha na indução e aumento da incidência de parto cesárea. No entanto, dados sugerem que a indução eletiva após 41 semanas pode reduzir a mortalidade perinatal sem aumentar a morbidade desse grupo, mostrando-se mais efetiva que a conduta expectante.

Para indução nas gestações prolongadas, deve-se avaliar se o colo é ou não favorável, por meio de exame digital cervical com aplicação do índice de Bishop.

Colos que pontuam Bishop maior ou igual a 7, são colos favoráveis. Nesses casos, pode ser prudente recomendar a indução do parto uma vez que existe maior chance de ser bem-sucedida. Existe também evidência da redução da mortalidade perinatal quando comparada à conduta expectante, justificando tomar a conduta ativa com objetivo de minimizar complicações materno-fetais. Evidências também sugerem que essa conduta não aumenta as taxas de cesarianas nesse contexto. Apesar disso, pacientes com colos favoráveis possuem maior chance de entrar em trabalho de parto espontaneamente sem necessidade de intervenções e suas possíveis consequências.

Em gestantes com Bishop menor ou igual a 6, grupo em que se encontram a maior parte delas, o descolamento das membranas é um método mecânico utilizado tanto para maturação cervical, como para estimular o início do trabalho de parto – podem ser empregados inicialmente visando progressão espontânea a trabalho de parto. O intuito é separar a membrana fetal da parte inferior do segmento uterino. Acredita-se que, com isso, ocorra o aumento da liberação de prostaglandinas responsáveis pela maturação cervical. Também é aceitável a preparação do colo uterino desse com prostaglandina (PGE1 ou PGE2) para afinar o colo e induzir contrações do útero. Quando administradas prostaglandinas, a frequência cardíaca fetal deve ser continuamente aferida para garantir que não há sofrimento fetal decorrente de hiperestimulação uterina. Reitera-se que medidas como essas só podem ser realizadas com consentimento materno livre e esclarecido.

COMENTÁRIOS SOBRE O CASO CLÍNICO

No caso clínico apresentado, a idade gestacional a ser levada em consideração é a obtida via USG, 41 semanas completas, uma vez que foi feito no 1º trimestre e difere de mais de 7 dias da datação obtida via DUM.

A conduta nesse momento deve ser tranquilizar a mãe, uma vez que sua gestação ainda não atingiu 42 semanas. No entanto, como já ultrapassou 41 semanas, deve-se iniciar a vigilância de vitalidade fetal por meio da cardiotocografia e do perfil biofísico fetal a cada 2 a 3 dias. Caso os exames sejam tranquilizadores e seja do desejo da mãe, a conduta expectante pode ser tomada visando progressão natural para trabalho de parto nos próximos dias. Caso contrário, deve-se resolver a gestação imediatamente.

PERSPECTIVAS FUTURAS

Estudos recentes têm questionado riscos materno-fetais relacionados a gestações prolongadas e sugerem que a indução do trabalho de parto com 41 semanas aparenta ser uma conduta aceitável. No entanto, pesquisas acerca do tema são ainda limitadas para dominar completamente o assunto. Espera-se que, futuramente, sejam conduzidos mais estudos acerca de gestações prolongadas e elucidem as melhores condutas a serem tomadas.

DEFINIÇÕES IMPORTANTES DO CAPÍTULO

- Termo precoce: gestação de 37 a 38 semanas e 6 dias.
- Termo completo: gestação de 39 a 40 semanas e 6 dias.
- Termo tardio: gestação de 41 a 41 semanas e 6 dias.
- Pós-termo: gestação de 42 semanas em diante.
- Termo pós-maduro: recém-nascido com reconhecidas características clínicas que indicam uma gestação patologicamente prolongada, como pele enrugada com descamação segmentar, corpo longo, magro, sugerindo emaciação, unhas longas, aspecto alerta, mais velho e preocupado (síndrome de pós-maturidade ou dismaturidade).

QUESTÕES

1. (Unifesp 2022) A divisão do termo gestacional definida pelo American College of Obstetrics and Gynecologist considera o termo tardio o período compreendido:

A. Entre 40 e 41 semanas e 6 dias.
B. Entre 41 e 41 semanas e 6 dias.
C. A partir de 40 semanas.
D. A partir de 42 semanas.

Reposta correta: alternativa B.
Justificativa: termo tardio é definido pelo American College of Obstetrics and Gynecologist como o período gestacional compreendido entre 41 semanas e 41 semanas e 6 dias, também definido como gestação prolongada.

2. (Santa Casa da Misericórdia de São Paulo 2022) Uma gestante de 41 semanas e 3 dias compareceu ao pronto atendimento obstétrico com queixa de redução da movimentação fetal. Realizou nove consultas de pré-natal e todo o acompanhamento ocorreu sem intercorrências clínicas, com todas as sorologias negativas. Ao exame físico obstétrico, apresentava altura uterina de 33 cm, dinâmica uterina ausente e BCF

presente (149 bpm). Toque vaginal com colo posterior, grosso e impérvio. Com base nesse caso hipotético, assinale a alternativa correta.

A. A vigilância da vitalidade fetal deve começar com 40 semanas, com avaliação do perfil biofísico fetal, duas vezes por semana.
B. A vigilância da vitalidade fetal deve começar com 41 semanas, com avaliação do perfil biofísico fetal, duas vezes por semana.
C. A vigilância da vitalidade fetal deve começar com 40 semanas, com avaliação de Dopplerfluxometria obstétrica, duas vezes por semana.
D. A vigilância da vitalidade fetal deve começar com 41 semanas, com avaliação de Dopplerfluxometria obstétrica, duas vezes por semana.

Reposta correta: alternativa A.
Justificativa: a vigilância da vitalidade fetal deve começar com 40 semanas e deve ser feita com cardiotocografia anteparto e perfil biofísico fetal a cada 2 a 3 dias até o parto. O uso da Dopplervelocimetria em gestações prolongadas não tem mostrado benefício na avaliação fetal e, por isso, não é recomendado nessas situações.

3. (Secretaria Estadual de Saúde do Estado de Pernambuco 2020) Oferecer às mulheres a opção do descolamento das membranas entre 38 semanas e 41 semanas tem como objetivo diminuir a(o):

A. Procedência de cordão umbilical.
B. Sofrimento fetal agudo.
C. Parto instrumental.
D. Gravidez prolongada.
E. Hemorragia pós-parto.

Reposta correta: alternativa D.
Justificativa: o descolamento digital das membranas é um método mecânico utilizado tanto para maturação cervical, como para estimular o início do trabalho de parto. Esse procedimento pode ser um método efetivo de indução de parto para evitar gestações prolongadas.

4. (Universidade Federal de Mato Grosso 2017) No pós-datismo e na gestação prolongada, a carência da oxigenação fetal é a preocupação prevalente. A conduta assistencial obedece a duas estratégias: vigilância do bem-estar fetal e indução do trabalho de parto. Em relação a essas estratégias, assinale a afirmativa CORRETA:

A. A vigilância do bem-estar fetal deve ser iniciada após a gestação completar 42 semanas.
B. Realizar intervenção somente quando ultrapassar 42 semanas, antes disso não há risco.
C. O preparo do colo não é estratégia útil para indução do parto quando o colo é desfavorável.
D. A conduta intervencionista deve ser assumida quando há comprometimento fetal e oligoâmnio.

Reposta correta: alternativa D.
Justificativa: quando há comprometimento da vitalidade fetal deve-se resolver a gestação imediatamente.

5. (Faculdade de Medicina do ABC-SP 2022) Se uma gestante ultrapassa a data provável do parto, é correto afirmar que:

A. Não se deve permitir associar essa ocorrência a situações em que possa coexistir insuficiência placentária.
B. Pode ultrapassar até as 42 semanas, desde que o seguimento seja feito com ultrassonografias.

C. O seguimento deve ser a cada semana, avaliando líquido e cardiotocografia.
D. Dopplervelocimetria deve ser realizada a cada 3 dias até atingir as 42 semanas.
E. Amniocentese deve ser feita para pesquisa de mecônio com 41 semanas.

Reposta correta: alternativa A.
Justificativa: em casos com patologias maternas potencialmente prejudiciais ao feto, como a insuficiência placentária, a gestação não deve ultrapassar 40 semanas. É importante também ressaltar que as gestações não devem ultrapassar 42 semanas e que o seguimento deve ser a cada 2 a 3 dias com cardiotocografia e perfil biofísico fetal a partir de 40 semanas, uma vez que o uso da Dopplervelocimetria, nesse momento, ou amniocentese, em qualquer período gestacional, não têm mostrado benefício.

REFERÊNCIAS

1. Gabbe SG. Obstetrícia: gravidez normal e patológica. 6. ed. Rio de Janeiro: Elsevier; 2015.
2. Postterm pregnancy [Internet]. UpToDate. [cited 2023 Jun 27]. Available from: https://www.uptodate.com/contents/postterm-pregnancy. Acesso em: jun. 2025.
3. Galal M, Symonds I, Murray H, Petraglia F, Smith R. Postterm pregnancy. Facts Views Vis Obgyn. 2012; 4(3):175-87.
4. Lobo GAR, Júnior JE, Santos JK dos. Gestação prolongada. São Paulo: Hospital São Paulo – Escola Paulista de Medicina – UNIFESP, 2018. Disponível em: https://www.hospitalsaopaulo.org. Acesso em: jun 2025.
5. ACOG Committee Opinion n. 579: definition of term pregnancy. Obstet Gynecol. 2013;122(5):1139-40.
6. Garcia C de AO, Feitosa FE de L, Paiva JP, Figueiredo ET, Cordeiro DEF. Protocolo – Gestação Prolongada. 5ª ed. Fortaleza: Rede de Atenção Materna e Infantil – RAMI; 2023 Feb 1. (PRO.MED-OBS.014).
7. Caughey AB, Stotland NE, Washington AE, Escobar GJ. Who is at risk for prolonged and postterm pregnancy? Am J Obstet Gynecol. 2009;200(6):683.e1-683.e6835.
8. Divon MY, Ferber A, Nisell H, Westgren M. Male gender predisposes to prolongation of pregnancy. Am J Obstet Gynecol. 2002;187(4):1081-3.
9. Morken NH, Melve KK, Skjaerven R. Recurrence of prolonged and post-term gestational age across generations: maternal and paternal contribution. BJOG. 2011;118(13):1630-5.
10. Denison FC, Price J, Graham C, Wild S, Liston WA. Maternal obesity, length of gestation, risk of postdates pregnancy and spontaneous onset of labour at term. BJOG. 2008;115(6):720-5.
11. Milic AB, Adamsons K. The relationship between anencephaly and prolonged pregnancy. J Obstet Gynaecol Br Commonw. 1969;76(2):102-11.
12. Vorherr H. Placental insufficiency in relation to postterm pregnancy and fetal postmaturity. Evaluation of fetoplacental function; management of the postterm gravida. Am J Obstet Gynecol. 1975;123(1): 67-103.
13. Mannino F. Neonatal complications of postterm gestation. J Reprod Med. 1988;33(3):271-6.
14. Divon MY, Haglund B, Nisell H, Otterblad PO, Westgren M. Fetal and neonatal mortality in the postterm pregnancy: the impact of gestational age and fetal growth restriction. Am J Obstet Gynecol. 1998; 178(4):726-31.
15. Alexander JM, McIntire DD, Leveno KJ. Forty weeks and beyond: pregnancy outcomes by week of gestation. Obstet Gynecol. 2000;96(2):291-4.
16. Nakling J, Backe B. Pregnancy risk increases from 41 weeks of gestation. Acta Obstet Gynecol Scand. 2006;85(6):663-8.
17. Abotalib ZM, Soltan MH, Chowdhury N, Adelusi B. Obstetric outcome in uncomplicated prolonged pregnancy. Int J Gynaecol Obstet. 1996;55(3):225-30.
18. Rosen MG, Dickinson JC. Management of post-term pregnancy. N Engl J Med. 1992;326(24):1628-9.
19. Mandruzzato G, Alfirevic Z, Chervenak F, Gruenebaum A, Heimstad R, Heinonen S, et al. Guidelines for the management of postterm pregnancy. J Perinat Med. 2010;38(2):111-9.
20. Weinstein D, Ezra Y, Picard R, Furman M, Elchalal U. Expectant management of post-term patients: observations and outcome. J Matern Fetal Med. 1996; 5(5):293-7.

37

Restrição de crescimento fetal

Laura Palmieri
Ana Carolina Rabachini Caetano

CASO CLÍNICO

S.C.L., 22 anos, primigesta, sem comorbidades, hábitos ou vícios. Durante avaliação com ultrassonografia obstétrica com 25 semanas, o peso fetal estava estimado no percentil 4, considerado pequeno para idade gestacional. Dessa forma, foi encaminhada para monitorização da vitalidade fetal com dopplervelocimetrica em pré-natal de alto risco, sem alteração da circulação materna e fetal ao Doppler na ocasião. Com 31 semanas de idade gestacional, durante avaliação ultrassonográfica, constatou-se peso estimado no percentil e Doppler com índice médio de pulsatilidade das artérias uterinas – do percentil 95°, sem demais alterações, fechando o diagnóstico de restrição de crescimento fetal. No momento, já com 34 semanas, no seguimento com Doppler, nota-se presença de diástole zero nas artérias umbilicais.

INTRODUÇÃO

A restrição de crescimento fetal (RCF) é uma afecção da interface materno-fetal que afeta cerca de 5 a 10% de todas as gestações em todo o mundo, configurando-se como uma das principais causas de natimortalidade e óbito neonatal,[1] além de ser responsável por grande morbidade no curto e longo prazo de fetos acometidos. Caracteristicamente, a RCF é definida como a falha do feto em atingir seu potencial de crescimento em decorrência de um fator patológico predisponente, sendo a disfunção placentária a etiologia mais comum. Atualmente, não existe nenhum método padrão-ouro para o diagnóstico de RCF. Geralmente, é definida pelo desvio estatístico do peso fetal estimado (PFE) por ultrassonografia (USG) na população de referência, por meio de limites percentuais de 10, 5 e 3.

Em 1950, a Organização Mundial da Saúde (OMS) incorporou na definição de prematuridade todos os recém-nascidos (RN) nascidos vivos com peso ≤ 2.500 g, trazendo o reconhecimento do conceito de RN subnutrido e baixo peso ao nascimento.[2] No entanto, a métrica isolada do peso como critério de prematuridade apresentava limitações em discriminar as etiologias subjacentes entre o baixo peso ao nascer e os nascimentos prematuros e, portanto, a idade gestacional (IG) começou a ser empregada como o parâmetro relativo na avaliação do peso ao nascimento. Em 1960, Battaglia e Lubchenco,[3] em uma série de coortes que analisavam o peso de nascimento em função da IG e as condições patológicas associadas ao baixo peso ao nascer, sumarizaram em gráficos a distribuição do peso de uma população base utilizando como referência percentis de crescimento, dando origem à classificação atualmente conhecida e preconizada para definir o crescimento uterino normal e anormal:[3]

1. PIG (pequeno para a idade gestacional): RN cujos pesos de nascimento são menores que o percentil 10.
2. AIG (adequado para a idade gestacional): RN cujos pesos de nascimento encontram-se entre os percentis 10-90.
A. GIG (grande para a idade gestacional): RN cujos pesos de nascimento são maiores que o percentil 90.

Essa classificação por percentis de peso permitiu a identificação de um perfil de risco de extremo valor prognóstico para indivíduos que se encontram em percentis mais baixos da curva, os quais sabidamente apresentam mais desfechos adversos perinatais imediatos e consequências mórbidas de longo prazo. Diversas curvas de crescimento foram desenvolvidas baseadas em estudos multicêntricos e envolvendo bases populacionais mais extensas ao longo dos anos. Padrões embasados na população definem PIG como bebês nascidos abaixo de um certo percentil (p. ex., < 10) ou abaixo de dois desvios-padrão da média da população de referência. No entanto, vale ressaltar que aproximadamente 70% dos fetos com peso ao nascer abaixo do percentil 10 para IG são constitucionalmente pequenos e não se inserem no mesmo perfil de RN restritos,[4] embora a definição de RCF seja usada arbitrariamente como sinônima de PIG. Por outro lado, fetos com RCF e com biometria acima do percentil 10 podem não estar atingindo o seu potencial de crescimento e permanecem sem diagnóstico, apesar de apresentarem risco aumentado de desfechos adversos.[5] Diante disso, diversos autores vêm sugerindo o uso de curvas de crescimento personalizadas, as quais produzem uma trajetória de crescimento fetal ideal para cada gravidez com base nas características maternas (altura, peso, etnia, paridade), na tentativa de predizer a evolução do peso fetal ao longo da gestação de maneira individual. Estima-se que a influência do genoma materno no peso de nascimento é de 20%, enquanto 60% podem ser atribuídos a fatores ambientais.[6] Apesar de existirem casuísticas que favoreçam o uso de curvas personalizadas, as evidências são controversas e as curvas populacionais ainda são instrumento prático de maior relevância no contexto obstétrico atual.

DEFINIÇÃO

O crescimento fetal depende de uma intricada rede de interações entre o ambiente intrauterino e placentário, o genoma fetal e vários fatores maternos (hormonais, nutricionais) e ambientais. Durante a gestação, a placenta se configura como interface de troca e transporte de nutrientes e oxigênio da mãe para o feto, sendo que a capacidade perfusional desse órgão é determinante da taxa de crescimento fetal.

O crescimento fetal normal acontece em três fases. Até a primeira metade da gestação, o crescimento fetal é consequência de intensa atividade hiperplásica, em que ocorre o aumento intensivo no número de células fetais. Entre a 16ª e a 32ª semanas de gestação, a fase hiperplásica se mantém, porém, inicia-se simultaneamente o processo de hipertrofia celular. A partir da 32ª semana até o nascimento, inicia-se a fase de hipertrofia celular, com o rápido crescimento em tamanho das células.

Esse padrão de normalidade do crescimento fetal tornou-se um instrumento clínico útil para a classificação da RCF. Ao considerar o tamanho e o comprimento do corpo fetal, é possível diferenciar dois tipos de padrões de restrição de crescimento: simétrico e assimétrico. Fetos que apresentam biometria com dimensões esqueléticas e cefálicas adequadas para a IG (comprimento normal), cujos pesos encontram-se abaixo do esperado pela diminuição da circunferência abdominal e do tecido subcutâneo são classificados como assimétricos. Por outro lado, fetos considerados como simétricos são aqueles cujos pesos e dimensões esqueléticas encontram-se abaixo do esperado.[7]

O feto simetricamente pequeno geralmente é o resultado de um potencial intrínseco reduzido de crescimento fetal, que influenciará particularmente a primeira fase de crescimento hiperplásico no início da gestação. As etiologias mais frequentemente associadas a esse padrão de crescimento são as aneuploidias, malformações fetais e, com menor frequência, as infecções. No entanto, na maior parte dos casos de RCF, o padrão de crescimento observado é o assimétrico. Nesse contexto, a insuficiência placentária é a principal etiologia, em que o volume de tecido placentário é inadequado para suprir as demandas nutricionais e o aporte de oxigênio para o feto, o que em última análise resulta na diminuição do peso fetal. Essa alteração caracteristicamente ocorre em estágios mais avançados da gestação, geralmente a partir da 30ª ou 32ª semanas de gravidez, comprometendo a fase de hipertrofia celular.

Apesar de diferenciar as etiologias que podem acometer fetos com RCF, a classificação por padrão de simetria de crescimento é pouco empregada no contexto clínico. A classificação cronológica da RCF baseada na época do diagnóstico do comprometimento do crescimento fetal é comumente mais utilizada pela sua maior aplicabilidade clínica, já que permite direcionar abordagens no manejo e prognóstico fetais. Há evidências consistentes na literatura que indicam comportamentos fisiopatológicos distintos entre fetos com RCF de início antes e após 32 semanas de gestação. Aqueles com RCF precoce, ou com diagnóstico antes de 32 semanas, apresentam alteração relevante na hemodinâmica fetal, já que a implantação placentária se encontra significativamente comprometida nesse grupo, o que gera um aumento da resistência da artéria uterina e um risco elevado de desenvolvimento de pré-eclâmpsia. Como consequência, o ambiente intrauterino hipoxêmico demanda respostas adaptativas fetais, o qual apresenta grande tolerabilidade a baixos níveis de oxigênio. A centralização hemodinâmica e o oligodrâmnio são comuns neste contexto. Na RCF de início tardio, ou diagnóstico $\geq$ 32 semanas, a disfunção placentária é discreta e quase não produz efeitos na hemodinâmica fetal por provocar hipóxia leve. Nesse cenário, o grau de tolerância à hipóxia é baixo. Fetos com RCF precoce apresentam altas taxas de morbidade e mortalidade perinatais, impondo desafios no manejo desse grupo por conta da prematuridade, enquanto nos fetos com RCF tardia o diagnóstico da condição se configura como a maior dificuldade, já que as alterações de Doppler de artéria umbilical podem estar ausentes ou só aparecerem em estágios avançados da doença.[8]

Entretanto, apesar de inúmeras proposições na literatura a respeito da definição da RCF, não há consenso sobre a classificação da afecção. Dessa forma, com base na opinião de especialistas, desenvolveu-se um consenso a partir do método Delphi definindo uma nomenclatura unificada e critérios diagnósticos claros de RCF precoce e tardia (Tabela 1) em uma tentativa de uniformizar a abordagem clínica, além de tornar comparáveis os resultados de estudos científicos. Entretanto, vale ressaltar que ensaios clínicos randomizados com maior grau de evidência são ainda necessários para a validação desses parâmetros.[9]

EPIDEMIOLOGIA

A incidência de RCF varia de acordo com a população estudada e é inversamente proporcional à IG. A diferença na frequência de ocorrência pode ser explicada tanto pela influência de fatores ambientais no crescimento intrauterino normal, como também pela grande variabilidade nas métricas de referência utilizadas para a sua definição. Além disso, como os conceitos de PIG e RCF encontram-se sobrepostos, as estimativas encontram-se superestimadas em muitos contextos, visto que a classificação convencional não consegue diferenciar fetos que são constitucionalmente pequenos daqueles que estiveram sujeitos a um ambiente intrauterino desfavorável ao crescimento normal.

No entanto, a prevalência de RCF parece ser mais alta em países em desenvolvimento. Aproximadamente, 20% dos bebês nascidos a termo em países com escassez de recursos são PIG em comparação com 10% dos bebês nascidos a termo em países desenvolvidos. Com base em 14 coortes e utilizando o padrão de peso INTERGROWTH-21st, o Child Health Epidemiology Reference Group (CHERG) demonstrou que 23,3 milhões de crianças eram PIG em países de baixa e média rendas, com uma prevalência estimada de 19,3%.[10]

ETIOLOGIA

A RCF é uma entidade que abrange diversas etiologias que podem estar associadas a causas maternas, fetais e/ou placentárias.

TABELA 1 Critérios diagnósticos da restrição de crescimento fetal com base no consenso de especialistas empregando o método Delphi

Critérios diagnósticos da restrição de crescimento fetal	
Restrição do crescimento fetal precoce	**Restrição do crescimento fetal tardia**
IG < 32 semanas, excluídas anomalias congênitas	IG ≥ 32 semanas, excluídas anomalias congênitas
CA/PFE < 3° percentil ou Doppler de AU com diástole zero	CA/PFE < 3° percentil
ou	**ou pelo menos 2 dos 3 critérios:**
CA/PFE < 10° percentil + IP da Aut > 95° percentil ou IP da AU > 95° percentil	1. CA/PFE < 10° percentil 2. CA/PFE com queda de mais de 2 quartis na curva de crescimento 3. Relação cérebro-placentária < 5° percentil ou IP da AU > 95° percentil

AU: arteria umbilical; Aut: artéria uterina; CA: circunferência abdominal; IG: idade gestacional; IP: índice de pulsatilidade; PFE: peso fetal estimado.
Fonte: adaptada de Gordjin et al., 2016.[9]

Independentemente da doença de base, classicamente, a RCF é um ambiente intrauterino de hipóxia crônica e de baixo aporte nutricional para o feto, o qual reduz o seu crescimento em tamanho em detrimento de seu desenvolvimento neurológico, aceleração da maturidade pulmonar e aumento da eritropoiese. O feto, em resposta adaptativa, redireciona o fluxo sanguíneo para órgãos nobres, como cérebro, coração, glândulas adrenais e placenta e diminui o suprimento para órgãos menos vitais, como intestino e rins. Como consequência, a gordura corporal total, a massa magra e o conteúdo mineral ósseo estão reduzidos, além da redução dos estoques de glicogênio pela menor concentração plasmática fetal de glicose e insulina.

Fatores fetais

- Alterações cromossômicas: particularmente as trissomias do 13, 18 e 21 estiveram implicadas na RCF. Estima-se que a contribuição global das anomalias cromossômicas e outras desordens genéticas a RCF seja de 5 a 20% e geralmente estão associadas à restrição de crescimento de início precoce.[11]
- Infecções congênitas: estima-se que as infecções congênitas sejam responsáveis por 5 a 10% dos casos de RCF. Existem evidências causais diretas entre infecção pelos vírus da rubéola e citomegalovírus (CMV),[12] e da malária[13] com RCF, além de possível relação com varicela, herpes-zóster, toxoplasma gondii e sífilis.
- Anomalias congênitas: fetos com múltiplas malformações estruturais também têm risco elevado de restrição de crescimento. RN com malformações cardíacas frequentemente nascem com baixo peso.[14] Outras malformações também estão associadas a RCF, como a gastroquise.[15]
- Gestação múltipla: aproximadamente 15 a 30% das gestações múltiplas apresentam algum grau de RCF. A condição é mais comum em gestações gemelares monozigóticas e monocoriônicas afetadas pela síndrome da transfusão feto-fetal.[16]
- Erros inatos do metabolismo: embora raros, os erros inatos do metabolismo podem estar envolvidos na gênese da RCF.[17]

Fatores maternos

- Doença materna: todas as desordens maternas que cursam com algum grau de vasculopatia e, por consequência, comprometem a adequada perfusão uteroplacentária, estão associadas à maior incidência de RCF.[18] Gestações complicadas por doenças hipertensivas (pré-eclâmpsia, hipertensão crônica com pré-eclâmpsia sobreposta) apresentam 2 a 3 vezes a incidência de restrição do crescimento fetal, uma vez que a invasão trofoblástica deficiente impossibilita a diminuição adequada da resistência vascular.[19] Outras doenças como diabetes *mellitus* com vasculopatia, cardiopatias cianóticas congênitas, doenças renais, doenças autoimunes (síndrome do anticorpo antifosfolípide, colagenoses), trombofilia hereditária ou adquirida, pneumopatias restritivas, anemia grave e hiper-homocisteinemia estão associadas ao RCF.[20,21]
- Estado nutricional inadequado: o estado de desnutrição crônica antes e durante a gravidez está associado a aproximadamente 40% dos casos de RN com baixo peso, além de aumentar o risco de parto

prematuro e de mortalidade durante o primeiro ano de vida.[22] A baixa ingestão proteica extrema antes das 26 semanas de gestação esteve relacionada a RCF, porém não há evidências suficientes que suportem a suplementação nutricional em bebês com suspeita de RCF.[23]

- Substâncias teratogênicas: o tabagismo durante a gestação pode levar a uma redução do peso de nascimento em 200 g. A exposição ao monóxido de carbono reduz a capacidade de transporte de oxigênio da hemoglobina fetal, o que, somado ao efeito adrenérgico da nicotina, resulta em redução da perfusão placentária. Há um efeito dose-resposta entre o cigarro e a RCF.[24] Outras etiologias de toxinas exógenas de RCF são o uso de cocaína, heroína e álcool, uso inadvertido de substâncias teratogênicas, como medicações anticonvulsivantes (ácido valproico), anticoagulantes cumarínicos (warfarina), drogas antineoplásicas (ciclofosfamida) e antagonistas de ácido fólico, exposição à radiação, dentre outras.[25-28]
- Outros fatores: fatores constitucionais, como peso e altura, etnia, ansiedade, depressão, ocupação, complicações decorrentes de procedimentos de reprodução assistida e níveis de estresse.

Fatores úteroplacentários

A placenta é um órgão complexo, formada por uma elaborada integração entre células fetais e maternas. A presença de material antigênico paterno caracteriza a porção fetal da placenta como um aloenxerto para o tecido materno. A placenta constitui a interface pela qual ocorre o transporte de oxigênio e nutrientes entre a mãe e o feto e é a via de excreção de produtos do metabolismo fetal, além de exercer função endócrina e desempenhar papel de barreira física, que protege o feto contra patógenos da circulação materna.

Durante o desenvolvimento embrionário, as células trofoblásticas placentárias apresentam intensa capacidade invasiva, o que resulta em alterações expressivas na vasculatura materna com o intuito de permitir a formação de um ambiente hemocoriônico adequado para o desenvolvimento fetal. Acredita-se que esse processo fisiológico adaptativo transcorra em duas fases intituladas ondas de invasão trofoblástica. Entre a 12ª e a 16ª semanas de gestação, o citotrofoblasto invade a porção decidual das artérias espiraladas maternas. Na segunda onda de invasão trofoblástica, que ocorre entre a 16ª e 18ª semanas, a invasão endovascular se estende até a porção miometrial das artérias espiraladas. Como consequência, há uma acentuada queda da resistência vascular do leito arterial materno, resultando no aumento do fluxo sanguíneo para o feto pela placenta. Apesar de consideradas como processos independentes, sabe-se que a invasão trofoblástica é um processo contínuo e interdependente e, portanto, a divisão em fases não é fidedigna.

A placentação inadequada decorre da falha na segunda onda de invasão trofoblástica, em que a não destruição da camada musculoesquelética das artérias espiraladas cria um ambiente de alta resistência ao fluxo sanguíneo, resultando na diminuição do aporte de nutrientes e oxigênio da mãe para o feto. A insuficiência placentária está intimamente relacionada às desordens vasculares maternas e contribui para aproximadamente 25 a 30% dos casos de RCF, além de ser a causa mais comum em fetos sem anormalidades cromossômicas e/ou genéticas. Vale ressaltar, entretanto, que alterações estruturais, como placenta de inserção baixa, inserção velamentosa de cordão umbilical, presença de artéria umbilical única e placenta bilobada também estiveram implicadas na RCF.[29]

QUADRO CLÍNICO

Durante a rotina de pré-natal, a mensuração seriada da altura do fundo uterino a partir da sínfise púbica poderá auxiliar a avaliação do tamanho fetal como um método de triagem inicial. Após a 20ª semana de gestação, a altura do fundo uterino em centímetros geralmente equivale ao número de semanas de gestação. A discordância entre a altura uterina de 4 cm ou mais com as semanas de gravidez sugere RCF, e exames complementares são necessários para a confirmação diagnóstica.

DIAGNÓSTICO

A RCF é um diagnóstico eminentemente ultrassonográfico, visto que os parâmetros clínicos empregados para avaliação do crescimento fetal anormal por meio do exame clínico são imprecisos e pouco sensíveis. A detecção pré-natal de fetos restritos por estratégias de rastreamento são fundamentais para a vigilância do crescimento fetal na tentativa de permitir a manutenção da gestação pelo maior tempo possível de maneira segura, diminuindo o risco de resultados adversos. No entanto, vale ressaltar que, apesar dos avanços nas técnicas de rastreamento e monitoramento fetais, em até 80% dos casos de gestações com algum grau de RCF, o diagnóstico não é realizado antes do nascimento.[30]

Clínico

Durante o pré-natal, a história clínica deve identificar fatores de risco para RCF, como a história obstétrica pregressa, complicações maternas, ocorrência de RN com baixo peso ao nascimento, crescimento restrito ou malformações congênitas, além da busca ativa por fatores de risco modificáveis da história materna atual, como hábitos e vícios, uso de medicações e exposição a toxinas ocupacionais. No exame físico, técnicas como a mensuração da altura do fundo uterino e ganho de peso materno durante a gestação são particularmente úteis no contexto de rastreio inicial de fetos restritos e no seguimento do crescimento uterino ao longo da gestação, desde que realizadas sempre pelo mesmo observador/equipamento para diminuir as variações inerentes aos métodos. Apesar de suas limitações, a avaliação longitudinal desses parâmetros clínicos, associado a uma história materna positiva para fatores de risco se tornam instrumentos relevantes para a suspeição de um crescimento fetal abaixo do ideal e, portanto, devem ser realizados rotineiramente. O American College of Obtetricians and Gynecologists (Acog) recomenda a mensuração de fundo uterino em toda consulta pré-natal a partir da 24ª semana de gestação.[31] Uma dissociação entre a IG em semanas e a altura uterina em centímetros maior ou igual a 4 deve elevar o grau de suspeição para RCF.

Ultrassonográfico

Se houver suspeita de RCF, a avaliação ultrassonográfica deve ser empregada para confirmação diagnóstica. Esse método fornece estimativas razoavelmente precisas sobre peso fetal, volume de líquido amniótico, idade gestacional, crescimento fetal (pela comparação com curvas padrão de crescimento) e determinação de diferentes dimensões fetais. A idade gestacional é imperativa para a avaliação da RCF e idealmente deve ser determinada no 1º trimestre da gestação por algum método ultrassonográfico (transvaginal ou transabdominal).[32] A estimativa de peso fetal é o melhor parâmetro ultrassonográfico para o diagnóstico da RCF, além de fornecer informações que orientam a pesquisa etiológica, sendo as mensurações mais acuradas aquelas que contemplam as medidas de circunferência abdominal (CA), circunferência cefálica (CC), diâmetro biparietal e comprimento do fêmur.[33] O desvio estatístico da estimativa do peso fetal abaixo do 10° percentil define o diagnóstico de feto PIG ou restrito. A circunferência abdominal tem desempenho similar ao PFE para predizer o baixo peso ao nascimento e, isoladamente, é a medida mais sensível para a detecção da RCF. A CA é reduzida na RCF em função da diminuição do fígado e depleção do glicogênio e tecido adiposo na região abdominal. No entanto, a biometria fetal ocasional é incapaz de diferenciar os fetos com baixo peso constitucionalmente pequenos daqueles com RCF. De acordo com o consenso de especialistas, a RCF é altamente provável em fetos não anômalos com PFE ou CA < 3° percentil, independentemente da IG. A avaliação biométrica seriada é fundamental para o estabelecimento da velocidade de crescimento e da curva de crescimento de fetos com RCF.

Dopplervelocimetria

Diante da confirmação de um feto restrito, a análise da circulação materno-fetal pela dopplervelocimetria é a próxima etapa diagnóstica. O estudo Doppler é um exame não invasivo capaz de analisar o grau de insuficiência placentária e as alterações hemodinâmicas do feto que ocorrem diante de um ambiente com baixo aporte de oxigênio. A avaliação visa a detecção de alterações nas artérias uterinas (circulação materna), artérias umbilicais (circulação feto-placentária) e de outros vasos fetais, como artéria cerebral média (ACM), aorta abdominal, artéria renal, ducto venoso (DV) e seio transverso. Por meio da análise da variação dos fluxos da circulação uteroplacentária, feto-placentária e fetais, é possível identificar de maneira não invasiva os fetos que estão sob risco de desenvolvimento de hipóxia, além de permitir a identificação da insuficiência placentária (principal causa de RCF) e a diferenciação entre os dois fenótipos de RCF – início precoce (< 32 semanas) e início tardio (≥ 32 semanas) – pela caracterização de diferentes padrões sonográficos.[34]

Dopplervelocimetria das artérias uterinas

A dopplervelocimetria das artérias uterinas (Aut) é indispensável para avaliação da placentação anormal. A insuficiência placentária decorre da má adaptação das artérias espiraladas uterinas de vasos de alta para baixa resistência, como resultado da invasão trofoblástica inadequada, consequentemente mantendo uma circulação de alta resistência. Esse padrão pode ser detectado por meio da avaliação dopplervelocimétrica das Aut, em que a persistência do índice médio de pulsatilidade (IP) em valores elevados nesse território vascular (acima do percentil 95) reflete o aumento da resistência ao fluxo placentário, com ou sem a presença de incisura protodiastólica (Figura 1).

Dopplervelocimetria arterial fetal

A avaliação da circulação fetal consiste, essencialmente, na análise das artérias umbilicais (AU) e artéria cerebral média (ACM),

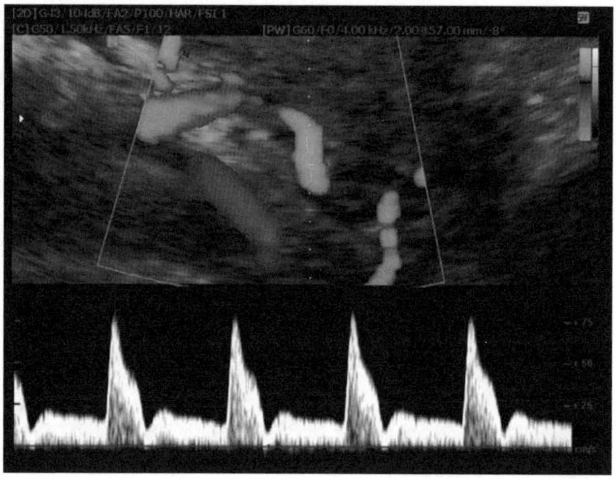

FIGURA 1 Doppler da artéria uterina com resistência aumentada e incisura diastólica.
Fonte: Nardozza et al., 2017.[1]

embora também forneça estimativas do território vascular aórtico, esplênico, coronário, entre outros. A dopplervelocimetria da AU reflete a resistência vascular placentária, que, em condições normais, diminui gradativamente ao longo da gestação. A redução do fluxo placentário é geralmente o primeiro sinal hemodinâmico observável de uma lesão placentária e do comprometimento da microcirculação vilositária e está intimamente relacionada à insuficiência placentária. Como resultado, há o aumento progressivo do IP nas AU que corresponde à redução da área de superfície placentária disponível para trocas materno-fetais e aumento da pós-carga fetal (Figura 2). Esse parâmetro hemodinâmico está universalmente indicado no manejo de fetos com restrição de crescimento, uma vez que auxilia no diagnóstico da RCF e prediz o prognóstico diante de um feto restrito.

Em resposta à insuficiência placentária, há vasodilatação seletiva em territórios vasculares de órgãos nobres (cérebro, coração e adrenais) e vasoconstrição em outros órgãos (intestino, pulmão, rins) caracterizando processo de centralização hemodinâmica em decorrência da hipóxia. Na avaliação dopplervelocimétrica, observa-se a deterioração progressiva do fluxo das AU (aumento do IP AU) com a perda de seu componente diastólico e, em estágios mais avançados, inversão de fluxo (diástole reversa), fenômeno que coincide com as alterações do equilíbrio ácido-base.[34] Em seguida, em função do aumento do fluxo sanguíneo cerebral, a relação entre o IP cérebro-placentário torna-se menor que 1, em função da vasodilatação cerebral (queda no IP da ACM) (Figura 3). A relação cérebro-placentária é mais sensível para a detecção de hipoxemia do que a avaliação individual de seus componentes.

O desaparecimento do componente diastólico das AU está associado a um aumento no risco de morbimortalidade perinatal que pode ser atribuído à vasoconstrição seletiva de diversos órgãos. Em média, entre 2 e 5 dias previamente à deterioração aguda da vitalidade fetal a dopplervelocimetria da AU exprime a diástole zero (DZ) ou diástole reversa (DR).

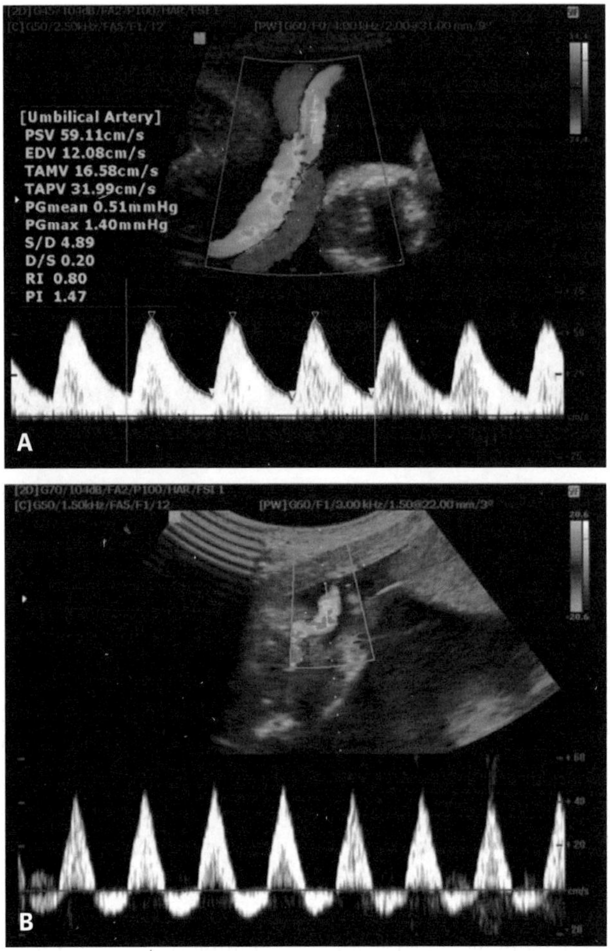

FIGURA 2 **Doppler de artéria umbilical com ausência (A) e inversão (B) de fluxo diastólico final.**
Fonte: Nardozza et al., 2017.[1]

A avaliação dopplervelocimétrica da ACM é particularmente útil na análise de fetos com restrição de crescimento tardio. Nesses fetos, as alterações hemodinâmicas são caracterizadas pela alteração do Doppler da ACM, mesmo com Doppler da AU normal ou ligeiramente aumentado.

Dopplervelocimetria venosa

Fetos com hipóxia exprimem mudanças graduais no território venoso, que refletem a resposta cardiovascular e, em última análise, a falência cardíaca. O desenvolvimento da vasoconstrição periférica durante o processo de centralização fetal promove o aumento da pressão nas câmaras cardíacas, seguidas por alterações do leito venoso. O DV é amplamente empregado para a avaliação venosa fetal e apresenta-se como uma onda de velocidade de fluxo pulsátil com três componentes: onda S (sístole ventricular), onda D (diástole ventricular) e onda A (contração atrial). O aumento da pré-carga em

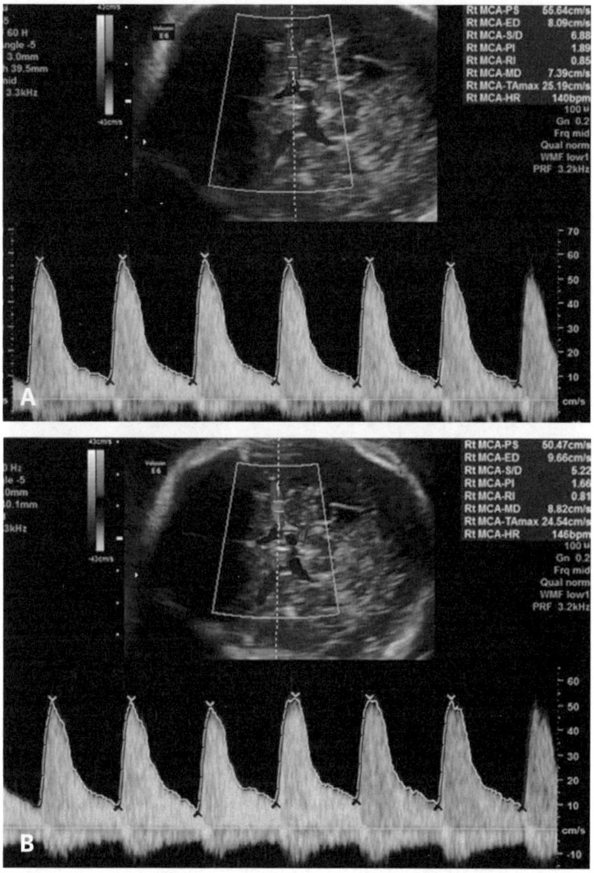

FIGURA 3 Doppler de artéria cerebral média normal (A) e alterado (B).
Fonte: Nardozza et al., 2017.[1]

decorrência da falência cardiovascular resulta em perda da capacidade de contração atrial e propagação das alterações para o leito venoso e consequentemente para o DV. Portanto, as alterações do DV são observadas na onda A, com aumento progressivo do IP e evolução para onda A zero e reversa. Esse é um achado grave e um sinal iminente de acidose ou morte fetal, sendo que a alteração da dopplervelocimetria do DV é considerada o parâmetro isolado com maior valor preditivo de óbito fetal em curto prazo na restrição de crescimento precoce. As alterações no DV indicam um prognóstico reservado da gestação, já que aumenta o risco da incidência de complicações neonatais.[34]

A avaliação da vitalidade fetal por meio do perfil biofísico fetal (PBF) é outra ferramenta particularmente útil no seguimento de fetos restritos. São analisados parâmetros agudos, como frequência cardíaca, movimentos respiratórios, movimentos corporais e tônus, os quais são deteriorados sequencialmente na ordem em que foram apresentados diante da hipóxia. O índice de líquido amniótico é o parâmetro de vitalidade crônico avaliado pelo PBF. Snijders e

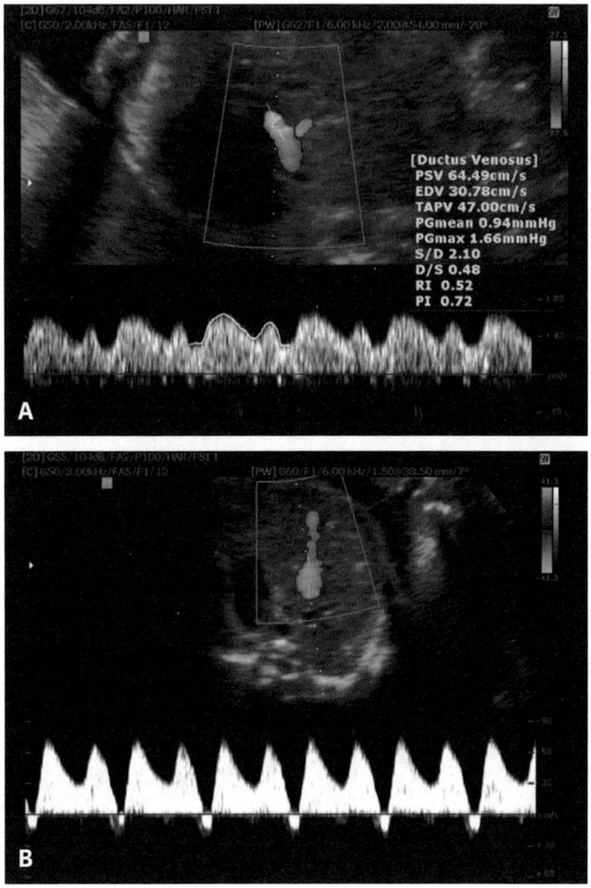

FIGURA 4 **Doppler de ducto venoso com presença de onda A.**
Fonte: Nardozza et al., 2017.[1]

Nicolaides et al.[32] observaram a diminuição do fluxo urinário fetal de fetos com RCF, correlacionando a redução do líquido amniótico com o grau de hipoxemia fetal. O estado de hipóxia crônica parece desviar o fluxo sanguíneo do rim para outros órgãos mais vitais, o que diminui a produção de urina fetal reduzindo progressivamente o volume de líquido amniótico do produto conceptual. Na presença de oligoâmnio, a RCF deve ser suspeitada após descartar outras etiologias que cursam com essa manifestação clínica e frequentemente está associada a RCF grave.[1]

CONDUTA

O manejo dos fetos com restrição de crescimento reside na avaliação da vitalidade fetal e na indicação do momento do parto, visto que até o momento não há estratégias terapêuticas efetivas para reverter ou interromper a progressão da insuficiência placentária. Para a monitorização da vitalidade fetal, empregam-se os exames propedêuticos anteriormente mencionados (USG, cardiotocografia [CTG] anteparto, PBF e principalmente a dopplervelocimetria). A detecção do estado acidobásico do feto por meio da combinação desses parâmetros norteia tanto a definição do momento do parto, quanto os intervalos de monitoramento. A frequência de monitorização será definida de acordo com o tipo de RCF que, se precoce, deverá ser guiada pelo Doppler da AU, enquanto na tardia, o Doppler da ACM será fundamental especialmente na ausência de alterações da AU.[8]

Não há consenso na literatura sobre o momento e a via de parto ideais de fetos com RCF, visto que o ambiente de hipóxia crônica intraútero pode levar a danos neurológicos irreversíveis para o feto que suplantam os malefícios de um parto pré-termo. O momento e a via de parto das gestações com RCF são baseados em uma combinação de fatores, incluindo IG e peso fetal, etiologia da RCF, grau de comprometimento da vitalidade, além da experiência da equipe e da disponibilidade de recursos para o manejo intraparto e neonatal, devendo preferencialmente ser realizado em um centro terciário especializado.[35] Com base em consenso de especialistas, a Tabela 2 sumariza o protocolo institucional do Hospital Israelita Albert Einstein, fundamentado nos estágios de RCF para ilustrar algumas das recomendações.

PROGNÓSTICO

Bebês nascidos com RCF apresentam um risco consideravelmente maior de mortalidade e morbidade no período neonatal e ao longo do desenvolvimento. Durante o período pós-natal, RN restritos estão mais sujeitos a infecções pela imaturidade do sistema imune, asfixia perinatal, icterícia, policitemia, hipoglicemia, hipotermia e dificuldade de amamentação, colocando esse grupo de indivíduos sob maior risco de morte.[36]

Os bebês nascidos com RCF também têm risco aumentado de atraso no desenvolvimento neuropsicomotor, incluindo deficiências motoras e cognitivas. Em uma revisão sistemática e metanálise de 60 estudos incluindo mais de 50 mil crianças, indivíduos nascidos com RCF e com baixo peso para a idade gestacional tiveram escores cognitivos mais baixos (definidos como ≥ 1 desvio-padrão abaixo da média) durante os primeiros 12 anos de vida quando comparados com crianças nascidas com peso adequado para a idade gestacional, tanto para nascimentos a termo quanto prematuros.[37] Além disso, já foi demonstrado que crianças nascidas PIG apresentaram pontuações mais baixas em testes cognitivos, têm mais dificuldades escolares, transtornos de comportamento (p. ex., TDAH) e disfunção motora quando comparados a crianças nascidas AIG.[38] Também já foi demonstrado que a RCF parece ser um fator contribuinte para doenças crônicas de fetos restritos na idade adulta, incluindo maior risco de resistência insulínica, obesidade, dislipidemia, hipertensão, doença arterial coronariana e doença renal crônica, apesar de os mecanismos fisiopatológicos serem pouco compreendidos.[39,40]

COMENTÁRIOS SOBRE O CASO CLÍNICO

Paciente gestante, primigesta, com 34 semanas, sem comorbidades prévias e sem queixas. O quadro ilustra o caso de uma RCF de início precoce associada à insuficiência placentária (CA/PFE < 10° percentil + IP da Aut > 95° percentil) em acompanhamento em pré-natal de alto risco com monitorização da vitalidade fetal e estudo Doppler para avaliação das alterações hemodinâmicas decorrentes da patologia. Com 34 semanas de gestação, o exame dopplervelocimétrico

TABELA 2 Protocolo assistencial no manejo de fetos com restrição de crescimento por estágios

Manejo de fetos com RCF				
Estágio		**Risco de Óbito Fetal**	**Controle de Vitalidade**	**Parto**
Feto PIG	3° percentil > PFF < 10° percentil	Baixo	Vitalidade (com Doppler) ▪ < 36 semanas: a cada 15 dias ▪ > 36 semanas: semanal Considerar associar PBF / CTG 1× a 2× por semana	Parto até 40 semanas (via obstétrica)
Estágio 1	RCF com Doppler fetal normal PFE > 3° percentil ou 3° percentil > PFE < 10° percentil com IP médio Aut > 95° percentil	Baixo	Vitalidade (com Doppler) ▪ < 34 semanas: semanal ▪ > 34 semanas: 2× por semana Considerar associar PBF / CTG 1× a 2× por semana	Parto entre 37 e 38 semanas (via obstétrica com controle rigoroso de vitalidade e evitar uso de prostaglandinas)
Estágio 2	RCF com Doppler AU > 95° percentil, ACM < 5° percentil Centralização de fluxo fetal	Baixo	Considerar internação para monitoramento Vitalidade (com Doppler) ▪ < 34 semanas: 2-3× por semana ▪ > 34 semanas: diária Se internada: CTG diária Associar PBF 2-3 vezes na semana	Parto entre 34 e 37 semanas Via de parto: obstétrica ou cesárea (via obstétrica é possível de forma cuidadosa e sem uso de prostaglandinas)
Estágio 3	RCF com Doppler de AU com diástole zero	Risco de OF total: 6,8% Com monitorização: 0 a 1% Tempo médio de deterioração: 5 dias	Internação e vitalidade diária Doppler diário com avaliação do DV CTG 2 vezes ao dia: computadorizada + convencional PBF diário	Parto até 32-34 semanas Via de parto: cesárea eletiva
Estágio 4	Aut com diástole reversa ou IP DV > 95° percentil	Risco de OF total: 19% Com monitorização: AU DR 1 a 2% e IP DV > p95 2% Tempo médio de detrioração AU DR 2 dias	Internação e parto Se for aguardar corticoterapia para o parto, realizar ▪ Doppler diário ▪ CTG computadorizada diária ▪ PBF e CTG 2× ao dia	Parto a partir de 26 semanas Via de parto: cesárea eletiva Idades inferiores a 26 semanas: condulta individualizada
Estágio 5	DV onda zero ou reversa ou STV < 3 ms ou desaceleração da FCF	Risco de OF total: 20% Com monitorização DV a zero ou reversa: 4%	Internação corticoterapia e parto	Parto na viabilidade Via de parto: cesárea eletiva (a partir de 24s) Idades inferiores a 24 semanas avaliar caso a caso

ACM: artéria cerebral média; AU: artéria umbilical; Aut: artéria uterina; CTG: cardiotocografia; DR: diástole reversa; DV: ducto venoso; IP: indice de pulsatilidade; OF: óbito fetal; PBF: perfil biofisico fetal; PFE: peso fetal estimado; RCF: restrição de crescimento fetal; STV: *short term variation*.
Fonte: adaptada de Nardozza et al., 2017.[1]

exprime a presença de diástole zero nas artérias umbilicais, configurando uma restrição de crescimento fetal estágio 3.

Em relação à conduta, deve-se proceder à internação hospitalar imediata para resolução da gestação via cesariana pela idade gestacional ≥ 34 semanas.

PERSPECTIVAS FUTURAS

Como o diagnóstico precoce ainda se impõe como desafio na prática clínica obstétrica para a detecção de fetos com RCF, a análise de biomarcadores e métodos de rastreamento preditivos estão sendo desenvolvidos na tentativa de predizer os fetos com maior risco de desfechos adversos. Além disso, há um esforço internacional no sentido de otimizar as condutas diante de fetos com RCF, pela determinação do momento ideal e a via de parto, incorporado a estratégias de cuidados perinatais de excelência, com o intuito de reduzir a morbimortalidade peri e pós-natal.

DEFINIÇÕES IMPORTANTES DO CAPÍTULO

Pequeno para idade gestacional: fetos cujos peso fetal estimado por USG encontra-se entre o percentil 3 e o percentil 10, sem alterações de Doppler.

Restrição de crescimento intrauterino: fetos cujos peso fetal estimado por USG abaixo do percentil 3 ou entre o percentil 3 e 10 com alterações de Doppler.

Restrição de crescimento de início precoce: fetos que foram diagnosticados com RCF abaixo das 32 semanas de gestação. Esses fetos têm maior tolerância à hipóxia e a decisão do momento do parto deve balancear o risco de óbito fetal com o da prematuridade. Geralmente apresentam alteração do Doppler da AU.

Restrição de crescimento de início tardio (≥ 32 semanas): fetos que foram diagnosticados com RCF a partir de 32 semanas. Esses fetos têm menor tolerância à hipóxia e o Doppler da ACM tem papel fundamental no diagnóstico e conduta.

QUESTÕES

1. (Associação Médica do Paraná [AMP] 2021) A restrição do crescimento fetal é caracterizada pelo crescimento fetal abaixo do esperado para a idade gestacional, utilizando-se curvas-padrão específicas de cada população. Nessa situação, analise as afirmativas abaixo:

I. Os fatores de risco podem ser de origem fetal, placentária e materna.
II. O crescimento fetal diminuído não está relacionado com doenças cardiovasculares e metabólicas na idade adulta.
III. Com tratamentos clínicos adequados, pode-se prevenir ou corrigir o crescimento fetal deficiente.
IV. A dopplervelocimetria permite diferenciar o feto pequeno patológico do constitucional, além de avaliar o grau de insuficiência placentária.

Estão corretas apenas as afirmativas:

I. I e IV
II. I, II e III
III. I, II e IV
IV. II, III e IV
V. I, II, III e IV

Resposta correta: alternativa A.
Justificativa:

I. Correta. Os fatores de riscos podem estar associados a qualquer uma das três causas.

II. Incorreta. Já foi demonstrado correlação entre RCF e comsplicações cardiovasculares e metabólicas na vida adulta.
III. Incorreta. Não há evidências suficientes que suportem nenhum tipo de intervenção durante a vida intrauterina para prevenir ou tratar fetos com restrição de crescimento.
IV. Correto. A dopplervelocitometria permite diferenciar fetos PIG de constitucionalmente pequenos, além de permitir avaliar o grau de insuficiência placentária.

2. (Surce-CE 2023) M.S.S.S., 37 anos, G4P3A0, três partos vaginais prévios a termo, idade gestacional de 37 semanas (calculada por USG de 10 semanas), altura de fundo uterino de 31 cm, feto em apresentação cefálica. USG obstétrica revela peso fetal no percentil 3 para idade gestacional e maior bolsão de líquido amniótico 21 mm. Doppler das artérias uterinas, cerebral média e umbilical normal. Indique o diagnóstico e conduta corretos.

A. Trata-se de um feto pequeno para idade gestacional. Permite-se aguardar a resolução da gestação com até 40 semanas, e não está contraindicado o parto vaginal.
B. Trata-se de um feto com restrição de crescimento intrauterino estágio 1. Permite-se aguardar a resolução da gestação com até 38 semanas, realizando Doppler semanalmente, e não está contraindicado o parto vaginal.
C. Trata-se de um feto com restrição de crescimento intrauterino estágio 2. Deve-se indicar a resolução da gestação de forma imediata e não está contraindicado o parto vaginal.
D. Trata-se de um feto com restrição de crescimento intrauterino estágio 3. Deve-se indicar a resolução da gestação de forma imediata por meio de uma cesárea.

Resposta correta: alternativa A.
Justificativa: como o PFE encontra-se entre o 3 e o 10° percentis e a dopplervelocitometria está normal, sugere um quadro de PIG constitucional. Diante desse cenário, os protocolos atuais recomendam o acompanhamento por meio da vitalidade fetal a cada 1 a 2 semanas e o parto pode ser aguardado até 37 a 39 semanas, desde que não ocorra nenhuma alteração patológica nesse período. Alguns serviços têm como protocolo aguardar 40 semanas para o parto dos fetos PIG.

3. (AMRIGS 2018) Qual a causa mais comum de crescimento intrauterino restrito tardio?

A. Anormalidades cromossômicas.
B. Infecção fetal.
C. Insuficiência placentária.
D. Malformações congênitas.
E. Alterações genéticas.

Resposta correta: alternativa C.
Justificativa: a causa mais comum de RCF tardio é a insuficiência placentária.

4. (Surce-CE 2016) Gestante hipertensa crônica, com idade gestacional de 28 semanas, realizou dopplervelocimetria há um dia com o seguinte laudo: "Artérias uterinas apresentando persistências de incisura protodiastólica. Aumento de resistência na artéria umbilical. Centralização de fluxo fetal". Iniciou corticoide para maturação pulmonar fetal há um dia. No momento, referindo diminuição da movimentação fetal. Qual a melhor conduta para essa situação?

A. Repetir Doppler arterial fetal.
B. Realizar Doppler venoso fetal.
C. Resolver imediatamente a gestação.
D. Reavaliar movimentação fetal nas próximas 24 horas.

Resposta correta: alternativa B.

Justificativa: a dopplervelocimetria do ducto venoso é empregada na avaliação do território venoso fetal. Em resposta adaptativa ao ambiente hipoxêmico, o território venoso sofre vasodilatação em regiões nobres e vasoconstrição nas demais localidades, como parte do mecanismo de centralização fetal. Diante da alteração do território arterial (artérias uterinas apresentando persistências de incisura protodiastólica, aumento de resistência na artéria umbilical e centralização de fluxo fetal), a avaliação do ducto venoso se configura como a próxima etapa no seguimento clínico de fetos restritos. Caso exista alguma alteração patológica (i. e., presença de onda A), a resolução da gestação está formalmente indicada.

5. (Famerp 2022) Paciente na primeira consulta de pré-natal, sem comorbidades. Não sabe informar a DUM e não fez exame ultrassonográfico até o momento. Ao exame obstétrico, é constatado medida da altura uterina de 26 centímetros. Nesses casos, para diferenciar fetos constitucionalmente pequenos de fetos com restrição intraútero, deverá ser realizado(a):

A. Dopplervelocitometria da artéria uterina quinzenal.
B. Perfil biofísico fetal e cardiotocografia semanais.
C. Avaliação mensal de líquido amniótico.
D. Avaliação ultrassonográfica da biometria fetal quinzenal.

Resposta correta: alternativa D.

Justificativa: para a diferenciação de um feto PIG constitucionalmente pequeno daquele com RCF é necessário o emprego de métodos de avaliação complementares que permitem a avaliação da taxa de crescimento fetal e da presença de insuficiência placentária. Dessa forma, deve-se realizar a USG seriada para a avaliação da biometria fetal e a dopplervelocimetria da artéria umbilical, idealmente quinzenalmente.

6. (Hiae 2019) Gestante de 34 semanas, com IG confirmada por USG no início da gestação, comparece para consulta pré-natal de rotina. Refere boa movimentação fetal e nega dor ou perda de líquido por via vaginal. A pressão arterial é de 120 × 80 mmHg, a altura uterina é de 28 cm, os batimentos cardíacos fetais estão em 154 por minuto. Baseado no exame físico, o obstetra deve se preocupar com a possibilidade de várias afecções, EXCETO:

A. Uso de drogas ilícitas.
B. Tabagismo.
C. Diabetes gestacional.
D. Infecção congênita por citomegalovírus.
E. Toxoplasmose gestacional.

Resposta correta: alternativa C.

Justificativa: a diabetes gestacional não é uma causa de RCF, uma vez que a fisiopatologia não cursa com vasculopatia materna, condição imperativa para o desenvolvimento de RCF de causa materna. Apenas diabetes *mellitus* com algum grau já estabelecido de vasculopatia pode estar associado à RCF.

7. (Surce 2019) Gestante no curso das 31 semanas, com diagnóstico prévio de trombofilia, em uso de anticoagulação profilática e ácido acetilsalicílico. Realizou avaliação ultrassonográfica que evidenciou feto com peso estimado abaixo do percentil 10 e Doppler de artéria umbilical com o sonograma apresentado na figura a seguir. Qual a melhora conduta?

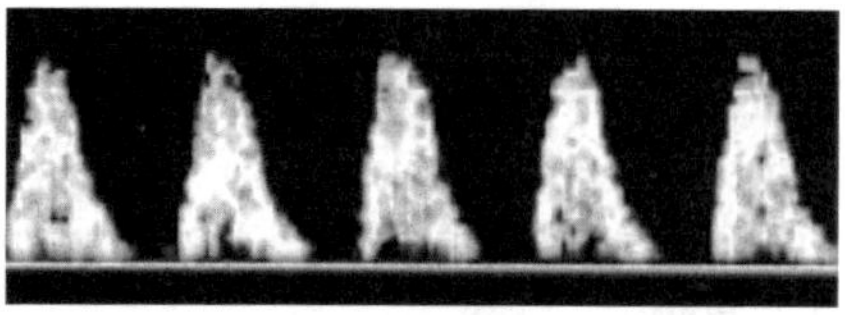

A. Dopplervelocimetria obstétrica a cada 2 a 3 dias.
B. Dopplervelocimetria obstétrica semanal.
C. Perfil biofísico fetal diário.
D. Indicar parto.

Resposta correta: alternativa A.
Justificativa: gestante com trombofilia, em uso de anticoagulante e AAS, com feto com peso estimado abaixo do percentil 10 denota um quadro de RCF. O sonograma de artéria umbilical apresenta diástole ausente (ausência de velocidade de fluxo durante a diástole). Nesse contexto, tratando-se de uma gestação ≤ 34 semanas, a conduta preconizada é a avaliação fetal diária ou 2 a 3 vezes por semana por meio da dopplervelocimetria obstétrica.

8. (Unesp 2023) Primigesta na 35ª semana de gravidez, apresenta curva de altura uterina estacionada. Ultrassonografia com Doppler: feto com peso no percentil 8, líquido amniótico normal, índice de pulsatilidade menor que o percentil 95 na artéria umbilical e acima do percentil 5 na artéria cerebral média.
O diagnóstico mais provável é:

A. Restrição de crescimento fetal tardio.
B. Restrição de crescimento fetal precoce.
C. Pequeno para idade gestacional.
D. Crescimento fetal adequado.

Resposta correta: alternativa C.
Justificativa: a ausência de alterações indicativas de insuficiência placentária e normalidade do ILA, associado a um feto com PFE entre percentil 3 e 10 reflete a classificação de um PIG.

9. (Unesp 2021) Feto restrito com 30 semanas de gestação, morfologicamente normal, apresenta dopplervelocimentria com diástole ausente nas artérias umbilicais.
A conduta é:

A. Resolução por cesárea após corticoterapia e sulfato de magnésio.
B. Acompanhamento pelo ducto venoso.
C. Avaliação diária com cardiotocografia convencional até 34 semanas.
D. Resolução imediata por cesárea.

Resposta correta: alternativa B.
Justificativa: a conduta diante de um feto < 32 semanas com diástole ausente da artéria umbilical é o acompanhamento da vitalidade pelo PBF, CTG e Doppler de ducto venoso e artéria umbilical. Dessa forma, a melhor alternativa é a que contempla o acompanhamento pelo ducto venoso.

10. (Unifesp 2019) Gestante com 30 semanas e diagnóstico de restrição de crescimento fetal estabelecido desde a 26ª semana. No acompanhamento pelo exame de Doppler de artéria umbilical a resistência é aumentada e, na avaliação do ducto venoso, verifica-se o resultado demonstrado na imagem. Nesse caso, o próximo passo para o melhor cuidado é:

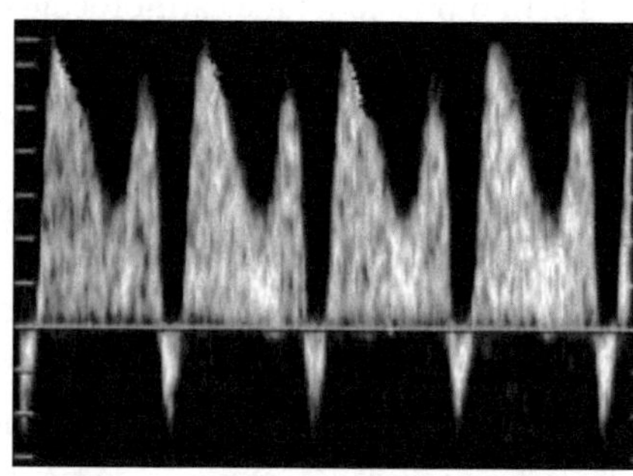

A. Preparo de colo e indução do parto.
B. Corticoterapia por 48 h e indução do parto.

C. Corticoterapia por 48 h e cesárea.
D. Sulfato de magnésio e Doppler diário.
E. Sulfato de magnésio e cesárea.

Resposta correta: alternativa E.
Justificativa: o sonograma do ducto venoso em questão demonstra um padrão de onda A reversa e, diante desse achado, a resolução da gestação está formalmente indicada pela alta relação com desfechos adversos. A administração do sulfato de magnésio deve ser feita se a gestação < 32 semanas.

REFERÊNCIAS

1. Nardozza LMM, Caetano ACR, Zamarian ACP, Mazzola JB, Silva CP, Marçal VMG, et al. Fetal growth restriction: current knowledge. Arch Gynecol Obstet. 2017;295(5):1061-77.
2. EXPERT group on prematurity; final report, Geneva, 17-21 April 1950. World Health Organ Tech Rep Ser. 1950:27:1-11.
3. Battaglia FC, Lubchenco LO. A practical classification of newborn infants by weight and gestational age. J. Pediatr. 1967;71:159-63.
4. Ott WJ. The diagnosis of altered fetal growth. Obstet Gynecol Clin North Am. 1988;15:237-63.
5. Vasak B, Koenen SV, Koster MPH, Hukkelhoven CWPM, Franx A, Hanson MA, et al. Human fetal growth is constrained below optimal for perinatal survival. Ultrasound Obstet Gynecol. 2015;45:162-7.
6. Zabransky S. Fetal development in caring for children born small for gestational age. New York: Springer Healthcare Ltd., 2013.
7. Campbell BA. Utilizing sonography to follow fetal growth. Obstet Gynecol Clin North Am. 1998;25:597-607.
8. Baschat AA. Planning management and delivery of the growth-restricted fetus. Best Pract Res Clin Obstet Gynaecol. 2018;49:53-65.
9. Gordijn SJ, Beune IM, Thilaganathan B, Papageorghiou A, Baschat AA, Baker PN, et al. Consensus definition of fetal growth restriction: a Delphi procedure. Ultrasound Obstet Gynecol. 2016;48:333-9.
10. Lee ACC, Kozuki N, Cousens S, Stevens GA, Blencowe H, Silveira MF. Estimates of burden and consequences of infants born small for gestational age in low and middle income countries with INTERGROWTH-21st standard: analysis of CHERG datasets. BMJ. 2017;17:358:j3677.
11. Lin CC, Santolaya-Forgas J. Current concepts of fetal growth restriction: part I. Causes, classification, and pathophysiology. Obstet Gynecol. 1998;92:1044-55.
12. Donner C. Liesnard C, Content J, Busine A, Aderca J, Rodesch F. Prenatal diagnosis of 52 pregnancies at risk for congenital cytomegalovirus infection. Obstet Gynecol. 1993;82:481-6.
13. Desai M, Kuile FO, Nosten F, McGready R, Asamoa K, Brabin B. Epidemiology and burden of malaria in pregnancy. Lancet Infect Dis. 2007;7:93-104.
14. Raynor BD, Richards D. Growth retardation in fetuses with gastroschisis. J Ultrasound Med. 1997; 16:13-16.
15. Wallenstein MB, Harper LM, Odibo AO, Roehl KA, Longman RE, Macones GA,. Fetal congenital heart disease and intrauterine growth restriction: a retrospective cohort study. J Matern Fetal Neonatal Med. 2012;25:662-5.
16. Blickstein I. Is it normal for multiples to be smaller than singletons? Best Pract Res Clin Obstet Gynaecol. 2004;18:613-23.
17. Abuzzahab MJ, Schneider A, Goddard A, Grigorescu F, Lautier C, Keller E, et al. IGF-I receptor mutations resulting in intrauterine and postnatal growth retardation. N Engl J Med. 2003;349:2211-22.
18. Ounsted M, Moar VA, Scott A. Risk factors associated with small-for-dates and large-for-dates infants. Br J Obstet Gynaecol. 1985;92:226-32.
19. Galan HL, Rigano S, Radaelli T, Cetin I, Bozzo M, Chyu J, et al. Reduction of subcutaneous mass, but not lean mass, in normal fetuses in Denver, Colorado. Am J Obstet Gynecol. 2001;185:839-44.
20. Committee on Practice Bulletins – Obstetrics, American College of Obstetricians and Gynecologists. Practice Bulletin No. 132: Antiphospholipid syndrome. Obstet Gynecol. 2012;120:1514-21.
21. Antonov AN. Children born during the siege of Leningrad in 1942. J Pediatr. 1947;30:250-9.
22. Say L, Gülmezoglu AM, Hofmeyr GJ. Maternal nutrient supplementation for suspected impaired fetal growth. Cochrane Database Syst Rev. 2003;CD000148.
23. Lieberman E, Gremy I, Lang JM, Cohen AP. Low birthweight at term and the timing of fetal exposure to maternal smoking. Am J Public Health. 1994; 84:1127-31.
24. Maulik D. Fetal growth restriction: the etiology. Clin Obstet Gynecol. 2006;49:228-35.
25. Mastroiacovo P, Bertollini R, Licata D. Fetal growth in the offspring of epileptic women: results of an

Italian multicentric cohort study. Acta Neurol Scand. 1988:78:110-4.

26. Avilés A, Díaz-Maqueo JC, Talavera A, Guzmán R, García EL. Growth and development of children of mothers treated with chemotherapy during pregnancy: current status of 43 children. Am J Hematol. 1991;36:243-8.
27. Hall JG, Pauli RM, Wilson KM. Maternal and fetal sequelae of anticoagulation during pregnancy. Am J Med. 1980;68:122-14.
28. Salafia CM, Minior VK, Pezzullo JC, Popek EJ, Rosenkrantz TS, Vintzileos AM. Intrauterine growth restriction in infants of less than thirty-two weeks' gestation: associated placental pathologic features. Am J Obstet Gynecol. 1995;173:1049-57.
29. Vieira MC, Relph S, Muruet-Gutierrez W, Elstad M, Coker B, Moitt N, et al. Evaluation of the Growth Assessment Protocol (GAP) for antenatal detection of small for gestational age: The DESiGN cluster randomised trial. PLoS Med. 2022;19:e10040.
30. American College of Obstetricians and Gynecologists' Committee on Practice Bulletins – Obstetrics and the Society forMaternal-FetalMedicin. ACOG Practice Bulletin No. 204: Fetal Growth Restriction. Obstet Gynecol. 2019;133:e97-e109.
31. Sharma D, Shastri S, Sharma P. Intrauterine growth restriction: antenatal and postnatal aspects. Clin Med Insights Pediatr. 2016;10:67-83.
32. Snijders RJ, Nicolaides KH. Fetal biometry at 14-40 weeks' gestation. Ultrasound Obstet Gynecol. 1994; 4:34-48.
33. Vintzileos AM, Campbell WA, Rodis JF, Bors-Koefoed R, Nochimson DJ. Fetal weight estimation formulas with head, abdominal, femur, and thigh circumference measurements. Am J Obstet Gynecol. 1987;157:410-4.
34. Baschat AA. Doppler application in the delivery timing of the preterm growth-restricted fetus: another step in the right direction. Ultrasound Obstet Gynecol. 2004;23:111-8.
35. Bernstein IM, Horbar JD, Badger GJ, Ohlsson A, Golan A. Morbidity and mortality among very-low--birth-weight neonates with intrauterine growth restriction. Am J Obstet Gynecol. 2000;182:198-206.
36. Sacchi C, Marino C, Nosarti C, Vieno A, Visentin S, Simonelli A. Association of intrauterine growth restriction and small for gestational age status with childhood cognitive outcomes: a systematic review and meta-analysis. JAMA Pediatr. 2020;174: 772-81.
37. Guellec I, Guellec I, Lapillonne A, Renolleau S, Charlaluk ML, Roze JC, Marret S, et al. Neurologic outcomes at school age in very preterm infants born with severe or mild growth restriction. Pediatrics. 2011;127:e883-91.
38. Longo S, Bollani L, Decembrino L, Di Comite A, Angelini M, Stronati M. Short-term and long-term sequelae in intrauterine growth retardation (IUGR). J Matern Fetal Neonatal Med. 2013;26:222-5.
39. Crispi F, Miranda J, Gratacós E. Long-term cardiovascular consequences of fetal growth restriction: biology, clinical implications, and opportunities for prevention of adult disease. Am J Obstet Gynecol. 2018;218:S869-S879.
40. White SL, Perkovic V, Cass A, Chang CL, Poulter NR, Spector T, et al. Is low birth weight an antecedent of CKD in later life? A systematic review of observational studies. Am J Kidney Dis. 2009;54:248-61.

38

Diabetes e gestação

Joh Hama
Rosiane Mattar

CASO CLÍNICO

J.L.C., 37 anos, secretária, natural e procedente de São Paulo, vem ao atendimento para consulta pré-natal. Tem diagnóstico de síndrome de ovários policísticos. No contexto familiar, mãe e pai são diabéticos. Quartigesta, com dois abortamentos inexplicáveis que ocorreram no terceiro trimestre para os quais não havia feito acompanhamento pré-natal adequado. O último nascimento foi há dois anos com peso de 4.100 g.

A gestação atual apresenta idade gestacional de 21 semanas confirmada com a ultrassonografia de primeiro semestre, foco de 130 bpm e pressão arterial de 120/80 mmHg. Descreve ganho de peso atual de 10 kg, IMC de 30 e altura uterina de 24. Ao exame físico, verifica-se hiperpigmentação na região da nuca e axilas.

Médico decide realizar o teste de tolerância oral à glicose com 24 semanas de gestação que revelou níveis glicêmicos de 110 mg/dL, indicando diabetes gestacional. Diante do quadro, o médico decide por medidas conservadoras de mudanças alimentares e estimular a atividade física leve. Caso não houvesse melhora dos níveis glicêmicos com as medidas não medicamentosas em um período de uma semana, explicou que teria que iniciar a insulinoterapia.

DISCUSSÃO DO CASO CLÍNICO

Paciente apresenta como fatores de risco: idade mais avançada, antecedente obstétrico de dois abortamentos inexplicáveis, gestação anterior macrossômica (4.100 g), sobrepeso, diagnóstico de síndrome de ovários policísticos e antecedentes familiares materno e paterno de diabetes.

Atualmente, apresenta sintomas típicos de diabetes gestacional, como ganho de peso aumentado durante a gestação e altura uterina maior que a esperada para a idade gestacional (espera-se uma altura uterina de 21 cm). Além disso, a hiperpigmentação na região da nuca e axilas, chamado acantose *nigricans*, são indicativos de níveis glicêmicos aumentados.

Os níveis de 110 mg/dL no teste de tolerância oral à glicose confirmam o diagnóstico de diabetes gestacional. A conduta inicial consiste em mudanças alimentares e estímulo a atividade física leve durante duas semanas e reavaliação dos níveis glicêmicos. Caso não haja melhora, deve-se iniciar a insulinoterapia, como descrito pelo médico.

INTRODUÇÃO

A diabetes é classificada, segundo sua etiologia, como tipo 1, tipo 2 ou outras causas. A diabetes tipo 1 cursa com a destruição das células beta pancreáticas, o que leva a deficiência de insulina. Já na diabetes tipo 2, há o aumento da resistência à insulina associada a um defeito progressivo da secreção de insulina. Além disso, existem outros tipos de diabetes decorrentes de defeitos genéticos na função de células beta pancreáticas ou na ação da insulina, doença pancreática ou drogas.[1]

Neste capítulo, serão descritos os principais quadros de hiperglicemia materna durante a gestação: diabetes gestacional e diabetes pré-gestacional.

EPIDEMIOLOGIA

Diabetes constitui uma doença metabólica de alta prevalência global. De acordo com o *Atlas da Diabetes da IDF* (2021),[12] 10,5% da população mundial entre 20 e 79 anos têm essa condição, sendo que aproximadamente metade dela desconhece que vive com essa doença. Do ponto de vista nacional, mais de 13 milhões de pessoas (6,9% da população brasileira) são diabéticas. Estima-se que uma em cada 12 mortes em adultos no mundo possa ser atribuída a essa doença metabólica, totalizando, aproximadamente, cinco milhões de casos ao ano, o que equivale a uma morte a cada seis segundos.[2-4]

Em 2021, cerca de 21,1 milhões de nascidos vivos, ou seja, 16,7%, tiveram alguma forma de hiperglicemia durante a sua gravidez. A condição é mais comum em países de baixo e médio rendimentos com acesso limitado a cuidados maternos.[2]

Os fatores de risco para diabetes gestacional estão descritos no Quadro 1.

FISIOPATOLOGIA DA DIABETES GESTACIONAL

A gestação é caracterizada pelo aumento fisiológico da resistência à insulina. Essa condição, aliada à intensa mudança nos mecanismos de controle da glicemia, em função do consumo de glicose pelo embrião e feto, pode contribuir para ocorrência de alterações glicêmicas favorecendo o desenvolvimento de diabetes *mellitus* gestacional (DMG).[4]

Por um lado, durante a primeira metade da gestação, o aumento de estrógeno e progesterona estimula a hiperplasia de células beta pancreáticas com elevação da insulina materna. Esses níveis insulínicos aumentados diminuem os níveis séricos de glicose por meio do seu maior armazenamento hepático.[1]

Por outro lado, a partir da segunda metade da gestação, há elevação dos hormônios contrarreguladores como cortisol, prolactina, HLP (hormônio lactogênico placentário) e glucagon. O aumento dessas substâncias promove a redução da atuação da insulina em seus receptores, o que diminui a tolerância materna à glicose e aumenta a neoglicogênese hepática. Nas gestantes saudáveis, há aumento da produção de insulina endógena para compensar a resistência periférica. No entanto, em gestantes que já estejam com capacidade de produção de insulina no limite, esse mecanismo compensatório pode não ser observado, originando a diabetes gestacional.[4-7,9,10]

Ao final da gestação, a insuficiência placentária gera a redução do HLP e outros

QUADRO 1 Fatores de risco para diabetes gestacional

Clínico
▪ Antecedentes físicos. ▪ Idade (elevação progressiva do risco à medida que aumenta a idade). ▪ Sobrepeso/obesidade.
▪ Antecedentes familiares de diabetes *mellitus*.
▪ Antecedentes pessoais de alterações metabólicas: – HbA1c ≥ 5,7%. – Síndrome de ovários policísticos. – Hipertrigliceridemia. – Hipertensão arterial sistêmica. – Acantose *nigricans*. – Doenças cardiovascular ateroscleróticas. – Uso de medicamentos hiperglicemiantes.
Obstétrico
▪ Duas ou mais perdas gestacionais prévias. ▪ Diabetes *mellitus* gestacional. ▪ Polidrâmnio. ▪ Macrossomia (recém-nascido anterior com peso ≥ 4 kg): – Indicação de cesárea: ≥ 4,5 kg para gestantes diabéticas e ≥ 5 kg para pacientes sem diabetes. ▪ Óbito fetal/neonatal sem causa determinada. ▪ Malformações congênitas.

Fonte: adaptado de Febrasgo, 2017.[5]

hormônios contrarreguladores em níveis aumentados de insulina. Esses níveis insulínicos aumentados elevam o risco de hipoglicemia especialmente entre as pacientes que fazem uso de insulina exógena.[1]

DIAGNÓSTICO DE HIPERGLICEMIA NA GESTAÇÃO

Anamnese

Em um cenário ideal, o diagnóstico da diabetes seria iniciado pela anamnese antes da concepção para identificar diagnósticos que antecedem a gravidez associados com possíveis riscos maternos e fetais. Os principais tópicos a serem abordados nessas consultas são: controle glicêmico, autocuidado em diabetes (incluindo automonitorização, dieta e habilidade para lidar com hipo e hiperglicemias) e otimização de complicações preexistentes e comorbidades associadas ao diabetes.[1]

No caso de pacientes diabéticas, esse aconselhamento pré-concepcional consistiria em um monitoramento glicêmico e dieta adequada, visando a um controle glicêmico com hemoglobina glicada menor que 6%, nível no qual o risco de malformações é igual ao da população geral. Além disso, recomenda-se a avaliação e o tratamento de possíveis complicações como retinopatia e nefropatia. Outro aspecto a se considerar é a interrupção do uso de estatinas e de IECA/ARA II (inibidores da enzima conversora de angiotensina/bloqueadores do receptor da angiotensina II) por conta de riscos fetais associados.[1]

Nas demais gestantes sem o diagnóstico prévio à concepção de diabetes, o diagnóstico da hiperglicemia deve ser feito ao longo da gestação. Essas pacientes podem ser classificadas em dois grupos. O primeiro representado por aquelas com diabetes *mellitus* diagnosticado na gestação, ou seja, com hiperglicemia detectada na gestação segundo os critérios da Organização Mundial da Saúde (OMS) para a diabetes *mellitus* em não gestantes (glicemia de jejum > 126 mg/dL ou glicemia ocasional > 200 mg/dL). O segundo grupo composto por pacientes com DMG, gestantes com hiperglicemia detectada pela primeira vez durante a gravidez, com níveis glicêmicos sanguíneos elevados, mas que não atingem os critérios diagnósticos para diabetes *mellitus*.[1]

Diante da elevação dos custos para tratamento e seguimento dessas gestantes, a Federação Internacional de Ginecologia e Obstetrícia (FIGO) determinou que cada país deverá analisar e propor a melhor forma possível de diagnóstico de DMG. Nesse sentido, o Brasil estabeleceu, em 2016, o protocolo de diagnóstico de diabetes gestacional que determinava que todas as gestantes devem ser avaliadas e a escolha do melhor método diagnóstico possível deveria ser embasado na capacidade técnica e econômica da região.[1]

Viabilidade financeira e disponibilidade técnica total

Em situações de viabilidade financeira e disponibilidade técnica total, todas as mulheres com até 20 semanas de idade gestacional devem realizar a glicemia de jejum para diagnóstico de DMG e de DM diagnosticado na gestação. Caso os níveis glicêmicos de um único teste de glicemia de jejum apontem valores maiores ou iguais a 126 mg/dL, tem-se o diagnóstico de diabetes *mellitus* na gestação, ou seja, a paciente já tinha diabetes previamente a gravidez. Se um único resultado vier com valores entre 125 e 92 mg/dL (incluindo esses dois valores), conclui-se que a paciente tem DMG sem a necessidade de exames confirmatórios. Por fim, se o resultado vier com glicemia menor que 92 mg/dL, deve-se realizar o teste de tolerância oral com 75 g de glicose entre 24 e 28 semanas.[5]

Se o início do pré-natal for tardio (após 20 semanas de idade gestacional) deve-se realizar o teste de tolerância oral à glicose com 75 g de glicose. No caso daquelas que começaram o pré-natal com 20 a 28 semanas, o exame deverá ser feito entre 24 e 28 semanas de gestação. As que iniciaram o pré-natal depois das 28 semanas, devem fazer o teste imediatamente. No caso do teste de tolerância oral à glicose, basta que uma única medida esteja alterada entre as três medições possíveis, medição de jejum, da primeira hora e da segunda hora, para se fechar o diagnóstico.[5]

Viabilidade financeira e/ou disponibilidade técnica parcial

Em caso de viabilidade financeira e/ou disponibilidade técnica parcial, a glicemia de jejum será o exame de escolha no lugar do teste de tolerância oral à glicose. Todas as gestantes devem realizar a glicemia de jejum no início do pré-natal e repeti-lo entre 24 e 28 semanas, caso o resultado da primeira glicemia (feita antes de 24 semanas) seja inferior a 92 mg/dL. Estima-se que assim sejam detectados 86% dos casos.[1,4]

Os valores de corte serão os mesmos daqueles utilizados para a glicemia de jejum de paciente com até 20 semanas em meio de viabilidade financeira e disponibilidade técnica total. Além disso, bastaria um resultado alterado para se fechar o diagnóstico de diabetes gestacional ou diabetes *mellitus* prévia à gestação.[1,4]

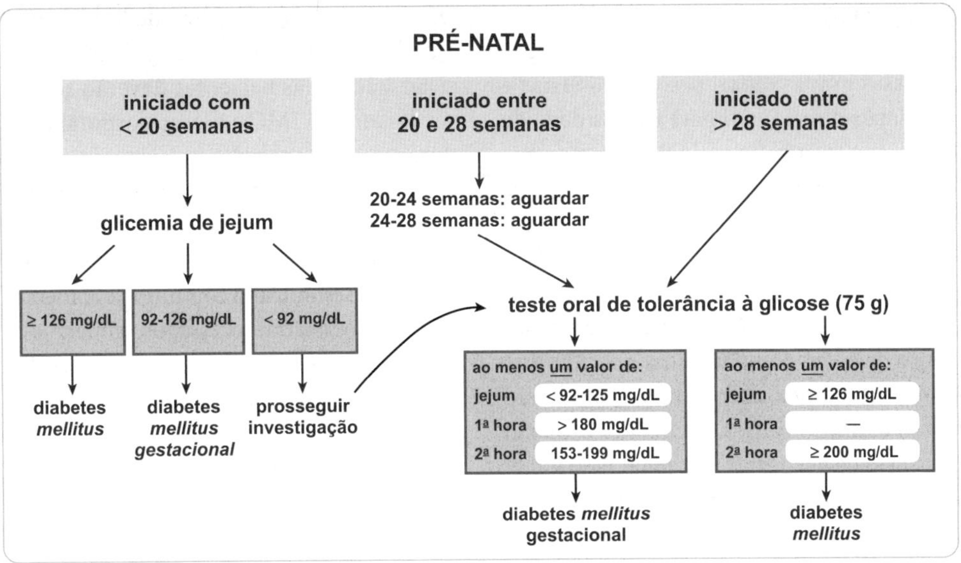

FIGURA 1 Diagnóstico de diabetes *mellitus* gestacional em situação de viabilidade financeira e disponibilidade técnica total.

Fonte: adaptada de Febrasgo, 2017.[5]

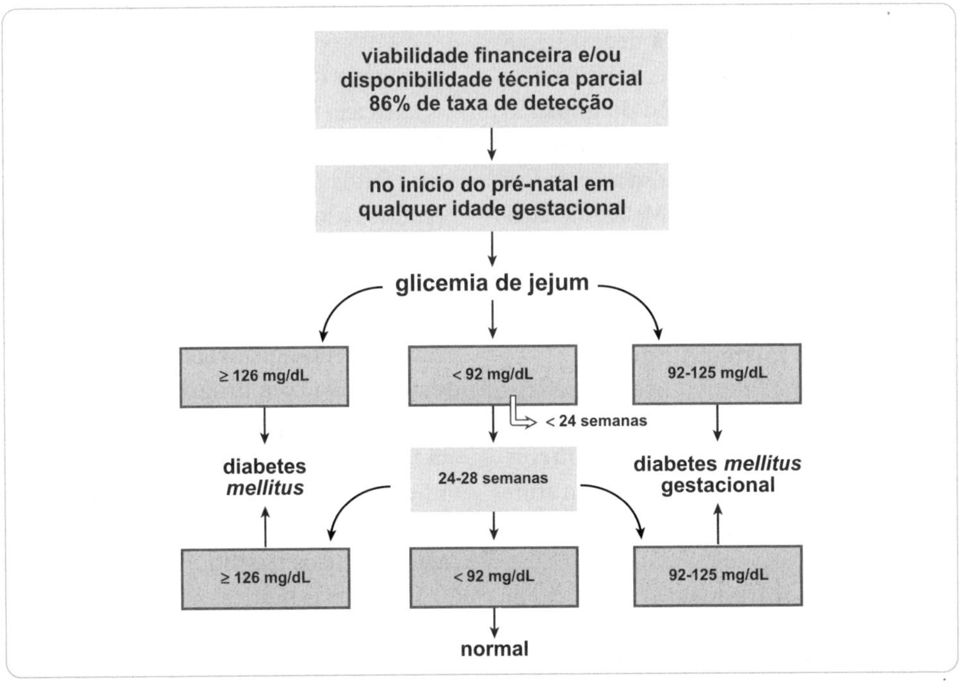

FIGURA 2 Diagnóstico de diabetes *mellitus* gestacional em situação de viabilidade financeira e disponibilidade técnica parcial.

Fonte: adaptada de Febrasgo, 2017.[5]

CONDUTAS

Essas graves repercussões maternas e perinatais direcionam para necessidade de otimizar a terapêutica do DMG e a prevenção futura de doenças metabólicas graves, assegurando a saúde da mãe e da criança e diminuindo a epidemia global de DM2 e obesidade.[8]

O seguimento pré-natal da gestante diabética deve ser interdisciplinar e incluir dieta orientada por nutricionista, exercício físico e monitoramento glicêmico diário por meio da glicosimetria capilar. Isso inclui orientações dietéticas a fim de evitar o ganho excessivo de peso, o cumprimento das metas glicêmicas e a prevenção das alterações maternas e fetais. A conduta não farmacológica é recomendada de início a todas as pacientes que foram diagnosticadas com diabetes gestacional. Caso elas atinjam as metas glicêmicas, não será necessário a introdução de medicação específica. Por outro lado, pacientes com o diagnóstico pré-gestacional deverão iniciar o tratamento com terapia medicamentosa associada a mudanças do estilo de vida. Metas, medidas não farmacológicas e medicações serão descritas a seguir.[1]

Conduta não farmacológica

Dieta

Por volta de 70 a 85% das mulheres com diabetes gestacional conseguem atingir o controle glicêmico por meio da terapia dietética.[1]

Recomenda-se fracionar as refeições em três principais (café da manhã, almoço e jantar) e dois ou três lanches saudáveis por dia de forma que a paciente não fique mais do que três horas de jejum com composição de 35 a 40% dos carboidratos (absorção lenta – integrais), 35 a 40% de lipídios e 20 a 25% de proteínas. As necessidades calóricas diárias das pacientes deverão ser baseadas em seu IMC e o peso corporal ideal durante a gestação.[1,8]

Se for comer fora de casa, sempre preferir locais que sirvam refeições feitas na hora, no lugar de redes de *fast-food*. Além disso, deve-se desestimular o consumo de alimentos processados e ultraprocessados, alimentos de alta densidade calórica e alto teor de sódio. No quesito de adoçantes, seu consumo deve ser orientado com preferência para os naturais, como stevia e sucralose.[1,8]

Para pacientes com controle glicêmico difícil, recomenda-se alimentos integrais, ricos em fibras e aqueles com menor índice glicêmico e com menor adição de açúcar. Ácidos graxo saturados também devem ser evitados dando preferência a comidas ricas em ácidos graxos monoinsaturados.[8]

Exercícios físicos

Exercício físico é outro pilar das medidas não medicamentosas especialmente pelos seus efeitos de aumento da sensibilidade periférica à insulina e consumo de glicose.[1]

No período gestacional, é recomendado que os exercícios sejam individualizados de acordo com cada paciente, mas consistem primariamente em atividades de intensidade moderada com progressão gradual de 20 a 30 minutos por dia, na maior parte ou em todos os dias da semana. Nesse sentido, indica-se a caminhada de 30 minutos, três vezes por semana, hidroginástica ou prática de exercícios resistidos.[1,8]

Durante as práticas, a gestante deverá ser capaz de conversar (*talk test*), mas, ao mesmo tempo, sentir-se relativamente cansada. Além disso, a gestante deverá ser orientada quanto à hidratação antes, durante e após o exercício e com relação a ingestão calórica antes do exercício, a fim de evitar hipoglicemia especialmente naquelas em uso de insulina. Outra orientação importante é quanto aos sinais de alerta que exijam a interrupção imediata da atividade.[8]

Em pacientes com glicemia capilar inferior a 100 mg/dL, deve-se aconselhar a ingestão antes da atividade. Naquelas com mais de 200 mg/dL, a atividade física deverá ser suspensa.[1]

Monitoração glicêmica

Após o diagnóstico, a gestante deve ter uma monitorização glicêmica contínua até o pós-parto.[1] As metas glicêmicas pacientes estão descritas na Tabela 1.

Entre as diferentes opções, recomenda-se a avaliação do controle glicêmico do DMG pelo monitoramento da glicemia capilar com glicosímetro realizada em 4 a 7 períodos específicos (jejum, pós-café, pré e pós-almoço, pré e pós-jantar, madrugada/3 horas da manhã). Essas medições devem ser feitas ao longo do dia, mas as medidas de uma hora após a refeição são as que melhor refletem os valores dos picos pós-prandiais e as mais correlacionadas com o risco de macrossomia fetal.[1,8]

Em cenários de viabilidade financeira e disponibilidade técnica total, recomenda-se que pacientes tratadas com medidas não farmacológicas sejam monitoradas diariamente em quatro momentos distintos (perfil diário de quatro pontos) sendo eles o jejum, pós-café, pós-almoço e pós-jantar. Em pacientes tratadas com medidas farmacológicas, as medições deverão ser diárias em seis momentos distintos (perfil diário de seis pontos) representada pelo jejum, pós-café, antes do almoço, pós-almoço, antes do jantar e pós-jantar.[10]

Em cenários de viabilidade financeira e disponibilidade técnica parcial, por sua vez, recomenda-se que pacientes tratadas com medidas não farmacológicas sejam monitoradas três vezes por semana em quatro momentos distintos (perfil de quatro pontos, três vezes por semana) sendo eles o jejum, pós-café, pós-almoço e pós-jantar. Já em pacientes tratadas com medidas farmacológicas, as medições deverão ser diárias em quatro momentos distintos (perfil diário de quatro pontos) sendo eles o jejum, pós-café, pós-almoço e pós-jantar.[10]

A hemoglobina glicada (HbA1C) não representa uma boa opção durante a gestação.[1] Isso porque a hemodiluição fisiológica e o aumento no *turn over* de células vermelhas compromete a avaliação desses resultados.[1]

Segundo estudos clínicos, o tratamento do DMG acompanhado do monitoramento da glicemia capilar quatro vezes ao dia está associado à diminuição de eventos perinatais desfavoráveis tipicamente associados com mães diabéticas, tanto naquelas que fizeram uso somente de medidas não farmacológicas como nas grávidas que as associaram com as farmacológicas.[12]

Essas medições ajudam a avaliar a adequação do controle glicêmico por meio do cálculo do percentual de valores que estão acima das metas. Se estiverem no mínimo em 70% dos valores, encontram-se dentro

TABELA 1 Metas do controle glicêmico gestacional

Metas do controle glicêmico			
Horário	Jejum	1 hora pós-prandial	2 horas pós-prandial
Metas do controle glicêmico	< 95 mg/dL	< 140 mg/dL	< 120 mg/dL

Fonte: adaptada de Febrasgo, 2017.[5]

da normalidade, está adequado sempre se atentando à ocorrência de hipoglicemia (valores de glicemia capilar < 70).[1]

Conduta farmacológica

Insulinoterapia

No caso de pacientes com diabetes gestacional, se após 1 a 2 semanas o controle glicêmico não estiver adequado com medidas não farmacológicas, recomenda-se a terapêutica medicamentosa sendo que a insulina é a primeira escolha de tratamento da hiperglicemia na gestação por conta da segurança, eficácia comprovada e não atravessar a barreira placentária.[8]

Já no caso de pacientes com diabetes gestacional previamente estabelecida, a insulina deverá ser iniciada imediatamente.

As mais utilizadas e de melhor disponibilidade são as insulinas humanas NPH (ação intermediária) e a regular (ação rápida). Os análogos de insulina asparte e lispro, são mais vantajosos em relação à insulina regular, especialmente por conta de seu menor risco hipoglicêmico. Dessa forma, para controle das glicemias de jejum e pré-prandiais, recomenda-se as insulinas de ação intermediária e longa como a regular e NPH. Para controle das glicemias pós-prandiais, orienta-se o uso de insulinas de ação rápida e ultrarrápida como lispro e aspart.[8]

De acordo com a Sociedade Brasileira de Diabetes (SBD), a dose inicial deve ser calculada a partir de 0,5 UI/kg/dia. (N)

A dose diária calculada, deverá ser distribuída em três aplicações diárias, com ½ dose antes do café da manhã, ¼ antes do almoço e ¼ às 22 horas ou ao se deitar.[1] Os ajustes devem ser realizados segundo resultados do automonitoramento da glicemia capilar no mínimo a cada 15 dias até a 30ª semana de idade gestacional e semanalmente após a 30ª semana.[8]

Uso de metformina na gestação

Até o presente momento, a Agência Nacional de Vigilância Sanitária (Anvisa) não aprova a utilização da metformina para tratamento do DMG. Entre os motivos, destaca-se o fato dessa medicação ter passagem placentária livre e a falta de estudos de longo prazo avaliando possíveis malefícios na vida adulta.[1,8]

No entanto, segundo a Febrasgo, ainda que os antidiabéticos orais não sejam a medicação de primeira escolha, eles podem ser cogitados como monoterapia em situações de inviabilidade de adesão ou impossibilidade de acesso à insulina. Além disso, seu uso adjuvante à terapia insulínica é permitido em casos de hiperglicemia severa que necessitam de altas doses de insulina para controle glicêmico.[8]

TABELA 2 Tipos de insulina disponíveis para o tratamento de gestantes com diabetes gestacional ou diagnosticado na gestação

Tipos de insulina e tempo de ação					
Tempo de ação	**Nome**	**Origem**	**Início de ação**	**Pico de ação**	**Duração da ação**
Longa duração	Detemir	Análoga	1-3 h	6-8 h (discreto)	18-22 h
Intermediária	NPH	Humana	2-4 h	4-10 h	10-18 h
Rápida	Regular	Humana	30 min-1 h	2-3 h	5-8 h
Ultrarrápida	Asparte	Análoga	5-15 min	30 min-2 h	3-5 h
Ultrarrápida	Lispro	Análoga	5-15 min	30 min-2 h	3-5 h

Fonte: adaptada de Febrasgo, 2019.[10]

A Febrasgo também cita outros casos nos quais a metformina pode ser considerada: dificuldade na administração de insulina, necessidade de altas doses diárias de insulina (mais de 100 UI) sem resposta adequada no controle glicêmico e ganho de peso excessivo em uso de insulina, além de estresse exagerado decorrente do uso da insulina e que determina restrição alimentar (não corrigida mesmo após orientação adequada). Seu uso deverá ser discutido anteriormente com a paciente que deverá estar ciente dos potenciais riscos envolvidos com essa medicação.[8]

PONTOS IMPORTANTES A SEREM AVALIADOS NO SEGUIMENTO PRÉ-NATAL

Pacientes com diagnóstico de diabetes prévio à gestação têm risco aumentado para o desenvolvimento de malformações fetais, como descrito na seção "Quadro clínico". Dessa forma, além do controle glicêmico com tratamento medicamentoso e não medicamento, essas pacientes devem ser avaliadas por meio da ultrassonografia obstétrica mensal e ecocardiograma fetal para detecção precoce de possíveis anormalidades. Nesse contexto, pacientes com vasculopatia materna devem receber cuidado adicional com monitoramento da vitalidade fetal com dopplervelocimetria e perfil biofísico fetal para avaliação da função placentária.[1]

Outro elemento a se considerar é a avaliação de possíveis lesões de órgão alvo maternos associadas com os níveis glicêmicos aumentados.[1]

Por fim, deve-se atentar ao maior risco de infecções do trato urinário ou de bacteriúria assintomática, o que exige urocultura a cada dois meses.[1]

MOMENTOS DO PARTO

Durante o trabalho de parto, a glicemia capilar deve ser mantida entre 70 e 120 mg/dL e preferencialmente entre 100 e 120 mg/dL. Pacientes com níveis glicêmicos abaixo de 70 mg/dL devem receber infusão intravenosa contínua de glicose a 5 ou 10%. No entanto, se os níveis estiverem maiores ou iguais à 120 mg/dL, indica-se a administração subcutânea de insulina regular (ação rápida).[8]

A depender do tipo de parto (trabalho de parto de início espontâneo ou parto programado cesáreo) e da indução do trabalho de parto, as doses de insulina deverão ser ajustadas e uma dieta específica deverá ser introduzida com possível infusão contínua de glicose associadas a monitoramento contínuo dos níveis glicêmicos.[8]

QUADRO 2 Indicações para uso da metformina no tratamento de diabetes *mellitus* gestacional

Indicações para o uso de metformina no tratamento de diabetes gestacional
1. Falta de acesso à insulina.
2. Dificuldade na administração de insulina.
3. Necessidade de altas doses diárias de insulina (mais de 100 UI) sem resposta adequada no controle glicêmico e ganho de peso excessivo em uso de insulina.
4.. Estresse exagerado decorrente do uso da insulina e que determina restrição alimentar (não corrigida mesmo após orientação adequada).

Fonte: adaptado de Febrasgo, 2019.[10]

PUERPÉRIO

Em pacientes com DMG, deve-se suspender a insulina e iniciar dieta adequada. Na diabetes pré-gestacional, retorna-se à dose de insulina utilizada antes da gestação ou à metade da dose utilizada no final da gestação.[1]

A amamentação precisa ser estimulada principalmente em razão de seu efeito de diminuição da incidência de intolerância à glicose e de diabetes tipo 2.[1]

Após o parto, a puérpera deve ser orientada a suspender a terapia farmacológica antidiabética e retornar em seis semanas à unidade de Saúde para a realização de teste oral de tolerância à glicose (TOTG) (viabilidade técnica total) ou glicemia de jejum (viabilidade técnica/financeira parcial). O diagnóstico de DM é feito por meio de glicemia em jejum maior ou igual a 126 mg/dL ou níveis glicêmicos de 2 horas após sobrecarga de 75 g de glicose maior ou igual a 200 mg/dL. Caso o exame esteja normal, a glicemia de jejum e/ou TOTG com 75 g de glicose ou medida da hemoglobina glicada (HbA1c) deve ser reavaliada anualmente.[8]

PROGNÓSTICO

Prognóstico materno

As mulheres com DMG apresentam maior chance de recorrência do DM em em gestações futuras e maior risco de desenvolver DM2 ao longo da vida. Aquelas com obesidade ou as que necessitam de insulina para o controle glicêmico na gestação têm maior risco de desenvolver DM2 no futuro. A resistência à insulina é a base fisiopatológica tanto do DMG como do DM2 e pode ser

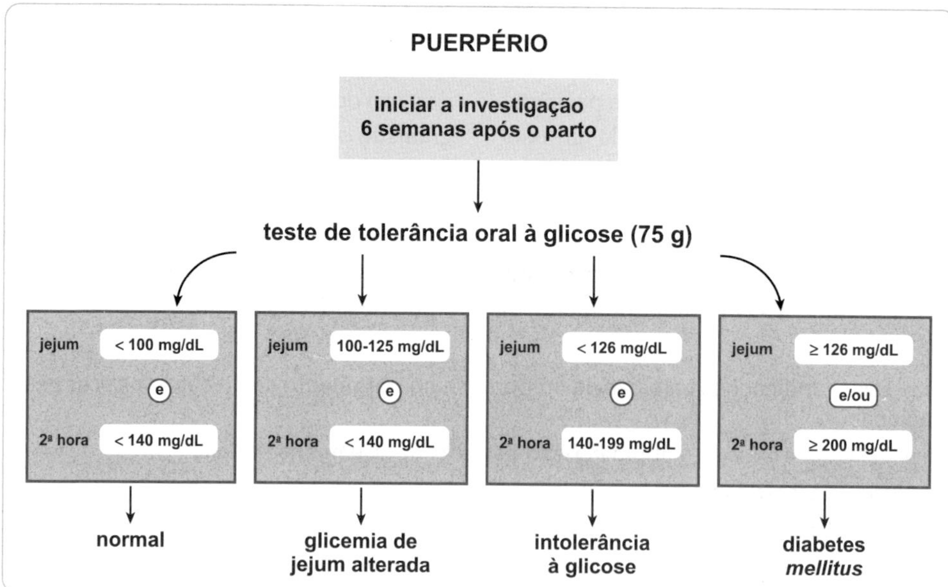

FIGURA 3 Diagnóstico de diabetes *mellitus*, glicemia de jejum alterada e intolerância à glicose no puerpério.

Fonte: adaptada de Febrasgo, 2017.[5]

abordada com medidas que levam ao aumento da sensibilidade à insulina, como adequação nutricional, exercícios e medicamentos. Essas intervenções reduzem o risco de DM2 em mulheres de alto risco, como naquelas com história pregressa de DM.

Espera-se que o metabolismo de carboidratos retorne para as condições antes do parto. No entanto, ainda que a tolerância à glicose se normalize rapidamente após o parto, na maioria das mulheres que desenvolveram DMG, o risco de desenvolvimento de DM tipo 2 ou intolerância à glicose é significativo e varia de 3 a 65%.[1,8]

Todas as mulheres que apresentaram DMG devem ser reavaliadas e reclassificadas seis semanas após o parto, utilizando-se os critérios padronizados para a população de não gestante. A avaliação no pós-parto visa, além de diagnosticar diabetes tipo 2 precocemente, identificar mulheres que persistem com intolerância à glicose e que se beneficiaram de medidas para prevenção do diabetes.[1,8]

Prognóstico fetal

As evidências atuais ressaltam que a exposição fetal intrauterina ao DMG está associada com risco futuro elevado de obesidade, DM2 e doença cardiovascular.[8]

O ambiente hiperglicêmico adverso que o feto de mãe com diabetes está exposto na vida intrauterina tem papel crucial no desenvolvimento futuro de doenças: é a teoria de Barker, da Origem do Desenvolvimento de Saúde e Doença (DOHaD). O feto se adapta ao ambiente intrauterino por meio de mudanças na expressão gênica que o prepara para condições similares após o nascimento.[8]

Filhos das mulheres com hiperglicemia durante a gestação apresentam risco aumentando de desenvolverem obesidade, síndrome metabólica e diabetes na vida futura. Controlar com rigor a glicemia materna elevada, além de reduzir as complicações perinatais a curto prazo, reduz as chances de que essa criança desenvolva obesidade, diabetes e alterações do metabolismo lipídico até mesmo antes da adolescência.[8]

QUADRO CLÍNICO

Desfechos maternos na gestação

Na gestação, o DMG leva ao desenvolvimento de complicações adicionais que têm efeitos adversos na saúde materno-fetal, como distúrbios hipertensivos, ocorrência de polidrâmnio e a necessidade de realização de primeira cesárea. Somado a esse quadro, pacientes com diabetes costumam referir ganho de peso excessivo durante a gestação (acima de 10 a 12 kg) associada a uma altura uterina maior do que aquela esperada para a idade gestacional (lembrando que os valores tornam-se numericamente iguais a partir da 20ª semana). Essas gestantes podem também apresentar sinais cutâneos de hiperpigmentação em áreas de dobra como um reflexo dos níveis glicêmicos aumentados.[1,8]

Desfechos fetais de curto prazo da gestação ao nascimento

Pacientes com diabetes gestacional ou diabetes prévios à gestação atual apresentam um crescimento fetal excessivo. A macrossomia fetal ocorre porque a glicose cruza a placenta por mecanismo de difusão facilitada e passa em maior quantidade ao feto. Como consequência, o concepto desenvolve hiperglicemia e consequente hiperinsulinemia. Essa associação hiperglicemia-hiperinsulinemia estimula o crescimento fetal e a glicose em excesso é armazenada como gordura no tórax-abdome.[8]

A hemoglobina glicada costuma estar aumentada em fetos de mães diabéticas. Ao contrário da forma normal, a hemoglobina com maiores níveis de glicose associada apresenta maior afinidade pelo oxigênio. Dessa forma, quando atinge os tecidos, em vez de se desprender da hemoglobina glicada, o oxigênio tem uma tendência de permanecer ligado à hemoglobina, o que reduz a sua disponibilidade para as células fetais. A menor oferta gasosa cria um cenário de hipóxia fetal que pode comprometer a vitalidade fetal e antecipar o parto.

A fim de compensar a falta de oxigênio para os tecidos, há um aumento da secreção de eritropoietina e policitemia. Esses mecanismos compensatórios resultam em uma hiperbilirrubinemia e poliglobulia. Em casos mais graves, a policitemia pode levar à hiperviscosidade que se manifesta com problemas alimentares, hipotonia e convulsões por infartos cerebrais. Esses níveis aumentados de bilirrubina também podem desencadear uma icterícia neonatal devido à imaturidade hepática fetal.[1]

Do ponto de vista neonatal, os recém-nascidos têm maior risco de apresentar a síndrome do desconforto respiratório ocasionada pela síntese reduzida de surfactante pelos pneumócitos tipo 2.[1,8]

Por fim, em casos de hiperglicemia extrema especialmente em mães com diabetes descontrolado, pode ocorrer uma restrição do crescimento fetal. No caso, há a formação de microtrombos e lesão placentária direta resultante da formação de radicais livres que levam à fibrose do tecido original e perda progressiva da função do órgão até o ponto em que a placenta se torna insuficiente.[1]

Malformações

A hiperglicemia em níveis mais extremos encontrada somente em pacientes com diabetes diagnosticado previamente à gestação pode aumentar a chance de malformações fetais. Entre as principais causas, destaca-se a formação de radicais livres que danificam os tecidos embriológicos.[1]

As principais malformações relacionadas à diabetes pré-gestacional são malformações cardíacas, como septo atrioventricular, transposição de grandes vasos e persistência do canal arterial e neurológicas como a síndrome de regressão caudal e a holoprosencefalia.

Possíveis complicações no parto

O polidrâmnio representa um fator de risco para o rompimento prematuro de bolsa e prolapso de cordão umbilical que pode causar a morte súbita por obstrução do fluxo sanguíneo. Durante o trabalho de parto, há também chance aumentada de descolamento de placenta decorrente da maior pressão associada com o rompimento da bolsa com quantidade excessiva de líquido.[1]

Ao nascimento, essas crianças macrossômicas têm risco aumentado de distocia especialmente dos ombros, o que eleva o risco de tocotraumatismo e lacerações. Nesse sentido, a cesariana pode ser necessária.[1]

Durante o pós-parto imediato, há um aumento da chance de atonia por conta do hiperdistensão uterina associada à macrossomia fetal. Nesse sentido, há uma maior dificuldade das fibras musculares uterinas se contraírem, o que leva à hemorragia.[1]

Puerpério

No período pós-parto imediato, pode ocorrer atraso no início da amamentação, o que pode comprometer a alimentação inicial do recém-nascido. Além disso, filhos de mães diabéticas têm maior risco de desenvolver hipoglicemia principalmente por sua taxa metabólica aumentada em comparação com crianças de mães saudáveis.[8]

DEFINIÇÕES IMPORTANTES DO CAPÍTULO

- Diabetes *mellitus* ou diabetes pré-gestacional:
  - É uma alteração metabólica instalada anteriormente à gestação.
  - Caracteriza-se por níveis de glicemia de jejum maior que 126 mg/dL antes da 20ª semana; OU
  - Caracteriza-se por níveis de glicemia de jejum menor que 92 mg/dL antes da 20ª semana COM níveis de glicemia de jejum maior que 126 mg/dL entre a 24 e 28ª semana OU níveis de glicemia de 2ª hora maior que 200 mg/dL entre a 24 e 28ª semana.
- Diabetes gestacional:
  - É uma alteração metabólica instalada durante a gestação.
  - Caracteriza-se por níveis de glicemia de jejum entre 92 e 126 mg/dL antes da 20ª semana; OU
  - Caracteriza-se por níveis de glicemia de jejum menor que 92 mg/dL antes da 20ª semana COM níveis de glicemia de jejum entre 92 e 125 mg/dL entre a 24 e 28ª semana OU níveis de glicemia de 1ª hora maior que 180 mg/dL entre a 24 e 28ª semana OU níveis de glicemia de 2ª hora entre 153 e 199 mg/dL entre a 24 e 28ª semanas.

QUESTÕES

1. (USP-RP 2017) Paciente de 37 anos, primigesta, com 28 semanas de idade gestacional, retorna à consulta de pré-natal, após uma semana de diagnóstico de diabetes *mellitus* gestacional e estabelecimento de conduta com orientação nutricional e realização de atividade física. Apresenta os seguintes valores de curva glicêmica domiciliar (valores em mg): A conduta mais adequada para este caso é:

	Segunda	Terça	Quarta	Quinta	Sexta	Sábado	Domingo
Glicemia de jejum	**98**	91	90	**96**	92	**97**	**96**
Glicemia pré-prandial	**102**	98	97	**103**	**105**	**103**	**102**
Glicemia 2 h pós-prandial	**123**	**112**	109	**127**	**122**	**121**	**126**

A. Prescrever antidiabéticos orais em associação às orientações nutricionais e de atividade física.
B. Associar prescrição de insulinoterapia às orientações nutricionais e de atividade física.
C. Somente reforçar a conduta atual de orientações nutricionais e de atividade física diária.
D. Manter seguimento pré-natal habitual uma vez que a paciente se apresenta euglicêmica.

Resposta correta: alternativa B.

Justificativa: considerando que a paciente já tem o diagnóstico de diabetes gestacional, as metas de glicemia devem ser: menor que 95 mg/dL de jejum, menor que 100 mg/dL pré-prandial, menor que 140 mg/dL na 1ª hora pós-prandial e menor que 120 mg/dL na 2ª hora pós-prandial. A alternativa A está parcialmente correta, pois há a indicação de manter a atividade física e orientações nutricionais, mas a primeira linha medicamentosa é a insulinoterapia. A conduta da alternativa C de apenas reforçar as orientações nutricionais e atividade física estaria indicada se o controle glicêmico estivesse adequado. Alternativa D é incorreta porque a gestante apresentada no enunciado não está com uma glicemia controlada. Pelo contrário, apresenta controle glicêmico inadequado com cerca de 67% de hiperglicemia nas aferições realizadas.

2. (Einstein 2023) Primigesta, 24 semanas, procura maternidade com disúria e polaciúria há três dias. Nega outras queixas. Médico que a atende verifica o cartão de pré-natal e identifica glicemia de jejum, realizada com 10 semanas, de 91 mg/dL e teste de tolerância oral à glicose (TTOG) 75 g, realizado com 21 semanas, de 94 mg/dL (jejum)/140 mg/dL (após 1 hora)/104 mg/dL (após 2 horas). Nesse caso:

A. O TTOG 75 g realizado está normal e a indicação adequada, pois recomenda-se sua realização para investigação de diabetes *mellitus* gestacional entre a 20ª e 24ª semanas de gestação.
B. A paciente não tem diagnóstico de diabetes *mellitus* gestacional, pois o diagnóstico, feito por glicemia de jejum tem como valor positivo acima de 126 mg/dL, sendo que pode ser feito em qualquer idade gestacional.
C. A paciente realizou corretamente a glicemia de jejum na primeira consulta de pré-natal, pois deve-se avaliar gestantes sem diagnóstico prévio com objetivo de detectar *overt* diabetes *versus* diabetes *mellitus* gestacional.
D. A paciente não realizou hemoglobina glicada, apesar de ser o principal exame laboratorial para diagnóstico de diabetes *mellitus* gestacional e pode ser realizado em qualquer momento da gestação.

Resposta correta: alternativa C.
Justificativa: A) O teste foi mal indicado, pois o teste de tolerância oral à glicose deve ser feito para pacientes acima de 20 semanas entre a 24ª e 28ª semanas e nas pacientes que iniciaram o pré-natal acima de 28 semanas, imediatamente. Dessa forma, ele não deveria ter sido feito com 21 semanas gestacionais. B) A glicemia de jejum deve ser feita até 20 semanas gestacionais para o diagnóstico de diabetes gestacional (entre 92 e 126 mg/dL) e diabetes prévio à gestação (acima de 126 mg/dL). D) A hemoglobina glicada é utilizada para o controle glicêmico da paciente e avaliação da necessidade de introdução de insulina no lugar da terapia não medicamentosa. No entanto, não é um exame laboratorial para diagnóstico de diabetes *mellitus* gestacional.

3. (Unifesp 2015) Conforme as recomendações do Ministério da Saúde, o rastreamento para diabetes *mellitus* gestacional deve ser realizado de acordo com os fatores de risco para a doença, exemplificados por:

A. Idade materna menor de 18 anos ou maior de 28 anos e estatura < 150 cm.
B. Crescimento fetal excessivo e obesidade ou ganho de peso excessivo na gestação atual.
C. Deposição excessiva de gordura corporal nos quadris da gestante e estatura > 180 cm.
D. História de hiperglicemia ou diabetes pré-gestacional e baixo crescimento fetal.
E. História familiar de diabetes em parentes de 3º grau e dificuldade em engravidar.

Resposta correta: alternativa B.
Justificativa: A) O risco de diabetes gestacional eleva-se com a idade, ou seja, idades inferiores a 18 anos não é motivo de rastreamento. Além disso, a altura materna não é fator de risco para diabetes gestacional. C) De fato, apesar de maior deposição de gordura corporal nos quadris da gestante juntamente com a obesidade serem fatores de risco, a estatura não está correlacionada com maior risco de diabetes gestacional. D) Antecedentes pessoais de hiperglicemia e de diabetes pré-gestacional são fatores de risco que devem levantar o alerta do

médico sobre potencial hiperglicemia em futuras gestações. No entanto, a maioria dos fetos é macrossômico por conta da maior deposição de gordura corporal associada a hiperglicemia-hiperinsulinemia. O baixo crescimento fetal pode ser encontrado em cenários de insuficiência placentária resultantes da formação de microtrombos e lesão direta de radicais livres, mas representam uma minoria dos casos. E) Antecedentes familiares de diabetes representam fator de risco para diabetes gestacional. Mas o diabetes gestacional não está associado diretamente com a dificuldade de engravidar. Nesse sentido, pacientes diabéticas gestacionais costumam apresentar um sobrepeso associado. Esse sobrepeso e a obesidade levam a uma irregularidade menstrual relacionadas a alterações hormonais que podem levar a essa maior dificuldade.

4. (USP 2023) Primigesta, 24 anos, com 29 semanas de idade gestacional, sem comorbidades prévias à gestação. Retorna à consulta de pré-natal sem queixas. Recebeu diagnóstico de diabetes *mellitus* gestacional há 10 dias, com adequada adesão ao plano nutricional, programa de atividade física e automonitorização glicêmica, porém mantendo-se acima das metas glicêmicas em aproximadamente 50% dos valores aferidos. Exame físico geral e obstétrico dentro dos padrões de normalidade. Ganho de peso de 300 gramas em uma semana. Foi indicada insulinoterapia, porém a paciente é moradora de área rural com dificuldade de acesso, transporte e armazenamento adequados da insulina. Considerando as recomendações brasileiras de 2019 (Organização Pan-Americana da Saúde, Ministério da Saúde, Federação Brasileira das Associações de Ginecologia e Obstetrícia e Sociedade Brasileira de Diabetes), qual a alternativa terapêutica farmacológica mais adequada para essa paciente?

A. Glibenclamida.
B. Acarbose.
C. Liraglutida.
D. Metformina.

Resposta correta: alternativa D.
Justificativa: A droga indicada é a metformina. Como descrito na seção de tratamento medicamentoso, a metformina não representa a medicação de primeira escolha para o tratamento da diabetes *mellitus* gestacional, posto representado pela insulina. Além disso, estudos ainda precisam ser realizados, em especial com relação a efeitos de longo prazo da medicação sobre a criança e seu desenvolvimento pancreático. No entanto, a metformina pode ser considerada como monoterapia em casos específicos

REFERÊNCIAS

1. Fernandes CE, Sá MFS. Febrasgo – Tratado de obstetrícia. Rio de Janeiro: Guanabara Koogan; 2018.
2. International diabetes federation. Gestational diabetes [Internet]. International Diabetes Federation. 2023. Disponível em: https://idf.org/about-diabetes/gestational-diabetes/. Acesso em jun. 2025.
3. Diabetes (diabetes mellitus) [Internet]. Ministério da Saúde. Disponível em: https://www.gov.br/saude/pt-br/assuntos/saude-de-a-a-z/d/diabetes#:~:text=De%20acordo%20com%20a%20Sociedade. Acesso em jun. 2025. Acesso em jun. 2025.
4. Zajdenverg L, Façanha C, Dualib P, Golbert A, Moisés E, Calderon I, et al.. Rastreamento e diagnóstico da hiperglicemia na gestação. Diretriz Oficial da Sociedade Brasileira de Diabetes, 2023.
5. Federação Brasileira das Associações de Ginecologia e Obstetrícia. Rastreamento e diagnóstico de diabetes *mellitus* gestacional no Brasil. Brasília: OPAS; 2017.
6. Owens LA, Sedar J, Carmody L, Dunne F. Comparing type 1 and type 2 diabetes in pregnancysimilar conditions or is a separate approach required? BMC Pregnancy Childbirth. 2015;15(1):69.

7. Choudhury AA, Rajeswari VD, Gestational diabetes mellitus – A metabolic and reproductive disorder. Biomed Pharmacother. 2021;143:112183.
8. Global Burden of Disease Collaborative Network. Global Burden of Disease Study 2021. Results. Institute for Health Metrics and Evaluation. 2024. Disponível em: https://vizhub.healthdata.org/gbd-results/. Acesso em jun. 2025.
9. Ye W, Luo C, Huang J, Li C, Liu Z, Liu F, et al. Gestational diabetes mellitus and adverse pregnancy outcomes: systematic review and meta-analysis. BMJ. 2022;377:e067946.
10. Federação Brasileira das Associações de Ginecologia e Obstetrícia. Diabetes mellitus gestacional no Brasil – Tratamento [Internet]. Disponível em: https://www.febrasgo.org.br/pt/open-access/item/diabetes-mellitus-gestacional-no-brasil-tratamento. Acesso em jun. 2025.
11. Oliveira J, Montenegro Junior RM, Vencio S. Diretrizes da Sociedade Brasileira de Diabetes 2017-2018. São Paulo: Clannad; 2017.
12. International Diabetes Federation. IDF Diabetes Atlas, 10. ed. Brussels, Belgium: International Diabetes Federation, 2021.

39

Síndromes hipertensivas na gestação

Beatriz Hachul de Campos
Eduardo Felix Martins Santana
Letícia Cavalcante Dimov
Maurício Mendes Barbosa

INTRODUÇÃO

As desordens hipertensivas gestacionais são a principal causa de mortalidade materna no Brasil e causa relevante de morbimortalidade materna e perinatal no mundo. Estima-se que, na América Latina e no Caribe, 26% das mortes maternas tenham como causa síndromes hipertensivas, enquanto em países desenvolvidos essa taxa possa chegar a 16%.[1]

Neste capítulo serão descritas as quatro principais síndromes hipertensivas da gestação, sendo cada uma delas diagnósticos diferenciais das outras.

HIPERTENSÃO GESTACIONAL (ANTIGA DHEG)

CASO CLÍNICO

G.N.P., 20 anos, branca, primigesta, feto único, IG 28 semanas, vem em consulta de pré-natal na UBS. Nega queixas e relata ter passado bem os dias.

Exame físico geral: BEG, corada, eupneica, vigil e orientada. PA 155 × 98 mmHg. Peso: 92 kg; altura: 1,60 m.

Exame obstétrico: abdome gravídico, AU 28 cm; boa movimentação fetal; feto longitudinal, dorso à esquerda, apresentação cefálica; BCF 156 bpm.

1. **Quais são os diagnósticos obstétricos?**
2. **Qual é a sua conduta?**

Epidemiologia

A hipertensão gestacional é o tipo de hipertensão mais comum durante a gravidez. Sua prevalência corresponde, em mulheres previamente hígidas, a 6 a 17% em nulíparas e 2 a 4% em multíparas.[2]

Os fatores de risco associados são: nuliparidade,[3] pré-eclâmpsia em gestação prévia,[2] gestação múltipla,[3] sobrepeso[3]/obesidade[4] e diabetes tipo 1 ou 2.[3] Ainda, a primipaternidade também é considerada fator de risco.[5] Não há associação com maior ou menor risco de desenvolvimento de pré-eclâmpsia de acordo com a etnia.

Além disso, tem-se que a taxa de progressão para pré-eclâmpsia depende da idade gestacional chega a 50% quando a hipertensão gestacional se desenvolve antes da 30ª semana gestacional.[2]

Quadro clínico

A hipertensão gestacional pode se manifestar de forma assintomática ou com sintomas leves como cefaleia e mal-estar.[1] Apesar disso, o surgimento de sintomas como edema, alterações visuais, epigastralgia e piora da cefaleia, principalmente em região occipital, deve alertar o profissional para a presença de pré-eclâmpsia, não se tratando "apenas" de hipertensão gestacional.

Diagnóstico

O diagnóstico de hipertensão gestacional é definido por pressão arterial sistólica (PAS) ≥ 140 mmHg e/ou pressão arterial diastólica (PAD) ≥ 90 mmHg em mulheres com mais de 20 semanas de gestação, que não apresentavam alterações pressóricas prévias e que não apresentam lesão de órgão alvo (isto é, proteinúria, escotomas visuais ou quaisquer outros sinais indicativos).[1] Dessa forma, o diagnóstico é essencialmente clínico, com exclusão de sinais e sintomas que possam indicar lesão de órgão alvo.

O exame de urina de 24 horas pode ser solicitado, assim como a razão proteinúria/creatinúria, para excluir lesão renal e o diagnóstico diferencial de pré-eclâmpsia.

Conduta

Uma vez confirmado o diagnóstico de hipertensão gestacional, o ambiente de manejo da paciente e os medicamentos a serem usados dependem dos níveis pressóricos, apesar das orientações gerais se manterem independentemente da PA encontrada. É essencial orientar a paciente quanto a busca de ajuda médica caso apresente sintomas de pré-eclâmpsia. Além disso, quanto à realização de atividade física, deve ser avaliada individualmente, apesar de, em geral, levantamento de peso, isometria e aeróbicos não serem recomendados pelo risco de aumento da pressão arterial. Existem evidências de que o repouso materno diminui a chance de progressão da hipertensão leve para grave, mas não muda desfechos maternos ou fetais, tampouco diminuem a progressão do quadro para pré-eclâmpsia.[6]

Exames laboratoriais semanais devem ser realizados, incluindo proteinúria, contagem de plaquetas, creatinina sérica e enzimas hepáticas, pelo risco de desenvolvimento da síndrome HELLP.[1] Mobilograma deve ser realizado diariamente e ultrassonografia (USG) para monitorar crescimento fetal é recomendado a cada 3 a 4 semanas até a resolução da gestação.[7,8]

Se a PA se encontra ≤ 160 × 110 mmHg, o manejo deve ser ambulatorial[1] e, em geral, com introdução de alfa-metildopa, VO, 750 mg 3 vezes ao dia[1] e retorno a consulta médica em 7 dias. Se os níveis pressóricos se mantiveram persistentemente altos, mas ainda até 160 × 110 mmHg, é recomendado que haja interrupção da gestação com 37 semanas, pelo risco de desfechos materno-fetais desfavoráveis.[1] Não existe contraindicação para indução do parto.

Se a PA se encontra > 160 × 110 mmHg, o manejo deve ser em enfermaria, semi-intensiva ou UTI,[1] com infusão de 20 mg de hidralazina EV a cada 30 minutos até o controle da pressão (PAD 90 a 100 mmHg).[1] Caso não haja controle pressórico, é indicado hidralazina EV contínua. Recomenda-se a interrupção da gestação logo após a estabilização materna em mulheres com idade gestacional acima de 34 semanas, não sendo recomendada conduta expectante até 37 semanas gestacionais ou mais.[1]

Apesar do tratamento para hipertensão gestacional não diminuir o risco de pré-eclâmpsia, ele diminui o risco de hipertensão grave (PA > 160 × 110 mmHg),[10,11] que tem desfechos para complicações gestacionais em níveis semelhantes à pré-eclâmpsia.

Prognóstico

Em aproximadamente 50% das pacientes, a pressão arterial se normaliza em até 2 semanas após o parto sem a necessidade de medicamentos.[1,12] Após 6 semanas, 80% já tem seus níveis pressóricos normalizados; e, depois de 12 semanas, 100%.[12] Apesar disso, há associação entre hipertensão gestacional e o desenvolvimento de hipertensão; e, outras doenças relacionadas futuramente.[13-15] Um estudo norueguês sugere que hipertensão gestacional está associada a duas vezes mais risco cardiovascular nos 14 anos de pós-parto,[16] ao passo que outro estudo mostra um aumento pressórico significativo a partir dos 40 anos de idade em mulheres com hipertensão gestacional em três gestações consecutivas prévias.[16]

Dados de metanálise afirmam que 15% das pacientes têm recorrência do quadro hipertensivo em gestações futuras e 7% desenvolvimento de pré-eclâmpsia.[18]

Comentários sobre o caso clínico

Trata-se de uma paciente jovem, no início do 3º trimestre de gestação, assintomática, trazida em consulta de rotina e com a PA alterada no exame físico (PAS e PAD aumentadas).

O diagnóstico obstétrico de normalidade (DON) é primigestação de feto único com idade gestacional de 28 semanas. O diagnóstico obstétrico patológico pregresso, a princípio, é ausente, já que a paciente é primigesta. O diagnóstico obstétrico patológico atual é hipertensão gestacional. Diagnóstico clínico cirúrgico é desconhecido.

A conduta deve ser orientação quanto a sinais de alarme para pré-eclâmpsia, solicitação de exames laboratoriais (urina de 24 h, contagem de plaquetas, creatinina sérica, enzimas hepáticas) e introdução de alfa-metildopa 750 mg a cada 8 h. O retorno deve ser agendado para 7 dias e a meta pressórica no pré-natal deve ser em torno de 130 × 80 mmHg.

PRÉ-ECLÂMPSIA E ECLÂMPSIA

CASO CLÍNICO

A.N.P., 36 anos, primigesta, IG de 24 semanas segundo a DUM. Vem a consulta de pré-natal com a queixa de que os membros inferiores estão "inchados" e doloridos. Relata que tem aferido a pressão arterial em casa e que está mais alta que o basal (chegando até a 150 × 100 mmHg). A paciente traz consigo um exame de urina 1 realizado há 3 dias, evidenciando presença de proteína 3+.

Exame físico geral: BEG, corada, eupneica, vigil e orientada. Edema 2+/4 em face e em membros inferiores. PA 152 × 104 mmHg. Peso: 76 kg; altura: 1,68 m.

Exame obstétrico: abdome gravídico, AU 23 cm, boa movimentação fetal, tônus uterino normal; feto longitudinal, apresentação cefálica; BCF 143 bpm.

1. **Quais são os diagnósticos obstétricos?**
2. **Qual é a sua conduta?**

CASO CLÍNICO – CONTINUAÇÃO

Após as medidas iniciais, mais tarde, a mesma paciente retorna para atendimento em sala de emergência por estar apresentando uma crise convulsiva. O marido relata que, minutos antes de iniciar o quadro convulsivo, queixou-se de"pontinhos pretos na visão" e muita"dor de estômago". Está muito preocupado porque ela não está sentindo movimentação fetal há 2 horas e nunca tinha tido um quadro similar prévio.

Exame físico geral: BEG, sem sinais ativos de crises convulsivas, PA 170 × 120 mmHg.

Exame obstétrico: abdome gravídico, AU 23 cm, movimentação fetal ausente, tônus uterino normal.

1. **Quais são os diagnósticos obstétricos?**
2. **Qual é a sua conduta inicial e após a estabilização clínica? Quais exames você pediria?**

Epidemiologia

Estima-se que, mundialmente, 4,6% das gestações tenham a pré-eclâmpsia como uma complicação, apesar da variação entre países depender do grau de desenvolvimento, idade materna e proporção de nulíparas na população.[19] Em alguns estudos, a incidência de pré-eclâmpsia chega a 5% em escala global, com aumento nos últimos anos, decorrente do crescimento da população com fatores de risco para seu desenvolvimento.[19,20]

No Brasil, a estimativa de incidência é de aproximadamente 1,5% para pré-eclâmpsia e 0,6% para eclâmpsia, porém, esse número pode variar conforme a região.[19] Um estudo brasileiro publicado em 2014 mostrou que a prevalência estimada de eclâmpsia em áreas desenvolvidas brasileiras é de aproximadamente 0,2% com mortalidade materna de 0,8%, enquanto em áreas menos desenvolvidas essa prevalência aumenta para 8,1% e a mortalidade materna para 22%.[21]

Cerca de 90% dos casos de pré-eclâmpsia ocorrem entre as 34ª e 37ª semanas de idade gestacional e têm prognósticos materno-fetais bons. Os outros 10% possuem uma apresentação precoce (idade gestacional menor que 34 semanas) e estão associados a alto risco de morbimortalidade materno-fetal por risco de trabalho de parto prematuro.[22]

Os fatores de risco associados a pré-eclâmpsia são nuliparidade, gestação múltipla, pré-eclâmpsia em gestação anterior, hipertensão crônica, diabetes gestacional/pré-gestacional, trombofilia, doenças autoimunes, como lúpus eritematoso sistêmico, obesidade, idade materna maior que 35 anos, doença renal crônica, primipaternidade, dentre outros.[5,23]

A principal forma de rastreamento de tal condição é a mesma para o rastreamento de hipertensão gestacional, sendo essencial identificar precocemente os fatores de risco (Tabela 1) e aferir a pressão arterial em toda consulta de pré-natal.[1] Não há consenso sobre a necessidade de exames laboratoriais para realização de rastreamento de proteinúria, apesar de alguns serviços apresentarem essa prática.

Fisiopatologia

A patogênese da pré-eclâmpsia está relacionada à implantação anormal da placenta durante a 2ª onda de invasão trofoblástica, que ocorre entre a 14 e 16ª semanas gestacionais. Tal evento leva ao desenvolvimento placentário anormal e, consequentemente, a hipoperfusão e isquemia placentárias, contribuindo para a liberação de fatores anti-angiogênicos na circulação materna e, como resultado, a disfunção vascular sistêmica materna (Figura 1).

TABELA 1 Fatores de risco para o desenvolvimento de pré-eclâmpsia

Risco alto	Risco moderado
▪ Gestação prévia com pré-eclâmpsia ▪ Gestação múltipla ▪ Doença renal ▪ Doença autoimune ▪ Diabetes *mellitus* tipo 1 ou tipo 2 ▪ Hipertensão crônica	▪ Primeira gestação ▪ Idade materna ≥ 35 anos ▪ IMC > 30 ▪ História familiar de pré-eclâmpsia ▪ Características sociodemográficas ▪ Primipaternidade
Em mulheres com ≥ 1 fator de alto risco ou ≥ 2 fatores de risco moderado, introduzir ácido acetilsalicílico (AAS) em baixa dose (150 mg/dia)	

Fonte: adaptada de ACOG, 2020.[1]

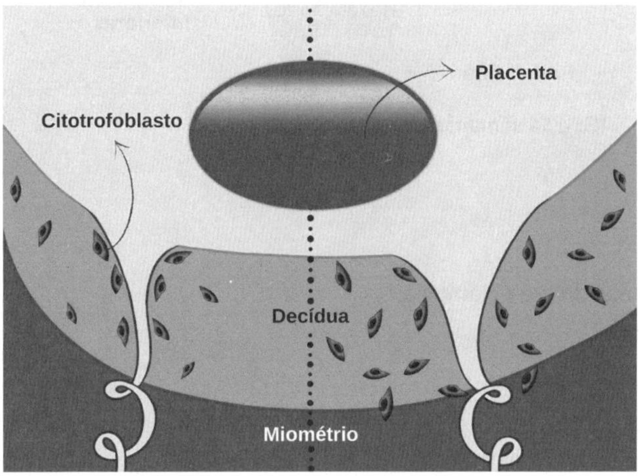

FIGURA 1 Implantação placentária. À esquerda, implantação placentária normal; à direita, implantação placentária anormal.
Fonte: autoria própria.

A eclâmpsia não tem sua causa muito bem estabelecida, mas suspeita-se que a hipertensão materna cause uma disfunção do sistema de autorregulação da circulação cerebral.[24] Tal disfunção é motivo para hiper e/ou hipoperfusão do órgão, associada à disfunção endotelial e edema vasogênico e/ou citotóxico, levando à ocorrência de convulsões.[24]

Quadro clínico

A apresentação clínica clássica de pré-eclâmpsia é: níveis pressóricos elevados (acima de 140 × 90 mmHg) associado à proteinúria com ≥ 34 semanas de gestação. Dentre os possíveis sintomas clínicos, estão cefaleia persistente, alterações visuais (escotomas, visão turva, amaurose temporária, fotofobia), dor epigástrica, alteração do estado mental (confusão, alteração de comportamento), dispneia, entre outros (Figura 2). Como consequência, pode ocasionar, além de sofrimento fetal, complicações maternas, como edema pulmonar, falência renal, lesões retinianas, infarto agudo do miocárdio, acidente vascular cerebral, coagulopatias, entre outras.[25]

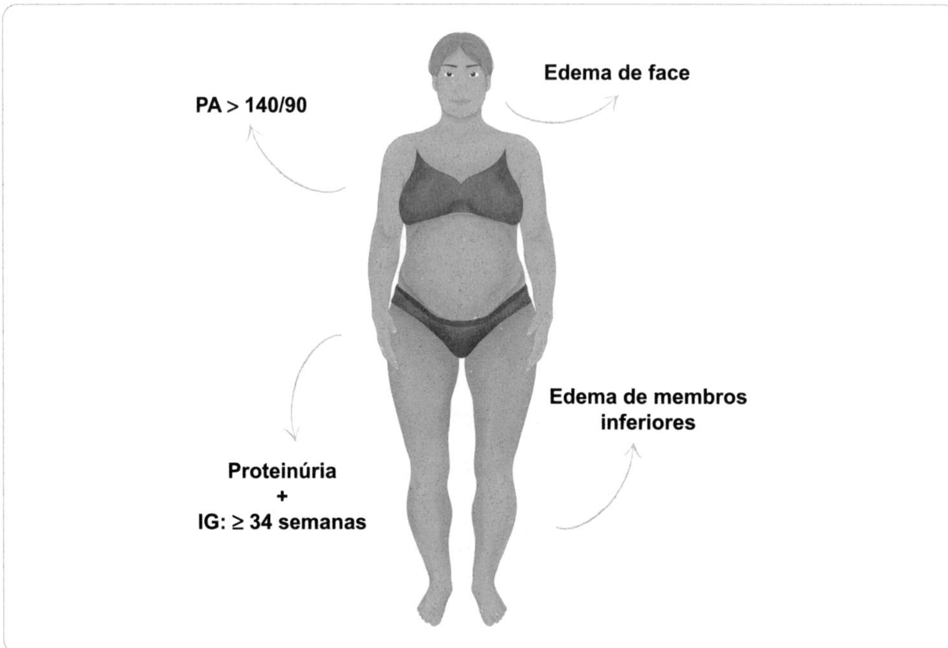

FIGURA 2 Sintomas de pré-eclâmpsia.
Fonte: autoria própria.

É incomum que a paciente apresente pré-eclâmpsia sem alterações significativas dos níveis pressóricos, mas cerca de 15% podem apresentar PA não suficientemente alterada para ser classificada como hipertensão. Isso ocorre em função dos valores pressóricos basais da paciente poderem ser mais baixos do que na maioria da população.

Cerca de 2 a 3% das pacientes com pré-eclâmpsia podem evoluir com eclâmpsia se não tratadas, o que consiste em um quadro de convulsão tônico-clônica generalizada na ausência de outras possíveis causas (neurológicas, drogas, hemorragia intracraniana, infarto cerebral).[26] A maioria das pacientes apresenta sinais premonitórios antes da primeira convulsão, caracterizado como "iminência de eclâmpsia", sendo os mais clássicos: hipertensão associada à cefaleia, alterações visuais (escotomas, visão borrada, hemianopsia homônima, fotofobia) e dor epigástrica (Figura 3). Além disso, sinais clínicos de hiperreflexia podem ser importantes na avaliação, pois indicam diminuição do limiar convulsivo. Contudo, vale a ressalva que até 25% das pacientes podem apresentar-se assintomáticas até o início da crise convulsiva.[29] Dentre as possíveis complicações maternas de crises convulsivas prolongadas, ressalta-se hipoventilação, hipóxia, pneumonia aspirativa e febre, além de possível isquemia e hemorragia cerebrais. A resposta fetal ao episódio convulsivo da eclâmpsia costuma ser bradicardia, cessada após a estabilização materna, seguida de possível resposta taquicárdica e perda da variabilidade de frequência cardíaca.[28] Outras reações fetais à convulsão materna podem incluir descolamento de placenta, asfixia intrauterina e nascimento pré-termo.

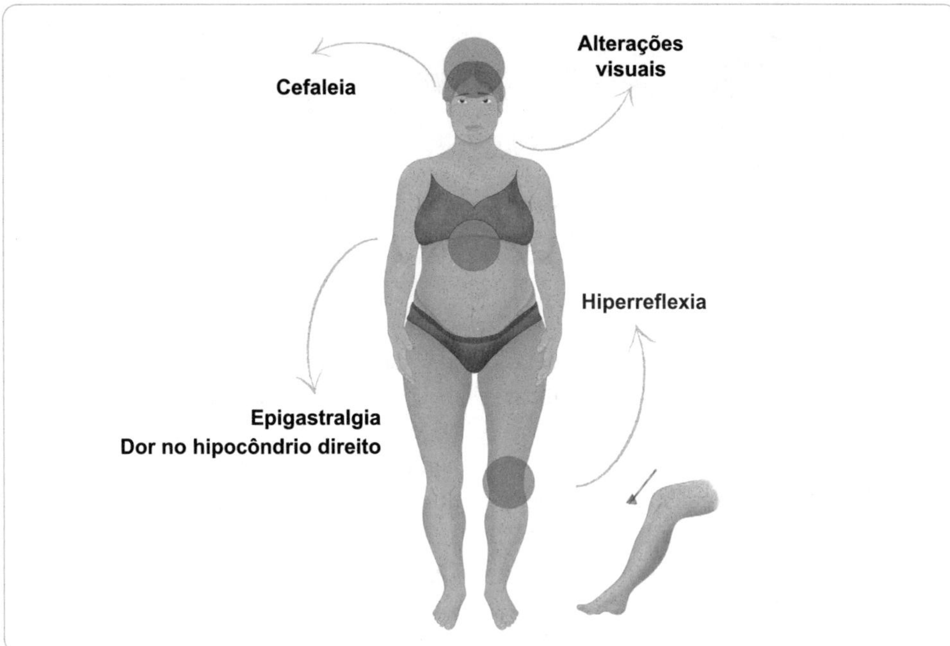

FIGURA 3 Sinais premonitórios de iminência de eclâmpsia.
Fonte: autoria própria.

A síndrome HELLP (Hemolysis, Elevated Liver enzymes, Low Platelets – Figura 4) representa um subtipo de pré-eclâmpsia que ocorre principalmente entre a 28ª e 37ª semanas gestacionais,[29] e que tem aspectos clínicos preocupantes, incluindo hemólise, alteração de enzimas hepáticas, trombocitopenia, alteração do sistema nervoso central e disfunção renal, podendo evoluir com complicações ameaçadoras à vida, como ruptura hepática e coagulação intravascular disseminada. Sua patologia está associada à microangiopatia e ativação intravascular da coagulação, e tem uma prevalência de aproximadamente 0,1 a 1% em gestantes no geral. Os principais fatores de risco para o seu desenvolvimento são história prévia de pré-eclâmpsia ou de síndrome HELLP[18] e, em contraste com a pré-eclâmpsia e eclâmpsia, a nuliparidade não é um fator de risco.[30] A maioria dos pacientes que desenvolve a síndrome HELLP já apresentava hipertensão e/ou proteinúria.

Diagnóstico

Pré-eclâmpsia é o termo designado para o aparecimento de hipertensão (PA $\geq$ 140 $\times$ 90 mmHg) associada à proteinúria ou à disfunção significativa de órgão-alvo após 20 semanas de gestação e que desaparece após 12 semanas do parto.[1] Dentre as possíveis manifestações de disfunção de órgão-alvo que determinam pré-eclâmpsia sem proteinúria associada, cita-se: trombocitopenia, aumento das enzimas hepáticas, persistência de dor no hipocôndrio direito/região epigástrica, insuficiência renal, edema pulmonar ou cefaleia refratária a tratamento farmacológico.[1]

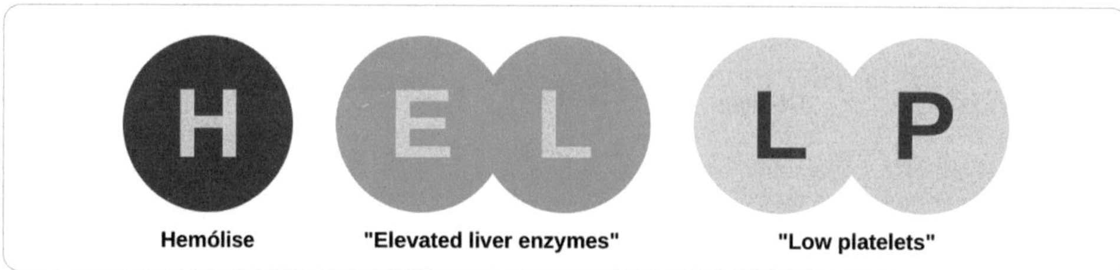

FIGURA 4 Síndrome HELLP.
Fonte: autoria própria.

Além de realizar um exame físico detalhado e anamnese completa para identificar fatores de risco e eventuais alterações relacionadas à pré-eclâmpsia, solicita-se exames laboratoriais para complementar a investigação e afastar uma possível síndrome HELLP. Dentre eles, destaca-se hemograma (para avaliar principalmente a contagem de plaquetas), creatinina, ácido úrico, aspartato aminotransferase (TGO/ASL), alanina aminotransferase (TGP/ALT), desidrogenase lática (DHL), bilirrubina total e frações. Considera-se alterados TGO/TGP > 70, creatinina > 1,1, bilirrubina total > 1,2.

A síndrome HELLP é diagnosticada a partir da classificação Tennessee, que requer evidência de hemólise, enzimas hepáticas aumentadas e contagem de plaquetas abaixo de 100.000 plaquetas/mm^3. Os critérios diagnósticos estão descritos na Tabela 2.

Para avaliar a presença de proteinúria, pode-se utilizar quatro métodos: fita de urina que detecta presença de proteínas qualitativamente; urina 1 com proteínas presentes; proteinúria 24 horas; ou relação proteína-creatinina na urina 1. A proteinúria é diagnosticada se > 300 mg na proteinúria 24 horas ou quando a relação proteína-creatinina > 0,3 g (Tabela 3).

Em pacientes com queixas epigástricas ou que apresentem alterações hepáticas, glicose, amilase, lipase e amônia séricas podem ajudar a excluir diagnósticos diferenciais.

Vale ressaltar a importância da realização de USG obstétrica para avaliar vitalidade fetal, estimar o peso fetal e a quantidade de líquido amniótico (que pode estar diminuído em doenças hipertensivas).

Conduta

Na pré-eclâmpsia, medidas conservadoras em gestações com menos de 34 semanas gestacionais podem ser tomadas em

TABELA 2 Classificação Tennessee (critérios diagnósticos para síndrome HELLP)

Para o diagnóstico de Síndrome HELLP são necessários os 3 critérios a seguir:

1. Hemólise evidenciada por pelo menos dois dos seguintes:
   - Esquizócitos em sangue periférico.
   - Bilirrubina total ≥ 1,2 mg/dL.
   - Haptoglobina ≤ 25 mg/dL ou DHL ≥ 2× o valor de referência laboratorial.
   - Anemia severa sem relato de perda sanguínea.
2. Enzimas hepáticas elevadas: AST ou ALT ≥ 2× o limite superior de normalidade.
3. Plaquetopenia: contagem de plaquetas abaixo de 100.000 células/microL.

Fonte: ACOG, 2020.[1]

TABELA 3 Proteinúria na gestação

Proteinúria na gestação:
300 mg/dL de proteína na urina de 24 horas
OU
Razão proteína-creatinina > 0,3

Fonte: ACOG, 2020.[1]

casos em que a mãe não apresente sinais de gravidade.[31] Nessas situações, realiza-se monitoramento contínuo da mãe e do feto por meio de ultrassonografias seriadas (avaliando crescimento e vitalidade fetal), controle da pressão arterial (metildopa e anlodipino) e exames laboratoriais (hemograma com contagem de plaquetas, enzimas hepáticas, creatinina) para avaliação da gravidade da pré-eclâmpsia, com exceção da proteinúria que, uma vez diagnosticada, não precisa ser avaliada novamente. A frequência da realização desses exames varia conforme a sintomatologia e achados clínicos da paciente ao longo do acompanhamento. Em geral, recomenda-se a realização de USG e dopplervelocimetria a cada 3 a 4 semanas para avaliar o crescimento e vitalidade fetais e a cada uma semana para avaliar o índice de líquido amniótico, podendo ser mais frequente dependendo da gravidade de cada caso. As contraindicações a medidas expectantes no quadro de pré-eclâmpsia são elucidadas na Tabela 4.

Assim, pacientes com mais de 34 semanas gestacionais que apresentem as contraindicações supracitadas para realização de tratamento conservador (que configuram pré-eclâmpsia com sinais de gravidade) estão indicadas para a realização do parto após estabilização materna. Nesses casos, o parto não deve ser postergado para a administração de corticoide. Por fim, pacientes com mais de 37 semanas gestacionais que apresentam hipertensão ou pré-eclâmpsia estabilizadas, mesmo sem critérios de gravidade, devem ser encaminhadas para a realização do parto, não havendo contraindicação para indução.

O sulfato de magnésio é a medicação de escolha tanto para iminência de crises convulsivas (iminência de eclâmpsia) quanto para o quadro de eclâmpsia em si, por estabilizar as membranas celulares, realizar vasodilatação cerebral e impedir a oxidação de eritrócitos. Esse medicamento pode ser ministrado pela via intramuscular ou endovenosa. Seu uso reduz a ocorrência de eclâmpsia em 30 a 60% e a mortalidade materna em 30% com risco relativo de 0,55.[26] A dose de ataque endovenosa utilizada é de 4 g em 5 a 10 minutos, com dose de manutenção de 1 a 2 g por hora durante 24 h. Se a paciente mantiver crises convulsivas durante a dose de manutenção, podem ser realizadas até 2 doses extras de sulfato de magnésio 2 g EV em 5 a 10 minutos. Se, ainda assim, persistirem as crises, pode ser necessária hidantalização ou utilização de benzodiazepínicos (lorazepam 4 mg EV com, no máximo, 2 g/min ou midazolam IM 10 mg). Os efeitos adversos do sulfato

TABELA 4 Contraindicações para conduta expectante na pré-eclâmpsia

Maternas
▪ Pressão arterial descontrolada (PAS ≥ 160 e/ou PAD ≥ 110) não responsiva a medicações ▪ Cefaleia persistente refratária a tratamento clínico ▪ Epigastralgia persistente ▪ Alterações visuais, déficits motores ou alterações sensoriais ▪ Acidente vascular cerebral ou infarto agudo do miocárdio ▪ Síndrome HELLP/eclâmpsia ▪ Lesão renal aguda ▪ Edema agudo de pulmão ▪ Sangramento vaginal em vigência de placenta prévia
Fetais
▪ Alterações de vitalidade fetal / morte fetal ▪ Persistência de fluxo diastólico final na artéria umbilical ▪ Feto sem viabilidade no momento diagnóstico (anomalias, pré-termo extremo)

Fonte: adaptada de ACOG, 2020.[1]

de magnésio estão relacionados com a sua ação de relaxamento muscular, assim, conforme a intoxicação desse medicamento os pacientes podem apresentar desde a perda dos reflexos profundos até depressão respiratória e falência cardíaca. Por esse motivo, quando prescrita essa medicação, a paciente deve ser monitorizada em ambiente de terapia intensiva para quantificar a diurese (já que o sulfato de magnésio é praticamente todo excretado via renal), controle do padrão respiratório e dos reflexos tendinosos. Além disso, é necessário prescrever gluconato de cálcio (1 g EV em 3 minutos) de forma associada para que ele esteja prontamente disponível em caso de intoxicação por sulfato de magnésio.[32] É importante ressaltar que PAS ≥ 160 e/ou PAD ≥ 110 com pelo menos um sintoma de iminência de eclâmpsia já demanda a sulfatação. Uma revisão sistemática mostrou que, de todas as mulheres que tiveram eclâmpsia, 66% apresentaram cefaleia, 27% alteração visual e 25% epigastralgia.[33]

A hidralazina e nifedipina são os agentes anti-hipertensivos mais comumente usados em casos de picos pressóricos associados a sintomatologia da pré-eclâmpsia. Seu uso está indicado em PAS ≥ 160 e/ou PAD ≥ 110 persistentes por mais de 15 minutos.[34] A hidralazina é ministrada de forma endovenosa em bomba de infusão, em dose de 5 mg a cada 20 minutos, visando uma meta pressórica de diminuição de 20 mmHg da pressão arterial média (PAM). Não se deve ultrapassar a administração de 20 mg de hidralazina (4 doses).

Em casos de convulsões, além do ajuste medicamentoso já citado anteriormente, deve haver suporte com monitorização dos sinais vitais e saturação de oxigênio, posicionamento da paciente em decúbito lateral, prevenção de broncoaspiração e fornecimento de cateter de oxigênio. Após a crise, administra-se o sulfato de magnésio para prevenção de novos episódios e indica-se a resolução da gestação. É importante ressaltar que a via de parto mais indicada é aquela mais rápida, não tendo indicação formal de parto cesáreo. Partos vaginais, então, podem ser realizados desde que a paciente esteja em trabalho de parto efetivo, mesmo após a crise.

Em relação à síndrome HELLP, o manejo é o mesmo no que diz respeito aos níveis pressóricos e a paciente deve ser estabilizada do quadro o quanto antes. Gestantes com epigastralgia ou dor em hipocôndrio direito refratárias devem ser investigadas com exames de imagem para sangramento ou ruptura hepática. A resolução da gestação é indicada quando a idade gestacional está acima de 34 semanas, quando há descolamento de placenta ou quando há morte fetal. Na ausência de todos esses critérios e de cenários clínicos urgentes (como hemorragia hepática, coagulação intravascular disseminada, edema pulmonar ou padrão cardíaco fetal anormal), o parto pode ser adiado em 48 horas para que o ciclo de corticosteroide antenatal seja completo.

Prevenção

A prevenção para pré-eclâmpsia pode ser realizada com administração de ácido acetilsalicílico (AAS) e cálcio.

O AAS está indicado em pacientes com alto fator de risco ou dois ou mais de risco moderado para o desenvolvimento da pré-eclâmpsia (ver Tabela 1). Além disso, pode-se estratificar o risco de desenvolver tal condição clínica, pelo escore desenvolvido pela Fetal Medicine Foundation, que leva em consideração, além dos fatores de risco, também a pressão arterial, a resistência da artéria uterina, o fator de crescimento placentário (PIGF) e proteína plasmática-A associada à gravidez (PAPP-A) séricos.[35] Ao utilizar esse escore, há o direcionamento para considerar a paciente de alto risco ou não e, portanto, o uso de AAS.

O uso de AAS deve ser iniciado idealmente entre 12 e 16 semanas gestacionais, podendo o início ser até 28 semanas, mas com diminuição da eficácia.[1,11] A terapia deve ser realizada com baixa dose (150 mg/dia) e mantida até a 36ª semana gestacional.[36] Estudos comprovam a associação do uso de AAS em pacientes de alto risco com a redução de pré-eclâmpsia e seus desfechos,[11] chegando a uma redução de cerca de 80% de pré-eclâmpsia grave e precoce (antes das 34 semanas).[36]

A suplementação de cálcio é indicada quando a paciente possui alto risco para o desenvolvimento de pré-eclâmpsia somada a uma baixa ingestão de cálcio na dieta. A dose indicada é de no mínimo 1.000 mg de cálcio elementar diariamente a partir da 16ª semana gestacional, até a 36ª.[37] Apesar disso, estudos mais recentes têm sugerido que essa suplementação pode ter menor importância na redução do risco de pré-eclâmpsia do que achávamos que tinha.[37] Um resumo da prevenção de pré-eclâmpsia está apresentado na Tabela 5.

Comentários sobre o caso clínico

Na primeira parte do caso, podemos constatar que a paciente tem o diagnóstico de pré-eclâmpsia. Isso porque apresenta a sintomatologia clássica (edema de membros e face associados a PA acima de 140 × 90 mmHg), em idade gestacional maior que 20 semanas, e proteinúria em exame de urina. Ela apresenta dois fatores para moderado risco de desenvolvimento de pré-eclâmpsia: idade > 35 anos e ser primigesta.

O diagnóstico obstétrico de normalidade (DON) é primigestação de feto único com idade gestacional de 24 semanas. O diagnóstico obstétrico patológico pregresso (DOPP), a princípio, é ausente, já que a paciente é primigesta. O diagnóstico obstétrico patológico atual (DOPA) é pré-eclâmpsia sem sinais de gravidade. Diagnóstico clínico cirúrgico (DCC) é desconhecido. Quanto a conduta, nesse caso, além de solicitar exames laboratoriais para definir presença de outras possíveis lesões de órgão-alvo, deve-se realizar o controle pressórico em nível ambulatorial com acompanhamento próximo da PA e acompanhamento ultrassonográfico do feto.

Na continuação do caso, a paciente evoluiu para um quadro de iminência de eclâmpsia observada pela presença de escotomas, epigastralgia e hipertensão e, por fim, a eclâmpsia com a presença de crise convulsiva tônico-clônica. Dessa forma, os diagnósticos obstétricos citados anteriormente continuam os mesmos, com exceção do DOPA, que no momento da avaliação passa a ser eclâmpsia associada a ausência de movimentação fetal. A conduta indicada para o caso é a realização do parto após estabilização clínica materna, pelo quadro

TABELA 5 Resumo da prevenção para pré-eclâmpsia

	Indicação	Início	Término	Dose
AAS	Pacientes com alto risco para pré-eclâmpsia	IG 12 a 16 semanas	IG 36 semanas	150 mg/dia
Cálcio		IG 16 semanas		1.000 mg/dia

AAS: ácido aceltilsalicílico; IG: idade gestacional.
Fonte: autoria própria.

convulsivo associado à ausência de movimentos fetais. Além disso, deve-se administrar hidralazina 20 mg a cada 30 minutos em bomba de infusão, pela pressão arterial elevada (acima de 160 × 110 mmHg), e sulfato de magnésio 4 g em 5 a 10 minutos (ataque) e 1 a 2 g por hora durante as próximas 24 h (manutenção), para prevenção de novas crises convulsivas. Quanto aos exames, solicita-se hemograma, creatinina, ácido úrico, aspartato aminotransferase (TGO/ASL), alanina aminotransferase (TGP/ALT), desidrogenase lática (DHL) e bilirrubina total e frações, para exclusão de síndrome HELLP e parâmetros de acompanhamento laboratorial.

HIPERTENSÃO CRÔNICA

CASO CLÍNICO

F.H.L., 35 anos, 18 semanas de idade gestacional segundo a ultrassonografia de 1º trimestre, vem em consulta de pré-natal. Nega medicamentos de uso contínuo e relata que sempre foi hígida, mesmo antes da gravidez.

Exame físico geral: BEG, corada, eupneica, vigil e orientada; sem edemas de face ou de membros inferiores; PA 150 × 96 mmHg. Peso: 80 kg; altura: 1,70 m.

Exame obstétrico: abdome gravídico; BCF 150 bpm.

1. **Quais são os diagnósticos obstétricos?**
2. **Qual é a sua conduta?**

Epidemiologia

Estima-se que 1 a 5% das gestações tenham complicações decorrentes de hipertensão crônica, ainda que seja um número subestimado.[38] Além disso, nos Estados Unidos, a prevalência de pacientes gestantes com hipertensão crônica em 2019 foi de 2,3%.[39] Um estudo retrospectivo realizado em um município do interior do Brasil mostrou uma prevalência de aproximadamente 25% de hipertensão crônica, fosse ela primária ou secundária.[40]

Ao longo dos últimos anos, tem-se percebido um aumento da sua prevalência, o que pode ser decorrente do avanço da idade materna e das taxas de obesidade populacional.

Outros fatores de risco para o desenvolvimento de hipertensão crônica, além da idade, é a etnia, já que a condição é mais prevalente em pacientes negras do que em brancas. A etiologia da hipertensão crônica pode ser primária ou secundária a doença renal crônica, tumores adrenais, hipertensão renovascular, entre outros.

Quadro clínico

No geral, as pacientes podem se apresentar de forma oligo/assintomática sem alterações agudas desde que a pressão arterial não esteja em níveis muito elevados.

Em pacientes com hipertensão crônica, há aumento de risco de complicações de órgão-alvo, especialmente se a pressão arterial estiver descompensada durante a gestação. As complicações maternas podem ser lesão renal aguda, edema pulmonar, pré-eclâmpsia superajuntada, acidentes vasculares cerebrais, hemorragia pós-parto, além do aumento do número de partos cesáreos, aumento do tempo de internação e morbimortalidade hospitalar. Quanto às complicações fetais, cita-se aumento da mortalidade perinatal, prematuridade, baixo peso ao nascer, necessidade de internação em unidade de cuidados intensivos, malformações congênitas.[41,42]

Diagnóstico

Hipertensão crônica é definida como a hipertensão que precede a gravidez ou está presente nas primeiras 20 semanas gestacionais ou que persiste por mais de 12 semanas pós-parto.[1]

Pacientes com hipertensão crônica tipicamente não apresentam proteinúria, contudo, o aparecimento concomitante de proteinúria sugere pré-eclâmpsia sobreposta. Normalmente, a excreção de proteína em pacientes com hipertensão crônica é normal ou menor que 1 g/dia. Valores séricos de urato podem diferenciar hipertensão crônica (valores normais) de hipertensão crônica sobreposta com pré-eclâmpsia (valores aumentados).[43]

Conduta

O objetivo de tratamento de hipertensão crônica é evitar suas complicações, como insuficiência cardíaca, isquemia miocárdica, lesão renal, acidente vascular cerebral. Deve-se estimular, portanto, orientação em relação aos seus possíveis riscos e sobre a necessidade de mudanças no estilo de vida, com a realização de atividade física, cessação de tabagismo, prevenção contra obesidade. Se apenas com as mudanças comportamentais não houver controle pressórico, o tratamento com anti-hipertensivo deve ser iniciado antes mesmo da gestação e deve ser realizado acompanhamento próximo dos níveis pressóricos com consultas de retorno pontuais. Vale a ressalva de que é necessário descontinuar anti-hipertensivos inibidores da enzima conversora de angiotensina ou bloqueadores do receptor de angiotensina antes da gravidez, pois estão associados a malformações fetais, como disgenesia renal.[44] Em substituição, então, na gestação, indica-se o manejo ambulatorial da hipertensão com uso de alfa-metildopa, via oral, 750 mg 3 vezes ao dia.

Além disso, deve-se solicitar exames para avaliar função renal, como creatinina e razão urinária de proteína-creatinina ou urina 24 horas, e avaliação cardíaca, com frequência variável a depender do quadro clínico apresentado. Deve-se, além disso, descartar causas secundárias de hipertensão como estenose de artéria renal, hiperaldosteronismo, feocromocitoma, síndrome de Cushing, dentre outros.

Preconiza-se a administração de AAS em baixa dose após 12 semanas gestacionais para prevenção da pré-eclâmpsia, já que essas pacientes apresentam risco aumentado de desenvolver tal condição clínica.[45]

Comentários sobre o caso clínico

Como a paciente apresenta níveis pressóricos alterados e idade gestacional menor que 20 semanas, considera-se que seu DOPA é de hipertensão crônica. O DON é primigestação de feto único com idade gestacional de 18 semanas. O DOPP, a princípio, é ausente, já que a paciente é primigesta. O DCC é desconhecido. Quanto à conduta, deve-se realizar controle dos níveis pressóricos tanto por estímulo de mudança do padrão de vida quanto por tratamento com anti-hipertensivo aprovado para o uso em gestante, como a metildopa.

PRÉ-ECLÂMPSIA SOBREPOSTA À HIPERTENSÃO CRÔNICA

CASO CLÍNICO

G.G.A., 32 anos, previamente hipertensa em uso de losartana antes da gestação, vem a consulta de pré-natal com 25 semanas gestacionais para mostrar resultados de exames de rotina. Diz que tem realizado acompanhamento pressórico na UBS, mas que os valores têm se apresentado mais altos que os basais de antes da gestação. É a sua segunda gravidez e, desde que descobriu a gestação atual, faz uso de vitaminas e de metildopa.

Exame físico geral: BEG, corada, eupneica, vigil e orientada; sem edemas de face ou de membros inferiores; PA 154 × 98 mmHg. Peso: 90 kg; altura: 1,69 m.

Exame obstétrico: abdome gravídico, AU 24 cm, boa movimentação fetal, tônus uterino normal; feto longitudinal, apresentação cefálica.

Exames laboratoriais relevantes: Cr 1,2 (prévia Cr 0,9); U1 com proteinúria 4+/4 (prévia 2+/4), plaquetas 90.000/mm^3.

1. **Quais são os diagnósticos obstétricos?**
2. **Qual é a sua conduta?**

Epidemiologia

A incidência de pré-eclâmpsia sobreposta à hipertensão crônica varia de 13 a 40%, e tal patologia aumenta o risco de desfechos desfavoráveis.[46] Além disso, tem-se que cerca de 2,4% das gestantes com as condições superajuntadas desenvolvem eclâmpsia.[47]

Dentre os fatores de risco para a condição, ressalta-se hipertensão crônica severa e/ou há muito tempo diagnosticada, obesidade, etnia negra, história de pré-eclâmpsia e tabagismo.[47]

Quadro clínico

O quadro clínico é muito similar ao de pacientes com hipertensão crônica, mas, particularmente, pode ser caracterizada pela presença de hipertensão resistente ou que piorou em relação ao basal durante a gestação. Além disso, pode se apresentar com aparecimento súbito de proteinúria ou aumento dos valores de proteinúria e/ou nova disfunção de órgão-alvo após 20 semanas de gestação ou permanência de hipertensão crônica no pós-parto.

Diagnóstico

Pré-eclâmpsia sobreposta à hipertensão crônica é diagnosticada em casos em que a paciente já apresenta hipertensão crônica (antes da gravidez ou em pelo menos duas aferições antes das 20 semanas gestacionais ou que persiste por 12 semanas pós-parto) e desenvolve pré-eclâmpsia durante a gestação.[1]

O diagnóstico, assim como nos outros casos, também é realizado por meio de exames laboratoriais em associação com a clínica da paciente. Contudo, é importante diferenciar a pré-eclâmpsia superajuntada com hipertensão crônica dos aumentos pressóricos fisiológicos do 3º trimestre. O diagnóstico é mais provável em casos de aumento súbito da pressão arterial que era previamente controlada ou em casos em que há necessidade de escalonamento de medidas terapêuticas para controle pressórico. Ademais, em casos do aparecimento de proteinúria ou aumento da proteinúria em pacientes que previamente já a apresentavam. Categoricamente, considera-se um aumento da proteinúria em casos que os valores da creatinina atingem 200% dos valores basais.[48]

Dentre os principais sinais/sintomas que favorecem o diagnóstico de pré-eclâmpsia sobreposta com hipertensão crônica, cita-se: aumento dos níveis pressóricos apesar de medidas anti-hipertensivas, trombocitopenia, aumento de transaminases, piora da função renal, edema pulmonar e distúrbios visuais/cerebrais. Na ausência desses sinais, o diagnóstico é menos provável.

Conduta

A conduta é similar à de pacientes com pré-eclâmpsia sem hipertensão crônica prévia. Assim, em casos severos, também se realiza sulfato de magnésio periparto para prevenção de crises convulsivas e faz-se uso de anti-hipertensivos para controle de altos valores pressóricos.

Indicação de parto é baseada em idade gestacional, severidade da doença, vitalidade materna e fetal, e progressão da doença. Estudos demonstraram que os desfechos de medidas expectantes em casos de gestação pré-termo em pré-eclâmpsia sobreposta à hipertensão crônica é similar à de casos de pré-eclâmpsia apenas.

Comentários sobre o caso clínico

Gestante de 25 semanas, previamente hipertensa controlada, com queixa de descompensação pressórica mesmo com uso de medicações anti-hipertensivas e com exames laboratoriais indicando trombocitopenia, piora da função renal e da proteinúria. O cenário sugere DOPA de pré-eclâmpsia sobreposta com hipertensão crônica. O DON é secundigestação de feto único com idade gestacional de 25 semanas. O DOPP é desconhecido, assim como o DCC.

Quanto à conduta, deve ser realizado acompanhamento próximo da gestante, com maior controle de níveis pressóricos em níveis ambulatoriais já que a paciente não apresenta sinais de gravidade no momento da avaliação.

FLUXOGRAMAS

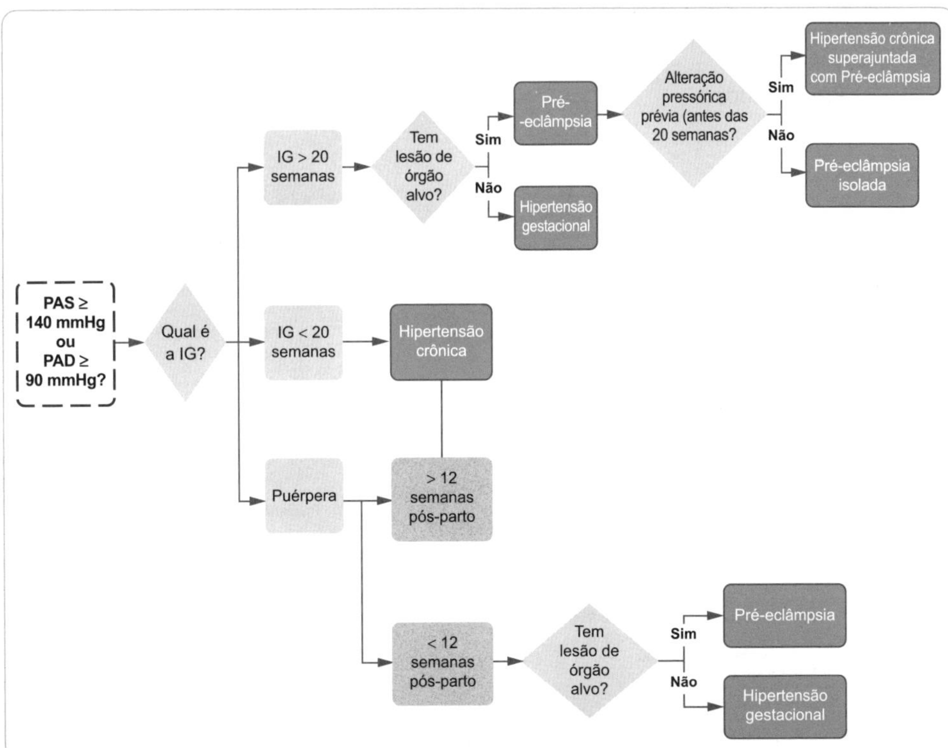

FIGURA 5 Diagnóstico diferencial.

Fonte: autoria própria

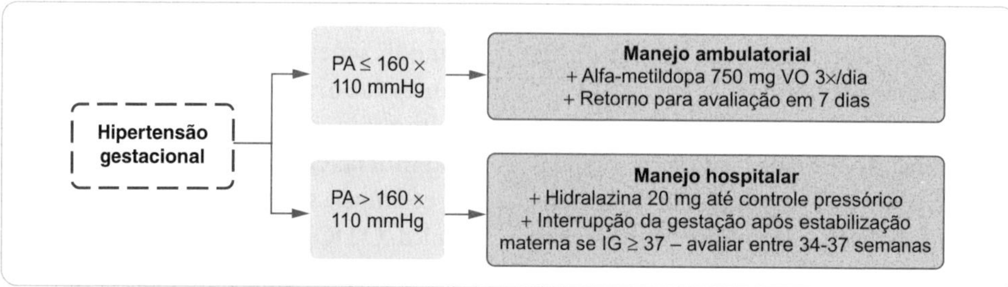

FIGURA 6 Hipertensão gestacional.

Fonte: autoria própria.

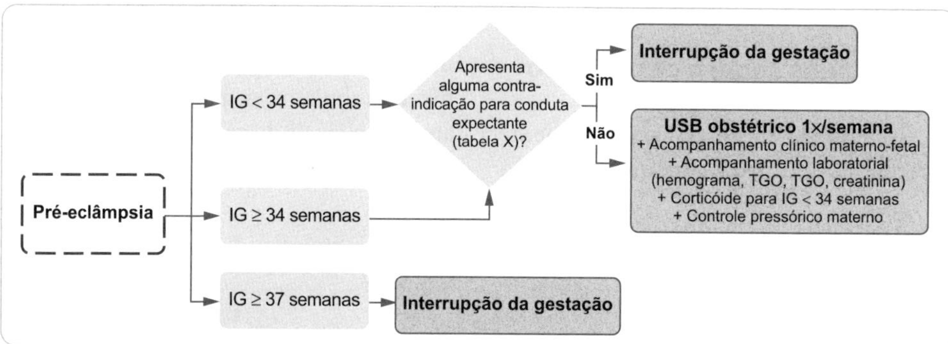

FIGURA 7 Pré-eclâmpsia.

Fonte: autoria própria.

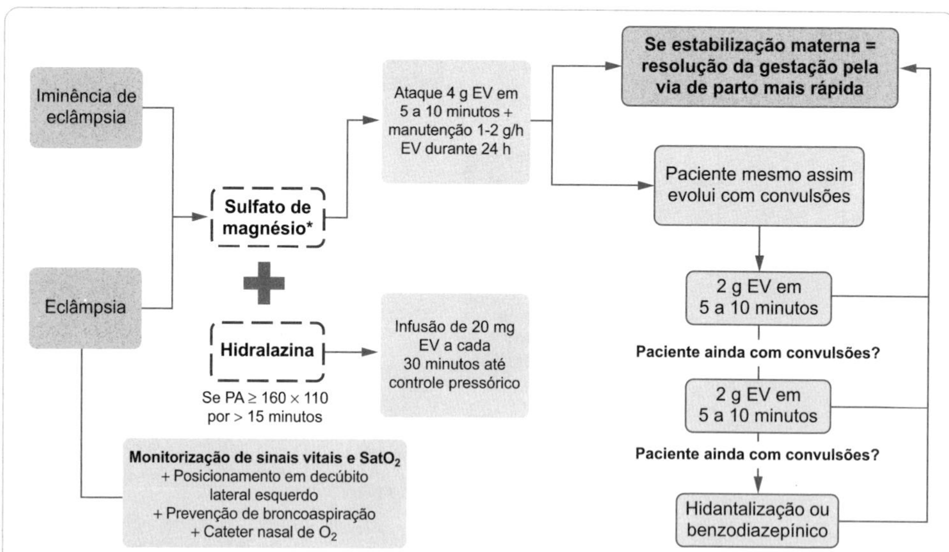

* Deixar prescrito gluconato de cálcio 1 g EV em 3 minutos em caso de intoxicação por sulfato de magnésio.

FIGURA 8 Iminência de eclâmpsia e eclâmpsia.

Fonte: autoria própria.

PERSPECTIVAS FUTURAS

O risco de desfechos desfavoráveis para pré-eclâmpsia pode ser estimado por meio de calculadoras objetivas, como a fullPIERS, que tem se inserido cada vez mais nos serviços obstétricos. Tal ferramenta estima o risco de complicações fatais, graves ou potencialmente ameaçadoras à vida dentro de 48 horas e 7 dias após a admissão hospitalar com pré-eclâmpsia. Os parâmetros levados em consideração são: idade gestacional, dor torácica, dispneia, saturação sanguínea de oxigênio, plaquetas, creatinina e TGO/TGP.[49]

Além disso, pacientes com distúrbios hipertensivos relacionados à gravidez têm maior risco de desenvolver hipertensão, doenças cardiovasculares, doença renal de estágio terminal e diabetes *mellitus* do tipo 2, em comparação às mulheres que não tiveram tais distúrbios na gestação.[50,51] Esse risco é ainda mais elevado quando duas ou mais gestações são afetadas ou quando a pré-eclâmpsia de início precoce exige parto antes de 34 semanas.[50,52]

Estudos sugerem que o aumento do risco das comorbidades cardiovasculares, metabólicas e renais pode ser atribuído a fatores genéticos e fatores de risco em comum com as doenças hipertensivas gestacionais, como obesidade, dislipidemia e distúrbios metabólicos.[33,53,55]

DEFINIÇÕES IMPORTANTES DO CAPÍTULO

- Hipertensão gestacional: hipertensão (PA ≥ 140/90) + idade gestacional ≥ 20, na ausência de alterações pressóricas prévias e lesão de órgão-alvo (proteinúria, escotomas visuais ou quaisquer outros sinais indicativos).
- Pré-eclâmpsia: hipertensão (PA ≥ 140/90) + disfunção de órgão-alvo após 20 semanas de gestação que desaparece após 12 semanas do parto.
- Hipertensão crônica: hipertensão que precede a gravidez ou está presente nas primeiras 20 semanas gestacionais ou que persiste por mais de 12 semanas pós-parto.
- Pré-eclâmpsia sobreposta à hipertensão crônica: pré-eclâmpsia em paciente que já apresenta hipertensão crônica.
- Controle pressórico com administração de hidralazina é realizado em casos de PA > 160 × 110 mmHg.
- Prevenção de pré-eclâmpsia com AAS (150 mg/dia) em pacientes de alto risco. Iniciar entre 12 e 16 semanas gestacionais.

QUESTÕES

1. (TEGO 2022) Primigesta, 33 semanas, chega à UPA com queixa de dor abdominal e náusea. Ao exame, edema de face e mãos, PA 180 × 110 mmHg, AU 29 cm, BCF 144 bpm, dinâmica uterina ausente e boa movimentação fetal. Foi solicitada a transferência da gestante para maternidade de referência e administrado sulfato de magnésio (dose de ataque). Após 20 minutos, a ambulância para a transferência chegou e a paciente mantinha PA 180 × 110 mmHg. Nesse caso, qual a conduta a ser adotada?

A. Prescrever hidralazina, 5 mg endovenoso.
B. Repetir a dose de ataque de sulfato de magnésio.
C. Prescrever nifedipina retard 20 mg, via oral.
D. Prescrever metildopa 500 mg, via oral.

Resposta correta: alternativa A.

Justificativa: paciente apresenta níveis pressóricos > 160 × 110 mmHg sendo necessário seu controle pressórico com hidralazina endovenosa.

2. (TEGO 2022) Puérpera, 3 horas pós-cesárea, com diagnóstico de eclâmpsia, recebendo 1 g/hora de sulfato de magnésio a 50%, apresentou nova crise convulsiva. Ao exame, paciente confusa, desconexa, pressão arterial de 150 × 110 mmHg. Nesse caso, a conduta é:

A. Administrar 4 g de sulfato de magnésio a 50%, intravenoso (bólus) seguido de 1 g/h por 24 horas.
B. Administrar 2 g de sulfato de magnésio a 50%, intravenoso (bólus) seguido de 2 g/h por 24 horas.
C. Administrar 2 g/h de sulfato de magnésio a 50%, intravenoso, em bomba de infusão por 24 horas.
D. Suspender sulfato de magnésio a 50% e administrar diazepam, 5 mg, intravenoso.

Resposta correta: alternativa B.
Justificativa: a paciente apresentou nova crise convulsiva enquanto recebia a dose de manutenção de sulfato de magnésio. Nesse caso, deve ser realizada dose extra de sulfato de magnésio 2 g EV em 5 a 10 minutos, com continuidade da dose de manutenção. É importante ressaltar que essa dose extra só pode ser realizada por até duas vezes e, caso as convulsões persistam, a paciente deve ser hidantalizada ou receber benzodiazepínicos.

3. (TEGO 2022) Mulher com 38 anos de idade, com antecedente de dois partos pré-termo por pré-eclâmpsia sem sinais de gravidade. É hipertensa crônica há 5 anos, em uso de anti-hipertensivo, com bom controle clínico. Refere hábitos saudáveis, com perda de 15 kg no último ano, atividade física regular 3 vezes por semana e dieta hipossódica. Deseja programar nova gestação. Nesse caso, é correto orientar que:

A. Há risco significativo de recorrência em gestação futura, sendo necessária a profilaxia para pré-eclâmpsia na gestação.
B. Considerando a idade avançada e comorbidades, uma próxima gestação está contraindicada.
C. Considerando o mau passado obstétrico e idade materna avançada, é recomendado o uso de heparina de baixo peso molecular e AAS profilática na gestação.
D. Considerando mudança de hábitos da paciente, aguardar Doppler das artérias uterinas no 1º trimestre para indicar profilaxia na gestação.

Resposta correta: alternativa A.
Justificativa: paciente apresenta fatores de risco relevantes para o desenvolvimento de pré-eclâmpsia, como gestação prévia com pré-eclâmpsia, hipertensão crônica, idade materna ≥ 35 anos, sendo, assim, indicada a profilaxia para pré-eclâmpsia na gestação que deseja programar.

4. (USP-RP 2022 adaptada) Mulher, 22 anos, previamente hígida, G2P1 (1PN) em seguimento no pré-natal com 33 semanas de gestação pela ultrassonografia. Comparece ao centro obstétrico com queixa de contrações uterinas há 2 horas. Nega perdas vaginais e relata boa movimentação fetal. Ao exame: bom estado geral, pressão arterial 160 × 110 mmHg. Abdome gravídico, AU 32cm, dinâmica ausente, BCF 150 bpm. Cardiotocografia: feto ativo. Exames laboratoriais: urina tipo 1: proteinúria ausente; creatinina: 0,7 mg/dL; Hb: 13,2 g/dL; plaquetas: 233.000/mm^3; bilirrubina total: 0,6; TGO: 26 U/L. Qual é o diagnóstico mais adequado nesse momento?

A. Hipertensão transitória.
B. Pré-eclâmpsia.
C. Hipertensão arterial crônica.
D. Hipertensão gestacional.

Resposta correta: alternativa D.
Justificativa: paciente com PAS ≥ 140 e PAD ≥ 90 mmHg e > 20 semanas gestacionais na ausência de alterações pressóricas prévias e lesão de órgão-alvo (proteinúria, escotomas visuais ou quaisquer outros sinais indicativos), sendo diagnosticada com hipertensão gestacional.

5. (Enare 2022) Primigesta de 37 anos, tabagista, idade gestacional de 34 semanas, vai à maternidade queixando-se de cefaleia intensa, epigastralgia e alterações visuais. Exame físico: AU 30 cm, MF+, DU negativa, PA 160 × 120 mmHg. O diagnóstico mais provável e a medicação indicada nesse momento são, respectivamente:

A. Síndrome HELLP e hidralazina intravenosa.
B. Eclâmpsia e benzodiazepínico.
C. Pré-eclâmpsia grave e metildopa.
D. Pré-eclâmpsia grave e sulfato de magnésio.
E. Eclâmpsia e sulfato de magnésio.

Resposta correta: alternativa D.
Justificativa: paciente apresenta quadro de iminência de eclâmpsia (cefaleia, epigastralgia e alterações visuais) sendo indicada a administração de sulfato de magnésio para prevenção da ocorrência de crises convulsivas.

REFERÊNCIAS

1. Gestational Hypertension and Preeclampsia: ACOG Practice Bulletin Summary, Number 222. Obstet Gynecol. 2020;135(6):1492-5.
2. Sibai BM. Diagnosis and management of gestational hypertension and preeclampsia. Obstet Gynecol. 2003;102(1):181-92.
3. Shen M, Smith GN, Rodger M, White RR, Walker MC, Wen SW. Comparison of risk factors and outcomes of gestational hypertension and pre-eclampsia. PLoS One. 2017;12(4):e0175914.
4. Gaillard R, Steegers EA, Hofman A, Jaddoe VW. Associations of maternal obesity with blood pressure and the risks of gestational hypertensive disorders. The Generation R Study. J Hypertens. 2011;29(5):937-44.
5. Robillard PY, Dekker GA, Hulsey TC. Primipaternities in families: is the incidence of pregnancy-induced hypertensive disorders in multigravidas an anthropological marker of reproduction? Aust N Z J Obstet Gynaecol. 1998;38(3):284-7.
6. Crowther CA, Bouwmeester AM, Ashurst HM. Does admission to hospital for bed rest prevent disease progression or improve fetal outcome in pregnancy complicated by non-proteinuric hypertension? Br J Obstet Gynaecol. 1992;99(1):13-7.
7. Corrêa RR, Gilio DB, Cavellani CL, Paschoini MC, Oliveira FA, Peres LC, et al. Placental morphometrical and histopathology changes in the different clinical presentations of hypertensive syndromes in pregnancy. Arch Gynecol Obstet. 2008;277(3): 201-6.
8. Magee LA, von Dadelszen P, Bohun CM, Rey E, El-Zibdeh M, Stalker S, et al. Serious perinatal complications of non-proteinuric hypertension: an international, multicentre, retrospective cohort study. J Obstet Gynaecol Can. 2003;25(5):372-82.
9. Abalos E, Duley L, Steyn DW. Antihypertensive drug therapy for mild to moderate hypertension during pregnancy. Cochrane Database Syst Rev. 2014;(2): CD002252.
10. Magee LA, von Dadelszen P, Rey E, Ross S, Asztalos E, Murphy KE, et al. Less-tight versus tight control of hypertension in pregnancy. N Engl J Med. 2015; 372(5):407-17.
11. Henderson JT, Whitlock EP, O'Connor E, Senger CA, Thompson JH, Rowland MG. Low-dose aspirin for prevention of morbidity and mortality from preeclampsia: a systematic evidence review for the U.S. Preventive Services Task Force. Ann Intern Med. 2014;160(10):695-703.
12. Palatnik A, Mukhtarova N, Hetzel SJ, Hoppe KK. Blood pressure changes in gestational hypertension, preeclampsia, and chronic hypertension from preconception to 42-day postpartum. Pregnancy Hypertens. 2023;31:25-31.
13. Wilson BJ, Watson MS, Prescott GJ, Sunderland S, Campbell DM, Hannaford P, Smith WC. Hypertensive diseases of pregnancy and risk of hypertension

and stroke in later life: results from cohort study. BMJ. 2003;326(7394):845.

14. Robbins CL, Dietz PM, Bombard J, Valderrama AL. Gestational hypertension: a neglected cardiovascular disease risk marker. Am J Obstet Gynecol. 2011; 204(4):336.e1-9.
15. Männistö T, Mendola P, Vääräsmäki M, Järvelin MR, Hartikainen AL, Pouta A, Suvanto E. Elevated blood pressure in pregnancy and subsequent chronic disease risk. Circulation. 2013;127(6):681-90.
16. Riise HKR, Sulo G, Tell GS, Igland J, Nygård O, Iversen AC, et al. Association between gestational hypertension and risk of cardiovascular disease among 617 589 Norwegian women. J Am Heart Assoc. 2018; 7(10):e008337.
17. Magnussen EB, Vatten LJ, Smith GD, Romundstad PR. Hypertensive disorders in pregnancy and subsequently measured cardiovascular risk factors. Obstet Gynecol. 2009;114(5):961-970.
18. van Oostwaard MF, Langenveld J, Schuit E, Papatsonis DN, Brown MA, Byaruhanga RN, et al. Recurrence of hypertensive disorders of pregnancy: an individual patient data metaanalysis. Am J Obstet Gynecol. 2015;212(5):624.e1-17.
19. Abalos E, Cuesta C, Grosso AL, Chou D, Say L. Global and regional estimates of preeclampsia and eclampsia: a systematic review. Eur J Obstet Gynecol Reprod Biol. 2013;170(1):1-7.
20. Wallis AB, Saftlas AF, Hsia J, Atrash HK. Secular trends in the rates of preeclampsia, eclampsia, and gestational hypertension, United States, 1987-2004. Am J Hypertens. 2008;21(5):521-6.
21. Giordano JC, Parpinelli MA, Cecatti JG, Haddad SM, Costa ML, Surita FG, Pinto E Silva JL, Sousa MH. The burden of eclampsia: results from a multicenter study on surveillance of severe maternal morbidity in Brazil. PLoS One. 2014;9(5):e97401.
22. Lisonkova S, Joseph KS. Incidence of preeclampsia: risk factors and outcomes associated with early-versus late-onset disease. Am J Obstet Gynecol. 2013; 209(6):544.e1-544.e12.
23. Bartsch E, Medcalf KE, Park AL, Ray JG; High Risk of Pre-eclampsia Identification Group. Clinical risk factors for pre-eclampsia determined in early pregnancy: systematic review and meta-analysis of large cohort studies. BMJ. 2016;353:i1753.
24. Marra A, Vargas M, Striano P, Del Guercio L, Buonanno P, Servillo G. Posterior reversible encephalopathy syndrome: the endothelial hypotheses. Med Hypotheses. 2014;82(5):619-22.
25. Sibai BM. Maternal and uteroplacental hemodynamics for the classification and prediction of preeclampsia. Hypertension. 2008;52(5):805-6.
26. Sibai BM. Magnesium sulfate prophylaxis in preeclampsia: Lessons learned from recent trials. Am J Obstet Gynecol. 2004;190(6):1520-6.
27. Shah AK, Rajamani K, Whitty JE. Eclampsia: a neurological perspective. J Neurol Sci. 2008;271(1-2): 158-67.
28. Paul RH, Koh KS, Bernstein SG. Changes in fetal heart rate-uterine contraction patterns associated with eclampsia. Am J Obstet Gynecol. 1978;130(2): 165-9.
29. Sibai BM, Ramadan MK, Usta I, Salama M, Mercer BM, Friedman SA. Maternal morbidity and mortality in 442 pregnancies with hemolysis, elevated liver enzymes, and low platelets (HELLP syndrome). Am J Obstet Gynecol. 1993;169(4):1000-6.
30. Audibert F, Friedman SA, Frangieh AY, Sibai BM. Clinical utility of strict diagnostic criteria for the HELLP (hemolysis, elevated liver enzymes, and low platelets) syndrome. Am J Obstet Gynecol. 1996; 175(2):460-4.
31. Report of the National High Blood Pressure Education. Program Working Group on High Blood Pressure in Pregnancy. Am J Obstet Gynecol. 2000;183:S1–22.
32. Duley L, Gülmezoglu AM, Henderson-Smart DJ, Chou D. Magnesium sulphate and other anticonvulsants for women with pre-eclampsia. Cochrane Database of Systematic Reviews. 2010;11: CD000025.
33. Berhan Y, Berhan A. Should magnesium sulfate be administered to women with mild pre-eclampsia? A systematic review of published reports on eclampsia. J Obstet Gynaecol Res. 2015;41(6):831–842.
34. Balogun OA, Sibai BM. Counseling, management, and outcome in women with severe preeclampsia at 23 to 28 weeks' gestation. Clin Obstet Gynecol. 2017; 60:183-9.
35. Risk for preeclampsia. The Fetal Medicine Foundation. Disponível em: https://fetalmedicine.org/research/assess/preeclampsia/first-trimester (Acessado em: 23 fev. 2023).
36. Rolnik DL, Wright D, Poon LC, O'Gorman N, Syngelaki A, de Paco Matallana C, et al. Aspirin versus Placebo in Pregnancies at High Risk for Preterm Preeclampsia. N Engl J Med. 2017 Aug 17;377(7):613-22.
37. Wright D, Wright A, Magee LA, Von Dadelszen P, Nicolaides KH. Calcium supplementation for the prevention of pre-eclampsia: Challenging the evidence from meta-analyses. BJOG. 2024 Feb 1.

38. Bramham K, Parnell B, Nelson-Piercy C, Seed PT, Poston L, Chappell LC. Chronic hypertension and pregnancy outcomes: systematic review and meta-analysis. BMJ. 2014;348:g2301.
39. Ford ND, Cox S, Ko JY, Ouyang L, Romero L, Colarusso T, et al. Hypertensive disorders in pregnancy and mortality at delivery hospitalization – United States, 2017-2019. MMWR Morb Mortal Wkly Rep. 2022;71(17):585-91.
40. Franceschi KG, Melere C. Prevalência de síndromes hipertensivas gestacionais em usuárias de um hospital no sul do Brasil. Rev Cuid [Internet]. 2017;8(3): 1899-906.
41. Bateman BT, Bansil P, Hernandez-Diaz S, Mhyre JM, Callaghan WM, Kuklina EV. Prevalence, trends, and outcomes of chronic hypertension: a nationwide sample of delivery admissions. Am J Obstet Gynecol. 2012;206(2):134.e1-134.e1348.
42. Panaitescu AM, Syngelaki A, Prodan N, Akolekar R, Nicolaides KH. Chronic hypertension and adverse pregnancy outcome: a cohort study. Ultrasound Obstet Gynecol. 2017;50(2):228-35.
43. Lim KH, Friedman SA, Ecker JL, Kao L, Kilpatrick SJ. The clinical utility of serum uric acid measurements in hypertensive diseases of pregnancy. Am J Obstet Gynecol. 1998;178(5):1067-71.
44. Li DK, Yang C, Andrade S, Tavares V, Ferber JR. Maternal exposure to angiotensin converting enzyme inhibitors in the first trimester and risk of malformations in offspring: a retrospective cohort study. BMJ. 2011;343:d5931.
45. US Preventive Services Task Force, Davidson KW, Barry MJ, et al. Aspirin use to prevent preeclampsia and related morbidity and mortality: US Preventive Services Task Force Recommendation Statement. JAMA. 2021;326(12):1186-91.
46. Sibai BM, Lindheimer M, Hauth J, Caritis S, VanDorsten P, Klebanoff M, et al. Risk factors for preeclampsia, abruptio placentae, and adverse neonatal outcomes among women with chronic hypertension. National Institute of Child Health and Human Development Network of Maternal-Fetal Medicine Units. N Engl J Med. 1998;339(10):667-71.
47. Chappell LC, Enye S, Seed P, Briley AL, Poston L, Shennan AH. Adverse perinatal outcomes and risk factors for preeclampsia in women with chronic hypertension: a prospective study. Hypertension. 2008;51(4):1002-9.
48. Morton A, Burke M, Jarvis E, Kumar S. Changes in proteinuria and diagnosing preeclampsia in CKD pregnancy. Pregnancy Hypertens. 2020;20:92-5.
49. von Dadelszen P, Payne B, Li J, Ansermino JM, Broughton Pipkin F, Côté AM, et al. Prediction of adverse maternal outcomes in pre-eclampsia: development and validation of the fullPIERS model. Lancet. 2011; 377(9761):219-27.
50. Mongraw-Chaffin ML, Cirillo PM, Cohn BA. Preeclampsia and cardiovascular disease death: prospective evidence from the child health and development studies cohort. Hypertension. 2010; 56(1): 166-71.
51. Dall'Asta A, D'Antonio F, Saccone G, Buca D, Mastantuoni E, Liberati M, et al. Cardiovascular events following pregnancy complicated by pre-eclampsia with emphasis on comparison between early- and late-onset forms: systematic review and meta-analysis. Ultrasound Obstet Gynecol. 2021;57(5): 698-709.
52. Theilen LH, Meeks H, Fraser A, Esplin MS, Smith KR, Varner MW. Long-term mortality risk and life expectancy following recurrent hypertensive disease of pregnancy. Am J Obstet Gynecol. 2018;219(1):107.e1-107.e6.
53. Magnussen EB, Vatten LJ, Smith GD, Romundstad PR. Hypertensive disorders in pregnancy and subsequently measured cardiovascular risk factors. Obstet Gynecol. 2009;114(5):961-70.
54. Magnussen EB, Vatten LJ, Lund-Nilsen TI, Salvesen KA, Smith DG, Romundstad PR. Prepregnancy cardiovascular risk factors as predictors of preeclampsia: population based cohort study. BMJ. 2007;335(7627):978.
55. Romundstad PR, Magnussen EB, Smith GD, Vatten LJ. Hypertension in pregnancy and later cardiovascular risk: common antecedents? Circulation. 2010; 122(6):579-84.

40
Cardiotocografia

Rômulo Gonçalves Leão
Ana Carolina Rabachini Caetano

CASO CLÍNICO

Paciente de 38 semanas foi internada para indução do parto em função de diabetes gestacional, em uso de insulina. À admissão, realizou uma cardiotocografia considerada reativa e iniciou indução com misoprostol. Após algumas horas, a paciente encontrava-se em fase ativa de trabalho de parto e em uso de ocitocina. Ao exame: altura uterina de 34 cm, dinâmica uterina presente, com 5 contrações de 50 segundos de forte intensidade em 10 minutos, colo médio 6 cm, bolsa rota espontânea, apresentação cefálica. Nesse momento, foi realizada a seguinte cardiotocografia:

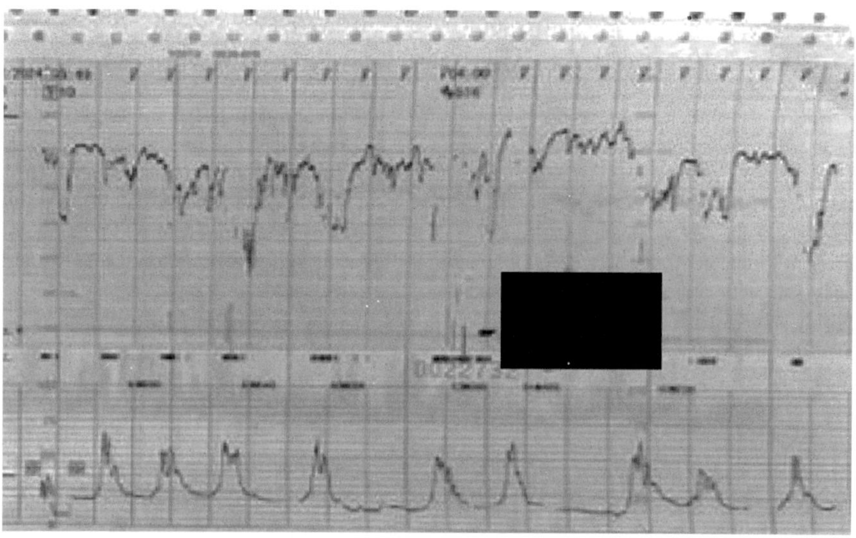

a) Qual é a categoria dessa cardiotocografia?

b) Qual é a melhor conduta para essa paciente no momento?

INTRODUÇÃO

A cardiotocografia (CTG) é um exame não invasivo e amplamente utilizado na avaliação da vitalidade fetal durante a gestação, podendo ser realizada no período anteparto, quando é nomeada cardiotocografia basal, ou no intraparto. Uma complexa interação entre complicações na gestação, perfusão uterina inadequada, insuficiência placentária e eventos intraparto pode resultar em prognóstico neonatal adverso. O principal objetivo da avaliação da vitalidade fetal é identificar o sofrimento fetal crônico ou agudo a tempo de prevenir o óbito fetal e o prognóstico neonatal adverso.

A frequência cardíaca fetal (FCF) foi um dos primeiros parâmetros biofísicos utilizados dentro do arsenal propedêutico da vitalidade fetal. O sistema nervoso autônomo, por meio dos sistemas simpático e parassimpático, controla a frequência cardíaca fetal (FCF). Quando ocorre hipóxia cerebral, as primeiras estruturas afetadas no concepto são o hipotálamo e os núcleos da base do cérebro, o que prejudica a atuação do sistema nervoso autônomo sobre o coração do feto, resultando em alterações na frequência cardíaca fetal.[1]

Quando a FCF é registrada eletronicamente, em concomitância com a dinâmica uterina e a movimentação fetal, fica estabelecido um método propedêutico chamado cardiotocografia (CTG).

Do ponto de vista técnico, a CTG é realizada por meio da utilização de dois transdutores: um para a captação da FCF e outro para a detecção das contrações uterinas e da movimentação fetal. O exame permite avaliar a relação entre a FCF e as contrações uterinas, fornecendo informações importantes sobre a condição fetal.

À medida que a CTG passou a ser empregada, parâmetros e definições foram estabelecidos a fim de padronizar a avaliação e a interpretação dos traçados. O método ganhou enorme popularidade, provavelmente por ser de fácil execução e repetição, ser praticamente inócuo, proporcionar interpretação imediata, ter baixo custo e auxiliar na observação de fetos com oxigenação insuficiente.[2]

No entanto, alguns aspectos devem ser considerados, como a dificuldade de uniformidade na interpretação dos traçados, levando a uma ampla variação interobservador e intraobservador. Além disso, apesar de altamente sensível, a cardiotocografia apresenta baixa especificidade, tendo uma alta taxa de resultados falso-positivos para acidose, pois se trata de um método de rastreamento.

Nesse contexto, a Federação Internacional de Ginecologia e Obstetrícia (FIGO), o Colégio Americano de Ginecologia e Obstetrícia (ACOG) e a Federação Brasileira das Associações de Ginecologia e Obstetrícia (Febrasgo) têm diretrizes bem-definidas para o uso da CTG na prática obstétrica. Essas diretrizes incluem orientações sobre o momento ideal para a realização da CTG, a interpretação dos resultados e as medidas terapêuticas a serem tomadas em caso de anormalidade. Todavia, apesar de ser um exame realizado rotineiramente, as evidências da eficácia da CTG anteparto e intraparto na redução da morbidade e mortalidade perinatal são limitadas nas gestações de risco habitual. Estudos têm demonstrado que a CTG é uma ferramenta importante para avaliação do bem-estar fetal, principalmente em gestações consideradas de alto risco.[3]

Diante da importância da CTG na prática obstétrica, este capítulo tem como objetivo fornecer uma visão geral sobre a técnica, incluindo suas principais indicações, os parâmetros avaliados, a interpretação dos resultados e a conduta obstétrica mais apropriada.

INDICAÇÕES

Cardiotocografia anteparto

A indicação para a realização da cardiotocografia anteparto ocorre sempre que há um aumento no risco de morte fetal durante a gestação. Na maioria dos casos, ela pode ser iniciada a partir das 32 semanas. Entretanto, em gestações com múltiplos fatores de risco ou com fatores de risco particularmente graves (como diabetes, hipertensão arterial grave, restrição do crescimento intrauterino etc.), a avaliação pode ser iniciada a partir das 26 semanas de gestação. O Colégio Americano de Obstetras e Ginecologistas considera a cardiotocografia anteparto uma boa ferramenta de avaliação fetal em diversas condições maternas, como síndromes hipertensivas, diabetes, colagenoses, trombofilias, cardiopatias, nefropatias, entre outras.[4] Além disso, também é recomendada em condições relacionadas à gravidez, incluindo aloimunização, gestação prolongada, oligoidrâmnio/polidrâmnio, crescimento intrauterino restrito, antecedentes de óbito intrauterino, diminuição dos movimentos fetais, alteração dopplervelocimétrica e gestação múltipla.

Cardiotocografia intraparto

A realização de cardiotocografia de modo rotineiro na admissão de pacientes de risco habitual em trabalho de parto pode estar associada ao aumento da taxa de cesariana, sem melhora do resultado perinatal. Portanto, faltam evidências que justifiquem o seu uso, muito embora seja um procedimento amplamente empregado. Dados americanos demonstram que 85% dos fetos nascidos vivos nos Estados Unidos são assistidos pelo exame, fazendo deste o procedimento obstétrico mais comum.

Faltam evidências consistentes que confirmem um benefício real no uso rotineiro da cardiotocografia contínua, seja em parturientes com alto ou baixo risco de hipóxia intrauterina. Uma revisão sistemática, que comparou a cardiotocografia contínua com a ausculta intermitente, observou uma redução na taxa de convulsão neonatal, sem alteração da taxa de mortalidade perinatal, paralisia cerebral, taxa de cesariana ou parto instrumentalizado.[5] Apesar disso, quando disponível, sugere-se que a monitorização contínua possa ser considerada em situações de maior risco para hipóxia/acidose fetal, como alteração na ausculta intermitente, presença de líquido meconial, ruptura prolongada de membranas, febre intraparto, sangramento anteparto, uso de ocitocina ou analgesia de parto, trabalho de parto prolongado, cesariana prévia, doenças maternas que possam afetar a oxigenação fetal (diabetes, pré-eclâmpsia, colestase gravídica, entre outras), oligoâmnio, alterações no Doppler e crescimento intrauterino restrito. Quando usado de maneira intermitente, a duração do exame é de cerca de 20 minutos, podendo ser prolongado em casos suspeitos.

TÉCNICA

A CTG é um exame não invasivo que envolve a monitorização da FCF e das contrações uterinas por meio de transdutores. Um transdutor é colocado no abdome da mãe, sobre a região onde se encontra o coração fetal, a fim de detectar a FCF, utilizando, para isso, ondas sonoras de alta frequência. O segundo transdutor, posicionado na região do fundo do útero, detecta as contrações uterinas por meio da pressão exercida durante as contrações, além de também detectar as movimentações fetais. Esses sinais são transmitidos a um monitor, que gera um registro gráfico das informações (Figura 1).

São recomendadas as seguintes medidas para a realização da CTG:

- Explicar para paciente o motivo do exame e como ele é realizado.[3]
- Aferir pressão arterial (PA), pulso e temperatura materna (fatores que podem interferir no resultado do exame).[3]
- Posicionar a gestante de lado, em posição semideitada (*semi-Fowler* – 30° a 35°), na posição de Fowler (45°) ou sentada. Em média, no anteparto, a avaliação dura cerca de 20 minutos, podendo ser necessário um tempo adicional de até 30 minutos para confirmar qualquer anormalidade.[3]
- A paciente não deve ter fumado ou feito uso de medicamentos que possam interferir no resultado do exame até uma hora antes da realização do teste.[3]
- Palpar o abdome e verificar se o transdutor do toco está abaixo do fundo uterino, em uma região de consistência firme.
- Ligar o cardiotocógrafo e procurar o foco para colocação do transdutor Doppler, na pele previamente lubrificada com pouca quantidade de gel.
- Ajustar a linha de base do toco a 20 mmHg.
- Marcar no papel de registro todos os eventos ocorridos durante o teste (dados vitais e sintomas maternos, entre outros).
- Preencher os dados da gestante e do exame.

É importante salientar que se deve evitar um longo período de jejum antes da realização do exame.

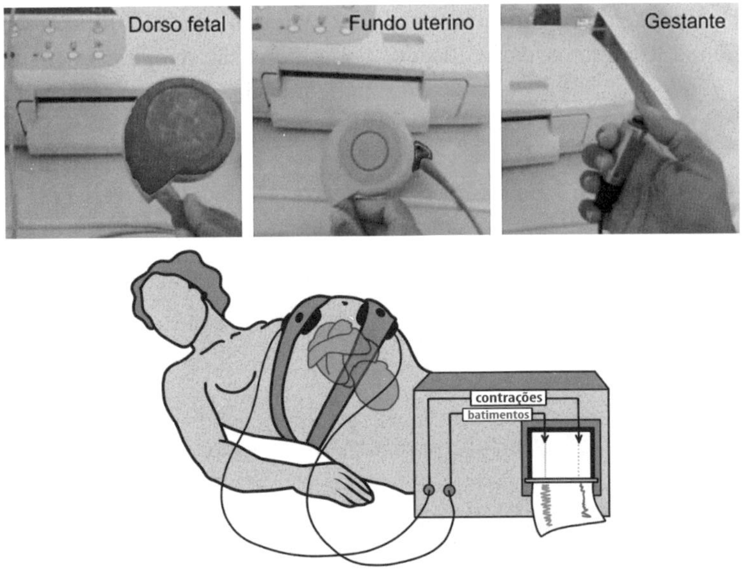

FIGURA 1 Demonstração do posicionamento dos transdutores e leitura.
Fonte: autoria própria.

PARÂMETROS E NORMAS DA CARDIOTOCOGRAFIA

Neste momento, é fundamental que se compreenda quais são os parâmetros avaliados e os achados de normalidade antes de discutirmos os achados anormais. Utilizaremos os parâmetros e a nomenclatura descritos no *guideline* do ACOG, publicado em 2008.

O registro da CTG é dividido em três bandas (Figura 2): a cardiotocográfica (superior, em azul) registra a FCF; a actotocográfica (inferior, em vermelho) registra as contrações uterinas e a movimentação fetal; e a banda intermediária (em laranja) contém informações sobre dia e hora do exame e velocidade do traçado no papel (no Brasil, geralmente 1 cm/min).

Parâmetros da banda actotocográfica

1) Registro das contrações uterinas: avaliado principalmente no exame intraparto, por pelo menos 30 minutos, e classificado como:

- Normal: ≤ 5 contrações em 10 minutos.
- Taquissistolia: > 5 contrações em 10 minutos.

Parâmetros da banda cardiotocográfica

1) Linha de base: média da FCF com variação de até 5 bpm em um segmento de 10 minutos de duração, excluindo mudanças na FCF periódicas ou episódicas, períodos de variabilidade acentuada e segmentos em que a linha de base difere mais de 25 bpm. A linha de base deve ser de, no mínimo, 2 minutos em quaisquer 10 minutos do traçado.[2,4,6]

- Normal: linha de base entre 110 e 160 bpm.
- Taquicardia: linha de base superior a 160 bpm.
- Bradicardia: linha de base inferior a 110 bpm.

2) Variabilidade: flutuações na linha de base que são irregulares em amplitude e frequência. A Figura 3 exemplifica os tipos

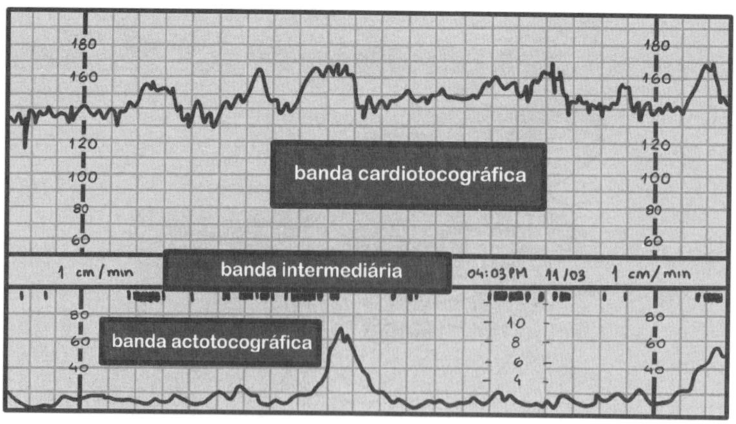

FIGURA 2 Bandas na cardiotocografia.
Fonte: autoria própria.

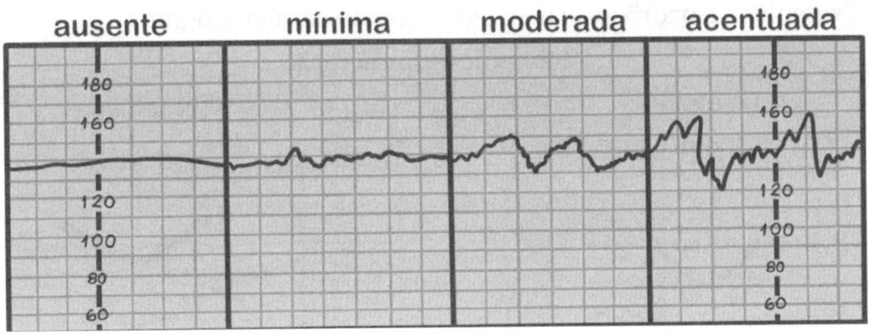

FIGURA 3 Tipos de variabilidade.
Fonte: autoria própria.

de variabilidade, que é quantificada visualmente como a oscilação em batimentos por minuto:[2,4,6]

- Ausente: amplitude indetectável.
- Mínima: amplitude ≤ 5 bpm.
- Moderada (normal): amplitude varia de 6 a 25 bpm.
- Acentuada: amplitude > 25 bpm.

3) Aceleração: aumento abrupto (do início ao pico em menos de 30 segundos) da FCF.[2,4,6]

- Antes da 32ª semana: aumento abrupto da FCF com ápice ≥ 10 bpm e duração ≥ 10 s.
- Após a 32ª semana: aumento abrupto da FCF com ápice ≥ 15 bpm e duração ≥ 15 s.

4) Desaceleração: representa a queda do nível da linha de base. Há quatro tipos de desaceleração (Tabela 1):[2,4,6]

A. **Desaceleração precoce:** queda gradual (mais de 30 segundos para atingir o nadir) e simétrica da FCF, com retorno à linha de base, associada à contração uterina. O nadir da desaceleração ocorre no mesmo momento que o ápice da contração. Esse tipo de desaceleração é fisiológica e decorrente do reflexo vagal gerado pela compressão do polo cefálico na contração uterina.

B. **Desaceleração tardia:** queda gradual e simétrica da FCF, com retorno à linha de base, associada à contração uterina. Caracteriza-se pela presença de decalagem, com o nadir da desaceleração ocorrendo após o ápice da contração. O início, o nadir e o retorno da FCF ocorrem após o começo, o ápice e o final da contração, respectivamente.

C. **Desaceleração variável:** queda abrupta (menos de 30 segundos para atingir o nadir) da FCF, com nadir ≥ 15 bpm e duração entre 15 s e 2 min. Pode ou não ter relação com as contrações uterinas. Quando a desaceleração variável está associada às contrações uterinas, seu início, profundidade e duração geralmente variam com as sucessivas contrações uterinas.

D. **Desacelerações prolongadas:** queda da FCF com nadir ≥ 15 bpm e duração entre 2 min e 10 min. Se a desaceleração durar mais do que 10 minutos, é considerada mudança da linha de base.

5) Padrão sinusoidal: apresenta ondulações da linha de base com ausência de variabilidade, com uma frequência de 3 a 5 ciclos por minuto e que persiste por 20 minutos ou mais. A Figura 4 exemplifica o padrão sinusoidal.[2,4,6]

TABELA 1 Exemplos de padrões de desaceleração na cardiotocografia

Padrões de desaceleração	
(a) Precoce	(b) Tardia
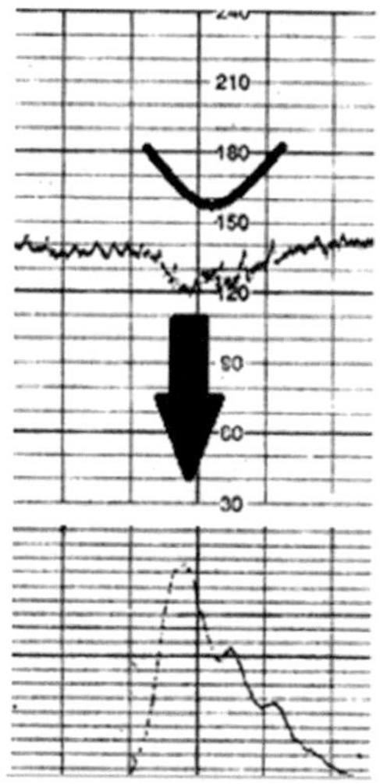	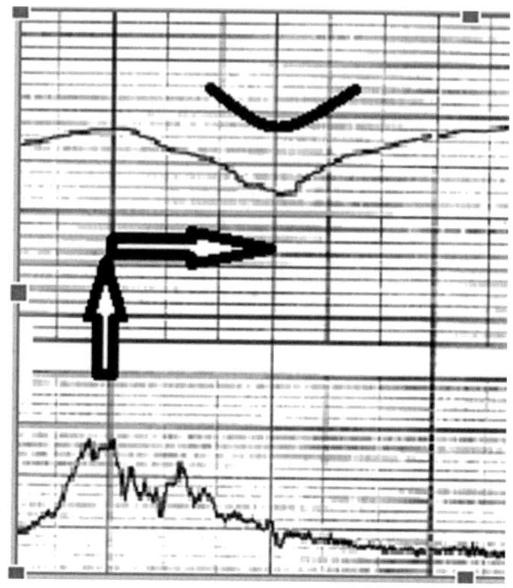
(c) Variável	(d) Prolongada
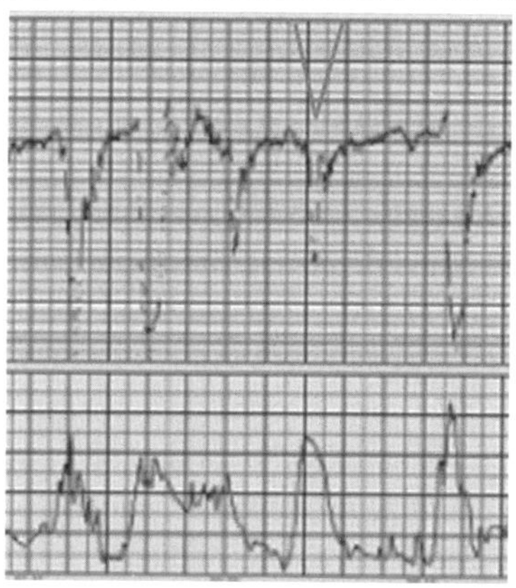	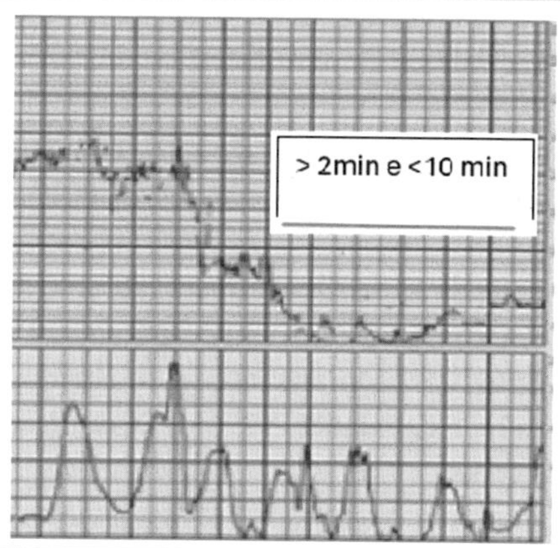

Fonte: (a) Imagem de acervo do autor; (b) Maeda (2018);[7] (c,d) Ayres-de-Campos et al. (2015).[8]

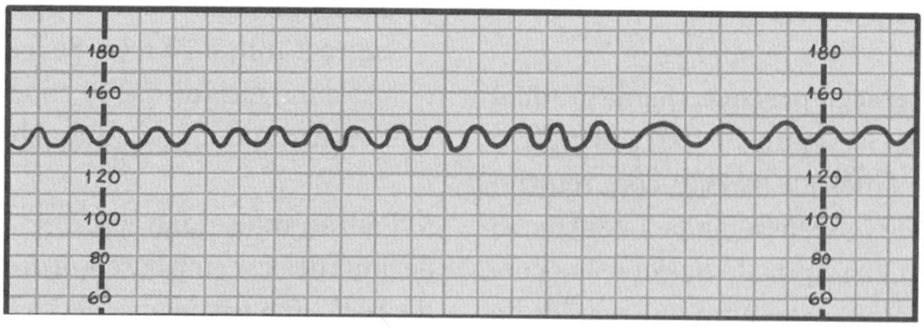

FIGURA 4 Padrão sinusoidal.

Fonte: autoria própria.

TABELA 2 Parâmetros avaliados na cardiotocografia

Linha de base	110-160 bpm
Variabilidade	Ausente Mínima (0-5 bpm) Normal (6-25 bpm) Aumentada (> 25 bpm) Padrão sinusoidal
Acelerações transitórias	↑ 15 bpm/15 (> 32 sem) ou ↑ 10 bpm/10 (< 32 sem)
Desacelerações	Precoces (reflexo vagal) Tardias Variáveis Prolongadas

Fonte: autoria própria.

INTERPRETAÇÃO E CLASSIFICAÇÃO DA CTG

A interpretação e classificação da CTG requer a utilização de critérios bem-estabelecidos e difere se o exame é realizado no anteparto, quando o feto não está sendo submetido ao estresse das contrações uterinas, que diminuem a pO_2, do exame realizado no intraparto. A seguir, explicaremos sobre a interpretação e classificação do exame anteparto e intraparto.

Cardiotocografia anteparto

A existência de acelerações transitórias (AT) da FCF é referida como reatividade. O resultado do exame é classificado como reativo ou não reativo. Se não forem identificadas duas acelerações dentro de um período de 20 minutos, o exame deve ser prolongado por até 40 minutos para uma análise conclusiva.[9]

- Reativo: duas ATs ou mais em 20 minutos (Figura 5).
- Não reativo: ausência de AT por mais de 40 minutos.

Para gestações com menos de 32 semanas, são consideradas transitórias as acelerações da FCF que atingem ou excedem 10 bpm por 10 segundos ou mais.

Nos casos de CTG não reativa, a abordagem de avaliação deve ocorrer de acordo com as condições clínicas específicas da gestante e com a gravidade das alterações encontradas no exame. Em geral, é recomendado prolongar o período de observação, considerar estímulo externo ou complementar com Doppler e/ou perfil biofísico fetal.[9]

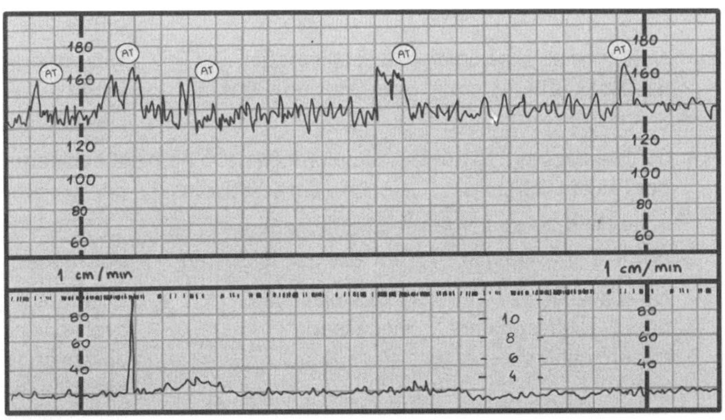

FIGURA 5 Cardiotocografia anteparto padrão reativo com diversas acelerações transitórias (AT).
Fonte: autoria própria.

Recentemente, com base nos critérios utilizados para categorizar a cardiotocografia intraparto, uma nova classificação para o exame anteparto tem sido proposta. Essa classificação, apresentada na Tabela 3, divide os exames anteparto em: normais, suspeitos ou anormais. É importante ressaltar que essa nova classificação ainda não é consenso na literatura nacional e internacional.[2,6]

Cardiotocografia intraparto

A interpretação da cardiotocografia intraparto deve levar em consideração o caso que está sendo estudado, valorizando todos os dados clínicos pertinentes ao trabalho de parto e as informações dos antecedentes obstétricos da paciente.[10]

Há diversas classificações do traçado intraparto na literatura, sendo uma das mais utilizadas no Brasil a que utiliza os parâmetros detalhados anteriormente e divide os exames intraparto em três categorias:[6]

- **Categoria I – traçado normal:** forte preditor do estado ácido-base fetal normal no momento da observação. Pode ser monitorado de maneira rotineira e não exige nenhuma conduta específica.[6]
- **Categoria II – traçado indeterminado:** não é preditivo de estado ácido-base alterado, mas não apresenta critérios para que possa ser classificado nas categorias I ou III. Necessita avaliação, vigilância contínua e reavaliação, levando em conta as circunstâncias clínicas envolvidas.

TABELA 3 Classificação da cardiotocografia anteparto

Classificação da cardiotocografia anteparto			
	Antiga reativa	**Antiga não reativa**	
Parâmetro	**CTG normal**	**CTG atípica ou indeterminada**	**CTG anormal**
Linha de base	110 - 160 bpm	100-110 bpm > 160 bpm < 30 min Elevação da linha de base	Bradicardia < 100 bpm Taquicardia > 160 bpm por 30 min Linha de base irregular
Variabilidade	6-25 bpm ≤ 5 bpm por < 40 min	≤ 5 bpm por 40-80 min	≤ 5 bpm por ≥ 80 min ≥ 25 bpm por > 10 min Sinusoidal
Desacelerações	Nenhuma ou ocasional/ variável < 30 s	Desacelerações variáveis por 30-60 s	Desacelerações variáveis > 60 s Desaceleração tardia
Acelerações (> 32 sem)	≥ 2 acelerações ≥ 15 bpm por 15 s em < 40 min	≤ 2 acelerações ≥ 15 bpm por 15 s em 40-80 min	≤ 2 acelerações ≥ 15 bpm por 15 s em > 80 min
Acelerações (< 32 sem)	≥ 2 acelerações ≥ 10 bpm por 10 s em < 40 min	≤ 2 acelerações ≥ 10 bpm por 10 s em 40-80 min	≤ 2 acelerações ≥ 10 bpm por 10 s em > 80 min
Ação	Nova avaliação opcional baseada no quadro clínico	Nova avaliação necessária	Conduta **urgente:** avaliação completa com ultrassonografia e perfil biofísico fetal. Alguns casos terminarão em interrupção da gestação

Fonte: adaptada de Oliveira CA et al. (2020).[2]

Em alguns casos, testes auxiliares devem ser realizados para verificar o bem-estar fetal, e medidas de ressuscitação intrauterina podem ser utilizadas.[6]

- **Categoria III – traçado anormal:** está associado a um estado ácido-básico fetal anormal no momento da observação. Necessita de avaliação imediata. Dependendo da situação clínica, esforços para imediatamente reverter o padrão anormal podem incluir, entre outras medidas, oxigenação materna, mudança de decúbito materno, suspensão de drogas indutoras de trabalho de parto, tratamento da hipotensão materna e da taquissistolia. A interrupção imediata está indicada se não houver reversão em poucos minutos.[6]

A Tabela 4 resume os parâmetros de cada categoria e a conduta recomendada. A Tabela 5 apresenta exemplos de cardiotocografias de cada categoria.

TABELA 4 Conduta de acordo com parâmetros obtidos

Categorias da cardiotocografia e condutas	
Classificação NICHD/ACOG	**Interpretação e manejo**
Categoria I	
Deve incluir todas as seguintes variáveis: ▪ Linha de base 110-160 bpm ▪ Variabilidade moderada ▪ Sem desacelerações tardias ou variáveis ▪ Com ou sem desacelerações precoces ou acelerações transitórias	**Traçado normal** ▪ Altamente preditivo de ausência de hipóxia ou acidose no momento do exame ▪ Sem necessidade de intervenção
Categoria II	
▪ Bradicardia sem variabilidade ausente ▪ Taquicardia ▪ Variabilidade mínima ou aumentada ▪ Variabilidade ausente sem desacelerações recorrentes ▪ Ausência de aceleração após estímulo fetal ▪ Desacelerações variáveis recorrentes, com variabilidade mínima ou moderada ▪ Desacelerações prolongadas ▪ Desacelerações tardias recorrentes, com variabilidade moderada ▪ Desacelerações variáveis com outras características: retorno lento à linha de base, *overshoot* e *shoulder*	**Traçado indeterminado** ▪ Baixa probabilidade de hipóxia e acidose ▪ Necessita de acompanhamento e reavaliação após instituição de medidas de reanimação uterina ▪ Corrigir causas reversíveis, manter monitorização contínua ou uso de outros métodos de avaliação da oxigenação fetal, se disponível
Categoria III	
▪ Variabilidade ausente com desacelerações tardias ou variáveis recorrentes ou bradicardia ▪ Padrão sinusoidal	**Traçado anormal** ▪ Alta probabilidade de hipóxia e acidose ▪ Corrigir causas reversíveis e adicionar outros métodos de avaliação da oxigenação fetal, se disponíveis (exceto em situações emergenciais, como descolamento prematuro de placenta, ruptura uterina, prolapso de cordão) ▪ Indicada interrupção imediata se não houver reversão em poucos minutos

Fonte: adaptada de Macones et al. (2008).[11]

TABELA 5 Exemplos de classificação de cardiotocografia

(a) Categoria I

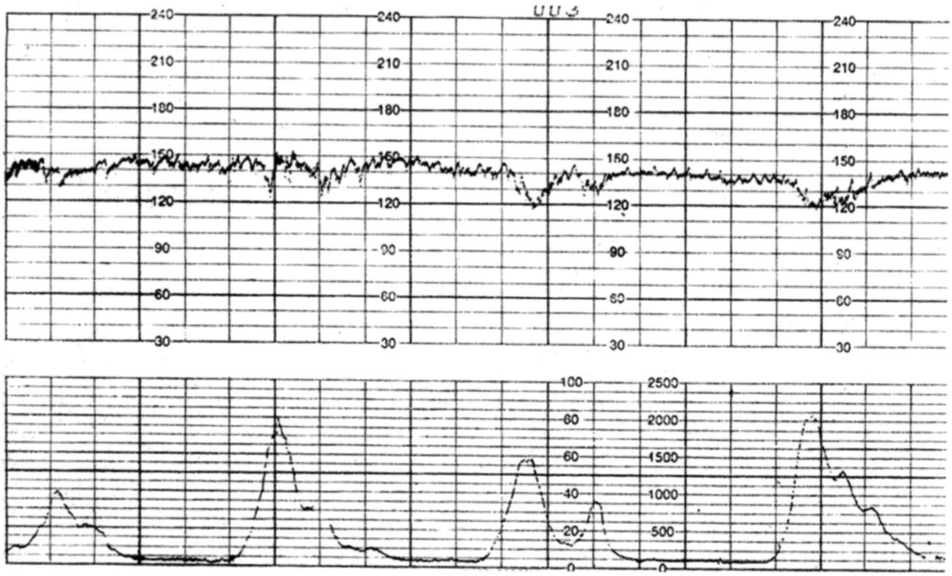

(b) Categoria II

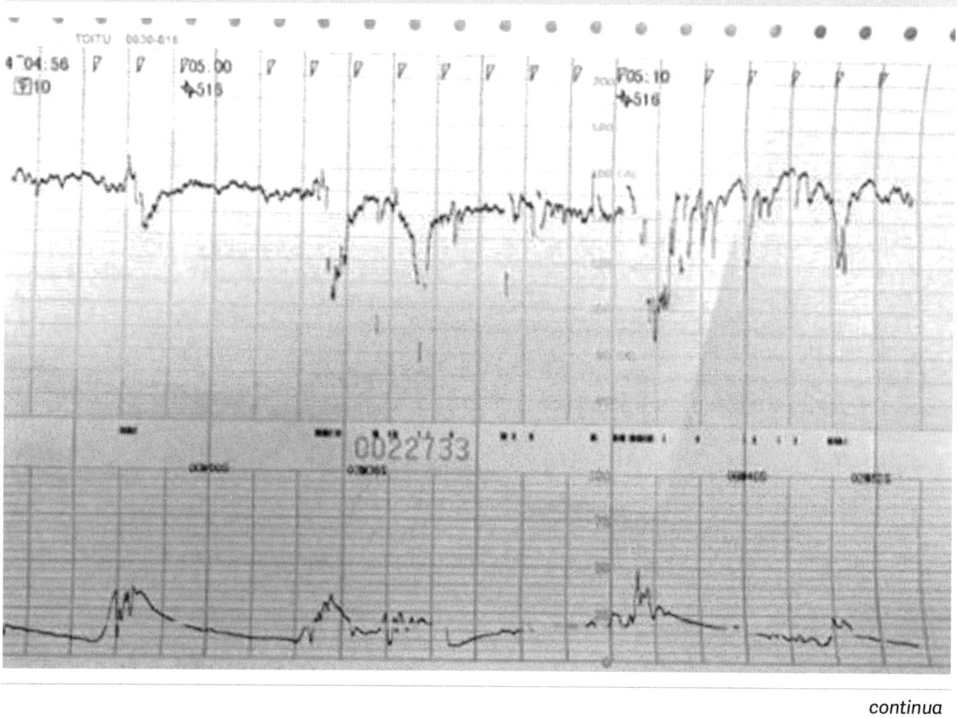

continua

TABELA 5 Exemplos de classificação de cardiotocografia (*continuação*)

(c) Categoria III

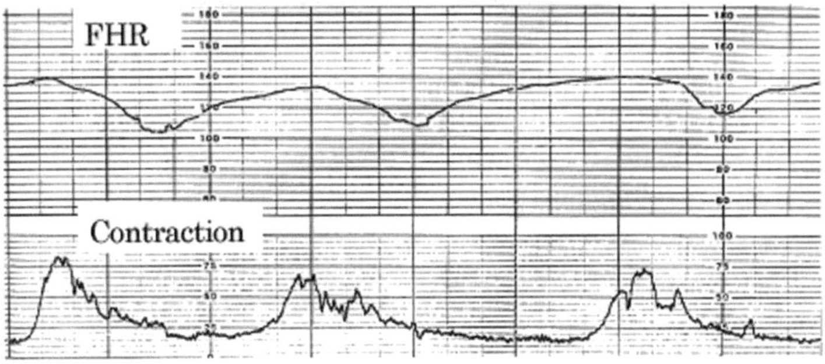

Fonte: (a, b) acervo do autor, (c) Maeda (2018).[7]

É importante ressaltar que a CTB informa o estado metabólico fetal apenas no momento do exame e que os traçados podem e irão mudar no decorrer do tempo. O traçado da FCF pode mudar entre as categorias dependendo da situação clínica e das condutas adotadas. Enquanto a presença de acelerações geralmente assegura que o feto não está em acidemia, sua ausência é considerada normal no exame intraparto, já que o feto se encontra sob o estresse das contrações.[6]

A variabilidade é o parâmetro que mais se correlaciona com o pH fetal. Variabilidade moderada geralmente indica ausência de acidose, mesmo quando associada a desacelerações. Já a variabilidade ausente está frequentemente relacionada a um padrão terminal, enquanto a variabilidade mínima pode estar associada à acidemia, especialmente na ausência de aceleração e na presença de desacelerações tardias e variáveis. Nos casos duvidosos, deve-se descartar período de sono fetal — realizando estímulo vibroacústico ou estímulo ao polo cefálico fetal por meio do toque vaginal —, uso de medicamentos (opioides, sulfato de magnésio), prematuridade extrema, infecções e malformações neurológicas e cardíacas fetais. A variabilidade acentuada ainda tem um significado indeterminado na literatura, podendo ocorrer em função de movimentação fetal intensa ou de uma resposta de depressão a um evento hipóxico agudo.[9,10]

As desacelerações são consideradas recorrentes quando ocorrem em mais de 50% das contrações uterinas. **Desacelerações precoces** não têm significado clínico e acontecem em decorrência de um reflexo vagal pela compressão do polo cefálico na contração uterina. **Desacelerações tardias** geralmente são decorrentes de resposta reflexa à hipóxia mediada pelos quimiorreceptores. **Desacelerações variáveis** são as que ocorrem com maior frequência e, a depender das características, podem estar mais ou menos relacionadas à acidemia fetal. As de melhor prognóstico são as que apresentam uma pequena aceleração em ombro antes e depois da desaceleração, com queda e recuperação rápidas, além de presença de variabilidade; geralmente correspondem às desacelerações provocadas por compressão do cordão umbilical, com aumento da pressão arterial e ativação de barorreceptores.[6,12]

Os demais tipos são considerados de pior prognóstico e podem estar associados à acidose fetal, especialmente se a duração for maior que 60 segundos e a queda for maior que 60 bpm (ou alcançando 60 bpm). Outros achados sugestivos incluem perda da aceleração antes e/ou após a desaceleração, perda da variabilidade durante a desaceleração, recuperação lenta ou ausência de recuperação à linha de base, seguida de taquicardia compensatória (*overshoot*), ou morfologia geminada. **Desacelerações prolongadas** podem ocorrer por reflexo vagal ou como resultado de eventos graves, como prolapso do cordão, ruptura uterina, descolamento prematuro de placenta, ruptura de vasa prévia. O prognóstico é pior se associada à variabilidade mínima ou ausente.[6,10]

CTG COMPUTADORIZADA

A CTG convencional apresenta limitações. Embora seja altamente sensível na identificação de casos de acidose fetal, sua especificidade é baixa, resultando em uma maior taxa de falso-positivos. Além disso, a concordância entre observadores e mesmo entre leituras repetidas pelo mesmo observador pode ser baixa. Nesse sentido, a CTG computadorizada surge como um avanço para diminuir a subjetividade na interpretação dos traçados. A modalidade externa é mais utilizada, oferecendo uma monitorização não invasiva que registra os batimentos cardíacos fetais com razoável precisão.[6,13]

A CTG computadorizada possibilita uma interpretação fina e precisa das oscilações batimento a batimento da frequência cardíaca fetal, o que não é possível com o método visual utilizado na CTG convencional. A análise e quantificação das micro-oscilações, conhecidas como *short-term variation* (STV), são características dessa abordagem. As micro-oscilações refletem as alterações da frequência cardíaca fetal batimento a batimento e estão relacionadas ao nível de oxigenação do feto. Elas são classificadas como normal (STV > 4 ms), anormal (STV entre 3 e 4 ms) ou terminal (STV < 3 ms), indicando diferentes níveis de oxigenação. Embora seja mais precisa, a interpretação inicial da CTG computadorizada segue os mesmos critérios da CTG convencional, levando em consideração acelerações, desacelerações, macro-oscilações (*long-term variation* – LTV) e frequência cardíaca basal. A mensuração da micro-oscilações permite uma melhor avaliação de fetos suspeitos, classificados com base nos indicadores convencionais.[13]

Apesar de a CTG computadorizada oferecer a possibilidade de avaliar parâmetros que não são mensuráveis pela análise visual, como a micro-oscilação, ainda não há evidências atuais de que a diferenciação entre a STV (micro-oscilação) e a LTV (macro-oscilação) tenha significado clínico comprovado.

Todavia, é importante ressaltar que existem desacelerações espontâneas de frequência cardíaca fetal, STV reduzido (< 3 ms) na CTG computadorizada ou fluxo atrial reverso no Doppler do ducto venoso. Assim, convém frisar que a STV tem sido particularmente útil na avaliação da restrição do crescimento fetal. Nesses casos, a STV pode fornecer informações valiosas sobre o bem-estar fetal, permitindo aos médicos monitorar de perto o crescimento e desenvolvimento do feto, a fim de identificar possíveis complicações e tomar decisões clínicas para otimizar os resultados tanto para a mãe quanto para o bebê.[14]

A CTG computadorizada representa um avanço na monitorização da vitalidade fetal durante o trabalho de parto, contribuindo para uma interpretação mais precisa dos traçados da frequência cardíaca fetal. No entanto, é essencial que os profissionais médicos estejam cientes das limitações do método e considerem outras informações clínicas relevantes para uma avaliação completa da saúde do feto.[13,15]

FLUXOGRAMA

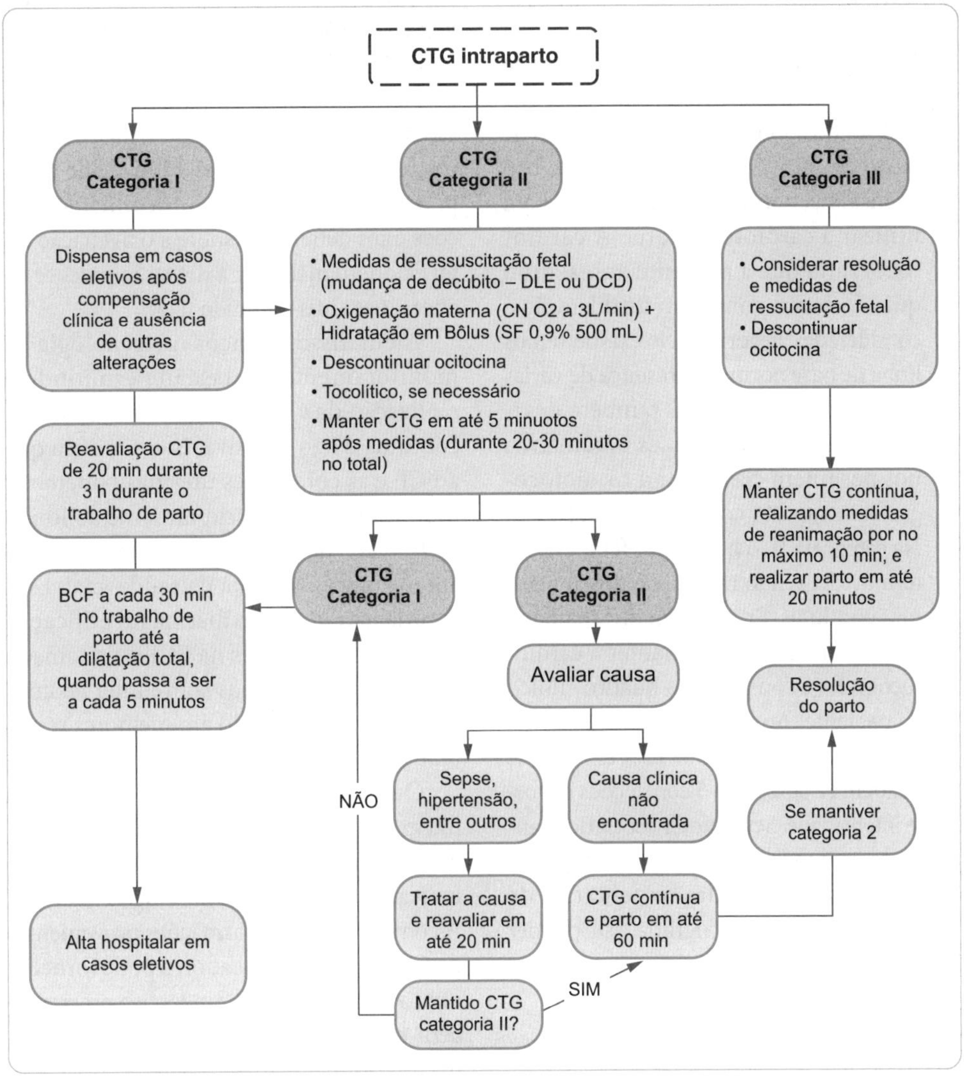

Fonte: Marcones et al., 2008.[11]

CONSIDERAÇÕES FINAIS

A cardiotocografia é o método mais utilizado no mundo todo, objetivando a avaliação do bem-estar fetal tanto no período anteparto quanto no intraparto.

Ao avaliar a CTG, é essencial considerar as condições clínicas da mãe e do feto, bem como a idade gestacional, a fim de determinar a conduta obstétrica adequada. É importante ressaltar que o valor preditivo positivo da CTG anteparto é baixo, o que significa que ela pode apresentar uma taxa significativa de resultados falso-positivos.[13] Uma análise cuidadosa, seguindo critérios estabelecidos, pode prevenir iatrogenias.

COMENTÁRIOS SOBRE O CASO CLÍNICO

A. Estamos acompanhando o trabalho de parto de uma paciente de alto risco, que está sendo submetida a uma indução de parto em função de um DMG, em uso de insulina; portanto, temos motivo para utilizar a cardiotocografia. A cardiotocografia que a paciente apresentou quando estava com 6 cm de dilatação é considerada categoria II. No exame, temos linha de base normal e presença de variabilidade moderada, mas também desacelerações variáveis. Esses parâmetros nos permitem classificar a cardiotocografia intraparto como categoria II.

B. Na categoria II, o bem-estar fetal é indeterminado, sendo necessário tomar algumas condutas. Primeiramente, manter a vigilância fetal; então, manter a cardiotocografia e considerar o quadro clínico da paciente. Ao avaliar todo o contexto, observa-se que paciente está em uso de ocitocina e apresenta 5 contrações de forte intensidade. Será que é necessário manter essa ocitocina? Uma das medidas que podem ser realizadas na tentativa de melhorar a cardiotocografia é suspender a ocitocina e reavaliar o exame.

PERSPECTIVAS FUTURAS

A CTG tem desempenhado um papel crucial na avaliação do bem-estar fetal durante a gestação e o trabalho de parto. No entanto, a área de monitoramento fetal continua a evoluir, e as perspectivas futuras da CTG têm o objetivo de aprimorar ainda mais sua eficácia e precisão.

Uma das áreas promissoras de desenvolvimento é a utilização de técnicas avançadas de análise computadorizada da CTG. Isso envolve a aplicação de algoritmos e métodos de aprendizado de máquina para uma interpretação mais objetiva e precisa dos traçados da FCF. A CTG computadorizada oferece a possibilidade de avaliar parâmetros que não são mensuráveis pela análise visual, como as micro-oscilações e a variabilidade de curto prazo. Esses parâmetros fornecem informações mais detalhadas sobre a oxigenação fetal e podem melhorar a detecção precoce de alterações sutis na saúde fetal.

Além disso, avanços na tecnologia de monitoramento fetal estão permitindo a realização da CTG intraparto de maneira contínua e não invasiva. Isso significa que a FCF e as contrações uterinas podem ser monitoradas ininterruptamente ao longo do trabalho de parto, oferecendo uma visão abrangente e contínua da saúde fetal. Essa abordagem pode auxiliar na identificação precoce de alterações na FCF e na tomada de decisões oportunas sobre intervenções obstétricas, resultando em melhores resultados para mãe e bebê.

Outra perspectiva futura da CTG é a integração com outras modalidades de monitoramento fetal, como a análise de biomarcadores específicos no sangue materno. A combinação de informações provenientes da CTG com biomarcadores pode fornecer uma avaliação mais abrangente e precisa do bem-estar fetal, permitindo uma abordagem personalizada.

Ademais, os avanços na telemedicina e na conectividade estão permitindo o monitoramento remoto da CTG, o que pode ser especialmente benéfico em áreas rurais e em situações em que o acesso a cuidados obstétricos especializados é limitado. Isso permite que as gestantes realizem a CTG em casa, sob a orientação de profissionais de saúde, proporcionando maior conveniência e reduzindo a necessidade de deslocamentos frequentes.

Em resumo, as perspectivas futuras da CTG incluem o uso de técnicas avançadas de análise computadorizada, a realização contínua e não invasiva da CTG intraparto, a integração com biomarcadores e a implementação do monitoramento remoto. Esses avanços têm o potencial de aprimorar a detecção precoce de alterações na saúde fetal, melhorar a tomada de decisões clínicas e, em última análise, contribuir para resultados perinatais ainda melhores.

DEFINIÇÕES IMPORTANTES DO CAPÍTULO

- **Cardiotocografia (CTG):** método de monitoramento que registra a atividade elétrica do coração fetal e as contrações uterinas simultaneamente. A CTG é frequentemente utilizada durante o trabalho de parto e a gestação para avaliar o bem-estar fetal e identificar possíveis complicações.
- **Frequência cardíaca fetal (FCF):** refere-se ao número de batimentos cardíacos do feto por minuto. A CTG registra a FCF como um traçado gráfico ao longo do tempo, permitindo a análise da variabilidade e padrões específicos, fornecendo informações sobre o estado de saúde do feto.
- **Variabilidade da frequência cardíaca fetal:** trata-se da flutuação natural na FCF, que reflete a integridade do sistema nervoso autônomo fetal. A variabilidade pode ser classificada como moderada/normal, reduzida, ausente ou acentuada. Uma variabilidade adequada é um indicador de um sistema nervoso fetal saudável.
- **Desacelerações da frequência cardíaca fetal:** diminuições transitórias na FCF em relação à linha de base. Existem diferentes tipos de desacelerações, como precoces, tardias, variáveis e prolongadas, cada uma com implicações clínicas distintas.

QUESTÕES

1. (Unicamp-2020-R1) Mulher, 25a, G2P1 C0A0, idade gestacional de 41 semanas. Trabalho de parto induzido com ocitocina, queixando-se de muita dor. Toque vaginal: colo com 8 cm de dilatação, cefálico, plano -1 de De Lee, bolsa rota espontânea líquido claro com grumos grossos. Cardiotocografia:

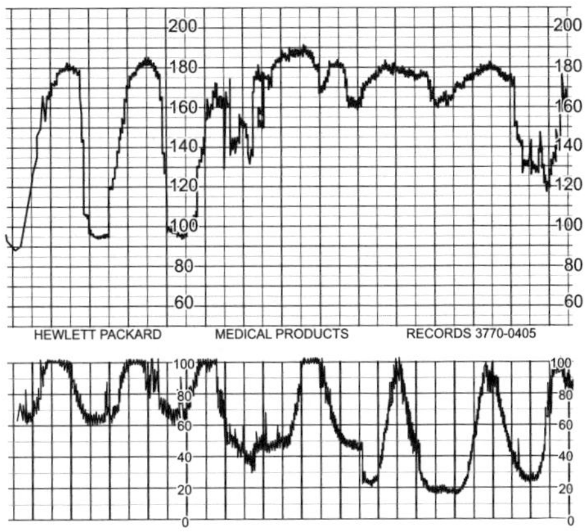

A conduta no momento é:

A. Suspender ocitocina, analgesia e monitorização contínua dos batimentos cardiofetais.
B. Hidratação e cesárea de urgência sob raquianestesia.
C. Manter ocitocina e parto fórceps Simpson com bloqueio pudendo bilateral.
D. Aumentar ocitocina, analgesia e monitorização intermitente dos batimentos cardiofetais.

Resposta correta: alternativa A.

Comentário: em casos como esse, durante a fase ativa do trabalho de parto, em pacientes sem comorbidades e sem alterações significativas no exame físico, é apropriado considerar medidas de ressuscitação uterina. Essas medidas podem incluir: iniciar oxigenoterapia para a mãe, reduzir a administração de uterotônicos para mitigar a taquissistolia, adotar o posicionamento de decúbito lateral esquerdo (DLE) para a mãe e administrar analgesia farmacológica. Todas essas intervenções têm como objetivo melhorar a oxigenação fetal, permitindo a avaliação de uma possível melhora no padrão de vitalidade e facilitando a continuação do trabalho de parto

B) incorreta: apenas a hidratação, mesmo mantendo a administração de ocitocina, pode não ser suficiente como medida de ressuscitação no caso em questão. Além disso, a via de parto por cesariana pode ser indicada se as medidas adotadas não produzirem os resultados desejados e a paciente continuar apresentando um padrão de vitalidade fetal comprometido; C) incorreta: a própria administração de ocitocina pode estar comprometendo a oxigenação fetal em função das contrações frequentes (taquissistolia), que não permitem um relaxamento uterino adequado entre as contrações, prejudicando o fornecimento de oxigênio para o feto. Além disso, o uso de fórceps ainda não é recomendado, uma vez que o feto está em apresentação alta (–1 em plano de De Lee) e a dilatação cervical ainda não está completa; D) incorreta: por conta dos malefícios ao aumentar ou manter a ocitocina neste caso, deve-se excluir essa alternativa logo de cara.

Nesta questão, é evidente a importância de manter a calma ao considerar a interrupção ou não da gestação, especialmente em pacientes com histórico de parto vaginal anterior, em fase ativa do trabalho de parto e sem fatores de risco ou comorbidades que possam comprometer a saúde metabólica fetal, o que poderia resultar em um período expulsivo caótico. O caso em questão ilustra essa necessidade. Apesar das limitações do exame, optar por manter a paciente nessas condições, dadas as características atuais de vitalidade fetal, poderia colocar em risco a vida do feto. No entanto, é crucial lembrar a importância de adotar medidas não invasivas como primeira linha de intervenção, a fim de evitar procedimentos desnecessários durante o período crítico. Em muitos casos, a suspensão da administração de ocitocina e analgesia pode resultar na redução da atividade uterina, proporcionando uma perfusão fetal adequada e uma significativa melhora no padrão de vitalidade fetal. Se não houver melhora após essas medidas e o quadro obstétrico permanecer inalterado, pode ser necessário optar pela resolução da gestação por via cirúrgica. Caso haja uma dilatação cervical adequada, o uso do fórceps poderia ser considerado para instrumentalizar o parto.

2. Ao realizar uma cardiotocografia por redução de movimentação fetal em uma grávida de 36 semanas, o residente considerou o traçado bastante simétrico e foi mostrar aos colegas. Felizmente, o chefe de plantão visualizou o exame e percebeu tratar-se de padrão sinusoidal. Com base nesse caso hipotético, é correto afirmar que:

A. o padrão sinusoidal se caracteriza por amplitude de 10 a 20 bpm.
B. se trata de traçado habitual para tal idade gestacional, dispensando ações complementares.
C. tal traçado coloca a cardiotocografia como categoria II, requerendo manobras de ressuscitação fetal e novo exame.
D. se deve administrar imunoglobulina anti-D na mãe, uma vez que há aloimunização Rh.
E. o presente traçado pode estar associado à infecção fetal por parvovírus B19.

Resposta correta: alternativa E.

Comentário: o padrão sinusoidal é caracterizado por um ondas fixas e regulares em forma de sino. A base fisiopatológica desse padrão ainda não é completamente compreendida, mas sugere um sinal terminal de comprometimento fetal grave. Sabe-se que está associado a condições como anemia fetal grave, que pode ocorrer na doença hemolítica perinatal, hemorragia feto-materna, síndrome da transfusão feto-fetal e ruptura de vasa prévia. Além disso, o padrão sinusoidal também foi observado em casos de hipóxia fetal aguda, infecção, malformações cardíacas, hidrocefalia e gastrosquise.

A) incorreta, pois a amplitude das ondas é pequena; B) incorreta, pois é um padrão de cardiotocografia considerado terminal e que indica resolução da gestação; C) incorreta, pois o traçado é considerado categoria 3; D) incorreta, pois, apesar da aloimunização ser uma das causas para o padrão, nesses casos não há indicação de imunoglobulina, uma vez que a imunização já está estabelecida; E) correta, pois a parvovirose pode levar à anemia fetal e ao padrão sinusoidal.

3. (ENARE-2022) A cardiotocografia (CTG) anteparto é um exame de vitalidade fetal. Consiste no registro, por cerca de 20 minutos, da frequência cardíaca fetal, das contrações uterinas e da movimentação fetal. Sobre esse exame, informe se é verdadeiro (V) ou falso (F) o que se afirma a seguir e assinale a alternativa com a sequência correta.

( ) São avaliados 4 parâmetros na cardiotocografia: frequência cardíaca fetal, oscilações da frequência cardíaca fetal, acelerações da frequência cardíaca fetal à movimentação materna e desacelerações da frequência cardíaca fetal.

( ) A FCF (Frequência Cardíaca Fetal) média é de 110 a 160 bpm. Classifica-se como taquicardia quando a frequência é maior que 160 bpm.

( ) A CTG é classificada em 3 categorias: categoria I como normal, categoria II como anormal e categoria III como indeterminada/atípica.

( ) Evitar período prévio de jejum prolongado para realização de CTG.

A. V – V – V – F
B. F – V – V – V
C. V – V – F – V
D. F – V – F – V
E. V – V – V – V

Resposta correta: alternativa D.

Comentário: A) falsa: não faz parte dos parâmetros cardiotocografias a avaliação da movimentação materna. B) verdadeira: a linha de base normal varia de 110 a 160 bpm. C) falsa: a cardiotocografia categoria II é considerada indeterminada ou atípica e a categoria III, anormal. Além disso, a classificação da cardiotocografia em categorias I, II e III é uma classificação intraparto. D) verdadeira: deve-se evitar períodos prolongados de jejum para que não ocorra diminuição da variabilidade e das acelerações.

4. (HOSPITAL MUNICIPAL DR. MÁRIO GATTI-2021) Sobre as recomendações para realização da cardiotocografia (CTG), considere a alternativa om informações incorretas:

A. Colocar a gestante em decúbito lateral, posição semideitada (de semi-Fowler = 30°-35°), em posição de Fowler (45°) ou sentada.
B. Evitar período prévio de jejum prolongado.
C. Duração média da avaliação: 10 minutos, embora seja exigido tempo adicional de até 30 minutos para que uma anormalidade seja atestada. No caso de dúvidas em relação à interpretação do traçado, aumentar o tempo de observação.

D. A administração de glicose à mãe e o uso de manipulação fetal diminuem os resultados anormais na CTG anteparto.

Resposta correta: alternativa D.

Comentário: nos casos duvidosos, devemos descartar o período de sono fetal utilizando a estimulação vibroacústica, a fim de estimular a movimentação fetal, objetivando diferenciar os conceptos hígidos dos hipoxemiados. Todavia, isso não diminui os resultados anormais da CTG. Desse modo, a alternativa D está incorreta por afirmar que administração de glicose e o uso de manipulação fetal diminuem os resultados anormais da CTG.

5. (USP-RP-2017 — R1) Primigesta, 21 anos, tabagista, comparece para consulta de pré-natal com 38 semanas. Queixa-se apenas de contrações esporádicas. Refere boa movimentação fetal. Antecedentes pessoais: nega doenças ou qualquer intercorrência durante o pré-natal. Seu exame físico geral e sinais vitais estão normais. Exame físico obstétrico: altura uterina de 32 cm, sem contrações, frequência cardíaca fetal de 130 bpm sem desacelerações. A cardiotocografia realizada nessa consulta, após alimentação e repouso materno adequado, mostrou: feto hipoativo e hiporreativo. O ultrassom obstétrico realizado após a cardiotocografia mostrou: feto único, longitudinal, cefálico, anatomia normal, peso estimado de 2550 gramas (limites normais para a idade gestacional: 2430-3640 gramas), placenta anterior, grau II, perfil biofísico fetal de 4/8, maior bolsão de líquido amniótico de 3 cm, índice de resistência da artéria umbilical de 0,68 (limite superior da normalidade: 0,70), índice de resistência da artéria cerebral média de 0,70 (limite inferior da normalidade: 0,63) e índice de pulsatilidade do ducto venoso de 0,86. Qual alternativa possui a melhor conduta imediata para o caso?

A. Repetir a cardiotocografia após a realização de manobras de reanimação fetal.
B. Resolver a gestação por parto cesárea devido a suspeita de sofrimento fetal agudo.
C. Induzir o trabalho de parto por causa do achado de centralização hemodinâmica fetal.
D. Complementar o exame ecográfico com o estudo doppler das artérias uterinas maternas.

Resposta correta: alternativa B.

Comentário: considerando o quadro de feto hipoativo e hiporreativo na cardiotocografia, bem como os achados do ultrassom obstétrico, que indicam um possível comprometimento do fluxo sanguíneo uteroplacentário — como evidenciado pelos valores do índice de resistência da artéria umbilical próximo ao limite superior da normalidade e do índice de resistência da artéria cerebral média próximo ao limite inferior da normalidade —, existe uma suspeita significativa de sofrimento fetal agudo. Nessas circunstâncias, a conduta imediata recomendada seria resolver a gestação por meio de uma cesárea, para minimizar o risco de complicações para o feto.

A) incorreta: essa opção não é apropriada porque, diante da suspeita de sofrimento fetal agudo, é necessário agir rapidamente para resolver a gestação e minimizar o risco para o feto. Repetir a cardiotocografia após manobras de reanimação fetal pode levar a um atraso na intervenção necessária;

C) incorreta: induzir o trabalho de parto não é apropriado quando há suspeita de sofrimento fetal agudo, pois pode aumentar o risco de complicações para o feto. Uma avaliação mais urgente e intervenção imediata, como uma cesárea, são medidas necessárias para minimizar o risco de dano fetal;

D) incorreta: embora o estudo Doppler das artérias uterinas maternas possa ser útil em determinadas situações, não é a ação mais apropriada quando há suspeita de sofrimento fetal agudo. Nesse caso, a prioridade é resolver a gestação rapidamente para evitar complicações para o feto, em vez de esperar por resultados adicionais de exames complementares.

REFERÊNCIAS

1. Silveira SK, Trapani Júnior AT. Monitorização fetal intraparto. Femina. 2020;48(1):59-64.
2. Oliveira CA, Sá RAM. Cardiotocografia anteparto. São Paulo: Federação Brasileira das Associações de Ginecologia e Obstetrícia (FEBRASGO); 2020. (Protocolo FEBRASGO - Obstetrícia, Comissão Nacional Especializada em Medicina Fetal).
3. Fatorelli J, Carvalho PR. Cardiotocografia anteparto. In: Sá RAM, Oliveira CA. Hermógenes – Obstetrícia básica. 2. ed. Rio de Janeiro: Atheneu; 2021.
4. Nardozza LMM, Silva GS, Caetano ACR. Cardiotocografia anteparto e intraparto. 2. ed. Barueri: Manole; 2021.
5. Alfirevic Z, Devane D, Gyte GM, Cuthbert A. Continuous cardiotocography (CTG) as a form of electronic fetal monitoring (EFM) for fetal assessment during labour. Cochrane Database Syst Rev. 2017; 2(2):CD006066.
6. ACOG. Clinical Practice Guideline No. 5: Treatment and Management of Mental Health Conditions During Pregnancy and Postpartum. Obstet Gynecol. 2023;141(6):e1-e28.
7. Maeda K. Late deceleration and hypoxia index in fetal monitoring. J Preg Reprod. 2018;2(6):1-3.
8. Ayres-de-Campos D, Spong CY, Chandraharan E; FIGO Intrapartum Fetal Monitoring Expert Consensus Panel. FIGO consensus guidelines on intrapartum fetal monitoring: cardiotocography. Int J Gynecol Obstet. 2015;131(1):13-24.
9. Grivell RM, Alfirevic Z, Gyte GM, Devane D. Antenatal cardiotocography for fetal assessment. Cochrane Database Syst Rev. 2015;2015(9):CD007863.
10. Brown J, Kanagaretnam D, Zen M. Clinical practice guidelines for intrapartum cardiotocography interpretation: a systematic review. Aust N Z J Obstet Gynaecol. 2023;63(3):278-289.
11. Macones GA, Hankins GD, Spong CY, Hauth J, Mooreet T. The 2008 NICHD workshop report on electronic fetal monitoring: update on de nitions interpretation and research guidelines. Obstet Gynecol. 2008;112:661-666.
12. Royal College of Obstetricians and Gynaecologists. Intrapartum fetal surveillance. 3. ed. London: RCOG; 2021.
13. Nomura RMY, Miyadahira S, Zugaib M. Avaliação da vitalidade fetal anteparto. Rev Bras Ginecol Obstet. 2021;43(10):713-726.
14. Figueras F, Gratacós E. Fetal growth restriction: new concepts in diagnosis and management. Fetal Diagn Ther. 2020;47(2):81-88.
15. M'Barek IB, Jauvion G, Ceccaldi PF. Computerized cardiotocography analysis during labor – A state-of-the-art review. Acta Obstet Gynecol Scand. 2022;102(2):130-137. Disponível em: https://www.ncbi.nlm.nih.gov/pmc/articles/PMC9889319/. Acesso em: 25 jul. 2025.

41

Perfil biofísico fetal

Fernando Kenzo Anzai
Bruno Rodrigues Toneto

CASO CLÍNICO

Paciente de 28 anos, 2G1P0A, idade gestacional de 37 semanas, pré-natal adequado, com diagnóstico de hipertensão gestacional controlada com metildopa, sem outras intercorrências, chega ao pronto-socorro obstétrico com queixa de diminuição da movimentação fetal há 4 horas. Foi solicitado um perfil biofísico fetal (PBF), cujo resultado foi: cardiotocografia com feto hipoativo, 1 episódio de movimento fetal durante 30 minutos de avaliação, 1 episódio de movimentos respiratórios que duraram cerca de 35 segundos, 1 movimento de abertura das mãos e a medida do maior bolsão vertical de líquido amniótico foi de 1 × 1 cm. Após a realização do exame, o médico fetal, calculou um *score* de 4 pontos (0 + 0 + 2 + 2 + 0). Diante do achado, compatível com provável asfixia fetal, e paciente com 37 semanas gestacionais, decidiu pela resolução da gestação da paciente. Após realização do parto, o feto nasceu bem, com Apgar de primeiro minuto igual a 8 e de quinto minuto igual a 9.

INTRODUÇÃO

Na vida intrauterina, o movimento do concepto é algo que aparece de forma precoce, geralmente em torno das 7 a 9 semanas. As gestantes costumam apresentar a percepção desses movimentos entre a 20ª e 22ª semana, sendo que a redução dos movimentos fetais é um dos parâmetros mais práticos para avaliação da vitalidade fetal. Com o advento da ultrassonografia, foi possível avaliar outros parâmetros e associá-los com a movimentação fetal para uma maior acurácia na predição de desfechos obstétricos adversos. Diante disso, métodos como o perfil biofísico fetal (PBF) e a cardiotocografia (CTG) foram introduzidos.[1]

O PBF é um exame não invasivo idealizado por Manning em 1980 para avaliação do bem-estar fetal. Ele é realizado por meio da utilização do equipamento de ultrassom e da CTG. Nesse exame, é obtido um escore que pode variar de 0 a 10, sendo que valores menores ou iguais a 4 refletem um feto com alta suspeita de acidose e valores entre 8 e 10 indicam um feto com a oxigenação e o *status* ácido-base normais. O teste ultrassonográfico pode durar até 30 minutos, podendo ser finalizado no momento em que a pontuação atingir o valor máximo.[2]

Pode-se dizer que o desenvolvimento desse método foi algo inovador, uma vez que permitiu ao profissional de Saúde poder avaliar outros parâmetros relacionados ao bem-estar fetal, uma vez que, antigamente eram avaliadas somente, além da movimentação fetal, a frequência cardíaca fetal, com o teste de desafio da ocitocina (TDO). Esse teste consistia em administrar uma dose de ocitocina em casos de suspeita de insuficiência placentária para, então, avaliar a tolerância fetal às contrações uterinas. Além disso, também foi reconhecido que a associação do movimento fetal com acelerações da frequência cardíaca, base do teste sem estresse (TSE), era um fator prognóstico na avaliação fetal.[3] Apesar de tudo isso, foi observado que tanto o TDO quanto o TSE possuíam uma limitação na avaliação fetal, com altas taxas de testes com resultados falso-positivos, levando a intervenções e interrupções gestacionais desnecessárias.[4]

Diante dessa limitação, em 1980, Manning descreveu o perfil biofísico fetal, almejando diminuir essas taxas de falso-positivos. Para tanto, passou a avaliar cinco parâmetros: frequência cardíaca fetal, movimentos fetais, tônus fetal, movimentos respiratórios fetais e volume do líquido amniótico. Essa avaliação tem como objetivos primários reduzir as taxas de natimortos, detectando de forma precoce sinais de hipoxemia fetal.[4]

BASES FISIOLÓGICAS

Diante de um quadro de hipoxemia, ocorrem alterações na *performance* do sistema nervoso central (SNC), como padrões da frequência cardíaca fetal, movimentos fetais, tônus fetal, que foram observados em estudos conduzidos por Manning em 1980 e Natale em 1979, tanto em animais quanto em humanos. Além disso, também foi observado que, diante de quadros de hipoxemia (Figura 1), há aumento do fluxo sanguíneo para as coronárias, cérebro e suprarrenais fetais e uma diminuição do fluxo sanguíneo de órgãos periféricos, entre eles os rins, levando a um quadro de oligúria e, consequentemente, diminuição do líquido amniótico, outro parâmetro avaliado pelo PBF.[1]

Quando um feto está com acidose, as primeiras mudanças ocorrem no padrão da frequência cardíaca e nos movimentos respiratórios, quando o Ph está em torno de 7,2. Os centros que regulam a movimentação e o tônus muscular fetal têm um limiar maior para hipóxia e acidose, alterando-se quando o Ph está menor que 7,1.

APLICABILIDADE

Atualmente, a avaliação fetal anteparto pode ser realizada a partir do final do segundo trimestre, porém é mais utilizada após as 32 semanas, principalmente, para os casos em que, sabidamente, a gestação é de alto risco, tanto por condições maternas quanto relacionadas à gestação (Tabela 1).[2,6]

Um dos usos do PBF que merece destaque é na avaliação de fetos com restrição de crescimento intrauterino (RCIU). Sabe-se que, do segundo trimestre em diante, ele possui uma ótima correlação com o pH fetal, tanto para uma pontuação normal, com valor preditivo positivo de 100%, quanto para uma pontuação alterada, sendo que em cerca de 8 a 27% dos casos, junto com frequência cardíaca alterada, pode indicar a necessidade de parto, quando a alteração dopplervelocimétrica ainda não identificou um problema. No entanto, ele não é capaz de prever o bem-estar fetal futuro, o que demonstra a importância do estudo doppler junto com o volume do líquido amniótico para determinar a frequência de vigilância fetal nesses casos.[7]

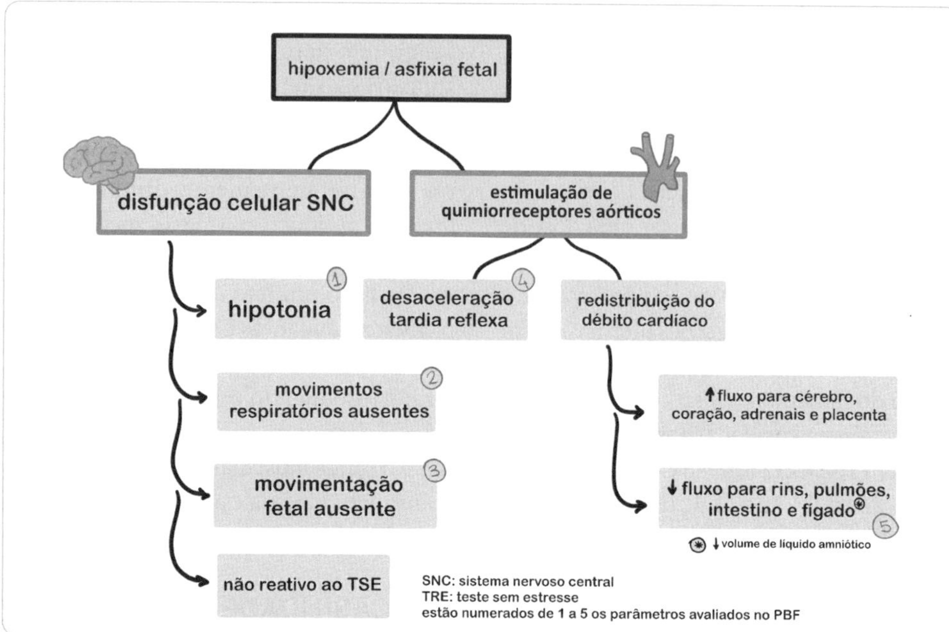

FIGURA 1 Resposta fetal à hipoxemia.
Fonte: adaptada de Copel et al., 2017.[5]

TABELA 1 Indicações para avaliação fetal anteparto

Condições maternas	Condições relacionadas à gestação
▪ Diabetes *mellitus* ▪ Hipertensão ▪ Lúpus eritematoso sistêmico ▪ Doença renal crônica ▪ Síndrome antifosfolípide ▪ Hipertireoidismo (mal controlado) ▪ Hemoglobinopatias (anemia falciforme, talassemias) ▪ Insuficiência cardíaca (cianótica)	▪ Hipertensão gestacional ▪ Pré-eclâmpsia ▪ Diminuição da movimentação fetal ▪ Diabetes *mellitus* gestacional ▪ Oligoâmnio ▪ Restrição de crescimento fetal ▪ Gestação prolongada ▪ Isoimunização ▪ Óbito fetal prévio (não explicado) ▪ Gestação múltipla monocoriônica (com significativa discrepância de crescimento)

Fonte: adaptada de Copel et al., 2017.[5]

PARÂMETROS AVALIADOS

Como citado anteriormente, os parâmetros avaliados pelo PBF são cinco, sendo quatro deles ultrassonográficos e um avaliado pela CTG.[8]

Dentre os parâmetros avaliados, estão a frequência cardíaca fetal, movimentos fetais, tônus fetal, movimentos respiratórios fetais e volume do líquido amniótico.[1] A Tabela 2 ilustra os parâmetros avaliados, assim como sua interpretação.

A CTG anteparto pode ser classificada em categorias: Categoria I (normal), Categoria II (atípica ou indeterminada) e Categoria III (anormal),[9] melhores detalhadas na Tabela 4. Cada categoria deve ter um seguimento específico, como ilustrado na Figura 4.

MOVIMENTOS RESPIRATÓRIOS

A movimentação respiratória fetal pode ser detectada pela ultrassonografia, tanto pela identificação da movimentação paradoxal do esterno e da parede abdominal,

TABELA 4 Classificação da cardiotocografia

Classificação da cardiotocografia anteparto			
Parâmetro	**CTG normal (antiga reativa)**	**CTG atípica ou indeterminada (antiga não reativa)**	**CTG anormal (antiga não reativa)**
Linha de base	110-160 bpm	100-110 bpm > 160 bpm < 30 min Elevação da linha de base	Bradicardia < 100 bpm Taquicardia > 160 bpm por 30 min Linha de base irregular
Variabilidade	6-25 bpm ≤ 5 bpm por < 40 min	≤ 5 bpm por 40-80 min	≤ 5 bpm por ≥ 80 min ≥ 25 bpm por > 10 min Sinusoidal
Desacelerações	Nenhuma ou ocasional/variável, < 30 s	Desacelerações variáveis, por 30-60 s	Desacelerações variáveis, > 60 s Desaceleração tardia
Acelerações (> 32 semanas)	≥ 2 acelerações ≥ 15 bpm por 15 s em < 40 min	≤ 2 acelerações ≥ 15 bpm por 15 s em 40-80 min	≤ 2 acelerações ≥ 15 bpm por 15 s em > 80 min
Acelerações (< 32 semanas)	≥ 2 acelerações ≥ 10 bpm por 10 s em < 40 min	≤ 2 acelerações ≥ 10 bpm por 10 s em 40-80 min	≤ 2 acelerações ≥ 10 bpm por 10 s em > 80 min
Conduta	Nova avaliação opcional baseada no quadro clínico	Nova avaliação necessária	Conduta urgente: avaliação completa com USG e PBF. Em alguns casos, será preciso interromper a gestação.

PBF: perfil biofísico fetal; CTG: cardiotocografia; USG: ultrassonografia.
Fonte: Oliveira e Sá, 2018.[9]

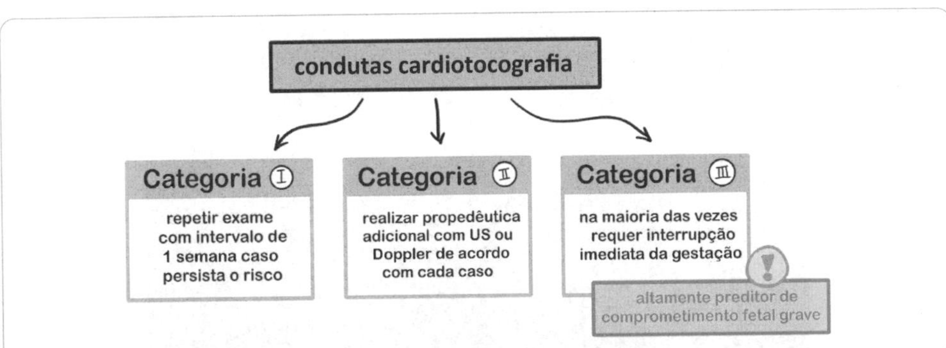

FIGURA 4 Conduta obstétrica diante dos resultados da cardiotocografia anteparto.
Fonte: Oliveira e Sá, 2018.[9]

quanto pelo estudo Doppler do fluxo venoso umbilical, assim como do fluxo nasal e traqueal. Ele se inicia em cerca de 2% dos casos com 10 semanas gestacionais, aumentando conforme avanço da idade gestacional.[10]

A avaliação dos movimentos respiratórios é realizada por meio da ultrassonografia. Nesse exame, assim como os outros parâmetros, só pode haver uma pontuação de 0 ou 2. Caso o feto apresente um ou mais episódios com duração maior ou igual a 30 segundos, durante os 30 minutos de exame, ele obtém 2 pontos, caso contrário, pontua zero.[3] Vale lembrar que algumas condições podem aumentar ou diminuir a respiração fetal (Tabela 5), como o sulfato de magnésio, muito utilizado na prática clínica.[5]

A avaliação ultrassonográfica das incursões respiratórias fetais deve ser feita de preferência em um corte sagital ou coronal, englobando abdome e tórax fetal. A documentação pode ser feita pelo modo M (Figura 5), em que é possível documentar os movimentos da caixa torácica e o diafragma fetal.[5]

TABELA 5 Condições que afetam a respiração fetal

Condições que afetam a respiração fetal		
Aumento	**Diminuição**	**Sem mudanças**
▪ Consumo de carne ▪ Aumento dos níveis maternos de glicose ▪ Idade gestacional aumentada	▪ Sulfato de magnésio ▪ Álcool ▪ Nicotina ▪ Narcóticos ▪ Benzodiazepínicos ▪ Ruptura prematura de membranas ▪ Infecção intra-amniótica	▪ Cafeína

Fonte: Copel et al., 2017.[5]

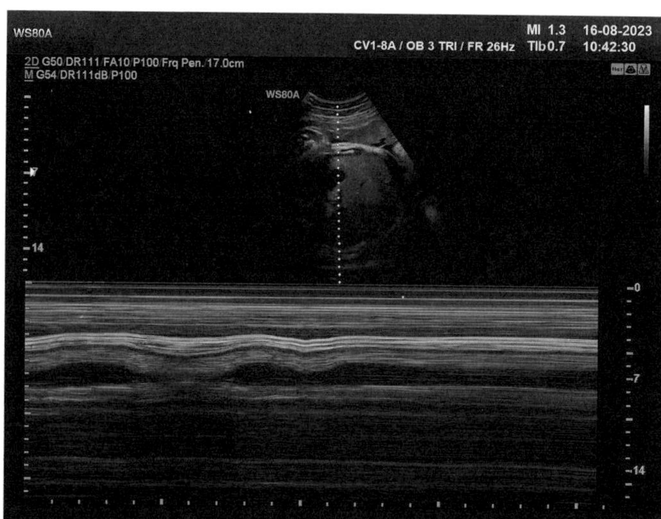

FIGURA 5 Documentação dos movimentos respiratórios fetais pelo modo M.
Fonte: acervo pessoal do Dr. Bruno Rodrigues Toneto.

Imagem sagital da face fetal também pode ser obtida e os movimentos respiratórios documentados por meio do Doppler colorido, assim como do Doppler pulsátil, em que é possível observar um fluxo de líquido através da cavidade nasal e oral do feto[5] (Figura 6).

Curiosidade: durante a vida intraútero, o feto pode apresentar soluços, que são muitas vezes facilmente percebidos pela mãe e pelo médico obstetra ao avaliar a vitalidade fetal. Tais movimentos são considerados movimentos respiratórios e pontuam no perfil biofísico fetal.

MOVIMENTO FETAL

Os movimentos fetais se iniciam em torno da sétima semana gestacional e, conforme a gestação evolui, eles vão se tornando cada vez mais organizados e apresentando ciclos de descanso e atividade, que ocorrem principalmente após as 20 semanas de gestação.[11]

Os períodos de quiescência fetal geralmente acontecem durante o sono. Em fetos entre 36 e 42 semanas, a duração média desse estado é de 20 minutos, podendo se estender até 40 minutos. Outros fatores que diminuem a atividade fetal são uso de corticoides, trabalho de parto e tabagismo.[11]

Caso o feto apresente três ou mais episódios de movimentos (rotação do tronco, flexão/extensão da coluna, movimentação de membros), mesmo que discretos, em 30 minutos de avaliação ele garante a pontuação máxima do exame. No entanto, se ele apresentar menos de três episódios nesse período, sua pontuação é zero. É importante salientar que, episódios de movimentação contínua são considerados uma única movimentação.[3]

TÔNUS FETAL

A avaliação do tônus fetal também é realizada com o uso do ultrassom e consiste na observação de episódios de extensão com retorno à posição fletida dos membros ou na visualização de movimentos de abertura e fechamento das mãos (Figura 7). O exame é considerado normal quando o feto apresenta um ou mais desses episódios durante a realização do exame. O exame encontra-se anormal em algumas situações, são elas: extensão lenta do tronco com retorno a uma

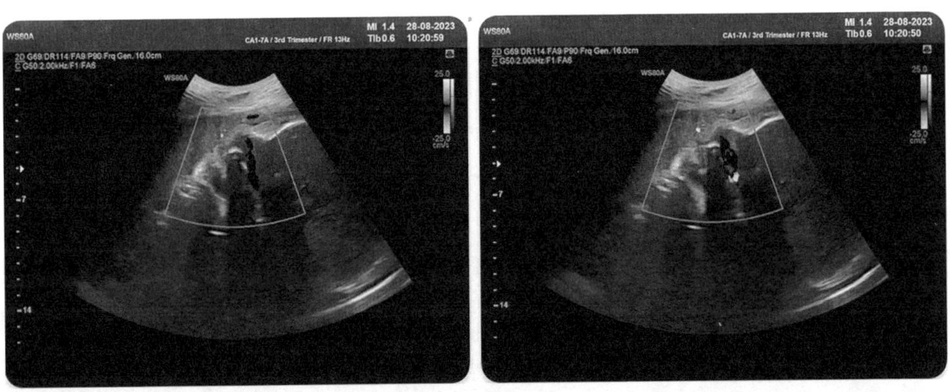

FIGURA 6 Movimentos respiratórios fetais registrados por meio do Doppler colorido.
Fonte: acervo pessoal do Dr. Bruno Rodrigues Toneto.

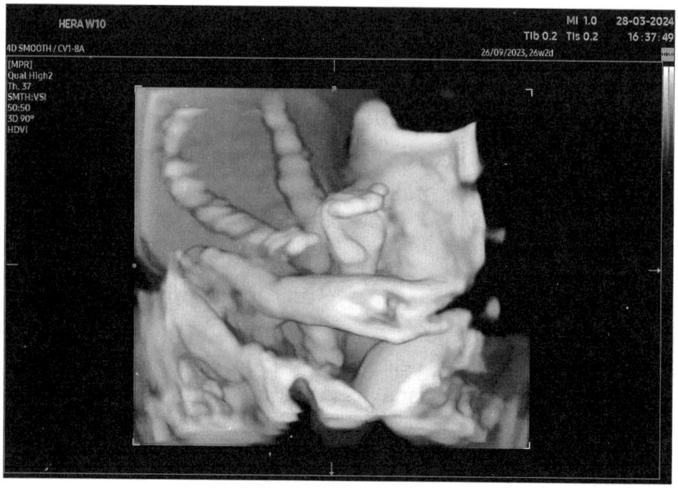

FIGURA 7 **Ilustração do tônus fetal pelos movimentos de abertura e fechamento das mãos.**
Fonte: acervo pessoal do Dr. Bruno Rodrigues Toneto.

flexão parcial, movimento do membro em uma extensão total, ausência de movimentação fetal ou mão parcialmente aberta.[3]

VOLUME DE LÍQUIDO AMNIÓTICO

Trata-se de uma avaliação quantitativa que consiste na mensuração do maior bolsão amniótico, no seu eixo vertical verificado por meio de ultrassonografia (Figura 8). Se durante o exame for observado pelo menos um bolsão com tamanho maior ou igual a 2 cm, o exame é considerado normal. Se não for observado nenhum bolsão ou se a medida for menor que 2 cm, temos um exame anormal.[3]

A técnica preconizada (Figura 9) consiste em fazer uma imagem como transdutor paralelo ao solo medindo a maior

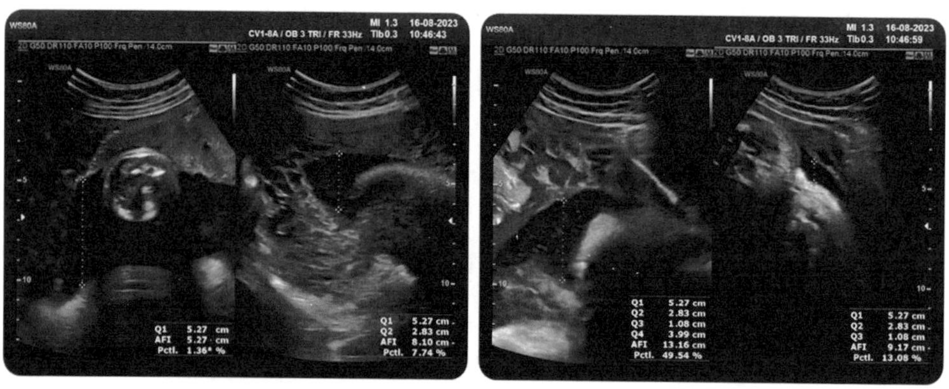

FIGURA 8 **Medida dos bolsões amnióticos.**
Fonte: acervo pessoal do Dr. Bruno Rodrigues Toneto.

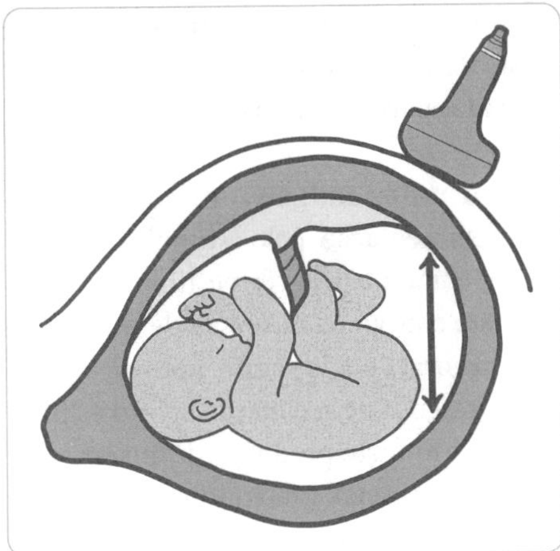

FIGURA 9 **Técnica de mensuração do maior bolsão vertical.**

Fonte: Copel et al., 2017.[5]

concentração de líquido, de preferência com o auxílio do Doppler colorido, para não haver confusão com uma alça de cordão (Figura 10), que pode ser erroneamente medida como líquido.[5]

INTERPRETAÇÃO DO EXAME E CONDUTAS

Como o exame deve ser realizado ao final do segundo trimestre de gestação e durante o terceiro trimestre, sabe-se que nessa etapa há variações no ciclo do sono do feto, assim, caso ele esteja dormindo, os parâmetros avaliados cessam temporariamente. Diante disso, se estímulo vibroacústico não for utilizado, deve-se tomar mais tempo para a realização do exame, a fim de diminuir a taxa de falso-positivos. Da mesma forma, se o exame for realizado antes das 28 a 32 semanas gestacionais, o exame também pode ter resultados equivocados, uma vez que nesse período a atividade fetal está reduzida, por conta da imaturidade do SNC.[8]

Dito isso, caso o teste venha alterado, pode-se dizer que o feto apresenta maior risco de uma hipóxia central e/ou um quadro de acidemia no momento da avaliação.[8]

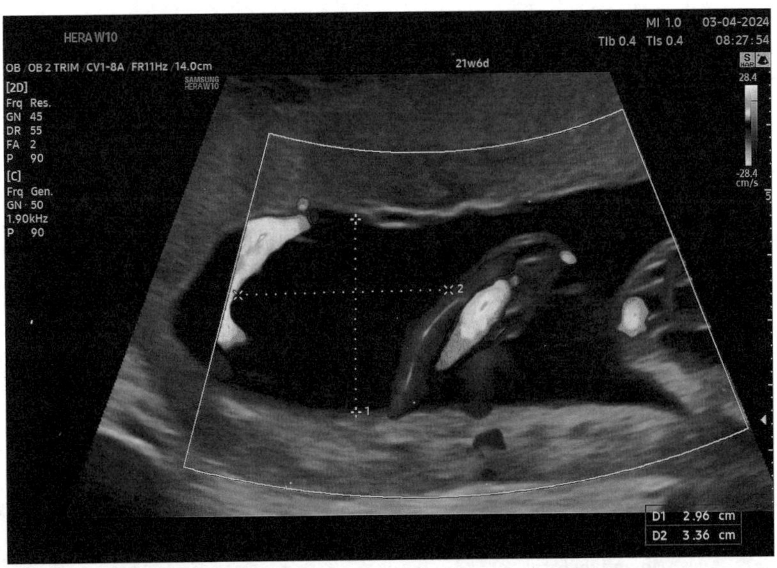

FIGURA 10 **Imagem ilustrando um bolsão com cordão ao redor identificado pelo Doppler.**

Fonte: acervo pessoal do Dr. Bruno Rodrigues Toneto.

De maneira geral, a interpretação final do exame se dará por meio de pontos, variando de 0 a 10. Diante de cada pontuação, teremos condutas específicas a depender das condições materno-fetais, idade gestacional e condições do colo uterino.[11] Cada interpretação e conduta está apresentada na Tabela 6.

PERSPECTIVAS FUTURAS

A CTG foi introduzida no ano de 1957 e foi utilizada para avaliação do bem-estar fetal desde 1970. No entanto, apesar do aumento de seu na avaliação fetal, ela não demonstrou melhoras consistentes nos desfechos perinatais, como redução da acidemia neonatal, morte perinatal e deficiência do neurodesenvolvimento a longo prazo. Além disso, foi observado que os riscos de partos cesáreas ou partos vaginais operatórios tiveram um aumento importante. Diante disso, diversas estratégias continuam a ser avaliadas para que a CTG seja otimizada.[12]

- **Estímulo fetal**: o estímulo fetal, pela movimentação, pelo estímulo do couro cabeludo ou pela vibroestimulaçã, é um teste efetivo na ausência de uma CTG categoria I ou de padrão normal, em que a presença de aceleração após o estímulo é um forte preditivo de ausência de acidemia fetal. Em contrapartida, a ausência da aceleração é moderadamente sugestivo de um quadro de acidemia.[12]
- **Amostra de sangue do couro cabeludo**: uma amostra do pH sanguíneo demonstrou uma possível promessa, no entanto, não diminuiu partos operatórios, assim como desfechos perinatais negativos a longo prazo. Além disso, trata-se de um método invasivo que necessita de técnica

TABELA 6 Interpretação do perfil biofísico fetal e manejo recomendado

Pontuação PBF	Interpretação	Manejo recomendado
10	Normal	Sem indicação de intervenção. Em caso de mãe seja diabética ou gestação pós-termo, 2 vezes por semana
8/10 com MBV normal 8/8 sem CTG	Normal	Sem indicação de intervenção Repetir exame conforme protocolo
8/10 com MBV reduzido	Suspeita de asfixia fetal crônica	Avaliar a causa do oligoâmnio e idade gestacional. Se termo, é sugerido parto
6	Possível asfixia fetal	Se MBV anormal. Avaliar causa do oligoâmnio e idade gestacional para determinar conduta Se MBV normal > 36 semanas e colo favorável → parto Se repetiu teste e ≤ 6 → parto Se repetiu teste e > 6 → observação rigorosa
4	Provável asfixia fetal	Se MBV anormal → parto Se MBV normal > 34 semanas → parto Se < 34 semanas, avaliar caso a caso: ▪ Se optado por repetir e PBF ≤ 6 → parto ▪ Se optado por repetir e PBF > 6 → observação rigorosa
0 ou 2	Quase certeza de asfixia fetal	Parto. Se < 30 semanas, avaliar caso a caso

BPF: perfil biofísico fetal; CTG: cardiotocografia; MBV: maior bolsão vertical.
Fonte: traduzida, adaptada e modificada de Cunningham et al., 2022.[11]

adequada, o que limitou seu uso e novas investigações.[12]

- **Oximetria de pulso fetal**: por meio de um probe de ultrassonografia no colo uterino, pode-se estimar quanto de oxigênio o sangue do feto apresenta, no entanto, os estudos mostraram que essa técnica associada à CTG não reduziram os partos cesáreos ou melhoraram desfechos perinatais.[12]

Intervenções promissoras

1. **Monica Novii®**: trata-se de um dispositivo *wireless* que dispõe de cinco eletrodos que aferem a frequência cardíaca fetal e materna, assim como as contrações uterinas, podendo garantir conforto e confiabilidade nas aferições mesmo com a movimentação materna durante o trabalho de parto, diferentemente da CTG convencional.[12]
2. **Moyo**: dispositivo que permite a movimentação materna durante o trabalho de parto. Possui nove sensores de cristal de ultrassom Doppler. Baseado em um programa de análise, é capaz de produzir alertas verdes (normal), amarelos (atenção) e vermelhos (ação). O dispositivo ainda não está disponível.
3. **Sistemas computacionais inteligentes, inteligência artificial e *machine learning***: como os padrões da monitorização cardíaca fetal atualmente dependem de uma interpretação humana, levando em consideração diversos fatores externos que podem influenciar em sua avaliação, a incorporação desses mecanismos que podem auxiliar os médicos em suas decisões está em andamento. Apesar de serem muito promissoras, essas tecnologias ainda não demonstraram aprimoramento nos desfechos gestacionais.[12]

Por fim, é possível observar que grande parte das limitações ante a avaliação fetal são secundárias ao fator humano. Para tanto, sistemas de monitoramento inteligentes estão em desenvolvimento para melhorar a avaliação materno fetal, sendo o objetivo final incorporar dados a um sistema inteligente capaz de auxiliar a decisão clínica, melhorando os desfechos perinatais e a longo prazo.[12]

DEFINIÇÕES IMPORTANTES DO CAPÍTULO

- O PBF é um exame não invasivo para avaliação do bem-estar fetal.
- O PBF avalia cinco parâmetros: frequência cardíaca fetal, movimentos fetais, tônus fetal, movimentos respiratórios fetais e volume do líquido amniótico.
- A pontuação varia de 0 a 10, em que valores menores ou iguais a 4 refletem um feto com alta suspeita de acidose e valores entre 8 e 10 indicam um feto com a oxigenação e o *status* ácido-base normais.
- Diante de um quadro de hipoxemia, há priorização da circulação fetal para órgãos nobres, como coronárias, cérebro, suprarrenais e diminuição do fluxo para outros órgãos como os rins, levando a um quadro de diminuição do líquido amniótico que, quando presente, pode estar relacionado a um quadro mais crônico de hipóxia fetal.
- Os primeiros parâmetros a sofreram alteração diante de um quadro de hipoxemia são FCF e movimentos respiratórios.
- O PBF é um exame cuja aplicabilidade anteparto é direcionado a gestações com risco maior para o binômio materno fetal, como restrição de crescimento fetal (RCF), hipertensão materna, lúpus eritematoso sistêmico (LES) etc.
- A CTG leva em consideração três parâmetros: movimentação fetal, contração uterina e FCF.

- A FCF para ser considerada normal deve variar entre 110 e 160 bpm, com presença de acelerações e boa variabilidade.
- As desacelerações na CTG podem ou não ter significado patológico. Se forem precoces, ou seja, seu nadir ocorrer com o pico da contração e houver uma rápida recuperação ao fim da contração, costumam ser benignas. Se forem tardias, ou seja, seu nadir não coincide com o pico da contração, pode ter um significado patológico. Por fim, podem ser variáveis, mais associadas à compressão do cordão umbilical.

QUESTÕES

1. (UFG) Na presença de hipóxia fetal ocorre redistribuição central do fluxo sanguíneo, aumentando para os órgãos que precisam ser priorizados, como:

A. Rins, fígado e pulmões.
B. Cérebro, coração e rins.
C. Cérebro, coração e fígado.
D. Cérebro, coração e adrenais.

Resposta correta: alternativa D.
Justificativa: quando temos um quadro de hipóxia fetal, ocorre um redirecionamento do fluxo sanguíneo para os órgãos nobres, ou seja, vitais para a sobrevivência fetal. Diante disso, é importante saber que os órgãos priorizados são: cérebro, coração e adrenal. É importante salientar que muitas vezes podemos pensar que um dos órgãos priorizados serão os rins, no entanto, devemos lembrar de um dos parâmetros avaliados no PBF, o volume do líquido amniótico, que encontra-se diminuído nos casos de hipóxia fetal.

2. (UFRJ) Pode-se afirmar que no sistema de interpretação da frequência cardíaca fetal (FCF) na cardiotocografia em três categorias, representa melhor a categoria 3:

A. Aceleração presente.
B. Desacelerações variáveis repetidas (> 50%).
C. Desaceleração precoce presente.
D. Variabilidade da FCF basal moderada.

Resposta correta: alternativa B.
Justificativa: durante o capítulo revisamos a avaliação da CTG de acordo com as 3 categorias. Assim, vamos analisar alternativa por alternativa. O erro da alternativa A consiste em dizer que temos aceleração presente, quando na verdade observamos isso na categoria 1. O erro da alternativa C está em afirmar que é possível observar uma desaceleração precoce. Vamos lembrar que as desacelerações precoces, em sua maioria ocorrem em decorrência da compressão do pólo cefálico durante a contração uterina, ou seja é algo benigno. Por fim, o erro da alternativa D consiste em dizer que temos uma variabilidade da FCF basal moderada. Este achado é normal.

3. (Famerp) Paciente na primeira consulta de pré-natal, que não sabe informar a data da última menstruação e que também não fez exame ultrassonográfico até o momento. Ao exame obstétrico, é constatado medida da altura uterina de 26 centímetros. Nesses casos, para diferenciar fetos constitucionalmente pequenos de fetos com restrição intra-útero, deverá ser realizado(a):

A. Dopplervelocimetria da artéria uterina quinzenal.
B. Perfil biofísico fetal e cardiotocografia semanais.
C. Avaliação mensal do índice de líquido amniótico.
D. Avaliação ultrassonográfica da biometria fetal quinzenal.

Resposta correta: alternativa D.

Justificativa: questão interessante para recordar alguns pontos, mesmo que nem todos tenham sido abordados durante o capítulo. Mas vamos às explicações. Primeiro, vale relembrar que à medida que a gestação evoluiu, o exame ultrassonográfico perde sua confiabilidade na datação. Portanto, caso a paciente não tenha realizado uma ultrassonografia precoce e não saiba a data da sua última menstruação, para estimar a idade gestacional devemos realizar uma avaliação seriada com medida de biometria fetal com intervalo de no mínimo duas semanas. O erro da alternativa A consiste no fato de que a dopplervelocimetria das artérias uterinas, isoladamente, não podem ser utilizadas para se diferenciar um pequeno constitucional de uma RCIU. Como a avaliação da vitalidade fetal estará normal nos fetos pequenos constitucionais e nos casos de RCIU pode ser variável, não seria o melhor parâmetro para a avaliação dessa distinção. Por fim, o erro da alternativa C consiste em avaliar apenas o ILA. No entanto, sabemos que, além da RCIU por insuficiência placentária, temos outras causas, para diminuição deste parâmetro, como infecções, estenose de vias urinárias, desidratação, RPMO, dentre outros.

4. (UFRJ) Pode-se afirmar que a confirmação do diagnóstico de oligodrâmnio é feita pela ultrassonografia quando mostrar que o maior bolsão de líquido amniótico no seu diâmetro vertical é:

A. < 2 cm.
B. < 3 cm.
C. < 4 cm.
D. < 5 cm.

Resposta correta: alternativa A.

Justificativa: questão simples e direta que cobra um dos parâmetros avaliados no PBF. Apesar disso, trata-se de uma questão capciosa uma vez que, no nervosismo de uma questão de prova, o aluno desatento poderia marcar < 5 cm, se pensasse no índice de líquido amniótico (ILA).

REFERÊNCIAS

1. Lalor JG, Fawole B, Alfirevic Z, Devane D. Biophysical profile for fetal assessment in high risk pregnancies. Cochrane Database Syst Rev. 2008;2008(1): CD000038.
2. Manning FA. Biophysical profile test for antepartum fetal assessment. Disponível em: UpToDate. 2023.
3. Manning FA. Fetal biophysical profile. Obstet Gynecol Clin North Am. 1999;26(4):557.
4. Oyelese Y, Vintzileos AM. The uses and limitations of the fetal biophysical profile. Clin Perinatol. 2011;3 8(1):47.
5. Copel JA, D'Alton ME, Feltovich H, Gratacós E, Krakow D, Odibo AO, et al. Obstetric imaging: fetal diagnosis and care. 2 ed. Philadelphia: Elsevier; 2017.
6. Nomura RMY, Miyadahira S, Zugaib M. Avaliação da vitalidade fetal anteparto. Rev Bras Ginecol Obstet. 2009;31(10):513-26.
7. Baschat AA, Galan HL, Lee W, de Vore GR, Mari G, Hobbins J, et al. Manning, The role of the fetal biophysical profile in the management of fetal growth restriction, Am J Obstet Gynecol. 2022;226(4):475-86.
8. Guimarães Filho HA, Araujo Júnior E, Nardozza LM, Dias da Costa LL, Moron AF, Mattar R. Ultrasound assessment of the fetal biophysical profile: what does an radiologist need to know? Eur J Radiol. 2008;66(1):122-6.
9. Oliveira CA, Sá RA. Cardiotocografia anteparto. São Paulo: Federação Brasileira das Associações de Ginecologia e Obstetrícia (Febrasgo); 2018.
10. Koos BJ, Rajaee A. Fetal breathing movements and changes at birth. Adv Exp Med Biol. 2014;814:89-101.
11. Cunningham FG, Leveno KJ, Bloom SL, Dashe JS, Hoffman BL, Casey BM, Spong CY. Obstetrícia de Williams. 25 ed. São Paulo: McGraw Hill Brasil; 2021.
12. Knupp RJ, Andrews WW, Tita ATN. The future of eletronic fetal monitoring, Best Pract Res Clin Obstet Gynaecol. 2020;67:44-52.

42

Ultrassonografia em Medicina Fetal

Marina Driemeier Cardoso
Luciana Francine Bocchi De Stefani

INTRODUÇÃO

Quando se trata do pré-natal de baixo risco, há uma divergência entre as diretrizes do Ministério da Saúde e da Federação Brasileira das Associações de Ginecologia e Obstetrícia (Febrasgo) em relação à realização de ultrassonografia obstétrica. O *Caderno de Atenção Básica* sobre pré-natal de baixo risco não menciona a ultrassonografia (USG) como um dos exames obrigatórios recomendados para garantir a qualidade do pré-natal.[1] Em contrapartida, a Febrasgo e a Organização Mundial de Saúde (OMS) recomendam que esse exame seja realizado.

Segundo a OMS, é recomendada a realização de pelo menos uma USG antes das 24 semanas de gestação, idealmente entre a 18ª e a 22ª semana.[2] Esse exame tem como objetivo estimar a idade gestacional, aprimorar a detecção de anomalias fetais e gravidezes múltiplas, diminuir a necessidade de indução do trabalho de parto em gestações pós-termo e contribuir para uma melhor experiência de gravidez para a mulher.[2,3]

Em uma metanálise conduzida pela OMS, não foi encontrada correlação entre a prática da USG e potenciais desfechos adversos materno-fetais, alterações no desenvolvimento neuromotor, comprometimento cognitivo ou risco aumentado de malignidade na infância.[4,5] Portanto, reforça-se pela recomendação da OMS que o único fator limitante para a realização rotineira de USG pré-natal seja a questão financeira.[2]

A Febrasgo recomenda pelo menos três exames de USG durante o pré-natal de baixo risco, um em cada trimestre de gestação (Tabela 1).

Neste capítulo levaremos em consideração as recomendações da Febrasgo para descrever as três USG indicadas e detalhar as principais avaliações em cada um dos exames.

PRIMEIRO TRIMESTRE

A USG obstétrica do 1º trimestre, além do rastreamento de aneuploidias, permite a datação adequada da gestação, confirmação do número de fetos, vitalidade, além da identificação de malformações estruturais maiores.[6] O exame deve ser realizado entre 11 e 13 semanas, no intervalo de CCN (comprimento cabeça-nádega) que compreende 45 e 84 mm. Além das malformações cromossômicas, o USG do 1º trimestre tem

TABELA 1 Caracterização das ultrassonografias recomendadas pela Febrasgo

Ultrassonografia	Período	O que avalia?
Obstétrico do 1º trimestre	11-14 semanas	▪ Idade gestacional ▪ Confirmar a vitalidade ▪ Presença de gestações múltiplas ▪ Avaliar a translucência nucal (para rastreamento de anomalias cromossômicas) ▪ Presença de anomalias fetais estruturais
Morfológico do 2º trimestre	20-24 semanas	▪ Avaliação detalhada da anatomia fetal, incluindo a avaliação do cérebro, face, coluna vertebral, coração, membros, abdome, genitália, entre outros ▪ Rastreio de parto prematuro pela medida do colo uterino
Obstétrico do 3º trimestre	32-36 semanas	▪ Crescimento fetal ▪ Quantidade de líquido amniótico ▪ Posição fetal ▪ Posição da placenta ▪ Verificar possíveis anomalias não vistas anteriormente

Fonte: Federação Brasileira das Associações de Ginecologia e Obstetrícia (FEBRASGO). Ultrassonografia obstétrica – recomendações baseadas em evidência. São Paulo: FEBRASGO, 2019.

alta sensibilidade para detecção de aneuploidias.

A via abdominal é a recomendada, sendo a via transvaginal para casos particulares, como obesidade materna, retroversão uterina, posição fetal desfavorável persistente e suspeita de malformações.[7]

Desde 2018, a USG obstétrica do 1º trimestre também é recomendada como parte do rastreamento combinado para pré-eclâmpsia. Esse rastreamento combina fatores maternos, bioquímicos e ultrassonográficos.

Translucência nucal

O cáliper deve medir o espaço anecoico, repousando entre a parte interna da derme e a parte interna da pele.[8] Consideram-se alterados valores da translucência nucal (TN) acima do percentil 95 para a idade gestacional.[9] Quanto mais acima do p95, maior é a associação com síndromes cromossômicas, gênicas e/ou cardiopatias (Figura 1).[8]

Osso nasal

O osso nasal deve ser classificado como ausente/hipoplásico ou presente, não tendo valor a aferição de seu comprimento.[10] É considerado presente quando o osso do nariz for mais ecogênico que a pele; e ausente/hipoplásico quando apresenta ecogenicidade igual ou menor que a da pele.[8]

A ausência do osso nasal ou sua não visualização durante o exame pode ser uma variante da normalidade; no entanto, aumenta o risco para síndromes cromossômicas e/ou gênicas, sendo a mais frequente dessas alterações a trissomia do cromossomo 21.[11,12] Estudos relatam que 69% dos bebês que nascem com síndrome de Down têm osso nasal ausente na USG do 1º trimestre. Além disso, também pode estar ausente em várias outras anomalias craniofaciais, como displasia frontonasal, hipoplasia de meia-face ou arrinia (Figura 2).[13]

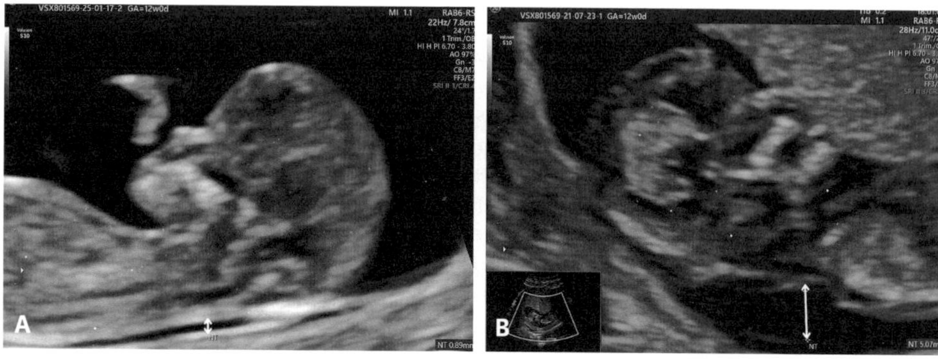

FIGURA 1 Translucência nucal. A: translucência normal (medida 0,89 mm); B: translucência alterada (medida 5,07 mm).

Fonte: autoria própria.

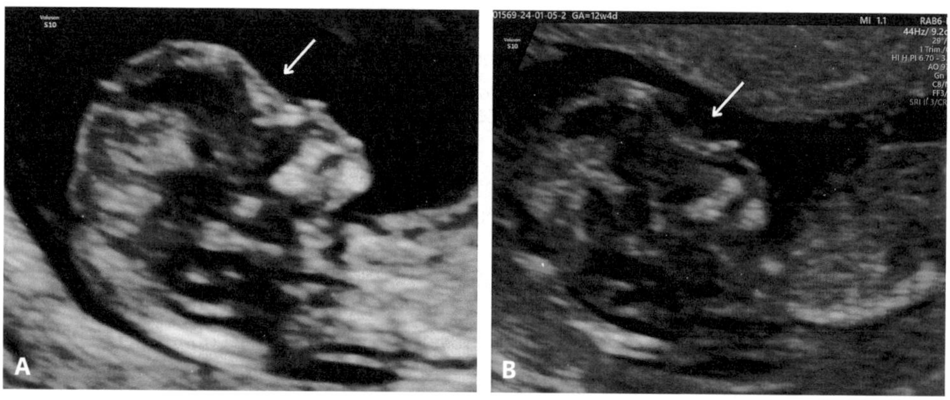

FIGURA 2 Osso nasal à ultrassonografia fetal. A: osso nasal presente; B: osso nasal ausente.

Fonte: autoria própria.

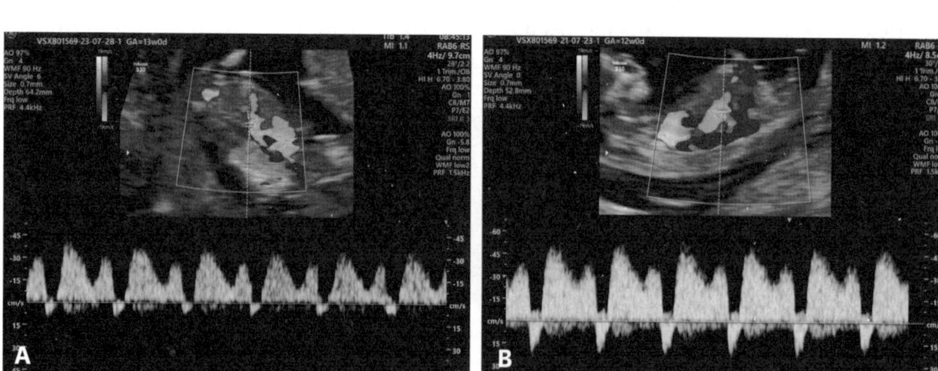

FIGURA 3 Demonstração de onda A reversa no Doppler de ducto venoso.

Fonte: autoria própria.

Ducto venoso

Com o abdome e tronco do feto centrados na imagem do ultrassom em corte sagital, localiza-se o ducto venoso – que pode ser classificado como normal, quando a onda A for positiva; ou anormal, quando a onda A for ausente ou reversa.

No 1º trimestre, a onda A reversa é considerada um marcador para cardiopatias congênitas e aneuploidias. Nesse caso, é fortemente recomendada a complementação com ecocardiografia fetal no 2º trimestre da gestação (Figura 3).

SEGUNDO TRIMESTRE

Fundamentalmente, como qualquer outro exame de rotina de pré-natal, o exame morfológico de 2º trimestre é um teste de rastreamento. Como tal, é caracterizado pela identificação de uma doença ou fator de risco não reconhecido.

Idealmente, a avaliação ultrassonográfica da morfologia fetal deve ser realizada entre 20 e 24 semanas de gestação, podendo ocorrer a partir de 18 semanas em cenários menos favoráveis.[14] Esse rastreio consiste na avaliação de 10 parâmetros essenciais:[14]

- Número de fetos.
- Atividade cardíaca.
- Biometria fetal.
- Morfologia fetal.
- Cordão umbilical.
- Líquido amniótico.
- Placenta.
- Comprimento do colo uterino.
- Útero.
- Medidas adicionais.

A seguir, detalhamos essas avaliações que podem ser condensadas em quatro grandes grupos: morfologia fetal,[1] avaliação do colo uterino,[2] dopplervelocimetria de artérias uterinas[3] e medidas adicionais.[4]

Morfologia fetal

Essa avaliação envolve uma análise cuidadosa de crânio, encéfalo, face, pescoço, coluna, tórax, coração, abdome e extremidades do feto.[14] Embora o diagnóstico preciso de malformações exija uma avaliação mais abrangente, incluindo detalhamento adicional e consideração da história materna, esse rastreamento pode servir como o primeiro passo para a suspeita de possíveis malformações fetais que necessitam de investigação ativa (Figuras 4 e 5).

Avaliação do colo uterino

A avaliação do colo uterino durante a gestação é um importante preditor de partos prematuros e deve ser recomendada a todas as pacientes de forma universal.[15,16] Essa avaliação pode ser realizada de forma transvaginal ou transabdominal, embora a via preferencial seja a vaginal por sua maior acurácia.[14,16]

O exame consiste em realizar, durante três minutos, três medidas da distância entre os orifícios interno e externo do colo. Adota-se a menor medida. Idealmente, o colo uterino deve ter comprimento de ao menos 25 mm.[17-19] Colos menores apresentam risco aumentado para parto prematuro antes de 34 semanas de gestação (Figuras 6 e 7).

Posição da placenta

Durante a etapa do exame morfológico do 2º trimestre, também é possível avaliar a placenta quanto à sua proximidade do orifício interno do colo uterino (placenta baixa). Quando identificada no rastreio do

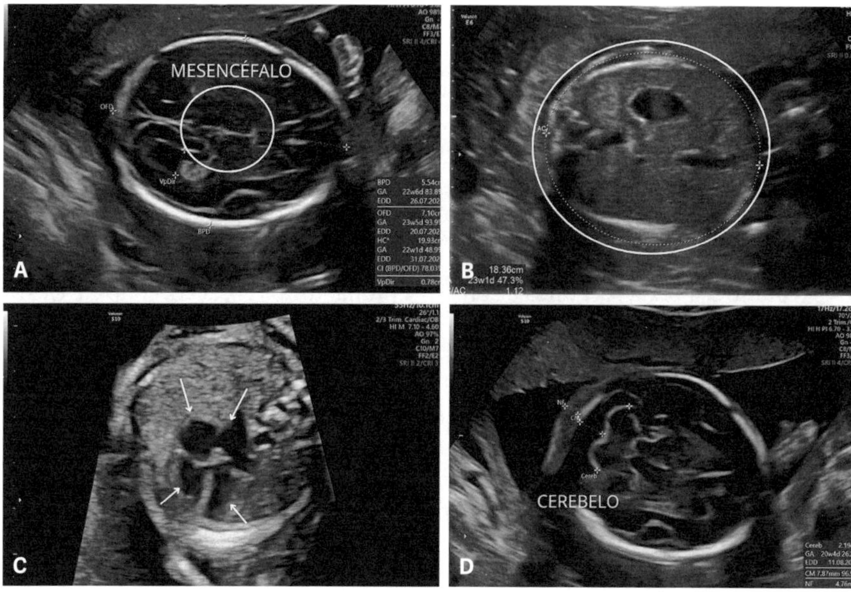

FIGURA 4 Imagens da morfologia fetal. A: visualização do mesencéfalo fetal; B: corte transversal do abdômen do feto cuja circunferência está sendo medido pelo cáliper; C: visualização das quatro câmaras cardíacas; D: visualização do cerebelo.

Fonte: autoria própria.

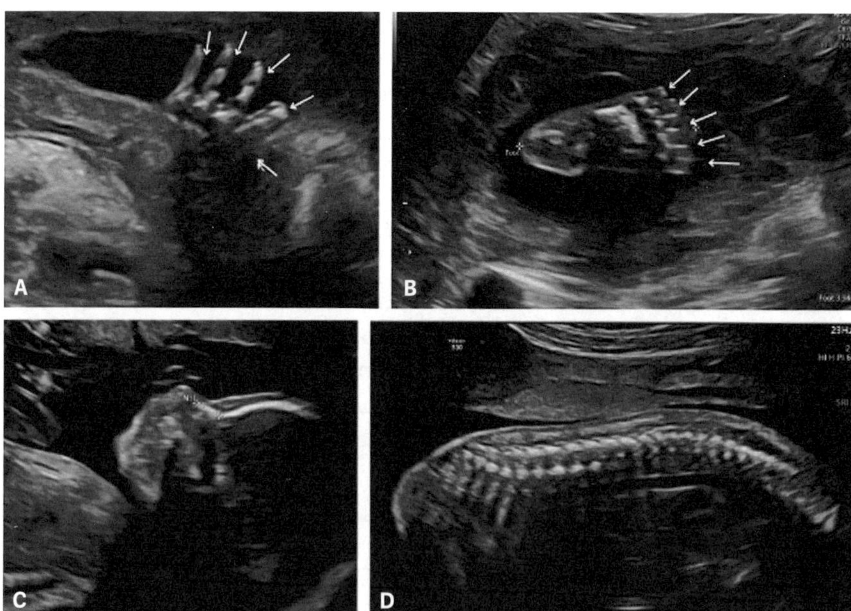

FIGURA 5 Estruturas fetais. A: mão mostrando 5 dedos; B: pé mostrando 5 dedos; C: face do feto com observação de osso nasal e lábios; D: coluna vertebral.

Fonte: autoria própria.

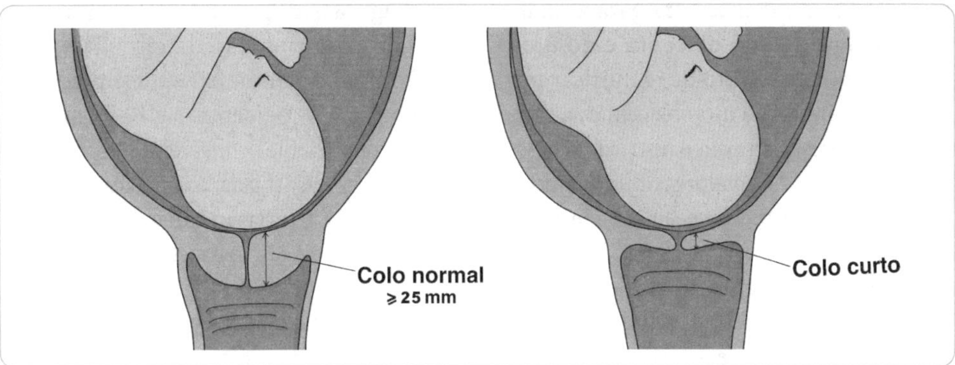

FIGURA 6 Representação comparativa da anatomia do colo curto *versus* colo normal.
Fonte: autoria própria.

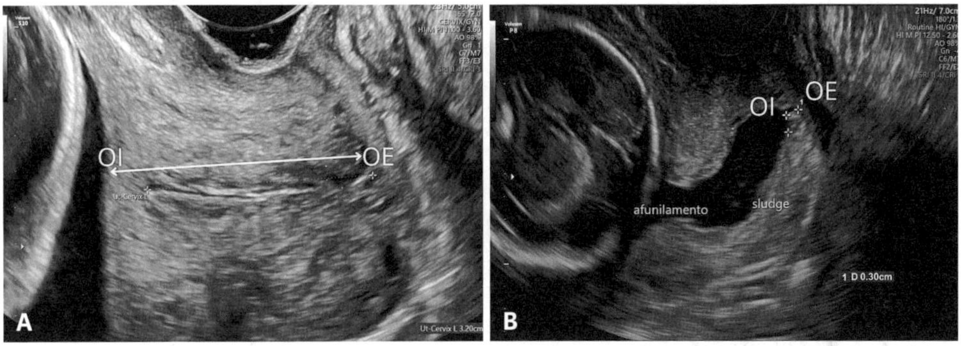

FIGURA 7 Imagens ultrassonográficas mostrando colo curto *versus* colo normal. A: colo uterino com medidas dentro do padrão da normalidade (medida 3,2 cm); B: colo uterino curto (medida 0,3 cm) com presença de afunilamento e sludge.
OE: orifício externo; OI: orifício interno.
Fonte: autoria própria.

2º trimestre, 90% das placentas prévias tendem a se resolver antes do parto.[20] Entre 18 e 24 semanas de gestação, dados da literatura sugerem que a probabilidade de placenta prévia no parto varia de acordo com quantos milímetros da placenta se sobrepõem ao orifício interno (Tabela 2).

TABELA 2 Probabilidade de placenta prévia no parto a partir de sua sobreposição ao orifício interno do colo uterino no morfológico de 2º trimestre

Extensão da placenta sobre OI	Probabilidade de placenta prévia no parto
< 14 mm	Aproximadamente zero
14-24 mm	20%
25-54 mm	40-100%
> 55 mm	100%

OI: orifício interno.
Fonte: Lockwood et al., 2018.[21]

Dopplervelocimetria de artérias uterinas ou artéria umbilical

A dopplervelocimetria das artérias uterinas e umbilical é realizada durante a USG morfológica do 2º trimestre para avaliar o fluxo sanguíneo na placenta e no útero materno, com o intuito de identificar problemas na circulação uteroplacentária, como risco para pré-eclâmpsia e restrição de crescimento fetal.[22,23] Os valores obtidos ajudam a determinar o risco da gestação e orientar o manejo clínico.

Durante a avaliação são medidos os índices de pulsatilidade (IP) e grau de resistência das artérias uterinas e artéria umbilical. A Tabela 3 demonstra as relações dos percentis 5, 50 e 95% do índice de pulsatilidade da artéria uterina de acordo com a idade gestacional ideal para realização do morfológico do 2º trimestre.

O aumento progressivo da IP na artéria umbilical corresponde a uma redução progressiva da área de superfície placentária disponível para trocas gasosas e de nutrientes.[25] Além disso, há um aumento na resistência pós-carga fetal, sendo associado à insuficiência vascular placentária, refletida pela ausência de fluxo sanguíneo ao Doppler da artéria umbilical.[25] Na fase terminal, o fluxo sanguíneo dessa artéria se inverte, caracterizando o fluxo reverso.[25]

O IP médio das artérias umbilical ou uterina acima do p95 é em um dos critérios para o diagnóstico de restrição de crescimento intrauterino quando medido antes das 32 semanas de gestação. Para conclusão do diagnóstico, esse índice deve ser combinado com redução da circunferência abdominal ou do peso fetal estimado, estando entre os percentis 3 e 10.[22]

Entre pacientes consideradas de alto risco para pré-eclâmpsia, a utilização da USG Doppler das artérias uterinas revela um valor preditivo negativo excelente.[26] Por isso, é uma ferramenta crucial na gestão e no cuidado dessas pacientes. Quando é observada a persistência de um entalhe diastólico precoce no fluxo sanguíneo das artérias entre 20 e 24 semanas e/ou aumento da resistência ao fluxo, pode-se deduzir a ocorrência de uma invasão trofoblástica inadequada, que faz parte da fisiopatologia subjacente da pré-eclâmpsia.[26]

Acrescenta-se aos riscos já mencionados o de óbito fetal intrauterino (OF) decorrente do aumento da resistência do IP médio da artéria uterina. A medição do índice de pulsatilidade da artéria uterina entre 20 e 24 semanas pode identificar uma alta proporção de OF, no entanto, na maioria desses casos, a morte do feto pode não ser evitada.[27] Isso acontece porque ela geralmente está associada a uma restrição grave de crescimento fetal precoce.

Ademais, o IP médio elevado nas artérias uterinas, quando avaliado na USG morfológica de 2º trimestre é um bom preditor de óbito fetal antes de 32 semanas quando

TABELA 3 Relação dos percentis de índice de pulsatilidade da artéria uterina de acordo com a idade gestacional

Idade gestacional	p5	p50	p95
20 semanas	0,74	1,10	1,61
21 semanas	0,71	1,05	1,54
22 semanas	0,69	1,00	1,47
23 semanas	0,66	0,96	1,41
24 semanas	0,64	0,93	1,35

Fonte: Gómez et al., 2008.[24]

associado a pré-eclâmpsia, fetos pequenos para a idade gestacional ou descolamento prematuro de placenta. Em contrapartida, esse mesmo índice não configura um bom preditor para OF tardios na ausência desses mesmos quadros associados.

Dessa forma, idealmente, a investigação deve ser voltada para a identificação de gestações de alto risco para pré-eclâmpsia e restrição de crescimento intrauterino no 1º trimestre, quando intervenções terapêuticas podem melhorar a placentação e reduzir riscos associados à invasão trofoblástica.[27] Assim, nos casos em que o rastreio foi positivo no 2º trimestre (aumento da resistência das artérias uterinas com IP médio acima do p90), a vigilância fetal e materna deve ser aumentada no intuito de diagnosticar precocemente essas alterações e manejá-las adequadamente para um melhor desfecho materno-fetal (Figura 8).

TERCEIRO TRIMESTRE

Os principais objetivos e diferenciais da USG de 3º trimestre são avaliação do bem-estar e do crescimento fetal. A dopplervelocimetria também pode ser realizada também durante esse período. Além disso, a janela ideal para estimar e projetar o peso do bebê ao nascimento é após 34 semanas de gestação.[14]

O bem-estar fetal deve ser avaliado a partir da presença de movimentos corporais, movimentos respiratórios, tônus e boa quantidade de líquido amniótico.[14] Entre a 28ª e a 34ª semana, a quantidade de líquido amniótico aumenta de 800 mL, para seu pico máximo, em torno de 1.000 mL.[28] Então, esse volume sofre um declínio progressivo até 800 mL na 40ª semana de gestação.[29]

Existem duas formas de avaliação do líquido amniótico: pelo índice de líquido amniótico (ILA) ou pela medida do maior bolsão vertical. O ILA consiste em medir com o cáliper o maior bolsão vertical líquido encontrado em cada quadrante do abdome gravídico durante a ultrassonografia. A partir dos valores encontrados, realiza-se a soma de todos os bolsões. Um ILA adequado varia de 8 a 18 cm, sendo que abaixo de 5 cm ou com algum bolsão menor que 2 cm é considerado oligoâmnio; acima de 24 cm, é considerado polidrâmnio. O índice de líquido amniótico pode ser calculado apenas a partir de 28 semanas de gestação. Gestações com idades

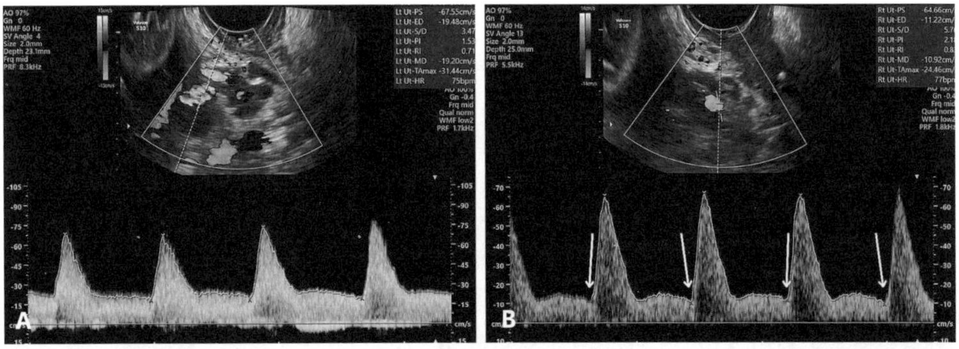

FIGURA 8 Doppler de artéria uterina. A: Doppler normal; B: artéria uterina alterada com setas indicando entalhes no fluxo.

Fonte: autoria própria.

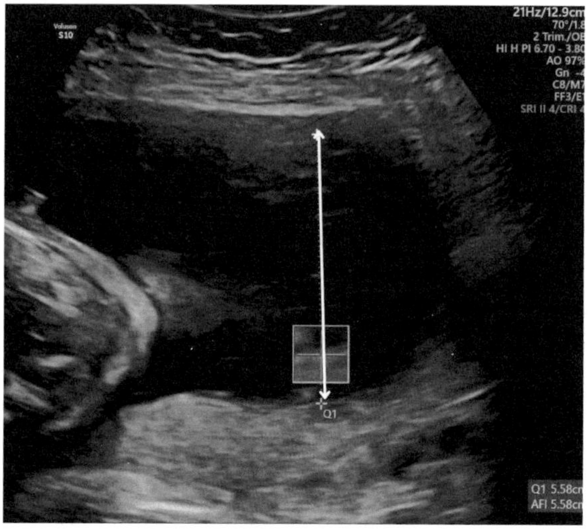

FIGURA 9 **Medida do maior bolsão de líquido amniótico.**
Fonte: autoria própria.

inferiores devem ter a quantidade de líquido avaliada por meio da medida do maior bolsão vertical, cujos valores de normalidade variam entre 2 e 8 cm (Figura 9).

Algumas malformações, como tumores fetais, cistos ovarianos, microcefalia e ventriculomegalia podem ser mais claramente identificadas apenas no 3º trimestre em virtude da fisiopatologia de algumas doenças e ao desenvolvimento mais avançado do feto, permitindo melhor visualização ultrassonográfica das estruturas.[30] O exame para a avaliação de tais malformações deve ser realizado por um especialista em Medicina Fetal.[30]

Algumas malformações renais, como rins policísticos ou obstruções urinárias, podem ser mais claramente identificadas no 3º trimestre à medida que os rins do feto crescem e se desenvolvem.[30] A maior produção de urina pode evidenciar de forma mais significativa refluxo ou obstrução do trato urinário fetal. Dessa mesma forma, malformações do trato gastrointestinal, como atresia esofágica e obstruções intestinais, são importantes diagnósticos ultrassonográficos no 3º trimestre. Essas alterações podem ser visualizadas com mais facilidade, pois o feto apresenta maior taxa de deglutição durante o final da gestação.[30]

VITALIDADE FETAL

A avaliação de vitalidade fetal está indicada para gestantes com insuficiência placentária e/ou suspeita de síndromes hipertensivas, diabetes, restrição de crescimento intrauterino (RCIU), gestação múltipla ou pós-datismo. A principal forma de avaliar a vitalidade fetal atualmente é por meio da USG Doppler, que permite a análise da circulação uteroplacentária. Esse exame é altamente valorizado pela sua praticidade, precisão e ampla disponibilidade nos serviços de obstetrícia. Outros métodos também podem ser utilizados, como o monitoramento do ILA, a cardiotocografia e o perfil biofísico fetal.

Quando se utiliza a USG Doppler para avaliar a vitalidade fetal, busca-se identificar alterações hemodinâmicas em vasos específicos, como a artéria umbilical, a artéria cerebral média e o ducto venoso. Existe uma evolução sequencial na deterioração desses fluxos.

Artéria umbilical

O fluxo da artéria umbilical é um reflexo direto da circulação uteroplacentária. A partir do 2º trimestre de gestação, a resistência dessa artéria pode ser mensurada e sua alteração pode auxiliar no diagnóstico de restrição de crescimento fetal e insuficiência placentária.[14]

Após localizar a artéria umbilical, utilizando a função de Doppler espectral, é possível calcular diferentes índices de fluxo arterial. O índice mais eficaz nessa avaliação da vitalidade fetal é o IP, geralmente denominado Umb-PI. O IP da artéria umbilical varia de forma decrescente com o aumento das semanas gestacionais, sendo necessária a correlação entre a idade gestacional do feto e os percentis correspondentes para correta avaliação do valor obtido.[31] Valores acima do p95 são considerados alterados.[31]

Conforme o aumento na resistência da artéria umbilical decorrente da insuficiência, há um impedimento do fluxo sanguíneo durante a diástole. O momento crítico do IP é quando a resistência chega à diástole zero, em que não é detectado fluxo diastólico na artéria umbilical.[14] Quando esse padrão de fluxo é detectado, apenas 25 a 50% das vilosidades placentárias estão realizando as trocas corretamente,[32] significando uma falência placentária grave. O último estágio do aumento da resistência na artéria umbilical identificado pelo Doppler é a inversão do fluxo sanguíneo durante a diástole: a diástole reversa. Nesse caso, menos de 25% das vilosidades são funcionais, o que está associado a uma alta incidência de acidemia fetal e maior risco de morbidade neonatal.[32]

Considerando a gravidade das diástoles zero e reversa, é necessária conduta obstétrica diante do diagnóstico ultrassonográfico dessas condições. Quando o feto apresenta diástole zero e a idade gestacional for ≥ 34 semanas, é indicada a realização do parto.[25,33] Com o agravamento da resistência vascular e o diagnóstico de diástole reversa, o parto passa a ser indicado a partir de 32 semanas de gestação. Quando houver resistência da artéria umbilical à dopplervelocimetria entre 24 e 31 semanas e 6 dias, a decisão sobre a realização do parto deve ser associada a outros Doppler ultrassonográficos.[33]

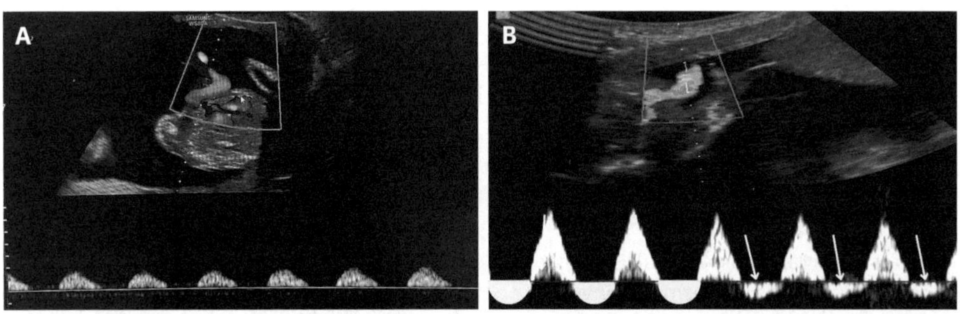

FIGURA 10 Ultrassonografia Doppler de artéria umbilical. A: representação da diástole zero; B: representação da diástole reversa em que a inversão do fluxo sanguíneo é indicada pelas setas. Fonte: autoria própria.

Artéria cerebral média

A resposta fetal diante da hipóxia crônica provocada pela insuficiência placentária é uma priorização de fluxo a órgãos e sistemas nobres, como as adrenais, o miocárdio e o cérebro, o que caracteriza a centralização fetal.[14] O estudo da artéria cerebral média é a forma mais acurada de diagnosticar essa centralização. Um aumento do fluxo diastólico e uma diminuição da resistência da artéria cerebral média são características de um feto com centralização.[14] Assim, valores de IP abaixo do percentil 5 para a idade gestacional são considerados anormais.

Ducto venoso

O ducto venoso é uma estrutura vascular que, durante a vida fetal, desvia o sangue da veia porta esquerda para a veia cava inferior. A ausência de fluxo diastólico na contração atrial, ou a onda 'A' ausente ou reversa é sempre resultado que caracteriza anormalidade, como descrito anteriormente.

Diversas condições podem levar a alterações na dopplervelocimetria do ducto venoso, como a diminuição da contratilidade cardíaca, o aumento significativo da pós-carga e as arritmias.[34] Essas modificações são frequentemente observadas em fetos de gestações com insuficiência placentária, na síndrome de transfusão feto-fetal, em fetos com hidropsia ou com arritmias.[34]

DEFINIÇÕES IMPORTANTES DO CAPÍTULO

Ultrassonografia obstétrica (USG obstétrica): método de imagem não invasivo utilizado rotineiramente na avaliação da gestação, com aplicações que variam desde a confirmação da gravidez até o rastreamento de malformações fetais e avaliação do bem-estar fetal.

- Ultrassonografia obstétrica (USG obstétrica): método de imagem não invasivo utilizado rotineiramente na avaliação da gestação, com aplicações que variam desde a confirmação da gravidez até o rastreamento de malformações fetais e avaliação do bem-estar fetal.
- Translucência nucal (TN): medida ultrassonográfica realizada entre 11 e 14 semanas que avalia o espaço anecoico entre a pele e a região cervical fetal. Valores aumentados estão associados a anomalias cromossômicas e cardíacas.
- Osso nasal: estrutura avaliada entre 11 e 14 semanas. A ausência ou hipoplasia pode indicar risco aumentado para trissomia do 21 e outras síndromes genéticas.
- Dopplervelocimetria: avaliação da hemodinâmica fetal e uteroplacentária por meio do estudo dos fluxos em vasos como as artérias uterinas, artéria umbilical, artéria cerebral média e ducto venoso. Fundamental para o manejo de gestações com risco de pré-eclâmpsia e restrição de crescimento fetal (RCF).
- Índice de líquido amniótico (ILA): soma das maiores medidas verticais dos bolsões de líquido amniótico nos quatro quadrantes abdominais. Valores normais variam de 8 a 18 cm. ILA < 5 cm = oligoâmnio; ILA > 24 cm = polidrâmnio.
- Centralização fetal: redistribuição do fluxo sanguíneo para órgãos vitais (como cérebro e coração), identificada pelo IP diminuído na artéria cerebral média, indicativa de hipóxia crônica fetal.
- Restrição de Crescimento Fetal (RCF): condição em que o feto não atinge seu potencial de crescimento. Pode ser precoce ou tardia e está associada a alterações nos parâmetros Doppler e maior morbimortalidade perinatal.

QUESTÕES

1. (SCMRP-SP 2023) P.S., 23 anos, foi a consulta de pré-natal em que foi solicitado exame morfológico de 1º trimestre. No dia do exame, o CCN (comprimento cabeça-nádega) mediu 48,3 mm, com biometria compatível para 11 semanas e 4 dias. O osso nasal foi identificado.

 Com base nesse caso, e sabendo-se da importância e metodologia da avaliação do exame morfológico de 1º trimestre, assinale a alternativa correta.

A. Não é possível avaliar o risco de trissomias, neste caso, por CCN estar abaixo de 50 mm.
B. Uma medida de translucência nucal de 2 mm indica risco alto pra cromossomopatias.
C. No exame morfológico de 1º trimestre, o Doppler de artérias uterinas ainda não tem importância.
D. A presença de osso nasal aumenta risco para cromossomopatias.
E. Não há de se avaliar dopplervelocimetria de artérias umbilicais nessa fase.

Resposta correta: alternativa E.
Justificativa: a dopplervelocimetria é utilizada mais ao final da gestação (2 e 3º trimestres) para avaliação da vitalidade fetal e a hemodinâmica materno-fetal.

A. A USG do 1º trimestre tem como principal objetivo a avaliação de cromossomopatias. Nesse período, 50 mm é um CCN adequado.
B. Uma translucência nucal de 2 mm está normal para um CCN de 48,3 mm.
C. O Doppler de artérias uterinas pode ser utilizado para avaliação do risco de pré-eclâmpsia.
D. É o oposto: a **ausência** do osso nasal aumenta o risco para cromossomopatias.
E. Correta.

2. (SUS-SP 2024) Durante a consulta de pré-natal, uma gestante com oito semanas demonstra preocupação com a rotina do acompanhamento de sua gravidez e as medidas preventivas recomendadas.

 Com base nessa situação hipotética e considerando as diretrizes do Ministério da Saúde do Brasil, assinale a alternativa que apresenta o acompanhamento pré-natal correto para a gestante.

A. Realização de, no mínimo, seis consultas pré-natais, incluindo uma consulta odontológica e uma consulta no puerpério.
B. Recomendação de suplementação vitamínica com ácido fólico e ferro apenas no 2º trimestre da gestação.
C. Exames laboratoriais iniciais incluem hemograma completo, glicemia de jejum, sorologia para IST e tipagem sanguínea.
D. Ultrassonografia obstétrica apenas no 1º e no último trimestre de gestação.
E. Opção de o pré-natal realizar-se, exclusivamente, por meio de consultas presenciais, não sendo necessário o suporte de visitas domiciliares.

Resposta correta: alternativa A.
Justificativa: o mínimo de consultas preconizadas pelo Ministério da Saúde são seis consultas de pré-natal (uma no 1º, duas no 2º e três no 3° trimestre). Além disso, orienta-se a realização de uma consulta odontológica e a obrigatoriedade da primeira consulta de puerpério.

A. Correta.
B. A suplementação com ácido fólico, idealmente, se inicia três meses antes da concepção até o final do primeiro trimestre.
C. A alternativa está incompleta. Todos os exames citados são imprescindíveis ao "pacote" de exames laboratoriais iniciais da gestante. Além desses, seriam necessários exames

de urina I e urocultura (além da colpocitologia oncótica, que não é exame laboratorial), e outras sorologias, além das infecções sexualmente transmissíveis (IST).

D. O Ministério da Saúde não orienta a realização de USG durante o pré-natal de risco habitual. Assumindo que a questão não revelou nenhuma comorbidade ou motivo para pré-natal de alto risco, devemos considerar que essa gestante não tem indicação de ultrassonografia pré-natal segundo o Ministério da Saúde brasileiro. Essa alternativa é o motivo dessa questão estar no capítulo de ultrassonografia em Medicina Fetal. É muito comum entre as gestantes a demanda por USG pré-natal, portanto, é de suma importância ter a consciência de que há respaldo do Ministério da Saúde para a não solicitação desse exame em pré-natal de baixo risco/risco habitual.

E. É necessário o suporte de visitas domiciliares para a realização de pré-natal adequado segundo a cartilha do Ministério da Saúde. Isso se dá, não só por questões de saúde, como avaliação de condições de moradia e orientações pré e pós-natais, mas também por questões sociais a serem avaliadas. Especialmente, no caso de pacientes com dificuldade de locomoção até a UBS é necessária a visita domiciliar.

3. (Sírio 2023) Nesta imagem ultrassonográfica do final do 1º trimestre de gestação observa-se feto com:

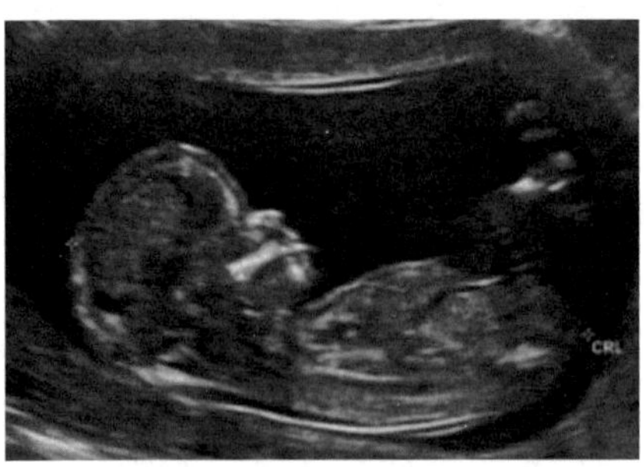

Fonte: autoria própria.

A. Osso nasal adequado e anencefalia.

B. Ausência de osso nasal e aumento da translucência nucal.

C. Osso nasal e translucência nucal adequados.

D. Higroma cístico e edema da calota craniana.

E. Ausência de osso nasal e pé torto congênito.

Resposta correta: alternativa C.

Justificativa: a presença de osso nasal é percebida ao notar estrutura hiperecogênica em região nasal. Apesar de não haver a medida da translucência nucal é possível observar pela imagem e inferir valores normais visto que a área hipoecoica na região nucal é estreita.

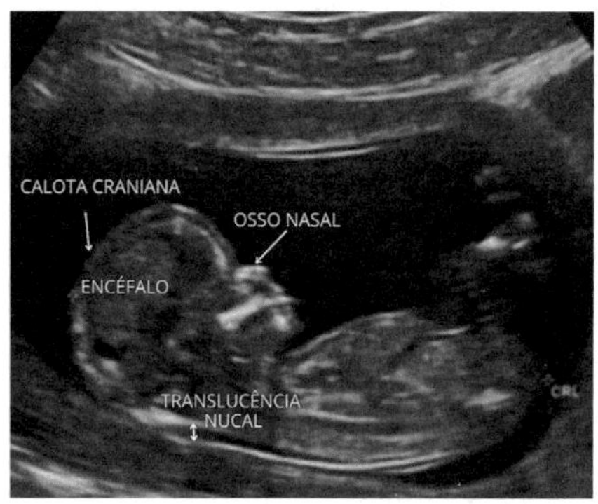

Fonte: autoria própria.

A. Embora não haja o corte com visualização do mesencéfalo, é possível observar a presença do encéfalo dentro da calota craniana.

B. Como dito, não há alterações nesse exame, portanto, osso nasal está presente e a translucência nucal adequada.

C. Correta. Vale ressaltar que, para avaliação dos parâmetros descritos na alternativa, a imagem ultrassonográfica deve apresentar um corte sagital estrito, contendo apenas a cabeça e o tórax superior do feto.

D. A calota craniana é identificada sem sinais de edema e, na presença de higroma, seria possível a visualização de lesões císticas volumosas, principalmente em região cervical, associado a edema generalizado. A seguir, uma imagem de feto com higroma para referência:

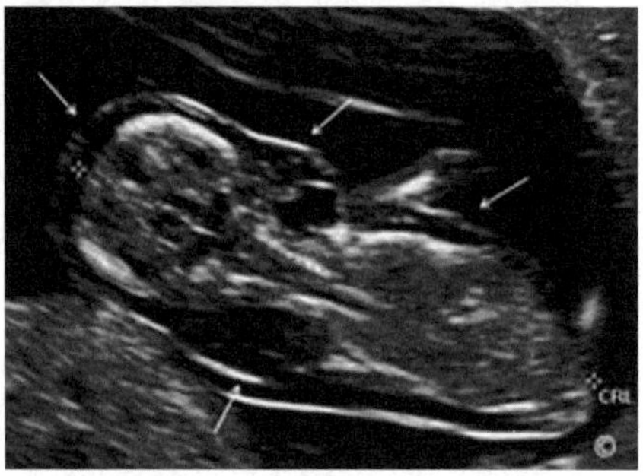

Fonte: Yang e Luo, 2022.[35]

E. O osso nasal está presente. Pé torto congênito não é avaliado na USG de 1º trimestre.

4. (USP-SP 2024) Primigesta, 41 anos de idade, gestação após ciclo natural induzido. É hipertensa crônica em uso de metildopa 750 mg por dia. Teve data da última menstruação em 18/06/23. Comparece em consulta de pré-natal com os seguintes exames:

Exames laboratoriais	Data	Resultado
ABO – RH	30/07/2023	A+
Hemoglobina/ hematócrito	30/07/2023	13,1 / 34%
Glicemia de jejum	30/07/2023	83
TSH	30/07/2023	1,6
VDRL	30/07/2023	Negativo
HIV	30/07/2023	Negativo
Toxoplasmose	30/07/2023	IgG negativo / IgM negativo
Rubéola	30/07/2023	IgG negativo / IgM negativo
Hepatite B	30/07/2023	Ag HBs negativo, Anti HBS negativo, Anti HBc negativo
Hepatite C	30/07/2023	Negativo
Urina tipo 1 – EAS	30/07/2023	6.000 leucóitos/ campo
Urocultura	30/07/2023	Estreptococo 8

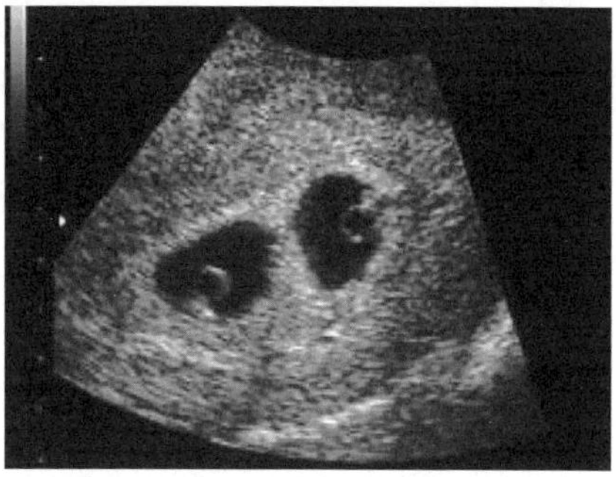

Fonte: autoria própria.

Considerando que a paciente veio para a consulta no dia 10/12/23 e que toda a rotina de pré-natal está realizada adequadamente com parâmetros dentro da normalidade.

Assinale qual é o próximo passo para a avaliação fetal que deve ser solicitado, de acordo com a idade gestacional (IG).

A. Ecografia com Doppler de artérias uterinas.
B. Ecografia morfológica.
C. Ecografia do colo uterino.
D. Ecocardiograma fetal.

Resposta correta: alternativa D.
Justificativa: o primeiro passo para a resolução do exercício é o cálculo da idade gestacional da paciente de acordo com as datas fornecidas (DUM e dia da prova):

Junho → 12 dias
Julho → 31 dias
Agosto → 31 dias
Setembro → 30 dias
Outubro → 31 dias
Novembro → 30 dias
Dezembro → 10 dias
Total = 157 dias → 175 ÷ 7 = 25 semanas

Isso significa que a paciente se encontra no 2º trimestre. Como a gestante possui idade materna avançada, apresenta indicação para a realização do ecocardiograma fetal (diabéticas, cardiopatas e idade materna avançada). Embora o eco fetal esteja indicado entre 26-28 semanas pelo protocolo da USP, os exames de USG devem ser solicitados com um pouco de antecedência da IG a se realizar o exame, para que a gestante consiga se programar e realizar o agendamento para o período correto. As pacientes devem sempre ser orientadas sobre qual a idade gestacional adequada para a realização de cada exame pedido. Solicitar o exame não significa que a paciente o realizará imediatamente, ela pode ser orientada a realizá-lo dentro de uma semana, por exemplo. O que inviabiliza as outras alternativas é o fato da IG para realização daqueles exames já ter passado.

A. Ecografia com Doppler de artérias uterinas deve ser realizado com 18-20 semanas.
B. O morfológico de 2º trimestre idealmente deve ser realizado entre 20-24 semanas. A paciente está com 25 semanas de gestação, portanto, já deveria ter realizado esse exame.
C. O ultrassom transvaginal para análise do colo uterino geralmente é realizado com o morfológico de 2º trimestre, portanto já deveria ter sido realizado entre 20-24 semanas de gestação.
D. Correta. A Lei nº 14.598/2023, sancionada em 2023, coloca a ecocardiografia fetal como um exame de rotina para todas as gestantes.

5. (USP-SP 2025) Adolescente, 15 anos de idade, primigesta, comparece ao pré-natal com 34 semanas de gravidez. Está bem, sem queixas. Relata boa movimentação fetal. Ao exame clínico, bom estado geral, corada, normotensa, abdome gravídico, altura uterina 26 cm, BCF presente e rítmico. Em USG realizada, o peso fetal estimado foi de 1.870 g, percentil 7, feto normotônico, movimentos corpóreos e respiratórios presentes, índice de líquido amniótico 9 cm. Dopplervelocimetria de artéria umbilical e de artéria cerebral média, conforme imagens a seguir:

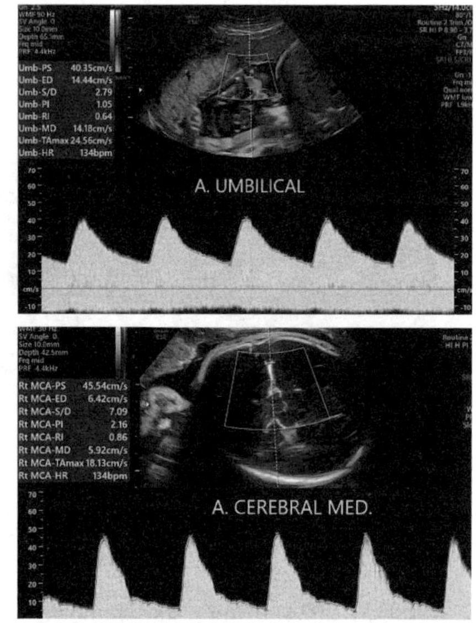

Valores de referência fornecidos pela banca examinadora: umbilical fetal, índice de pulsatilidade (PI) para 34 semanas = 0,5 a 0,99; cerebral média fetal, índice de pulsatilidade (PI) para 34 semanas = 1,35 a 2,43.

Fonte: autoria própria.

Na ausência de trabalho de parto, a programação obstétrica recomendada é:

A. Indução de parto imediato.
B. Parto cesárea imediato.
C. Parto com 37 semanas.
D. Parto com 40 semanas.

Resposta correta: alternativa D.

Justificativa: considerando os dados fornecidos no enunciado, é possível classificar o feto como restrito tardio em caso de alteração do Doppler, visto que apresenta peso fetal estimado entre o p3-10 (feto p7). Diante disso, é necessária a análise dos índices de pulsatilidade das artérias umbilical e cerebral presentes nas imagens da questão para confirmação diagnóstica e determinação da conduta:

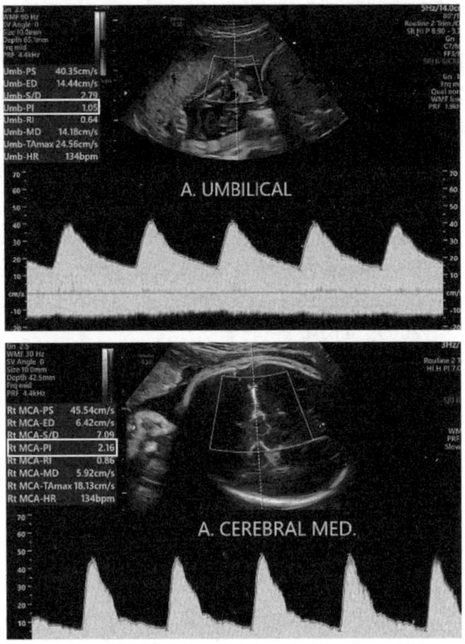

IP da artéria umbilical 1,05; IP da artéria cerebral média 2,16.
Fonte: autoria própria.

Segundo os valores de referência fornecidos pela prova, o índice de pulsatilidade da artéria umbilical está aumentado em 0,06. Segundo a banca, esse valor com aumento muito discreto associado ao gráfico de pulsatilidade com desenho normal refutam a hipótese de restrição de crescimento intrauterino (RCIU). Está indicada a resolução da gestação com 40 semanas, portanto.

A. Não há necessidade de resolução da gestação de imediato, visto que o feto está com 34 semanas e ainda não apresenta maturidade pulmonar para vida fora do útero. É possível esperar até a 37ª semana de gestação.
B. Pelo mesmo motivo descrito na justificativa da alternativa A, não há necessidade de parto imediato.
C. Se considerarmos os valores de referência fornecidos, poderia ser feito um diagnóstico de feto restrito tardio e, portanto, a conduta mais adequada segundo o Ministério da Saúde do Brasil é a resolução da gestação com 37 semanas por via obstétrica. Porém, a banca da Fuvest não considerou o valor como alterado e o desenho das curvas de pulsatilidade estavam normais.
D. Correta.

REFERÊNCIAS

1. Brasil. Ministério da Saúde. Cadernos de Atenção Básica. Atenção ao pré-natal de baixo risco. Brasília: Ministério da Saúde; 2012.
2. World Health Organization. Imaging ultrasound before 24 weeks of pregnancy: 2022 update to the WHO antenatal care recommendations for a positive pregnancy experience: technical brief. Geneva; World Health Organization; 2022. Disponível em: https://pesquisa.bvsalud.org/portal/resource/pt/who-362037. Acesso em: jun 2025.
3. Tunçalp Ö, Pena-Rosas JP, Lawrie T, Bucagu M, Oladapo OT, Portela A, et al. WHO recommendations on antenatal care for a positive pregnancy experience-going beyond survival. BJOG. 2017;124(6):860-2.
4. Torloni MR, Vedmedovska N, Merialdi M, Betrán AP, Allen T, González R, et al. Safety of ultrasonography in pregnancy: WHO systematic review of the literature and meta-analysis. Ultrasound Obstet Gynecol. 2009;33(5):599-608.
5. Levi S. Ultrasound in prenatal diagnosis: polemics around routine ultrasound screening for second trimester fetal malformations. Prenat Diagn [Internet]. 2002;22(4):285-95.
6. International Society of Ultrasound in Obstetrics and Gynecology, Bilardo CM, Chaoui R, Hyett JA, Kagan KO, Karim JN, et al. ISUOG Practice Guidelines (updated): performance of 11-14-week ultrasound scan. Ultrasound Obstet Gynecol. 2023;61(1):127-43.
7. Souka AP, Pilalis A, Kavalakis Y, Kosmas Y, Antsaklis P, Antsaklis A. Assessment of fetal anatomy at the 11-14-week ultrasound examination. Ultrasound Obstet Gynecol. 2004;24(7):730-4.
8. Almeida GR, Simões RS, Silvinato A, Bernardo WM. Ultrassonografia no primeiro trimestre da gravidez. Rev Assoc Med Bras (1992). 2020;66(10):1323-6.
9. Nicolaides KH, Spencer K, Avgidou K, Faiola S, Falcon O. Multicenter study of first-trimester screening for trisomy 21 in 75 821 pregnancies: results and estimation of the potential impact of individual risk-orientated two-stage first-trimester screening. Ultrasound Obstet Gynecol. 2005;25(3):221-6.
10. Cossi PS, Araujo Júnior E, Bussamra LC de S, Guimarães Filho HA, Nardozza LMM, Moron AF. Medida do comprimento do osso nasal entre 11 e

15 semanas de gestação em uma população brasileira: estudo preliminar. Radiol Bras. 2008;41(3):155-8.
11. Keeling JW, Hansen BF, Kjaer I. Pattern of malformations in the axial skeleton in human trisomy 21 fetuses. Am J Med Genet. 1997;68(4):466-71.
12. Oliani AH, Vaz-Oliani DCM, Oliveira GHDE, Mauad Filho F. Ultrassonografia morfológica do primeiro trimestre – passo a passo. Revista Brasileira de Ultrassonografia. 2015;18:9-16.
13. Benacerraf BR, Bromley B, Jelin AC. Absent nasal bone. Am J Obstet Gynecol. 2019;221(5):B6-7.
14. Zugaib M, Francisco RPV. Obstetrícia. 3. ed. Barueri: Manole; 2016.
15. Podobnik M, Bulić M, Smiljanić N, Bistricki J. Ultrasonography in the detection of cervical incompetency. J Clin Ultrasound. 1988;16(6):383-91.
16. Macdonald R, Smith P, Vyas S. Cervical incompetence: the use of transvaginal sonography to provide an objective diagnosis. Ultrasound Obstet Gynecol. 2001;18(3):211-6.
17. To MS, Skentou CA, Royston P, Yu CKH, Nicolaides KH. Prediction of patient-specific risk of early preterm delivery using maternal history and sonographic measurement of cervical length: a population-based prospective study. Ultrasound Obstet Gynecol. 2006; 27(4):362-7.
18. Romero R, Nicolaides K, Conde-Agudelo A, Tabor A, O'Brien JM, Cetingoz E, et al. Vaginal progesterone in women with an asymptomatic sonographic short cervix in the midtrimester decreases preterm delivery and neonatal morbidity: a systematic review and metaanalysis of individual patient data. Am J Obstet Gynecol. 2012;206(2):124.e1-19.
19. Mella MT, Berghella V. Prediction of preterm birth: cervical sonography. Semin Perinatol. 2009;33(5): 317-24.
20. Oyelese Y, Smulian JC. Placenta previa, placenta accreta, and vasa previa. Obstet Gynecol. 2006;107(4): 927-41.
21. Lockwood CJ, Russo-Stieglitz K, Berghella V. Placenta previa: epidemiology, clinical features, diagnosis, morbidity and mortality. Up to date [Internet]. 2018;2-10.
22. Resnik R, Lockwood CJ. Fetal growth restriction: evaluation and management. In: UpToDate, Post TW (Ed). Waltham, MA: UpToDate Inc. [citado em 20 out. 2016]. Disponível em: https://www.uptodate.com.
23. Meler E, Martínez J, Boada D, Mazarico E, Figueras F. Doppler studies of placental function. Placenta. 2021;108:91-6.
24. Gómez O, Figueras F, Fernández S, Bennasar M, Martínez JM, Puerto B, et al. Reference ranges for uterine artery mean pulsatility index at 11-41 weeks of gestation. Ultrasound Obstet Gynecol. 2008;32(2):128-32.
25. Lees CC, Stampalija T, Baschat A, da Silva Costa F, Ferrazzi E, Figueras F, et al. ISUOG Practice Guidelines: diagnosis and management of small-for-gestational-age fetus and fetal growth restriction. Ultrasound Obstet Gynecol. 2020;56(2):298-312.
26. Grill S, Rusterholz C, Zanetti-Dällenbach R, Tercanli S, Holzgreve W, Hahn S, et al. Potential markers of preeclampsia – a review. Reprod Biol Endocrinol. 2009;7(1):70.
27. Poon LCY, Volpe N, Muto B, Yu CKH, Syngelaki A, Nicolaides KH. Second-trimester uterine artery Doppler in the prediction of stillbirths. Fetal Diagn Ther. 2013;33(1):28-35.
28. Gabbe SG, Niebyl JR, Simpson JL, Landon MB, Galan HL, Jauniaux ERM, et al. Obstetrics: normal and problem pregnancies [e-Book]. New York: Elsevier Health Sciences; 2016. 1292 p.
29. Costa F da S, Cunha SP da, Berezowski AT. Avaliação prospectiva do índice de líquido amniótico em gestações normais e complicadas. Radiol Bras. 2005; 38(5):337-41.
30. Syngelaki A, Hammami A, Bower S, Zidere V, Akolekar R, Nicolaides KH. Diagnosis of fetal non-chromosomal abnormalities on routine ultrasound examination at 11-13 weeks' gestation. Ultrasound Obstet Gynecol. 2019;54(4):468-76.
31. Acharya G, Wilsgaard T, Berntsen GKR, Maltau JM, Kiserud T. Reference ranges for serial measurements of umbilical artery Doppler indices in the second half of pregnancy. Am J Obstet Gynecol. 2005;192(3): 937-44.
32. Pastore DEA, Valente IS, Jales RM. Interpretação do doppler obstétrico na avaliação da vitalidade fetal. Dr.Pixel. Campinas: Dr Pixel; 2016. Disponível em: https://drpixel.fcm.unicamp.br/conteudo/interpretacao-do-doppler-obstetrico-na-avaliacao-da-vitalidade-fetal. Acesso em: 13 de jul. de 2025.
33. Schreiber V, Hurst C, da Silva Costa F, Stoke R, Turner J, Kumar S. Definitions matter: detection rates and perinatal outcome for infants classified prenatally as having late fetal growth restriction using SMFM biometric vs ISUOG/Delphi consensus criteria. Ultrasound Obstet Gynecol. 2023;61(3): 377-85.
34. Nomura RMY, Miyadahira S, Zugaib M. Avaliação da vitalidade fetal anteparto. Rev Bras Ginecol Obstet. 2009;31(10):513-26.
35. Yang T, Luo H. Practical ultrasonography in obstetrics and gynecology. New York: Springer Nature; 2022. 341 p.

43

Procedimentos invasivos na medicina fetal

Catarina Maria Ferreira Alves Mattos Sarmento Vallada Oliveira
Rita de Cássia Sanchez e Oliveira

CASO CLÍNICO

Paciente 38 anos, previamente hígida, primigesta com 16 semanas gestacionais. Na USG morfológica das 12 semanas foi identificada translucência nucal aumentada. Por conta do risco aumentado para alterações genéticas, prosseguiu-se com a investigação por meio da realização da amniocentese. O procedimento possibilitou realizar o cariótipo fetal, que evidenciou trissomia do 21. A família foi encaminhada ao pré-natal de alto risco, onde foi acompanhada e aconselhada em relação à alteração genética do bebê.

INTRODUÇÃO

Aproximadamente 3 a 5% das gestações são complicadas por defeitos congênitos ou doenças genéticas. As anomalias cromossômicas estão presentes em cerca de 1 em cada 150 nascidos-vivos e as malformações congênitas continuam a ser uma das principais causas de morte na infância.[1]

O rastreio inicial de anomalias congênitas foi desenvolvido nos anos 1950 com a ultrassonografia e se tornou cada vez mais importante no acompanhamento obstétrico. Os objetivos da ultrassonografia incluem a determinação da idade gestacional, número de fetos, avaliação de malformações, teste de bem-estar fetal, e auxílio em procedimentos diagnósticos e terapêuticos invasivos.

A amniocentese, a primeira opção de teste de diagnóstico cromossômico pré-natal disponível, foi descrita pela primeira vez na década de 1950 e é até hoje um dos procedimentos invasivos mais seguros. A biópsia de vilosidades coriônicas (BVC) é outro teste de diagnóstico e pode ser realizada numa fase precoce da gestação. Esses procedimentos são indicados mediante anomalias fetais que possam ter como uma das etiologias alterações genéticas do feto. Esses procedimentos estão resumidos na Tabela 1.

Apesar do aparecimento de testes de rastreamento não invasivos que analisam fragmentos de DNA fetal circulantes no sangue materno (NIPT, do inglês *non-invasive prenatal testing*), o padrão-ouro ainda é a análise de células ou DNA fetal, que são coletados por meio de um desses procedimentos.

TABELA 1 Resumo dos procedimentos invasivos na medicina fetal

Procedimento	Definição breve
Biópsia de vilosidades coriônicas	Obtenção de amostras de vilosidade coriônica (material placentário) para pacientes com risco aumentado de doenças genéticas
Amniocentese	Obtenção de líquido amniótico por via abdominal para investigação de cariótipo e outras análises genéticas fetais, infecções fetais, maturidade pulmonar e amniodrenagem
Cordocentese	Punção transabdominal do cordão umbilical para coleta de amostra sanguínea fetal, para diagnósticos nos quais a análise de sangue fetal é imprescindível. Também utilizada para alguns procedimentos terapêuticos

Fonte: autoria própria.

INDICAÇÕES

A principal indicação para cada um dos procedimentos é a mesma: risco aumentado para anomalias fetais. Ocorre nos seguintes casos:

- Idade materna avançada no momento da concepção espontânea ou no momento da coleta de óvulos nas fertilizações assistidas (≥ 35 anos): isoladamente não é mais considerado como critério para indicação absoluta do procedimento. O casal deve ser orientado e devem ser ponderados riscos e benefícios em conjunto com o profissional da saúde.
- Antecedente de cromossomopatia e/ou filho anterior portador de malformações sugestivas de cromossomopatia.
- Presença de translocação balanceada em um ou ambos os genitores.
- Presença de doença monogenética (Mendeliana) em um ou ambos os genitores.
- Ambos os genitores portadores de doença autossômica recessiva.
- Genitora é portadora de doença genética ligada ao sexo.
- Concepção em período menor do que três meses após irradiação de células germinativas de um dos genitores.
- Resultado alterado no rastreamento no primeiro trimestre de gestação, como a translucência nucal e/ou rastreamento bioquímico.
- Malformação fetal identificada na ultrassonografia de 1º ou 2º trimestre.

BIÓPSIA DE VILOSIDADES CORIÔNICAS

Definição

A biópsia é feita com a obtenção de amostras de vilosidade coriônica no córion frondoso, tipicamente realizada no final do primeiro trimestre de gestação. É indicada para pacientes com risco aumentado de doenças genéticas, e permite o diagnóstico precoce (de 4 a 6 semanas antes, quando comparado com a amniocentese) de tais condições.

Técnica

- Idealmente realizada entre 11 e 13 semanas, podendo se estender até 14 semanas: nessa idade gestacional (IG), temos células com bom índice mitótico e menor índice de complicações para redução de membro.

- É um procedimento ambulatorial, guiado por ultrassonografia (USG), com anestesia local.
- Pode ser realizada de forma transabdominal ou transcervical. A técnica transabdominal é a mais utilizada por conta da maior facilidade de obter uma amostra adequada e pelo fato de a forma transcervical possivelmente aumentar o risco de aborto.[2] Atualmente, com a evolução das imagens ultrassonográficas e materiais de punção, praticamente não se utiliza mais a via transcervical.
- Por meio de punção aspirativa com agulha de raqui 20G são retirados pequenos fragmentos da placenta e enviados para análise.
- Administração de imunoglobulina D para gestantes Rh negativo após o procedimento.
- Contraindicações para realização de BVC transcervical: herpes genital, canal cervical ou placenta inacessível, miomas no istmo e flexão uterina acentuada, infecção vaginal ativa.

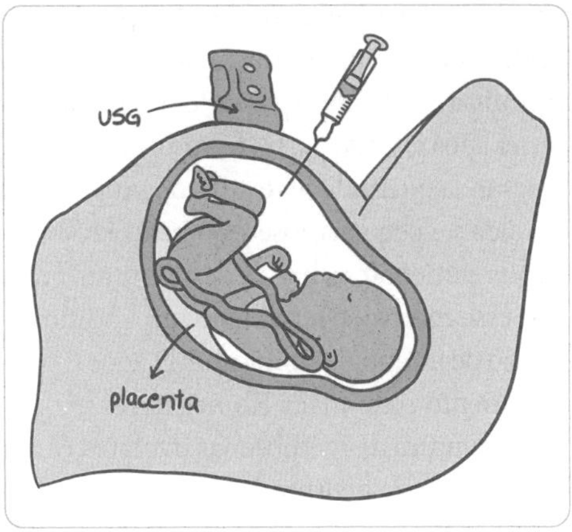

FIGURA 1 **Esquema da técnica de biópsia de vilosidade coriônica.**
Fonte: autoria própria.

Complicações e riscos

Há uma dificuldade de estimar a taxa de perda fetal associada à realização da BVC. Isso se dá pois o procedimento é feito antes do final do primeiro trimestre, o que dificulta a distinção entre abortos espontâneos nesse período, que são mais comuns do que mais tardiamente na gestação, e perdas causados pelo procedimento. Além disso, a indicação para realizar a BVC é a suspeita ou alto risco para alterações genéticas – associadas a uma taxa elevada de abortos, especialmente no primeiro trimestre. Por esse motivo, uma USG direcionada para a vitalidade fetal, anatomia embrionária e marcadores de aneuploidias deve ser realizada antes do procedimento. Estudos comparando a BVC com a amniocentese tendem a avaliar em 1% de risco global de perda gestacional associada aos dois procedimentos. É possível que existam alguns preditores de perda fetal, cuja presença aumentaria o risco de perda relacionado ao procedimento,[3] sendo eles:

- Feto pequeno para idade gestacional (PIG) no momento do procedimento.
- Número de introduções necessárias da agulha para obter a quantidade de material adequado.
- Experiência e habilidade.

Casos raros de infecção clínica foram reportados relacionando-a à BVC. A transmissão vertical de infecções como hepatite, HIV, citomegalovírus e toxoplasmose podem ocorrer, porém não foram reportados casos de transmissão de HIV em pacientes em uso de terapia antirretroviral (TARV) altamente efetiva.[4]

Outro risco do procedimento é a ocorrência de hemorragia feto-maternal, que consiste na perda de sangue fetal para a gestante, documentado por meio do aumento significativo de alfa-fetoproteína sérica materna após grande parte dos procedimentos. Apesar da quantidade relativa de sangue fetal perdida ser pequena, esse fenômeno é relevante por aumentar a chance de aloimunização. Por esse motivo, é recomendada a administração de imunoglobulina anti-D após o procedimento para mães Rh negativo.

A ruptura de membranas ovulares é rara e foi reportada ocorrendo tardiamente (dias a semanas após o procedimento) em 0,3% dos casos.[5]

AMNIOCENTESE

Definição

Obtenção de líquido amniótico por via abdominal. Realizada para investigação de cariótipo e outras análises genéticas fetais, como a análise de DNA e avaliação complementar em caso de mosaicismo cromossômico pós-BVC. Também pode pesquisar infecções fetais,[6] avaliar maturidade pulmonar fetal e ser usada como procedimento terapêutico em casos de polidrâmnio (amniodrenagem).

A amniodrenagem tem indicações em anomalias específicas, geralmente nas obstruções do trato intestinal, em que o acúmulo de líquido se dá por pouca absorção fetal. Pode ser realizada de modo seriado, a cada duas semanas.

Técnica

- Realizada idealmente entre 16 + 0 e 19 semanas,[7] quando a indicação é a análise do cariótipo, porém tecnicamente pode ser realizada até o final da gestação para análises de DNA e infecções.

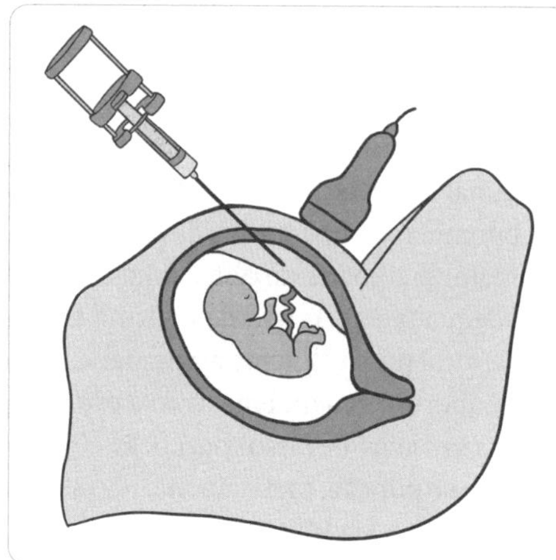

FIGURA 2 Esquema da técnica de amniocentese.

Fonte: autoria própria.

- Uma agulha estéril de raqui 20G guiada por USG é introduzida no saco amniótico por via transabdominal, e cerca de 20 mL aspirados com seringa. A seguir, líquido amniótico é coletado e enviado para análise.

Complicações e riscos

As principais complicações relacionadas ao procedimento envolvem rotura precoce de membranas ovulares (RPMO), lesão fetal direta ou indireta, perda fetal, infecção (amnionite) e transmissão vertical de sorologias maternas positivas ou sensibilização materna ao fator Rh. Também é possível que ocorra perda temporária de pequena quantidade de líquido amniótico, não levando a perda total da gestação, e tende a se resolver espontaneamente dentro de uma semana. O retorno à quantidade normal de líquido acontece entre 1 e 7 semanas após o procedimento.[8,9] A perda temporária de líquido é geralmente associada a bons desfechos da gestação, assim como a perda crônica de pequenas quantidades de líquido, que seria classificada como RPMO.[10] A rotura total das membranas pós-procedimento é um evento raro, e ao ser comparada com a rotura espontânea pré-termo de membranas evidenciou partos em idades gestacionais mais avançadas e uma taxa de sobrevivência perinatal maior.[9] Por conta disso, considera-se apropriada uma conduta conservadora, que englobe monitoramento do volume de líquido, crescimento fetal e sinais de infecção materna no caso de RPMO decorrente do procedimento.

A lesão fetal direta é rara em procedimentos guiados por USG. Em um estudo randomizado com 2.239 amniocenteses, não foram observadas lesões fetais diretas. As descrições de lesões são provenientes de relatos de caso, e foram atribuídas por associação em vez de comprovação de causalidade. Estas incluíram exsanguinação, alterações de pele, lesão ocular e anormalidades intracranianas e intestinais.[11]

A lesão fetal indireta consiste principalmente em malformações ortopédicas, como pé torto congênito e problemas respiratórios. Acredita-se que esses problemas estão associados à compressão fetal decorrente da diminuição de líquido amniótico, pois são mais comuns em casos em que é realizada a amniocentese precoce seguida de perda de líquido persistente pós-procedimento[12] e aparenta haver correlação entre risco de pé torto congênito e quantidade de líquido removido na amniocentese.[13]

Em relação à transmissão vertical, acredita-se que o risco seja aumentado em pacientes com alta carga viral, especialmente em casos nos quais a agulha atravessa a placenta. Há relatos de casos que correlacionam infecção fetal de hepatite, citomegalovírus, toxoplasmose e HIV com a realização de amniocentese,[14,15] mas os dados são escassos. Há também relatos de procedimentos invasivos realizados em pacientes com HIV em uso de TARV e carga viral indetectável, em que não houve transmissão vertical.[16] Com isso em vista, os *guidelines* atuais recomendam a realização do procedimento após instituído o tratamento e quando a carga viral esteja indetectável ou o mais baixa possível.[6,17] Os riscos e benefícios devem ser ponderados com os pais.

O risco de perda fetal relacionado à amniocentese é baixo, por volta de 0,1 a 0,3%,[7] e acontece por volta de 4 semanas após o procedimento.[10] Outros estudos estabelecem esse risco próximo a 1%.[3] Ainda não foi possível determinar a causa exata das perdas, mas pode estar relacionada à quantidade de tentativas do procedimento, presença de anomalias fetais, sangramento vaginal durante a gestação ou história prévia de aborto (espontâneo ou induzido).

Amniocentese precoce

É o procedimento realizado com menos de 15 semanas. Apresenta maior risco de perda fetal quando comparado com a BVC ou amniocentese após a 15ª semana. Também possui risco aumentado para outras complicações, como pé torto congênito e perda de líquido amniótico. Dessa forma, não é mais utilizado como método diagnóstico padrão.[7]

CORDOCENTESE

Definição

Punção transabdominal do cordão umbilical do feto para coleta de amostra sanguínea fetal. A finalidade para o diagnóstico de alterações gênicas desse procedimento está cada vez mais em desuso, dado que em comparação com a amniocentese e a BVC, é mais difícil de conseguir amostras adequadas, é realizado em idades gestacionais mais avançadas e tem um maior risco de perda gestacional quando realizado em gestações múltiplas.[2] No entanto, a cordocentese é útil para diagnósticos nos quais a análise de sangue fetal é imprescindível e para alguns procedimentos com finalidade terapêutica, descritos a seguir.

Diagnóstico de infecções fetais

Mediante alta suspeita clínica de infecções pré-natais, a cordocentese torna-se um importante aliado na avaliação do comprometimento fetal. A amniocentese é outra opção nessa investigação, utilizando-se o método de PCR para pesquisa dos agentes etiológicos. A infecção fetal pode também ser identificada por anticorpos IgM contra o antígeno na circulação sanguínea do concepto. Como esse processo depende da maturação do sistema imune fetal,[18] a cordocentese pode ser realizada a partir do segundo trimestre de gestação – 22ª semana para rubéola e 25ª semana para citomegalovírus (CMV).[17] Em relação à toxoplasmose, a reação imune pode não acontecer até diversos meses após o nascimento, portanto não é tipicamente realizado o diagnóstico pré-natal por esse procedimento. Como atualmente a técnica de PCR para os agentes infecciosos possui alta especificidade, a pesquisa por amniocentese em líquido amniótico é mais indicada.

A cordocentese também pode ser utilizada para avaliar afecções sanguíneas e metabólicas do feto, entre elas o hipotireoidismo congênito, trombocitopenia e hemólise por aloimunização materna.[19] Essas doenças são relacionadas a piores desfechos perinatais e podem se beneficiar de intervenções intraútero, como transfusões de componentes sanguíneos e administração de medicamentos para o feto ou para a gestante.

Transfusão fetal de hemácias intraútero

Realizada mediante diagnóstico de anemia severa, que pode ter diversas causas, entre elas aloimunização materna, infecção por parvovírus B19, hemorragia fetomaternal crônica, talassemia e, menos frequentemente, síndrome de transfusão feto-fetal. Suspeita-se de anemia moderada a severa se o pico arterial sistólico da artéria cerebral média é $\geq 1,5\times$ a mediana para a idade gestacional. Confirma-se esse diagnóstico com a cordocentese e análise de Hb/Ht do feto – a transfusão é indicada se o Hb fetal está ≤ 2 desvios padrões do valor médio para idade gestacional ou se Ht < 30%. O tempo ótimo da intervenção limita-se entre 18 e 35 semanas de gestação. Antes disso, o tamanho reduzido das estruturas fetais dificulta o procedimento; posteriormente, considera-se que o risco da transfusão intraútero é maior que o parto prematuro seguido pela transfusão.[20]

A transfusão é tipicamente realizada pela veia umbilical por conta da facilidade de acesso e menor risco de complicações, proporcionando maiores taxas de sobrevivência quando comparada com outros sítios, como bradicardia no caso do uso da artéria umbilical e piores desfechos em fetos com hidropsia quando realizada a transfusão intraperitoneal.[21]

Administração de medicamentos

A cordocentese também se mostra útil perante a necessidade de administração de medicamentos ao feto, especialmente antiarrítmicos. Os ritmos mais comuns de arritmias fetais são taquicardia supraventricular, *flutter* atrial e fibrilação atrial. Em fetos sem hidropsia, foi reportado sucesso terapêutico da administração medicamentosa transplacentária em diversos cenários. Porém, em fetos com hidropsia, essa técnica se mostrou menos eficaz por conta da disfunção placentária envolvendo a condição. Dessa maneira, a primeira escolha é a administração de antiarrítmicos diretamente ao feto via cordocentese com a punção da veia umbilical,[22] como dose de ataque, seguida de manutenção via transplacentária.

Riscos e complicações

Os principais riscos da cordocentese são bradicardia fetal, hematoma de cordão, infecção, transmissão vertical e perda fetal.

Bradicardia ocorre em aproximadamente 5% dos procedimentos,[23] sendo cada vez mais rara conforme o aumento da idade gestacional em que é realizada. O vasoespasmo da artéria umbilical é a principal hipótese do mecanismo dessa resposta, mas também pode ser causada por um hematoma iatrogênico do cordão umbilical,[24] cursando com a compressão do cordão. Geralmente, esse hematoma é assintomático e temporário, mas se afetar o *status* fetal gravemente e/ou de maneira persistente, uma cesariana de emergência pode ser necessária, o que pode ocorrer em 2,4 a 5% dos casos.[19]

A infecção materna é rara, ocorrendo em menos de 1% dos procedimentos, porém é responsável por mais de 40%[25] das perdas fetais.

Transmissão vertical é um risco em qualquer procedimento invasivo que coloque sangue materno em contato com o feto. Os dados são imprecisos, mas o risco de contaminação fetal pelo procedimento é provavelmente bastante baixo e relacionado a carga viral materna.[23]

Perda fetal após a cordocentese ocorre em aproximadamente 1,4 a 1,9% dos casos.[26,27] Os principais fatores de risco relacionados à perda fetal são: fetos com anormalidades estruturais,[28,29] inexperiência do operador,[30] utilização do coração do feto como sítio de punção, e idade gestacional menor que 24 semanas.[31]

PROCEDIMENTOS TERAPÊUTICOS

A medicina fetal revolucionou a área obstétrica não apenas permitindo diagnósticos mais precoces e acurados, mas também possibilitando o tratamento de diversas patologias. Existem as cirurgias fetais, que serão abordadas no próximo capítulo, sendo que os principais procedimentos são:

- **Transfusão feto-fetal**: amniodrenagem, cirurgia endoscópica intrauterina com *laser*, septostomia, feticídio seletivo.
- **Hérnia diafragmática**: passagem de balão intratraqueal.
- **Mielomeningocele**: cirurgia de mielomeningocele.

DEFINIÇÕES IMPORTANTES DO CAPÍTULO

- Biópsia de vilosidades coriônicas, amniocentese e cordocentese ainda são exames padrão-ouro para a análise de células ou DNA fetal.
- As indicações para investigação de cariótipo fetal são idade materna avançada, genitores com antecedente genético positivo para alguma alteração, filho anterior com alteração genética confirmada ou suspeita, resultado alterado em rastreamento por ultrassonografia (malformação ou alteração sugestiva de cromossomopatia, como aumento da translucência nucal).

- A BVC é preferencialmente realizada entre a 11ª e 13ª semanas gestacionais e consiste na retirada de amostra placentária para análise.
- A amniocentese é indicada entre a 16ª e 19ª semanas gestacionais e é feita por meio da retirada e análise de uma parte do líquido amniótico. Também é utilizada para investigar infecções fetais e como procedimento terapêutico (amniodrenagem) em caso de polidrâmnio.
- A cordocentese é realizada em idades gestacionais avançadas e consiste na punção do cordão umbilical intraútero para retirada do sangue fetal e sua análise. E utilizada menos frequentemente, mas também pode ser usada para finalidades terapêuticas, como a transfusão de hemácias intraútero ou administração de medicamentos.

QUESTÕES

1. (Tego 2023) Primigesta, 35 anos de idade, 12 semanas de gestação, foi submetida a ultrassonografia morfológica de primeiro trimestre cujo resultado está demonstrado na imagem a seguir. Nesse momento, sabendo que a paciente deseja esclarecer o problema o mais rápido possível, qual é o próximo passo para a investigação da condição fetal?

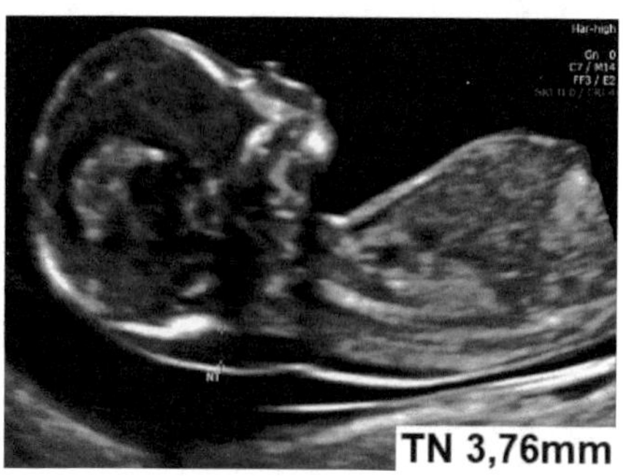

A. Investigar o cariótipo fetal por biopsia de vilo corial.
B. Investigar o cariótipo fetal por amniocentese genética.
C. Indicar pesquisa de DNA fetal em sangue materno – NIPT.
D. Solicitar dosagem materna de proteína plasmática A – PAPPA.

Resposta correta: alternativa A.
Justificativa: a translucência nucal (TN) é uma medida ultrassonográfica utilizada no cálculo do risco de anormalidades cromossômicas, incluindo a trissomia do 21. Um valor aumentado da TN significa maior risco de alteração, especialmente se for maior de 3,5 cm. Como o caso apresentado possui uma medida maior que esta, é necessário o prosseguimento da investigação de alterações genéticas com a realização de cariótipo fetal. Com a idade gestacional de 12 semanas, o exame mais adequado a ser feito é o de biópsia das vilosidades coriônicas. B) Amniocentese é recomendada a partir das 16 semanas de IG. C) NIPT é um exame de rastreamento, não diagnóstico. D) A PAPPA é uma proteína utilizada em conjunto com a TN para cálculo de risco de anormalidades genéticas. Assim como o NIPT, não tem valor diagnóstico.

2. (Fuvest 2022) Os exames invasivos para obtenção de amostra de material fetal para análise são a amniocentese, a cordocentese e a biópsia de vilo corial. Sobre esses procedimentos, assinale a alternativa correta.

A. A cordocentese é realizada para obtenção de amostra de sangue fetal, permite a avaliação de possível anemia fetal e pode ser realizada em idade gestacional acima de 16 semanas de gestação.
B. A biópsia de vilo corial é realizada no primeiro trimestre da gravidez para obtenção de amostras de vilosidades para pesquisa de infecção e do cariótipo fetal.

C. A amniocentese e a biópsia de vilo corial podem ser realizadas no primeiro trimestre para obtenção de material fetal para análise do cariótipo fetal.

D. A coleta de líquido amniótico (amniocentese) pode ser realizada entre 16 e 22 semanas, com risco de perda fetal baixo.

Resposta correta: D.

Justificativa: A) A idade mínima em que a cordocentese é indicada é a partir da 22ª semana de gestação. O exame realizado a partir da 16ª semana é a amniocentese. B) A biópsia de vilo coriônico não é utilizada para pesquisa de infecção fetal. O exame indicado é a amniocentese. C) A amniocentese não é realizada no primeiro trimestre, e sim a partir da 16ª semana.

3. (Fuvest 2024) Uma gestante de 40 anos, hígida, G2P1, sem intercorrências na gestação anterior, realizou ultrassonografia morfológica de primeiro trimestre com 12 semanas e 3 dias, que mostrou feto único, vivo, com desenvolvimento adequado para a idade gestacional e medida da translucência nucal (TN) de 2,5 mm (percentil 81). O risco basal de trissomia do cromossomo 21 para essa gestante era de 1 em 78 e, corrigido pela TN, passou a ser de 1 em 38. A respeito do aconselhamento desse casal, assinale a afirmativa correta.

A. Caso o resultado do teste não invasivo para trissomias (NIPT) seja positivo, ainda haverá necessidade de confirmação pelo cariótipo.

B. Houve um aumento discreto do risco de trissomia do cromossomo 21 após o exame, porém este ainda é baixo, em torno de 2,5%.

C. O risco de perda fetal devido ao procedimento invasivo é maior do que o risco de acometimento fetal pela síndrome de Down.

D. É preferível indicar a amniocentese devido ao risco de perda fetal substancialmente menor do que na biópsia de vilo corial.

Resposta correta: alternativa A.

Justificativa: alternativa A está correta. O NIPT é um teste de rastreamento e, se positivo, precisa ser confirmado com cariótipo fetal; alternativa B: esta é uma paciente com idade avançada e com medida de TN alterada. Apenas esses dois fatores já colocam ela e o feto em risco o suficiente para indicar o prosseguimento da investigação de alterações genéticas; alternativa C: o risco de perda fetal por amniocentese e por BVC não ultrapassa 1%. Ambos são inferiores aos 2,5% de risco de alteração cromossômica fetal; alternativa D: o risco de perda fetal por amniocentese e BVC são semelhantes.

4. (Tego 2023) Gestante na 12ª semana, com gravidez gemelar monocoriônica, diamniótica, foi ao pré-natal, com resultado de exame de translucência nucal (TN) demonstrado na imagem. Nesse caso, qual medida da translucência nucal devemos utilizar para o cálculo de risco para trissomias e, caso o cálculo de risco esteja alterado, como devemos fazer o estudo genético?

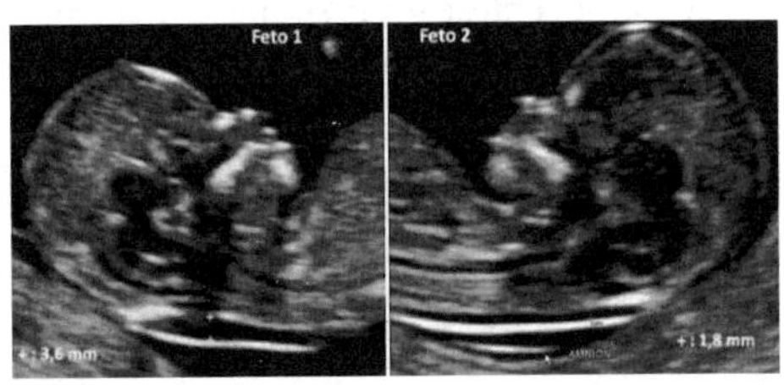

Feto 1 – TN 3,6 mm; feto 2 – TN 1,8 mm.

A. Utilizar a maior medida de TN – 3,6 mm, oferecer biópsia de vilo corial a partir da 12ª semana.

B. Fazer a média das medidas das TN – 2,7 mm, oferecer amniocentese de ambos os fetos após a 16ª semana.

C. Utilizar a menor medida de TN – 1,8 mm, oferecer exame de pré-natal não invasivo (NIPT).
D. Fazer cálculo individual – 3,6 mm e 1,8 mm, oferecer amniocentese no feto com medida alterada após a 16ª semana.

Resposta correta: alternativa B.
Justificativa: o valor de translucência nucal normal é abaixo de 2,5 cm. Em gestações monozigóticas, o risco é calculado utilizando a média dos valores das TN de cada feto. Nesse caso, ficamos com o valor de (3,6 + 1,8)/2 = 2,7. Dada a alteração, é indicado o prosseguimento da investigação em ambos os fetos com o cariótipo fetal; alternativa A: não é utilizado o maior valor da TN e, sim, a média dos dois; alternativa C: NIPT é um exame de rastreamento, não diagnóstico. Mesmo se fosse alterado, é necessária a confirmação pelo cariótipo fetal; alternativa D: o risco é o mesmo para ambos os fetos em gestações monozigóticas.

5. (SUS-SP 2023/adaptada) A respeito dos procedimentos invasivos realizados na medicina fetal, assinale a alternativa correta:

A. A amniocentese pode ser realizada a partir da 12ª semana de gestação.
B. Após procedimentos invasivos, é necessário realizar profilaxia anti-D nas gestantes RH negativo.
C. A cordocentese tem taxa de perda fetal de 0,3 a 0,5%.
D. A amniocentese transplacentária aumenta a taxa de perda fetal.

Resposta correta: alternativa B.
Justificativa: para a amniocentese, assim como a maioria dos procedimentos invasivos de medicina fetal, é realizada a imunoglobulina anti-D para evitar sensibilização de pacientes não isoimunizadas; alternativa A: amniocentese é realizada a partir da 16ª semana gestacional; alternativa C: a taxa de perda fetal da cordocentese é por volta de 1-2%; alternativa D: não há diferença no risco de perda fetal entre a amniocentese transplacetária ou não.

REFERÊNCIAS

1. Carlson LM, Vora NL. Prenatal diagnosis: screening and diagnostic tools. Obstet Gynecol Clin North Am. 2017;44(2):245-56.
2. Alfirevic Z, Navaratnam K, Mujezinovic F. Amniocentesis and chorionic villus sampling for prenatal diagnosis. Cochrane Database Syst Rev. 2017;9(9): CD003252.
3. Silver RK, MacGregor SN, Sholl JS, Hobart ED, Waldee JK. An evaluation of the chorionic villus sampling learning curve. Am J Obstet Gynecol. 1990; 163(3):917.
4. Somigliana E, Bucceri AM, Tibaldi C, Alberico S, Ravizza M, Savasi V, et al. Early invasive diagnostic techniques in pregnant women who are infected with the HIV: a multicenter case series. Italian Collaborative Study on HIV Infection in Pregnancy. Am J Obstet Gynecol. 2005;193(2):437.
5. Hogge WA, Schonberg SA, Golbus MS. Chorionic villus sampling: experience of the first 1000 cases. Am J Obstet Gynecol. 1986;154(6):1249-52.
6. Comissão Nacional Especializada como Medicina Fetal. Propedêutica invasiva fetal. Protocolos Febrasgo. Obstetrícia n. 21; 2021.
7. PubMed TI Practice Bulletin n. 162: prenatal diagnostic testing for genetic disorders. Obstet Gynecol. 2016;127(5):e108.
8. Gold RB, Goyert GL, Schwartz DB, Evans MI, Seabolt LA. Conservative management of second-trimester post-amniocentesis fluid leakage. Obstet Gynecol. 1989;74(5):745.
9. Borgida AF, Mills AA, Feldman DM, Rodis JF, Egan JF. Outcome of pregnancies complicated by ruptured membranes after genetic amniocentesis. Am J Obstet Gynecol. 2000;183(4):937.
10. Tabor A, Philip J, Madsen M, Bang J, Obel EB, Nørgaard-Pedersen B. Randomised controlled trial of genetic amniocentesis in 4606 low-risk women. Lancet. 1986;1(8493):1287.
11. Seeds JW. Diagnostic mid trimester amniocentesis: how safe? Am J Obstet Gynecol. 2004;191(2):607.

12. Vedantam R, Douglas DL. Congenital dislocation of the knee as a consequence of persistent amniotic fluid leakage. Br J Clin Pract. 1994;48(6):342.
13. Eiben B, Hammans W, Goebel R, Epplen JT. Safety and fetal outcome of early and midtrimester amniocentesis. Lancet. 1998;351(9113):1435.
14. Minola E, Maccabruni A, Pacati I, Martinetti M. Amniocentesis as a possible risk factor for mother-to-infant transmission of hepatitis C virus. Hepatology. 2001;33(5):1341.
15. Giorlandino C, Bilancioni E, D'Alessio P, Muzii L. Risk of iatrogenic fetal infection at prenatal diagnosis. Lancet. 1994;343(8902):922.
16. Mandelbrot L, Jasseron C, Ekoukou D, Batallan A, Bongain A, Pannier E, et al. Amniocentesis and mother-to-child human immunodeficiency virus transmission in the Agence Nationale de Recherches sur le SIDA et les Hépatites Virales French Perinatal Cohort. Am J Obstet Gynecol. 2009;200(2):160.e1.
17. Tess B, Rodrigues L, Newell ML, Dunn DT, Lago TDG. São Paulo collaborative study for vertical transmission of HIV-1. Breastfeeding, genetic, obstetric and other risk factors associated with mother--to-child transmission of HIV-1 in Sao Paulo State, Brazil. AIDS. 1998;12(5):513-20.
18. Sacher RA, Falchuk SC. Percutaneous umbilical blood sampling. Crit Rev Clin Lab Sci. 1990;28:19-35.
19. Peddi N, Avanthika C, Vuppalapati S, Balasubramanian R, Kaur J, Datta CN. A review of cordocentesis: percutaneous umbilical cord blood sampling. 2021; 13(7): e16423.
20. Moise Jr KJ. Intrauterine fetal transfusion of red cells. Literature review. 2023.
21. Harman CR, Bowman JM, Manning FA, Menticoglou SM. Intrauterine transfusion intraperitoneal versus intravascular approach: a case-control comparison. Am J Obstet Gynecol. 1990;162(4):1053.
22. Bell JG, Weiner S. Has percutaneous umbilical blood sampling improved the outcome of high-risk pregnancies? Clin Perinatol. 1993;20:61-80.
23. Society for Maternal-Fetal Medicine (SMFM), Berry SM, Stone J, Norton ME, Johnson D, Berghella V. Fetal blood sampling. Am J Obstet Gynecol. 2013; 209(3):170.
24. Hogge WA, Thiagarajah S, Brenbridge AN, Harbert GM. Fetal evaluation by percutaneous blood sampling. Am J Obstet Gynecol. 1988;158(1):132.
25. Weiner CP, Wenstrom KD, Sipes SL, Williamson RA. Risk factors for cordocentesis and fetal intravascular transfusion. Am J Obstet Gynecol. 1991;165(4 Pt 1):1020.
26. Ghidini A, Sepulveda W, Lockwood CJ, Romero R. Complications of fetal blood sampling. Am J Obstet Gynecol. 1993;168(5):1339.
27. Tongsong T, Wanapirak C, Kunavikatikul C, Sirirchotiyakul S, Piyamongkol W, Chanprapaph P. Fetal loss rate associated with cordocentesis at midgestation. Am J Obstet Gynecol. 2001;184(4):719.
28. Maxwell DJ, Johnson P, Hurley P, Neales K, Allan L, Knott P. Fetal blood sampling and pregnancy loss in relation to indication. Br J Obstet Gynaecol. 1991; 98(9):892.
29. Bigelow CA, Cinelli CM, Little SE, Benson CB, Frates MC, Wilkins-Haug LE. Percutaneous umbilical blood sampling: current trends and outcomes. Eur J Obstet Gynecol Reprod Biol. 2016;200:98.
30. Tanvisut R, Wanapirak C, Piyamongkol W, Sirichotiyakul S, Tongprasert F, Srisupundit K, et al. Cordocentesis-associated fetal loss and risk factors: single-center experience with 6650 cases. Ultrasound Obstet Gynecol. 2020;56(5):664.
31. Liao C, Wei J, Li Q, Li L, Li J, Li D. Efficacy and safety of cordocentesis for prenatal diagnosis. Int J Gynaecol Obstet. 2006;93(1):13-7.

44

Cirurgia fetal

Gustavo Yano Callado
Hérbene José Figuinha Milani
Maurício Mendes Barbosa

CASO CLÍNICO

E.H.M., 35 anos, branca, primigesta, sem antecedentes pessoais e familiares mórbidos. Grávida de feto único, idade gestacional de 24 semanas, encaminhada para consulta com especialista em Medicina Fetal por conta de possível malformação evidenciada pela ultrassonografia morfológica de 2º trimestre. Nega queixas físicas e refere estar ansiosa. A gestação não foi planejada e iniciou o uso do ácido fólico com 10 semanas de gestação, quando descobriu a gravidez.

Exame físico geral: BEG, corada, eupneica, vigil e orientada. PA 135 × 100 mmHg. Peso: 72 kg; altura: 1,61 m.

Exame obstétrico: abdome gravídico, AU 22 cm; boa movimentação fetal; feto longitudinal, dorso à esquerda, apresentação cefálica; BCF 142 bpm.

Exame ultrassonográfico realizado por especialista em Medicina Fetal:

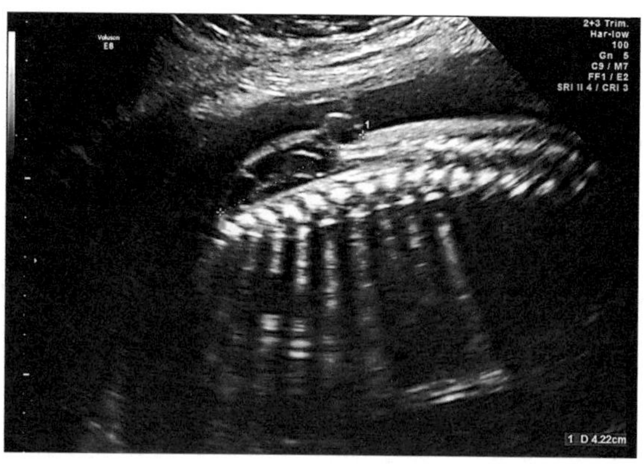

Fonte: autoria própria.

1. **Qual é o diagnóstico fetal?**
2. **Qual é a conduta da equipe que está atendendo a família?**

INTRODUÇÃO

No campo dos avanços médicos, a cirurgia fetal emergiu como uma abordagem inovadora e transformadora para lidar com condições complexas em bebês ainda não nascidos. A cirurgia fetal envolve procedimentos delicados e altamente especializados realizados no nascituro, com o objetivo de corrigir anormalidades estruturais, tratar condições que ameaçam a vida e melhorar desfechos a longo prazo. Nas últimas décadas, avanços significativos foram feitos na área, com o desenvolvimento de técnicas que se mostraram seguras, desde a cirurgia fetal a céu aberto a procedimentos minimamente invasivos.[1]

Tradicionalmente, as intervenções médicas diante de anomalias estruturais fetais eram limitadas aos cuidados pós-natais, mas com o desenvolvimento de novas técnicas cirúrgicas, ficou possível tratar certas condições ainda na vida intrauterina. Mais além, em alguns casos, a intervenção pré-natal pode viabilizar o nascimento de um bebê que provavelmente não sobreviveria até o final da gestação em razão de sua condição. Esse novo cenário proporcionou melhores perspectivas tanto para bebês afetados quanto para suas famílias.[2]

Normalmente, por não estarem livres de riscos, os procedimentos cirúrgicos fetais são reservados para condições complexas ou com risco de vida que, se não forem tratadas antes do nascimento, podem causar danos irreversíveis ou comprometer o bem-estar da criança. Exemplos de condições que podem ser candidatas à cirurgia antenatal incluem espinha bífida, hérnia diafragmática congênita, síndrome de transfusão feto-fetal, uropatias obstrutivas, entre outras.[3]

O passo mais importante que precede a indicação da cirurgia fetal é a seleção dos fetos que serão submetidos ao procedimento. Nessas circunstâncias, é de grande importância questionar os riscos da anomalia e os eventuais benefícios que a cirurgia trará em termos qualitativos para a saúde fetal, além dos riscos maternos e obstétricos associados ao procedimento.

Para a seleção dos pacientes, é necessário o estabelecimento de diagnóstico preciso da anomalia fetal, em geral embasado nos dados da ultrassonografia morfológica, complementado ou não por ressonância magnética fetal. Além disso, a gestante deve ser esclarecida sobre os riscos e benefícios do procedimento e fornecer autorização por escrito para a sua realização.

A avaliação das condições maternas também é importante, pois os procedimentos em cirurgia fetal são invasivos e necessitam de uma saúde adequada por parte da paciente, para evitar agravos durante e após as ações médicas.

A terapia cirúrgica fetal requer o trabalho de uma equipe multidisciplinar (obstetra, médico fetal, anestesista, neonatologista, enfermeiro, fisioterapeuta, psicólogo, nutricionista, entre outros), em que cada profissional tem sua função, desde o recebimento do casal até o parto e o seguimento pós-natal, sendo fundamental a interação desses profissionais em todos os momentos do tratamento.

TIPOS DE PROCEDIMENTOS CIRÚRGICOS FETAIS E SUAS DEFINIÇÕES

A. **Cirurgia fetal aberta**: procedimento invasivo que consiste em uma incisão na parede abdominal e uterina para acessar diretamente o feto.
B. **Cirurgia minimamente invasiva**: tipo de procedimento cirúrgico realizado

com o objetivo de reduzir o trauma e o impacto na paciente em comparação com a cirurgia tradicional aberta. Nesse tipo de cirurgia, são realizadas pequenas incisões, geralmente de alguns milímetros, por onde instrumentos cirúrgicos especializados, como câmeras e pinças, são inseridos.

- **Percutânea**: cirurgia feita totalmente por fetoscopia.
- **Híbrida**: cirurgia que mescla as técnicas de laparotomia e de fetoscopia.

C. **Fetoscopia**: procedimento médico no qual um endoscópio é introduzido no útero da mãe para visualizar e, em alguns casos, tratar o feto durante a gestação. Essa técnica permite que os médicos examinem o feto e realizem intervenções mínimas, como a coleta de amostras de tecido ou a correção de certas anomalias congênitas.

D. **Ablação com *laser***: procedimento médico realizado por meio da fetoscopia, em que se utiliza energia de *laser* para destruir ou vaporizar tecido anormal ou indesejado no corpo. O *laser* é direcionado para o tecido-alvo, resultando em seu aquecimento e destruição controlada.

E. **Derivação**: consiste na introdução de uma válvula de derivação tipo *double pigtail*, por meio de um trocater guiado por ultrassom, para drenagem. As derivações representam formas de terapias não definitivas que têm como objetivo comum a descompressão do órgão acometido para evitar maiores danos ao feto, com a correção definitiva postergada para o período após o parto. As derivações antenatais têm sido utilizadas para descomprimir hidronefrose, hidrocefalia, hidrotórax e ascite.

CIRURGIA FETAL PARA CORREÇÃO DE HÉRNIA DIAFRAGMÁTICA CONGÊNITA

As tentativas iniciais de reparo intrauterino de hérnia diafragmática congênita (HDC), na segunda metade da década de 1970, apresentaram altas taxas de mortalidade e morbidade, especialmente nos casos em que o fígado estava herniado para o interior do tórax. Esses primeiros casos relatados sugeriam que o reparo pré-natal não oferecia desfechos melhores em comparação com a cirurgia pós-natal.[4]

Na década seguinte, modelos animais utilizando ovelhas foram desenvolvidos para o aprimoramento da técnica pré-natal de correção da HDC.[5,6] A partir dos novos estudos, foi demonstrado que é possível acelerar o crescimento pulmonar por meio da obstrução da traqueia, ocasionada pelo impedimento da saída do fluido pulmonar, causando estiramento das vias aéreas, o que, por sua vez, resulta no crescimento pulmonar.

A partir da década de 1990, a técnica fetoscópica de oclusão traqueal endoluminal (Feto) foi sendo aperfeiçoada.[7] Ela é idealmente performada entre a 26 e a 31ª semanas gestacionais. Consiste em uma pequena incisão no abdome com introdução de um fetoscópio no útero materno, o qual é guiado até a traqueia do feto. Um balão então é inflado com líquido para bloquear a traqueia. Como o feto recebe oxigênio da placenta, a obstrução cirúrgica não prejudica em nada sua oxigenação. O cenário ideal é a retirada do balão na 34ª semana por nova fetoscopia, ou punção com agulha guiada por ultrassonografia para esvaziamento do balão. Quando isso não é possível, as mães devem portar uma identificação para que, no trabalho de parto, todos saibam que será necessária uma broncoscopia imediatamente depois da retirada da cabeça fetal ao nascimento. A técnica Feto mostrou aumento da sobrevida em comparação com os fetos que não passam por cirurgia pré-natal. No entanto, a principal desvantagem do procedimento é o maior risco de prematuridade, principalmente associado à dificuldade do âmnio humano em cicatrizar após a intervenção fetal, o que muitas vezes resulta em vazamento de líquido amniótico, parto prematuro e aumento da morbidade e mortalidade.

Atualmente, preconiza-se que a Feto deve ser oferecida a fetos com HDC isolada e severa. Foi provado que a técnica aumenta 47,5% a chance de sobrevivência nos casos extremamente graves quando performada entre 26 e 29 semanas e 60% quando entre 22 e 24 semanas.[8] Os casos de HDC considerados leves e moderados não têm indicação para intervenção antes do nascimento, pois a taxa de sobrevivência intraútero é expressiva.

Existe consenso de que a cirurgia aberta não deve ser indicada para o manejo pré-natal de HDC. No entanto, faltam estudos que mostrem com maior clareza as vantagens e desvantagens das abordagens percutâneas.

Desde a década de 1980, a mortalidade neonatal tem caído com o avanço das técnicas pediátricas. Assim, atualmente a cirurgia pré-natal é considerada apenas em casos mais severos.[9]

CIRURGIA FETAL PARA CORREÇÃO DE UROPATIA OBSTRUTIVA

A uropatia obstrutiva é, predominantemente, causada por válvulas de uretra posterior (VUP). Casos graves podem resultar na ausência de líquido amniótico e hidroplasia pulmonar, levando à mortalidade neonatal.[10]

Tradicionalmente, o tratamento da condição ocorre após o nascimento. Os procedimentos pós-natais mais comuns incluem a derivação urinária e a cistoscopia.[11]

Embora a correção pós-natal alivie a obstrução urinária, geralmente é tarde demais para evitar as consequências renais e respiratórias da obstrução. O manejo antenatal da uropatia obstrutiva começou a ser estudado na década de 1980.[12] A derivação vesico-amniótica percutânea intrauterina é o tratamento pré-natal mais comum diante de um quadro obstrutivo. Nesse procedimento, um cateter *double pigtail* é inserido e guiado por ultrassonografia, para aliviar a obstrução urinária, fornecendo drenagem da bexiga para o interior da cavidade amniótica e restaurando o volume de líquido amniótico.[13] Como pré-requisito para realização do procedimento deve ser confirmada a manutenção da função renal pela análise bioquímica da urina fetal, além da manutenção da ecogenicidade do parênquima renal e estudo cromossômico normal do feto.

Após anos de geração de conhecimento e de tentativas de estimar de forma mais acurada o risco pré-natal de fetos com VUP por meio da ultrassonografia, foi desenvolvida a técnica percutânea de cistoscopia.[14] Essa abordagem cirúrgica apresenta maiores índices de sobrevivência e de função renal normal quando comparada com a derivação vesico-amniótica realizada no período pós-natal. Atualmente, a cistoscopia pré-natal está indicada para os fetos que apresentem diagnóstico de válvula de uretra posterior e sem comprometimento da função renal fetal.[15]

A literatura médica atualmente prega que, se oligoâmnio estiver presente, a intervenção pré-natal deve ser realizada antes da 20ª semana gestacional com a intenção de descomprimir a bexiga dilatada e restaurar o volume de líquido amniótico. Novas pesquisas precisam ser feitas para esclarecer os desfechos a longo prazo e as melhorias das funções renal e vesical.

CIRURGIA FETAL PARA RESSECÇÃO DE TERATOMA SACROCOCCÍGEO

Fetos com teratoma sacrococcígeo (TSC) enfrentam alto risco de complicações perinatais e morte. Especificamente, os fetos com TSC grandes e sólidos têm, comprovadamente, maior probabilidade de desenvolver insuficiência cardíaca de alto débito, uma condição potencialmente fatal.[16]

A cirurgia fetal tem sido proposta para casos em que o TSC é grande e quando hidropisia e/ou insuficiência cardíaca fetal são identificadas. Inicialmente, técnicas abertas foram desenvolvidas, mas, com o avanço das terapias minimamente invasivas, provou-se que os desfechos fetais poderiam ser melhores.[17]

A terapia fetal tem potencial de melhorar os resultados perinatais para fetos hidrópicos com TSC sólido, sendo indicada nesses casos.[18] Pela falta de melhores benefícios em comparação com a cirurgia pós-natal, a cirurgia fetal não é indicada no cenário de TSC que não seja sólido ou que não esteja complicado por hidropisia fetal. Nesses casos, as evidências atuais sugerem que os pacientes passem por cirurgia após o nascimento.

CIRURGIA FETAL DIANTE DE MALFORMAÇÕES DAS VIAS AÉREAS

Durante o desenvolvimento embrionário, é possível que anormalidades das vias aéreas surjam, como a malformação adenomatoide cística (MAC) e o sequestro pulmonar (SP). Como esses tipos de anomalias podem desencadear repercussões hemodinâmicas para o feto (secundário ao desvio do mediastino, que pode complicar com insuficiência cardíaca e hidropisia fetal), estão associadas com altas taxas de mortalidade.[19]

Após ter seus potenciais benefícios em fetos animais comprovados, a cirurgia aberta passou a ser testada nos casos de em fetos com MAC ou SP complicados com hidropisia.[20] Um estudo mostrou que, apesar da alta taxa de mortalidade, o procedimento pré-natal é capaz de levar à resolução da hidropisia em 1 ou 2 semanas, retorno do mediastino à sua posição natural e crescimento pulmonar.[21]

Estudos mais recentes indicam sobrevida melhorada para o uso de esteroides (mesma dose usada para maturação pulmonar fetal) nos casos de hidropisia associada a malformações nas vias aéreas predominantemente microcísticas.[22] Nesses casos, os esteroides devem ser considerados terapia de primeira linha, sendo dispensável o procedimento cirúrgico em grande parte dos pacientes.

A malformação adenomatoide cística congênita é uma anomalia do desenvolvimento do pulmão fetal, caracterizada pelo crescimento de cistos que substituem o tecido pulmonar normal. Essa condição pode causar problemas respiratórios significativos após o nascimento. A cirurgia pré-natal nesse tipo de anomalia pode ser indicada em casos em que o feto apresente sinais de repercussões hemodinâmicas graves (como hidropisia) em idades gestacionais precoces, em que os riscos de se optar por uma prematuridade eletiva se sobrepõem aos riscos da cirurgia fetal.[23] Nos casos de grandes cistos, existe a possibilidade de derivação. A derivação fetal é um procedimento cirúrgico pré-natal que visa aliviar a pressão dos cistos no pulmão do feto, reduzindo o risco de complicações hemodinâmicas e melhorando o desenvolvimento pulmonar.

No caso de sequestro pulmonar, um segmento do pulmão do feto não se conecta adequadamente ao sistema circulatório pulmonar e, portanto, não contribui para as trocas gasosas (o vaso nutridor desse segmento de pulmão anômalo é derivado da aorta). Isso pode resultar em massa pulmonar anormal que, se não for tratada, pode levar a problemas respiratórios graves após o nascimento. Assim, a cirurgia antenatal para a correção dessa anomalia pode salvar a vida do feto. Além do procedimento de derivação (indicado nos casos de SP associados a grandes derrames pleurais), uma possibilidade é a cirurgia de ablação por *laser* do vaso nutridor da massa pulmonar guiada por ultrassonografia. O objetivo principal dessa técnica é interromper ou reduzir o fluxo sanguíneo para o segmento do pulmão que não está funcionando adequadamente. Ao fazer isso, a quantidade de sangue direcionada a essa área é diminuída, o que pode ajudar a reduzir o crescimento anormal do tecido pulmonar não funcional. Esse procedimento cirúrgico, atualmente, é indicado em idades gestacionais precoces, antes da viabilidade fetal, e com riscos de vida fetal, ou seja, quando o feto está hidrópico.[24,25]

CIRURGIA FETAL PARA CORREÇÃO DE ESPINHA BÍFIDA

A espinha bífida é a mais comum das anomalias congênitas do sistema nervoso central compatíveis com a vida. Sua forma mais frequente é a mielomeningocele, caracterizada pela extrusão da medula espinhal em um saco cheio de líquido cefalorraquidiano, resultando em incapacidades de graus variados. Dentre essas comorbidades associadas à mielomeningocele, destacam-se: hidrocefalia, problemas neurológicos, paralisia, complicações ortopédicas e problemas de controle da bexiga e do intestino.[26]

A partir da década de 1990, iniciaram-se estudos na tentativa de desenvolver uma técnica cirúrgica para a correção intrauterina de espinha bífida com o intuito de minimizar as sequelas associadas ao disrafismo espinhal. Nas duas décadas seguintes, um amplo estudo prospectivo e randomizado, conhecido como MOMS (*Management of Myelomeningocele Study*), foi performado e publicado.[27] Esse estudo comparou a correção antenatal da mielomeningocele com a correção cirúrgica pós-natal. Foi provado que os fetos que passam pela cirurgia antes de nascer têm menos necessidade de tratar hidrocefalia e melhores resultados no que diz respeito ao desenvolvimento motor dos membros inferiores. As desvantagens da cirurgia aberta para correção da lesão relatadas pelo estudo incluem prematuridade e rotura uterina no momento do parto. A partir desse estudo, outros foram sendo conduzidos, confirmando que a cirurgia antes do nascimento tem suas vantagens.[28,29]

Os critérios de inclusão definidos pelo estudo MOMS têm sido usados em outros estudos para definir quais gestantes seriam elegíveis para fazer a cirurgia. Dentre os critérios de inclusão, estão lesão entre as vértebras T1 e S1, herniação do rombencéfalo e idade gestacional entre 20 e 26 semanas. Características que podem deixar a mulher inelegível para a cirurgia fetal incluem parto prematuro prévio, comorbidades maternas e anormalidades placentárias (como placenta prévia ou acreta).[30]

A partir da comprovação dos benefícios associados à cirurgia antenatal para a correção da mielomeningocele, técnicas menos invasivas foram sendo desenvolvidas.[31,32] O reparo a partir da fetoscopia com insuflação parcial da cavidade uterina com gás carbônico foi testado em alguns centros e apresentou algumas vantagens.[33] Entre elas, pode-se destacar o menor risco materno e menores complicações para gestações futuras, pela menor lesão ao útero. Uma alternativa que já se provou benéfica para os fetos é a utilização de um emplastro biocelular reabsorvível para a indução da formação de uma nova dura-máter.[34,35] Apesar da maior duração cirúrgica, a técnica proporciona uma maior taxa de vedação estanque da medula e de reversão de herniação cerebelar fetal. As principais desvantagens da abordagem fetoscópica ainda são prematuridade e maiores taxas de rotura prematura de membranas ovulares.

Além dos avanços na correção intrauterina da mielomeningocele, experiências recentes têm explorado a aplicação da cirurgia fetal em outras disrafias cranianas, como a encefalocele occipital.[36] Evidência recente indica que a cirurgia fetal está associada a maior taxa de reversão da microcefalia e melhor desempenho neurocognitivo em comparação ao grupo submetido à correção pós-natal. A técnica, embora demandante, foi considerada viável por equipes com experiência prévia em cirurgia fetal aberta para mielomeningocele.

CIRURGIA DIANTE DA SÍNDROME DE TRANSFUSÃO FETO-FETAL

A síndrome de transfusão feto-fetal é uma possível complicação de gestações gemelares monozigóticas monocoriônicas. Se não houver intervenção durante o período pré-natal, a condição pode levar a uma taxa de mortalidade entre 60 e 100%.[37]

A terapia convencional consiste na amniocentese seriada, com o objetivo de diminuir o risco de parto prematuro. Esse procedimento deve ser realizado quantas vezes for necessário, a depender do volume de líquido amniótico ao longo das semanas.

Mais recentemente, foi desenvolvida uma técnica de ablação endoscópica a *laser* de vasos anormais na placenta.[38,39] Estudos comprovaram que o procedimento de ablação está associado a taxas mais altas de sobrevivência perinatal (85% de sobrevivência de pelo menos um dos fetos), data de parto mais tardia com pesos de nascimento mais altos e morbidade neurológica reduzida.[40] Assim, a ablação com *laser* tornou-se o procedimento de escolha nos casos de síndrome de transfusão feto-fetal.

COMENTÁRIOS SOBRE O CASO CLÍNICO

Trata-se de um feto com mielomeningocele lombossacral. Essa anomalia estrutural é normalmente diagnosticada por exame ultrassonográfico morfológico entre a 18 e 24ª semanas gestacionais. Sua justificativa embriológica tem base no fechamento indevido do tubo neural, que normalmente acontece por volta da 7ª semana de gestação. Durante o processo normal de neurulação primária, as pregas neurais se elevam e se fundem ao longo do eixo dorsal, fechando o tubo neural. Porém, se esse fechamento for incompleto, a medula espinhal e as meninges ficam expostas, resultando na mielomeningocele.

A família deve ser orientada sobre os possíveis tratamentos pré e pós-natais, seus riscos e benefícios. Caso haja indicação e a família opte pela intervenção fetal, a cirurgia deve ocorrer em centro especializado. É recomendável que o procedimento ocorra seguindo a técnica com a qual a equipe tenha maior familiaridade, pois a experiência do cirurgião impacta bastante nos desfechos. A cirurgia fetal está indicada entre a 20 e a 26ª semanas gestacionais (Figura 1).

As indicações mais atuais sugerem resolução da gestação por via cesariana, entre 36+0 e 37+0 semanas, para as pacientes que passaram pela cirurgia aberta e por via obstétrica, entre 39+0 e 39+6 semanas, para aquelas que passaram pela fetoscopia.

PERSPECTIVAS FUTURAS

O futuro da cirurgia fetal é desconhecido, mas promissor. Seu percurso vai depender de muitos fatores. Dentre eles, pode-se destacar o aprimoramento de técnicas cirúrgica já existentes ou o desenvolvimento de novas, avanços no campo da neonatologia, da obstetrícia e da genética, além de estudos sobre o desenvolvimento humano.

Normalmente, os avanços na cirurgia fetal advêm de adaptações de técnicas já consolidadas para pacientes adultos e crianças. Um exemplo disso é a fetoscopia, que é uma extensão da aplicação da laparoscopia. Essa translação de conhecimento é necessária por questões éticas e por precaução médica. Nesse contexto, ao longo dos anos, tem-se visto que a elaboração de modelos animais ou modelos *in vitro* são indispensáveis antes da aplicação em fetos humanos, tanto pela maior segurança científica da factibilidade técnica no momento da cirurgia como pela maior clareza dos riscos e benefícios.

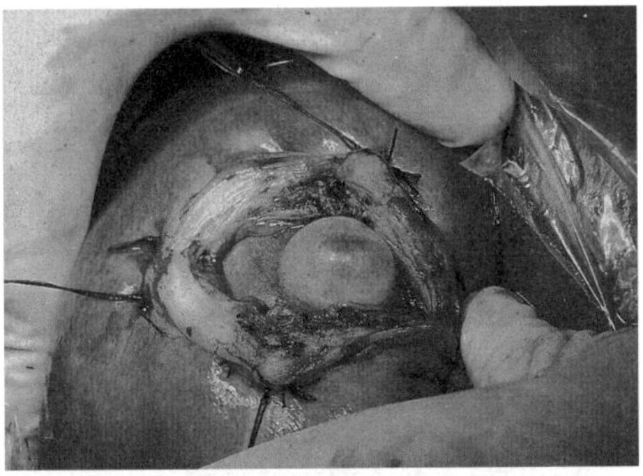

FIGURA 1 Mielomeningocele exposta para correção em cirurgia aberta.

Fonte: acervo dos autores.

Existe, como em outras áreas da Medicina, uma tendência crescente na cirurgia fetal para o emprego de técnicas minimamente invasivas. O maior desafio ultimamente é o importante risco de rotura prematura de membranas ovulares, levando ao trabalho de parto prematuro. No entanto, se analisarmos a evolução das técnicas fetais nos últimos anos, é possível supor que essa barreira poderá ser transposta em breve. Com o aprimoramento técnico, espera-se que abordagens mais seguras para a mãe e para o feto sejam elaboradas.

Um campo que pode ser de grande valia para os avanços da cirurgia fetal nas próximas décadas é a terapia celular. Sabe-se que, a partir de estudos com animais, o transplante de células-tronco antes do desenvolvimento completo do sistema imunológico faz com que o organismo fetal identifique as células como próprias e não as rejeite.[41] A aplicabilidade desse novo conhecimento ainda não foi devidamente investigada em humanos, mas é certo que um novo campo de pesquisa está aberto para ser explorado.

DEFINIÇÕES IMPORTANTES DO CAPÍTULO

- **Cirurgia fetal aberta**: procedimento invasivo que consiste em uma incisão na parede abdominal e uterina acessar diretamente o feto.

- **Cirurgia minimamente invasiva**: tipo de procedimento cirúrgico realizado com o objetivo de reduzir o trauma e o impacto no paciente em comparação com a cirurgia tradicional aberta. Nesse tipo de cirurgia, são realizadas pequenas incisões, geralmente de alguns milímetros, por onde instrumentos cirúrgicos especializados, como câmeras e pinças, são inseridos.
- **Fetoscopia**: procedimento médico no qual um endoscópio é introduzido no útero da mãe para visualizar e, em alguns casos, tratar o feto durante a gestação. Essa técnica permite que os médicos examinem o feto e realizem intervenções mínimas, como a coleta de amostras de tecido ou a correção de certas anomalias congênitas.
- **Ablação com *laser***: procedimento médico que utiliza energia de *laser* para destruir ou vaporizar tecido anormal ou indesejado no corpo. O *laser* é direcionado para o tecido-alvo, resultando em seu aquecimento e destruição controlada.

REFERÊNCIAS

1. Olutoye OO, Joyeux L, King A, Belfort MA, Lee TC, Keswani SG. Minimally invasive fetal surgery and the next frontier. Neoreviews. 2023;24(2):e67-e83.
2. Kohl T. Lifesaving treatments for the tiniest patients-a narrative description of old and new minimally invasive approaches in the arena of fetal surgery. Children (Basel). 2022;10(1).
3. Sampat K, Losty PD. Fetal surgery. Br J Surg. 2021; 108(6):632-7.
4. German JC, Gazzaniga AB, Amlie R, Huxtable RF, Bartlett RH. Management of pulmonary insufficiency in diaphragmatic hernia using extracorporeal circulation with a membrane oxygenator (ECMO). J Pediatr Surg. 1977;12(6):905-12.
5. Harrison MR, Ross NA, de Lorimier AA. Correction of congenital diaphragmatic hernia in utero. III. Development of a successful surgical technique using abdominoplasty to avoid compromise of umbilical blood flow. J Pediatr Surg. 1981;16(6):934-42.
6. Soper RT, Pringle KC, Scofield JC. Creation and repair of diaphragmatic hernia in the fetal lamb: techniques and survival. J Pediatr Surg. 1984;19(1):33-40.
7. Deprest J, Gratacos E, Nicolaides KH, Group FT. Fetoscopic tracheal occlusion (FETO) for severe congenital diaphragmatic hernia: evolution of a technique and preliminary results. Ultrasound Obstet Gynecol. 2004;24(2):121-6.
8. Ruano R, Peiro JL, da Silva MM, Campos JADB, Carreras E, Tannuri U, et al. Early fetoscopic tracheal occlusion for extremely severe pulmonary hypoplasia in isolated congenital diaphragmatic hernia: preliminary results. Ultrasound Obstet Gynecol. 2013;42(1):70-6.
9. Cole FS. Fetal tracheal occlusion for congenital diaphragmatic hernia. N Engl J Med. 2021;385(2):177-8.
10. Brownlee E, Wragg R, Robb A, Chandran H, Knight M, McCarthy L, et al. Current epidemiology and antenatal presentation of posterior urethral valves: outcome of BAPS CASS National Audit. J Pediatr Surg. 2019;54(2):318-21.
11. Sarhan O, Zaccaria I, Macher MA, Muller F, Vuillard E, Delezoide A-L, et al. Long-term outcome of prenatally detected posterior urethral valves: single center study of 65 cases managed by primary valve ablation. J Urol. 2008;179(1):307-12; discussion 312-3.
12. Harrison MR, Golbus MS, Filly RA, Callen PW, Katz M, Lorimier AA, et al. Fetal surgery for congenital hydronephrosis. N Engl J Med. 1982;306(10):591-3.
13. Nassr AA, Shazly SAM, Abdelmagied AM, Araujo Júnior E, Tonni G, Kilby MD, et al. Effectiveness of vesicoamniotic shunt in fetuses with congenital lower urinary tract obstruction: an updated systematic review and meta-analysis. Ultrasound Obstet Gynecol. 2017;49(6):696-703.
14. Quintero RA, Hume R, Smith C, Johnson MP, Cotton DB, Romero R, et al. Percutaneous fetal cystoscopy and endoscopic fulguration of posterior urethral valves. Am J Obstet Gynecol. 1995;172(1 Pt 1):206-9.
15. Sananes N, Cruz-Martinez R, Favre R, Ordorica-Flores R, Moog R, Zaloszy A, et al. Two-year outcomes after diagnostic and therapeutic fetal cystoscopy for lower urinary tract obstruction. Prenat Diagn. 2016;36(4):297-303.
16. Ayed A, Tonks AM, Lander A, Kilby MD. A review of pregnancies complicated by congenital sacrococcygeal teratoma in the West Midlands region over an 18-year period: population-based, cohort study. Prenat Diagn. 2015;35(11):1037-47.
17. Van Mieghem T, Al-Ibrahim A, Deprest J, Lewi L, Langer JC, Baud D, et al. Minimally invasive therapy for fetal sacrococcygeal teratoma: case series and

systematic review of the literature. Ultrasound Obstet Gynecol. 2014;43(6):611-9.
18. Sy ED, Filly RA, Cheong ML, Clifton MS, Cortes RA, Ohashi S, et al. Prognostic role of tumor-head volume ratio in fetal sacrococcygeal teratoma. Fetal Diagn Ther. 2009;26(2):75-80.
19. Mann S, Wilson RD, Bebbington MW, Adzick NS, Johnson MP. Antenatal diagnosis and management of congenital cystic adenomatoid malformation. Semin Fetal Neonatal Med. 2007;12(6):477-81.
20. Cass DL, Olutoye OO, Ayres NA, Moise Jr KJ, Altman CA, Johnson A, et al. Defining hydrops and indications for open fetal surgery for fetuses with lung masses and vascular tumors. J Pediatr Surg. 2012; 47(1):40-5.
21. Adzick NS. Management of fetal lung lesions. Clin Perinatol. 2009;36(2):363-76.
22. Loh KC, Jelin E, Hirose S, Feldstein V, Goldstein R, Lee H. Microcystic congenital pulmonary airway malformation with hydrops fetalis: steroids vs open fetal resection. J Pediatr Surg. 2012;47(1):36-9.
23. Knox EM, Kilby MD, Martin WL, Khan KS. In-utero pulmonary drainage in the management of primary hydrothorax and congenital cystic lung lesion: a systematic review. Ultrasound Obstet Gynecol. 2006;28(5):726-34.
24. Daltro P, Werner H, Gasparetto TD, Domingues RC, Rodrigues L, Marchiori E, et al. Congenital chest malformations: a multimodality approach with emphasis on fetal MR imaging. Radiographics. 2010; 30(2):385-95.
25. Nunes C, Pereira I, Araújo C, Santo SF, Carvalho RM, Melo A, et al. Fetal bronchopulmonary malformations. J Matern Fetal Neonatal Med. 2015;28(16): 1996-2000.
26. Wilson RD, SOGC Genetics Committee, Special Contributor. Retired: prenatal screening, diagnosis, and pregnancy management of fetal neural tube defects. J Obstet Gynaecol Can. 2014;36(10):927-39.
27. Adzick NS, Thom EA, Spong CY, Brock JW, Burrows PK, Johnson MP, et al. A randomized trial of prenatal versus postnatal repair of myelomeningocele. N Engl J Med. 2011;364(11):993-1004.
28. Moron AF, Barbosa MM, Milani HJF, Sarmento SG, Santana EFM, Suriano IC, et al. Perinatal outcomes after open fetal surgery for myelomeningocele repair: a retrospective cohort study. BJOG. 2019;126(1):131-2.
29. Cavalheiro S, Costa MDS, Barbosa MM, Suriano IC, Ottaiano AC, Andrade LFT, et al. Fetal neurosurgery. Childs Nerv Syst. 2023;39(10):2899-927.
30. Paslaru FG, Panaitescu AM, Iancu G, Veduta A, Gica N, Paslaru AC, et al. Myelomeningocele surgery over the 10 years following the MOMS trial: a systematic review of outcomes in prenatal versus postnatal surgical repair. Medicina (Kaunas). 2021;57(7).
31. Sanz Cortes M, Chmait RH, Lapa DA, Belfort MA, Carreras E, Miller JL, et al. Experience of 300 cases of prenatal fetoscopic open spina bifida repair: report of the International Fetoscopic Neural Tube Defect Repair Consortium. Am J Obstet Gynecol. 2021; 225(6):678.e1-678.e11.
32. Dastoli PA, Sarmento SGP, Suriano IC. Tubular single-port endoscope-assisted surgery for fetal myelomeningocele repair. J Neurosurg Pediatr. 2024; 35(3): 229-36.
33. Kohl T, Tchatcheva K, Merz W, Wartenberg HC, Heep A, Müller A, et al. Percutaneous fetoscopic patch closure of human spina bifida aperta: advances in fetal surgical techniques may obviate the need for early postnatal neurosurgical intervention. Surg Endosc. 2009;23(4):890-5.
34. Lapa DA, Chmait RH, Gielchinsky Y, Yamamoto M, Persico N, Santorum M, et al. Percutaneous fetoscopic spina bifida repair: effect on ambulation and need for postnatal cerebrospinal fluid diversion and bladder catheterization. Ultrasound Obstet Gynecol. 2021;58(4):582-9.
35. Lapa DA, Callado GY, Catissi G, Trigo L, Faig-Leite F, Sevilla APAB. The impact of a biocellulose-based repair of fetal open spina bifida on the need to untether the cord: is it time to unify techniques for prenatal repair? Einstein (Sao Paulo). 2024;22: eAO0557.
36. Cavalheiro S, Costa MDS, Nicácio JM, Dastoli PA, Suriano IC, Barbosa MM, et al. Fetal surgery for occipital encephalocele. J Neurosurg Pediatr. 2020; 26(6):605-12.
37. Berghella V, Kaufmann M. Natural history of twin-twin transfusion syndrome. J Reprod Med. 2001; 46(5):480-4.
38. Ruano R, Rodo C, Peiro JL, Haeri S, Nomura ML, Salustiano EMA, et al. Fetoscopic laser ablation of placental anastomoses in twin-twin transfusion syndrome using 'Solomon technique'. Ultrasound Obstet Gynecol. 2013;42(4):434-9.
39. Barbosa MM, Santana EFM, Milani HJF, Elito Júnior J, Araujo Júnior E, Moron AF, et al. Fetoscopic laser photocoagulation for twin-to-twin transfusion syndrome treatment: initial experience in tertiary reference center in Brazil. Obstet Gynecol Sci. 2018;61(4):461-7.
40. Senat MV, Deprest J, Boulvain M, Paupe A, Winer N, Ville Y. Endoscopic laser surgery versus serial amnioreduction for severe twin-to-twin transfusion syndrome. N Engl J Med. 2004;351(2):136-44.
41. Codsi E, Audibert F. Fetal surgery: past, present, and future perspectives. J Obstet Gynaecol Can. 2019; 41(Suppl 2):S287-9.

Índice remissivo

E

F

G

K

L

M

N

O

P

Q

R

S

V